H. Schramm

Heilmittel der anthroposophischen Medizin

Henning Schramm

Heilmittel der anthroposophischen Medizin

Grundlagen – Monographien – Praxis

1. Auflage

ELSEVIER
URBAN & FISCHER

URBAN & FISCHER München

Zuschriften und Kritik an:
Elsevier GmbH, Urban & Fischer Verlag, Hackerbrücke 6, 80335 München

Dieses Buch ist entstanden mit freundlicher Unterstützung von Weleda AG, Arlesheim, Schweiz.

Wichtiger Hinweis für den Benutzer
Wie jede Wissenschaft und die Medizin im Allgemeinen ist auch die anthroposophische Medizin im Speziellen einer fortwährenden Entwicklung unterworfen. Die Erstellung dieses Buches ist mit großer Sorgfalt vom Autor und vom Verlag durchgeführt worden.
Gleichwohl kann vom Verlag und Autor keine Gewähr für die therapeutischen Angaben übernommen werden. Jeder Benutzer ist angehalten, durch sorgfältige Prüfung und gegebenenfalls durch Konsultation eines Spezialisten festzustellen, ob die angegebenen Empfehlungen, Hinweise und Angaben für eine Therapie geeignet sind. Jede Applikation gemäß dem vorliegenden Buch erfolgt auf eigene Gefahr. Autor und Verlag appellieren an jeden Benutzer, dass er evtl. festgestellte Ungenauigkeiten dem Verlag mitteilen möge.

Bibliografische Information der Deutschen Nationalbibliothek
Die Deutsche Nationalbibliothek verzeichnet diese Publikation in der Deutschen Nationalbibliografie; detaillierte bibliografische Daten sind im Internet über http://www.d-nb.de abrufbar.

1. Auflage 2009

Der Urban & Fischer Verlag ist ein Imprint der Elsevier GmbH.

12 13 14 15 5 4 3 2

Um den Textfluss nicht zu stören, wurde bei Patienten und Berufsbezeichnungen die grammatikalisch maskuline Form gewählt. Selbstverständlich sind in diesen Fällen immer Frauen und Männer gemeint.

Planung: Ingrid Puchner, München
Lektorat: Christel Hämmerle und Dr. Barbara Schweighofer, München
Redaktion: Andrea Ahrweiler, Lüdersburg
Gestaltung und Herstellung: Andrea Mogwitz, München
Satz: Kösel, Krugzell
Druck und Bindung: CTPS, China
Fotos/Zeichnungen: siehe Abbildungsnachweis
Umschlaggestaltung: SpieszDesign, Neu-Ulm
Titelfotografie: FURORE Visuelle Kommunikation GmbH, Basel, Schweiz

ISBN 978-3-437-58650-7

Aktuelle Informationen finden Sie im Internet unter **www.elsevier.de** und **www.elsevier.com**

Vorwort

Man lernt nichts kennen, als was man liebt,
und je tiefer und vollständiger
die Kenntnis werden soll,
desto stärker, kräftiger und lebendiger
muss Liebe, ja Leidenschaft sein.
Goethe

Liebe, ja Leidenschaft, ist auch der tiefste Grund der Artzeney.
Paracelsus

Liebe Leserinnen und Leser,

Sie halten die **vollständig überarbeitete Neuausgabe** der Heilmittelfibel zur anthroposophischen Medizin in der Hand, wobei jetzt das Wort Fibel im Titel weggelassen wurde. Das Grundlagenwerk ist inzwischen so umfassend geworden, dass diese Namensänderung gerechtfertigt erscheint. Insgesamt wurde bei der vorliegenden Auflage das bisherige Konzept der Heilmittelfibel beibehalten. Zahlreiche Aspekte wurden jedoch überarbeitet und erweitert. Die Heilmittelporträts habe ich durch neue ärztliche Erfahrungen, die sich inzwischen als bewährt erwiesen haben, ergänzt, und einige Aspekte zur Wirksamkeit überarbeitet. Weiterhin ist das Heilmittelfachbuch durch zahlreiche neue Heilmittelporträts erweitert worden, sodass das verfügbare Programm an anthroposophischen Heilmitteln durch das vorliegende Werk nun größtenteils abgedeckt wird.
In den einleitenden Kapiteln zu den grundlegenden Aspekten der anthroposophischen Medizin berücksichtige ich neu auch andere komplementärmedizinische Richtungen wie traditionelle chinesische Medizin, die paracelsische Medizin und die Homöopathie. Die vergleichende Betrachtung der verschiedenen medizinischen Systeme erlaubt, Unterschiede wie auch Gemeinsamkeiten nuanciert und kontrastreich darzustellen.
Welche Bedeutung die fundamentalen Umwälzungen im wissenschaftlichen Verständnis der Zeit für die Herstellung der anthroposophischen Arzneimittel haben, führe ich im pharmazeutischen Teil ebenfalls neu aus. Auch wenn viele Erkenntnisse zunächst ungewohnt erscheinen, erlauben sie doch ein vertieftes Verständnis der Besonderheiten dieser medizinischen Richtung, ja überhaupt der verschiedenen komplementärmedizinischen Therapiesysteme.
Das Fachbuch informiert umfassend und gleichzeitig auf die wesentlichen Aspekte beschränkt über anthroposophische Heilmittel. Den interessierten Therapeuten und Therapeutinnen kann das Buch als Nachschlagewerk dienen, um sich über die einzelnen Heilmittelaspekte einen Überblick zu verschaffen, den interessierten medizinischen

Laien kann es in die faszinierende Welt des anthroposophischen Heilmittelverständnisses einführen. Ich hoffe, dass die nun vorliegende Version seine Funktion als ein Standardwerk der anthroposophischen Medizin weiter festigen wird.

Herzlichen Dank sagen möchte ich für ihre unermüdliche Hilfe beim Erstellen der korrekten Präparate-Bezeichnungen und beim Korrekturlesen meiner Mitarbeiterin Evelyne Brauchli, eidg. dipl. Apothekerin, und Hannah von Roëll für die Organisation des Bildmaterials und insbesondere für die Seitenverweise im Indikationsverzeichnis.

Henning Schramm
Arlesheim, Dezember 2009

Hinweise für den Benutzer

Im vorliegenden Fachbuch stehen die Heilmittelbeschreibungen und therapeutischen Angaben im Mittelpunkt. Zur Vereinfachung der therapeutischen Verwendung der einzelnen Heilmittel habe ich auch jeweils eine Auflistung der im Handel verfügbaren anthroposophischen und homöopathischen Arzneimittel beigefügt. Hierbei musste ich eine willkürliche Auswahl treffen. Da ich am vertrautesten mit den Heilmitteln der Firma Weleda bin, habe ich diese vor allem berücksichtigt. Ich möchte darauf aufmerksam machen, dass auch andere pharmazeutische Herstellungsbetriebe als die Weleda Heilmittel auf Grundlage anthroposophischer Erkenntnisse entwickeln und herstellen. Die Beschreibungen der Heilmittel können also ggf. auch auf Präparate anderer pharmazeutischer Betriebe zutreffen. Verschiedene aufgeführte Heilmittel werden zudem auch von homöopathischen und phytotherapeutischen Firmen hergestellt.

Sofern der Leser aufgrund des vorliegenden Werkes zur anthroposophischen Medizin bestimmte Präparate verordnen bzw. beziehen möchte, wird er gebeten, zuerst im jeweils entsprechend gültigen Präparateverzeichnis* zu prüfen, ob sie im Lieferprogramm enthalten sind, und wenn ja, ob sie unter derselben Bezeichnung geführt werden. Der Autor hat sich um Übereinstimmung der hier erwähnten Präparate mit dem tatsächlichen Lieferprogramm der Weleda in der Schweiz und in Deutschland zurzeit der Drucklegung bemüht. Gewöhnlich ändert sich jedoch im Laufe der Zeit das Lieferprogramm der pharmazeutischen Firmen z. B. aufgrund von Beschaffungs- oder Qualitätsproblemen, sodass Abweichungen zwischen dem Fachbuch und dem gültigen entsprechenden Präparateverzeichnis entstehen können.

Diejenigen Präparatebezeichnungen, die eingetragene Warenzeichen sind, werden nicht speziell als solche im Fachbuch gekennzeichnet. Aus dem Fehlen eines solchen Hinweises kann also nicht geschlossen werden, dass es sich um einen freien Warennamen handelt.

* Präparateverzeichnisse und aktuelle Informationen sind erhältlich:
in der Schweiz:
Weleda AG, www.weleda.ch, 4144 Arlesheim, Tel.: +41 61 705 21 21, info@weleda.ch
in Deutschland:
Weleda AG, www.weleda.de/fachkreise, 73503 Schwäbisch Gmünd, Tel.: +49 7171 91 91 09 (Mo–Fr 8–17 Uhr), kundenservice@weleda.de
Wala Heilmittel GmbH, www.wala.de, 73085 Bad Boll/Eckwälden, info@wala.de
in Österreich:
Weleda GmbH & Co KG, www.weleda.at, 1220 Wien, Tel.: +43 1 256 60 60, dialog@weleda.at

Aus verschiedenen Gründen wurden in Deutschland zahlreiche in diesem Buch aufgeführte Arzneimittel aus dem Sortiment genommen. Sie sind jedoch z. T. als Magistral-Präparate über Apotheken erhältlich, z. B. über die
Apotheke an der Weleda, Möhlerstraße 1, 73525 Schwäbisch Gmünd
Tel.: + 49 7 17 1 8 74 44-0, http://apotheke-weleda.de
Ein entsprechender Vermerk bei dem betreffenden Präparat weist darauf hin.

Fachpersonen können alle in der Schweiz erhältlichen Arzneimittel weltweit beziehen über www.anthropharma.ch

Abbildungsnachweis

Weleda AG,
Dychweg 14, 4144 Arlesheim, Schweiz
Tel.: +41 61 705 21 21, info@weleda.ch

Alle Abbildungen des Grundlagenteils
Agaricus muscarius 147, Equisetum arvense 154, Lycopodium 157, Aloe 161, Allium sativum 163, Colchicum autumnale 165, Convallaria majalis 167, Scilla maritima 171, Veratrum album 172, Aconitum napellus 176, Adonis vernalis 178, Cimicifuga racemosa 180, Helleborus niger 183, Paeonia officinalis 187, Pulsatilla vulgaris 188, Archangelica 198, Pimpinella anisum 204, Lavandula 208, Leonurus cardiaca 210, Majorana 212, Melissa officinalis 215, Rosmarinus officinalis 217, Salvia officinalis 220, Crataegus 224, Fragaria vesca 226, Prunus spinosa 229, Tormentilla 234, Belladonna 238, Hyoscyamus niger 241, Mandragora officinarium 243, Capsicum annuum 248, Digitalis purpurea 251, Euphrasia officinalis 252, Arnica montana 260, Calendula officinalis 262, Cichorium 267, Chamomilla 269, Cynara scolymus 272, Echinacea angustifolia 273, Eupatorium perfoliatum 275, Gnaphalium leontopodium 277, Onopordon 280, Solidago virgaurea 283, Taraxacum officinale 285, Bryonia cretica 287, Chelidonium majus 292, Cochlearia officinalis 310, Avena sativa 324, Berberis vulgaris 326, Borago officinalis 329, Bryophyllum 331, Cactus grandiflorus 334, Gallae 335, Gentiana lutea 339, Geranium 340, Hypericum perforatum 343, Oxalis 351, Passiflora incarnata 353, Podophyllum peltatum 355, Ruta graveolens 359, Urtica dioica 362, Citrus & Cydonia oblonga 369, Vitis vinifera 372, Plantago & Primula 374, Aesculus 385, Betula 387, Coffea 394, Hamamelis 398, Myrrha 405, Nux vomica 406, Sambucus nigra 417, Juniperus 421, Thuja 426, Apis mellifica 434, Mygale avicularis 436, Bufo rana 439, Cantharis 441, Coccus cacti 443, Conchae 445, Corallium rubrum 447, Formica 449, Naja naja 452, Murex 456, Plumbum 468, Arandisit & Kassiterit 473, Siderit & Vivianit 478, Aurum 483, Cuprum 488, Argentum 497, Olivenit 507, Apatit 513, Fluorit 519, Chrysolith 531, Quarz 539, Stibium & Antimonit 543, Sulfur 547, Lapis cancri 561.

Beat Ernst, Biologe & Fotograf
Untere Rebgasse 22, 4058 Basel, Schweiz
Tel. +41 61 691 40 00, Fax +41 61 691 40 24, email@beat-ernst-basel.ch

Cetraria islandica 144, Secale cornutum 149, Aspidium filix-mas 152, Allium cepa L. 163, Lilium tigrinum 169, Clematis erecta L. 182, Hydrastis canadensis 185, Ranunculus bulbosus 191, Staphisagria 192, Amni visnaga 196, Carum carvi 199, Conicum maculatum 201, Levisticum officinale 202, Sanicula europaea 206, Lycopus virginicus 211,

Marum verum 214, Teucrium scorodonia 221, Geum urbanum 227, Pyrus malus 231, Spirea ulmaria 232, Stramonium 244, Tabacum 246, Veronica officinalis 254, Abrotanum 257, Absinthium 258, Carduus benedictus 264, Carduus marianus 266, Millefolium 278, Petasites hybridus 282, Colocynthis 289, Sanguinaria canadensis 294, Baptisia tinctoria 299, Melilotus officinalis 302, Robinia pseudoacacia 303, Cytisus laburnum 305, Capsella bursa pastoris 308, Nasturtium officinalis 313, Anagallis arvensis 315, Ananassa 317, Apocynum cannabinum 319, Arum maculatum 320, Asperula odorata 322, Gelsemium sempervirens 337, Humulus lupulus 342, Ipecacuanha 345, Ledum palustre 347, Lobelia inflata 349, Mezereum 350, Rauwolfia serpentina 356, Rhus toxicodendron 357, Curcuma 366, Pteridium aquilinum & Scolopendrium 367, Camphora 390, Caryophylli 391, China 392, Eucalyptus 396, Ignatia 400, Juglans regia 401, Laurocerasus 402, Olibanum 408, Populus tremula 409, Quercus 412, Sabal serrulata 414, Sarsaparilla 415, Sassafras 418, Fagus sylvaticus 422, Resina laricis 423, Sabina 425, Sepia 457,

Foto-Agentur Sutter, Evelyne Sutter
Leimenweg 7, 4419 Lupsingen, Schweiz
Tel.: +41 61 911 93 96, Fax: +41 61 911 96 86, www.foto-agentur.ch

Pottwahl 432, Lachesis muta 451, Vipera Berus 452, Vespa Crabro 461, Marmor 513, Pyromorphit 534, Platin 538

Jürg Buess, Verein für Krebsforschung
Kirschweg 9, 4144 Arlesheim, Schweiz
Tel.: +41 61 706 72 72, Fax: +41 61 706 72 00, www.hiscia.ch

Viscum Album Titel & 373

Beat Ernst, Gräfe und Unzer Verlag GmbH
Grillparzerstr. 12, 81675 München
Tel.: +49 89 41 98 10, Fax: +49 89 41 98 11 13, www.graefe-und-unzer.de

Mercurius vivus 492

Abkürzungsverzeichnis

Abb.	Abbildung
Amp.	Ampullen
aa.	ana, zu gleichen Teilen
Ø	Urtinktur
Caps.	Capsulae, Kapseln
CH	Schweiz
comp.	compositum
D	Deutschland
D6,12, 20	Dezimalpotenz in entsprechender Potenzstufe
Dil.	Dilutio
Dil. aq	Dilutio aquosa, wässrige Flüssigkeit
Excip.	Excipiens
Ext.	extern, Externun, äußerlich, äußerliche Flüssigkeit
Extr.	Extractum
Fol.	Folium
Fruct.	Fructus
g	Gramm
GA	Rudolf Steiner Gesamtausgabe
Glob.	Globuli
HWS	Halswirbelsäule
i. c.	intracutan
i. m.	intramuskulär
i. v.	intravenös
Ind.	Indikation
Inj.	Injektion
K.	Kleinkind
Kap.	Kapitel
Kaps.	Kapseln
Lsg.	Lösung
met.	metallicum
mg	Milligramm
ml	Milliliter
Msp.	Messerspitze
nat.	naturalis
Pl.	Planta (Pflanze)
Pl. tota	ganze Pflanze
POS	psychorganisches Syndrom
p. o.	per os, über den Mund aufnehmen
praep.	praeparatum, pharmazeutisch zubereitet
Pulv.	Pulvis
rec.	recens
Rh.	rhythmisch behandeltes Präparat
Rhiz.	Rhizoma
Rp.	Rezeptur
S.	Säugling
s. c.	subcutan, unter die Haut
sicc.	siccus
stdl.	stündlich
Supp.	Suppositorium, -en
T.	Teil
Tab.	Tabelle
Tabl.	Tablette
tgl.	täglich
TI	transitorische ischämische Attacke
Trit.	Trituratio, Pulver
Ungt.	Unguentum, Salbe
vag.	vaginal
v. a.	vor allem
vulg.	vulgaris
z. B.	zum Beispiel
ZNS	Zentralnervensystem

Inhaltsverzeichnis

Indikationsverzeichnis

Indikationsverzeichnis

(G = Grundsätzliches, M = Monographie der Pflanze oder Einzelsubstanz, T = Therapeutische und Präparatehinweise)

Abwehrkraft (Steigerung der)	– Weleda Aufbaukalk 1 + 2 T 516 f. – Echinacea angustifolia D1 Dil. G 256, M 273, T 274 – Iscador® P Serie 0 Amp. G 126 f.
Achalasie	– Weleda Amara-Tropfen – Artemisia comp. Dil. G 256, M 258 – Belladonna D3, D6 Dil. G 235, M 238 f., T 240 – Chamomilla Cupro culta, Radix (Rh) 1% Dil.; 0,1% Dil. aq.; D3 Glob. G 115, M 269, T 376 – Cuprum met. praep. 0,4% Ungt. G 467, M 498, T 491 f. – Digestodoron® Tropfen (Aspidium/Salix comp. Tabl.) M 367 f., T 153 f.
Achylia gastrica ➤ auch Verdauungsschwäche	– Acidum hydrochloricum D3 Dil. G 553, M 553, T 554 – Weleda Amara-Tropfen – Gentiana lutea D3 Dil. M 339, T 340 – Levico D3 Dil. T 480 f., 510
Achillodynie	– Arandisit D6, D30 Amp. G 467, M 473, T 475 f.
Adenoide, Wucherungen	– Barium comp. Trit. G 501, M 510, T 511 f. – Barium jodatum D4 Dil. G 501, M 510, T 511 f. – Berberis, Fructus D2/Prunus spinosa, Fructus D2 aa Dil. M 326, T 328 – Berberis, Fructus/Prunus Ungt. M 326, T 328
ADHS	– Myrrha comp. D8/Belladonna, Radix D10 aa Dil. G 383, M 405, T 406 – Aurum/Hyoscyamus comp. Dil. G 467, M 483, T 487 – Bryophyllum 50% Trit. M 331, T 333
Adipositas	– Fucus vesiculosus D3, D6 Dil. G 501, M 526, T 527 – Gencydo® 1% Amp. M 369, T 371 – Glandula thyreoidea D4 Dil. G 428, M 463, T 464 – Hypophysis D6 Amp. G 428, M 463, T 465 – Spongia tosta D3, D6 Dil., Trit. G 428, M 459, T 461 – Stannum met. praep. D15 Trit. G 467, M 473, T 475
Adnexitis ➤ auch Salpingitis	– Antimonit/Echinacea comp. Dil. T 274, 546 – Apis D3/Belladonna D3 Dil. G 428, M 434, T 436 – Argentit D6 Amp. G 467, M 497, T 499 f. – Bryonia D3 Dil. G 286, M 287, T 288 – Sepia gruneris D6 Dil. G 428, M 457, T 459 – Lachesis D15, D20 Amp. G 428, M 451, T 454 f. – Echinacea angustifolia Rh D6/Argentum met. praep. D30 Amp. als Mischspritze T 273, 499 f.
Agalaktie	– Anisum comp. Dil. G 194, M 204, T 205 – Carvi aetheroleum comp. (Oleum lactagogum) Oleum G 194, M 199, T 200 – Weleda Stilltee T 200, 205
AIDS	– Mercurius vivus naturalis D15 Dil., Trit. G 467, M 492, T 495 f. – Aurum met. praep. D30 Dil. Trit. G 467, M 483, T 485 f.
Akkommodationsschwäche der Augen	– Ananassa D30/Resina Laricis D30 aa Dil. M 317, T 317 – Belladonna Rh D6 Augentr. G 235, M 238, T 240 – Chelidonium Rh D4 Augentr. G 290, M 292, T 293
Acne rosacea	– Aesculus, Cortex, D1 2 Teile/Alumen D15 1 Teil Dil. T 386, T 504 – Antimonit D6 Trit. G 501, M 543, T 545 f. – Aurum D4 Ungt. G 467, M 483, T 485 f. – Apis D3/Belladonna D3 Dil. G 428, M 434, T 436 – Carbo animalis e Sanguine D6 Trit. G 110 – Dermatodoron® Tropfen G 124, T 578 – Vaucheria D3 Dil. G 141, M 143, T 144

Acne vulgaris	– Dermatodoron® Tropfen G 124, T 578 – Lachesis D6, D8, D10 Dil. G 428, M 451, T 454 f. – Hepar sulfuris D3/Quarz D20/Skorodit D6 aa Trit. G 501, T 550 – Pulsatilla vulgaris D3, D4, D6 Dil. G 174, M 188, T 190 – Quarz D12, D20 Dil., Trit. G 501, M 539, T 541 – Sulfur D12 Dil. G 501, M 547, T 549 f. – Sulfur selenosum D6 Trit. G 501, M 547, T 550 – Thuja occidentalis D6 Dil. G 383, M 426, T 427 – Urtica dioica D3, D6 Dil. M 362, T 363 – Vaucheria D6 Dil. G 141, M 143, T 144 – *Kombinationstherapie:* Belladonna D6 Dil. (morgens) und Quarz D12 Trit. (mittags) und Sulfur D3 Trit. (abends) T 240, 541, 549
Akrozyanose ➤ auch Claudicatio interm. vasc., Gangrän, Raynaud Morbus, Perniones	– Abrotanum D1 Dil. G 256, M 257, T 257 – Arnica comp./Apis Ungt. G 256, M 260, T 261 f., 574 – Apis D3/Belladonna D3 aa Dil. G 428, M 434, T 436 – Cuprum met. praep. D6 Trit. G 467, M 488, T 491 – Kalium aceticum comp. D3 Trit. G 501, M 527, T 529 f. – Weleda Kastanien Entlastungsbad T 570 – Lachesis D10 Dil. G 428, M 451, T 454 f. – Melissa Cupro culta 1% Dil. G 115, M 215, T 216, 378 – Olivenit D4, D6 Trit. G 467, M 488, T 491 f., 510 – Quarz D60 Dil. G 501, M 539, T 541 – Weleda Rosmarin Aktivierungsbad G 135, M 217, 571 – Secale cornutum D6 Dil. G 146, M 149, T 150 – Skorodit D10 Amp., Dil. G 467, M 478, T 480 f. – Venadoron® Gel
Aktinomykose	– Argentum met. praep. D30 Dil. G 467, M 497, T 499 f. – Phosphorus 0,05 mg Caps. G 501, M 534, T 536 f.
Aktinische Keratose	– Viscum Pini 5% Ungt. G 123, T 585
Albuminurie ➤ auch Nephrotisches Syndrom	– Carbo Pteridii aquilini D8 Amp. G 151, M 152, T 153 – Cuprum-Ren D4, D6 Amp. G 467, M 488, T 464, 490 f. – Equisetum arvense D6, D15, D20 Dil. G 151, M 154, T 156 f. – Ferrum sidereum D10/Pankreas D6 aa Amp. } – Ferrum sidereum D10/Pankreas D6 aa Trit. } G 467, M 478, 480 f. – Pankreas D6 Dil. G 428, M 466 – Solutio Siliceae comp. D3 Dil. T 381 – Urtica dioica D3 Dil. M 362, T 363 – Urtica dioica Ferro culta, Radix 1% Dil. G 115, M 362, T 379
Alkoholismus	– Minium D3 Trit. *(nicht länger als 2 Wochen anwenden)* G 467, M 468, T 470 f. – Apis mellifica D6 } G 428, M 434, T 436
Allergien ➤ auch Asthma bronchiale, Ekzem, Heuschnupfen, Nahrungsmittelallergie, Quincke-Ödem, Urtikaria	– Apis mellifica D30 Amp. } G 428, M 434, T 436 – Weleda Aufbaukalk 1 + 2 Gran. T 516 f. – Conchae/Quercus comp. K oder S Trit. G 428, M 445, T 446 – Equisetum arvense Silicea cultum 1% Dil. G 151, M 154, T 156 f. – Flores Tritici comp. Amp. T 462 – Gencydo® 1%, 3%, 5% Amp. M 369, T 371 – Plumbum met. praep. D6, D8, D20 Trit. } – Plumbum met. 0,4% Ungt. *(Milzgegend)* } G 467, M 468, T 470 f. – Quarz D20 Amp. G 501, M 539, T 541 – Stibium met. praep. D6 Amp., Dil., Tabl., Trit. G 501, M 543, T 545 – Urtica urens D6 Dil M 362, T 363

Albträume	– Cuprum met. praep. D30 Amp., Dil. G 467, M 488, T 491
Alopecia areata	– Choleodoron® Tropfen/Quarz D20 aa Dil. G 290, 467, M 292, 539, T 293, 541 – Fluorit D10 Trit. G 501, M 519, T 521 – Formica D6 Dil. G 428, M 449, T 451 – Malachit D6 Trit. G 467, M 488, T 492 – Quarz D20, D30 Dil., Trit. G 501, M 539, T 541 – Thuja occidentalis D6 Dil. G 385, M 426, T 427 – *Kombinationstherapie:* Cuprum sulfuricum D4 Dil. *Morgens* G 467, M 488, T 490 f. und Quarz D20 Tabl. *abends* G 501, M 539, T 541
Altersherz ➤ auch Herzinsuffizienz	– Arnica/Betula comp. Amp. G 256, M 260, T 261 – Aurum met. praep. D12/ G 467, M 483, T 485 f. – Crataegus D3 aa Amp. G 222, M 224, T 225 – Cardiodoron® Tropfen M 364 f. – Crataegus Ø (= 33%) Dil.; 20% Tabl. G 222, M 224, T 225 – Crataegus comp. Dil. G 222, M 224, T 225 – Scilla comp. Dil. G 160, M 171, T 172 – Strophanthus kombe D6 Amp. G 383, M 420, T 420
Alzheimer Demenz	– Equisetum limosum-Rubellit D6, D30 G 151, M 154, T 156
Amalgambelastung	– Hepar sulfuris D6 Dil. G 501, M 547, T 550 – Astragalus exscapus D3 Dil. G 295, M 297, T 299
Amblyopie	– Chelidonium D4 Augentr. G 290, M 292, T 293
Amenorrhö	– Argentum met. praep. D20 Amp. G 467, M 497, T 499 f. – Conchae D6 Trit. G 428, M 445, T 446, 516 – Hypophysis D6 Dil. G 428, M 463, T 465 – Levisticum D3 Amp. G 194, M 202, T 204 – Melissa D3 Dil. G 207, M 215, T 216 – Pulsatilla vulgaris D3 Dil. G 174, M 188, T 190 – Secale cornutum D6 Dil. G 146, M 149, T 150 – Sepia gruneris D30 Dil. G 428, M 467, T 459 – Thuja occidentalis Rh D6 Amp. G 383, M 426, T 427 – Tormentilla Rh D3 Amp. G 222, M 234, T 235 – *Nachbehandlung*: Menodoron® Tropfen T 373
Anämien	
– aplastische, megaloblastische	– Iscador® P Serie 0 Amp. GMT 126 f.
– Hypochrome Anämie	– Cuprum met. (praep.) D4 Trit., 0,4% Ungt. *(Milzgegend)* G 467, M 488, T 490 f. – Sassafras D3/Spinacia D3 aa Dil. G 383, M 418, T 419 – Anaemodoron® Tropfen T 226, 363 – Anaemodoron®/Gentiana lutea D2 aa Dil. T 226, 340 – Cerit D6 Trit. G 467, M 478, T 480 f. – Ferrum ustum comp. Trit. G 467, M 478, T 480 f. – Siderit D1 Trit. G 467, M 478, T 480 f. – Skorodit D6, D10 Globuli G 467, M 478, T 480 f. – Urtica dioica Ferro culta, Radix D2 Dil. G 115, M 362, T 379
– in der Gravidität	– Biodoron® 150 mg Caps. GMT 557 – Ferrum pomatum D1 Dil. G 467, M 478, T 480 f.
– Mikrozytäre Anämie (Anämie perniciosa)	– Carbo Betulae cum Methano D4 Trit. G 383, M 387, T 389
Analekzem ➤ auch Anitis	– Achillea comp. Dil. G 256, M 278, T 280
Analeptikum	– Camphora D1 Dil., D3 Amp. G 383, M 390, T 391
Analfissur, Analfistel ➤ auch Fissura ani	– Achillea comp. Dil G 256, M 278, T 280 – Bismutum/Graphites/Stibium Ungt. G 501, M 512, T 513

Anaphylaxie ➤ Allergien	
Analprolaps ➤ auch Bindegewebsschwäche, Enteroptose	– Berberis, Planta tota D2/Urtica urens D3 aa Dil. M 326, T 328 – Equisetum arvense D15/Stannum D8 aa Amp. G 151, M 154, T 156 f. – Hamamelis destillata 10% Ungt. – Hamamelis, Folium 10% Ungt. } G 383, M 398, T 399
Anazidität ➤ Achylia gastrica	
Anfallshusten ➤ auch Reizbronchitis	– Pertudoron® Tropfen T 444
Angina pectoris (Stenokardie)	– Aconitum napellus D3 Dil. G 174, M 176, T 177 – Ammi visnaga D3 Amp. G 194, M 196, T 197 – Arnica, Planta tota Rh D15/Aurum met. praep. D10 aa Amp. G 256, M 260, T 261 f. – Aurum met. praep. D6/Magnesium phosphoricum acidum T 485 f., 532 f. D6/Onopordon comp 5% aa Dil. T 281, 485 f. – Aurum met. praep. D10, D12, D15, D30 Dil.,Trit. G 467, M 483, T 485 f. – Cactus grandiflorus D3 Dil. M 334, T 335 – Camphora D3 Amp. G 383, M 390, T 391 – Cor D6 Dil. G 463 – Phosphorus D4 Dil. G 501, M 534, 536 f. – Primula Auro culta 0,1% Dil. G 115, T 378
Angina tonsillaris ➤ auch Abszesse, Eiterungen, Sepsis	– Apis D3/Belladonna D3 Dil. G 428, M 434, T 436 – Argentum met. praep. D30/Carbo Betulae D30 aa Amp. T 389, 499 – Argentum met. praep. D30/Echinacea angustifolia Rh D6 aa Amp. G 467, M 497, T 499 – Belladonna D6 Dil. G 235, M 238, T 240 – Weleda Bolus-Gurgelpulver T 436 – Lachesis D8 Amp. G 428, M 451, T 454 f. – Mercurius bijodatus D4 Trit. – Mercurius cyanatus D4 Dil. } G 467, M 492, T 495 f. – Mercurius vivus naturalis D6 Dil., Trit. G 467, M 492, T 495 f. – Zinnober comp. Trit. G 467, M 492, T 495 f.
Angiopathie (diabetische) ➤ Diabetes	
Angst ➤ auch Examensangst, Phobien	Aconitum napellus D30 Glob. G 174, M 176, T 177 – Arsenicum album D30 Glob. G 501, M 507, T 509 f. – Aurum met. praep. D10, D20 Trit. G 467, M 483, T 485 f. – Bryophyllum Ø (= 33%) Dil. M 331, T 333 – Ferrum sidereum D10, D20 Amp. G 467, M 478, T 480 f. – Hyoscyamus, Herba D20 Dil. G 235, M 241, T 242 – Skorodit D10 Trit. G 467, M 478, T 480 f.
Anitis ➤ auch Fissura ani	– Hamamelis, Folium 10% Supp. (Weleda Hämorrhoidal-Zäpfchen) – Hamamelis/Quercus comp. Ungt. } G 383, M 398, T 399
Ankylosen ➤ Bechterew Morbus	
Anorexie ➤ auch Abmagerung, Kachexie	– Weleda Amara-Tropfen – Anagallis D3 Dil. M 315, T 316 – Cichorium D3 Dil. G 256, M 267, T 269 – Gentiana lutea (Rh) D3 Dil., 5% Dil. aq. M 339, T 340 – Lycopodium D6 Dil. G 151, M 157, T 159 – Mercurius vivus naturalis D15 Dil., Trit. G 467, M 492, T 495 f.

Anorexia nervosa	– Argentum met. praep. D6 Amp. G 467, M 497, T 499 f. – Glandula suprarenalis D6 Dil. G 428, M 463, T 464 – Ignatia D6 Dil. G 383, M 400, T 400 – Mercurius vivus naturalis D15 Dil., Trit. G 467, M 492, T 495 f. – Sepia comp. Dil. G 428, M 457, T 459 – Kalium aceticum comp. D6 Dil. G 501, M 527, T 529 f.
Anosmie	– Halit D6 Dil. G 501, M 523, T 525 – Jaspis D20 Trit. G 501, M 501, T 504 – Pulsatilla vulgaris D6 Dil. G 174, M 188, T 190
Antazidum	– Artemisia comp. Dil. G 256, M 258 – Digestodoron® Tropfen (Aspidium/Salix comp. Tabl.) M 367, T 154
Antriebshemmung	– Hepar-Magnesium D4 Amp., Dil. G 428, M 463, T 465
Aphasie (kindliche)	– Plumbum met. praep. D30 Dil. G 467, M 468, T 470 f.
Aphonie ➤ Laryngitis	
Aphthen ➤ auch Stomatitis, Entzündungen im Mundbereich	– Weleda Calendula Essenz G 256, M 262, T 263 – Ratanhia comp. Ext. T 520 – Weleda Ratanhia Mundwasser T 520 – Mercurius cyanatus D6 G 467, M 492, T 495 f.
Apoplexie – bei drohendem Insult	
– transitorische ischämische Attacke	– Agaricus muscarius D4, D6, D10 Dil. G 146, M 147, T 148 – Arnica, Planta tota D3/Solutio alkalina 0,2% Dil. aq. – Arnica, Planta tota (Rh) D3, D30 Amp. – Arnica, Planta tota D3/Belladonna D3 aa Dil. – Arnica/Betula comp. Amp. – Arnica-Cerebrum D8 Amp. } G 256, M 260, T 261 f. – Cardiodoron® Tropfen M 364 f. – Ferrum hydroxydatum D6 Amp. G 467, M 478, T 480 f. – Belladonna D6 Dil. G 235, M 238, T 240 – Convallaria, Flos D1 Dil. G 160, M 167, T 168 – Stibium met. praep. D20 Dil. G 501, M 543, T 545 f.
– Apoplex, Nachbehandlung	– Naja comp. G 428, M 451, T 454 f.
Appendizitis, konservative Behandlung, wenn Operation nicht möglich bzw. Vor- und Nachbetreuung	– Anagallis/Malachit comp. Amp. M 315, T 316, 559 – Antimonit D4 Trit. T 274, 545 – Bryonia D4 Dil. G 286, M 287, T 288 – Carbo Betulae D4 Trit. G 383, M 387, T 389 – Cichorium D3, D4 Dil. G 256, M 267, T 269 – Mercurialis comp. Ungt. (Weleda Heilsalbe) T 580 – Quarz D12 Amp. G 501, M 539, T 541
Appetitlosigkeit ➤ auch Anorexie	– Weleda Amara-Tropfen
Arrhythmien (Herz)	– Aurum met. praep. D6 Trit. G 467, M 483, T 485 f. – Aurum D10 3 Teile/Stibium D8 2 Teile Amp. G 467, M 483, T 485 f. – Aurum/Hyoscyamus comp. Amp. G 467, M 483, T 487 – Cardiodoron® Tropfen M 364 – Chinetum arsenicosum D4 Trit. G 383, M 392, T 393 f. – Crataegus 33% Dil. – Crataegus comp. Dil. } G 222, M 224, T 225 – Onopordon comp. N Amp. G 256, M 280, T 281 – Spartium scoparium D2 Dil. G 295, M 305, T 306 – Stibium met. praep. D6 Dil., Tabl., Trit. G 501, M 543, T 545 f. – Tabacum Cupro cultum D3 (0,1%) Amp. G 115, 246, T 378

Arteriosklerose ➤ auch Angina pectoris, Apoplexie, Claudicatio intermittens, Schwindelanfälle, Tinnitus	– Absinthium D1/Resina Laricis D3 aa Dil. G 256, M 258, T 259 – Arnica, Planta tota D20/Belladonna D5 aa Dil. – Arnica, Planta tota D30/Belladonna D6 aa Dil. G 256, M 260, T 261 f. – Betula, Folium D3 Dil. – Weleda Birken Aktiv – Weleda Birkenherb Aktiv G 383, M 387, T 389 f. – Ferrum hydroxydatum 5% Pulv. G 467, M 478, T 480 f. – Plumbum mellitum D20 Amp. G 467, M 468, T 470 f. – Renodoron® Tabl. (Lapis Cancri-Silex D15 Tabl.) G 553, M 561, T 562 – Scleron® Tabl. (Plumbum mellitum D12 Tabl.) G 467, M 468, T 470 f., 562 – Secale cornutum D6, D20 Dil. G 146, M 149, T 150 – Witherit D6 Trit. G 501, M 510, T 512
Arterielle Durchblutungsstörung	– Carbo Tabaci D20 Amp. G 235, M 246, T 247 – Secale cornutum D6 G 146, M 149, T 150
Arthritis ➤ auch Gelenkrheumatismus	– Antimonit/Echinacea comp. Dil. G 501, M 543, T 545 – Apis mellifica D3/Arnica, Planta tota Rh D6 aa Amp. – Apis mellifica D30 Amp. G 428, M 434, T 435 f. – Argentum met. praep. D8 Dil., Trit. G 467, M 497, T 499 f. – Weleda Arnica-Essenz – Weleda Arnica-Salbe G 256, M 260, T 261 f. – Bryonia D3 Dil. G 286, M 287, T 288 – Colchicum, Tuber D3/ Sabina D4 Dil. G 160, M 165, T 166 – Equisetum arvense D15/Formica D10 aa Amp. G 151, M 154, T 156 f. – Mandragora comp. Amp., Dil. – Mandragora D6 Dil. G 235, M 243, T 244 – Quarz D6 Dil. G 501, M 539, T 541 – Rheumadoron® Tropfen T 244 – Weleda Rheumasalbe T 249 – Rhus toxicodendron D6 Dil. M 357, T 359 – Stannum met. D6 G 467, M 473, T 475 f. – Symphytum 5% Ungt. T 584 – Symphytum comp. Dil. T 262
Arthrose/Arthrosis deformans	– Apatit D6/Stannum D8 aa Trit. G 501, M 513, T 516, 521, 537 – Arandisit D15 Dil. G 467, M 473, T 475 f. – Arnica comp./Formica Ungt. G 256, M 260, T 261 f. – Bryonia/Formica comp. Amp. G 286, M 287, T 288 – Equisetum arvense D15/Formica D10 aa Amp. – Equisetum arvense D15/Stannum D8 aa Amp. G 151, M 154, T 156 f. – Formica D6 Amp., Dil. G 428, M 449, T 451 – Kalium sulfuratum 10% Ext. (als Badezusatz) G 501, M 527, T 529 f., 581 – Mandragora D3 Amp.; 5% Ungt. – Mandragora comp. Amp., Dil. *(bes. bei Weichteilschwellungen)* – Mandragora D6/Meniscus Genus D6 aa Amp. G 235, M 243, T 244 – Phosphorus D4 Dil., 0,05 mg Caps. *(morgens einzunehmen)* – Phosphorus 0,1% Oleum *(innerlich und äußerlich)* G 501, M 534, T 536 – Weleda Rheumasalbe T 249 – Rheumadoron® Tropfen T 244

	– Rhus toxicodendron D6 Dil. M 357, T 359 – Rosmarin-Salbe 10% G 207, M 217, T 218 – Stannum met. 5% Pulv. – Stannum met. praep. D8 Amp. } G 467, M 473, T 475 f. – Stannum met. 5%, 0,4% Ungt. – Viscum Mali D3 Dil., Amp. G 123, T 585
Aszites	– Betula/Gummi Cerasi Dil. G 383, M 387, T 389 – Bryonia D3 Trit. + Stannum met. praep. D8 Trit. T 288, 475 f. – Carduus benedictus D2/Paeonia officinalis D2 aa Dil. *(unterstützende Therapie)* G 256, M 264, T 265 f. – Hepar-Stannum D4 Amp. G 428, M 463, T 465
Asthenie ➤ Neurasthenie	
Asthenopie	– Chrysolith comp. Amp. G 501, M 531, T 533 f. – Ruta graveolens D3 Augentr. M 359, T 360 f. – Resina Laricis comp. Ungt. G 385, M 423, T 424 f. – Mel D3 Augentr.
Asthma bronchiale ➤ auch Allergien	
– Asthma bronchiale	– Apis mellifica D20 Dil. G 428, M 434, T 435 f. – Cinis Tabaci D3 Trit. G 553, M 555, T 556 f. – Cuprum aceticum D3, D4 Dil. } G 467, M 488, T 490 f. – Cuprum-Ren D4, D6 Amp. – Formica D6, D8, D30 Dil. G 428, M 449, T 451 – Gencydo® 1%, 3% Amp. M 369, T 371 – Glandula suprarenalis D8 Amp., D6 Dil. G 428, M 463, T 464 – Lobelia comp. Dil. M 349, T 350 – Olivenit D6 Dil.,Trit. G 467, M 488, T 491 f., 510 – Plumbum met. praep. D8 Dil., Trit. G 467, M 468, T 470 – Prunus spinosa, Summitates Rh D5, D6 Amp. G 222, M 229, T 230 – Realgar D10 Amp. G 501, M 507, T 510 – Stibium arsenicosum D8 Amp. G 501, M 543, T 545 f. – Tabacum Rh D6, D10 Amp. G 235, M 246, T 247
– Kombinationstherapie zur Umstimmung	– Quercus D1 oder D2 Dil., *morgens einzunehmen* G 383, M 412, T 413 – Prunus spinosa D1 oder D2 Dil., *mittags einzunehmen* G 222, M 229, T 230 – Veronica officinalis D1 oder D2 Dil., *abends einzunehmen* G 250, M 254, T 255
– bei starker Verschleimung	– Nontronit D15 Amp. G 467, M 478, T 480 f.
Ataxie	– Cocculus D4 Dil. T 407 – Conium maculatum D4 Dil. G 194, M 201, T 202
Atemnot (Emphysem)	– Carbo Betulae D6 Amp., Dil. G 383, M 387, T 389
Atherom, Steatose	– Graphites 0,4% Ungt. G 501, M 521, T 522 – Vespa crabro D3 Amp. G 428, M 461, T 462 – Witherit D6 Trit. G 501, M 510, T 512
Athetose ➤ auch Chorea, Myklonien	– Cuprum aceticum D5 Dil. G 467, M 488, T 490 f. – Zincum valerianicum D4 Dil. G 501, M 551, T 552
Aufbauschwäche – besonders bei Kindern	– Weleda Aufbaukalk 1 + 2 Gran. T 516 f. – Bryophyllum Argento cultum 1%, 0,1% Dil. G 115, M 331, T 333 – Cochlearia officinalis 10% Pulv. G 306, M 310, T 311 – Gentiana lutea D1, D2, D3 Dil. M 339, T 340 – Levisticum comp. Tabl. G 194, M 202, T 204 – Prunus spinosa, Summitates D10 Dil. G 222, M 229, T 230

Augenerkrankungen ➤ Ablatio retinae, Akkommodationsschwäche, Amblyopie, Asthenopie, Augenflimmern, Augenschmerzen, Bindehautblutungen, Blepharitis, Blepharo-Spasmus, Chalazion, Contusio bulbi, Dakryozystitis, Dakryostenose, Fremdkörpergefühl, Glaskörperblutung, Glaskörpertrübung, Glaukom, Hordeolum, Hyperopie, Hyposphagma, Iritis, Katarakt, Keratitis, Konjunktivalblutungen, Konjunktivitis, Lichtüberempfindlichkeit, Lidödem, Lidrandekzem, Maculadegeneration, Myopie, Netzhautblutungen, Netzhautdegeneration, Retinopathia diabetica, Sehschwäche

Augen, Beschwerden

– Augenflimmern	– Biodoron® 5% Tabl. GMT 557
– Schmerzen bei Überanstrengung	– Euphrasia D3 Dil. G 250, M 252, T 254 – Weleda Euphrasia-Augentropfen G 250, M 252, T 254
Autoimmunkrankheiten ➤ auch Arthritis, Colitis ulcerosa, Lupus erythematodes	– Quarz D20 G 501, M 539, T 541
Autoimmunthyreoiditis	– Colchicum, Tuber Rh D3 Dil. G 160, M 165, T 166
Avitaminosen	– Weleda Sanddorn Vital *(generell)*
Bänderzerrung	– Arnica D3 Dil. – Weleda Arnica-Essenz } G 256, M 260, T 261 f. – Weleda Rheumasalbe T 249
Backenzahndurchbruch	– Belladonna D3 Glob. + Chamomilla, Radix D3 Glob. T 240, 270
Bandscheibenschäden ➤ auch Discusprolaps, Discushernie, Facettensyndrom, Kreuzschmerzen, Lumbalgie, Wirbelsäulenbeschwerden	– Pharmakolith D6 G 501, M 513, T 517 – Betonica D3/Rosmarinus D3 aa Amp. G 207, M 217, T 218
Bartholinitis ➤ auch Abszesse	– Apis D3/Belladonna D3 Dil. G 428, M 434, T 436 – Lachesis D6 – D10 Dil. G 428, M 451, T 454 f.
Basedow, Morbus (Hyperthyreose)	– Arsenicum album D30 Amp. G 501, M 507, T 509 – Aurum met. praep. D10 Dil., Trit. G 467, M 483, T 485 f. – Belladonna Rh D6/Hyoscyamus Rh (Planta tota) D6 aa Amp. T 240, 242 – Chalkosin D3 Trit. G 476, M 488, T 491 – Chelidonium/Colchicum/Quercus Ungt. G 290, M 292, T 293 – Chinetum arsenicosum D4 Trit. G 383, M 392, T 393 f. – Conchae D6 Trit. G 428, M 445, T 446, 516 – Cuprit D3 Trit. G 467, M 488, T 491 – Cuprum sulfuricum D6 Amp. G 467, M 488, T 381, 490 f. – Formica D6 Amp. G 428, M 449, T 451 – Kassiterit D3 Trit. G 467, M 473, T 476 Lycopus virginicus D1 Dil. G 207, M 211, T 212 – Phosphorus D8 Amp. G 501, M 534, T 536 f.
Bauchschmerzen bei Kindern	– Chamomilla (Planta tota) D3 Dil. G 256, M 269, T 270 – Chamomilla Cupro culta, Radix Rh 0,1% Dil. aq. G 115, M 269, T 276 – Cuprum met. praep. 0,4% Ungt. G 467, M 488, T 491 – Lycopodium D6 Glob. G 151, M 157, T 159
Bechterew, Morbus (Spondylarthritis ankylosans)	– Argentum met. praep. D20 Amp., Dil. G 467, M 497, T 499 f. – Arnica, Planta tota (Rh) D20 Amp., Dil. G 256, M 260, T 261 f. – Mandragora D3, D6 Amp. G 235, M 243, T 244 – Stannum met. praep. D8 Amp. G 467, M 473, T 475 f. – Equisetum arvense D15/Formica D10 aa Amp. – Equisetum cum Sulfure tostum D15 Dil. } G 151, M 154, T 156 f.

	– Fluorit D6 Trit. G 501, M 519, T 521 – Formica D6 Amp. G 428, M 449, T 451 – Lava D3 Trit. G 501, M 501, T 504 – Mandragora comp. Amp. G 235, M 243, T 244 – Stannum met. praep. D8 Amp. G 467, M 473, T 475 f.
Beinkrämpfe	– Cuprum citricum 0,4% Ungt. G 467, M 488, T 490 f. – Magnesium phosphoricum acidum D6 Dil. G 501, M 531, T 532 – Venadoron® Gel – Zincum valerianicum D3 Dil. G 501, M 551, T 552
Beinvenenthrombose, akute	– Vipera berus D12 Amp. G 428, M 451, T 454 f.
Bestrahlung	
– vor Bestrahlung	– Venadoron® Gel – Combudoron® T 567 – Plumbum metallicum 0,4% Ungt. G 467, M 468, T 470 f.
– nach Bestrahlung	– Borago D3 Dil. M 329, T 330 – Combudoron® Spray, Flüssigkeit T 567 – Quarz 1% Oleum G 501, M 539, T 582 – Stibium met. praep. 0,4% Ungt. G 501, M 543, T 545 f. – Calendula 10% Ungt. fettarm G 256, M 262, T 263
Bettnässen ➤ auch Enuresis nocturna	– Bryophyllum Argento cultum Rh D3 Dil. G 115, M 331, T 333
Bienenstich ➤ auch Insektenstiche	– Apis mellifica D20 Dil. G 428, M 434, T 435 f.
Bindegewebsschwäche ➤ Descensus uteri, Varikosis	– Aesculus, Cortex D1, D3 Dil. G 383, M 385, T 386 – Equisetum arvense D15/Stannum D8 aa Amp. G 151, M 154, T 156 f. – Fluorit D4 Trit. G 501, M 519, T 521 – Quarz D6 Dil. G 501, M 539, T 541
Bindehaut des Auges	
– Blutungen	– Arnica, Planta tota Rh D3 Augentr. G 256, M 260, T 261 f. – Ruta graveolens D3 Augentr. M 359, T 360 f.
– Katarrh	– Weleda Euphrasia-Augentropfen G 250, M 252, T 254
– Konjunktivitis	– Calendula D4 Augentr. G 256, M 262, T 263 – Argentum nitricum D4 Augentr. G 467, M 497, T 499 f.
Blähungen ➤ Meteorismus	– Chamomilla, Radix D3 G 256, M 269, T 270 – Carum carvi D1 Dil. G 194, M 199, T 200 – Carbo Betulae 5% Pulv., Tabl. – Carvon® Tabletten, Birkenkohle comp. (both) G 383, M 387, T 389
Blase, Beschwerden der	
Blasenblutung	– Arnica, Planta tota D3 Amp. G 256, M 260, T 261 f. – Berberis (Cortex) D3 Amp. M 326, T 328 – Tormentilla D6 Dil. G 222, M 234, T 235
Blasenentzündung ➤ Zystitis	
Blasenschwäche	– Berberis D3/Hypericum D3 aa Dil. M 326, T 328
Blasensteine ➤ auch Nephrolithiasis	– Berberis D3 Dil *(erleichtert den Steinabgang)* M 326, T 328 – Renodoron® Tabl. *(Lapis Cancri-Silex D15 Tabl.)* G 553, M 561, T 562
Bleivergiftung	– Argentum met. praep. D6 Amp. *(als Gegenmetall)* – Argentum met. praep. D6 Trit. (both) G 467, M 497, T 499 f. – Kalium sulfuratum 10% Ext. (Schwefelbäder) G 501, M 527, T 529 f., 581

Blepharitis	– Antimonit 0,4% Ungt. G 501, M 543, T 545 f. – Argentum nitricum D4 Augentr. G 467, M 497, T 499 f. – Conchae D12 Trit. G 428, M 445, T 446, 516 – Dioptas D8 Augentr. G 467, M 488, T 490 f. – Echinacea D3 Augentr. – Echinacea 5% Ungt. } G 256, M 273, T 274 – Heilsalbe, Weleda G 256, 262, T 579 – Mercurialis perennis 20% Ext. Flüssigkeit für Umschläge/ Bäder, 10% Ungt. T 570, 580 – Mercurius vivus naturalis D15 Ungt. G 467, M 492, T 495 f. – Quarz D12 Dil. G 501, M 539, T 541
Blepharospasmus	– Belladonna D20 Dil. G 235, M 238, T 240 – Tabacum D30 Dil. G 235, M 246, T 247
Blutarmut, Blutbildung ➤ Anämie	
Blutdruck ➤ auch Hypertonie, Hypotonie, Regulationsstörungen	– Cardiodoron® Tropfen G 364 – Crataegus 20% Tabl. – Crataegus comp. Dil. } G 222, M 224, T 225
Bluterguss ➤ auch Hämatom, Trauma, Commotio cerebri	– Arnica, Planta tota D3, D4 Dil. – Weleda Arnica-Essenz – Weleda Arnica-Salbe } G 257, M 260, T 261 f.
Blutreinigung	– Weleda Birken Aktiv – Weleda Birkenherb Aktiv } G 383, M 387, T 399 f.
Blutungen	
– Blutungen, Blutstillung	– Arnica, Planta tota D3 Amp. G 257, M 260, T 261 f. – Capsella bursa-pastoris D1, D3 Dil. G 306, M 308, T 310 – Corallium rubrum D6 Trit. G 428, M 447, T 448 – Hamamelis D1 Dil. G 383, M 398, T 399 – Marmor D6/Stibium D6 aa Amp. G 501, M 513, T 516 f. – Millefolium Rh D6 Dil. G 256, M 278, T 280 f. – Quercus D1 Dil. G 383, M 412, T 413 – Stibium met. praep. D6 Amp. i. v., Dil., Trit. G 501, M 543, T 545 f. – Tormentilla D6 Dil. G 222, M 234, T 235
– Blasenblutung	– Berberis (Cortex) D3 Amp. M 326, T 328 – Arnica, Planta tota D3 G 256, M 260, T 261 f.
– gynäkologische Blutungen	– Glacies Mariae D6 Trit. G 501, M 513, T 516 f. – Corallium rubrum D6/Stibium D6 aa Amp. G 428, M 447, T 448 – Marmor D6/Stibium D6 aa Amp. G 501, M 513, T 516 f.
Blutvergiftung ➤ Sepsis	
Boeck, Morbus ➤ Sarkoidose	
Borreliose	– Astragalus exscapus D3 Amp., Dil. G 295, M 297, T 299
Brachialgia paraesthetica nocturna ➤ auch Karpaltunnelsyndrom, Neuralgien	– Aconitum napellus Rh D3, D6 Amp. G 174, M 176, T 177 – Aesculus, Cortex D1 – D3 Dil. G 383, M 385, T 386 – Arnica/Betula comp. Amp. – Arnica, Planta tota Rh D20/ Vespa crabro D6 Amp. – Weleda Arnica-Salbe } G 256, M 260, T 261 f. – Aranea diadema D6 Amp, Dil. G 428, M 436, T 438 – Crotalus terrificus D30 Amp. G 428, M 451, T 454 f. – Solutio Siliceae comp. D6 aa Amp. T 381 – Ferrum phosphoricum D6 Tabl. G 467, M 478, T 480 f. – Formica D6 Dil. G 428, M 449, T 451 – Formica D15 Amp. G 428, M 449, T 451 – Naja comp. Amp. G 428, M 451, T 454 f. – Rhus toxicodendron D6 Amp. M 357, T 359

Bradykardie	– Aurum/Hyoscyamus comp. Amp. G 467, M 483, T 487 – Aurum D10/Strophanthus kombe D6 aa Amp. G 467, M 483, T 485 f. – Crataegus 20% Tabl. } G 222, M 224, T 225 – Crataegus comp. Dil. } G 222, M 224, T 225 – Oleum Strophanthi forte Caps. G 383, M 420, T 420 – Strophanthus kombe D3, Dil. G 383, M 420, T 420
Brand ➤ Gangrän	
Brandwunden ➤ Verbrennungen	
Brechdurchfall ➤ auch Nausea	– Weleda Amara-Tropfen neue Formel – Arsenicum album D30 Amp. G 501, M 507, T 509 f. – Artemisia comp. Dil. G 256, M 258 – Carbo Betulae comp. Tabl. G 383, M 387, T 389 – Mercurius vivus comp. Tabl. G 467, M 492, T 495 f.
Brechreiz	– Weleda Amara-Tropfen – Balsamischer Melissengeist (Spiritus Melissae comp.) G 207, M 215, T 216 – Ipecacuanha D4 Amp., Dil. M 345, T 346 – Nausyn® Tabl. (Cocculus comp. Tabl.) T 407
Bronchiektasien	– Bryophyllum Mercurio cultum 1% Amp. G 115, M 331, T 333 – Cinis Glechomatis D3 Trit. G 553, M 555, T 556 f. – Graphites D15/Stannum met. praep. D10 aa Dil. T 475 f., 522 – Tabacum Rh D10 Amp. G 235, M 246, T 247
Bronchitis	
– akute Bronchitis	– Aconitum napellus 0,05%/Bryonia D3 Dil. G 174, M 176, T 177 – Anis-Pyrit Tabl. G 194, M 205, T 204 – Oleum aethereum Eucalypti comp. Oleum G 383, M 396, T 397 f. – Plantago lanceolata 10% Ungt. T 582
– chronische Bronchitis	– Aconitum napellus 0,05%/Bryonia D3 Dil. G 174, M 176, T 177 – Anis-Pyrit Tabl. G 194, M 204, T 205 – Weleda Hustenelixier T 146 – Weleda Hustentropfen Doron® T 403 – Ipecacuanha D4 Dil. M 345, T 346 – Lichenes comp. Sirup (Flechtenhonig) M 144, T 145 f. – Oleum aethereum Eucalypti comp. Oleum *(auch für Kleinkinder)* G 383, M 396, T 397 f. – Petasites D3 Dil G 256, M 282, T 283 – Plantago lanceolata 10% Ungt. T 582 – Pulmo D8 Amp., D6 Dil. G 428, T 466 – Pyrit D3 Tabl. G 467, M 478, T 480 f. – Stibium sulfuratum aurantiacum D4 Trit. G 501, M 543, T 545 f. – Tartarus stibiatus D6 Dil., Trit. G 501, M 543, T 545 – Tabacum Rh D6, D10 Amp. G 235, M 246, T 247
Bronchopneumonie ➤ Pneumonie	
Bronchospasmus	– Cinis Equiseti arvensis D3 Trit. } G 553, M 555, T 556 f. – Cinis Glechomatis D3, D6 Trit. } G 553, M 555, T 556 f.
Brustdrüsenknoten	– Conium maculatum 5% Ungt. G 194, M 201, T 202

Bursitis ➤ auch Weichteilrheumatismus	– Apis mellifica D3 Dil. G 428, M 434, T 435 f. – Weleda Arnica-Essenz G 256, M 260, T 261 f. – Arnica, Planta tota D3/Cepa D3/Symphytum D3 aa Dil. G 256, M 260, T 261 f. – Bryonia/Formica comp. Amp. G 286, M 287, T 288 – Weleda Calendula-Essenz G 256, M 262, T 263 – Cepa D3 Dil. M 163, T 164 – Eucalyptus comp. Paste G 383, M 396, T 397 f. – Stannum met. praep. D8 Amp. G 467, M 473, T 475 f.
Candida-Mykose, intestinale	– Carbo Coffeae D3 Trit. G 383, M 394, T 395 – Carbo Betulae cum Methano D2, D3 Trit. G 383, M 387, T 389
Cardiospasmus ➤ gastrokardialer Symptomkomplex und Achalasie	– Belladonna D3, D4 Dil G 235, M 238, T 240 – Chamomilla Cupro culta, Radix Rh 0,1% Dil. aq. G 115, M 269, T 276 – Cuprum met. praep. 0,4% Ungt. G 467, M 488, T 491
Karpaltunnelsyndrom	– Crotalus terrificus D30 Amp. G 428, M 451, T 454 f. – Polygonatum officinale 5% Ungt. T 582 – Stannum metallicum 5% Ungt. G 467, M 473, T 475 f.
Cataract ➤ Katarakt	
Cephalea ➤ Zervikalsyndrom, Migräne	
Chalazion	– Apis mellifica D4 Dil. G 428, M 434, T 435 f. – Staphisagria D3 Dil. G 174, M 192, T 194 – Thuja occidentalis D3 Dil. G 383, M 426, T 427
Cholangitis ➤ auch Gallenblasenerkrankung	– Anagallis/Malachit comp. Amp. M 315, 316, T 559 – Apis D3/Belladonna D3 aa Amp. G 428, M 434, T 435 f. – Chelidonium, Flos D3 Dil. – Chelidonium/Oxalis comp. Dil. } G 290, M 292, T 293 – Cichorium comp. Dil. G 256, M 267, T 269 – Lycopodium D3 Dil. G 151, M 157, T 159
Cholelithiasis ➤ auch Gallenblasenerkrankung, Gallenkolik	– Belladonna D3 Dil. G 235, M 238, T 240 – Carduus marianus D1, D4 Dil. G 256, M 266, T 267 – Chelidonium D3 Dil. – Chelidonium/Curcuma comp. Tabl. } G 290, M 292, T 293 – Chelidonium Ferro cultum Rh 1% Amp. G 115, M 292, T 293 – Choleodoron® Tropfen G 290, M 292, T 293 – Cichorium Stanno cultum (Rh) 1% Amp., Dil. G 115, M 267, T 377 – Lycopodium D6 Glob. G 151, M 157, T 159 – Magnesit D3, D4 Trit. G 501, M 531, T 533 – Oxalis, Folium D2 Dil. – Oxalis comp. Amp., Dil. } M 351, T 353 – Taraxacum D1, D3 Dil. G 256, M 285, T 286
Cholezystitis ➤ auch Gallenblasenerkrankung, Gallenkolik	– Apis D3/Belladonna D3 aa Amp. G 428, M 434, T 436 – Chelidonium, Flos D3 Dil. – Chelidonium/Oxalis comp. Dil. } G 290, M 292, T 293 – Cichorium comp. Dil. G 256, M 267, T 269 – Cichorium Stanno cultum 1% (Rh) Amp., Dil. G 115, M 267, T 377 – Cichorium D3/Formica D6/Stibium D8 aa Dil. G 256, M 267, T 269 – Hepatodoron® Tabl. G 135, T 372 – Lycopodium D3 Dil. G 151, M 157, T 159 – Stannum met. praep. D8 Amp., Dil., Trit. G 467, M 473, T 475 f.

Cholera	– Arsenicum album D6 Dil., Trit. G 501, M 507, T 509 f. – Cuprum met. praep. D6 Amp., Trit. G 467, M 488, T 491 – Carbo Betulae 5% , D3 Tabl. G 383, M 387, T 389
Cholerese (Anregung der)	– Chelidonium comp. Dil. – Chelidonium/Curcuma comp. Tabl. } G 290, M 292, T 293 – Choleodoron® Tropfen
Cholesterinämie	– Choleodoron® Tropfen } G 290, M 292, T 293 – Arsenicum album D6 Dil. G 501, M 507, T 509
Chorea ➤ auch Kinetosen	– Agaricus muscarius D4/Mygale avicularis D6/Stramonium G 146, M 147, T 148 D3 Dil., *im Wechsel mit* Cuprum aceticum D4/Zincum valerianicum D4/Skorodit D8, D10 Dil. T 490 f., 510
Chorioretinitis, Choroiditis	– Chrysolith D12 Trit. G 501, M 531, T 533 – Phosphorus D10 Amp., Dil. G 501, M 534, T 536 – Quarz D12 Amp., Dil. – Quarz D8 Augentr. } G 501, M 539, T 541
Cirrhosis hepatica	– Carduus benedictus D2/Paeonia officinalis D2 aa Amp., Dil. G 256, M 264, T 265 f. – Carduus marianus D1, D4 Dil. G 256, M 266, T 267 – Hepatodoron® Tabl. M 372 – Magnesit D3 Trit. G 501, M 531, T 533 – Pankreas D5, D6 Dil. G 428, M 466 – Stannum met. praep. D8 Trit. G 467, M 473, T 475 f. – Taraxacum D1, D3, D4 Dil. G 256, M 285, T 286
Claudicatio intermittens (vaskuläre) ➤ auch Arteriosklerose, Apoplexie, Akrozyanose	– Abrotanum D1 Dil. G 256, M 257, T 257 – Belladonna D6 (Rh) Amp., Dil. G 235, M 238, T 240 – Cuprum met. praep. D6 Trit. – Cuprum met. praep. 0,4% Ungt. } G 467, M 488, T 491 – Magnesium phosphoricum/Tabacum Amp. G 501, M 531, T 532 f. – Plumbum mellitum D20 Amp. G 467, M 468, T 470 f. – Secale cornutum D6, D20 Dil. G 146, M 149, T 150 – Tabacum D10 Dil. G 235, M 246, T 247
Coccygodynie	– Aconitum napellus D10 Dil. G 174, M 176, T 177 – Hypericum Rh D30 Amp.
Coccygodynie bei Graviden	– Hypericum D4 Dil. } M 343, T 344 f.
Coccygodynie bei Sturz auf Steißbein	– Symphytum D3 Dil. T 262
Coeliakie ➤ auch Colitis chronica	– Carbo Betulae cum Methano D3 Trit. G 383, M 387, T 389 – Levisticum comp. Tabl. G 194, M 202, T 204
Colitis acuta	– Arsenicum album D12, D30 Amp., Dil. G 501, M 507, T 509 f. – Carbo Betulae 5%, D3 Tabl. G 383, M 387, T 389
Colitis chronica ➤ auch Zöliakie, Crohn, Morbus, Colitis ulcerosa	– Arsenicum album D30 Dil. G 501, M 507, T 509 f. – Bismutum met. praep. D6 Trit. G 501, M 512, T 513 – Cuprum met. praep. D6 Trit. G 467, M 488, T 491 – Gentiana lutea D1 Dil. M 339, T 340 – Geum urbanum D1 Dil. G 222, M 227, T 228 – Mercurius vivus comp. Tabl. G 467, M 492, T 495 f. – Nasturtium Mercurio cultum 1%, 0,1%, Dil. G 115, M 313, T 314 – Tormentilla D3 Dil. G 222, M 234, T 235

Colitis ulcerosa	– Carbo Coffeae D3 Trit. G 383, M 394, T 395 – Mercurius vivus naturalis D6 Amp., Dil. G 467, M 492, T 495 f. – Nasturtium Mercurio cultum 1% Dil. G 115, M 313, T 314 – Stibium arsenicosum D6 Trit., D8 Amp. – Stibium met. praep. D6 Trit. } G 501, M 543, T 545 f.
Crohn, Morbus	– Digestodoron® Tropfen M 367, T 154 – Glandula suprarenalis D6 Dil. G 428, M 463, T 464 – Graphites D6 Trit. G 501, M 521, T 522 – Iscador® M c. Arg. Serie 0 Amp. G 126, M 126, T 126 – Mercurius vivus comp. Tabl. G 467, M 492, T 495 f. – Quarz D20 Dil., Tabl. G 501, M 539, T 541 – Tormentilla D3 Dil. G 222, M 234, T 235
Colon irritabile	– Chamomilla Cupro culta, Radix 1% Dil. G 115, M 269, T 276 – Conchae 50% Pulv. G 428, M 445, T 446, 516 – Digestodoron® Tropfen M 367, T 153 – Tabacum D3 Dil. G 235, M 246, T 247
Collapsus ➤ auch Hypotonie	– Arsenicum album D20 Amp. G 501, M 507, T 509 f. – Camphora D3 Amp. G 383, M 390, T 391 – Carbo Betulae D30 Amp.; D6 Trit. G 383, M 387, T 389 – Lachesis D12 Dil. G 428, M 451, T 454 f. – Veratrum album D4 Amp.; D3, D6 Dil. G 160, M 172, T 173
Kolpitis ➤ Fluor vaginalis (albus)	
Comedones ➤ Akne vulgaris	
Combustio ➤ auch Verbrennungen	– Arnica, Planta tota D3 – D6 Dil. – Arnica/Urtica urens Ext. } G 256, M 260, T 261 f. – Combudoron® Gel – Combudoron® Salbe – Combudoron® Spray } T 567 – Wecesin® Puder T 545, 547
Commotio cerebri ➤ auch Gehirnerschütterung	– Arnica, Planta tota Rh D3 – D6 Amp. – Arnica-Cerebrum D8 Amp. } G 256, M 260, T 261 f. – Argentum met. praep. D30 Amp. G 467, M 497, T 499 f. – später im Heilungsverlauf: Arnica, Planta tota Rh D20 Amp. – Weleda Arnica-Salbe } G 256, M 260, T 261 f. – Biodoron®/Kephalodoron® 5% Tabl. – Biodoron® 150 mg Caps. } G 557, M 557, T 557 – Quarz D30 Dil., Trit. G 501, M 539, T 541
Constipatio (Obstipation)	– Carpellum Mali D4, Trit. – Carpellum Mali comp. Trit. } G 222, M 231, T 231 – Centaurium comp. Tabl. T 371 – Chelidonium/Curcuma comp. Tabl. G 290, M 292, T 293 – Choleodoron® Tropfen G 290, M 292, T 293 – Cuprum/Tabacum Supp. G 467, M 488, T 490 f. – Digestodoron® Tropfen (Aspidium/Salix comp. Tabl.) M 154, 367 – Oxalis, Folium 20% Ext.: Umschläge auf den Bauch M 351, T 571
Contusio	– Weleda Arnica-Essenz *(für Umschläge)* – Arnica, Planta tota D6 Dil.
Contusio bulbi	– Arnica, Planta tota Rh D3 Augentr. } G 256, M 260, T 261
Contusio cerebri ➤ auch Commotio cerebri	– Arnica, Planta tota D20 Dil. – Arnica-Cerebrum D8 Amp.

Coxarthrose ➤ auch Arthrose, Gelenkrheumatismus	– Formica 5% Ungt. G 428, M 449, T 451 – Mandragora 5% Ungt. G 235, M 243, T 244 – Stannum met. 0,4% Ungt. G 467, M 473, T 475 f.
Craniostenose ➤ Wachstumsstörungen	
Craniotabes ➤ Kraniotabes	
Crohn, Morbus ➤ auch chron. Colitis, Colitis ulcerosa	– Apis mellifica D6, D30 Dil. G 428, M 434, T 435 f. – Argentum nitricum D12 Dil. G 467, M 497, T 499 f. – Arsenicum album D6 Trit. G 501, M 507, T 509 f. – Digestodoron Tropfen M 367, T 154 – Carbo Betulae comp. Tbl. G 383, M 387, T 389 – Carbo Myrtilli D3 Trit. G 110 – Conchae comp 5% Trit. G 428, M 445, T 446 – Cuprum sulfuricum comp. Tbl. G 467, M 488, T 381, 490 f. – Plumbum mellitum D20 Amp. G 467, M 468, T 470 f. – Quarz D12 Trit. G 501, M 539, T 541
Zystitis (Zystitis), Harnwegsinfektion	– Apis mellifica D3/Belladonna D3/Echinacea angustifolia Rh D3 Amp. T 240, 274, 435 f. – Argentum met. praep. 0,4% Ungt. G 467, M 497, T 499 f. – Berberis, Fructus D3 Dil. M 326, 328 – Berberis, Fructus Rh D3 2 Teile/Cantharis D4 1 Teil Dil. M 326, T 328 – Cantharis D6 Amp., Dil. G 428, M 441, T 442 – Equisetum arvense D1 Dil. – Equisetum/Serum Lactis Dil. } G 151, M 154, T 156 f. – Uva ursi D1 Dil.
Dakryocystitis ➤ auch Konjunktivitis	– Echinacea angustifolia D1 Dil. – Echinacea angustifolia Rh D3 Augentr. } G 256, M 273, T 274 – Quarz D8 Augentr. G 501, M 539, T 541
Dakryostenose	– Weleda Euphrasia-Augentropfen G 250, M 252, T 254
Darmerkrankungen ➤ auch Abdominalkrämpfe, Bauchschmerzen bei Kindern, Blutstillung, Blutungen, Brechdurchfall, Cholera, Colitis, Colon-Ca, Colon irritabile, Constipatio, Crohn M., Diarrhö, Divertikulose, Divertikulitis, Dysenterie, Megakolon, Meteorismus, Ulcus duodeni, Verdauungsschwäche	
Darmerkrankungen	– Artemisia comp. Dil. G 256, M 258 – Belladonna D6 Dil. – Belladonna D3/Oxalis D3 aa Amp. } G 235, M 238, T 240 – Carbo Betulae comp. Tabl. G 383, M 387, T 389 – Chamomilla, Radix, D1 – D6 Dil. G 256, M 269, T 270 – Colocynthis D4 Amp., Dil. G 286, M 289, T 289 – Tabacum D3 – D4 Dil. G 235, M 246, T 247
Darmkolik, -spasmen, Abdominalkrämpfe	– Artemisia comp. Dil. G 256, M 258 – Belladonna D6 Dil. – Belladonna D3/Oxalis D3 aa Amp. } G 235, M 238, T 240 – Carbo Betulae comp. Tabl. G 383, M 387, T 389 – Chamomilla, Radix, D1 – D6 Dil. G 256, M 269, T 270 – Colocynthis D4 Amp., Dil. G 286, M 289 – Tabacum D3 – D4 Dil. G 235, M 246, T 247
Darmparasiten, Würmer	– Abrotanum D1 Dil. G 256, M 257, T 257 – Weleda Amara-Tropfen – Aconitum napellus Rh D3 Amp. G 174, M 176, T 177 – Artemisia comp. Dil. G 256, M 258 – Carvon® Tabletten G 383, M 387, T 389 – Cepa D3 Dil. M 163, T 164 – Choleodoron® Tropfen G 290, M 292, T 293 – Cuprum met. praep. D6 Trit. – Cuprum sulfuricum D3 Dil. } G 467, M 488, T 490 f. – Eucalyptus D3 Dil. G 383, M 396, T 397 f. – Gentiana lutea D1 Dil. M 339, T 340

Dekubitus ➤ auch Ulcerationen	
Dekubitus	– Hypericum, Flos 25% Oleum M 343, T 344 f. – Weleda Calendula-Essenz – Weleda Heilsalbe } G 256, M 262, T 263
Dekubitusprophylaxe	– Venadoron® Gel – Weleda Calendula Pflegemilch G 256, M 262, T 263 – Weleda Arnika Massageöl G 256, M 260, T 261 f.
Demineralisation ➤ auch Frakturen, Kariesprophylaxe, Osteoporose, Osteomalazie, Rachitis	– Agaricus comp./Phosphorus Amp., Dil. G 146, M 147, T 148 – Weleda Aufbaukalk 1 + 2 Gran. T 516 f. – Fluorit D6 Trit. G 501, M 519, T 521
Dentitio difficilis	– Belladonna D6/Chamomilla, Radix D3 aa Dil. T 240, 270 – Belladonna D6/Chamomilla Radix D3/Kieserit D6/Millefolium (Herba) D3 aa Dil. T 240, 270, 280 f., 531 – Cepa D3 Dil., 10% Ungt. M 163, T 164 – Chamomilla, Radix D3 Dil., Glob. G 256, M 269, T 270 – Chamomilla comp. Supp. G 256, M 269, T 270 – Kalium phosphoricum D6 Dil. G 501, M 527, T 529 f. – Kieserit D6 Dil. G 501, M 531, T 533 – Magnesit D3 Trit. G 501, M 531, T 533 – Magnesium phosphoricum D6, Tabl.,Trit. G 501, M 531, T 532 f.
Depressionen	
– Endogene Depression (Melancholia)	– Arandisit D15 Amp. G 467, M 473, T 475 f. – Chelidonium Ferro cultum Rh D2 (1%) Amp. G 115, M 292, T 293 – Cerit D6 Trit. G 467, M 478, T 480 f. – Hepar-Magnesium D4 Amp., Dil G 428, M 463, T 465
– Nicht endogene Depression	– Aurum/Cardiodoron® comp. Dil. M 364, T 485 f. – Agnus castus D3 Dil. – Aurum met. praep. D15 Amp., Trit. G 467, M 483, T 485 f. – Chelidonium Ferro cultum (Rh) 1% Amp., Dil. G 115, M 292, T 293 – Cichorium Stanno cultum, Radix 1% Dil. G 115, M 267, T 377 – Hepar-Magnesium D4 Amp., Dil. – Hepar-Stannum D4 Amp., Dil. } G 428, M 463, T 465 – Hepatodoron® Tabl. M 372 – Hypericum Auro cultum (Rh) 1% Amp., Dil. G 115, M 343, T 344 f. – Ignatia D4 Dil. G 383, M 400, T 400 – Mercurius auratus D15 Amp. G 467, M 492, T 495 f. Skorodit D10 Amp., Dil. G 467, M 478, T 480 f.
Dermatitiden ➤ auch Ekzeme	– Dermatodoron® Tropfen } M 124, T 578
Dermatomykosen	– Dermatodoron® Tropfen } M 124, T 578 – Ferrum sidereum D20 Amp. G 467, M 478, T 480 f. – Quarz D20 Tabl. G 501, M 539, T 541
Descensus testiculi (unvollständiger) ➤ Kryptorchismus	
Descensus uteri ➤ auch Bindegewebsschwäche	– Aesculus, Cortex, D1 – D3 Dil. G 383, M 385, T 386 – Equisetum arvense D15/Stannum D8 aa Amp. G 151, M 154, T 156 f. – Fluorit D4 Trit. G 501, M 519, T 521 – Quarz D8 Dil. G 501, M 539, T 541

Diabetes mellitus	
– Adjuvante Therapie	– Hypophysis D8 Amp. G 428, M 463, T 465
– Diabetes mellitus Typ I (juveniler Diabetes)	– Ferrum sidereum D10/Pankreas D6 aa Amp. G 467, M 473, T 480 f. – Ferrum rosatum D3/Graphites D15 Dil. T 480 f., 522 – Pankreas D5 Dil. + Platinum naturale D8 Dil. M 466, 538 – Phosphorus D6 Dil. G 501, M 534, T 536 f.
– Diabetes mellitus Typ II (Erwachsenen-Diabetes)	– Absinthium D1/Resina Laricis D3 aa Dil. G 256, M 258, 259 – Belladonna D6 Dil. G 235, M 238, T 240 – Pankreas D6 Dil. G 428, M 466 – Phosphorus D6 Dil. G 501, M 534, T 536 f. – Platinum naturale D8 Dil. G 501, M 538, T 539 – Rosmarinus D4 Amp. – Rosmarinus recens D4 Dil. – Weleda Rosmarin Aktivierungsbad } G 207, M 217, T 218 – Stibium met. praep. D30 Dil., Trit. G 501, M 543, T 545 f. – Taraxacum D6 Dil. G 256, M 285, T 286
Diarrhö	– Arsenicum album D4 Dil., Trit. G 501, M 507, T 509 f. – Carbo Betulae D3 Trit. – Carbo Betulae comp. Tabl. } G 383, M 387, T 389 – Carbo Coffeae D3 Trit. G 383, M 394, T 395 – Digestodoron® Tropfen (Aspidium/Salix comp. Tabl.) M 367, T 153 – Stibium met. praep. D6 Trit. G 501, M 543, T 545 f.
Diathese	
– Diathese urica	– Formica D4 Dil. G 428, M 449, T 451 – Renodoron® Tabl. (Lapis Cancri-Silex D15 Tabl.) G 553, M 561, T 562 – Urtica dioica D3 Dil. M 362, T 363 – Urtica urens D3 Dil. M 362, T 363
– exsudative Diathese ➤ auch Ekzeme	– Weleda Aufbaukalk 1 + 2 Gran. T 516 f. – Conchae D6 Trit. G 428, M 445, T 446, 516 – Formica D4 Dil. G 428, M 449, T 451 – Mercurius vivus naturalis D6 Trit. G 467, M 492, T 495 f. – Pankreas D1 Trit. G 428, M 466
Hämorrhagische Diathese	– Aesculus, Cortex, D3 – D6 Dil. G 383, M 385, T 386 – Arnica, Planta tota Rh D3 – D6 Amp. G 256, M 260, T 261 f. – Stibium met. praep. D6 Amp. G 501, M 543, T 545 f. – Tormentilla D15 Dil. G 222, M 234, T 235
Diphtherie ➤ auch Krupp	– Apis mellifica D30 Dil. G 428, M 434, T 435 f. – Apis D3/Belladonna D3 Dil. G 428, M 434, T 436 – Weleda Bolus-Gurgelpulver T 436 – Carbo Betulae D15 Dil. G 383, M 387, T 389 – Lachesis D12 Amp., Dil. G 428, M 451, T 454 f. – Mercurius cyanatus D4 Dil. G 467, M 492, T 495 f. – Zinnober D6 Trit. – Zinnober comp. Trit. } G 467, M 492, T 495 f.
Diplopie	– Agaricus muscarius D6 Amp., Dil. – Agaricus bulbosus D30 Amp. } G 146, M 147, T 148
Diskushernie ➤ Bandscheibenschaden, Discopathie, Kreuzschmerzen, Lumbago	
Discusprolaps ➤ auch LWS, Kreuzschmerzen, Wirbelsäulenbeschwerden	– Betonica D3/Rosmarinus D3 aa Amp. G 207, M 217, T 218 – Solutio Siliceae comp. D6 Amp., Dil. T 381 – Apis/Rhus toxicodendron comp. Amp. G 428, M 434, T 435 f.

Dyspepsie	– Weleda Amara-Tropfen neue Formel
Reflux ➤ auch Verdauungsschwäche, Pylorospasmus	– Artemisia comp. Dil. G 256, M 258 – Digestodoron® Tropfen (Aspidium/Salix comp. Tabl.) M 367, T 154 – Gentiana lutea 5% Dil. M 339, T 340 – Geum urbanum D1 Dil. G 222, M 227, T 228 – Hyoscyamus Rh (Planta tota) D6 Amp. G 235, M 241, T 242 – Pankreas D6 Dil. G 428, M 466 – Platinum naturale D12 Dil. G 501, M 538, T 539 – Antimonit/Belladonna comp. (Pulvis stomachicus cum Belladonna) G 501, M 543, T 545 f. – Antimonit D6/Belladonna D6 Dil. G 501, M 543, T 545 f.
Dyspnoe ➤ Emphysem, Lungenfibrose, Herzinsuffizienz	
Einschlafstörungen ➤ auch Schlafstörungen	– Aurum/Hyoscyamus comp. Amp., Dil. G 467, M 483, T 487 – Bryophyllum Argento cultum 1% Dil. G 115, M 331, T 333
Eisenmangelanämie ➤ Anämie	
Eiterungen ➤ auch Abszesse, Furunkulose, Sepsis	– Apis D3/Belladonna D3 Dil. G 428, M 434, T 436 – Arnica, Planta tota D4 – D6 Dil. G 256, M 260, T 261 f. – Carbo Betulae/Sulfur Tabl. G 383, M 387, T 389 – Echinacea angustifolia Ø (= 30%) Dil. G 256, M 273, T 274 – Weleda Heilsalbe G 256, M 262, T 579 – Hepar sulfuris D6 Trit. G 501, M 547, T 550 – Lachesis D10 Amp., Dil. G 428, M 451, T 454 f. – Mercurialis perennis 20% Ext. Flüssigkeit für Bäder/Umschläge, 10% Ungt. T 570, 580 – Myristica sebifera D3, D4 Dil. G 383, M 404, T 404 – Prunus spinosa, Fructus (Rh) D3 Amp., Ø (= 33%) Dil. G 222, M 229, T 230 – Quarz D12 D20 Amp. G 501, M 539, T 541 – Thuja occidentalis D3 – D10 Dil. G 383, M 426, T 427
Eiweißabbaustörungen ➤ Albuminurie, nephrotisches Syndrom	
Eiweißallergie	– Stibium met. praep. D6 Trit. G 501, M 543, T 545 f. – Plumbum metallicum 0,1% Ungt. (Milzgegend) G 467, M 468, T 470 f.
Eklampsie, EPH-Gestose ➤ auch Hypertonie, Epilepsie	– Apis mellifica D6 Amp. G 428, M 434, T 435 f.
Ekzeme	
– allergische Ekzeme ➤ auch Urtikaria, Neurodermitis	– Weleda Amara-Tropfen – Apis mellifica D30 Amp. G 428, M 434, T 435 f. – Combudoron® Gel, Spray (Flüssigkeit) T 567 – Conchae 5% Pulv. G 428, M 445, T 446, 516 – Weleda Heilsalbe G 256, M 273, T 274 – Plumbum met. praep. D8 Trit. G 467, M 468, T 470 f. – Quercus 20% Ext. G 383, M 412, T 571 – Quarz D20 Amp., Dil. } G 467, M 539, T 341 – Quarz 10% Salbe }
– mykotische Ekzeme ➤ Fußpilz, Mykose	
– nässende Ekzeme	– Weleda Aufbaukalk 1 + 2 Gran. T 516 f. – Dermatodoron® Tropfen G 124, T 578 – Equisetum arvense 10% Ext. G 151, M 154, T 156 f. – Formica D20 Amp. G 428, M 449, T 451 – Quarz D12, D20, D30 Trit. } G 467, M 539, T 541 – Quarz 5% Gel }

– seborrhoische Ekzeme	– Equisetum arvense D15 Dil. G 151, M 154, T 156 f. – Graphites D6 Trit. G 194, M 521, T 522 – Halit D30 Dil. G 467, M 523, T 525 – Quarz D12 Trit. G 467, M 539, T 541 – Stibium met. praep. 0,4% Ungt. G 467, M 543, T 545 f. – Thuja occidentalis D12 – D30 Dil. G 383, M 426, T 427
– sklerosierende Ekzeme	– Antimonit D6 Trit. G 467, M 543, T 545 f. – Argentit D6 Dil. G 467, M 497, T 499 f. – Arsenicum album D30 Dil. G 467, M 507, T 509 f. – Betula, Cortex D1, D2 Dil. G 383, M 387, T 389 – Betula Cortex D2/Sulfur D6 aa Dil. T 389, 547 – Weleda Calendula-Salbe G 256, M 262, T 263 – Carbo Equiseti arvensis D15 Amp. – Equisetum arvense 10% Ungt. – Equisetum cum Sulfure tostum D4 – D6 Trit. } G 151, M 154, T 156 f. – Formica D6 Dil. G 428, M 449, T 451 – Hamamelis destillata 10%/Stibium 0,4% Ungt. G 383, M 398, T 399 – Lycopodium D6 Dil. G 151, M 157, T 159 – Quarz D20, D30 Dil., Trit. – Quarz 5% Gel } G 467, M 539, T 541 – Stibium met. praep. 0,4% Ungt. G 467, M 543, T 545 f. – Sulfur D6 – D12 Dil. G 467, M 547, T 549 f.
– trockene Ekzeme	– Anagallis D6 Dil. M 315, T 316
Embolie ➤ Thrombose, Arteriosklerose, Apoplexie	
Embolieprohylaxe	– Arnica/Betula comp. Amp. G 256, M 260, T 261 f. – Aurum D10 3 Teile/Stibium D8 2 Teile Amp. G 467, M 483, T 485 f. – Cardiodoron® Tropfen M 364 – Lachesis D12 Dil. G 428, M 451, T 454 f. – Orthoklas 0,1% Ext. (Flüssigkeit für Umschläge) G 467, M 501, T 504 – Spigelia anthelmia D4 Dil. M 361, T 362 – Strophanthus kombe D6 Amp. G 383, M 420, T 420
Emesis gravidarum ➤ auch Nausea, Übelkeit	– Weleda Amara-Tropfen neue Formel – Artemisia comp. Tropfen G 256, M 258 – Argentum D8/Hyoscyamus D3 aa Amp. G 467, M 497, T 499 f. – Bryophyllum 5% Dil. M 331, T 333 f. – Cerit D6 Trit. G 467, M 478, T 480 f. – Mercurius vivus naturalis D15 Dil. G 467, M 492, T 495 f. – Nausyn® Tabl. (Cocculus comp. Tabl.) T 407 – Nux vomica D6 Dil. G 383, M 406, T 407
Emphysem ➤ auch chron. Bronchitis	– Carbo Betulae D12 – D20 Dil., Trit. G 383, M 387, T 389 – Carbo Betulae D12/Stibium met. praep. D6 aa Dil. G 383, M 387, T 389 – Cinis Glechomatis D3 Trit. G 553, M 555, T 556 f. – Halit 40% Ungt. G 501, M 523, T 525 – Laurocerasus D3 Dil. G 383, M 402, T 403 – Mercurius vivus naturalis D6 Trit. G 467, M 492, T 495 f. – Pulmo D8 Amp. G 428, T 466 – Stannum met. praep. D10 Dil., Trit. G 467, M 473, T 475 f. – Stibium sulfuratum aurantiacum D3, D4 Trit. G 501, M 543, T 545 f.

Empyem ➤ auch Abszesse, Eiterungen	– Argentum D30/Echinacea D6 aa Amp., Dil. G 467, M 497, T 499 f. – Bryonia D3 Dil. G 286, M 287, T 288 – Hepar sulfuris D6 Trit. G 501, M 547, T 550 – Lachesis D10 Amp. G 428, M 451, T 454 f. – Quarz D20 Tabl. G 501, M 539, T 541
Endarteriitis obliterans (Morbus Bürger) ➤ auch Gangrän, Akrozyanose, Raynaud Morbus	– Belladonna comp. Trit. G 235, M 238, T 240 – Belladonna D6/Hyoscyamus D6 aa Amp. G 235, M 238, T 240 – Borago 20% Ext. M 329, T 330 – Cuprum-Ren D4 Amp. G 467, M 488, T 464, 490 f. – Cuprum/Tabacum Supp. – Cuprum aceticum D3, D4 Dil. } G 467, M 488, T 490 f. – Lachesis D12, D20 Amp., D6, D8 Dil. G 428, M 451, T 454 f.
Endokarditis	– Aconitum napellus D3, D4, D6 Dil. G 174, M 176, T 177 – Argentum D30/Echinacea D6 aa Amp. G 467, M 497, T 499 f. – Arnica, Planta tota D15/Aurum D10 aa Amp. G 256, M 260, T 261 f.
Endometritis ➤ auch Sepsis	– Argentum met. praep. D30 Trit. G 467, M 497, T 499 f. – Lilium tigrinum D3 Dil. G 160, M 169, T 170 – Majorana/Melissa Vaginalglobuli G 207, M 212, T 213
Enteritis ➤ auch Crohn Morbus, Colitis ulcerosa	– Arsenicum album D6 Trit. G 501, M 507, T 509 f. – Carvon® Tabletten G 383, M 387, T 389 – China D3 Dil. G 383, M 392, T 393 f. – Cichorium comp. Dil. G 256, M 267, T 269 – Coffea tosta D6 Dil. G 383, M 394, T 395 – Digestodoron® Tropfen (Aspidium/Salix comp. Tabl.) M 367, T 154
Enterocolitis ➤ Colitis, Enteritis	
Enteroptose ➤ auch Bindegewebsschwäche, Analprolaps	– Cuprum met. praep. 0,4% Ungt. G 467, M 488, T 490 f. – Stibium met. praep. D6 Trit. G 501, M 543, T 545 f.
Entkrampfung	– Arnica comp./Cuprum Oleum T 261 f., 490 f. – Cuprum met. praep. 0,4% Ungt. G 467, M 488, T 490 f. – Melissa Cupro culta 1% Dil. G 115, M 215, T 216, 378
Entwöhnungstherapie	– Bryophyllum 5% Amp. M 331, T 333
Entzugserscheinungen	– Kalium aceticum comp. D3 Trit. G 501, M 527, T 529 f.
Entzündungen	
– Eitrige Entzündungen ➤ auch Abszesse, Eiterungen	– Apis D3/Belladonna D3 aa Dil. G 428, M 434, T 436 – Argentum D30/Echinacea D6 aa Amp. G 467, M 497, T 499 f. – Weleda Calendula-Essenz – Weleda Calendula-Salbe } G 256, M 262, T 263 – Hepar sulfuris D6 Amp. G 501, M 547, T 550 – Lachesis D10 Amp. G 428, M 451, T 454 f. – Thuja occidentalis D3, D6 Dil. G 383, M 426, T 427
– Entzündungen der serösen Häute	– Bryonia D3/Stannum met. praep. D8 Dil. T 288, 475 f.
– Entzündungen im Mundbereich ➤ auch Aphthen, Parodontose, Stomatitis	– Apis D3/Belladonna D3 Dil. G 428, M 434, T 436 – Weleda Bolus-Gurgelpulver T 436 – Weleda Calendula-Essenz G 256, M 262, T 263
– Neigung zu Entzündungen	– Sulfur D4 – D6 Dil., D3 – D6 Trit. G 501, M 547, T 549 f.

Enuresis nocturna	– Argentum met. praep. 0,4% Ungt.: abends in der Blasengegend einreiben G 467, M 497, T 499 f. – Belladonna D3, D6 Dil. G 235, M 238, T 240 – Berberis (Cortex) D3 Dil. M 326, T 328 – Bryophyllum Argento cultum (Rh) D2 (1%) Amp., Dil. G 115, M 333, T 331 – Dyskrasit D30 Dil. T 500 f., 546 – Hypericum D2, D3 Dil. M 343, T 344 – Hypophysis D6 Dil. G 428, M 463, T 465 – Phosphorus 0,1% Oleum: abends in die Fußsohlen einreiben G 501, M 534, T 536 f. – Stannum met. praep. D10 Dil. G 467, M 473, T 475 f.
Enzephalitis ➤ auch Meningitis	– Apis D3/Belladonna D3/Echinacea D3 Amp. T 240, 435 – Argentum met. praep. D30 Dil., Trit. } – Argentum D30/Echinacea D6 aa Amp. } G 467, M 497, T 499 f. – Skorodit D30 Dil. G 467, M 478, T 480 f. – Stibium met. praep. D20 Dil. G 501, M 543, T 545 f.
Postenzephalitische Folgezustände	– Arnica-Cerebrum D8 Amp. G 256, M 260, T 261 f. – Belladonna, Radix Rh D20 Amp. G 235, M 238, T 240
Epicondylitis ➤ auch Periathritis humeroscapularis, Weichteilrheuma	– Agaricus muscarius D4 Dil. G 146, M 147, T 148 – Arnica, Planta tota D20/Vespa Crabro D6 aa Amp. G 256, M 260, T 261 f. – Weleda Arnica-Salbe G 256, M 260, T 261 f. – Bryonia D3, D6 Amp. G 286, M 287, T 288 – Weleda Arnika Massageöl G 256, M 260, T 261 f. – Stannum met. praep. D12 Amp., Trit. G 467, M 473, T 475 f. – Symphytum D3 Dil. T 262
Epididymitis	– Apis mellifica D3, D6 Amp. G 428, M 434, T 435 f. – Arnica, Planta tota D3 Dil. G 256, M 260, T 261 f. – Clematis recta D3 Dil. G 174, M 182, T 183 – Pulsatilla vulgaris D3, D4, D6 Dil. G 174, 188, 190 – Spongia tosta D3 Dil., Trit. G 428, M 459, T 461
Epilepsie	– Agaricus muscarius D6 Amp. G 146, M 147, T 148 – Apis mellifica D15 Dil. G 428, M 434, T 435 f. – Arum maculatum D3/Pteridium aquilinum D3 aa Dil. – Belladonna Rh D20 Amp. G 235, M 238, T 240 – Belladonna D10/Sulfur D6 aa Dil. M 547, T 240 – *Kombinationstherapie:* Belladonna D6 Dil. morgens, Belladonna D30 Dil. abends G 235, M 238, T 240 – Chamomilla Cupro culta (Rh) D2 (1%) Amp., Dil. G 115, M 269, T 276 – Cuprum met. praep. D6 Trit. G 467, M 488, T 490 f. – Dioptas D10 Dil. G 467, M 488, T 490 f. – Hyoscyamus, Herba D15 Dil. G 235, M 241, T 242 – Stannum Metallspiegelfolie G 467, M 473, T 475 f. – Tabacum Cupro cultum Rh D3 (0,1%) Amp., Dil. aq. G 115, M 246, T 378 – Vaucheria D6 Dil. G 141, M 143, T 144
Epistaxis ➤ auch Blutungen	– Abrotanum D1 Dil. G 256, M 257, T 257 – Conchae D7 Amp. G 428, M 445, T 446, 516 – Fluorit D12 Trit. G 501, M 519, T 521 – Melilotus officinalis D3 Dil. G 295, M 302, T 303 – Millefolium (Herba) D3 Dil. G 256, M 278, T 280 – Phosphorus D6, D8, D12 Dil. G 501, M 534, T 536 f. – Stibium met. praep. D6, D8 Dil. G 501, M 543, T 545 f. – Tormentilla Rh D3 Amp. G 222, M 234, T 235

Erbrechen ➤ auch Nausea, Hyperemesis gravidarum	– Weleda Amara-Tropfen neue Formel – Weleda Balsamischer Melissengeist (Spiritus Melissae comp.) G 207, M 215, T 216 – Ipecacuanha D4 Dil. M 345, T 356 – Nausyn® Tabl. (Cocculus comp. Tabl.) T 407 – Nux vomica D6 Dil. G 383, M 406, T 407 – Robinia pseudoacacia D3 Dil. G 295, M 303, T 304
Erkältungskrankheiten ➤ Grippe	
Ernährungs- und Aufbaustörungen	– Weleda Aufbaukalk 1 + 2 Gran. T 516 f. – Cochlearia officinalis 10% Pulv. G 306, M 310, T 311 – Levisticum comp. Tabl. G 194, M 202, T 204
Erregungszustände ➤ auch Angst, Examensangst, Nervosität	– Avena sativa comp. Dil. M 324, T 325 – Bryophyllum Ø (= 33%) Dil. 50% Kautabl., Trit. M 331, T 333 – Bryophyllum Argento cultum 1% Dil. G 115, M 331, T 333 – Humulus comp. Dil. M 342, T 343 – Passiflora incarnata Ø (= 33%), D1 Dil. M 353, T 354 – Phosphorus D25/Malva 5% Dil. G 467, M 534, T 536 f. – Stramonium D3, D6 Dil. G 235, M 244, T 245 f. – Zincum valerianicum D3, D4 Dil. G 467, M 551, T 552
Erschöpfungszustände, -syndrom ➤ auch Neurasthenie	– Aurum naturale D10/Prunus spinosa, Summitates D5 aa Amp. G 467, M 483, T 485 f. – Aqua Maris D3/Prunus spinosa, Summitates D5 aa Amp. T 230, 525 – Argentum met. praep. D20 Trit. G 467, M 497, T 499 f. – Argentum nitricum D20/Prunus spinosa, Summitates D1 Dil. T 230, 499 f. – Biodoron® 0,1%, 5% Tabletten G 557, M 557, T 557 – Cochlearia officinalis 10% Pulv. G 306, M 310, T 311 – Crataegus 20% Tabl. } G 222, M 224, T 225 – Crataegus comp. Dil. } G 222, M 224, T 225 – Ferrum sidereum D6 Dil. G 467, M 478, T 480 f. – Levisticum comp. Tabl. G 194, M 202, T 204 – Weleda Sanddorn Vital Sirup – Kalium phosphoricum comp. Tabl. G 501, M 527, T 529 f. – Phosphorus D5, D6 Dil. G 501, M 534, T 536 f. – Weleda Sanddorn Vital Saft – Solutio alkalina 5% Dil. (morgens 5 Tropfen) G 380
Erysipel ➤ auch Abszesse, Eiterungen, Entzündungen, Sepsis	– Apis mellifica D3 Amp. G 428, M 434, T 435 f. – Belladonna D6 Dil. G 235, M 238, T 240 – *Kombinationstherapie:* 1. Gabe: Apis D3/Belladonna D3 Dil., 2. Gabe 2 Stunden später: Carbo Betulae/Sulfur Tabl. T 389 f., 435 f. – Lachesis D15 Amp., D8 Dil. G 428, M 451, T 454 f. – Myristica sebifera D4 Amp. G 383, M 404, T 404 – Naja tripudians D30 Amp. G 428, M 451, T 454 f.
Erythema nodosum	– Aurum met. praep. D5 Ungt. G 467, M 483, T 485 f. – Formica D6 Amp. G 428, M 449, T 451 – Kalium aceticum comp. D6 Trit. G 501, M 527, T 529 f. – Phosphorus D15 Dil. G 501, M 534, T 536 f. – Urtica dioica Ferro culta 1% Dil. G 115, M 362, T 379
Erythematodes, Lupus eryth. systemicus	– Aesculus, Cortex, 10% Gel G 383, M 385, T 386 – Apis D3 cum Levistico Amp. G 428, M 434, T 435 f. – Arnica, Planta tota Rh D6/Formica D6 Amp. G 256, M 260, T 261 f. – Aurum met. praep. D6 Trit. G 467, M 483, T 485 f.

	– Nontronit D12 Trit. G 461, M 478, T 480 f. – Quarz D6 Trit. G 501, M 539, T 541 – tagsüber Einreibungen, während der Nacht Salbenlappen: Stibium met. praep. 0,4% Ungt. G 501, M 543, T 545 f.
Examensangst ➤ auch Angst, Erregungszustände, Nervosität, Lampenfieber, Phobien	– Bryophyllum 50% 9 Teile/Conchae 50% 1 Teil Trit. M 331, T 332 f. – Gelsemium D6 Dil. M 337, T 338 – Kalium phosphoricum comp. Tabl. G 501, M 527, T 529 f. – Magnesium phosphoricum acidum D6 Dil. G 501, M 531, T 532 – Stibium met. praep. D6 Dil., Tabl., Trit. G 501, M 543, T 545 f.
Exanthema ➤ Ekzeme	
Exostosen	– Apatit D6 Trit. G 501, M 513, T 516, 521, 537
Expektoration, Förderung	– Hustentropfen Doron® T 403 – Stibium sulfuratum aurantiacum D4 Trit. G 501, M 543, T 545 f. – Tartarus stibiatus D6 Trit. G 501, M 543, T 545
Exsudative Diathese ➤ Diathese	
Extrasystolen ➤ auch Arrhythmien	– Aurum D10 3 Teile/Stibium D8 2 Teile Amp. G 467, M 483, T 485 f. – Onopordon comp. praep. Dil. G 256, M 280, T 281 – Primula Auro culta Rh D3 Amp. G 115, T 378 – Stibium met. praep. D6/Thuja occidentalis D6 aa Dil. G 501, M 543, T 545 f.
Facettensyndrom ➤ Lumbago	
Fazialis Parese ➤ auch Lähmung, Nervenerkrankung	– Aconitum napellus D4 Dil. G 174, M 176, T 177 – Apis comp. Amp. G 428, M 434, T 435 f. – Arnica Rh (Radix) D6 Amp. G 256, M 260, T 261 f. – Hypericum D4 Dil. M 343, T 344
Fersenbeinschmerz	– Equisetum arvense D15/Stannum D8 aa Amp. G 151, M 154, T 156 f. – Ledum palustre D4 Dil. M 347, T 348 – Stannum met. praep. D8 Amp. G 467, M 473, T 475 f.
Fettleber	– Phosphorus D6 Dil. G 501, M 534, T 536 f.
Fettsucht ➤ Adipositas	
Fieber ➤ auch Sepsis	– Aconitum napellus D4 Dil. G 174, M 176, T 177 – Belladonna D6 Dil. G 235, M 238, T 240 – Chamomilla comp. Supp. (besonders für Kleinkinder) G 256, M 269, T 270 – Ferrum phosphoricum D6 Tabl. G 467, M 478, T 480 f. – Infludo® Tropfen T 276, 537 – Infludoron® Globuli (besonders für Kinder) T 276, 482
Fieberbläschen ➤ Herpes simplex	
Fissura ani ➤ auch Hämorrhoiden	– Achillea comp. Dil. G 256, M 278, T 280 – Bismutum met. praep. D6 Trit. G 501, M 512, T 513 – Cuprum met. praep. D6 Trit. G 467, M 488, T 490 f. – Echinacea angustifolia Rh 5% Ungt. G 256, M 273, T 274 – Graphites D6 Trit. G 501, M 521, T 522 – Hamamelis destillata 10% Ungt. } G 383, M 398, T 399 – Hamamelis destillata 10%/Stibium 0,4% Ungt. } – Weleda Hämorrhoidal-Suppositorien T 547 – Millefolium (Herba) D1 Dil. G 256, M 278, T 280 f. – Mercurialis perennis 20% Ext. Flüssigkeit für Umschläge/Bäder, 10% Ungt. T 570, 580 – Quercus 1% Supp. G 383, M 412, T 413

Fistelbildung ➤ auch Abszessnachbehandlung, Crohn Morbus	– Achillea comp. Dil. G 256, M 278, T 280 – Carpellum Mali comp. Trit. G 222, M 231, T 231 – Conchae D8 Dil. G 428, M 445, T 446, 516 – Quarz D12 Dil., Trit G 501, M 539, T 541
Flatulenz ➤ Meteorismus	
Fluor vaginalis albus ➤ auch Vaginalmykose	– Argentum/Quercus comp. Vaginalglobuli G 467, M 497, T 499 f. – Kalium carbonicum D3 Dil. G 501, M 527, T 529 f. – Lilium tigrinum D3 Dil. G 160, M 169, T 170 – Majorana/Melissa Vaginalglobuli G 207, M 212, T 213 – Pulsatilla vulgaris D3, D4 Dil. G 174, M 188, T 190 – Sepia gruneris D6 Dil. G 428, M 457, T 459 – Thuja occidentalis D1 – D6 Dil. G 383, M 426, T 427
Föhnbeschwerden	– Skorodit D30 Amp., Dil. G 467, M 478, T 480 f.
Follikulitis ➤ Ekzeme	
Frakturen	– Arnica, Planta tota D3/Cepa D3/Symphytum D3 aa Dil. G 256, M 260, T 261 f. – Weleda Aufbaukalk 1 + 2 Gran. T 516 f. – Conchae D30 Dil., Trit. G 428, M 445, 446, T 516 – Levisticum comp. Tabl. G 194, M 202, T 204 – Sulfur D30 Dil. G 501, M 547, T 549 f.
Fremdkörpergefühl im Auge ➤ auch Konjunktivitis	– Weleda Euphrasia-Augentropfen G 250, M 252, T 254
Frigidität	– Agnus castus D3 Dil. – Ignatia D30 Dil. G 383, M 400, T 400 – Sepia gruneris D30 Dil. G 428, M 457, T 459
Frostschäden ➤ Perniones	
Furunkel ➤ auch Abszesse, Akne, Eiterungen	– Weleda Heilsalbe G 256, M 273, T 274 – Mercurialis perennis 20% Ext. Flüssigkeit für Umschläge/Bäder, 10% Ungt. T 570, 580 – Quarz D20 Tabl. G 501, M 539, T 541
Furunkulose	– Apis mellifica D3/Belladonna D3/Echinacea angustifolia Rh D3 Amp. T 240, 274, 435 f. – Lachesis D10 Dil. G 428, M 451, T 454 f. – Mercurialis perennis 20% Ext. Flüssigkeit für Umschläge/Bäder, 10% Ungt. T 570, 580 – Nontronit D15 Amp., D6 Trit. G 467, M 478, T 480 f. – Quarz D20 Tabl. G 501, M 539, T 541
Fußpilz	– Arnica/Echinacea comp. Ungt. G 256, M 260, T 261 f.
Fußschweiß (übermäßiger)	– Cuprum/Tabacum Ungt. G 467, M 488, T 490 f. – Weleda Fußbalsam – Quarz D30 Amp., Dil. G 501, M 539, T 541 – Tabacum Cupro cultum Rh 0,1% Dil. aq. G 115, M 246, T 378
Galaktorrhö	– Conchae D6 Trit. G 428, M 445, T 446, 516 – Pulsatilla vulgaris D6 Dil. G 174, M 188, T 190
Gallenblase ➤ auch Cholangitis, Cholecystitis, Cholelithiasis	
– Gallenblasenerkrankungen, Gallendysfunktion	– Carduus marianus D1, D4 Dil. G 256, M 266, T 267 – Chamomilla, Radix 2% Tabl. G 256, M 269, T 270 – Chelidonium comp. Dil. } – Chelidonium/Curcuma comp. Tabl. } G 290, M 292, T 293 – Chelidonium Ferro cultum 1% Dil. G 115, M 292, T 293 – Choleodoron® Tropfen G 290, M 292, T 293 – Ferrum met. praep. D8, D10 Dil. G 467, M 478, T 480 f. – Hepatodoron® Tabletten M 372 – Kieserit D6 Dil. G 501, M 531, T 533 – Oxalis, Folium D2 – D4 Dil. M 351, T 353 – Taraxacum D3, D4 Dil. G 256, M 285, T 286

– Gallenkolik	– Belladonna Rh D3 Amp. – Belladonna D3/Oxalis D3 aa Amp. } G 235, M 238, T 240 – Chelidonium D3 Dil. G 290, M 292, T 293 – Colocynthis D4 Amp., Dil. G 286, M 289, T 289 – Chelidonium Ferro cultum (Rh) D2 (1%) Amp., Dil. G 115, M 292, T 293 – Oxalis, Folium (Rh) D3 Amp., Dil. – Oxalis comp. Amp., Dil. } M 351, T 353
Gammopathie, monoklonale	– Stibium met. praep. D6 Trit. G 501, M 543, T 545 f.
Ganglion	– Aconitum napellus, Herba 5% Emplastrum G 174, M 176, T 177
Gangrän ➤ Akrozyanose, Arteriosklerose, Brand, Claudicatio intermittens, Embolie	
– bei Embolie oder Thrombose	– Crotalus terrificus D30 Amp. G 428, M 451, T 454 f. – Galenit D10 Amp. T 471 f. – Lachesis D12 Amp., Dil. G 428, M 451, T 454 f. – Naja comp. Amp. G 428, M 451, T 454 f.
– feuchte Gangrän	– Kreosotum D4 Dil (kein Weleda-Präparat G 383, M 422, T 423
– trockene Gangrän	– Naja comp. Amp. G 428, M 451, T 454 f. – Secale cornutum D3 Dil. G 146, M 149, T 150
Gastritis ➤ auch Dyspepsie	– Weleda Amara-Tropfen neue Formel – Anagallis/Malachit comp. Amp. M 315, T 316, 559 – Argentit D6 Amp. G 467, M 497, T 499 f. – Chamomilla, Radix 2% Tabl. G 256, M 269, T 270 – Digestodoron® Tropfen (Aspidium/Salix comp. Tabl.) M 367, T 154 – Gentiana lutea D1, D2, D3 Dil. M 339, T 340 – Kalium aceticum comp. D6 Amp., Dil. G 501, M 527, T 529 f. – Nux vomica D4 Dil. G 383, M 406, T 407 – Antimonit/Belladonna comp. (Pulvis stomachicus cum Belladonna) G 501, M 543, T 545 f. – Robinia pseudoacacia D4 Dil. G 295, M 303, T 304 – Stibium met. praep. D6 Amp., Dil. G 501, M 543, T 545 f.
Gastroenteritis ➤ Enteritis, Diarrhö, Dysenterie	
Gastroenteroptose ➤ auch Bindegewebsschwäche	– Stibium met. praep. D6 Dil. G 501, M 543, T 545 f.
Gastrokardialer Symptomkomplex (Cardiospasmus, Achalasie)	– Cactus grandiflorus D3/Crataegus D3/Melissa D3 aa Dil. G 315, M 334, T 335 – Carbo Betulae 5% Tabl., D20 Trit. – Carvon® Tabletten } G 383, M 387, T 389 – Chelidonium D3/Colocynthis D4 aa Dil. T 289, 293
Gebärmutterentzündung ➤ Endometritis, Descensus uteri	
Gebärmutterverlagerung ➤ auch Bindegewebsschwäche	– Fluorit D6 Tabl., Trit. G 501, M 519, T 521 – Lilium tigrinum D3 Dil. G 160, M 169, T 170 – Sepia gruneris D6 Dil. G 428, M 457, T 459
Geburt	
– Geburtstrauma	– Arnica, Planta tota D4 Dil. G 256, M 260, T 261 f. – Arnica comp./Apis Oleum G 256, M 260, T 261 f., 574 – Arnica-Cerebrum D8 Amp. G 256, M 260, T 261 f. – Weleda Arnica-Salbe G 256, M 260, T 261 f.
– Regulierung der Wehentätigkeit	– Pulsatilla vulgaris D6 Dil. G 174, M 188, T 190

– Vorbereitung	– Berberis, Fructus (Rh) D3 Amp., Dil. M 326, T 328 – Cuprum met. praep. 0,4% Ungt. G 467, M 488, T 490 f. – Pulsatilla vulgaris D6 Dil. G 174, M 188, T 190 – Tabacum (Rh) D10 Amp., Dil. G 235, M 246, T 247
– Vorzeitige Wehen	– Bryophyllum Ø (= 33%) Dil., 50% Kautabl. M 331, T 333
Gedächtnisstörungen	– Belladonna D5, D6 Dil. G 235, M 238, T 240 – Formica D3 – D6 Dil. G 428, M 449, T 451 – Scleron® Tabl. (Plumbum mellitum D12 Tabl.) G 467, M 468, T 470 f., 562
Gehirnerschütterung ➤ auch Commotio cerebri	– Arnica, Planta tota D3 Dil. G 256, M 260, T 261 f. – Biodoron® 5% Tabletten G 557, M 557, T 557
Gehörgangsekzem	– Quarz 1% Oleum G 501, M 539, T 541
Gehörsturz ➤ Hörsturz	
Gelbsucht ➤ Hepatopathien	
Gelenkdistorsion ➤ Trauma, Verstauchungen	
Gelenkrheumatismus ➤ auch Arthritis, Arthrose, Bursitis, Weichteilrheumatismus	
– akute Phase	– Mercurius vivus naturalis D6 Trit. G 467, M 492, T 495 f.
– chronische Beschwerden	– Apis D3/Bryonia D3 aa Amp. – Apis/Rhus toxicodendron comp. Amp. } G 428, M 434, T 435 f. – Cepa D3, D4 Dil. M 163, T 164 – Colchicum D3/Sabina D4 Dil. G 160, T 165, 166 – Equisetum arvense D15/Formica D10 aa Amp. – Equisetum arvense D15/Stannum D8 aa Amp. } G 151, M 154, T 156 f. – Ferrum sidereum D10 Trit. G 467, M 478, T 480 f. – Gramen, Flos 20% Ext. T 569 – Kalium sulfuratum 10% Ext. G 501, M 527, T 381, 529 f. – Phosphorus, 0,05 mg Caps., 0,1% Oleum G 501, M 534, T 536 f. – Pyrit D6 Trit. G 467, M 478, T 480 f. – Rheumadoron® Tropfen T 244 – Stannum met. (praep.) D8 – D10 Amp., D4 – D6 Trit. G 467, M 473, T 475 f. – Symphytum comp. Dil. T 262
Gerstenkorn ➤ Hordeolum	
Geschmacksverlust	– Halit D6 Dil. G 501, M 523, T 525
Gesichtsneuralgie ➤ auch Trigeminusneuralgie	– Aconitum napellus Rh D3 Amp. G 174, M 176, T 177 – Weleda Balsamischer Melissengeist (Spiritus Melissae comp.) G 207, M 215, T 216
Gewebsschwäche ➤ auch Bindegewebsschwäche	– Fluorit D4 Trit. G 501, M 519, T 521 – Kalium aceticum comp. D3 Trit. G 501, M 527, T 529 f. – Kalium sulfuratum 10% Ext. für Bäder G 501, M 527, T 381, 529 f.
Gicht	
– akuter Gichtanfall	– Colchicum, Tuber Rh D3 Amp. (bis 1 × alle 2 Std.) – Colchicum, Tuber, D2 Dil. } G 160, M 165, T 166
– Grundbehandlung, rezidivierende Beschwerden	– Arnica/Betula comp. aa Dil. G 256, M 260, T 261 f. – Betula, Folium D3 Dil. – Weleda Birken Aktiv Sirup – Weleda Birken Aktiv Saft } G 383, M 387, T 389 – Colchicum, Tuber, D2 Dil. – Colchicum D3/Sabina D4 Dil. } G 160, M 165, T 166 – Mandragora in fallenden Potenzen, beginnend mit D8 Amp. – Mandragora D6 Dil., 5% Ungt. – Mandragora comp. Dil. } G 235, M 243, T 244 – Weleda Rheumasalbe T 249

Gingivitis ➤ auch Aphthen, Stomatitis	– Apis mellifica D3/Belladonna D3/Echinacea angustifolia Rh D3 Amp. T 240, 274, 435 – Geum urbanum D1 Dil. G 222, M 227, T 228 – Weleda Ratanhia Mundwasser – Weleda Zahnfleisch Balsam } T 520
Glaskörper, Beschwerden	
– Glaskörperblutung, -trübung	– Arnica, Planta tota Rh D3 Augentr. G 256, M 260, T 261 f. – Argentum-Corpus vitreum D6 Amp., Augentr. G 467, M 497, T 499 f.
– Katarakt – Star, grauer	– Belladonna/Betula/Formica Augentr. – Belladonna D6 Augentr. } G 235, M 238, T 240 – Chrysolith D12 Trit. G 501, M 531, T 533 – Cineraria maritima D3 Augentr. G 256, M 271, T 272 – Corpus vitreum-Stannum D4 Augentr. G 463, T 464 – Corpus vitreum D6/Succinum D6 aa Augentr. G 463, T 464 – Resina Laricis comp. Gel G 385, M 423, T 424 f. – Ruta graveolens D3 Augentr. M 359, T 360 f. – Stannum D8/Succinum D8 aa Augentr. G 467, M 473, T 475 f.
Glaukom	– Carbo Betulae D6 Trit. G 383, M 387, T 389 – Cissus-Ossa D6 Amp., Trit. T 516 f. – Corpus vitreum-Stannum D4 Amp., Augentr. – Corpus vitreum D6/Succinum D10 aa Amp. – Corpus vitreum D6/Succinum D6 aa Augentr. } G 463, T 464 – Equisetum arvense D10, D15 Dil. G 151, M 154, T 156 f. – Galanthus nivalis D4 Dil. – Stannum met. praep. D8 Augentr., D30 Amp., Dil. – Stannum D8/Succinum D8 aa Augentr. } G 467, M 473, T 475 f.
Globusgefühl (Globus hystericus)	– Ignatia D30 Dil. G 383, M 400, T 400
Glomerulonephritis ➤ auch Nephritis, nephritisches Syndrom	– Capsella bursa-pastoris D3 Amp. G 306, M 308, T 310 – Carbo Betulae D20 Amp. G 383, M 387, T 389 f. – Cuprum met. praep. 0,1% Ungt. – Cuprum-Ren D4 Amp. } G 467, M 488, T 490 f. – Equisetum arvense Rh D3 – D30 Amp. – Equisetum cum Sulfure tostum D3 Trit. } G 151, M 154, T 156 f. – Pankreas D5 Dil. G 428, M 466 – Argentum nitricum D20 Amp. G 467, M 497, T 499 f.
Glossitis ➤ auch Aphthen, Stomatitis, Gingivitis	– Apis mellifica D3 Dil. G 428, M 434, T 435 f. – Mercurius vivus naturalis D6 Tabl. G 467, M 492, T 495 f. – Weleda Ratanhia Mundwasser T 520
Gonarthrose ➤ auch Arthrosis	– Viscum Mali D2, D3 Amp G 123, T 585

Gravidität

Beschwerden der ➤ Abortus, Emesis gravidarium, Geburt, Involution der Gebärmutter, Kariesprophylaxe, Lochialstauung, Striae, Varizen

Gravidität, Eisenzufuhr	– Biodoron® 150 mg Caps. G 557, M 557, T 557 – Ferrum ustum comp. Trit. G 467, M 478, T 480 f. – Siderit D1 Trit. G 467, M 478, T 480 f.
Grippe	
– Grippe, grippale Infekte	– Ferrum phosphoricum D8 Amp. – Ferrum sidereum comp. Amp. } G 467, M 478, T 480 f. – Gelsemium D6 Dil. – Gelsemium/Bryonia comp. (Gelsemium comp.) Dil. } M 337, T 338

	– Weleda Sanddorn Vital Sirup – Infludo® Tropfen T 276, 537 – Infludoron® Globuli T 276, 482 – Camphora comp. (Oleum rhinale) Nasentropfen G 383, M 390, T 391 – Pyrit D3 Trit. G 467, M 478, T 480 f. – Weleda Sanddorn Vital Saft – Weleda Schnupfencreme T 328
– Prophylaxe	– Ferrum sidereum D20 Tabl. – Ferrum phosphoricum D6 Tabl. } G 467, M 478, T 480 f. – Weleda Sanddorn Vital Sirup/Saft
Gürtelrose ➤ Herpes zoster	
Haarausfall ➤ Alopecia areata	
Haltungsschwäche	– Betonica D3/Rosmarinus D3 aa Amp. G 207, M 217, T 218
Hämangiom	– Antimonit 5% Ungt. G 501, M 543, T 545 f. – Stibium met. praep. D20 Amp., Dil., Trit., 0,4% Ungt. G 501, M 543, T 545 f. – Vespa crabro D3 Amp., 1% Ungt. G 428, M 461, T 462
Hämatom ➤ auch Bluterguss, Trauma	– Weleda Arnica Essenz – Weleda Arnica Salbe – Arnica, Planta tota (Rh) D3, D4 Amp., Dil. (innerl. + äußerl.) } G 256, M 260, T 261 f.
Hämaturie ➤ Blasenblutung, Glomerulonephritis	
Hämophilie (Begleittherapie)	– Corallium rubrum D6/Stibium met. praep. D6 aa Trit. G 428, M 447, T 448 – Marmor D6/Stibium D6 aa Trit. G 501, M 513, T 516 f. – Stibium met. praep. D6 Trit. G 501, M 543, T 545 f. – Tormentilla D3 Dil. G 222, M 234, T 235
Hämorrhagische Diathese ➤ Diathese	
Hämorrhoiden	– Achillea comp. Dil. G 256, M 278, T 280 – Aesculus, Cortex, D3 Dil. G 383, M 385, T 386 – Aloë D3 Dil. M 161, T 162 – Cuprum/Tabacum Supp. G 467, M 488, T 490 f. – Hamamelis/Quercus comp. Ungt. – Hamamelis destillata 10%/Stibium 0,4% Ungt. – Hamamelis, Folium 10% Ungt. } G 383, M 398, T 399 – Weleda Hämorrhoidal-Supp. T 547 – Mercurialis perennis 20% Ext. Flüssigkeit für Umschläge/Bäder, 10% Ungt. T 570, 580
Harninkontinenz ➤ Incontinentia urinae	
Harnsäure-Diathese ➤ Diathese urica	
Harnwegsinfektion ➤ auch Zystitis	– Equisetum/Serum Lactis Dil. G 151, M 154, T 156
Hautentzündungen, unreine Haut ➤ auch Ekzeme	– Weleda Calendula Pflegemilch – Calendula-Schüttelmixtur Ext. } G 256, M 262, T 263 – Mercurialis perennis 20% Ext. Flüssigkeit für Umschläge/Bäder, 10% Ungt. T 570, 580 – Quarz D20 Dil., Tabl. G 501, M 539, T 541 – Sulfur D30 Dil. G 501, M 547, T 549 f.
Hautjucken ➤ Pruritus	
Heiserkeit	– Anis-Pyrit Tabl. (auch für Kleinkinder) G 194, M 204, T 205 – Argentum met. praep. D30 Dil. G 467, M 497, T 499 f. – Arum triphyllum D3 Dil. M 321, T 322 – Phosphorus D10 aa Dil. G 501, M 534, T 536 f. – Pyrit/Zinnober Tabl.: für Redner und Sänger T 496

Hepatitis ➤ auch Aszites, Leberzirrhose	– Mercurius vivus naturalis D6 Amp.: am Anfang, Carduus marianus D1 Dil.: später T 267, 495 – Chelidonium comp. Dil. G 290, M 292, T 293 – Cichorium D3, D6 Dil. G 256, M 267, T 269 – Cichorium Stanno cultum 1% Dil, – Rh D3 Amp. G 115, M 267, T 377 – Hepar-Stannum D4 Amp., Dil. G 428, M 463, T 465 – Hepatodoron® Tabl. M 372 – Oxalis, Folium Rh D3 Amp. M 351, T 353 – Stannum met. praep. D3, D6, D8 Trit. G 467, M 473, T 475 f. – Taraxacum Stanno cultum 1% Dil. G 256, M 285, T 286
Hepatopathien ➤ auch Aszites, Hepatitis, Zirrhose	– Chelidonium/Curcuma comp. Tabl. G 290, M 292, T 293 – Choleodoron® Tropfen neue Formel G 290, M 293, T 292 – Hepar-Stannum D4 Amp. G 428, M 463, T 465 – Hepatodoron® Tabletten M 372 – Lycopodium D3 Dil. G 151, M 157, T 159
Hernia (Bindegewebsschwäche)	– Arandisit D6 Amp. G 467, M 473, T 473 – Cepa D3 Dil. M 163, T 164 – Fluorit D4 Trit. G 501, M 519, T 521 – Stannum met. praep. 0,4% Ungt. G 467, M 473, T 475 f.
Herpes labialis (simplex)	– Apis mellifica D3/Belladonna D3/Echinacea angustifolia Rh D3 Amp. T 240, 274, 435 – Arsenicum album D30 Dil. G 501, M 507, T 509 f. – Weleda Calendula-Salbe G 256, M 262, T 263 – Cantharis D10 Dil.: sofort halbstündlich 5 – 10 Tropfen G 428, M 441, T 442 – Graphites D15 Dil. G 501, M 521, T 522 – Weleda Fieberbläschen-Salbe T 553 – Quarz D6 Dil., Tabl., Trit. G 501, M 539, T 541 – Rhus toxicodendron 5% Ungt. M 357, T 359
Herpes zoster (Gürtelrose)	– Aconitum napellus D6, D30 Dil. G 174, M 176, T 177 – Apis mellifica D3/Arnica, Planta tota Rh D3 aa Amp. G 428, M 434, T 435 f. – Apis mellifica D3/Belladonna D3/Echinacea angustifolia Rh D3 Amp. T 240, 274, 435 – Arnica, Planta tota D3 Dil. G 256, M 260, T 261 f. – Aurum met. praep. D6, D12 Amp. G 467, M 483, T 485 f. – Aurum D10/Ferrum sidereum D10 aa Amp. G 467, M 483, T 485 f. – Combudoron®, -Salbe, -Spray (Konzentrat) T 567 – Weleda Heilsalbe G 256, M 273, T 274 – Hypericum, Herba D6, D30 Dil. M 343, T 344 f. – Mercurius solubilis Hahnemanni D6 Dil., Trit. G 467, M 492, T 495 f. – Mezereum D4 Dil. M 350, T 351 – Naja comp. Amp. G 428, M 451, T 454 f. – Quarz D30/Oxalis, Folium D30/Tabacum D3 Dil. M 246, 351, 539 – Rhus toxicodendron D3, D4, D6, D30 Dil. M 357, 359 – Wecesin® Puder T 545, 547
Herzerkrankungen ➤ Angina pectoris, Arrhythmien, Endokarditis, Extrasystolen, Myokarditis, Myokardschwäche, Perikarditis, Stenokardie, Tachykardie	
Kreislauflabilität	– Aurum D4/Oleum aethereum Lavandulae 1% Ungt. G 467, M 483, T 485 f. – Cardiodoron® Tropfen M 364 – Strophanthus kombé D6 Amp. G 383, M 420, T 420

Herzinfarkt	
– Begleitbehandlung neben der notwendigen thrombolytischen Behandlung ➤ auch Angina pectoris	– Arnica, Planta tota Rh D6, D12 Amp. G 256, M 260, T 261 f. – Cactus grandiflorus D1, D2, D4 Dil. M 334, T 335 – Cardiodoron® Tropfen M 364 – Crataegus D3 Amp., Ø (= 33%) Dil. G 222, M 224, T 225 – Oleum Strophanthi forte Caps. G 383, M 420, T 420 – Spigelia anthelmia D4 Dil M 361, T 362
– Nachbehandlung	– Arnica, Planta tota D10/Cor D10 aa Amp. G 256, M 260, T 261 f. – Primula Auro culta Rh D2 (0,1%) Amp. G 115, T 378
Herzinsuffizienz	– Adonis vernalis, Herba et Flos, Ø (= 33%), D1 Dil. G 174, M 178, T 179 – Apocynum cannabinum D1, D2 Dil. M 319 – Aurum met. praep. D12 Amp., Dil., Trit. G 467, M 483, T 485 f. – Crataegus D6 aa Dil. G 222, M 224, T 225 – Carbo Betulae D20 Amp. – Carbo Betulae D8/Crataegus D2 aa Amp. } G 383, M 387, T 389 – Cardiodoron®/Crataegus Ø (= 33%) aa Dil. M 364, T 225 – Convallaria, Flos D1 – D3 Dil. G 160, M 167, T 168 – Crataegus 30% Dil. G 222, M 224, T 225 – Oleum Strophanthi forte Caps. G 383, M 420, T 420 – Primula Auro culta Rh 0,1% Amp. G 115, T 378 – Scilla alba Ø (= 33%), D1 Dil. – Scilla comp. Dil. } G 160, M 171, T 172 – Strophanthus kombé D4 Amp. G 383, M 420, T 420 – Viscum Mali D6 Amp. + Crataegus D3 Amp. G 123, T 225
Herzrhythmusstörungen ➤ Arrhythmien	
Heuschnupfen ➤ auch Allergien, Asthma bronchiale	– Argentum/Berberis comp. Amp., Dil. G 467, M 497, T 499 f. – Arsenicum album D10 Dil. G 501, M 507, T 509 f. – Berberis, Fructus D3 Dil. M 326, T 328 – Chamomilla, Radix/Citrus-Cydonia/Quarz aa Amp. G 256, M 269, T 270 – Cinis Tabaci D8 Dil. G 467, M 555, T 556 f. – Equisetum arvense Silicea cultum 1% Dil. G 151, M 154, T 156 f. – Flores Sambuci comp. Amp., Dil. G 383, M 417, T 418 – Flores Tritici comp. Amp. T 462 – Formica D4 Dil. G 428, M 449, T 451 – Gencydo® 1%, 3%, 5% Ampullen M 369, T 371 – Plumbum met. praep. D8 Dil., Trit. G 467, M 468, T 470 f. – Quarz D60 Amp. G 467, M 539, T 541 – Quarz D30/Resina Laricis D5 aa Amp. T 424, 541 – Sabadilla D3, D6 Dil. G 160, M 170, T 170
Hexenschuss ➤ Facettensyndrom, Ischialgie, Lumbago, Rückenschmerzen, Wirbelsäulenbeschwerden	
Hiatushernie	– Anagallis D1 – D3 Dil. M 315, T 316 – Carpellum Mali comp. Trit. G 222, M 231, T 231 – Geum urbanum D3 Dil. G 222, M 227, T 228
Hitzschlag (Wärmestau des Körpers bis 40 °C)	– Mercurius vivus naturalis D15 Amp., Dil. G 467, M 492, T 495 f.
Hitzewallungen ➤ Wallungen	
Hodenretention ➤ Kryptorchismus	

Hypermenorrhö ➤ auch Blutungen, Uterusblutung, Menorrhagie	– Glacies Mariae D6 Trit. G 501, M 513, T 516 f. – Marmor D6 Trit. G 501, M 513, T 516 f. – Ovarium D6 Dil. M 463, T 466 – Secale cornutum D6 Dil. + Argentum met. praep. D8 Amp., Dil. T 150, 499
Hyperopie	– Argentum met. praep. D6 Dil., Tabl., Trit. – Argentum-Corpus vitreum D6 Augentr. } G 467, M 497, T 499 f.
Hyperthyreose ➤ Basedow, Morbus	
Hypertonie	– Arnica, Planta tota D4, D20 Dil. – Arnica/Betula comp. Amp. – Arnica/Formica comp. Amp. } G 256, M 260, T 261 f. – Aurum/Belladonna comp. Amp. G 467, M 483, T 485 f. – Birken Aktiv Sirup, Weleda – Birken Aktiv Saft, Weleda } G 383, M 387, T 389 – Carbo Equiseti arvensis D6 G 151, M 154, T 156 – Cinis Arnicae D6/Dioptas D6 aa Trit. T 490 f., 556 – Chamomilla Radix D6 Dil. – Chamomilla Radix D2/Lachesis D6 aa Dil. } G 256, M 269, T 270 – Crataegus comp. Dil. G 222, M 224, T 225 – Lachesis D12 Dil. G 428, M 451, T 454 f. – Plumbum met. praep. D20, D30 Trit. – Plumbum mellitum D12 Trit. } G 467, M 468, T 470 f. – Scleron® Tabl. (Plumbum mellitum D12 Tabl.) G 467, M 468, T 470 f., 562 – Solutio Sacchari comp. D3 Dil. T 381 – Viscum Mali D3 Dil. G 123, T 585 – Witherit D6 Trit. G 467, M 510, T 512
Hypertone Krise	– Plumbum met. praep. D20 Amp. G 467, M 468, T 470 f. – Belladonna Rh D20 Amp. G 235, M 238, T 240
Hyperurikämie ➤ auch Diathese urica	– Formica D3 Dil. G 428, M 449, T 451
Hypochondrie	– Hepatodoron® Tabletten M 372 – Lycopodium D3 Dil. G 151, M 157, T 159 – Plumbum met. praep. D20 Trit. G 467, M 468, T 470 f. – Stannum met. praep. D15 Trit. G 467, M 473, T 475
Hypomenorrhö ➤ auch Amenorrhö	– Argentum met. praep. D6 Dil., Trit. G 467, M 497, T 499 f. – Menodoron® Tropfen G 207, M 212, T 213 – Ovarium D5 Dil. M 463, T 466 – Pulsatilla vulgaris D2 Dil. G 174, M 188, T 190
Hyposphagma	– Arnica, Planta tota Rh D3 Augentr. G 256, M 260, T 261 f.
Hypothyreose ➤ Struma	
Hypotonie	– Aurum naturale D10/Prunus spinosa, Summitates D5 aa Amp. G 467, M 483, T 485 f. – Cardiodoron® Tropfen M 361 – Crataegus comp. Dil. G 222, M 224, T 225 – Ferrum hydroxydatum 5% Pulv. – Ferrum sidereum D6 Dil., Trit. } G 467, M 478, T 480 f. – Glandula suprarenalis D6 G 428, M 463, T 464 – Solutio Ferri comp. D6 aa Amp. T 381, 482 – Weleda Rosmarin Aktivierungsbad (für Abreibungen, vor allem morgens) G 207, M 217, T 218 – Solutio Ferri comp. D3, D6 Amp., Dil. T 381, 482 – Urtica dioica Ferro culta 1% Dil. G 115, M 362, T 379
Hypotone Krise, z. B. bei Infektionskrankheiten	– Veratrum album D3 Amp., Dil. G 160, M 172, T 173 – Camphora D3 Amp. G 383, M 390, T 391

Hysterie	– Bryophyllum 5%, D2 Dil. M 331, T 333 – Bryophyllum Argento cultum 1% Dil. G 115, M 331, T 333 – Ignatia D4 Dil. G 383, M 400 – Sepia comp. Dil. G 428, M 457, T 459
Ikterus ➤ Hepatopathien	
Ikterus neonatorum	– Sepia gruneris D6 Dil. G 428, M 457, T 459 – Stibium met. praep. 0,4% Ungt. G 501, M 543, T 545 f. – Cichorium Rh D3 Dil. aq. G 256, M 267, T 269 – Phosphorus D20 Dil. G 501, M 534, T 536 f.
Ileus	– Nux vomica D4 Dil. G 383, M 406, T 407 – Tabacum Rh D10 Amp. G 235, M 246, T 247
Immunsystems, Anregung des	– Argentum D30/Echinacea D6 aa Amp. G 467, M 497, T 499 f.
Impetigo ➤ auch Pyodermie	– Calendula 20% Ext. G 256, M 262, T 263 – Combudoron® Spray (Flüssigkeit) T 567 – Dermatodoron® Tropfen T 124, 578 – Hepar sulfuris D6 Dil., Trit. G 501, M 547, T 550 – Lachesis D6 Dil. G 428, M 451, T 454 f. – Mercurius vivus naturalis D5 Ungt. G 467, 492, T 495 f. – Quarz D12 Trit. G 501, M 539, T 541 – Thuja occidentalis D10 Dil. G 383, M 426, T 427 – Wecesin® Puder T 545, 547 – *Kombinationstherapie:* Apis D3/Belladonna D3 Dil., + Carbo Betulae/Sulfur Tabl. T 389, 435 f.
Impfschäden-Prophylaxe	– Phosphorus D6 Dil. G 501, M 534, T 536 f. – Stibium met. praep. D6 Dil., Trit. G 501, M 543, T 545 f. – Thuja occidentalis D6 Dil. G 383, M 426, T 427 – Vaucheria D3 Dil. G 141, M 143, T 144
Impotenz	– Agnus castus D3 Dil. – Lycopodium D3 Dil. G 151, M 157, T 159 – Phosphorus D6 Dil. G 467, M 534, T 536 f.
Incontinentia urinae ➤ auch Blasenschwäche	– Causticum Hahnemanni D3, D6 Dil. T 516 f. – Gelsemium D4 Dil. M 337, T 338
Infarkt ➤ Herzerkrankungen, Herzinfarkt, Apoplexie	
Influenza ➤ Grippe	
Insektenstiche ➤ auch Prurigo	– Apis mellifica D30 Amp. (sofort) G 428, M 434, T 435 f. – Combudoron® Spray T 567
Insult, zerebrovaskulärer ➤ Apoplexie	Hepatodoron® Tabl. M 372
Intestinalmykose	– Carbo Coffeae 100%, D3 Trit. G 383, M 394, T 395 – Myrrha D6 Dil. G 383, M 405, T 406
Intercostalneuralgie ➤ Neuralgie, Herpes zoster	– Argentum met. praep. D20 Dil., Trit. G 467, M 497, T 499 f.
Intertrigo ➤ auch Fußpilz, Analekzem (Anitis), Dermatomykosen	– Arnica/Echinacea comp. Ungt. G 256, M 260, T 261 f. – Graphites D6 Dil., Trit. G 501, M 521 – Lycopodium D6 Dil. G 151, M 157, T 159 – Sulfur D6 Dil., Trit. G 501, M 547, T 549 f. – Wecesin® Puder T 347, 545
Involution der Gebärmutter nach Geburt, Unterstützung der	– Argentum met. praep. D6 Dil. G 467, M 497, T 499 f. – Arnica, Planta tota D6 Dil. G 256, M 260, T 261 f. – Berberis, Fructus D2, D3 Dil. M 326, T 328 – Teucrium scorodonia D3 Dil. G 207, M 221, T 222

Iritis	– Absinthium D1/Resina Laricis D3 aa Dil. G 256, M 258, T 259 – Arnica-Cerebrum D8 Amp. G 256, M 260, T 261 f. – Sanguinaria D15/Spongia tosta D12 aa Dil. G 290, M 294, T 295 – Quarz D8 Augentr. G 501, M 539, T 541
Ischialgie ➤ auch Discusprolaps, Kreuzschmerzen, Lumbago, Wirbelsäulenbeschwerden	– Apis/Rhus toxicodendron comp. Amp. G 428, M 434, T 435 f. – Arnica cum Levistico D3 Amp. G 256, M 260, T 261 f. – Arnica comp./Apis Ungt. G 256, M 260, T 261 f., 574 – Solutio Siliceae comp. D6 aa Amp. T 381 – + Argentum met. praep. D8 Amp., Dil. (im akuten Fall) G 467, M 497, T 499 f. – Naja comp. Amp. G 428, M 451, T 454 f.
Ischias ➤ auch Neuritis	
– akuter Verlauf	– Aconitum napellus D3 Dil. G 174, M 176, T 177 – Apis cum Levistico D3 Amp. G 428, M 434, T 435 f. – Colocynthis D4 Dil. G 286, M 289, T 289 – Magnesium phosphoricum acidum D6 Amp. G 501, M 531, T 532 f. – Naja comp. Amp. G 428, M 451, T 454 f. – Rhus toxicodendron D4 Dil. M 357, T 359
– rezidivierende Beschwerden	– Arnica comp./Cuprum Oleum T 261 f., 490 f. – Arnica comp./Formica Ungt. } G 256, M 260, T 261 f. – Arnica (Radix) D6 Dil. } G 256, M 260, T 261 f. – Bryonia D4/Formica D3/Rhus toxicodendron D4 aa Dil. T 288, 359 – Weleda Rheumasalbe T 249
Juckreiz ➤ Anitis, Ekzem trocken, Intertrigo, Pruritus	
Kachexie ➤ auch Abmagerung, Anorexie	– Carduus marianus D2 Dil. G 256, M 266, T 267 – Cichorium D3 Dil. G 256, M 267, T 269 – Formica D6 Dil. G 428, M 449, T 451 – Hepatodoron® Tabletten M 372 – Lycopodium D6 Dil. G 151, M 157, T 159 – Stibium met. praep. D8 Dil. G 501, M 543, T 545 f.
Kalkbildung, Förderung der	– Arnica, Planta tota D3/Cepa D3/Symphytum D3 aa Dil. G 256, M 260, T 261 f.
Kalkstoffwechsel	– Weleda Aufbaukalk 1 + 2 Gran. T 516 f.
Karbunkel ➤ auch Abszesse, Eiterungen	– Hepar sulfuris D6 Dil., Trit. G 501, M 547, T 550 – Weleda Heilsalbe G 256, M 273, T 274 – Mercurialis perennis 20% Ext. Flüssigkeit für Umschläge/Bäder, 10% Ungt. T 570, 580 – Myristica sebifera D4 Dil. G 383, M 404, T 404
Kardiospasmus ➤ Achalasie, Cardiospasmus, gastrokardialer Symptomkomplex	
Karies bei Graviden	– Kieserit D20 Dil. G 501, M 531, T 533
Kariesprophylaxe	– Weleda Aufbaukalk 1 + 2 Gran. T 516 f. – Fluorit D4, D6 Trit. G 501, M 519, T 521
Karpaltunnelsyndrom ➤ auch Neuralgie, Brachialgia paraesthetica nocturna	– Arnica, Planta tota D4 Dil. } G 256, M 260, T 261 f. – Arnica comp./Formica Ungt. } G 256, M 260, T 261 f. – Belladonna (Rh) D20 Amp., Dil. G 235, M 238, T 240 – Argentum met. praep. D8 Amp. G 467, M 497, T 499 f. – Rhus toxicodendron D6, D30 Dil. M 357, T 359 – Ruta graveolens D4 Dil. M 359, T 360 f.
Katarakt ➤ auch „Kompendium (Weleda) für die augenärztliche Praxis“	– Belladonna Rh D6 Augentr. } G 235, M 238, T 240 – Belladonna/Betula/Formica Augentr. } G 235, M 238, T 240 – Cineraria maritima D3 Augentr. G 256, M 271, T 272 – Resina Laricis comp. Augentr. G 385, M 423, T 424 f.

Katarrhe, akute Infekte der oberen Luftwege (allg.) ➤ auch Bronchitis, Grippe, Laryngitis, Sinusitis	– Anis-Pyrit Tabl. G 194, M 204, T 205 – Plantago lanceolata 10% Ungt. T 582 – Pyrit D3 Tabl., Trit. G 467, M 478, T 480 f. – Pyrit/Zinnober Tabl. T 496 – Tartarus stibiatus D4, D6 Trit. G 501, M 543, T 545
Keloidbildung ➤ auch Narbenbeschwerden	– Gencydo® Salbe M 369, T 370 – Vespa crabro 1% Ungt. G 428, M 461, T 462 – Viscum Pini D3 Dil. T 585 – Polygonatum officinale 5% Ungt. T 582
Keratitis	– Argentum nitricum D4 Augentr. G 467, M 497, T 499 – Quarz D8 Augentr. G 501, M 539, T 541 – Quarz D30/Resina Laricis D5 aa Amp. T 424 f., 541
Keuchhusten ➤ Pertussis	
Kiefer- und Stirnhöhleneiterungen ➤ Sinusitis	
Kinetosen ➤ auch Athetose, Chorea, Myklonien	– Cocculus D4 Dil. T 407 – Nausyn® Tabl. (Cocculus comp. Tabl.) T 407 – Nux vomica D6 Dil. (perlingual) G 383, M 406, T 407
Klimakterium ➤ auch Wallungen	– Kombination: Argentum met. praep. D8 Dil. und Ovarium D5 Dil. M 463, T 466, 499 – Aurum met. praep. D8 Dil. G 467, M 483, T 485 f. – Belladonna D6/Lachesis D12 aa Dil. G 235, M 238, T 240 – Cimicifuga racemosa D2 – D6 Dil. G 174, M 180, T 181 – Ignatia D6 Dil. G 383, M 400 – Lachesis D10 Dil. G 428, M 451, T 454 f. – Melissa/Phosphorus comp. Dil. T 216, 536 f. – Sanguinaria D6 Dil. G 290, M 294, T 295 – Sepia gruneris D6 Dil. G 428, M 457, T 459 – Sepia comp. Dil G 428, M 457, T 459
Knochenbrüche ➤ Frakturen	
Koliken ➤ Darmkolik, Gallenkolik, Nierenkolik	
Kolitis ➤ Colitis	
Kollaps ➤ auch Hypotonie	– Arsenicum album D20 Amp. G 501, M 507, T 509 f. – Camphora D3 Amp. G 383, M 390, T 391 – Carbo Betulae D30 Amp., Dil., Trit. G 383, M 387, T 389 – Lachesis D12 Dil. G 428, M 451, T 454 f. – Veratrum album D4 Amp., D3, D6 Dil. G 160, M 172, T 173
Kolpitis ➤ Fluor albus, Vaginalmykose	
Komedonen ➤ Acne vulgaris	
Konjunktivalblutungen	– Capsella bursa-pastoris D4 Augentr. G 306, M 308, T 310
Konjunktivitis	– Argentum nitricum D4 Augentr. G 467, M 497, T 499 f. – Calendula D4 Augentr. G 256, M 262, T 263 – Cineraria maritima D3 Augentr. G 256, M 271, T 272 – Citrus/Cydonia Augentr. T 370 f. – Dioptas D8 Augentr. G 467, M 488, T 490 f. – Echinacea angustifolia Rh D3 Augentr. G 256, M 273, T 275 – Weleda Euphrasia-Augentropfen G 250, M 252, T 254
Konjunktivitis allergica	– Citrus/Cydonia Augentr. T 370 f.
Kontusion ➤ auch Trauma	– Arnica, Planta tota D3 Dil. G 256, M 260, T 261 f.
Konzentrationsstörungen	
– Konzentrationsstörungen ➤ auch Arteriosklerose	– Scleron® Tabl. (Plumbum mellitum D12 Tabl.) G 467, M 468, T 470, 562

– Konzentrationsstörungen beim Kind, schlechte schulische Leistungen im Allgemeinen	– Grundmittel: Weleda Aufbaukalk 1 + 2 Gran. T 516 f. – Equisetum limosum-Rubellit D30 Dil. G 151, M 154, T 156 – Magnesit D12 Dil. G 501, M 531, T 533
– Reizbarkeit, Hyperaktivität, schlechtes Gedächtnis	– Apatit D4, D6 Trit. G 501, M 513, T 516, 521, 537
Konzeptionsförderung ➤ Sterilität, weibl.	
Kopfschmerz ➤ auch Migräne, Regelkopfschmerz	– Biodoron® 150 mg Kapseln, 0,1%, 5% Tabl. GMT 557 – Gelsemium D6 Dil. } – Gelsemium/Bryonia comp. Dil. } M 337, T 338 – Sanguinaria D15 Dil. G 290, M 294, T 295 – Stannum mellitum D6 Trit. G 467, M 473, T 475 f.
Koronarinfarkt ➤ Herzerkrankungen, -infarkt, -insuffizienz	
Koronarspasmen, -sklerose ➤ Herzerkrankungen, Stenokardie	
Koxarthrose ➤ Arthrose, Coxarthrose, Gelenkrheumatismus	
Krampfadern der Beine ➤ auch Varicosis, Varizen	– Aesculus comp. Ext. G 383, M 385, T 386 – Borago 20% Ext. M 329, T 330 – Cuprum citricum 0,4% Ungt. G 467, M 488, T 490 f. – Hamamelis, Folium 10% Ungt. G 383, M 398, T 399 – Pulsatilla vulgaris D3, D4, D6 Dil., D6 Amp. G 174, M 188, T 190 – Quarz D6 Trit. G 501, M 539, T 541 – Tabacum D3 Dil. G 235, M 246, T 247 – Venadoron® Gel
Krämpfe ➤ auch Abdominalkrämpfe, Darmkolik, Epilepsie	– Arum maculatum D3/Pteridium aquilinum D3 aa Dil. – Belladonna D6 Dil. G 235, M 238, T 240 – Chamomilla Cupro culta, Radix 0,1% Dil. G 115, M 269, T 276 – Colocynthis D4 Dil. G 286, M 289, T 289 – Cuprum met. praep. 0,4% Ungt. G 467, M 488, T 491
Gallenkolik	– Melissa Cupro culta Rh D2 (1%) Amp. G 115, M 215, T 216, 378 – Oxalis, Folium (Rh) D3 Amp., Dil. } – Oxalis comp. Amp. Dil. } M 351, T 353 – Tabacum D2, D3 Dil. G 235, M 246, T 247
Kraniotabes	– Conchae D30 Dil. Trit. G 428, M 445, T 446, 516 – Hypophysis D6 Dil. G 428, M 463, T 465 – Plumbum met. praep. D5 Ungt. G 467, M 468, T 470 f.
Kraurosis ani, Anitis	– Aranea diadema D6 Dil. G 428, M 436, T 438 – Argentum met. praep. D6 Dil., Trit. G 467, M 497, T 499 f.
Kraurosis Vulvae ➤ auch Vulvitis	– Bismutum/Stibium Ungt. G 501, M 512, T 513 – Formica D3 - D15 Dil. G 428, M 449, T 451 – Rheum raponticum D2 Ungt. – Majorana/Melissa Vaginalglobuli G 207, M 212, T 213
Kreislaufkollaps ➤ auch Schock	– Arsenicum album D20 Amp. G 501, M 507, T 509 f. – Carbo Betulae D30 Amp., Dil. G 383, M 387, T 389 – Veratrum album D4 Amp., D3 - D6 Dil. G 160, M 172, T 173
Kreislaufschwäche, -störungen ➤ auch Herzerkrankungen, Schock	– Cardiodoron® Tropfen M 364
Kreuzschmerzen	
– Gynäkologisch bedingte	– Kalium carbonicum D6 Dil. G 501, M 527, T 529 f. – Sepia gruneris D6 Dil. G 428, M 457, T 459
– Unspezifische ➤ Discusprolaps, Ischialgie, Lumbago, Rückenschmerzen, Wirbelsäulenbeschwerden	

Kropf ➤ Hypothyreose, Struma	
Krupp ➤ auch Diphtherie	– Apis mellifica D3/Belladonna D3/Bryonia D3/Spongia tosta D3 aa Dil. G 428, M 434, T 435 f. – Argentum met. praep. 0,4% Ungt. G 467, M 497, T 499 f. – Magnesium phosphoricum D6 Trit. G 501, M 531, T 532 f.
Kurzatmigkeit ➤ Emphysem, Lungenfibrose, Herzinsuffizienz	
Kryptorchismus, Retentio Testis	– Kombinierte Therapie, wobei das Schema mind. 2 × repetiert wird: während 6 Wochen Epihysis/Plumbum Glob. Wala. (3 × 5 Glob.), danach 6 Wochen Hypophysis D6 Dil. (3 × 5 Tropfen), zusätzlich Olivenit D8 Dil. und/oder Stannum met. praep. D8 Dil. T 475 f., 491, 510
Kyphose ➤ Scheuermann, Morbus	
Lactatio	– Anisum comp. Dil. G 194, M 204, T 205 – Carvi aetheroleum comp. (Oleum lactagogum) Oleum ext. M 199, T 200 – Weleda Stilltee (Milchbildungstee) M 199, T 200, 205
Lähmung(en) ➤ auch Facialisparese, Paresen	– Apis comp. Dil. G 428, M 434, T 435 f. – Arnica comp. Ungt. fettarm – Arnica comp./Apis Oleum } G 256, M 260, T 261 f., 574 – Conium maculatum D6 Dil. G 194, M 201, T 202 – Hypericum Rh D30 Amp. M 343, T 344 f. – Levisticum D3 Amp. G 194, M 202, T 204 – Plumbum met. praep. D20 Amp., Trit. G 467, M 468, T 470 f. – Rhus toxicodendron D6 Amp. – Rhus toxicodendron 5% Ungt. } M 357, T 359
Lampenfieber ➤ auch Angst, Erregungszustände, Examensangst, Nervosität	– Stibium met. praep. D6 Trit. G 501, M 543, T 545 f.
Laryngitis ➤ auch Bronchitis	– Anis-Pyrit Tabl. G 194, M 204, T 205 – Argentum met. praep. D30 Amp. G 467, M 497, T 499 f. – Arum triphyllum D3 Dil. M 321, T 322 – Oleum aethereum Eucalypti comp. Oleum G 383, M 396, T 397 f. – Petasites D3 Dil. G 256, M 282, T 283 – Pertudoron® Tropfen T 444 – Phytolacca D2 Dil. – Pyrit/Zinnober Tabl. T 196 – Spongia tosta D6 Dil. G 428, M 459, T 461
Laryngospasmus ➤ auch Laryngitis, Pseudokrupp	– Belladonna D4 Dil. G 235, M 238, T 240
Larynxödem ➤ auch Anaphylaxis	– Apis mellifica D30 Amp., Dil., Glob. G 428, M 434, T 435 f.
Lebererkrankungen ➤ Aszites , Hepatitis, Hepatopathien, Zirrhose	
Lebertätigkeit (Unterstützung)	– Weleda Amara-Tropfen neue Formel – Anagallis D3 Amp. M 315, T 316 – Carduus marianus D3 Dil. G 256, M 266, T 267 – Choleodoron® Tropfen G 290, M 292, T 293 – Cichorium D3 Dil. G 256, M 267, T 269 – Hepatodoron® Tabletten M 372 – Oxalis comp. Amp., Dil. M 351, T 353
Leistenbruch	– Weleda Arnica-Salbe G 256, M 260, T 261 f. – Quarz 1% Oleum G 501, M 539, T 541

Lichen ruber planus	– Arnica comp./Apis Oleum, Ungt. G 256, M 260, T 261 f., 574 – Arsenicum album D6 Trit. G 501, M 507, T 509 f. – Dermatodoron® Tropfen T 124, 578 – Formica D12 Dil. G 428, M 449, T 451 – Vespa crabro D3 Amp. G 428, M 461, T 462
Lichtdermatosen ➤ auch Sonnenbrand	– Combudoron® Spray T 567 – Halit D10 Dil. G 501, M 523, T 525
Lichtüberempfindlichkeit der Augen	– Chrysolith comp. Amp. G 501, M 531, T 533 – Aesculus, Cortex D30/Lavandula siccata D6 aa Augentr. G 383, M 385, T 386
Lidödem, entzündliches	– Apis mellifica D3 – D6 Dil. G 428, M 434, T 435 f. – Apis D3/Belladonna D3 Glob. G 428, M 434, T 436 – Belladonna D4 Dil. G 235, M 238, T 240 – Echinacea angustifolia Rh 5% Ungt. G 256, M 273, T 274
Lidrandekzem ➤ Blepharitis	
Lipom	– Stannum met. 0,1% Ungt. G 467, M 473, T 475 f. – Vespa crabro D3 Amp. G 428, M 461, T 462
Lochialstauung	– Argentit D6 Trit. G 467, M 497, T 499 f. – Belladonna D4 Dil. G 235, M 238, T 240 – Berberis, Fructus D2 Amp., Dil. M 326, T 328
Lumbago (Lumbovertebralsyndrom) ➤ auch Ischialgie, Wirbelsäulenbeschwerden	– Aconitum napellus, Tuber H 5% Oleum G 174, M 176, T 177 – Apis mellifica D3/Bryonia D3 aa Amp. – Apis comp. Amp. – Apis cum Levistico D3 Amp. – Apis/Rhus toxicodendron comp. Amp. } G 428, M 434, T 435 f. – Arnica comp./Cuprum Oleum T 261 f., 490 f. – Argentum met. praep. D8 Amp., Dil. G 467, M 497, T 499 f. – Formica D3 Amp. G 428, M 449, T 451 – Naja comp. Amp. G 428, M 451, T 454 f. – Nux vomica D4 Dil. G 383, M 406, T 407 – Rhus toxicodendron D6 Amp. M 357, T 359
Lungenerkrankungen ➤ Asthma bronch., Emphysem, Pleuritis, Pneumonie	
Lungenfibrose	– Apis mellifica D30 Amp., Dil. G 428, M 434, T 435 f. – Pulmo D8 Amp. G 428, M 466 – Quarz D12 Amp., Dil. G 501, M 539, T 541 – Tartarus stibiatus D4 Amp., D6 Dil. G 501, M 543, T 545
Lungenödem ➤ auch Herzerkrankungen, Herzinfarkt, Herzinsuffizienz	– Veratrum album D3 Amp., Dil. + Tartarus stibiatus D10 Dil. T 173, 545
Lupus erythematodes ➤ Erythematodes	
Lymphome ➤ „Richtlinien/Empfehlungen für die ISCADOR-Behandlung“; Lymphogranulomatose	
Lymphadenitis ➤ auch Lymphangitis	– Apis D3/Belladonna D3 Dil. G 428, M 434, T 436 – Argentum met. praep. D20 Amp. + Quarz D30 Amp. M 497, 539 – Weleda Arnica-Essenz G 256, M 260, T 261 f. – Weleda Calendula-Essenz G 256, M 262, T 263 – Ferrum rosatum D3/Graphites D15 aa Dil T 480 f., 522 – Lachesis D10 Dil. G 428, M 451, T 459 f. – Sulfur 10% Ungt. G 501, M 547, T 549 f.

	– Weleda Calendula-Essenz – Weleda Calendula-Salbe } G 256, M 262, T 263 – Carbo Betulae/Sulfur Tabl. G 383, M 387, T 389 f. – Lachesis D10 Dil. G 428, M 451, T 454 f. – Carvi aetheroleum comp. (Oleum lactagogum) Oleum ext. G 194, M 199, T 200 – Phytolacca D2, D6 Dil.
Mastodynie	– Agnus castus D3 Dil. – Amygdalae amarae 15% Ungt. fettarm T 572 – Argentum met. praep. 0,4% Ungt. G 467, M 497, T 499 f. – Kalium carbonicum D6 Dil. G 501, M 527, T 529 f. – Viscum Mali 10% Ungt. M 123, T 585
Mastopathia cystica	– Conium maculatum 5% Ungt. G 194, M 201, T 202 – Fluorit D12 Trit. G 501, M 519, T 521 – Iscador M c. Arg., Serie I Amp. G 126 – Magnesit D4 Trit. G 501, M 531, T 533 – Thuja occidentalis D12 Dil. G 383, M 426, T 427 – Vespa crabro D3 – D6 Amp. G 428, M 461, T 462
Megakolon	– Carpellum Mali comp. Trit. G 222, M 231, T 231
Ménière Symptomen-komplex	– Belladonna, Radix Rh D30 Amp. G 235, M 238, T 240 – Betula, Cortex D2 Amp., D2 Dil. G 383, M 387, T 389 f. – Conium maculatum D6 Dil. G 194, M 201, T 202 – Gencydo® 3% Amp. M 369, T 371 – Gnaphalium leontopodium D6, D15 Dil. G 256, M 277, T 278 – Hepatodoron® Tabl. M 372 – Stibium met. praep. D6 Trit. G 501, M 543, T 545 f.
Meningitis ➤ auch Enzephalitis	– Agaricus muscarius D6 Amp., D3 – D10 Dil. G 146, M 147, T 148 – Apis mellifica D3 – D6 Dil. – Apis mellifica D30 Amp. } G 428, M 434, T 435 f. – Apis D3/Belladonna D3 Glob. G 428, M 434, T 436 – Argentum D30/Echinacea D6 aa Amp. G 467, M 497, T 499 f. – Colchicum, Tuber D3 Dil. G 160, M 165, T 166 – Quarz D30 Trit. G 501, M 539, T 541
Menorrhagie	– Berberis, Fructus D2/Urtica urens D3 Dil. M 326, T 328
Metrorrhagie	– Capsella bursa-pastoris D3 Dil. G 306, M 308, T 310 – Corallium rubrum D3 Trit. G 428, M 447, T 448 – Glacies Mariae D6 Trit. G 501, M 513, T 516 f. – Hamamelis D2 Dil. G 383, M 398, T 399 – Hydrastis canadensis D3 Dil. G 174, M 185, T 186 – Marmor D6/Stibium D6 aa Amp. G 501, M 513, T 516 f. – Menodoron® Tropfen G 207, M 212, T 213 – Pulsatilla vulgaris D3 – D6 Dil. G 174, M 188, T 190 – Stibium met. praep. 0,4% Ungt. G 501, M 543, T 545 f. – Tormentilla D3 Dil. G 222, M 234, T 235
Menstruationsschmerzen ➤ Amenorrhö, Dysmenorrhö, Hypermenorrhö, Menorrhagie	
Meteorismus	– Absinthium/Caryophylli comp. Dil. T 259 – Anagallis D3 Dil. M 315, T 316 – Anisum comp. Dil. G 194, M 204, T 205 – Carbo Betulae comp. Tabl. G 383, M 387, T 389 f. – Carum carvi D2 Dil. G 194, M 199, T 200 – Carvon® Tabl. G 383, M 387, T 389 f. – Pankreas D6 Dil. G 428, M 466 – Tabacum D4 Dil. G 235, M 246, T 247

Metritis ➤ auch Endometritis, Sepsis	– Alchemilla vulgaris D3 Dil. – Argentum met. praep. D20 Amp., Dil., Trit., 0,4% Supp. G 467, M 497, T 499 f. – Majorana/Melissa Vaginaltabl. G 207, M 212, T 213 – Menodoron® Tropfen G 207, M 212, T 213
Migräne ➤ auch Kopfschmerz, Regelkopfschmerz	– Argentum met. praep. D6 – D20 Dil. G 467, M 497, T 499 f. – Biodoron® 0,1%, 5% Tabl., 150 mg Caps. GMT 557 – Chamomilla, Radix D3 Dil. G 256, M 269, T 270 – Chelidonium comp. Dil. G 290, M 292, T 293 – Cimicifuga racemosa D3 Dil. G 174, M 180, T 181 – Cyclamen D3 Dil. T 89 – Gelsemium D3 Dil. M 337, T 338 – Iris versicolor D6 Dil. – Quarz D30/Secale cornutum D30 aa Dil. T 150, 541 – Sanguinaria D3, D15 Dil. G 290, M 294, T 295
Milchbildung, Anregung ➤ Lactatio (s. evtl. auch: Mastitis)	
Milchschorf ➤ auch exsudative Diathese	– Conchae D6 Dil., Trit. G 428, M 445, T 446, 516 – Dermatodoron® Tropfen T 124, 578 – Lac Vaccae D60 Dil. – Quercus 10% Salbe G 383, M 412, T 413
Milchstau ➤ Mastitis	
Minimal cerebral Dysfunction	– Bryophyllum 50% Trit., Kautabl. M 331, T 332 f.
Mittelohrentzündung ➤ Otitis media	
Mondsucht	
– zunehmende Phase	– Argentum met. praep. D6 Dil. G 467, M 497, T 499 f.
– abnehmende Phase	– Phosphorus D6 Dil. G 501, M 534, T 536 f.
Mononucleosis (Pfeiffersches Drüsenfieber)	– Mercurius vivus naturalis D6 Trit. G 467, M 492, T 495 f.
Morbus Bechterew ➤ Bechterew, Morbus	
Motilitätsstörungen des Magens – des Duodenums	– Digestodoron® Tropfen (Aspidium/Salix comp. Tabl.) M 367, T 154 – Antimonit/Belladonna comp. (Pulvis stomachicus cum Belladonna) G 501, M 543, T 545 f.
Multiple Sklerose	– Arnica Rh (Radix) D20 Amp. – Arnica-Cerebrum D8 Amp. – Weleda Arnica-Essenz (für Bäder) (die drei vorstehenden: G 256, M 260, T 261 f.) – Arsenicum album D30 Amp., Dil. G 501, M 507, T 509 f. – Aurum met. praep. D30 Dil., Trit. G 467, M 483, T 485 f. – Cinis Arnicae D20 Dil. G 553, M 555, T 556 f. – Lavandula D3 Dil. G 207, M 208, T 209 – Magnesium phosphoricum acidum D6 Dil. G 501, M 531, T 532 – Skorodit D30 Amp. G 467, M 478, T 480 f. – Stannum mellitum D6 Trit. G 467, M 473, T 475 f.
Mumps, Parotitis epidemica	– Apis D3/Belladonna D3 Dil., Glob. G 428, M 434, T 436 – Archangelica 10%, 5%, Dil., D3 Ungt. G 194, M 198, T 199 – Argentum met. praep. D6 Dil. G 467, M 497, T 499 f. – Barium citricum D3 Trit. M 501, 510, T 512 – Mercurius vivus naturalis D8 Amp. G 467, M 492, T 495 f. – Pankreas D6 Dil. G 467, M 478, T 480 f.
Mundschleimhautentzündung ➤ Aphthen, Gingivitis, Stomatitis	
Muskeln	
– Muskeldystrophie	– Plantago-Primula cum Hyoscyamo Amp., Dil. MT 374 f.
– Muskelkrämpfe	– Magnesium phosphoricum D6 Dil. G 501, M 531, T 532 f.

– Muskelschmerzen, allg.	– Aconitum napellus, Tuber H 5% Oleum ext. G 174, M 176, T 177
– Muskelschwäche	– Plantago-Primula cum Hyoscyamo Amp., Dil. MT 374 f.
– Muskelzerrung	– Arnica, Planta tota D3 Dil. G 256, M 260, T 261 f. – Rhus toxicodendron/Belladonna comp. Dil. M 357, T 359 – Weleda Rheumasalbe T 249
– Rheumatismus ➤ auch Weichteilrheumatismus	– Apis cum Levistico D3 Amp. G 428, M 434, T 435 f. – Formica D3 Dil. G 428, M 449, T 451 – Hypericum, Flos 25% Oleum M 343, T 344 f. – Weleda Rheumasalbe T 249
– Myalgien	– Aconitum napellus, Tuber H 5% Oleum G 174, M 176, T 177 – Apis cum Levistico D3 Amp. G 428, M 434, T 435 f. – Magnesium phosphoricum (acidum) D6 Dil., Tabl. G 501, M 531, T 532 f.
Mykose ➤ auch Intestinalmykose, Fußpilz	– Cuprum met. praep. 3% Ungt. G 467, M 488, T 490 f. – Resina Laricis comp. Ungt. G 385, M 423, T 424 f. – Weleda Fußbalsam
Myokardinfarkt ➤ Herzerkrankungen	
Myokarditis	– Aconitum napellus Rh D3, D10 Amp. G 174, M 176, T 177 – Argentum D30/Echinacea D6 aa Amp. G 467, M 497, T 499 f. – Arnica, Planta tota Rh D15/Aurum met. praep. D10 aa Amp. G 256, M 260, T 261 f. – Aurum D10 3 Teile/Stibium D8 2 Teile Amp. G 467, M 483, T 485 f. – Cardiodoron® Tropfen M 364 – Cor D10 Dil. – Echinacea angustifolia Ø (= 33%) Dil. G 256, M 273, T 274 – Lachesis D12 Amp. G 428, M 451, T 454 f. – Naja tripudians D10 Amp. G 428, M 451, T 545 f. – Phosphorus D6 Dil. G 501, M 534, T 536 f. – Strophanthus kombe D3, D4 Dil. G 383, M 420, T 420
Myokardschwäche ➤ auch Herzinsuffizienz	– Aurum met. praep. D12 G 467, M 483, T 485 – Crataegus D6 aa Dil. G 222, M 224, T 225 – Aurum D10 3 Teile/Stibium D8 2 Teile Amp. G 467, M 483, T 485 f.
Myogelosen ➤ auch Epicondylitis, Lumbago, Weichteilrheuma	– Apis mellifica D3/Arnica, Planta tota Rh D3 aa Amp. G 428, M 434, T 435 f. – Aconitum napellus, Tuber H 5% Oleum G 174, M 176, T 177 – Arnica comp./Cuprum Oleum T 261 f., 490 f.
Myoklonien ➤ auch Athetose, Chorea	– Dioptas D30 Amp. G 467, M 488, T 490 f.
Myom (Uteri)	– Aurum met. D4 Trit. G 467, M 483, T 485 f. – Berberis, Planta tota D2/Urtica urens D3 aa Dil. T 326, 328 – Hamamelis D1 Dil. G 383, M 398, T 399 – Hydrastis canadensis D2 Dil. G 174, M 185, T 186
Myopie ➤ auch „Kompendium für die augenärztliche Praxis“	– Belladonna D20 Dil., Rh D6 Augentr. G 235, M 238, T 240 – Skorodit D6 Trit. G 467, M 478, T 480 f. – Vivianit D6 Dil. T 482, 537
Nabelkoliken	
– bei Neugeborenen	– Belladonna D6 Dil. G 235, M 238, T 240 – Chamomilla, Radix D3 – D6 Dil. G 256, M 269, T 270 – Chamomilla Cupro culta, Radix Rh D3 (0,1%) Dil. aq. G 115, M 269, T 276

– Nabelkoliken	– Anagallis D6 Dil. M 315, T 316
Naevus vasculosus	– Vespa crabro D3 Amp., 1% Ungt. G 428, M 461, T 462
Nahrungsmittelallergie ➤ auch Allergien	– Absinthum D1/Resina Laricis D3 aa Dil. G 256, M 258, T 259 – Plumbum met. 0,4% Ungt. (Milzgegend) G 467, M 468, T 470 f.
Narbenbeschwerden ➤ auch Keloid	– Argentum met. praep. D8 Dil., Trit. G 467, M 497, T 499 f. – Graphites D6 Trit. G 501, M 521, T 522 – Quarz 1% Oleum G 501, M 539, T 541 – Tabacum D6 Dil. G 235, M 246, T 247 – Vespa crabro D4 Dil. G 428, M 461, T 462
Narkose	
– Nachbehandlung	– Cardiodoron® Dilution M 364 – Weleda Lavendel Entspannungsbad M 208, T 570 – Phosphorus D6 Dil. G 501, M 534, T 536 f.
– Vorbehandlung	– Aurum D10/Stibium D8 Dil., Trit. G 467, M 483, T 485 f.
Nasenbluten ➤ Epistaxis	
Nasen-/Nebenhöhlenentzündung ➤ Sinusitis	
Nausea ➤ auch Brechdurchfall, Emesis gravidarium, Erbrechen, Übelkeit	– Anagallis D3 Dil. M 315, T 316 – Nausyn® Tabl. (Cocculus comp. Tabl.) T 407 – Nux vomica D6 Dil. G 383, M 406, T 407 – Tabacum Rh D6 Amp. G 235, M 246, T 247 – Valeriana D3 Amp. T 343 – Aurum met. praep. D6 Amp. G 467, M 483, T 485 f.
Nephritis ➤ auch Glomerulonephritis	– Equisetum/Serum Lactis Dil. } G 151, M 154, T 156 f. – Equisetum cum Sulfure tostum D3 Trit. } G 151, M 154, T 156 f. – Argentum nitricum D20 Dil. G 467, M 497, T 499 f.
Nephrolithiasis	– Berberis, Planta tota D2 Dil. M 326, T 328 – Cuprum met. praep. 0,4% Ungt. } G 467, M 488, T 490 f. – Cuprum-Ren D4, D6 Amp. } G 467, M 488, T 490 f. – Lycopodium D6 Glob. G 151, M 157, T 159 – Renodoron® Tabl. (Lapis Cancri-Silex D15 Tabl.) M 561, T 562
Nephrose	– Arsenicum album D6, D20, D30 Dil. G 501, M 507, T 509 f.
Nephrotisches Syndrom ➤ auch Albuminurie	– Aspidium filix-mas, Spora D3 Dil. G 151, M 152, T 153 f. – Carbo Betulae D20 Amp. G 383, M 387, T 389 f. – Carbo Pteridii aquilini D8 Amp./D6 Trit. G 151, M 152, T 153 – Cuprum met. praep. 0,4% Ungt. } G 467, M 488, T 490 f. – Cuprum-Ren D6 Amp. } G 467, M 488, T 490 f. – Equisetum arvense (Rh) D6 – D15 Amp., D3 – D6 Dil. G 151, M 154, T 156 f. – Ferrum sidereum D3 Trit. G 467, M 478, T 480 f. – Pankreas D5, D6 Dil. G 428, T 466 – Phosphorus D5 Dil. G 501, M 534, T 536 f. – Pteridium aquilinum D3 Dil. T 153 f. – Scolopendrium D3 Dil. T 153 – Viscum Mali D3 Amp. G 123, T 571
Nervenerkrankungen	
– Avitaminosen	– Levisticum D6 Dil. G 194, M 202, T 204
– degenerative Nervenerkrankungen	– Apis comp. Amp., Dil. G 428, M 434, T 435 f. – Arsenicum album D6, D20, D30 Dil. G 501, M 507, T 509 f. – Lavandula siccata D3 Amp. G 207, M 208, T 209
– Fazialisparese, Lähmung, Neuritis, Paresen	– Magnesium phosphoricum D6 Trit. G 501, M 531, T 532 f. – Rhus toxicodendron D6, D30 Amp., 5% Ungt. M 357, T 359

– Nervosität ➤ auch Angst, Erregungszustände, Examensangst, Unruhe	– Aurum met. praep. D10 – D15, D30 Dil., Trit. G 467, M 483, T 485 – Avena sativa comp. Dil. M 324, T 325 – Chamomilla Cupro culta, Radix Rh D3 (0,1%) Amp. G 115, M 269, T 276 – Humulus comp. Dil. M 342, T 343 – Passiflora incarnata Ø (= 33%) Dil. M 353, T 354 – Phosphorus D6 Dil. G 501, M 534, T 536 f. – Valeriana Ø (= 33%), D1 Dil. T 343 – Biodoron® 5%, 0,1% Tabletten G 557, M 557, T 557 – Levisticum comp. Tabl. G 194, M 202, T 204 – Bryophyllum 50% Trit., Kautabl.: für Kinder M 331, T 332 f.
Netzhauterkrankungen	
– Ablösung ➤ Ablatio retinae	
– Blutungen	– Arnica, Planta tota Rh D3 Augentr. G 256, M 260, T 261 f. – Capsella bursa-pastoris D4 Augentr. G 306, M 308, T 310
– Degeneration	– Resina Laricis comp. Augentr., Ungt. G 385, M 423, T 424 f.
Neuralgien ➤ auch Brachialgia paraesthetica nocturna, Karpaltunnelsyndrom, Nervenerkrankungen, Neuritis	– Aconitum napellus, Tuber H 5% Oleum – Aconitum/Nicotiana comp. Oleum } G 174, M 176, T 177 – Apis comp. Amp. G 428, M 434, T 435 f. – Apis D3/Bryonia D3 aa Amp. – Apis cum Levistico D3 Amp. } G 428, M 434, T 435 f. – Arnica comp./Apis Oleum, Ungt. – Arnica comp./Formica Ungt. – Arnica/Levisticum D3 comp. Amp. } G 256, M 260, T 261 f., 574 – Belladonna (Rh) D20 Amp., Dil. G 235, M 238, T 240 – Chamomilla, Radix D30 Amp. G 256, M 269, T 270 – Naja comp. Amp. G 428, M 451, T 454 f. – Weleda Rheumasalbe T 249 – Rhus toxicodendron D30 Dil. – Rhus toxicodendron 5% Ungt. } M 357, T 359
Neurasthenie ➤ auch Erschöpfungszustände (Präparatewahl hier ganz besonders nach indiv. Gegebenheiten)	– Acidum nitricum D6, D30 Dil. M 553, T 554 – Apis mellifica D6 Amp., Dil. G 428, M 434, T 435 f. – Argentum nitricum D4 – D12 Dil. G 467, M 497, T 499 f. – Arsenicum album D6 – D30 Dil. G 501, M 507, T 509 f. – Aurum chloratum D6 Dil. G 467, M 483, T 485 f. – Avena sativa Ø (=50%) Dil. M 324, T 325 – Coffea tosta D30 Dil. G 383, M 394, T 395 – Conchae D6 – D30 Dil. G 428, M 445, T 446, 516 – Kalium phosphoricum D6 Dil. G 501, M 527, T 529 f. – Levico D3, D6 Amp., Dil. T 510 – Nux vomica D6 Dil. G 383, M 406, T 407 – Prunus spinosa, Summitates D4 Dil. G 222, M 229, T 230 – Quarz D6 – D30 Trit. G 501, M 539, T 541 – Thuja occidentalis D6 Dil. G 383, M 426, T 427
Neuritis (Polyneuropathie) ➤ auch Lähmungen, Nervenerkrankungen, Neuralgien, Paresen	– Aconitum napellus D6, D20 Dil. – Aconitum napellus, Tuber H 5% Oleum – Aconitum napellus Rh D30 Amp. } G 174, M 176, T 177 – Apis mellifica D30 Amp. – Apis mellifica D10 – D30 Dil. } G 428, M 434, T 435 f. – Apis D3/Belladonna D3 aa Amp. G 428, M 434, T 436 – Apis cum Levistico D3 Amp. G 428, M 434, T 435 f. – Arnica, Planta tota D10 – D20 Dil. G 256, M 260, T 261 f. – Arnica comp./Apis Ungt. G 256, M 260, T 261 f., 574 – Belladonna Rh D30 Amp. G 235, M 238, T 240

	– Bryonia D30 Amp. + Stannum met. praep. D8 Amp. T 288, 375 f. – Rhus toxicodendron D30 Amp. – Rhus toxicodendron 5% Ungt. } M 357, T 359
Neurodermitis ➤ auch Ekzem	– Ferrum/Quarz D3 Trit. G 467, M 478, T 480 f. – Formica D30 Amp. G 428, M 449, T 451 – Kalium aceticum comp. 1% Ungt. G 501, M 527, T 529 f. – Quarz 10% Ungt. – Quarz D20 Amp., Tabl., Trit. } G 501, M 539, T 541 – Quercus 5% Ungt. G 383, M 412, T 413
Nierenkrankheiten ➤ Glomerulonephritis, Hydronephrose, Nephritis, Nephrolithiasis, Nephrose, Pyelonephritis	
Blutung	– Capsella bursa-pastoris D3 Dil. G 306, M 308, T 310 – Lachesis D12 Amp., Dil. G 428, M 451, T 454 f. – Stibium met. praep. D6 Amp., Dil., Trit. G 501, M 543, T 545 f.
Niereninsuffizienz	– Apis mellifica D30 Amp. G 428, M 434, T 435 f. – Arsenicum album D6, D20, D30 Dil. G 501, M 507, T 509 f. – Carbo Equiseti arvensis D6 Amp. G 151, M 154, T 156 f. – Cuprum met. praep. D8 Amp. G 467, M 488, T 490 f. – Equisetum cum Sulfure tostum D3 Trit. – Equisetum/Serum Lactis Dil. } G 151, M 154, T 156 f. – Formica D30 Amp. G 428, M 449, T 451 – Lachesis D10 Amp. G 428, M 451, T 454 f. – Scilla comp. Dil. G 160, M 171, T 172 – Viscum Mali D3, D20 Amp. G 123, T 585
Nierenkolik	– Belladonna Rh D6 Amp. G 235, M 238, T 240 – Oxalis, Folium D3, D4 Dil. – Oxalis comp. Amp., Dil. } M 351, T 353 – Tabacum Rh D6 Amp. G 235, M 246, T 247
Nierensteine	– Renodoron® Tabl. (Lapis Cancri-Silex D15 Tabl.) M 561, T 562
Nymphomanie, ➤ auch sexuelle Überreiztheit bei der Frau	– Agnus castus D3 Dil. – Hyoscyamus, Herba D3 Dil. G 235, M 241, T 242 – Stramonium D3 Dil. G 235, M 244, T 245 f.
Nystagmus ➤ auch Schwindel, Vertigo	– Agaricus muscarius D3, D6 Dil. G 146, M 147, T 148
Obstipation ➤ Constipatio	
Ödeme ➤ auch Aszites, Herzinsuffizienz, Lymphstau bzw. ödem, Niereninsuffizienz	– Apocynum cannabinum D1, D2 Dil. M 319 – Betula/Gummi Cerasi Dil. G 383, M 387, T 389 f. – Carduus benedictus D2/Paeonia officinalis D2 aa Dil. G 256, M 264, T 265 f. – Convallaria D3 Dil. G 160, M 167, T 168 – Cuprum met. praep. 0,1%/Hyoscyamus, Herba 5% aa Ungt. G 467, M 488, T 490 f., 578 – Equisetum arvense Rh D6 Amp. G 151, M 154, T 156 f. – Kalium aceticum comp. D3 Trit. – Kalium carbonicum D3 Dil. } G 501, M 527, T 529 f. – Scilla alba D1 Dil. – Scilla comp. Dil. } G 160, M 171, T 172
Ohnmacht (Neigung) ➤ auch Hypotonie, Orthostase	– Weleda Balsamischer Melissengeist (Spiritus Melissae comp.) G 207, M 215, T 216 – Ferrum hydroxydatum 5% Pulv. G 467, M 478, T 480 f. – Aurum met. praep. D30 Dil./Veratrum album D3 G 467, M 483, T 485 f.

Ohrenerkrankungen ➤ Otitis	
Ohrensausen ➤ Tinnitus	
Operation, Vorbereitung ➤ auch Narkose	– Aurum met. praep. D10 Dil. G 467, M 483, T 485 f. – Cardiodoron® Tropfen M 364
Orchitis ➤ Epididymitis	
Orthostase-Syndrom ➤ auch Hypotonie, Ohnmacht, vegetat. Dystonie	– Cardiodoron® Tropfen M 364 – Onopordon comp. (N) 5% Amp. G 256, M 280, T 281
Osteogenesis imperfecta	– Weleda Aufbaukalk 1 + 2 T 516 f. – Fluorit D6 Trit. G 501, M 519, T 521 – Quarz D20 Tabl., Trit. G 501, M 539, T 541
Osteomalazie ➤ auch Förderung der Kalkbildung	– Apatit D3 Trit. G 501, M 513, T 516, 521, 537 – Weleda Aufbaukalk 1 + 2 Gran. – Cerussit D6 Trit. T 472 – Phosphorus D6 Dil. G 501, M 534, T 536 f. – Plumbum met. praep. D20 Amp., Dil. G 467, M 468, T 470 f.
Osteomyelitis	– Agaricus comp. Dil. G 146, M 147, T 148 – Apis D3/Belladonna D3 Glob. G 428, M 434, T 436 – Argentum met. praep. D30 Amp. G 467, M 497, T 499 f. – Weleda Aufbaukalk 1 + 2 Gran. T 516 f. – Cerussit D8 Dil., Trit. T 472 – Conchae D10 Amp., Dil., Trit. G 428, M 445, T 446, 516 – Lachesis D12 Amp. G 428, M 451, T 454 f. – Mercurialis perennis 20% Ext. Flüssigkeit für Umschläge/ Bäder, 10% Ungt. T 570, 580 – Pyromorphit D8 Amp. T 472 – Thuja occidentalis D3 – D12 Dil. G 383, M 426, T 427
Osteoporose ➤ auch Kalkbildung, Förderung	– Agaricus comp./Phosphorus Amp. } – Agaricus comp. Dil. } G 146, M 147, T 148 – Cerussit D8 Amp. T 472 – Fluorit D4 Trit. G 501, M 519, T 521 – Plumbum mellitum D12 Amp., Dil. } – Plumbum silicicum D20 Dil., Trit. } G 467, M 468, T 470 f. – Pyromorphit D8 Amp. T 472
Otitis externa	– Weleda Heilsalbe G 256, M 273, T 274 – Mercurius vivus naturalis D15 Trit. G 467, M 492, T 495 f. – Quarz 1% Oleum G 501, M 539, T 541
Otitis media acuta	– Apis D3/Belladonna D3 Dil., Glob. G 428, M 434, T 436 – Apis cum Levistico D3 Amp. G 428, M 434, T 435 f. – Belladonna D3/Levisticum D3/Thuja occidentalis D3 aa Dil. T 204, 240, 427 – Cepa 10% Ungt. M 163, T 164 – Lachesis D10 Amp. G 428, M 451, T 454 f. – Levisticum D3 Dil., Glob. } – Levisticum H 10% Oleum } G 194, M 202, T 204 – Quarz D12, D20 Amp., Dil., Trit. G 501, M 539, T 541 – Thuja occidentalis Rh D3 Amp. G 383, M 426, T 427 – Thuja occidentalis Argento culta 0,1% Dil. G 151, M 426, T 427
Otitis media chronica	– Ferrum phosphoricum D6 Tabl., Trit. G 467, M 478, T 480 f. – Onyx D12 Trit. T 542 – Plumbum mellitum D12 Trit. G 467, M 468, T 470 f. – Quarz D20 Tabl., Trit., 1% Oleum G 501, M 539, T 541

Otosklerose	– Arnica, Planta tota (Rh) D20 Amp., D10 Dil. – Arnica-Cerebrum D8 Amp. } G 256, M 260, T 261 f. – Betula, Folium Rh D6 Amp. G 383, M 387, T 389 f. – Gnaphalium leontopodium D15 Dil. G 256, M 277, T 278 – Plumbum met. praep. D10, D20 Amp., D10, D20 Dil. G 467, M 468, T 470 f.
Ovarialzysten	– Hypophysis D8 Amp. G 428, M 463, T 465 – Mixtura Stanni comp. Dil. M 501, T 504 – Ovarium D5, D6 Dil. M 463, T 466 – Vespa crabro D4, D6 Dil. G 428, M 461, T 462
Oxyuriasis	– Eucalyptus D3 Dil. G 383, M 396, T 397 f.
Ozäna ➤ Rhinitis atrophicans	
Paget, Morbus (Ostitis deformans)	– Weleda Aufbaukalk 1 + 2 Gran. T 516 f. – *Kombinationstherapie:* Formica D3 und D15 Dil. wechselweise Phosphorus D5 Dil. T 451, 536 f. – Plumbum met. praep. D8 Trit. G 467, M 468, T 470 f. – Stannum met. praep. D10 Dil., Trit. – Stannum met. 0,1% Ungt. } G 467, M 473, T 475 f. – Symphytum D6 Dil. T 262
Panaritium ➤ auch Abszesse, Eiterungen	– Weleda Heilsalbe G 256, M 273, T 274 – Thuja occidentalis Argento culta Rh D3 (0,1%) Amp. G 115, M 426, T 427
Panarteriitis nodosa ➤ auch Arteriosklerose, Hypertonie, Vaskulitis	– Antimonit D6 Dil. G 501, M 543, T 545 – Viscum Mali D3 Dil. G 123, T 585
Pankreasinsuffizienz	– Basilicum comp. N Dil. T 466 – Ferrum sidereum D10/Pankreas D6 aa Dil. G 467, M 478, T 480 f.
Pankreatitis, akute	– Argentum met. praep. D20 Amp. + Pankreas D5 Dil. T 466, 499 – Barium citricum D6 Trit. G 501, M 510, T 512 – Digestodoron® Tropfen M 367, T 154 – Ferrum sidereum D10/Pankreas D6 aa Dil. G 467, M 478, T 480 f. – Oxalis, Folium (Rh) D3, D6 Amp., 10% Ungt. M 351, T 352, 582 – Siderit D8 Trit. G 467, M 478, T 480 f.
Parästhesien ➤ auch Durchblutungsstörungen (periphere), Nervenerkrankungen, Neuralgien, Neuritis	– Calamus 20% Ext. (für Fußbäder) T 568 – Cuprum met. praep. 0,1% Ungt. G 467, M 488, T 490 f. – Equisetum arvense 10% Ext. (für Fußbäder) G 151, M 154, T 156 f. – Secale cornutum D6 Dil. G 146, M 149, T 150 – Siderit D10 Trit. G 467, M 478, T 480 – Venadoron® Gel
Parasiten intestinale ➤ Darmerkrankungen	
Paresen ➤ auch Fazialisparese, Lähmungen	– Conium maculatum D6 Dil. G 194, M 201, T 202 – Plumbum met. praep. D20 Amp., Trit. G 467, M 468, T 470 f.
Parkinson, Morbus	– Apis comp. Amp. G 428, M 434, T 435 f. – Agaricus bulbosus D30 Amp. G 146, M 147, T 148 – Agaricus muscarius D20/Thuja occidentalis D20/Belladonna, T 148, 427 Radix D6 aa Dil + Stannum mellitum D20 Trit. T 240, 375 f. – Aranea diadema D10 Amp. G 428, M 436, T 438

	– Arnica-Cerebrum D8 Amp. G 256, M 260, T 261 f. – Belladonna D6 – D30 Dil. G 235, M 238, T 240 – Equisetum arvense 10% Ext. für Bäder G 151, M 154, T 156 f. – Ferrum sidereum D20 Amp., Dil. G 467, M 478, T 480 f. – Biodoron® 150 mg Kaps. G 557, M 557, T 557 – Formica 5% Ext. G 428, M 449, T 451 – Hypophysis D4 Dil. G 428, M 463, T 465 – Phosphorus 0,1% Oleum: 2 – 3 Tropfen täglich in die Schädelhaut oder Schläfen einmassieren G 467, M 534, T 536 f. – Sepia gruneris D6 Dil. G 428, M 467, T 459 – Stannum mellitum D6 Trit. G 501, M 473, T 475 f.
Parodontose ➤ auch Avitaminosen, Gingivitis, Stomatitis	– Argentum nitricum D20, D30 Amp., Dil. G 467, M 497, T 499 f. – Quarz D30 Amp. G 501, M 539, T 541 – Weleda Zahnfleischbalsam T 520
Parotitis epidemica ➤ Mumps	
Paroxysmale Tachykardie ➤ Tachykardie, Arrhythmien	
Pavor nocturnus ➤ auch Angst, Erregungszustände, Examensangst	– Aconitum napellus D30 Dil. G 174, M 176, T 177 – Bryophyllum Argento cultum 1% Dil. G 115, M 331, T 333
Pemphigus	
– Pemphigus neonatorum	– Argentum met. praep. D20 Dil. G 467, M 497, T 499 f. – Conchae D6 Trit. G 428, M 445, T 446, 516 – Phosphorus D30 Dil. G 501, M 534, T 536 f. – Quercus 20% Ext. für Umschläge G 383, M 412, T 571
– Pemphigus vulgaris	– Absinthium D1/Resina Laricis D3 aa Dil. G 256, M 258, T 259 – Urtica dioica D6 Dil., 10% Ungt. G 250, M 362, T 363
Periarthritis humeroscapularis (PHS) ➤ auch Weichteilrheumatismus	– Aconitum/Nicotiana comp. Oleum G 174, M 176, T 177 – Arnica, Planta tota Rh D30 Amp. – Arnica comp./Apis Oleum, Ungt. } G 256, M 260, T 261 f. – Arnica, Planta tota Rh D20/Equisetum arvense Rh D20 aa Amp. G 256, M 260, T 261 f. – Argentum met. praep. D6 Amp. G 467, M 497, T 499 f. – Formica D6 Amp., Dil. G 428, M 449, T 451 – Magnesium phosphoricum (acidum) D6 Dil., Trit. G 501, M 531, T 532 f. – Viscum Mali D6 Amp. G 123, T 585
Perikarditis	– Bryonia D3 – D6 Dil. G 286, M 287, T 288 – Equisetum arvense Rh D10, D15 Amp. G 151, M 154, T 156 f. – Formica 5% Ext. für Umschläge G 428, M 449, T 451 – Kalmia latifolia D2 Dil. – Stannum met. praep. D10 Dil., Trit. G 467, M 473, T 475 f.
Periostitis	– Arnica, Planta tota D3 – D6 Dil. – Weleda Arnica-Essenz – Weleda Arnica-Salbe } G 256, M 260, T 261 f. – Phosphorus D6 Dil. G 501, M 534, T 536 f. – Symphytum 5% Ungt. T 584
Peritonitis	– Argentum D30/Echinacea D6 aa Amp., Dil. G 467, M 497, T 499 f. – Apis mellifica D3 Amp. G 428, M 434, T 435 f. – Bryonia D3 Amp. + Stannum met. praep. D8 Amp. T 288, 375 f.

Peritonsillarabszess ➤ auch Abszesse, Angina tonsillaris	– Argentum D30/Echinacea D6 aa Amp., Dil. G 467, M 497, T 499 f. – Lachesis D10 Amp., Dil. G 428, M 451, T 454 f. – Apis mellifica D30 Amp., Dil. G 428, M 434, T 435 f.
Perniziöse Anämie ➤ auch Anämie, megaloblastische	– Cuprum met. D4 Trit. G 467, M 488, T 490 f.
Perniones ➤ auch Akrozyanose, Frostschäden, Raynaud, Morbus	– Abrotanum 10% Ungt. G 256, M 257, T 257 – Agaricus muscarius D10 Dil. G 146, M 147, T 148 – Viscum Mali 10% Ungt. G 123, T 585 – Weleda Rheumasalbe T 249
Perthes, Morbus ➤ auch Schlatter, Morbus	– Cerussit D8 Amp., D4, D6 Trit. T 472 – Hypophysis D6 Dil. G 428, M 463, T 465 – Plumbum met. 0,1% Ungt. G 467, M 468, T 470 f. – Stannum comp. Trit. G 467, M 473, T 475 f.
Pertussis	– Bryonia/Spongia comp. Dil. T 288 – Cuprum met. praep. 0,4% Ungt. (zw. den Schulterblättern einreiben) G 467, M 488, T 490 f. – Ferrum rosatum D3/Graphites D15 aa Dil. T 480 f., 522 – Formica D60 Amp. G 428, M 449, T 451 – Oleum aethereum Eucalypti comp. Oleum G 383, M 396, T 397 f. – Pertudoron® Tropfen T 444 – Quarz D60 Amp. G 501, M 539, T 541
Petechien ➤ auch hämorrrhagische Diathese	– Phosphorus D8 Amp. G 501, M 534, T 536 f.
Pfeiffersches Drüsenfieber	– Mercurius vivus naturalis D6 Trit. G 467, M 492, T 495 f.
Pfortaderstauung	– Kalium aceticum comp. D6 Trit. G 501, M 527, T 529 f. – Carduus benedictus D2/Paeonia officinalis D2 Dil. G 256, M 264, T 265 f.
Phantomschmerzen ➤ auch Schmerzen	– Aconitum napellus (Rh) D30 Amp., Dil. G 174, M 176, T 177 – Arsenicum album D12, D30 Amp., Dil. G 501, M 507, T 509 f. – Bryonia D30 Amp., Dil. G 286, M 287, T 288 – Olibanum comp. Dil. G 383, M 408, T 409 – Succinum D6 aa Trit. T 422 – Saccharum Sacchari D10 Amp., Dil. – Argentum met. praep. D6 Amp., Dil. G 467, M 497, T 499 f. – Rhus toxicodendron D6, D30 Amp. M 357, T 359
Pharyngitis ➤ auch Angina tonsillaris	– Anis-Pyrit Tabl. G 194, M 204, T 205 – Pyrit D3 Tabl., Trit. G 467, M 478, T 480 f. – Pyrit/Zinnober Tabl. T 496
Phlebitis	– Borago 5% Ungt. M 329, T 330 – Combudoron® Spray (Flüssigkeit) T 567
Phlegmone ➤ auch Abszesse, Eiterungen	– Eucalyptus comp. Pasta G 383, M 396, T 397 f.
Phobien ➤ auch Angst, Examensangst, Lampenfieber, Pavor nocturnus	– Aurum D10/Ferrum sidereum D10 aa Amp. G 467, M 483, T 485 f. – Cinis Urticae Ferro cultae D6 Amp., D3 Trit. G 553, M 555, T 556 f. – Ferrum sidereum D20 Amp., Dil. G 467, M 478, T 480 f. – Skorodit D10 Dil. G 467, M 478, T 480 f. – Siderit D4 Trit. G 467, M 478, T 480 f. – Stramonium D6, D15 Dil. G 235, M 244, T 245 f.

Photosensibilität	– Halit 30 Dil. G 501, M 523, T 525 – Hepatodoron® Tabletten M 372 – Vitis comp. Tabl. T 451
Platzangst ➤ auch Phobien, Angst	– Ferrum sidereum D10, D20 Dil., Trit. G 467, M 478, T 480 f. – Skorodit D10 Dil. G 467, M 478, T 480 f.
Pleuritis	
– Pleuritis exsudativa	– Bryonia D3 – D6 Dil. G 286, M 287, T 288 – Bryonia D6/Stannum met. praep. D8 Amp. (Mischampulle) T 288, 375 f. – Kalium carbonicum D6 Dil. G 501, M 527, T 529 f.
– Pleuritis sicca	– Stannum met. praep. D8, D10 Dil. G 467, M 473, T 475 f. – Ferrum rosatum D3/Graphites D15 aa Dil. T 480 f., 522
– Pneumonie, Bronchopneumonie	– Aconitum napellus 0,05%/Bryonia D3 Dil. G 174, M 176, T 177 – Bryonia D3 Amp. G 286, M 287, T 288 – Equisetum arvense Rh D15 Amp. – Equisetum arvense D15 Dil. } G 151, M 154, T 156 f. – Ferrum met. praep. D8, D10 Amp., Dil. – Ferrum phosphoricum D8 Amp. } G 467, M 478, T 480 f. – Ferrum rosatum D3/Graphites D15 aa Dil. T 480 f., 522 – Gelsemium/Bryonia comp. Dil. M 337, T 338 – Phosphorus D5/Tartarus stibiatus D3 Dil. T 536 f., 545 f. – Prunus spinosa, Summitates Rh D6 Amp., Dil. + Ferrum met. praep. D6 Amp., Dil. T 230, 480 f. – Pulmo D8 Amp., D6 Dil. G 428, T 466 – Tartarus stibiatus D4 Amp. G 501, M 543, T 545 – Veratrum album D6 Amp., Dil. G 160, M 172, T 173 – Camphora D3 Amp., Dil. G 383, M 390, T 391 – Vivianit D10 Amp. T 482, 537
Poliomyelitis ➤ auch Nervenerkrankungen	– Arnica, Planta tota Rh D3 Amp. G 256, M 260, T 261 f. – Phosphorus D6 Dil. G 501, M 534, T 536 f. – Skorodit D30 Amp. G 467, M 478, T 480 f.
Pollakisurie ➤ auch Zystitis	– Equisetum arvense (Rh) D6, D15 Amp., Dil. G 151, M 154, T 156 f.
Polyarthritis rheumatica, PCP ➤ Arthritis	
– akut entzündliche Phase	– Apis mellifica D30 Amp. G 428, M 434, T 435 f. – Formica D30 Amp. G 428, M 449, T 451 – Mercurius vivus naturalis D6, D8 Amp. G 467, M 492, T 495 f. – Mercurius vivus naturalis D6/Quarz D12/Sulfur D30/NaCI 0,9% ad 10 ml als Mischspritze M 492, 539, 547
– im schubfreien Intervall	– Ferrum met. praep. D6, D10, D20 Amp. G 467, M 478, T 480 f. – Formica D6 Amp. G 428, M 449, T 451 – Equisetum arvense D15/Formica D10 aa Amp., Dil. G 151, M 154, T 156 f. – Mercurius vivus naturalis D6 Trit. G 467, M 492, T 495 f. – Stannum met. praep. D8 Amp. G 467, M 473, T 475 f. – Tartarus stibiatus D3, D4 Dil. G 501, M 543, T 545 – Ledum palustre D6 Dil. M 347, T 348
Polypen (Nase)	– Barium comp. Trit. G 501, M 510, T 511 f. – Teucrium scorodonia D3 Dil. G 207, M 221, T 222
Polyneuropathie ➤ unter Avitaminosen, Karpaltunnelsyndrom (CTS) Neuralgien, Neuritis	– Arnica, Planta tota D3 Dil. G 256, M 260, T 261 f. – Biodoron® 5% Tabl. G 557, M 557, T 557

Postkommotionelle Beschwerden ➤ Gehirnerschütterung	
Prämenstruelles Syndrom ➤ auch Mastodynie	– Amygdalae amarae 15% Ungt. fettarm T 572 – Bryophyllum Argento cultum (Rh) D2 (1%) Amp., Dil. G 115, M 331, T 333 – Kombinationstherapie: Sepia gruneris D30 Dil., 1mal wöchentlich G 428, M 457, T 459 Stannum met. praep. D6 Trit., 2mal tägl. G 467, M 473, T 475 f.
Prellungen, ➤ auch Trauma, Verstauchung	– Arnica comp./Apis Oleum G 256, M 260, T 261 f., 574 – Weleda Arnica-Essenz } – Weleda Arnica-Salbe } G 256, M 260, T 261 f. – Weleda Rheumasalbe T 249
Proktitis, Prolapsus ani ➤ auch Anitis, Fissura ani	– Achillea comp. Dil. G 256, M 278, T 280 – Weleda Hämorrhoidal-Supp. T 547
Prostata	
– Prostatahypertrophie	– Berberis, Cortex D2/Urtica urens D3 aa Dil. M 326, T 328 – Conium maculatum D3 – D6 Dil. G 194, M 201, T 202 – Iscador®: ➤ Weleda Iscador-Richtlinien G 126 – Populus tremula D2/Sabal serrulata D3/Solidago virgaurea D3 aa Dil. G 383, M 409, T 410 – Digitalis purpurea D3 Dil. G 250, M 251, T 252
– Prostatitis	– Apis D3/Belladonna D3 Dil., Glob. G 428, M 434, T 436 – Argentit D6 Amp. G 467, M 497, T 499 f. – Argentum met. praep. 0,4% Ungt. G 467, M 497, T 499 f. – Berberis, Cortex D2 Dil. M 326, T 328 – Populus tremula D2 Dil. G 383, M 409, T 410 – Sabal serrulata D3 Dil. G 383, M 414, T 415
Prüfungsangst ➤ Examensangst	
Prurigo ➤ Ekzem, Insektenstiche	
Pruritus ➤ auch Kraurosis	
– Pruritus ani et vulvae	– Argentum met. praep. 0,4% Supp. G 467, M 497, T 499 f. – Arsenicum album D6 Trit. G 501, M 507, T 509 f. – Dermatodoron® Tropfen T 124, 578 – Mercurialis comp. Ungt. T 580 – Quarz D20 Tabl., Trit. G 501, M 539, T 541 – Quercus 10% Ungt. G 383, M 412, T 413 – Rheum raponticum D2 Ungt. – Sabal serrulata D3 Dil. G 383, M 414, T 415
– Pruritus cutaneus et senilis	– Antimonit D8 Dil. G 501, M 543, T 545 f. – Arsenicum album D30 Amp., Dil. G 501, M 507, T 509 f. – Betula, Cortex D2 Amp. G 383, M 387, T 389 – Dulcamara/Lysimachia Gel T 578 – Formica D30 Amp., Dil., 5% Ext. G 428, M 449, T 451 – Weleda Heilsalbe G 256, M 273, T 274 – Quarz 0,4% Gel } – Quarz D30 Amp. } G 501, M 539, T 541 – Sulfur D4 Trit. G 501, M 547, T 549 f. – Thuja occidentalis D3 Dil., Rh D3 Dil. aq. G 383, M 426, T 427
Pseudokrupp ➤ auch Laryngitis	– Apis D3/Belladonna D3]/Bryonia D3/Spongia tosta D3 aa Dil. G 428, M 434, T 435 f.
Psoriasis	– Antimonit 0,4% Gel G 501, M 543, T 545 f. – Antimonit/Anisum Ungt. G 501, M 543, T 545 f. – Arnica/Betula comp. Amp. G 256, M 260, T 261 f. – Aurum met. praep. D15, D20 Dil., Trit. G 467, M 483, T 485 f.

	– Betula, Cortex D2, D3 Amp. G 383, M 387, T 389 f. – Berberis (Cortex) D3 Dil. – Berberis, Fructus 10% Ungt. } M 326, T 328 – Carbo Betulae D10/Stannum met. praep. D10 aa Dil. T 375 f., 389 – Cerit D6 Trit. G 467, M 478, T 480 f. – Dermatodoron® Tropfen T 124, 578 – Formica D5 Dil. G 428, M 449, T 451 – Graphites D20 Dil. G 501, M 521, T 522 – Plumbum mellitum D20 Amp. G 467, M 468, T 470 f. – Quarz D30 Trit. G 501, M 539, T 541 – Quebracho D30 Dil. G 383, M 411, T 412 – Stibium met. praep. 0,1% Ungt. G 501, M 543, T 545 f.
Psychomotorisches Syndrom ➤ auch Unruhe	– Bryophyllum 50% Trit., Kautabl. M 331, T 333
Psychosen ➤ Depression, Schizophrenie, manische Zustände	
Pubertätsmagersucht ➤ auch Anorexia nervosa	– Cuprum met. praep. D4 Trit. G 467, M 488, T 490 f. – Halit D10 Dil. G 501, M 523, T 525
Puerperalfieber ➤ Sepsis	
Pyelonephritis	
– akute Pyelonephritis	– Apis D3/Belladonna D3 aa Amp. G 428, M 434, T 436 – Argentum D30/Carbo Betulae D30 aa Amp. – Argentum D30/Echinacea D6 aa Amp. – Argentum nitricum D6 Dil. } G 467, M 497, T 499 f. – Equisetum arvense Rh D6 Amp. – Equisetum/Serum Lactis Dil. } G 151, M 154, T 156 f. – Lachesis D12, D20 Amp. G 428, M 451, T 454 f.
– chronische Pyelonephritis	– Carbo Betulae D15 Amp. G 383, M 387, T 389 f. – Equisetum arvense Rh D6 Amp. – Equisetum/Serum Lactis Dil. } G 151, M 154, T 156 f. – Equisetum cum Sulfure tostum D3 Trit. G 151, M 154, T 156 f. – Kalium/Teucrium comp. Dil. G 501, M 527, T 529 f. – Resina Laricis D3 Dil. G 385, M 423, T 424 f. – Thuja comp. Trit. G 383, M 426, T 427
Pylorospasmus ➤ auch Dyspepsie	– Belladonna D3, D4, D6 Dil. G 235, M 238, T 240 – Chamomilla Cupro culta, Radix 0,1% Dil. G 115, M 269, T 276 – Cuprum met. praep. 0,4% Ungt. G 467, M 488, T 490 f.
Pyodermie ➤ auch Impetigo	– Apis D3/Belladonna D3 Dil. G 428, M 434, T 436 – Weleda Calendula-Essenz G 256, M 262, T 263 – Mercurius vivus naturalis D5 Ungt. G 467, M 492, T 495 f. – Quarz D12, D20, D30 Trit. G 501, M 539, T 541 – Wecesin® Puder T 545, 547
Quetschungen ➤ auch Trauma	– Weleda Arnica-Essenz – Weleda Arnica-Salbe (10%) } G 256, M 260, T 261 f. – Symphytum 5% Ungt. T 584
Quincke Ödem ➤ auch Allergie	– Apis mellifica D30 Amp. G 428, M 434, T 435 f. – Biodoron® 150 mg Caps. G 557, M 557, T 557 – Conchae/Quercus comp. S bzw. K Trit. G 428, M 445, T 446 – Formica D6 Dil. G 428, M 449, T 451 – Quarz D20 Amp. G 501, M 539, T 541
Rachenschleimhautentzündung ➤ auch Pharyngitis, Peritonsillarabszess	Weleda Bolus-Gurgelpulver T 436

Rachitisprophylaxe	– Apatit/Phosphorus comp. S bzw. K Dil. T 516, 537 – Conchae/Quercus comp. S bzw. K Trit. G 428, M 445, T 446 – *Kombinationstherapie:* Phosphorus D6 Dil. und Plumbum met. praep. D30 Amp. T 470 f., 537
Raynaud, Morbus ➤ auch Akrozyanose, Endarteriitis obl., Gangrän	– Apis D3/Belladonna D3 aa Amp., Glob. G 428, M 434, T 436 – Arsenicum album D6, D20, D30 Dil. G 501, M 507, T 509 f. – Cuprum aceticum D4 Amp. G 467, M 488, T 490 f. – Secale cornutum D6 Dil. G 146, M 149, T 150
Rechtsherzinsuffizienz ➤ Herzinsuffizienz	
Reflux, gastroösophagealer ➤ auch Dyspepsie, Pylorospasmus	– Anagallis/Malachit comp. Amp., Dil. M 315, T 316, 559 – Weleda Amara-Tropfen – Digestodoron® Tropfen M 367, T 154 – Robinia pseudoacacia D4 Dil. G 295, M 303, T 304
Regelkopfschmerz ➤ auch Migräne	– Biodoron® 150 mg Kapseln G 557, M 557, T 557 – Bryophyllum Argento cultum Rh D3 (0,1%) Amp. G 115, M 331, T 333
Kopfschmerz	– Cimicifuga racemosa D3 Dil. G 174, M 180, T 181 – Conchae 5% Pulv. G 428, M 445, T 446, 516 – Ignatia D4 Dil. G 383, M 400 – Lachesis D10 Dil. G 428, M 451, T 454 f. – Pulsatilla vulgaris D3 Dil. G 174, M 188, T 190 – Sanguinaria D3 Dil. G 290, M 294, T 295 – Sepia gruneris D6 Dil. G 428, M 457, T 459
Reisekrankheit ➤ auch Nausea	– Nausyn® Tabl. (Cocculus comp. Tabl.) T 407
Reizblase ➤ Zystitis	
Reizhusten	– Pertudoron® Tropfen T 444 – Cetraria islandica D2 Dil. M 144, T 145 f. – Hustentropfen Doron® T 403 – Weleda Hustenelixier T 146 – Lichenes comp. Sirup M 144, T 145 f. – Plantago lanceolata 10% Ungt. T 582 – Sticta D3 Dil. M 144, T 145 f.
Reizmagen	– Nux vomica comp. Dil. G 383, M 406, T 407
Rekonvaleszenz	– Crataegus 20% Tabl. – Crataegus comp. Dil. } G 222, M 224, T 225
Retinochorioiditis	– Chrysolith D12 Amp. G 501, M 531, T 533
Retinopathia diabetica ➤ auch Diabetes mellitus	– Arnica, Planta tota Rh D20/Equisetum arvense D20 aa Amp. G 256, M 260, T 261 f. – Antimonit D30 Amp., Dil. G 501, M 543, T 545 f. – Capsella bursa-pastoris D4 Augentropfen G 306, M 308, T 310
Rhagaden ➤ auch Fissura ani, Stomatitis	
– Rhagaden, allgemein	– Antimonit D30 Amp., Dil. G 501, M 543, T 545 f. – Hamamelis, Folium 10% Ungt. – Hamamelis destillata 10%/Stibium 0,4% Ungt. } G 383, M 398, T 399 – Weleda Heilsalbe G 256, M 273, T 274 – Stibium met. praep. 0,4% Ungt. G 501, M 543, T 545 f.
– Rhagaden der Brustwarzen	– Chamomilla, Flos H 10% Oleum G 256, M 269, T 270 – Weleda Heilsalbe G 256, M 273, T 274 – Mercurialis perennis 20% Ext. Flüssigkeit für Umschläge/Bäder, 10% Ungt. T 570, 580

Rheumatismus ➤ auch Arthritis, Epicondylitis, Gelenkrheumatismus, Muskelrheumatismus, Periarthritis humeroscapularis, Weichteilrheumatismus	– Weleda Birken Aktiv Sirup – Weleda Birken Aktiv Saft } G 383, M 387, T 389 – Mandragora comp. Dil. G 235, M 243, T 244 f. – Rheumadoron® Tropfen T 244 – Weleda Rheumasalbe T 249
Rheumatoide Arthritis ➤ Polyarthritis, Arthritis	
Rhinitis (Schnupfen) ➤ auch Grippe	
– Rhinitis acuta	– Cepa D4 Dil. M 163, T 164 – Camphora comp. (Oleum rhinale, Nasenöl) Oleum (auch für Kleinkinder) G 383, M 390, T 391 – Weleda Schnupfencreme T 328
– Rhinitis allergica	– Gencydo® 1% Amp., (Inhalation mit Nasalapplikator) M 369, 371
– Rhinitis atrophicans	– Argentit D6 Dil., Trit. G 467, M 497, T 499 – Kalium bichromicum D4 Dil. G 501, M 527, T 529 f. – Thuja occidentalis 10% Ungt. G 383, M 426, T 427
– Rhinitis vasomotorica	– Berberis (Cortex) D2, D3 Dil. M 326, T 328 – Equisetum arvense Silicea cultum 1% Dil. G 151, M 154, T 156 f. – Euphrasia D3 Dil. G 250, M 252, T 254 – Gencydo® 1% Amp., (Inhalation mit Nasalapplikator) M 369, T 371 – Quarz 5% Ungt. G 501, M 539, T 541 – Weleda Schnupfencreme T 328
Rhythmusstörungen (Herz) ➤ Arrhythmien	
Röteln	– Archangelica 5% Ungt. G 194, M 198, T 199 – Chamomilla comp. Supp. G 256, M 269, T 270
Rückenschmerzen ➤ auch Discusprolaps, Kreuzschmerzen, Lumbago, Wirbelsäulenbeschwerden	– Hypericum, Flos 25% Oleum M 343, T 344 f.
Salpingitis ➤ auch Adnexitis	– Argentit D6 Amp. G 467, M 497, T 499 f. – Argentum D30/Echinacea D6 aa Amp. G 467, M 497, T 499 f. – Antimonit/Echinacea comp. Dil G 501, M 543, T 545 f.
Sarkoidose	– Argentum met. praep. D6/Mercurius vivus naturalis D6/Phosphorus D5 aa Dil. T 499 f., 536 f. – Formica D3 Amp., Dil. G 428, M 449, T 451
Scharlach	– *Kombinationstherapie:* Apis D3/Belladonna D3 Dil., Glob. + Carbo Betulae/Sulfur Tabl. T 389 f., 550 – Belladonna D6 Dil. G 235, M 238, T 240 – Gelsemium D6 Glob. M 337, T 338 – Mercurius solubilis Hahnemanni D6 Trit. G 467, M 492, T 495 f. – Vaucheria D3 Dil. G 141, M 143, T 144
Schädel-Hirn-Trauma	– Helleborus niger, Planta tota D6 Amp. + Arnica Planta tota D12 Amp. + Thenardit D6 Dil. T 184, 261 f.
Scheuermann, Morbus (Kyphosis adolescentium)	– Weleda Aufbaukalk 1 + 2 Gran. T 516 f. – Solutio Siliceae comp. D6 Amp. T 381 – Plumbum met. praep. D8 Dil., Trit. – Plumbum silicicum D10–D20 Amp. } G 467, M 468, T 470 f. – Pulsatilla vulgaris D6 Dil. G 174, M 188, T 190 – Stannum met. praep. D8 Dil., Trit. G 467, M 473, T 475 f. – Symphytum 5% Ungt. T 584

Schwangerschaftsbeschwerden ➤ Gravidität	
Schwerhörigkeit	– Betula, Cortex D6 Dil. G 383, M 387, T 389 f. – Gnaphalium leontopodium D2 Dil. G 256, M 277, T 278 – Onyx D20 Trit. T 542
Schwindelanfälle ➤ auch Vertigo, Ménière, Morbus	– Arnica, Radix D4 Amp. G 256, M 260, T 261 f. – Weleda Balsamischer Melissengeist (Spiritus Melissae comp.) G 207, M 215, T 216 – Cocculus D6 Dil. T 407 – Conium maculatum D6 Dil. G 194, M 201, T 202 – Tabacum (Rh) D30 Amp., Dil. G 235, M 246, T 247
Schwitzen, übermäßiges ➤ Hyperhydrosis	
Seborrhö (seborrhoisches Ekzem) ➤ auch Acne vulgaris	– Graphites D6 Trit. G 501, M 521, T 522 – Stibium met. praep. D4 Trit. G 501, M 543, T 545 f. – Sulfur D4 Trit. G 501, M 547, T 549 f.
Sedativa ➤ auch Schlafstörungen	– Avena sativa comp. Dil. M 324, T 325 – Bryophyllum Argento cultum 1% Dil. G 115, M 331, T 333 – Bryophyllum D5/Conchae D7 Dil. M 331, T 333 – Humulus comp. Dil. M 342, T 343 – Passiflora comp. Dil. M 353, T 354 – Valeriana Ø (= 33%) Dil. T 343
Sehnenscheidenentzündung ➤ auch Tendovaginitis, Weichteilrheumatismus	– Arnica, Planta tota D20/Vespa crabro D6 aa Amp. G 256, M 260, T 261 f.
Sehschwäche	– Cineraria maritima D3 Augentr. G 256, M 271, T 272 – Weleda Euphrasia-Augentr. G 250, M 252, T 254
Sepsis ➤ auch Abszess, Eiterung, Endometritis	– Apis D3/Belladonna D3 Dil., Glob. G 428, M 434, T 436 – Argentum met. praep. D20 Dil., Trit. G 467, M 497, T 499 f. – Carbo Betulae D6, D30 Dil., Trit. } G 383, M 387, T 389 f. – Carbo Betulae/Sulfur Tabl. } G 383, M 387, T 389 f. – Echinacea angustifolia D1 Dil. G 256, M 273, T 274 – Lachesis D20, D30 Dil. G 428, M 451, T 454 f. – Naja comp. Amp. G 428, M 451, T 454 f.
Sexuelle Überreiztheit ➤ Nymphomanie	
Singultus	– Belladonna D3 Dil. G 235, M 238, T 240 – Ignatia D6 Dil. G 383, M 400 – Magnesium phosphoricum D3 Dil. G 501, M 531, T 532 f. – Nux vomica D3 Dil. G 383, M 406, T 407 – Tabacum D6 Dil. G 235, M 246, T 247
Sinusitis	– Ammonium carbonicum D3 Dil. G 501, M 505, T 506 f. – Argentum/Berberis comp. Amp., Dil. G 467, M 497, T 499 f. – Berberis, Fructus D2, D3 Dil. M 326, T 328 – Berberis, Fructus Rh D6/Chamomilla, Radix D3 Amp. M 326, T 328 – Berberis, Fructus D2/Prunus spinosa, Fructus D2 aa Dil. M 326, T 328 – Berberis, Fructus 10%/Cochlearia armoracia 10% Ungt. M 326, T 328 – Berberis, Fructus/Prunus Ungt. M 326, T 328 – Carex arenaria 5% Ungt. T 576 – Echinacea angustifolia D3 Dil. G 256, M 273, T 274 – Equisetum arvense Silicea cultum 1% Dil. G 151, M 154, T 156 f. – Gencydo® 1%, 3% Amp. M 369, T 371 – Hydrastis canadensis D2 Dil. G 174, M 185, T 186 – Kalium bichromicum D4, D6 Dil. G 467, M 527, T 529 f.

	– Mercurialis perennis 20% Ext. Flüssigkeit für Umschläge/ Bäder, 10% Ungt. T 570, 580 – Myristica sebifera D4 Amp. G 383, M 404, T 404 – Weleda Schnupfencreme T 328 – Thuja occidentalis D6 Dil. G 383, M 426, T 427 – Zinnober D4 – D20 Trit. G 467, M 492, T 495 f.
Sklerodermie, system. progressive	– Calamus 20% Ext. T 568 – Dermatodoron® Tropfen T 124, 578 – Echinacea angustifolia D3 Dil. G 256, M 273, T 274 – Formica D3 Dil. G 428, M 449, T 451 – Iscador® P Serie I Amp. G 126, M 126, T 126 – Quarz D30 Amp. G 501, M 539, T 541 – Weleda Rosmarin Akivierungsbad (für Waschungen) G 207, M 217, T 218 – Stibium met. praep. 0,4% Ungt. G 501, M 543, T 545 f. – Agaricus muscarius D4 Dil. G 146, M 147, T 148 – Quarz D20 Tabl. G 501, M 539, T 541
Sklerose ➤ auch Apoplexie, Arteriosklerose	– Arnica/Betula comp. Amp. G 256, M 260, T 261 f. – Betula, Folium D3 Dil. – Weleda Birken Aktiv Sirup, Saft } G 383, M 387, T 389 f. – Plumbum mellitum D20 Trit. G 467, M 468, T 470 f. – Scleron® Tabl. (Plumbum mellitum D12 Tabl.) G 467, M 468, T 470 f., 562
Skoliose ➤ Scheuermann	
Skorbut Morbus ➤ Avitaminosen	
Skotome ➤ auch Migräne	– Biodoron® 5% Tabletten G 557, M 557, T 557 – Quarz D30 Amp. G 501, M 539, T 541
Skrofulose ➤ auch Tuberkulose	– Conchae D6 Trit. G 428, M 445, T 446, 516 – Dermatodoron® Tropfen T 124, 578 – Ferrum rosatum D3/Graphites D15 Dil. T 480 f., 522
Sodbrennen ➤ auch Dyspepsie, Hyperacidität	– Weleda Amara-Tropfen – Antimonit/Belladonna comp. (Pulvis stomachicus cum Belladonna) G 501, M 543, T 545 f. – Robinia pseudoacacia D2 Dil. G 295, M 303, T 304
Sonnenallergie ➤ auch Lichtdermatosen	– Combudoron® Spray T 567 – Halit D10 Dil. G 501, M 523, T 525
Sonnenbrand ➤ auch Lichtdermatosen	– Combudoron® Flüssigkeit, Gel, Salbe, Spray T 567
Sonnenstich	– Apis mellifica D30 Dil. G 428, M 434, T 435 f.
Soor ➤ auch Stomatitis	– Weleda Calendula-Essenz G 256, M 262, T 263 Weleda Bolus-Gurgelpulver T 436 – Mercurius cyanatus D4 Dil. G 467, M 492, T 495 f. – Weleda Ratanhia Mundwasser T 520 – Ratanhia comp. Ext. T 520
Spasmen ➤ auch Abdominalkrämpfe Darmkolik, Gallenkolik, Kolik	– Belladonna D6 Dil. G 235, M 238, T 240 – Chamomilla, Radix 2% Tabl. G 256, M 269, T 270 – Cuprum aceticum D4 Dil. G 467, M 488, T 490 f. – Melissa Cupro culta 1% Dil. G 115, M 215, T 216, 378 – Zincum valerianicum D3, D4 Dil. G 501, M 551, T 552
Spondylarthrose ➤ Arthrose, Bechterew, Morbus	
Sprue ➤ Zöliakie	
Star, grauer ➤ Katarakt	
Stärkungsmittel	– Levisticum comp. Tabl. G 194, M 202, T 204 – Weleda Sanddorn Vital Sirup und Saft

Stauungen	
– Stauungen im Oberbauch	– Kalium aceticum comp. D3 Trit. G 501, M 527, T 529 f.
– venöse Stauungen	– Aesculus/Borago comp. G 383, M 385, T 386 – Venadoron® Gel T 585
Steatorrhö	– Artemisia comp. Dil. G 256, M 258 – Carbo Betulae cum Methano D4 Trit. G 383, M 387, T 389 f. – Pankreas D6 Dil. G 428, T 466
Stenokardie ➤ auch Angina pectoris	– Ammi visnaga D3 Dil. G 194, M 196, T 197 – Cactus grandiflorus D1 Dil. M 334, T 335 – Cardiodoron® Tropfen M 364 – Crataegus 33%/Kalmia latifolia D1aa Dil. G 222, M 224, T 225 – Magnesium phosphoricum (acidum) D6 Dil., Trit. G 501, M 531, T 532 f. – Oleum Strophanthi forte Caps. G 383, M 420 – Spigelia anthelmia D4 Dil. M 361, T 362
Sterilität, weibliche	– Alumen/Berberis comp. Dil. T 316, 504 – Argentum met. praep. D12 Dil. G 467, M 497, T 499 f. – Berberis, Cortex D3 Dil. M 326, T 328 – Cuprum met. praep. 0,4% Ungt. (auf die Waden) G 467, M 488, T 490 f. – Helleborus niger, Planta tota D6 Amp. G 174, M 183, T 184 – Majorana 10% Ungt. G 207, M 212, T 213 – Majorana/Melissa Vaginalglobuli G 207, M 212, T 213 – Ovarium D6 Dil. M 463, T 466
Stirnhöhlenerkrankung ➤ Sinusitis	
Stoffwechselschwäche	– Weleda Aufbaukalk 1 + 2 Gran. T 516 f. – Chelidonium Ferro cultum 1% Dil. G 290, M 292, T 293 – Cochlearia officinalis 10% Pulv. G 306, M 310, T 311
Stomatistis ➤ auch Aphthen, Gingivitis, Soor aphthosa	
– Stomatitis aphthosa	– Weleda Calendula-Essenz G 256, M 262, T 263 – Mercurius vivus naturalis D6 Tabl., Trit. G 467, M 492, T 495 f. – Ratanhia comp. Ext. T 520
– Stomatitis ulcerosa	– Apis mellifica D3/Belladonna D3 aa Amp. G 428, M 434, T 435 f. – Weleda Bolus-Gurgelpulver T 436 – Weleda Calendula-Essenz G 256, M 262, T 263 – Cochlearia officinalis 10% Pulv. G 306, M 310, T 311 – Weleda Zahnfleisch Balsam T 520
Strabismus convergens/divergens	– Arnica comp./Formica Oleum, Ungt. T 261 f., 451 – Equisetum arvense 10%/Tabacum 0,1% aa Ungt. G 151, M 154, T 156 f.
Strahlenschäden ➤ auch „Richtlinien für die Iscador-Behandlung"	– Weleda Calendula-Salbe (bei Ulceration) G 256 – Combudoron® Flüssigkeit T 567 – Plumbum jodatum 5% Ungt. (bei Kopfbestrahlung) G 467, M 468, T 470 f. – Quarz 1% Oleum G 501, M 539, T 541 – Stibium met. praep. 0,4% Ungt. G 501, M 543, T 545 f.
Striae gravidarium	– Weleda Citrus Hautcrème – Weleda Arnica Massageöl G 256, M 260, T 261 f. – Weleda Schwangerschaftspflegeöl

Struma	– Chelidonium, Flos D3 Dil. – Chelidonium/Colchicum/Quercus Ungt. – Chelidonium/Colchicum/Spongia Ungt. } G 290, M 292, T 293 – Colchicum, Tuber D3 Dil. G 160, M 165, T 166 – Cytisus/Terra rubra D3 Trit. M 301, T 301 – Fucus vesiculosus D1, D2 Dil. M 526, T 527 – Glandula thyreoidea D4 Dil. G 428, M 463, T 464 – Spongia tosta D3, D6, D12 Dil. G 428, M 459, T 461
Stypticum	– Arnica, Planta tota (Rh) D3 Amp., Dil., Glob. (Adstringens) G 256, M 260, T 261 f. – Corallium rubrum D6/Stibium D6 aa Trit. G 428, M 447, T 448
Sudeck-Syndrom	– Weleda Arnica-Salbe G 256, M 260, T 261 f. – Hypericum D3/Symphytum D4 aa Dil. M 343, T 344 – Oleum aethereum Rosmarini 10% G 207, M 217, T 218 – Stannum comp. Trit. G 467, M 473, T 475 f. – Symphytum D3 Amp., D4 Dil., 5% Ungt. G 584
Tachykardie ➤ auch Arrhythmien	
– Tachykardie	– Aconitum napellus D10 Dil. G 174, M 176, T 177 – Aurum/Hyoscyamus comp. Dil. G 467, M 483, T 487 – Cardiodoron® Tropfen M 364 – Crataegus comp. Dil. G 222, M 224, T 225 – Chinetum arsenicosum D4 Trit. G 383, M 392, T 393 f. – Glandula thyreoidea D4 Dil. G 428, M 463, T 464 – Leonurus cardiaca Ø (= 33%), D1 Dil. G 207, M 210 f. – Oleum Strophanthi forte Caps. G 383, M 420, T 420 – Phosphorus D20 Amp., Dil. G 501, M 534, T 536 f. – Primula Auro culta Rh 0,1% Amp. G 115, T 378 – Stibium met. praep. D6/Thuja occidentalis D6 Dil. G 501, M 543, T 545 f.
– paroxysmale Tachykardie	– Adonis vernalis, Herba et Flos, D2 Dil. G 174, M 178, T 179 – Aurum D10 3 Teile/Stibium D8 2 Teile Amp. G 467, M 483, T 485 f.
Tendopathien (Tendovaginitis) ➤ auch Epikondylitis Weichteilrheumatismus, Periarthritis humeroscapularis (PHS)	– Aconitum napellus, Tuber H 5% Oleum G 174, M 176, T 177 – Antimonit D3 Trit. G 501, M 543, T 545 f. – Apis mellifica D3 Dil. G 428, M 434, T 435 f. – Arnica, Planta tota D20/Vespa crabro D6 aa Amp. G 256, M 260, T 261 f. – Weleda Rheumasalbe T 249 – Stannum met. praep. 0,4% Ungt. G 467, M 473, T 475 f. – Symphytum 5% Ungt. T 584 – Symphytum comp. Dil. T 574 – Symphytum D3 Amp. T 262
Tenesmen ➤ auch Zystitis, Enteritis, Spasmen	– Oxalis, Folium D3 Dil. – Oxalis comp. Dil. } M 351, T 353 – Papaver somniferum D3 Dil. G 290
Tennisellbogen ➤ Epikondylitis, Tendovaginitis, Weichteilrheumatismus,	
Thrombophlebitis	– Arnica, Planta tota D3 – D6 Dil. G 256, M 260, T 261 f. – Borago D3 Dil., 20% Ext. M 329, 330 – Chamomilla Cupro culta Radix (Rh) D3 (0,1%) Amp., Dil. G 256, M 269, T 270 – Galenit D10 Amp. T 471 f. – Kalium aceticum comp. D3 Trit. G 501, M 527, T 529 f. – Lachesis D10 Amp. G 428, M 451, T 454 f.

	– Melilotus officinalis D3 Dil. G 295, M 302, T 303 – Oleum aethereum Rosmarini 10% Ungt. G 207, M 217, T 218 – Skorodit D10 Amp. G 467, M 478, T 480 f. – Vipera berus D12 Amp. G 428, M 451, T 454 f. – Olivenit D8 Amp., zur Nachbehandlung G 467, M 488, T 491, 510
Thrombose	– Aesculus (Semen) 20% Ext. – Aesculus, Cortex D3 Dil. } G 383, M 385, T 386 – Borago D3 Dil., 20% Ext. M 329, T 330 – Crotalus terrificus D30 Amp. G 428, M 451, T 454 f. – Lachesis D12, D30 Amp. G 428, M 451, T 454 f. – Melilotus officinalis D3 Dil. G 295, M 302, T 303 – Naja comp. Amp. G 428, M 451, T 454 f.
Thrombozytopenie	– Iscador® P Amp. G 126 f., M 126 f., T 126 f. – Sassafras D3/Spinacia D3 aa Dil. G 383, M 418, T 419
Thyreotoxikose ➤ Basedow, Morbus	
Tics	– Saccharum Sacchari D10 Amp. – Zincum valerianicum D4, D6 Dil. G 501, M 551, T 552
Tinnitus ➤ auch Hypertonie, Schwindel, Vertigo	
– Tinnitus	– Arnica/Betula comp. Amp. – Arnica-Cerebrum D8 Amp. } G 256, M 260, T 261 f. – Betula, Folium D3 Dil. G 383, M 387, T 389 f. – Lac Papaveris somniferi D6 Dil. G 290 – Plumbum jodatum 5% Ungt. (auf Mastoid einreiben) – Plumbum mellitum D20, D30 Amp. } G 467, M 468, T 470 f. – Aurum/Hyoscyamus comp. Amp., Dil. G 467, M 483, T 487
– Tinnitus, pulsierend	– Belladonna (Rh) D30 Amp., Dil., Glob. G 235, M 238, T 240
Tokolyse	– Bryophyllum 5% Amp. – Bryophyllum Ø (= 33%) Dil., 50% Kautabl. } M 331, T 333
Tonsillitis ➤ Angina tonsillaris	
Tracheitis ➤ auch Laryngitis	– Archangelica D3 Dil. G 194, M 198, T 199 – Anis-Pyrit Tabl. G 194, M 204, T 205 – Hepar sulfuris D6 Dil., Trit. G 501, M 547, T 550 – Oleum aethereum Eucalypti comp. (zum Einreiben) G 383, M 396, T 397 f. – Pyrit D8 Amp., D3 Tabl., Trit. G 467, M 478, T 480 f. – Pyrit/Zinnober Tabl. T 496 – Spongia tosta D6 Dil. G 428, M 459, T 461
Tränenwegstenose ➤ auch Dakryostenose	– Weleda Euphrasia-Augentropfen G 250, M 252, T 254 – Weleda Schnupfencreme T 328
Trauma ➤ auch Hämatome, Prellungen, Quetschungen, Verstauchungen	
Trauma	– Arnica, Planta tota D3 – D6 Dil. – Weleda Arnica-Essenz – Weleda Arnica-Salbe } G 256, M 260, T 261 f.
Schmerzbekämpfung	– Apis mellifica D3/Arnica, Planta tota Rh D6 G 428, M 434, T 435 f. – Carbo Betulae D15/Stannum met. praep. D20 Amp. T 375 f., 389
Trigeminusneuralgie ➤ auch Gesichtsneuralgie, Neuralgien	– Aconitum/Nicotiania comp. Oleum – Aconitum napellus D4, D30 Dil. } G 174, M 176, T 177 – Agaricus muscarius D30 Amp. G 146, M 147, T 148 – Apis D3/Bryonia D3 aa Amp. G 428, M 434, T 435 f.

	– Weleda Balsamischer Melissengeist (Spiritus Melissae comp.) G 207, M 215, T 216 – Colocynthis D4 Dil. G 286, M 289, T 289 – Formica D30 Amp. G 428, M 449, T 451 – Gelsemium D6, D30 Dil. M 337, T 338 – Levisticum D3 Amp., Dil. G 194, M 202, T 204 – Naja comp. Amp. G 428, M 451, T 454 f. – Rhus toxicodendron D30 Amp., Dil. M 357, T 359
Tuberkulose	
– Knochentuberkulose ➤ auch Lungen-TB	– zusätzlich: Agaricus comp./Phosphorus Amp. G 146, M 147, T 148 – Aurum met. praep. D6 Amp. G 467, M 483, T 485 f. – Calcium (met. oxydatum) D6 Trit. M 513, T 516 f. – Conchae D10 Amp. G 428, M 445, T 446, 516 f.
– Lungentuberkulose	– Ferrum rosatum D3/Graphites D15 aa Dil. T 480 f., 520 – Ferrum chloratum comp. Dil. G 467, M 478, T 480 f. – Formica D6, D10 Amp., Dil. G 428, M 449, T 451 – Petasites D3 Dil. G 256, M 282, T 283 – Phosphorus D5 Dil. G 501, M 534, T 536 f. – Quarz D12 Amp. G 501, M 539, T 541 – Salvia officinalis D1 Dil. M 220, T 220 – Scordium D5 Dil. M 218, T 219
Typhus abdominalis	– Carbo Betulae cum Methano D3 Trit. G 383, M 387, T 389 f. – Argentum met. praep. D30 Amp. – Argentum D30/Carbo Betulae D30 aa Amp. – Argentum D30/Echinacea D6 aa Amp. } G 467, M 497, T 499 f. – Stibium met. praep. D6 Amp., Dil. G 501, M 543, T 545 f. – Cichorium D1 Dil. G 256, M 267, T 269 – Choleodoron® Tropfen neue Formel G 290, M 292, T 293
Übelkeit, unspezifische ➤ auch Emesis gravidarum Nausea	– Weleda Balsamischer Melissengeist (Spiritus Melissae comp.) G 207, M 215, T 216 – Gentiana lutea Rh 5% Dil. aq. M 339, T 340 – Nausyn® Tabl. (Cocculus comp. Tabl.) T 407
Überbein ➤ Ganglion	
Übererregbarbeit ➤ auch Angst, Erregungszustände, Nervosität, Schlafstörungen	– Bryophyllum Argento cultum 1% Dil. G 115, M 331, T 333
Übergewicht ➤ Adipositas	
Ulcerationen ➤ auch Decubitus, Wundbehandlung Ulcus crurum	– Arnica/Echinacea comp. Gel G 256, M 260, T 261 f. – Borago D3 Dil. M 329, T 330 – Weleda Calendula-Essenz G 256, M 262, T 263 – Weleda Heilsalbe T 579 – Lachesis D10 Amp. G 428, M 451, T 454 f. – Mercurialis perennis 20% Ext. Flüssigkeit für Umschläge/Bäder, 10% Ungt. T 570, 580 – Wecesin® Puder T 545, 547
Ulkus	
– Ulcus cruris ➤ auch Varikosis, Varizen	– Arnica/Echinacea comp. Ungt. G 256, M 260, T 261 f. – Weleda Calendula-Salbe G 256, M 262, T 263 – Wecesin® Puder T 545, 547
– Ulcus duodeni et ventriculi	– Anagallis/Malachit comp. Amp., Dil. M 315, T 316, 559 – Chamomilla/Malachit comp. Amp. G 256, M 269, T 270 – Kalium aceticum comp. D2, D3, D6 Trit. – Kalium bichromicum D6 Dil. } G 501, M 527, T 529 f. – Antimonit/Belladonna comp. (Pulvis stomachicus cum Belladonna) G 501, M 543, T 545 f.

Unruhe motorische ➤ auch Erregungszustände, Nervosität	– Argentit D6 Dil., Trit. G 467, M 497, T 499 f. – Bryophyllum 50% Trit., Kautabl. M 331, T 332 f. – Bryophyllum Argento cultum 1% Dil. G 115, M 331, T 333 – Chamomilla comp. Supp. G 256, M 269, T 270 – Dyskrasit D30 Dil. T 500 f., 546 – Mygale avicularis D6 Dil. G 428, M 436, T 438 – Passiflora comp. Dil. M 353, T 354 – Valeriana Ø (= 33%) Dil. T 343
Unterernährung	– Argentit D6 Dil., Trit. G 467, M 497, T 499 f. – Argentum met. praep. D6 Dil., Tabl., Trit. G 467, M 497, T 499 f. – Weleda Aufbaukalk 1 + 2 T 516 f. – Cuprum met. praep. 0,4% Ungt. G 467, M 488, T 490 f. – Levisticum comp. Tabl. G 194, M 202, T 204 – Hypophysis D6 Dil. G 428, M 463, T 465
Urämie ➤ Niereninsuffizienz	
Urethritis ➤ auch Zystitis, Harnwegsinfekt	– Apis D3/Belladonna D3 aa Amp. G 428, M 434, T 436 – Argentum D30/Echinacea D6 aa Amp. G 467, M 497, T 499 f. – Argentum nitricum D4, D6 Dil. G 467, M 497, T 499 f. – Cantharis D4 Dil. G 428, M 441, T 442 – Echinacea angustifolia D1, D3 Dil. G 256, M 273, T 274 – Equisetum arvense D3 – D6 Dil. G 151, M 154, T 156 f. – Kalium/Teucrium comp. Dil. G 501, M 527, T 529 – Thuja occidentalis D3, D6 Dil. G 383, M 426, T 427 – Thuja comp. Trit. G 383, M 426, T 427
Urtikaria ➤ auch Allergie, Ekzem	– Apis mellifica D30 Amp./Quarz D20 Amp. M 434, 539 – Weleda Aufbaukalk 1 + 2 Gran. T 516 f. – Equisetum arvense D6 Dil. G 151, M 154, T 156 f. – Equisetum arvense Silicea cultum 1% Dil. G 151, M 154, T 156 f. – Flores Tritrici comp. Amp. T 462 – Quarz D10 Amp., Dil. G 501, M 539, T 541 – Plumbum met. praep. D8 Dil., Trit. G 467, M 468, T 470 f. – Quarz D20, D30 Trit. G 501, M 539, T 541 – Rhus toxicodendron D6 Amp. M 357, T 359 – Thuja occidentalis 10% Ungt. G 383, M 426, T 427 – Urtica urens D6 Dil. M 362, T 363
Uterusblutung ➤ auch Blutungen, Hypermenorrhö, Menorrhagie, Metrorrhagie, Myom	– Glacies Mariae D6 Trit. G 501, M 513, T 516 f. – Ignatia D6 Dil. G 383, M 400 – Secale cornutum D6 Dil. G 146, M 149, T 150
Uveitis ➤ Choroiditis	
Vaginalmykose ➤ auch Fluor albus	– Majorana/Melissa Vaginalglobuli G 207, M 212, T 213
Varizellen	– Apis D3/Belladonna D3 Glob. G 428, M 434, T 436 – Aurum chloratum D6 Dil. G 467, M 483, T 485 f. – Rhus toxicodendron D3 Dil. M 357, T 359 – Thuja occidentalis D6 Glob. G 383, M 426, T 427 – Urtica dioica 20% Ext. M 362, T 363 – Urtica urens D3 Dil. M 362, T 363 – Wecesin® Puder T 545, 547
Varizen, Varikosis ➤ auch Krampfadern, Ulcus cruris	– Aesculus (Semen) 20% Ext. G 383, M 385, T 386 – Borago D3 Dil. M 329, T 330 – Cuprum met. praep. 0,4% Ungt. G 467, M 488, T 490 f. – Cuprum/Tabacum Ungt. G 467, M 488, T 490 f. – Fluorit D4 – D12 Trit. G 501, M 519, T 521

	– Glandula suprarenalis D6/Solutio Ferri comp. D6 aa Dil. G 428, M 463, T 464, 482 – Hamamelis destillata 10% Ungt. G 383, M 398, T 399 – Kalium aceticum comp. D3 Trit. G 501, M 527, T 529 f. – Weleda Kastanien Entlastungsbad T 570 – Quarz D6 Trit. G 501, M 539, T 541 – Quercus 10% Ungt. G 383, M 412, T 413 – Skorodit D6 Amp., Dil. G 467, M 478, T 480 f. – Tabacum D3 Dil. G 235, M 246, T 247 – Venadoron® Gel
Vaskulitis ➤ Angina pectoris, Arteriosklerose, Endarteriitis obliterans, Gangrän, Raynaud (Morbus), Panarteriitis nodosa, Claudicatio intermittens	
Vasomotorischer Kopfschmerz ➤ Migräne	
Vegetative Dystonie ➤ auch Orthostase, Hypotonie	– Argentum met. praep. D6 Trit. G 467, M 497, T 499 f. – Aurum met. praep. D10 Dil., Trit. G 467, M 483, T 485 f. – Ignatia D6 Glob. G 383, M 400 – Levico D3, D6 Amp. T 510 – Passiflora incarnata Ø (= 33%) Dil. M 353, T 354 – Prunus spinosa, Summitates D6 Dil. G 222, M 229, T 230 – Skorodit D6 Amp. G 467, M 478, T 480 f. – Veratrum album D3, D4 Amp., Dil. G 160, M 172, T 173
Venenentzündung ➤ Thrombophlebitis	
Venenstauung ➤ auch Lymphödem, Lymphstau, Ödeme, Varikosis	– Kalium aceticum comp. D3 Trit. G 501, M 527, T 529 f. – Scilla comp. Dil. G 160, M 171, T 171
Verätzungen ➤ auch Verbrennungen	– Wecesin® Puder T 545, 547
Verbrennungen	– Arnica, Planta tota D3 – D6 Dil. G 256, M 260, T 261 f. – Combudoron® Flüssigkeit, Gel, Salbe, Spray T 567 – Urtica urens D3 Dil. M 362, T 363 – Wecesin® Puder T 545, 547
Verdauungsschwäche ➤ auch Dyspepsie	– Weleda Amara-Tropfen neue Formel – Artemisia comp. Dil. G 256, M 258 – Choleodoron® Tropfen G 290, M 292, T 293 – Gentiana lutea D3 Dil. M 339, T 340 – Hepatodoron® Tabletten G 372 – Levisticum D6 Glob. G 194, M 202, T 204
Verrucae vulgaris	– Arsenicum album D6 Dil., Trit. G 501, M 507, T 509 f. – Bismutum/Stibium Ungt. G 501, M 512, T 513 – Chelidonium 10% Ungt. G 290, M 292, T 293 – Thuja occidentalis D4, D6 Dil. G 383, M 426, T 427 – Vespa crabro D3 Amp. G 428, M 461, T 462
Verstauchungen ➤ auch Trauma	– Arnica, Planta tota D3 – D6 Dil. – Weleda Arnica-Essenz (für Umschläge) – Weleda Arnica-Salbe } G 256, M 260, T 261 f.
Vertigo ➤ auch Ménière Symptomenkomplex, Schwindelanfälle	– Arnica, Planta tota D4 Dil. – Weleda Balsamischer Melissengeist (Spiritus Melissae comp.) G 207, M 215, T 216 – Belladonna D15 Dil. G 235, M 238, T 240 – Bryophyllum 5% Dil. M 331, T 333 – Cocculus D6 Dil. T 407 – Conium maculatum D6 Amp., Dil. G 194, M 201, T 202 – Ferrum hydroxydatum D6 Trit. G 467, M 478, T 480 f. – Nausyn® Tabl. (Cocculus comp. Tabl.) T 407 – Phosphorus D30 Dil. G 501, M 534, T 536 f. – Tabacum (Rh) D30 Amp., Dil. G 235, M 246, T 247

Vitamin-C-Mangel ➤ Avitaminosen	
Vitiligo	– Cuprum met. praep. D8 Amp., 0,4 Ungt. G 467, M 488, T 490 f. – Dermatodoron® Tropfen T 124, 578 – Glandula suprarenalis D6 Dil. G 428, M 463, T 464 – Taraxacum Stanno cultum 1% Dil. G 115, M 285, T 378 – Urtica dioica Ferro culta 1% Dil. G 115, M 362, T 379
Völlegefühl ➤ auch Verdauungsschwäche, Dyspepsie	– Weleda Amara-Tropfen neue Formel – Digestodoron® Tropfen (Aspidium/Salix comp. Tabl.) M 367, T 153
Vomitus gravidarum ➤ Emesis gravidarum	
Vulvitis ➤ auch Kraurosis vulvae	– Argentum met. praep. 0,4% Vaginaltabl. G 467, M 497, T 499 f. – Majorana/Melissa Vaginaltabl. G 207, M 212, T 213
Wachstumsstörungen	
– Akzeleration	– Argentum met. praep. D8 Dil., Trit. G 467, M 497, T 499 f. – Belladonna D20 Dil. G 235, M 238, T 240 – Epiphysis D8 Amp. T 465 – Ferrum met. praep. D6 – D20 Dil., Trit. G 467, M 478, T 480 f.
– Hemmung	– Argentit D6 Dil., Trit. G 467, M 497, T 499 f. – Argentum met. praep. D6 Dil., Trit. G 467, M 497, T 499 f. – Hypophysis D6 Dil. G 428, M 463, T 465
– Mikrozephalie, Craniostenose	– Argentum met. praep. D20 Dil., Trit. G 467, M 497, T 499 – Hypophysis D6 Dil. G 428, M 463, T 465
Wadenkrämpfe	– Cuprum met. praep. D6 Dil., Trit. G 467, M 488, T 490 f. – Weleda Kastanien Entlastungsbad G 383 – Magnesium phosphoricum acidum D3 Dil. G 501, M 531, T 532 f. – Prunus spinosa, Fructus 20% Ext. G 222, M 229, T 230 – Venadoron® Gel – Zincum valerianicum D4 Dil. G 501, M 551, T 552
Wallungen ➤ auch Klimakterium	– Amygdalae amarae 15% Ungt. fettarm T 572 – Belladonna D6/Lachesis D12 aa Dil. G 235, M 238, T 240 – Cimicifuga racemosa D2 – D6 Dil. G 174, M 180, T 181 – Ignatia D6 Dil. G 383, M 400 – Lachesis D10 Dil. + Melissa/Phosphorus comp. Dil. M 215, T 536 f. – Ovarium D5 Dil. M 463, T 466 – Sambucus nigra D3 Dil. G 383, M 417, T 418 – Sanguinaria D3 Dil. G 290, M 294, T 295 – Sepia gruneris D6 Dil., Glob. G 428, M 467, T 459 – Sepia comp. Dil. G 428, M 467, T 459
Warzen ➤ Verrucae vulgaris	
Wehentätigkeit ➤ Geburt, Tokolyse	
Weichteilrheumatismus ➤ auch Periarthritis humeroscapularis, Bursitis, Epicondylitis, Tendopathien	– Apis cum Levistico D3 Amp. G 428, M 434, T 435 f. – Arandisit D15 Amp. G 467, M 473, T 475 f. – Argentum met. praep. D8 Amp., Dil. G 467, M 497, T 499 f. – Arnica/Levisticum D3 comp. Amp. G 256, M 260, T 261 f. – Arnica, Planta tota D20/Equisetum arvense D20 aa Amp. G 256, M 260, T 261 f. – Arnica, Planta tota Rh D6/Formica D6 aa Amp. G 256, M 260, T 261 f. – Arnica/Formica comp. Amp. – Arnica comp./Apis Oleum, Ungt. } G 256, M 260, T 261 f., 574

	– Betula, Folium Rh D3 Amp., Dil. – Weleda Birken Aktiv Sirup } G 383, M 387, T 389 – Cepa D3 Dil. M 163, T 164 – Formica D3 Dil. G 428, M 449, T 451 – Hypericum, Flos 25% Oleum M 343, T 344 – Weleda Rheumasalbe T 249 – Sulfur D6 Amp., Dil. G 501, M 547, T 549 f.
Wetterfühligkeit, übermäßige	– Biodoron® 5% Tabletten G 557, M 557, T 557 – Ferrum sidereum D20 Dil., Trit. G 467, M 478, T 480 f. – Formica D6 Dil. G 428, M 449, T 451 – Nux vomica D6 Dil. G 383, M 406, T 407 – Skorodit D30 Amp. G 467, M 478, T 480 f. – Veratrum album D4, D6 Dil. G 160, M 172, T 173 – Vivianit D6 Dil., Trit. T 482, 537
Windeldermatitis	– Weleda Calendula Hautschutzcrème – Weleda Calendula-Salbe } G 256, M 262, T 263
Windpocken ➤ Varizellen	
Wirbelsäulenbeschwerden unspezifische ➤ auch Facettensyndrom, Ischialgie, Kreuzschmerzen, Lumbago, Rückenschmerzen bei Bindegewebsschwäche	– Aconitum/Nicotiana comp. Oleum G 174, M 176, T 177 – Arandisit D15 Amp. – Arandisit D30 Amp. } G 467, M 473, T 475 f. – Aurum met. praep. D15 Amp. G 467, M 483, T 485 f. – Betonica D3/Rosmarinus D3 aa Amp. G 207, M 217, T 218 – Solutio Silicea comp. D6 Amp. T 157, 381 – Fluorit D4 Trit. G 501, M 519, T 521 – Nontronit D15 Amp. G 467, M 478, T 480 f.
Wundbehandlung ➤ auch Ulcerationen, Ulcus cruris	– Calendula 10% Ungt. fettarm – Weleda Calendula-Essenz – Weleda Calendula-Salbe } G 256, M 262, T 263 – Weleda Heilsalbe T 579 – Mercurialis perennis 20% Ext. Flüssigkeit für Umschläge/Bäder, 10% Ungt. T 570, 580 – Wecesin® Puder T 545, 547
Würmer ➤ Darmerkrankungen, -parasiten	
Wurzelreizsyndrom der Wirbelsäule ➤ auch Wirbelsäulenbeschwerden	– Hypericum, Flos 25% Oleum M 343, T 344
Zähne	
– Zahnabszesse ➤ auch Abszesse, Stomatitis	– Weleda Calendula-Essenz G 256, M 262, T 263 – Cepa D3 Dil. M 163, T 164
– Zähneknirschen (Bruxismus)	– Stannum met. D4 Trit. G 467, M 473, T 475 f. – China D4 Dil. G 383, M 392, T 393 f.
– Zahnen erschwertes ➤ Dentitio difficilis	
– Zahnfleischentzündung ➤ auch Gingivitis, Stomatitis	– Kieserit D6 Dil. G 501, M 531, T 533
– Zahnschadenprophylaxe ➤ Kariesprophylaxe	
– Zahnschmerzen bei Graviden	– Fluorit D6 Tabl., Trit. G 501, M 519, T 521
– Zahnschmerzen, neuralgische	– Weleda Balsamischer Melissengeist (Spiritus Melissae comp.) G 207, M 215, T 216 – Cepa D3 Dil. M 163, T 164 – Kieserit D6 – D20 Dil. G 501, M 531, T 533
Zerebralsklerose ➤ Sklerose, Atherosklerose, Apoplexie	

Zervikobrachialgie (Zervikalsyndrom) ➤ auch Lumbovertebralsyndrom	– Apatit D6/Stannum D8 aa Trit. G 501, M 513, T 516 – Arnica Rh (Radix) D15 Amp. G 256, M 260, T 261 f. – Crotalus terrificus D30 Amp. G 428, M 451, T 454 f. – Cuprum sulfuricum D4 Amp. G 467, M 488, T 381, 490 f. – Betonica D3/Rosmarinus D3 aa Amp. T 218 – Hypericum, Flos 25% Oleum M 343, T 344 – Rhus toxicodendron D6 Amp. M 357, T 359
Zerrungen ➤ Trauma, Verstauchung	– Weleda Arnica-Essenz – Weleda Arnica-Salbe } G 256, M 260, T 261 f.
Zervikalsyndrom ➤ auch Wirbelsäulenbeschwerden	– Arnica, Planta tota D4/Hypericum D3/Ruta graveolens D4 aa Dil. T 261, 345, 360 f. – Gelsemium D4 aa Dil. M 337, T 338
Zirrhose (Leber-) ➤ auch Aszites, Hepatopathien	– Carduus benedictus D2/Paeonia officinalis D2 aa Amp., Dil. G 256, M 264, T 265 f. – Carduus marianus Caps. G 256, M 266, T 267 – Carduus marianus D1, D4 Dil. G 256, M 266, T 267 – Formica D3 - D6 Dil. G 428, M 499, T 451 f. – Hepar-Stannum D4 Amp., Dil. G 428, M 463, T 465 – Lycopodium D3 Dil G 151, M 157, T 159 – Magnesit D3 Trit. G 501, M 531, T 533 – Mercurius auratus D15 Amp. G 467, M 492, T 495 f. – Onopordon comp. praep. Dil. G 256, M 280, T 281 – Phosphorus D5, D6 Dil. G 501, M 534, T 536 f. – Taraxacum Ø (= 50%) Dil. G 256, M 285, T 286
Zöliakie ➤ auch Colitis	– Alkali comp. D3 Trit. T 379 – Carbo Betulae cum Methano D4 Trit. G 383, M 387, T 389 f.
Zosterneuralgie ➤ auch Herpes zoster	– Apis mellifica D20 Dil. G 428, M 434, T 435 f. – Arnica (Radix) D10, D20 Dil. G 256, M 260, T 261 f. – Combudoron® Flüssigkeit (für Umschläge) – Naja comp. Amp. G 428, M 451, T 454 f. – Rhus toxicodendron D30 Amp. M 357, T 359
Zystitis, Zystopyelitis ➤ Zystitis, Harnwegsinfektion	

Grundlagen

1 Das Konzept der anthroposophischen Medizin

1.1 Anthroposophische Medizin – eine Standortbestimmung

Die anthroposophische Medizin basiert auf den Erkenntnisgrundlagen der Geisteswissenschaft Rudolf Steiners (1861 – 1925) und geht u. a. auf die von ihm in Dornach (Schweiz) gehaltenen Ärztekurse von 1920 – 1924 zurück. Hierbei nehmen geisteswissenschaftliche Erkenntnisse und Vorstellungen eine zentrale Bedeutung ein, gleichwohl berücksichtigt sie ebenfalls die Methodik und Forschungen der naturwissenschaftlichen Medizin. Beide Verständnisweisen werden im gewissen Sinne als komplementär angesehen. Die geisteswissenschaftliche Betrachtungsweise versucht, den Menschen nach Körper, Seele und Geist zu erfassen und ermöglicht, naturwissenschaftliche Erkenntnisse in einem umfassenden Zusammenhang zu sehen. Die Grenzen der naturwissenschaftlichen Medizin werden somit bewusst überschritten, und es wird der Weg einer spirituellen Gesamterkenntnis von Krankheit und Gesundheit angestrebt (➤ Abb. 1.1).

Nach Steiner ist es nicht möglich, allein durch Sinnesbeobachtung, verstandesmäßiges Denken und kausal-naturwissenschaftliche Methoden ein der Wirklichkeit entsprechendes Bild des Menschen zu erhalten, da das Seelisch-Geistige des Menschen, sein Ich, seine Individualität, mit dem Geistigen an sich zusammenhängt und von ihm herrührt, vielmehr … „*kann der Mensch … da [er] mit seinem innersten, ewigen Wesenskern diesen übersinnlichen Welten angehört, … nach seiner ganzen Wesenheit nur durch diese Geistesforschung erkannt werden.*“ [Steiner: Die Wirklichkeit der höheren Welten; S. 241].

Die anthroposophische Medizin steht in einem Geistesstrom der europäischen Medizingeschichte, der sich bis in die Antike zurückverfolgen lässt. So hat die anthroposophische Medizin z. B. wesentliche Aspekte der 200 Jahre alten Homöopathie übernommen und weiterentwickelt wie z. B. das Potenzieren.

Weiterhin knüpft die anthroposophische Medizin an das Krankheits- und Gesundheitsverständnis von Paracelsus an. Paracelsus wiederum greift verschiedene Aspekte der alten Mysterienmedizin der Antike auf. Auch wesentliche Elemente der galenistischen Medizin, die die Medizingeschichte von der Antike bis in 19. Jahrhundert hinein dominant prägte, sind in verwandelter Form in der anthroposophischen Medizin wiederzufinden. Weiterhin teilt die anthroposophische Medizin mit der östlichen traditionellen chinesischen Medizin die grundlegende Anschauung, dass jedes einzelne Element nur in seiner Relation zum Ganzen verstanden werden kann und weist mit ihr viele Parallelen auf; z. B. im Verständnis der Organfunktionen und in den Prozessen der Heilmittelzubereitungen.

Wesentlich ist hierbei, dass die anthroposophische Medizin nicht nur das bereits früher spirituell Erkannte wieder aufgreift, sondern dass sie diese Erkenntnisse aus dem modernen naturwissenschaftlich geprägten Bewusstsein heraus neu zu verstehen und weiter zu entwickeln versucht. Was früher rein intuitiv erkannt wurde, wird in der anthroposophischen Medizin in begrifflich nachvollziehbarer Weise neu erarbeitet und in ihrem Verständnis weiter geführt.

1.2 Biographische Aspekte

Die Anthroposophie wurde von dem Naturwissenschaftler, Philosophen und Goethe-Forscher Rudolf Steiner (1861 – 1925) als Geisteswissenschaft begründet. Steiner studierte in Wien Naturwissenschaften und Mathematik und promovierte in Philosophie. In zahlreichen Schriften und Vorträgen zeigte er auf, wie das auf Wahrnehmen und Denken beruhende Erkennen durch eine systematische Schulung zu einem höheren, übersinnlichen Erkennen weiterentwickelt werden kann. Steiner beschäftigte sich mit vielen Aspekten des menschlichen Lebens und gab in zahlreichen Büchern und Vorträgen (die Gesamtausgabe (GA) seiner Bücher und Vorträge umfasst mehr als 350 Bände) Anregungen zu neuen Verständnisweisen in so verschiedenen Gebieten wie Landbau, Pädagogik, Heilpädagogik, Medizin, Pharmazie, Architektur, Finanzwesen, Sozial- und Wirtschaftswissenschaften, Kunstmalerei, Theater- und Literaturwissenschaften.
Schon unmittelbar nach der Jahrhundertwende hatte sich Steiner erstmals zu medizinischen Fragen geäußert, und zwar in einem Aufsatz in der „Wiener Klinischen Rundschau“ (Jahrgang 1901) über „Goethe und die Medizin“. Im Jahr 1906 lernte er in theosophischen Kreisen den Kasseler Arzt Dr. Ludwig Noll kennen, in dessen privater Praxis er dann über mehrere Jahre lang Vorträge zum theosophischen und anthroposophischen Schulungsweg gab; hier mögen auch Probleme der medizinischen Praxis diskutiert worden sein. Zu dieser Zeit hatte sich Steiner bereits eingehend mit den Schriften von Paracelsus befasst und äußerte sich in einem öffentlichen Vortrag vom 12.10.1906 so: „Einer der den theosophischen (anthroposophischen) Anschauungen so nahe wie möglich kommt, ist Paracelsus“. Wenige Tage später, am 22. Oktober 1906, sprach er ebenfalls öffentlich über ein medizinisches Thema, nämlich über „Ernährungsfragen und Heilmethoden“. Es dauert aber bis 1920, wo er zum ersten Mal umfassend und systematisch in 20 Vorträgen die Grundlagen der anthroposophischen Medizin und deren Heilmitteln interessierten Ärzten darlegte. Hierbei knüpfte er an die paracelsische Medizin an und konzipierte entsprechende Heilmittel, die den Grundstein der anthroposophischen Materia medica bildeten. Zur Vertiefung des anthroposophisch-medizinischen Verständnisses folgten dann bis 1924 drei weitere Kurse sowie zahlreiche Einzelvorträge für Ärzte und Medizinstudierende.
Rudolf Steiner hat stets streng daran festgehalten, dass es nur seine Aufgabe sein kann, die Erkenntnissubstanz und -fähigkeit des Arztes zu fördern. Wiederholt hat er die Ärzte aufgefordert, dass Methodische der anthroposophischen Medizin auf Grund seiner Anregungen und geisteswissenschaftlichen Erkenntnisse für die ärztliche Alltagspraxis zu erarbeiten. Hierin fühlten sich die Ärzte jedoch überfordert, und so schrieb er selber noch kurz vor seinem Tode zusammen mit der Ärztin Ita Wegman eine Art kurz gefasstes Lehrbuch. Dieses erschien posthum unter dem Titel: „Grundlegendes für eine Erweiterung der Heilkunst nach geisteswissenschaftlichen Erkenntnissen“.

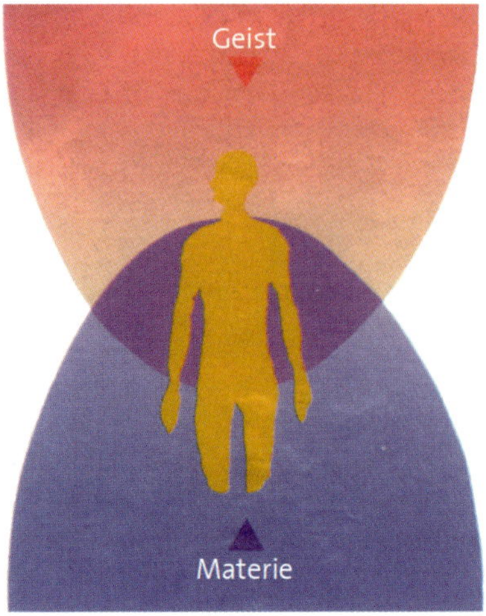

Abb. 1.1: Der Mensch – Bürger zweier Welten. Der Mensch weist eine Doppelnatur auf und unterliegt zwei Gesetzmäßigkeiten. Die eine ist geistiger Natur und wird vom Kosmos her bestimmt, die andere ist materieller, kausaler Natur und unterliegt den irdischen Gegebenheiten.

1.3 Galenistische und paracelsische Elemente

Die Humoralpathologie Galens mit ihren vier Humores prägte als scheinbar unerschütterliches Konzept die Vorstellungen der europäischen Medizin von der Antike bis in das 19. Jahrhundert hinein. Erst mit dem Aufkommen der naturwissenschaftlichen Medizin erlosch das Verständnis für diese Medizin und sie erschien den Ärzten als spekulativ und veraltet. Jedoch erlebte Anfang des 20. Jahrhunderts dieses umfassende Konzept in verwandelter Form wieder seine Einführung in die Medizin, sei es in der Naturheilkunde oder in der anthroposophischen Medizin, bei der letzteren klingen diese u. a. in ganz anderer Form der vier Wesensglieder wieder an.

Humoralpathologie

Aus Sicht der Humoralpathologie hängt die Gesundheit vom Gleichgewicht der vier sogenannten Körpersäfte, der Humores – gelbe Galle, schwarze Galle, Schleim und Blut – ab. Ihre ausgewogene Mischung – **Eukrasie** – bedingt den gesunden, ihre falsche Mischung – **Dyskrasie** – den kranken Zustand des Menschen. Die diätetische und medikamentöse Therapie der Galenisten, die die Lehre der **Humoralpathologie** vertraten, zielte entsprechend darauf ab, die ausgeglichene Körperverfassung nach dem Grundsatz Contraria contriis (Gegensätzliches mit Gegensätzlichen) wieder herzustellen. Gegen eine trockene Krankheit, z. B. Lungenentzündung, war somit eine feuchtmachende Diät angezeigt, z. B. Gerstenschrottrank. Eine große Rolle spielten auch die allgemein ableitenden Maßnahmen, die zu einer Reinigung der Körpersäfte führen sollten: Erbrechen, Schwitzen, Abführen und v. a. der Aderlass

In der anthroposophischen Medizin werden in den sogenannten vier Wesensgliedern (➤ Abb. 2.1) die vier Humores der Humoralpathologie in verwandelter und weiterentwickelter Form, sowie das Prozessuale und das Prinzip der Entwicklung in Metamorphosen der paracelsischen Medizin aufgegriffen. Die anthroposophische Medizin selbst lebt damit in einem Spannungsfeld, das vergleichbar ist mit dem damals zwischen Galenisten und Paracelsisten herrschenden.

Für Paracelsus war nicht die Disharmonie der Humores die eigentliche Ursache von Krankheiten, sondern eine gestörte Entwicklung in der **Tria principia**, dem grundlegenden Seinselement des Menschen. Die Bedeutung der Tria principia in der Medizin zeigte Paracelsus insbesondere an den sogenannten **tartarischen Erkrankungen** auf. Den Krankheitsbegriff leitet Paracelsus als Metapher von der Bildung des Weinsteins (Kaliumhydrogentartrat) ab, der bei der Lagerung von Wein in Fässern als Bodensatz entsteht. Aber auch die Bedeutung des Tartarus als die Unterwelt in der Antike hat ihn bei der Wahl dieser Krankheitsbezeichnung beeinflusst. Die Tria principia wurden durch die anthroposophische Medizin zur funktionellen Dreigliederung (➤ Kap. 2.2) weiterentwickelt.

Tartarische Krankheiten

Paracelsus befasste sich in umfassender Weise mit den tartarischen Krankheiten, die Ausführungen dazu durchziehen sein gesamtes medizinisches Lebenswerk wie ein roter Faden. Die tartarischen Erkrankungen sind nicht allein als Stein- oder Gichtbildungen im Menschen zu verstehen. Jede feinste Fremdgestaltung oder Blockade im Organismus, die nicht voll in seine Ich-Sphäre integriert ist, fällt hierunter. Als Reaktion kann es zu Entzündungen und diversen anderen Krankheitserscheinungen kommen. Paracelsus selber zählt so unterschiedliche Erkrankungen hierzu wie z. B. Ischialgie, Lähmungen, Koliken, Kopfschmerzen, Geschwüre, Epilepsie, Verstopfung, Gicht, Rheuma, Hauterkrankungen, Blutharnen, Zuckerruhr, Gehirnschlag und vieles mehr.

Dem heutigen Menschen mag der bildhafte Begriff Tartarus als Bezeichnung einer grundlegenden Seinsschicht für zahlreiche Krankheiten zunächst naiv, spekulativ und vereinfachend erscheinen. Beim Studium der paracelsischen Texte zeigen sich jedoch die Komplexität dieses Krankheitsverständnisses sowie die hieraus resultierende Konkretheit der Krankheitsbeschreibungen, die selbst noch heute viele Fachleute erstaunt.

Um den eigenständigen Charakter der anthroposophischen Medizin zu verstehen, ist es jedoch notwendig, die wesentlichen Konzepte der Anthroposophie zu thematisieren, nämlich das Konzept der vier Wesensglieder und das Konzept der Dreigliederung.

2 Anthropospophische Konzepte

2.1 Die vier Wesenglieder

Nach Steiner umfasst das Wesen des Menschen vier „Wesensglieder", die sämtliche Gesetzmäßigkeiten und Zusammenhänge des Lebens enthalten:

- Der „Physische Leib" ist der sichtbare Körper.
- Der „Ätherleib" ist die Resultierende der den Körper belebenden Lebenskräfte und rhythmischen Prozesse.
- Der „Astralleib" ermöglicht Empfindungen, wie Lust oder Ekel, aber auch Schmerz und Bewusstsein, sowie die geordnete dauerhafte Gestaltung des Körpers.
- Das „Ich" ist das Zentrum der Individualität.

Die ausgeglichene Wirkung der Wesensglieder untereinander ist die Voraussetzung für unsere Gesundheit, ihre Disharmonie dagegen bedingt Krankheit und Funktionsstörungen.

2.1.1 Physischer Leib

Der physische Leib oder der menschliche Körper umfasst nach Steiner dasjenige, was am Menschen messbar, wägbar und chemisch-analytisch quantifizierbar ist. Er ist aus den Substanzen aufgebaut, die wir in der chemisch-physikalischen Welt wieder finden und vermittelt zudem die sichtbare Raumgestalt des Menschen. Erst wenn dieser rein physische (körperliche) Leib von den Gesetzmäßigkeiten des Lebendigen durchströmt und zusammengehalten wird, entsteht die menschliche Gestalt, der lebendige Mensch. Der physische Leib zerfällt nach dem Tode, wenn er nicht mehr durch die Lebenskräfte zusammengehalten wird.

2.1.2 Ätherleib

Für die Gesetze der Lebendigen verwendet Steiner den Begriff u. a. „Ätherischer Leib". Nach Steiner ist der ätherische Leib ein „Kräfteleib", der den physischen Leib bildet und belebt, und alle Lebensfunktionen wie Atmung, Wärme, Ernährung, Absonderung, Erhaltung, Wachstum und Fortpflanzung aufrechterhält und steuert. Er kann auch als der Baumeister und die Handwerker des physischen Leibes angesehen werden.

Die Gesetze des Lebens hindern kontinuierlich den physischen Leib an seinem Zerfall und können daher aufbauend, entgegengesetzt der Schwerkraft wirken. Hinzu kommt die Zeit als bestimmender Faktor lebendiger Vorgänge: Jede Lebensäußerung ist an einen bestimmten Entwicklungs- bzw. Zeitablauf gebunden. Dementsprechend hat jedes Wesen, das einen Ätherleib besitzt, eine spezifische Zeitstruktur. Der Ätherleib wird daher auch der Zeitenleib oder Bildekräfte-Leib genannt.

Physischer Leib und Ätherleib

Wie die physikalisch-chemischen Kräfte ihren Angriffspunkt in der Materie und somit im physischen Leib haben, die wir entsprechend dem Verständnis der Elementenlehre in qualitativer Hinsicht mit dem Begriff Erde bezeichnen, so haben die Bildekräfte auch ein spezifisches Medium, in dem sie sich manifestieren. Dies ist das Wasser im qualitativen Sinne. An der Pflanze, die ganz von den ätherischen Lebensprozessen geprägt ist, können wir die Bedeutung des Wassers für die Bildekräfte sehr anschaulich beobachten. Ein Same kann über Jahre in trockener Umgebung ruhen. Kommt er jedoch mit Wasser in Berührung, können die Bildekräfte aktiv werden und der Same beginnt zu sprießen; das Leben in ihm gestaltet sich und eine neue Pflanze entwickelt sich.

2.1.3 Astralleib

Mit dem Ausdruck Astralleib beschreibt Steiner, was Empfindung und Bewusstsein dem Menschen ermöglichen. Die den Lebensvorgängen innewohnenden Triebkräfte werden als Begierden, Neigungen (z. B. Ekel, Widerwillen) ebenso durch diesen Astralleib bewusst gemacht wie auch Schmerz, Lustgefühle. Sympathie und Antipathie, d. h. die polare innere Bewegungsdynamik des Gefühlslebens, sind hier die bestimmenden Kräfte.
Aus Sicht der Anthroposophie steht der Mensch durch den Astralleib als empfindendes Wesen in der Welt. Er ermöglicht das innere Erleben dessen, was von Außen auf den Menschen einwirkt. Anderseits steht der Astralleib auch mit der dauerhaften gesetzmäßigen Gestaltung des menschlichen Organismus in Zusammenhang. Der Astralleib kann gleichsam als der Architekt des Hauses, des menschlichen Körpers, angesehen werden.

Ätherleib und Astralleib

Was noch bei der Pflanze von außen wirkte, ist beim Tier verinnerlicht worden. Bei seiner Keimesentwicklung zeigen sich diese Kräfte räumlich in der Gastrulation, der Keimblattbildung. Mit der Verinnerlichung können wir auf der einen Seite die freie Fortbewegungsmöglichkeit der Tiere sowie auf der anderen Seite ihr Seelenleben, d. h. Empfindungen wie Antipathie und Sympathie in Verbindung bringen. Dieser gesamte Wesensbereich wird in der Anthroposophie „Astralleib" genannt. Ihrer Funktion nach können wir die hier wirkenden Kräfte als gestaltende Seelenorganisation bezeichnen. Ihre Wirkenssphäre ist das Luftelement, welches zu seelischen Erregungen sowie zur Atmung und damit u. a. auch zur Bewegung in enger Beziehung steht.

Durch diese drei Ebenen ist der Mensch mit den Kräften der ihn umgebenden Naturreiche verwandt. Wie das Mineral baut er seinen Leib aus den Stoffen der Natur auf, wie die Pflanzen wächst und pflanzt er sich fort, und wie die Tiere nimmt er die Umwelt um sich herum wahr und bildet aufgrund seiner Eindrücke innere Erlebnisse (Abb. 2.1).

2.1.4 Ich-Organisation

Das Ich des Menschen bzw. seine Ich-Organisation, das vierte Wesensglied, ist Träger des typischen menschlichen Selbstbewusstseins, womit die Fähigkeit zum lebenslangen Lernen und zur freien Selbstbestimmung verbunden ist. Was die Tiere als trieb- und instinktgebundene Wesen nur so ausleben können, wie es in ihrer Natur veranlagt ist, lernt der Mensch bis zu einem gewissen Grad zu beherrschen und sich frei verfügbar zu machen.

Der Mensch ragt durch seine individuelle Geistigkeit, sein „Ich", über die bisher beschriebenen drei Wesensebenen hinaus. Seine Geistnatur gestaltet auch die anderen Wesensglieder um, wodurch die leibliche Substanz ihre individuelle Prägung erhält. Er kann durch seine reflexiven Bewusstseinsfähigkeiten Zusammenhänge in der Welt erkennen und schöpferisch gestalten. Dadurch entwickelt er sich aus der übrigen Natur heraus und bildet durch seine spezifisch-menschliche Daseinsform ein Reich für sich. Die Ich-Organisation ist gleichsam der Hausherr im Körper.

Ich-Organisation

Die Ich-Organisation als geistiges Reich für sich überschreitet nämlich das Räumlich-Zeitliche des menschlichen Organismus und weist damit auf Bereiche hin, die außerhalb der physischen Natur des Menschen liegen. Aristoteles charakterisierte den menschlichen Geist als Entelechie, d. h. das uranfänglich und fortdauernd zur Vollendung Strebende. Das Ich strebt im Geistigen nach Verwirklichung und Vollendung, d. h. einem übergeordneten Ziel zu, wobei es gleichzeitig das Uranfängliche in sich bewahrt.

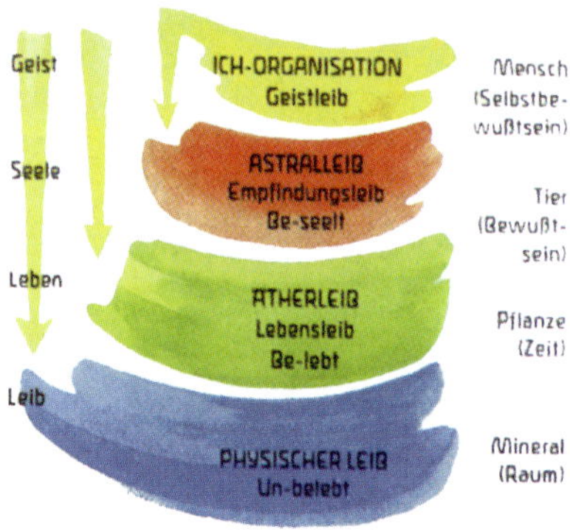

Abb. 2.1: Das Verhältnis der vier Wesensglieder des Menschen zu den Naturreichen. Der Mensch fasst die Naturreiche in sich zusammen und erweitert sie durch seine Geistigkeit (Ich-Organisation).

2.1.5 Verhältnis und Dynamik der vier Wesensglieder

Die vier Wesensglieder stehen somit in einer hierarchischen Ordnung und einem dynamischen Verhältnis zueinander. Das jeweils höhere Wesensglied überwindet die Eigenschaften des unteren und nimmt seinerseits die Wirkung des nächst höheren auf. Dadurch entstehen erst die lebendige Vielseitigkeit der einzelnen Ebenen und die Komplexität des Ganzen. Zudem bilden die Ich-Organisation und der Astralleib die oberen Wesensglieder, der physische Leib und der Ätherleib die unteren Wesenglieder.
Im Wachzustand des Menschen bilden die vier Wesensorganisationen eine Einheit, im Schlafzustand jedoch lösen sich die oberen größtenteils aus dem Körper heraus, so dass nur die unteren wirken. So stehen jeweils die beiden oberen Wesensebenen, die Ich-Organisation und der Astralleib, und die beiden unteren, der physische Leib und der Ätherleib, in einem lockeren Verhältnis zueinander, während beide Paare untereinander ein enges Verhältnis haben. Der Wach- und Schlafrhythmus des Menschen ist der Ausdruck dafür.

2.2 Funktionelle Dreigliederung des Menschen

Neben der Unterscheidung von Wesensgliedern spielt in der anthroposophischen Medizin die funktionelle Dreigliederung in Nerven-Sinnessystem, Rhythmisches System und Stoffwechsel-Gliedmaßensystem eine zentrale Rolle. Mit dieser Dreigliederung hat Steiner bereits 1917 einen fruchtbaren Verständnisansatz für die funktionelle Wechselwirkung zwischen den physiologisch-anatomischen Gegebenheiten und den drei Seelentätigkeiten des Menschen dargestellt: Denken – Fühlen – Wollen. Alle drei Systeme sind stets im gesamten Organismus in jeweils unterschiedlicher Ausprägung und Intensität wirksam.

2.2.1 Sinnes-Nervensystem – Denken

Das Nerven-Sinnes-System **konzentriert** sich primär auf die **Kopfregion** mit ihren speziellen Besonderheiten: Die Nervensubstanz als Grundlage dieses oberen Pols des Menschen ist schon frühzeitig in ihrer Vitalität gelähmt worden. Sie hat weitgehend ihre Teilungs- und Vermehrungsmöglichkeit verloren. Die Schädelknochen sind starr und sphärisch angeordnet und liegen außen, was nach Husemann für die großen Sinnesorgane, die alle ihren Sitz im Kopfbereich haben von Bedeutung ist. Der Kopf „vermittelt uns ein Wissen von der Außenwelt“:
Im Nerven-Sinnes-System herrschen **Ruhe** und **Kälte** und dadurch überwiegen die mehr **ablähmenden** und **abbauenden Kräfte,** welche die organische Substanz in Richtung einer **Mineralisierung** hin konfigurieren und durchgestalten. Das Nerven-Sinnes-System vermag die Grundlage für die geistige Tätigkeit des Menschen abzugeben. Der Mensch kann sich hier seines göttlichen Ursprunges bewusst werden und Gedanken fassen, die dauerhafter Natur sind.
Dem Nerven-Sinnes-System werden die Sal-Kräfte zugeordnet.

2.2.2 Stoffwechsel-Gliedmaßen-System – Willen

Das sog. Stoffwechsel-Gliedmaßen-System **impulsiert primär** alle **inneren Organe unterhalb** des **Zwerchfells** sowie die **Gliedmaßen,** die der **willkürlichen Bewegung** dienen. In diesem Bereich ist alles in Bewegung: Stoffaufnahme, Stoffverarbeitung und -umwandlung, Ausscheidung, Aufbau des Organismus aus den Stoffen von außen, Zellteilung und Zellvermehrung benötigen Wärme und Flüssigkeit.
Diese primär **aufbauenden, umwandelnden** und **auflösenden Kräfte,** die **Sulfur-Kräfte,** herrschen im unteren Pol des Menschen vor: Hier befasst sich der Organismus mit der Verdauung der Nahrungsmittel und nichts hat hier dauerhaften Bestand, die Knochen in den Gliedmaßen konfigurieren sich vorwiegend radiär und offen mit einer Vielzahl von Gelenken, zudem herrscht im Darmbereich unaufhörliche Bewegung. Wie die abtötenden Salprozesse des oberen Pols die Grundlage für das Bewusstsein sind, so bilden die sulfurischen Umsetz- und Aufbauprozesse des Stoffwechselpols die Grundlage für den Willen.

2.2.3 Rhythmisches System – Gefühl

Das Rhythmische System ist v. a. im **Brustbereich** lokalisiert und umfasst die **Atmung** und den **Kreislauf.** Sie bilden die Grundlage für das **Gefühlsleben.** Das Rhythmische

System steht in zweifacher Hinsicht zwischen dem oberen und unteren Menschen; in ihm treffen das Nerven-Sinnes-System und das Stoffwechsel-Gliedmaßen-System aufeinander:
Die Atmung steht nach Husemann mehr mit den Bewusstseinsvorgängen, die Herztätigkeit mehr mit dem Stoffwechsel im Zusammenhang.

2.2.4 Dynamik der Dreigliederung

Die drei Funktionen durchziehen den ganzen Organismus, aber schwerpunktmäßig herrscht jeweils eine Tätigkeit in den beschriebenen Bereichen vor. Auch jeder Schwerpunkt an sich weist wiederum eine Dreigliederung auf. Im Kopf z. B. haben wir v. a. im Stirnbereich Sinnesnerventätigkeit, im Nasenbereich rhythmische Tätigkeit und im Mund- und Kinnbereich Stoffwechsel- und Bewegungstätigkeit.
An den unterschiedlichen Stoffwechsellagen während des Wach- und Schlafzustandes lässt sich das polare Verhalten der oberen – Ich-Organisation und Astralleib – und der unteren Wesensglieder – physischer Leib und Ätherleib – erkennen. Sie sind der Ausdruck zweier entgegen gesetzter Funktionsbereiche im Organismus. Dort, wo sie aufeinanderstoßen, entsteht ein weiterer, dritter Bereich, der eine rhythmisch ausgleichende Funktion ausübt. Die damit entwickelte funktionelle Dreigliederung stellt ein im Gesamtorganismus wirkendes geistiges Prinzip dar und kann damit nur ganzheitlich, als Idee, erfasst werden. Sie kann nicht von experimentellen Einzelbefunden im naturwissenschaftlichen Sinne abgeleitet werden.

System der Dreigliederung

Die funktionelle Dreigliederung lässt sich als eine Weiterführung der paracelsischen Tria principia, nämlich der Wesensdreiheit von Sal, Sulfur und Merkur verstehen.

- Der **salinische Prozess** hat seinen Schwerpunkt im **Nerven-Sinnes-System.** Im Zentralnervensystem beispielsweise ist die Stoffwechsel- und Zellteilungsaktivität auf ein Minimum reduziert. Gedankliche Tätigkeit bedarf der Ruhe und der Kühle, dies spiegelt sich auch im Ausspruch „einen kühlen Kopf bewahren" wider.
- **Sulfurprozesse** haben ihren Schwerpunkt im **Stoffwechselsystem.** So befindet sich beispielsweise die Dünndarmschleimhaut in hoher Aktivität: die Zotten bewegen sich laufend, die Zellen teilen sich rasch und im Kapillarsystem findet intensive Stoffverwandlung statt.
- Das **Rhythmische System** steht dazwischen, gleichsam als Vermittler der beiden Gegenpole. In den dem rhythmischen System zugeordneten Organen Lunge, Herz und Kreislauf werden die beiden Pole Nerven-Sinnes-System und Stoffwechsel-System ständig ausgeglichen. Beispielsweise verbindet der Blutkreislauf alle Organe miteinander und bringt sie in Einklang. **Merkur-Prozesse** bedeuten Verbindung, Kommunikation, Ausgleich, Verwandlung und Harmonisierung.

Die Eigenschaften der entsprechenden Elemente – Sal, Merkur und Sulfur – stehen in diesem Zusammenhang stellvertretend für die Qualitäten der drei Bereiche und beschreiben z. B. im Pflanzenreich mit sulfurisch die Qualitäten der Blüte, mit merkuriell die des Blattwerkes und mit salartig die der Wurzel. In ihrer Beziehung zur menschlichen funktionellen Dreigliederung entspricht Sal den Kopfqualitäten, Merkur den Qualitäten des mittleren, rhythmischen Systems und Sulfur den Stoffwechselqualitäten.
Der Mensch verhält sich räumlich gesehen wie eine umgekehrte Pflanze. Er hat die Dreiheit der Natur räumlich in sich umgestülpt, indem die lastenden Salkräfte im Kopf, die zerstäubenden Sulfurkräfte im Stoffwechsel des unteren Bauch- und Gliedmaßenpols und die ausgleichen Merkurqualitäten in seiner Mitte wirken (➤ Abb. 2.2).
Die Dreigliederung durchzieht also nicht nur den Menschen, sondern ist in ihrer qualitativen Entsprechung auch im außermenschlichen Naturreich vorhanden. So ergeben sich erkennbare Wesensbeziehungen zwischen dem Menschen und der außermenschlichen Natur, die z. B. zu bestimmten Heilmittelfindungen und pharmazeutischen Herstellungsprozessen führen können, auf die wir später noch eingehen werden.

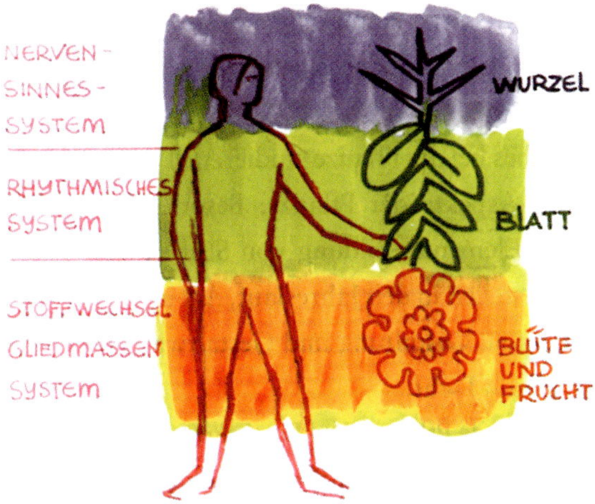

Abb. 2.2: Dreigliederiger Mensch und dreigliederige Pflanze. Im Sinne der funktionellen Dreigliederung verhält sich die Pflanze in ihrer Oben-Unten-Ausrichtung umgekehrt zum Menschen. Therapeutisch bedeutet dies, dass Zubereitungen aus Blüten v. a. auf Stoffwechselerkrankungen wirken, Zubereitungen aus Blättern (oder Kraut) insbesondere auf Erkrankungen des rhythmischen Systems und die aus Wurzeln aufbereiteten auf Krankheiten, die vom Sinnes-Nervensystem ausgehen.

2.3 Gesundheit und Krankheit aus Sicht der anthroposophischen Medizin

Die funktionelle Dreigliederung bildet nach Steiner die Seinsgrundlage und trägt den Keim für die Krankheitsentstehung als Veranlagung in sich.

Um das Prinzipielle der Tria principia und damit auch der Salkräfte verständlich zu machen, vergleicht Steiner den menschlichen Leib mit einem Prisma, welcher den Gegensatz von Helligkeit und Dunkelheit in das Farbspektrum von orange, gelb über grün zu blau und violett aufspaltet. Dem Prisma entsprechend würde der menschliche Organismus die irdischen und kosmischen Einwirkungen aufgliedern. Das blauviolette des Farbspektrums würde dem Salprinzip, das Gelbe dem Merkurprinzip und das Orange dem Sulfurprinzip im Organismus entsprechen

Steiner weist darauf hin, dass nicht nur die Formgestaltung und Substanzbildung auf den Salkräften beruhen, sondern dass eine starke „Salbildung" im Gehirn auch Voraussetzung für die Bewusstseinsbildung ist.

- Diese Kräfte des **Sinnes-Nervensystem** sind die Basis für die abbauenden und gestaltenden Kräfte im Organismus. Werden diese nicht von aufbauenden und auflösenden Kräften des Stoffwechsels ausgeglichen, können sich Krankheiten entwickeln. Der Keim der Krankheit ist also ein immanenter Prozess des Menschseins.
- Der **Stoffwechsel** ist also schöpferisch umwandelnd tätig, indem er das Wesentliche der Nahrung gemäß ihrer Prädestination in ihre „ultima materia" (den Stein der

Weisen, oder das Ziel aller Verwandlungen), wie es Paracelsus beschreibt, überführt. In der Sprache Rudolf Steiners heißt dies, dass die aufgenommene Substanz im Organismus total verwandelt wird, damit sie in die Ich-Organisation integriert werden kann. Sie wird demnach individualisiert.

Während Paracelsus vom Unreinen, Unwesentlichen oder von der Schlacke spricht, bezeichnet Rudolf Steiner diese Bildungen als Fremdstofflichkeit, Ablagerungen, Salzwerden, Deformation, vom Ich nicht ergriffene oder durchdrungene Substanzen.

Schmecken und Riechen sind nach Rudolf Steiner die zentralen Prozesse, die das Aufgliedern, Einverleiben oder Ausscheiden der Nahrungssubstanz im Organismus vorbereiten und einleiten. Je nach innerer Beschaffenheit der Nahrungssubstanz wird sie durch die Scheideprozesse bei der Verdauung in „Sal-, Merkur- oder Sulfur-Prozesse" im Menschen überführt oder in Form der Körperausscheidungen beseitigt. Unter Sulfurprozess wird ihre Verstoffwechselung durch Verbrennung und Aromatisierung verstanden, unter Merkurprozess die Blutbildung und Atmung und schließlich unter Salprozess die Substanz- und Formprozesse des Organismus. Durch die Verdauung wird das Wesentliche der Nahrung gleichsam frei und im Menschen auf eine individualisierte geistige Stufe im Sinne der Dreigliederung Sal-Merkur-Sulfur gehoben, das Unwesentliche wird dabei verbrannt oder ausgeschieden. Für diesen Vorgang gibt Rudolf Steiner ein konkretes Beispiel. So führt der Organismus das Wesentliche der Salze von Nahrungspflanzen nach ihrer Verdauung in die Funktionsabläufe des Sehens und weiterhin in diejenigen des analytischen Denkens über. Der für den Organismus unwesentliche Teil der pflanzlichen Salze wird dagegen über den Harn und über den Schweiß ausgeschieden.

Zur **Wiederherstellung** des **Gleichgewichts** muss die **Therapie** das Wirken zwischen **oberen** und unteren **Kräften im Organismus** in Einklang bringen (➤ Kap. 2.5.1). Eine entsprechende Lebens- und Verhaltensweise ist zur Unterstützung der Therapie notwendig. Wird der Ausgleich jedoch nicht erreicht, entwickeln sich bei Erkrankungen, die beispielsweise durch das Entgleiten von Stoffwechselprozessen entstanden sind, Deformationen oder Blockaden. Die Ich-Organisation kann einen Teil der Stoffwechselprodukte nicht mehr in den Gesamtorganismus integrieren. Die verschiedensten Arten von Krankheiten treten auf, die je nach dem auslösenden oder betroffenen Organ die im nächsten Abschnitt erwähnten „klimatischen" Symptome aufweisen.

Organkräfte

Für die Diagnostik und Therapie der Erkrankungen, die durch das Entgleiten von Stoffwechselprozessen aus dem ausgeglichen individuellen Gefüge heraus entstehen, sind vier bzw. unter Einbeziehung der Milz fünf Organe bedeutsam. Nach Steiner sind dies: Leber, Niere, Lunge und das Herz. Wegen ihrer engen Beziehung zu den elementarischen Kräften des menschlichen Organismus, also zu den Kräften des Körpers, seines Wasser- Luft- und Wärmeorganismus, bezeichnet Steiner sie auch als **meteorologische Organe.** Er nannte sie auch eiweißbildende Organe, da sie für die Bildung der gestaltenden Körpergrundsubstanz verantwortlich sind. Zudem repräsentieren und beinhalten sie die qualitativen Aspekte der Erde, des Wassers, der Luft und des Feuers im Organismus. Von Natur aus weisen diese Organe einen Überschuss an Aktivität auf, d. h. eine Niere, ein Teil der Leber, eine Lungenhälfte würden für die physiologischen Bedürfnisse des Organismus genügen; das Herz weist in seinem Leistungsvermögen genügend Aktivität für die Kreislauftätigkeit zweier Menschen auf. Als Konsequenz beeinflussen sie den Organismus im Sinne ihrer elementarischen Kräfte zu stark, d. h. wenn sie unausgeglichen wirken, bedingen sie in ihm zu viel Trockenheit (von der Niere ausgehend), zu viel Feuchte (von der Leber ausgehend), zu viel Hitze (vom Herzen ausgehend) oder zu viel Kälte (von der Lunge ausgehend). Gelingt es nicht, die lastenden Sal-Kräfte im Organismus zu überwinden und zu individualisieren, können die meteorologischen Organe aus dem Gleichgewicht geraten.

Auch die traditionelle chinesische Medizin beschreibt es in dieser Weise. Wirken die Organe unausgeglichen, treten diese inneren „klimatischen" Faktoren als sogenannte „bösartige Einflüsse" auf und entsprechend zeigen die Krankheitssymptome u.a. ein Zuviel an Feuchtigkeit (z.B. Ödeme), zuviel an Trockenheit (z.B. als entzündliche Reizungen des trockenen Auges), zuviel an Kälte (z.B. als Unterkühlung, die zu einer Erkältung führt) oder zuviel an Hitze (z.B. als Fieber). Diese Symptome können direkt in Verbindung mit den erwähnten Organen stehen, sie können aber auch z.B. als belastende klimatische Faktoren von außen bedingt sein.
Die vier meteorologischen Organe werden in der traditionellen chinesischen Medizin zusammen mit der Milz als die Gesamtheit der **Yin-Organe** angesehen, deren Funktion im Produzieren, Umwandeln, Regulieren und Speichern der Grundsubstanz besteht, die aus der umgewandelten Nahrung gebildet wird. Hierunter werden nicht nur Substanzen, sondern gleichzeitig auch Energien, Kräfte und geistige Qualitäten verstanden. Falls die Yin-Organe in ihrer aufbauenden Tätigkeit nicht ausgeglichen wirken, resultieren hieraus Stoffwechselstörungen und zahlreiche Erkrankungen im Organismus. Sie nehmen daher in der therapeutischen Praxis eine größere Bedeutung ein als die **„Yang"-Organe.**

Der Keim für die Erkrankung liegt nach Steiner in der Dreigliederung, aber die Manifestation der Erkrankung zeigt sich immer in ihrer Wechselwirkung mit der Vierheit der Wesensglieder. Eine Diagnostik und Behandlung kann damit gar nicht die Vierheit der Wesensglieder übergehen, vielmehr sollten idealerweise beide Perspektiven immer im Zusammenhang gesehen werden. Für die Therapie bedeutet dies, dass die Krankheit, insbesondere die chronische Erkrankung, häufig nicht nur als ein Ungleichgewicht behandelt werden kann, sondern gleichzeitig auch Maßnahmen erfordert, welche die räumlich-zeitliche Entwicklungs- und Verwandlungsschritte innerhalb der funktionellen Dreigliederung unterstützen. Es geht also in der Therapie, v.a. bei chronischen Erkrankungen, nicht allein um die Herstellung eines Ausgleichs und Gleichgewichts, sondern ebenso darum, dem Patienten adäquate qualitative Entwicklungsschritte zu ermöglichen.

2.4 Organkräfte und ihre Wirkungen

Der Mensch unterliegt im Laufe seines Lebens Veränderungen und Entwicklungen, die bestimmten Gesetzmäßigkeiten folgen. Bedingt ist dies durch ein dynamisches, sich ständig veränderndes Gleichgewicht im Verhältnis der Wesensglieder zueinander. Dabei entstehen Phasen, in denen das Verhältnis der Glieder zueinander sich so grundlegend verändert, dass wir von einer Metamorphose des Organismus sprechen können. Neue Fähigkeiten und Eigenschaften treten auf.

2.4.1 Wirkung der Organkräfte vom 1.–7. Lebensjahr

In der Wachstumsphase eines Kinds müssen z.B. die durchgestaltenden Kräfte besonders intensiv eingreifen, damit sie die äußerst aktiven zentrifugalen Wachstumskräfte begrenzen und beherrschen können. Um das siebente Lebensjahr, wenn sich die ersten neuen Zähne zeigen, ist ein erster Entwicklungsabschnitt vollendet. Ein Teil der Kräfte, die bisher im Wachstum und bei der Gestaltung der Organe tätig waren, werden nun frei. Sie gehen dadurch aber nicht verloren, sondern werden auf einer anderen Ebene wirksam. Sie entfalten sich im Seelisch-Geistigen und verleihen dem Kind die Fähigkeit der **Gedächtnisbildung** und anderer **Denktätigkeiten**. Jetzt erst kann das Kind bestimmte schulische Leistungen erbringen. Wird das Kind jedoch schon vorzeitig intellektuell gefordert, dann lösen sich u. U. die entsprechenden Kräfte zu früh von ihren Aufgaben beim Wachstum und bei den Organgestaltungen, was als Konsequenz bestimmte Organschwächen nach sich ziehen kann.

2.4.2 Wirkung der Organkräfte zwischen dem 14. – 20. Lebensjahr

Um das 14. Lebensjahr werden erneut Gestaltungs- und Organkräfte frei, da wiederum ein gewisser Abschluss in der körperlichen Entwicklung erreicht worden ist. Die frei werdenden Kräfte verwandeln sich und bilden nun die Grundlage für weitere seelische Fähigkeiten, die insgesamt als **Charakter** verstanden werden können. Nun entwickelt der junge Mensch die Fähigkeit zur **selbstständigen Urteilsbildung.** Er erlangt dadurch dasjenige, was in der Anthroposophie als **Erdenreife** bezeichnet wird.

2.4.3 Wirkung der Organkräfte ab dem 21. Lebensjahr

Um das 20. Lebensjahr geschieht der nächste Metamorphosenschub, wodurch wiederum Organbildungs-, Gestaltungs- und Konstitutionskräfte frei werden. Diese können nun in der **Sinnestätigkeit** und in der **individuellen Geisteshaltung** weitere Fähigkeiten ermöglichen.

Was beim Tier lebenslang als Lebenskräfte voll an seine Leibesorganisation gebunden bleibt und u. a. sein weisheitsvolles, instinktives Verhalten ermöglicht, ist beim Menschen nur in den ersten Lebensphasen ganz im Körperlichen wirksam. Danach verwandeln sich die frei werdenden Kräfte in seelische Fähigkeiten, die ihm im Denken, Fühlen und Wollen frei zur Verfügung stehen. Die seelischen Fähigkeiten des Menschen basieren also auf metamorphosierten Lebenskräften seines Organismus.

Beispiele der Verwandlung von Organ- in Seelenkräfte

Indem der Mensch sich seelisch-geistig weiterentwickelt, entstehen tiefgreifende Veränderungen innerhalb seiner funktionellen Dreigliederung wie auch entsprechend in seinem Wesensgliedergefüge. Bei besonderen Belastungen führt dies zu bestimmten Krisen und sogar zum Ausbruch von Erkrankungen.

Betrachten wir ein Beispiel, um die Zusammenhänge zu verdeutlichen. Bei einem Menschen vom Jupitertypus (➤ Kap. 2.5.4) verwandeln sich u. a. in der Jugend die Lebenskräfte der Leber vermehrt oder in besonderer Art in bestimmte seelische Fähigkeiten. Sie ermöglichen eine Charakterveranlagung, die sich u. a. durch eine besonders objektive Urteilsfähigkeit auszeichnet. Der Leber jedoch fehlen nun diese Kräfte für ihre Regeneration und damit entsteht hier eine Anfälligkeit für Erkrankungen. Die folglich auftretenden Schwächen müssen sich jedoch nicht unbedingt an der Leber selber als Krankheit äußern; hier kann die Schwäche u. U. noch kompensiert werden, indem von anderen Organen Kräfte herangezogen werden. Jedoch werden diese Organe durch den Kraftentzug in Mitleidenschaft gezogen und können dann selber erkranken; v. a. ist die Niere hierdurch häufig betroffen. Würde der Arzt nun allein die Niere behandeln, so erbrächte dies auf die Dauer keinen Erfolg.

Zeigt also ein Mensch bestimmte hervorragende oder spezielle seelisch-geistige Fähigkeiten, so ist dies für den erfahrenen Arzt ein Hinweis, von welchen Organen oder Organsystemen sie als metamorphosierte Kräfte abgezogen worden sind. Im gegebenen Fall genügt es für den Therapeuten, bestimmte besondere seelisch-geistige Fähigkeiten des Patienten zu erkennen, um die richtige Diagnose zu stellen. Bestimmte Krankheitsanfälligkeiten können so als die Kehrseite besonderer oder eigenartiger seelisch-geistiger Fähigkeiten angesehen werden. Das seelische und geistige, subjektive Verhalten des Patienten steht also nicht beziehungslos neben den Organerkrankungen, sondern ist das Resultat einseitig oder zu stark umgewandelter Lebensprozesse.

2.5 Pathologische Prozesse aus Sicht der anthroposophischen Medizin

Das Seelisch-Geistige taucht mit der Geburt in das Körperliche ein und erfährt dann während des Lebens Verwandlungen, um sich beim Tode schließlich wieder von ihm zu lösen. In jedem Alter liegt eine spezifisch andere Verbindung vor, die unter Belastungen zu bestimmten Krankheitsbildern führen kann und deswegen erkannt werden sollte.

2.5.1 Wesengliedergefüge und pathologische Prozesse

Anamnestische Fragen nach dem Wesensgliedergefüge

Bei der Anamneseerhebung wird der Arzt dem Patienten zunächst grundsätzliche Fragen stellen, um zu klären, wie die vier Wesensglieder zusammenwirken und von welcher Wesensebene das krankhafte Geschehen ausgeht, bzw. wo er therapeutisch eingreifen soll. In seinem ersten Kursus für Ärzte, der unter dem Titel „Geisteswissenschaft und Medizin" erschienen ist sowie in seinen heilpädagogischen Ausführungen gibt Steiner verschiedene Anamnesefragen an, um das Verhältnis der Wesensglieder untereinander zu erhellen. Erfragt werden z. B.

- **Alter:** Hier ist nicht nur das Alter selbst von Bedeutung, sondern auch die Tatsache, ob der Patient jünger oder älter erscheint, als es gemäß seinem Alter zu erwarten wäre.
- **Konstitution** (z. B. kurz und gedrungen oder lang und aufgeschossen, Augenfarbe, Haarfarbe – blond oder dunkel): Ergibt Hinweise über das Wirken des Ätherleibes.
- **Wachstumsverlauf in der Jugend:** Auch durch die Beurteilung der Wachstumsintensität in der Jugend lassen sich Hinweise über das Wirken des Ätherleibs und damit über funktionelle Störungen im physischen Leibe gewinnen.
- **Intensität des Traumlebens:** Ein zu starkes Traumleben weist dagegen darauf hin, dass die höheren Wesensglieder sich nicht allzu intensiv mit dem physischen Leib befassen.
- **Temperament** (träge oder fleißig, beweglich oder phlegmatisch): Am Temperament erkennt der Therapeut, wie träge bzw. wie beweglich der Ätherleib ist und wie sich entsprechend die höheren Wesensglieder verhalten
- **Kurz- oder Weitsichtigkeit:** Die Frage zu den Augen (kurz- oder weitsichtig) ergibt Hinweise, wie das Ich des Menschen sich zur Welt stellt.
- **Zahnwuchs und Zahnbeschaffenheit:** An dem Zahnbefund kann nach Rudolf Steiner überhaupt eine Gesundheitssignatur erkannt werden. Die Frage zum Zahnstatus ergibt gewisse Hinweise zur Beschaffenheit des Ätherleibs, d. h. ob und wo hier eventuell Schwächen vorliegen.
- **Vorlieben für bestimmte Geschmacksrichtungen** (z. B. salzig, süß, sauer, bitter): Aus der Bevorzugung einer bestimmten Geschmacksrichtung, z. B. des Salzigen, kann geschlossen werden, dass eine zu starke Verbindung der höheren Wesensglieder mit dem untersten Wesensglied vorliegt.
- **Schwindelsymptome bzw. Schwindelanfälligkeit:** Auch hieraus kann geschlossen werden, wie die oberen Wesensgliedern mit den unteren verbunden sind.
- **Absonderungen** (Art und Beschaffenheit der Schweiße): Liegt z. B. eine Störung in den Absonderungen vor, dann deutet dies auf eine Störung im Zusammenhalt des Ich und des astralischen Leibs mit dem Ätherleib und dem physischen Leib.

- **Lebensweise:** Hier öffnet sich ein weites Feld, um Konstitution, Temperament, Charakterveranlagung und geistige Verhaltensweisen näher zu erfassen.

Der Arzt versucht, durch diese Fragen festzustellen, wie sich beim Patienten die oberen mit den unteren Wesensgliedern verbunden haben und welche Bedeutung die einzelnen Wesensglieder für dessen Krankheit beizumessen ist. Damit ergeben sich Hinweise, in welche Richtung dann die eigentliche Diagnostik gelenkt werden soll.

Verschiedene Muster pathologischer Prozesse

Aus Sicht der anthroposophischen Medizin gibt es verschieden Disharmoniemuster, die es dem Arzt ermöglichen, Krankheitsstörungen in ihrer Beziehung zu den Wesensgliedern besser erfassen und beurteilen zu können.

Der Organismus kann Disharmoniemuster auf vier verschiedenen Ebenen zeigen:
- im körperlichen Bereich: Entzündung und Sklerose
- im funktionell-ätherischen Bereich: Hysterie und Neurasthenie
- im seelischen Bereich: Sympathie und Antipathie bzw. in ihrer Steigerung als Gier und Ekel
- und schließlich auf der Ebene des Ich, also im geistigen Bereich des Menschen: Extraversion und Introversion bzw. in ihrer Steigerung als Manie und Depression.

Diese vier Disharmoniemuster stehen repräsentativ für eine umfassende Vielfalt von Reaktionen und Symptomen. Ein einseitiges Überwiegen eines Disharmoniemusters geht zunächst mit gewissen Schwächen und Krankheitsdispositionen, dann in ihrem weiteren Verlauf mit funktionellen Störungen einher. Schließlich, wenn alle vier Ebenen betroffen sind und kein Ausgleich mehr möglich ist, tritt die eigentliche körperliche Erkrankung auf. Auf jeder Ebene herrscht in der jeweiligen Krankheitsphase ein Disharmoniemuster vor, wobei sich diese insgesamt in sehr differenzierter Art äußern können. So ergibt sich die enorme Vielfalt der Krankheitsbilder.

2.5.2 Disharmoniemuster der körperlichen Ebene

Auf der körperlichen Ebene verlaufen die Krankheitserscheinungen im Spannungsfeld von **Entzündung und Sklerose.** Diese verstehen wir als zwei Krankheitsdimensionen, zu denen sich die verschiedenen Symptome eines Einzelfalls in Beziehung setzen lassen. Sie ermöglichen so, von der Vielfalt der Symptome zu einem Gesamtbild der individuellen Erkrankung zu kommen.

Entzündung im gesamtheitlichen Geschehen

Nach Celsus umfasst der Entzündungsprozess die vier Qualitäten: Calor, Dolor, Tumor und Rubor. Sie zeigen die Wirkungsweise der vier Wesensglieder auf der körperlichen Ebene an.
- Die **Wärme** (Calor) ist das Wirkenselement des Ich.
- Der **Schmerz** (Dolor) entsteht dann, wenn ein zu starkes Bewusstsein in einem Organ auftritt, wie es normalerweise so nicht geschehen sollte; hierin äußert sich das verstärkte Eingreifen des Seelenleibes, des Astralleibes.
- Die **Schwellung** (Tumor) wird durch die Ansammlung von Flüssigkeit verursacht, welche das Wirkenselement des Ätherleibs ist und damit auf sein verstärktes Eingreifen hinweist.

- Schließlich ist die **Rötung** durch vermehrte Durchblutung und damit vermehrte Ansammlung von Erythrozyten im Entzündungsgebiet bedingt, was auf verstärkte Tätigkeit des hierarchisch untersten Wesensgliedes, des physischen Leibes, deutet.

Da die vier Wesensglieder in sich eine Polarität zwischen oben (Ich-Organisation und Astralleib) und unten (Ätherleib und physischer Leib) bilden, stellt ihr Wirken die Entzündung in ein entsprechend wechselhaftes Spannungsverhältnis. Unspezifische und humorale Entzündungsprozesse werden mehr vom oberen Pol aus geprägt, während rein zelluläre Entzündungsverläufe mehr vom unteren Pol aus impulsiert werden. Entsprechend weisen die verschiedenen Entzündungen unterschiedliche Qualitäten und Phasen auf.

Die Vielzahl der naturwissenschaftlichen Erkenntnisse zum Verständnis der Entzündungsabläufe weisen auf die Bedeutung der Unterscheidung von Selbst und Nicht-Selbst für den Organismus. Der Entzündungsprozess ist gegen das Nicht-Selbst gerichtet und soll das Selbst bewahren. Das Fremde als Nicht-Selbst muss hierbei jedoch nicht von außen in den Organismus eindringen, es kann sich auch im Sinne einer tartarischen bzw. salinischen Erkrankung durch Deformation und Blockaden bei der eigenen Substanzbildung entwickeln. Diese Substanzen sind so zwar nicht körperfremd, sie sind aber nicht mehr voll in die Ich-Organisation integriert. In den immunologischen Vorgängen setzt sich beim gesunden Menschen somit die Individualität auch auf zellulärer und molekularer Ebene durch. In dem individuellen Abdruck und in der individuellen Durchsetzung bis ins Physische des Organismus wird das Wirken der Ich-Organisation so als ein hierarchisch höheres Prinzip erkennbar. Immunologische Forschungen zeigen weiterhin, dass die Entzündung nicht nur ein zeitlich begrenztes pathologisches Geschehen ist, sondern ein fortwährender immanenter physiologischer Prozess. Immunologische Prozesse, und damit auch in ihrer umfassenderen Entsprechung Entzündungsprozesse, finden kontinuierlich mit rhythmischen Schwankungen statt. Nicht nur im Tageslauf schwanken sie, auch im Lebenslauf ändern sie ihre Intensität. In der Kindheit und Jugend sind sie intensiver ausgeprägt als im Alter. Hierauf beruht die Neigung von Kindern und Jugendlichen zu Entzündungskrankheiten, während diese im Alter abnehmen und daher in dieser Lebensphase sklerotische Krankheiten häufiger auftreten.

Sklerose im gesamtheitlichen Geschehen

Auch der zur Entzündung polare Prozess der Sklerose hat weitreichende Bedeutung.

Phänomenologisch liegt bei der Sklerose das Gegenteil zur Entzündung vor: Während die Entzündung als ein zentrifugaler, warmer, auflösender und reaktiver Prozess auftritt, haben wir mit der Sklerose einen zentripetalen, kalten, mineralisierenden und tolerierenden Prozess vor uns (▶ Abb. 2.3).

Wenn die Entzündung zur Wahrung des Selbst dient, wobei ein vorübergehender Formverlust wegen der Umbauvorgänge hiermit verbunden ist, so kann bei

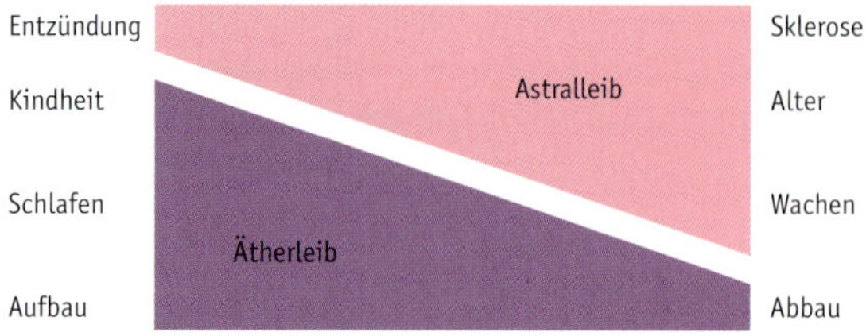

Abb. 2.3: Entzündung – Sklerose im Verlauf des Lebens und in der Polarität von Äther- und Astralleib. Im Alter ist das Ich vermehrt frei und sinnesartig tätig. Der Stoffwechsel neigt zur Sklerose. In der Kindheit und Jugend ist die Ich-Tätigkeit gebunden und im Stoffwechsel tätig. Während dieser Phasen herrschen daher Entzündungen vor.

sklerotischen Vorgängen Formwahrung wahrgenommen werden, die mit einem vorübergehenden Verlust des Reaktionsvermögens einhergeht. Die Sklerose bedingt, dass das Fremde im Organismus aktiv geduldet wird. Naturwissenschaftlich sind hiermit u. a. die verschiedenen Mechanismen der Immunsuppression bzw. der Toleranz verbunden. Ebenso wie die Entzündung stellt auch die Sklerose ein dem Organismus immanentes Geschehen dar, das erst bei Überwiegen klinisch manifest wird.

Entzündung und Sklerose in der individuellen Diagnostik

Der einzelne Krankheitsfall beinhaltet in der Regel eine spezifische Mischung von Reaktionen, die durch das Spannungsverhältnis von Entzündung und Sklerose bedingt sind. So äußert sich eine lokale oder Systemerkrankung in ihrem Verlaufe sowohl als Entzündungs- wie auch als sklerotische Erscheinungen. Bei der Diagnose und damit für die Therapiewahl ist die Beurteilung entscheidend, welche Prozesse ursächlich vorliegen und welche als Reaktion auftreten. Der Arzt muss also abklären, ob die Ursache z. B. einer entzündlichen Erkrankung wirklich primär entzündlicher Natur und entsprechend so zu behandeln ist, oder ob vielmehr eine sklerotische Grundtendenz vorherrscht und die Entzündung hierauf als Reaktion auftritt. Im letzteren Fall wäre eine ganz andere Therapie zu wählen.

Akut entzündliche Prozesse

Primär entzündliche Prozesse liegen v. a. bei **Kinderkrankheiten** und **Krankheiten im Jugendalter** vor, entsprechend der in diesem Altersabschnitt vorherrschenden Entzündungstendenz. Die in der Abheilungsphase auftretende Narbenbildung, Verschorfung und die abklingenden Prozesse sind Manifestationen einer einsetzenden reaktiven Abheilungsphase, also ein verstärktes Wirken von **zentripetalen Formkräften.** Können die zentripetalen Formkräfte des oberen Pols jedoch nicht genügend oder nicht rasch genug eingreifen, entwickelt sich die Entzündung zu einer akuten fieberhaften Erkrankung. Es tritt Benommenheit, Mattigkeit, Zerschlagenheit auf.

Die **Therapie** sollte in diesen Fällen darin bestehen, die höheren Wesenglieder zu entlasten, was durch Bettruhe, evtl. Wadenwickel geschieht und durch verschiedene medikamentöse Maßnahmen, wie z. B. Apis, Belladonna, Aconit, Eupatorium perfoliatum Gelsemium in tiefen Potenzen (z. B. D6) unterstützt wird. Das Fieber soll hierbei nicht unterdrückt werden, sondern allein in seiner Rolle als ein Teil der heilenden Selbstregulation des Organismus gefördert werden.

Chronisch entzündliche Prozesse

Auf der anderen Seite können Formkräfte – oder wie wir sie anfangs bezeichnet haben die Sal-Kräfte – in einem bestimmten Organ zu stark eingreifen. Es resultieren sklerotisierende Vorgänge, die zu Stockungen, Blockaden und Verhärtung führen. Ablagerungen oder Ausfällungen sind die Folge. Sie rufen reaktiv Entzündungen hervor. Dieses Geschehen löst Deformationen und Zerstörungen von Geweben aus. Diese Art von Entzündung ist also nicht die eigentliche Ursache der Krankheit sind, sondern allein ein vergebliches Bemühen, die vorwiegende Sklerose auszugleichen.

Der sklerotische Prozess, der der Krankheit zugrunde liegt, ist durch eine zu schwache Wärmeorganisation und das entsprechend nicht genügende Eingreifen der Ich-Organisation bedingt. Durch diese Schwäche können die reaktiven Entzündungen oft nicht in eine Heilphase übergeführt werden. Die Ich-Organisation greift nicht genügend durchgestaltend ein, und die Entzündungen können sich verselbständigen. Krankheiten, wie z. B. bei **Morbus Crohn** oder bei **rheumatischen Erkrankungen** sind hierfür Beispiele.

Die **Therapie** sollte in diesen Fällen daher nicht die Entzündungen einfach unterdrücken und so die ursächliche Sklerosetendenz noch fördern, sondern in subtiler Weise versuchen, der Sklerosetendenz durch Wärmeprozesse entgegenzuwirken und zugleich die Entzündungsprozesse unter die Kontrolle der Ich-Organisation zu bringen.

Das Disharmoniemuster der körperlichen Ebene umfasst die Pole Entzündung und Sklerose und damit das Verhältnis zwischen formenden verhärtenden und auflösenden umwandelnden Kräften. Toleranz, Verfestigung, Formung einerseits – Abwehr, Umbau, Auflösung andererseits.

2.5.3 Disharmoniemuster der funktionellen Ebene

Ist primär der Kräftebereich des Ätherleibes durch Krankheitsstörungen betroffen, dann treten diese als funktionelle Unregelmäßigkeiten auf. Erst in einer weiteren Phase führen sie zu den körperlichen Krankheiten mit den Symptomen der Sklerose oder Entzündung.

Funktionelle Krankheiten entstehen in einem gestörten Spannungsverhältnis zwischen oberem Sinnes-Nervenpol und unterem Stoffwechselpol. Das Spannungsverhältnis beinhaltet beim gesunden Menschen ein jeweils für Alter und Individualität spezifisch dynamisches Gleichgewicht.

- Bei der **Neurasthenie** wirken die Kräfte, die vom Kopfpol zum Stoffwechselpol herunterströmen und die in der Anthroposophie als Licht- und Wärmeäther bezeichnet werden, relativ oder absolut zu stark, was bestimmte funktionelle Krankheiten auslösen kann.
- Bei der **Hysterie** dagegen wirken die Kräfte vom unteren Pol, dem Stoffwechsel-Gliedmaßenpol, zum oberen Pol, dem Sinnes-Nervenpol, wiederum absolut oder relativ zu stark und führen zu entgegen gesetzten Krankheitsanlagen.

Die entsprechenden klinischen Symptome können jedoch bei beiden Krankheitsveranlagungen sehr ähnlich sein. Dies macht ihre Beurteilung so schwierig. Z. B. können Kopfschmerzen auf hysterischer wie auch neurasthenischer Veranlagung beruhen. Für die Therapie ist es daher unerlässlich zu erkennen, ob eine hysterische oder neurasthenische Veranlagung der Erkrankung zugrunde liegt. Zur Beurteilung der Symptomatik müssen also durchwegs noch weitere Aspekte des Patienten berücksichtigt werden.

Tab. 2.1: Die Prägung der Geistes-Gemütssymptomatik einerseits vom Sinnes-Nervensystem und andererseits vom Stoffwechselgliedmaßensystem.

Nerven-Sinnessystem	Stoffwechselsystem
Kopfpol	Bauch-Gliedmaßenpol
„Eichhörnchen-Typus“	„Kuh-Typus“
Denken/Ruhe/Distanz	Wollen/Bewegung/Distanzlosigkeit
Kälte/Introversion	Wärme/Extravertiertheit
Wachheit der Sinne	Verlebendigung der Sinne
Pedanterie	Großmut
Antipathie zur Umwelt	Sympathie zur Umwelt

Zur Unterscheidung der beiden Krankheitsdispositionen ist es hilfreich, sich zunächst ein Gesamtbild zu erarbeiten, indem die Disharmoniemuster auf anderen Wesensebenen ebenfalls berücksichtigt werden. Wesentliche Aspekte sind hierzu in den ➤ Tabellen 2.1 bis 2.3 zusammengefasst. Die ➤ Tabelle 2.1 charakterisiert an einigen Beispielen das unterschiedliche Wirken des Kopfpols gegenüber demjenigen des Stoffwechselpols. In der ➤ Tabelle 2.2 sind für die verschiedenen Wesensebenen die entsprechenden Krankheiten aufgeführt. Die umfassende Bedeutung der beiden Krankheitsdispositionen wird so deutlich. In den folgenden Kapiteln bzw. bei den einzelnen Monographien werden wir daher immer wieder auf diese Aspekte eingehen.
Kann also der Arzt ein Disharmoniemuster allein an Hand der klinischen Symptomatik nicht genügend beurteilen, dann sollte er das seelische Verhalten des Patienten genauer erfassen.

Tab. 2.2: Umfassende Zusammenstellung der Krankheitsaspekte unter dem Aspekt der Hysterie und Neurasthenie, unter Einbezug der 12 Konstitutions- und Weltanschauungstypen (➤ Kap. 2.5.5).

Hysterie	Neurasthenie
Nerven-Sinnespol/Geistiger Bereich/ Weltwahrnehmung, Weltanschauung und Einstellung	
Extraversion, Vertreter der oberen Weltanschauungen, Verlebendigung der Sinne	Introversion, Vertreter der unteren Weltanschauungen, Kühle, Wachheit der Sinne
Seelischer Bereich	
Sympathie zur Umwelt, Distanzlosigkeit, Großzügigkeit, romantisch, geduldig, optimistisch, euphorisch, lustbetont, mit sexuell getönter Symptomatik, Wahnsinn, ideenflüchtig, verliert sich in Einzelheiten	Antipathie zur Umwelt, Distanziertheit, pedantisch, kühl, nüchtern, aggressiv, Schwarzseher, fürchtet drohende Gefahr, exzessive Nervosität, Missmut, Depression, Angst, Zwangsneurose
Funktioneller Bereich	
Nachtschweiß, Schweiß bei geringer physischer Anstrengung, Hypotonie, Durchfall, Reizhusten, Herzklopfen, Arrhythmie, Müdigkeit, Migräne, Schulkopfschmerz, Aphonie, Bettnässen, Zähneknirschen im Schlaf (Bruxismus)	Übel riechender Tagesschweiß, Asthma, bei Kindern vor allem nachts, nachts schlaflos, morgens müde, Verstopfung, plötzlich kommende und gehende neuralgische Schmerzen, Empfindlichkeit gegen Luftzug, Zähneknirschen im Wachzustand, irritables Kolon

Tab. 2.2: *Fortsetzung*

Hysterie	Neurasthenie
Prozessual-organischer Bereich	
– Allergische Reaktionen vom Spättyp; zellulär betonte Immunantwort; Allergien in Verbindung bakterieller und virusbedingter Infektionen – Tuberkulose, Aids – Kontaktekzeme, Impetigo, Psoriasis, schuppende und juckende Ekzeme Akne, Acne rosacea, Lupus erythematodes, Vitiligo – Morbus Hodgkin, chronische lymphatische Leukämie – Bronchitis, Angina – Colitis ulcerosa – Pubertätsgingivitis, Parodontose – Iritis, Keratitis – Basedow, Ulzerationen am Kehlkopf, aufsteigende Harnwegsinfekte – Fettleber – Pyelonephritis – Morbus Boeck – Diabetes mellitus	– Allergische Reaktionen vom Soforttyp, Typ I, humoral betonte Immunantwort – Atopie, Heuschnupfen, Urticaria, Neurodermitis, nässende Ekzeme, Windeldermatitis, Gesäßekzeme – Sinusitis mit Verstopfung der Nase, Bleichsucht und schlechtes Gedeihen der Kinder – Morbus Crohn – Cox- bzw. Gonarthrose – Glomerulonephritis – Pemphigus vulgaris – Morbus Bechterew – Erythema nodosum – Gehörsturz – Rheumatoide Arthritis – Thyreoiditis
Modalitäten	
– Besserung durch Bewegung; Besserung in Gesellschaft; besser im Gebirge – Schlimmer durch die geringste geistige Anstrengung, Eiweißernährung verschlechtert, Kohlenhydraternährung bessert	– Besser durch Ruhe, besser durch geistige Anstrengung und Konzentration, besser am Meer, Besserung wenn allein; Kohlenhydrate – Verschlimmerung durch Berührung
Konstitution	
Phosphor-, Sulfur-, Ferrum-, Aurum-Konstitution, gezähnelte Schneidezähne	Conchae-, Arsen-, Plumbum-, Quarz-, Natrium muriaticum-, Fluor-Konstitution

Tab. 2.3: Auflistung der Heilmittel gemäß ihrer therapeutischen Beziehung zu hysterischen und neurasthenischen Erkrankungen.

Hysterie	Neurasthenie
– Heilmittel-Kompositionen (Solutio-„Prozess Präparate“)	– Heilmittel-„Substanzpräparate“ (z. B. Gencydo)
– Absinthium/Resina Laricis	– Acida
– Astragalus exscapus	– Aconitum napellus
– Aurum	– Aesculus
– Berberis aquifolium	Apis
– Betonica	– Apis cum Levistico
– Bryophyllum	– Argentum nitricum
– Bufo rana	– Arsenicum album
– Cyclamen	– Asa foetida
– Dulcamara	– Barium
– Ferrum	– Bismutum
– Ferrum hydroxydatum	– Bryonia
– (Formica)	– Cactus grandiflorus
– Lachesis	– Conchae
– Lycopodium	– Fluor
– Melissa	– Fluor

Tab. 2.3: *Fortsetzung*

Hysterie	Neurasthenie
– Mercurius – Phosphorus – Prunus spinosa – Pulsatilla – Rhus toxicodendron – Rosmarinus – Sulfur	– Formica – Gencydo – Kalium bichromicum – Magnesium – Myrrhe – Natrium muriaticum – Nux vomica – Plumbum – Quarz – Realgar – Sepia – Spigelia – Stannum – Staphisagria – Succinum – Thuja

Merkmale seelischer Verhaltensweisen

Auf der seelischen Ebene entsteht durch das Zusammenwirken der oberen und unteren Ätherarten die Polarität von Sympathie und Antipathie. Hier zeigt sich, wie eng der Ätherleib mit dem seelischen Verhalten verwoben ist.

- Mit dem **Vorherrschen der unteren Ätherarten,** also des chemischen und des Lebensäthers, wird die Seele von Kräften durchzogen, die Sympathie und Anteilnahme zur Umwelt entstehen lassen bzw. verstärken. Der Patient zeigt eine optimistische Grundeinstellung zur Welt.
- **Steigern** sich die **unteren Ätherkräfte** in ihrem Wirken nach oben, wie dies im Krankheitsfall einer Migräne auftreten kann, dann exaltiert die Sympathie phasenweise zur Euphorie. Dieser Zustand erschöpft sich jedoch mit der Zeit und schlägt in sein Gegenteil um. Die euphorische Phase wird durch eine Phase der Niedergeschlagenheit und der Erschöpfung abgelöst.

Zum grundsätzlichen Verständnis der **Hysterie** hat Steiner als beispielhafte Erkrankung die Tuberkulose angegeben. In der Tuberkulose sieht Steiner ein absolutes oder relatives Übergewicht der unteren Ätherarten gegenüber den oberen Ätherarten. Die prinzipielle Natur dieser Erkrankung in Beziehung zur Hysterie wurde ebenfalls von dem Homöopathen T. Kent – unter ganz anderen Voraussetzungen als bei Steiner – intuitiv erkannt. Er hat das Krankheitsbild der Hysterie durch Erstellen des Arzneimittelbildes zur Nosode Tuberkulinum in Selbstversuchen und durch therapeutische Erfahrungen erarbeitet. In diesem Arzneimittelbild sind alle die Erkrankungen aufgeführt, die durch ein absolutes oder relatives Übergewicht der unteren Ätherarten gegenüber den oberen Ätherarten bedingt sind. Es belegt damit quasi experimentell, welche Krankheitsformen zur Hysterie im anthroposophischen Sinne zu zählen sind. Der Hinweis Steiners auf die zentrale Rolle der Tuberkulose zum Verständnis der Hysterie wird so auch aus einer ganz anderen Sicht bestätigt.

Herrschen beim Patienten die oberen Ätherarten – der Wärme- und der Lichtäther – vor, wird die Seele mit antipathischen Gefühlsregungen durchzogen. Der Patient kennzeichnet sich durch eine pessimistische, kritische Grundeinstellung und durch ein abweisendes Verhalten zur Umwelt aus. Der so veranlagte Mensch ist argwöhnisch, kann nichts „schlucken“, erlebt seine Umwelt in psychischer Kälte und Distanz. Er ist eher phantasielos, nüchtern-klar und neigt zur Introversion.

Auswirkungen hinsichtlich der Identitätsbildung

Ein Ungleichgewicht der beiden Pole zueinander erschwert zudem das eigentliche **Identitätserleben** im Menschen. Warum? Eine gefestigte Gefühlsmitte entsteht durch ein ausgeglichenes Ineinanderwirken der oberen und unteren Ätherarten und lässt erst so ein sicheres Identitätserleben in der Seele entstehen. Beide funktionellen Abweichungen – die Hysterie und die Neurasthenie – bedingen daher eine Unsicherheit im Erleben der eigenen Identität. Dies führt häufig zu **kompensatorischen Reaktionen** des Patienten. Je nach Veranlagung bedient er sich dabei, meist unbewusst, verschiedener Verhaltensweisen.

- Zur Kompensation des körperlichen Eigenerlebens wird der **Hysteriker** z. B. Schokolade und andere Süßigkeiten bevorzugen. Kompensatorische Verhaltensweisen im Seelischen äußern sich beim Hysteriker v. a. durch Anhänglichkeit, wenn nicht sogar Hörigkeit gegenüber bestimmten Menschen.
- Um sein körperliches Eigenerlebnis und damit auch sein Identitätsgefühl zu steigern bzw. zu konsolidieren, wird der **Neurastheniker** eher nach sauren oder scharf gewürzten Speisen verlangen. Hinsichtlich der seelischen Verhaltensweisen findet der Neurastheniker Genugtuung darin, bestimmte Menschen abschätzig herabzustufen, evtl. bei passender Gelegenheit sogar sie vor anderen Menschen bloß zu stellen. Indem er andere erniedrigt, fühlt er sich selber erhöht. Beide Verhaltensweisen bezwecken, zu einem gesteigerten Ich-Erlebnis zu kommen, um den eigenen Mangel an Identitätserleben zu kompensieren.

Ein Vergleich zur traditionellen chinesischen Medizin (TCM) zeigt, dass die beiden Krankheitsanlagen Hysterie und Neurasthenie analog das beinhalten, was in der TCM unter Yin/Yang verstanden wird. Die oberen Ätherarten entsprechen dem Wirken der Yang-Ströme und die unteren dem der Yin-Ströme. In der Regel haben beim Mann die oberen Ätherarten gegenüber den unteren Übergewicht, bei der Frau ist es umgekehrt. Folglich treten neurasthenische Erkrankungen häufiger beim Mann auf als bei der Frau, wogegen hysterische Erkrankungen häufiger bei der Frau als beim Mann zu beobachten sind. Entsprechend werden in der TCM die Yang-Ströme dem Männlichen und die Yin-Ströme dem Weiblichen zugeordnet.

Migräne als Beispiel einer hysterischen Erkrankung

Bei der Verdauung werden die Stoffwechselprozesse in ihrer Vitalität und Eigendynamik von den Kräften des oberen Nerven-Sinnes-Systems begrenzt. Geschieht dies zu schwach, entwickelt sich eine zu starke Vitalität im Stoffwechselbereich. Bei Belastung führt dies zu Unregelmäßigkeiten, wie z. B. Motilitätsstörungen des Darms, Blähungen, Durchfall oder allgemeinem Unwohlsein. Dieses Ungleichgewicht, welches wir Hysterie bezeichnen, kann sich weiterhin steigern.

Die rhythmische Mitte vermag dann zwischen beiden Polen keinen Ausgleich mehr zu bewirken. Hieraus resultiert ein Überhandnehmen der Stoffwechselprozesse auch dort, wo eindeutig Nerven-Sinnes-Tätigkeit vorherrschen sollte, nämlich im Gehirn. Stoffwechselprozesse wirken zu stark in den Kopf hinauf, und es entstehen reaktiv die Beschwerden einer Migräne.

Im Flimmerskotom äußert sich die Überflutung des Nerven-Sinnessystems mit humoraler Stofflichkeit, und es kommt zur Entzündung und Ödembildung in bestimmten Bezirken des Gehirns und damit z. B. zum passageren Sehausfall. Mit Beginn der Schmerzphase treten diese Symptome meist zurück. Der Schmerz entsteht durch die reaktiv und zu tief eingreifenden Kräfte des oberen Pols, die das Gleichgewicht wiederherzustellen versuchen. Auch der Krampf und das Erbrechen sind mit dieser Reaktion verbunden.
Mit der Migräne sind auch bestimmte **seelische Verhaltensweisen** verbunden, die bei aller Verschiedenartigkeit bestimmte charakteristische Tendenzen erkennen lassen: Der Migränepatient ist weniger abgegrenzt zur Umwelt, emotional verletzlicher und z. T. auch seelisch unausgeglichener als ein gesunder Mensch. Die Extraversion des Migränepatienten führt dazu, dass er eher kontaktfreudig ist und sich in Gesellschaft wohl fühlt. In seinem Verhalten zeigt er etwas Verbindliches und selten Aggressionen. Im typischen Fall kann bei der Anbahnung eines Migräneanfalles ein verstärkter Aktivitätsdrang und ein eher euphorisch geprägtes Verhalten auftreten. Bei längerer Erkrankung ändert sich oft grundlegend das charakterisierte Verhalten, und der Patient leidet dann mehr unter depressiven Verstimmungen. In diesem Falle ist es für den Arzt bedeutsam zu wissen, wie der Patient sich vor seiner Erkrankung und zu Beginn der Erkrankung verhalten hat.

Heuschnupfen als Beispiel einer neurasthenischen Erkrankung

Bei Überwiegen des Nerven-Sinnespols herrscht im Organismus die Sinnes- gegenüber der Stoffwechseltätigkeit vor. Dem Heuschnupfen z. B. liegt diese Disposition zugrunde. Die periphere Sinnestätigkeit beim Patienten ist gesteigert und es findet ein ungenügender Ausgleich durch Stoffwechselprozesse statt. So entsteht lokal an den Nasen- und Augenschleimhäuten eine erhöhte Empfindlichkeit.

Diese Lokalisation ergibt sich durch die ebenfalls vermehrten, von den Nieren ausstrahlenden Formkräfte, die in die Peripherie des Organismus wirken und hier Stockungen im Astralleib verursachen (➤ S. 118). Bei besonderer Belastung, z. B. durch Blütenpollen im Frühling, reagiert der Organismus in diesem Bereich mit Entzündung und wässriger Sekretion. Die Entzündungsprozesse und die starke Sekretion sind also nicht die eigentliche Ursache des Heuschnupfens. Sie sind vielmehr als die reaktiven Symptome anzusehen in Folge des funktionell-dynamischen Ungleichgewichts bei gleichzeitiger starker Nierenstrahlung.
Auf der **seelischen Ebene** entspricht dem folgendes Verhalten: Der Heuschnupfenpatient zeichnet sich durch ein schnelles Reaktions- und Auffassungsvermögen aus und ist u. U. sehr schlagfertig. Gemäß den antipathischen Grundkräften des oberen Pols hat er eine eher pessimistisch-kritische und distanzierte Einstellung zur Umwelt (➤ oben, ➤ Tab. 2.2). V. a. Erregbarkeit und Nervosität sind bei ihm zu beobachten. Auffallend ist auch oft die reichliche Schweißabsonderung bei kühler und feuchter Haut. Häufig klagt er über kalte Hände und Füße, sowie Frösteln im Rücken.
Bei genauer Beobachtung wird deutlich, dass die Sinnestätigkeit nicht nur beim Heuschnupfenpatienten, sondern überhaupt beim Neurastheniker – bei ihm ohnehin intensiviert – die verstärkten Ausscheidungs- und Abbauprozesse des Organismus be-

dingt. Mit der **gesteigerten Sinnestätigkeit** tritt im ganzen Organismus eine vermehrte Abscheidung auf. Nicht nur die Schleimhäute des Magen-Darm-Traktes sind hiervon oft betroffen, sondern z. B. auch die der Nase und der Augen (Bindehaut-Entzündungen); allergische Erkrankungen mit starker Sekretion können auftreten. Auch die Schleimhäute des Urogenitaltraktes können in Mitleidenschaft gezogen und sich als entsprechende Krankheitsbilder der Nieren und/oder der Gebärmutter manifestieren. Kommt es zur chronischen Phase, treten Organerkrankungen mit Verhärtungsprozessen auf.

Hinweise zur Arzneimittelwahl

Wie die Krankheitsbilder entsprechend ihrer zugrunde liegenden Disposition im Sinne von Hysterie und Neurasthenie gruppiert werden können, so lassen sich auch zahlreiche Heilmittel entsprechend einordnen. Auch hierbei helfen uns die homöopathischen Arzneimittelbilder, um die verwandtschaftlichen Beziehungen zwischen Arzneimittel und funktioneller Disposition aufzuzeigen.

- Wenn es im homöopathischen Arzneimittelbild heißt, dass Bewegung die Beschwerden bessert, Ruhe dagegen verschlimmert, dann spricht dieses Arzneimittel primär den Stoffwechsel-Gliedmaßenbereich im Organismus an und ist bei hysterischen Erkrankungen indiziert. Rhus toxicodendron ist hierfür ein Beispiel.
- Wird dagegen im Arzneimittelbild aufgeführt, dass Ruhe bessert, Bewegung dagegen verschlimmert, dann gehört dieses Arzneimittel auf die neurasthenische Seite. Dies trifft z. B. bei Bryonia zu.
- Bei pflanzlichen Präparaten bestätigt sich dann wieder häufig, dass Wurzelpräparate mehr neurasthenische Erkrankungen ansprechen, während hysterische Erkrankungen besser auf Blüten- oder Krautpräparate reagieren.

Das Disharmoniemuster der funktionellen Ebene umfasst die Pole Neurasthenie und damit das Verhältnis zwischen dem Wirken des oberen und des unteren Pols.
- Oberer Pol: Distanz; Licht- und Wärmeäther
- Unter Pol: Hingabe; Chemischer und Lebensäther

2.5.4 Disharmoniemuster der seelischen Ebene

Auf der seelischen Ebene sind die Kräfte im Spannungsfeld **Sympathie** und **Antipathie** bzw. in ihrer Steigerung von Gier und Ekel vorherrschend.

Die Anthroposophie geht davon aus, dass Seelenkräfte auf umgewandelten Gestaltungs- und Organkräfte beruhen und diejenigen Kräfte, die unser Denken, Fühlen und Wollen ermöglichen, ursprünglich als Aufbauprozesse des Körpers und seiner Organe tätig waren. In dem Moment, wo der Aufbau einen gewissen Abschluss erreicht hat, können sich diese Kräfte in seelische Fähigkeiten umwandeln.

Aus diesem Grund werden wir zur Beschreibung der Seelenkonfiguration auch immer wieder auf Organprozesse verweisen und die entsprechenden Beziehungen schildern.

Die Farben unserer Seelenstruktur ergeben unseren Charakter, der durch bestimmte Grundkräfte des Astralleibes bedingt ist. Der Astralleib erfährt seine besondere individuelle Entwicklung zwischen dem 14. und 21. Lebensjahr. In dieser Phase wird das Innenleben wie das Verhalten nach außen in hohem Maße durch das Freiwerden bisher organisch gebundener Gestaltungskräfte geprägt. So entwickeln sich nun die speziellen Vorlieben wie auch Abneigungen, Hemmungen und Aggressionen, familiäre Loslösungen und neue Bindungen, eine selbstständige Urteilsbildung, eine schicksalhafte Sexualität und ein neues Rollenverständnis. Insgesamt machen diese Veränderungen das Verhältnis der jungen Menschen zur Umwelt oft so problematisch und verändern es grundlegend.
Um mit dem seelischen Disharmoniemuster konkret in der Diagnose und Therapie umgehen zu können, bedarf es noch einer weiteren Differenzierung. Hierauf wollen wir eingehen.
Als konstitutives Element weist der Astralleib Beziehungen zur Siebenheit der sogenannten Hauptplaneten – Saturn, Jupiter, Mars, Sonne, Venus, Merkur, Mond – auf. Er wird von ihnen geprägt und so können wir ideell sieben Charaktertypen unterschieden. Nach den Forschungen Steiners sind die meisten Menschen in ihrem Astralleib von einer bestimmten Planetensphäre besonders geprägt, so dass der Betroffene den entsprechenden Charaktertyp aufweist. In einzelnen Fällen kann ein Charakter auch durch intensives Zusammenwirken mehrerer Planeten bedingt sein.

Charakter und Temperament

Um das Besondere eines Charakters zu erkennen, ist es wichtig, zwischen Temperament und Charakter zu unterscheiden. Einzelne Charaktertypen gleichen nämlich einem bestimmten Temperament, wie beispielsweise der Saturntyp (Charakter) dem Melancholiker (Temperament). Auch kann ein bestimmter Charaktertypus durch ein gleichgerichtetes Temperament verstärkt werden, während er durch ein gegensätzliches überdeckt wird. So betont das melancholische Temperament den Saturncharakter, während das sanguinische ihn ganz oder zeitweise überdeckt, scheinbar sogar aufheben kann.

- Da dem **Temperament** eine bestimmte Struktur des Ätherleibes zugrunde liegt, beinhaltet es u. a. auch ein pulsierendes Zeitelement. Es kommt daher mehr in spontanen Reaktionen zum Ausdruck. Der Charakter dagegen ist dem Astralleib verwoben und besitzt dadurch eine Stimmungsqualität, in welcher sich das Ich bewusst manifestieren kann.
- Der **Charakter** beeinflusst bewusste Entscheidungen, die für die Biographie wie z. B. in der Wahl des Berufs oder des Lebenspartners bedeutsam sind. Daher werden Lebenskonflikte, die im Beruf oder in der Partnerschaft entstehen und von besonders schicksalshafter Bedeutung sein können, mehr durch die Charakterveranlagung als durch das Temperament bestimmt.

Der Arzt kann das Temperament v. a. am Augenausdruck und an den spontanen Reaktionen des Patienten erkennen, den Charakter dagegen an der Tonart der Stimme und in der speziellen Biographie des Patienten.
Betrachten wir nun die einzelnen Charaktertypen, beginnend mit dem Saturntypus.

Saturntypus

Seine Seelenstruktur wird besonders durch die in seinem Organismus wirkenden **Bleiprozesse** geprägt. Er zeichnet sich aus durch Treue, begriffliches Denken und Tiefsinnigkeit. Seine **ernste Seelenstimmung** sucht in allem nach dem Sinn. Dabei erfasst er stets schnell das Prinzipielle, Wesentliche einer Situation. Auf der anderen Seite besteht die Gefahr, dass er alltägliche Belange und ihre Vielfältigkeit nur abstrakt und damit wirklichkeitsfremd erlebt.

Ein Beispiel für die Wirklichkeitsentfremdung des Saturntypus ist der Fachspezialist. Dieser übersieht sein Fachgebiet souverän und weiß eine Unmenge mehr oder weniger wichtiger Einzelheiten, doch auf anderen Gebieten, z. B. in alltäglichen Belangen, ist er oft hilflos und verloren. Er möchte – gelegentlich in pedantischer Weise – allem auf den Grund gehen und vertritt meist seine Ansichten äußerst konsequent. Dabei nimmt er auf ungewohnte Umstände keine Rücksicht und kann so leicht in ein rechthaberisches Gehabe verfallen. Mit der Zeit kann ihm die Umwelt nichts mehr recht machen, und er hat an allem etwas zu kritisieren.

Sein Gemüt ist niemals sorglos, fröhlich, unbekümmert jung, sondern immer, von Kind auf, von Ernst, Tiefe und Verantwortungsgefühl geprägt. Durch die Abstraktheit seiner Vorstellungswelt erkaltet jedoch mit der Zeit sein Gefühlsleben, und es kommt zu Kontaktarmut und innerer Einsamkeit. Sobald sich der Saturntypus mit der ideellen Seite der Welt verbindet und seine eigenen Probleme zurückzustellen vermag, entwickelt er eine große **Begeisterungsfähigkeit** und nimmt zur Verwirklichung seiner Ideen Opfer bereitwillig auf sich.

Mondentypus

Entgegengesetzt dem Saturntypus verhält sich der Mondentypus, der besonders von den im Organismus ablaufenden **Silberprozessen** beeinflusst wird. Bei ihm sind es nicht abstrakte Begriffe, Prinzipien oder Ideen, in welchen seine Seele aufgeht, sondern Bilder, Situationen und Fantasien. **Überbordende Fantasiekräfte** prägen sein Seelenleben. Dieser Menschentypus hat etwas Gedeihliches an sich. Er ist sehr naturverbunden und liebt Tiere und Kinder. Dem Familienleben ist er darum besonders zugetan, weil die Familie für seine Seele etwas Konkretes, ihn Erfüllendes bedeutet. Er kann die wunderbarsten Geschichten erzählen, kann sich auch vollständig in die Kinderwelt hinein leben. Überhaupt erlaubt ihm seine Fantasie, fremde Situationen in äußerst lebendiger Weise nachzuempfinden. Eine solche Veranlagung neigt aber auch dazu, sich eine Phantasiewelt zu erbauen, welche die eigenen bewussten und unbewussten Sehnsüchte und Wünsche zum Inhalt hat. Damit begibt sich der Mensch im Grunde jedoch in eine Scheinwelt. Deshalb ist es auch die Welt der Medien, besonders Film und Fernsehen, welche den Mondentypus in besonderer Weise ansprechen. Diese Scheinwelt kann sogar zum Lebensinhalt werden; der Mondentypus wird dann danach streben, selbst im „Zentrum des Glamours" zu stehen. Die Gefühlswelt hat so nur sich selber zum Mittelpunkt, und wiederum entsteht Isolierung gegenüber den Mitmenschen, die innere Einsamkeit und Leere nach sich zieht.
Werden dagegen die Silberkräfte vom Ich in der richtigen Weise – als bildhafter Ausdruck geistiger Potenzen – ergriffen, nicht nur als Wunschträume oder Abdrücke der Außenwelt, dann können sie in schöpferische Kräfte umgewandelt werden.
Der Begeisterungsfähigkeit des Saturnmenschen entsprechen beim Mondcharaktertypus die schöpferischen Kräfte. Hierbei kann wirkliche Gefühlswärme entstehen, die die Scheinwelt überwindet und dem Menschen wieder einen erfüllenden Lebenssinn gibt.

Jupitertypus

Beim Jupitertypus treten neue Motive in den Vordergrund des Seelenlebens, das hier von zwei polaren Aspekten geprägt ist. Die **Zinnprozesse** im Organismus veranlagen das abwägende Denken und eine damit verbundene Urteilsfähigkeit. Unter ihrem

Einfluss entwickelt sich der ausgewogene Charakter, der nicht Empfindungen hingegeben ist, sondern besonnen zu handeln vermag. **Ausgeglichenheit** im Denken, Fühlen und Wollen ist somit charakteristisch für den Jupitertypus. Diese Ausgewogenheit ist jedoch nicht selbstverständlich, sie muss errungen werden, und zwar durch die Aktivität des Ich zwischen entgegen gesetzten Seelenkräften. Im Denken sind solche beispielsweise Intellektualität und Intuition; befinden diese sich im Gleichgewicht, dann ergänzen sie sich zu weisheitsvoller Einheit. Wenn es aber dem Jupitermenschen nicht gelingt, zwischen den polaren Kräften seiner Seele einen Ausgleich zu schaffen, dann kann z. B. die Intellektualität die Oberhand gewinnen und allein bestimmend werden. Da zudem der Jupitercharakter besonders befähigt zum Denken ist, erlebt er durch diese Fähigkeit seine Überlegenheit über andere. In seinem Seelenleben können sich Gefühle der Arroganz, Anmaßung, Überheblichkeit einschleichen. Er kann herrschsüchtig werden und das Recht auf Machtausübung als selbstverständlich beanspruchen. Dies ist eine Schattenseite des Jupitercharakters und das eigentliche Krisenmotiv in der Biographie eines solchen Menschen.

Merkurtypus

Im Gegensatz zum Jupitercharakter besteht beim Merkurtypus nicht die Gefahr, dass die eine mehr äußerliche Seelenveranlagung die inneren Seeleninhalte zu beherrschen versucht, sondern hier bleiben die beiden unterschiedlichen Seelenveranlagungen nebeneinander bestehen. Beim ihm geht es auch nicht um den Ausgleich dieser polarer Seeleninhalte, sondern um ihren **Austausch und ihre Verwandlung.** Der Merkurcharakter führt ein Tag- und ein Nachtleben, wobei er jeweils seine polaren Seelenveranlagungen auslebt. Er hat gleichsam zwei Seelen in seiner Brust. Entsprechend weist dieser Charakter äußerste Wechselhaftigkeit auf. Er schlüpft sozusagen in immer neue Rollen und vermag ohne weiteres widersprüchliche Standpunkte gleichzeitig einzunehmen. Dies ist aber auch die Grundlage dafür, dass er die besondere Gabe hat, vermittelnd und konfliktlösend zu wirken. Wenn er sich nicht in den verschiedenen Rollen verliert, erkennt er hinter den wechselhaften und wandelbaren Gegebenheiten das Wesentliche. Aus dieser Seelenqualität heraus kann sich bei ihm der echte Humor bilden, der befreiende Eigenschaften besitzt.

Marstypus

Beim Marstypus, der die **Eisenprozesse** in seinem Organismus besonders stark ausgebildet hat, und beim **Venustypus,** der insbesondere von den **Kupferprozessen** beeinflusst wird, richten sich die Seelenmotive ganz auf die Außenwelt, sie gestaltend oder sie hinnehmend. Dabei ist der Charakter des Marstypus durch Aggressivität geprägt; er ist der Willensmensch schlechthin, der sich unter allen Umständen behaupten will. Er greift initiativ in die Umwelt ein, um sie nach seinen Ideen zu verwandeln; er braucht die Umwelt sozusagen als Widerstand, um seine Gestaltungskräfte entfalten zu können. Wie das Eisen erst durch den Kohlenstoff hart und zu Stahl wird, so braucht der Eisenmensch die Widerstände, den Kampf, um seinen Willen zu stählen. Hierbei lässt er sich jedoch leicht von seinem Selbstbestätigungsdrang fortreißen, und es fehlt ihm häufig an Objektivität, um seine eigenen, meist nüchtern-banalen Motive zu durchschauen. Er provoziert Widerstände um ihrer selbst willen, wird so zum Haudegen, der sich überall Feinde schafft.

Venustypus

Auch beim Venuscharakter steht die Beziehung zur Umwelt im Mittelpunkt des Seelenlebens, nur in vollkommen anderer Weise. Nicht Selbstbehauptung, sondern **Selbsthingabe** ist bei ihm das Leitmotiv der Seele. Durch den Einfluss der Venussphäre lebt in seiner Seele eine Ahnung von göttlicher Vollkommenheit und Schönheit und bedingt ein unstillbares, hingebungsvolles Sehnen danach. Aber die Sehnsüchte des Venustypus können durch die trivialen Versuchungen aus der Alltagswelt usurpiert werden. Seinen Seelenkräften fehlt häufig die Objektivität, er lässt sich viel zu gerne täuschen und erkennt nicht die Gefahr der Versuchung als solche.
Das gemeinsame Seelenmotiv des Mars- oder Venuscharakters ist daher die ständige Gefährdung der Selbstseinsbewahrung. Beide wenden sich der Umwelt voll zu, ja, leben in dieser Zuwendung zur Umwelt. Darum ist ein ständiges Bemühen, in der Zuwendung nicht das Selbst zu verlieren, für diese beiden Menschentypen unabdinglich.

Charaktertypen

Während also beim ersten Planetenpaar (Saturn – Mond) Zentrum bzw. Hülle für die geistige Ich-Wesenheit geschaffen wird, beim zweiten Paar (Jupiter – Merkur) dieser abgeschlossene und einheitliche Bereich sich in innere und äußere Gegensätze formiert und beim dritten Paar (Mars – Venus) der Austausch zwischen der Innen- und der Außenwelt gewährleistet ist, fasst schließlich der Sonnentypus in seiner Charakterveranlagung diese drei Aspekte zusammen und überbrückt sie. Dies ist möglich, weil hier Zentrum und Umkreis zusammenfallen.

Sonnentypus

Der Sonnenmensch – geprägt durch die in seinem Organismus besonders aktiven Goldprozesse – besitzt die Kraft, aktiv und engagiert als soziales Wesen in die Umwelt einzugreifen. In ihm wirkt pulsierende Wärme, die sich zur Hitze steigern, aber auch an der eigenen Substanz zu stark zehren und in die Erschöpfung, v. a. im seelischen Bereich, führen kann. Dazu kommt, dass die Goldprozesse zunächst mehr auf die äußerliche Seite der Dinge Einfluss nehmen. Daher richten sich bei aller Aktivität für Umwelt und Mitmenschen seine Wünsche doch auf Geltung und Anerkennung für die eigene Person. Er identifiziert den Wert des eigenen Selbst gleichsam mit dem des Goldes, das er als Anlagewert anhäufen kann. Dieser Charaktertypus fühlt sich als Teil seines Werkes. Alles, was er mit aufgebaut hat, ist sozusagen ihm zugehörig, mit ihm verwoben, weil er in den Aufbauprozess ganz eingegangen ist. Scheitert sein Werk, dann fühlt sich der Sonnentypus selber im Innersten zerstört. Dies stürzt ihn in die Verzweiflung, und er fällt dabei häufig in eine tiefe Depression. Dem sozialen Umfeld besonders verbunden, will der Sonnenmensch gestalterisch in die sozialen Verhältnisse eingreifen, dies aber in anderer Weise als der Marstypus. Da er sich selbst als Mittelpunkt des sozialen Geschehens fühlt, wirkt er immer von innen heraus auf die sozialen Verhältnisse ein. Als Teil des Ganzen muss er sich auch selber verändern, wenn die Verhältnisse sich bessern sollen. Innenraum bedeutet hier zugleich Außenwelt, und somit ist eine Brücke zwischen den Charakterveranlagungen der verschiedenen geschilderten „Metallpaare“ geschlagen.

Hinweise zur Arzneimittelwahl

Die hier geschilderten seelischen Elemente gemäß den Hauptmetallprozessen beinhalten therapeutische Perspektiven. Stellt der Arzt eine spezielle oder einseitige Ausprägung des Charaktertypus fest, wie wir es in der Übersicht angedeutet haben und stimmt dann auch die klinische Symptomatik – wie sie in den entsprechenden Monographien detailliert beschrieben ist – hiermit überein, dann kann das entsprechende Metallheilmittel therapeutisch indiziert sein.

Das Disharmoniemuster der seelischen Ebene umfasst die Pole Antipathie und Sympathie (bzw. Ekel und Gier) und das Verhältnis zwischen Fülle und Mangel bei den seelische Aspekten, gemäß den sieben Charakterveranlagungen in Verbindung mit dem Wirken der sogenannten Hauptplaneten im Organismus.

2.5.5 Disharmoniemuster der geistigen Ebene

Disharmoniemuster der geistigen Ebene meinen nicht in erster Linie geistig-seelische Erkrankungen, sondern Verhaltensweisen auf der geistigen Ebene und hier insbesondere die Charakterisierung von unterschiedlichen Geisteshaltungen und ihr Bezug zur Wesenheit des Patienten.

Die geistigen Fähigkeiten sind ebenso wie die seelischen umgewandelte Gestaltungskräfte des Organismus. Während die Seelenkräfte v.a. durch die Metamorphose von Organkräften bedingt werden, besteht auf der geistigen Ebene die entsprechend enge Beziehung zur Konstitution; eine bestimmte Körperkonstitution zieht also eine entsprechende Geisteshaltung nach sich. Der von der Konstitution mehr helle Typus wird mehr zur Introversion neigen, während der dunkle Menschentypus mehr der Umwelt zugewandt, d.h. extravertiert ist.

Das Disharmoniemuster in der Polarität von **Extraversion und Introversion** gibt ein Spannungsfeld ab, in dem sich die Dynamik der Geisteshaltung jedes Menschen ausdrückt. Jeder Mensch wendet seine Aufmerksamkeit sowohl der Umwelt zu, wie auch der Wahrnehmung der eigenen geistigen Tätigkeiten. Je nachdem, in welcher Richtung er seinen Schwerpunkt setzt, wird man sein Verhalten als extravertiert oder introvertiert bezeichnen. Für die Therapiefindung genügt dieses allgemeine Disharmoniemuster jedoch nicht, sondern hier müssen wir differenzierter vorgehen. Im Folgenden sprechen wir hierzu das methodische Vorgehen kurz an.
Nach Steiner können die Geisteshaltungen des Menschen in zwölf Typen – die auch wiederum **zwölf Konstitutionstypen** entsprechen – eingeteilt werden. Er bezeichnete sie als die **zwölf Weltanschauungen.** Die Wahrnehmungen und Denkgewohnheiten eines Menschen lassen sich danach einer der zwölf Weltanschauungen zuordnen. Jeder Mensch neigt zu einer bestimmten Weltanschauung. Die möglichen Weltanschauungen hat Rudolf Steiner wie folgt bezeichnet: Idealismus, Rationalismus, Mathematismus, Materialismus, Sensualismus, Phänomenalismus, Realismus, Dynamismus, Monadismus, Spiritualismus, Pneumatismus und Psychismus. Die zwölf Weltanschau-

ungen ergeben zusammen ein umfassendes Bild der Welt. Jede einzelne dieser zwölf Weltanschauungen ist ein Standpunkt, der durchaus berechtigt ist, aber eben nur einen Teilausschnitt der Welt wiedergibt und der Ergänzung durch die übrigen Weltanschauungen bedarf. Der jeweilige Standpunkt ist für den betroffenen Menschen jedoch meist so selbstverständlich, dass er sich dessen Einseitigkeit oft gar nicht bewusst wird. An zwei Beispielen soll aufgezeigt werden, welche Symptome und Verhaltensweisen sich aus einer bestimmten Weltanschauung ergeben. Die Weltanschauungen hat Rudolf Steiner den **12 Tierkreiskräften** zugeordnet.

- Die oberen Tierkreiskräfte, also diejenigen vom Widder bis zum Skorpion, bedingen dabei die Weltanschauungen, die mehr der äußeren Welt zugewendet sind. Die Menschen, die diese Standpunkte einnehmen, können als **extravertiert** bezeichnet werden.
- Die unteren Tierkreiskräfte, vom Schützen bis zum Fisch, stehen zu den Weltanschauungen in Beziehung, die sich mehr auf die eigene Geistestätigkeit konzentrieren. Wir können sie als **introvertierte Denkarten** charakterisieren.

Wie auf der seelischen Ebene, so stehen auch hier einseitige Ausprägungen mit bestimmten Krankheitsbildern in Beziehung. Wird in bestimmter einseitiger Weise die Welt wahrgenommen und werden entsprechende Denkgewohnheiten gebildet, dann können sich als Kehrseite bestimmte konstitutionelle Schwächen ergeben. Die jeweiligen konstitutionellen Kräfte haben sich nämlich vermehrt oder einseitig in die entsprechende geistigen Fähigkeiten metamorphosiert und ziehen so Anfälligkeiten für bestimmte Erkrankungen auf der körperlichen Ebene nach sich. Daher eignet sich auch die Diagnostik der Geisteshaltung zur Therapiefindung. Wegen der hierarchischen hohen Stellung der Geistes- und Gemütssymptome, d. h wegen ihrer Ich-Nähe, sind sie bei der Therapie von besonderer Bedeutung. Die Krankheitsbilder in ihrer Beziehung zu den Denkgewohnheiten und Verhaltensweisen werden in sehr plastischer und lebendiger Art in vielen homöopathischen Arzneimittelbildern geschildert. V. a. in den Arzneimittelbildern der Mineralien finden sich zahlreiche recht differenzierte Angaben zu Denkgewohnheiten, Wahrnehmungsarten und entsprechende Verhaltensweisen.

Betrachten wir nun ein Beispiel. Wenden wir uns hierfür den Weltanschauungen zu, die den Tierkreiszeichen des Krebses und des Steinbocks zugeordnet werden, nämlich dem Materialismus und dem Spiritualismus. Wie die beiden Tierkreiszeichen, so stehen auch diese beiden Weltanschauungen sich polar gegenüber. Sie sind Gegensätze, und doch müssen sie innerlich auch etwas Gemeinsames besitzen. Der Materialismus ist eine mechanistische Weltanschauung, die keinen Zugang zum Geistigen in der Welt findet. Der Mensch, der dieser Weltanschauung anhängt, anerkennt nur die äußere Seite, das sogenannt objektiv Erfassbare der Welt. Sein eigenes Wertgefühl misst er am Materiellen, welches er sein Eigen nennt. Je nachdem zeigt er einen Hang zu großspuriger Geschäftigkeit, die unterschwellig mit der Angst um den Verlust des Geldes verbunden ist. Äußerlich erfolgreiche Vertreter dieses Typus erwarten oft von ihrer Umwelt ein gebührendes Hofieren bzw. inszenieren dieses selbst, um ihren Eigenwert voll erleben zu können.
Die so beschriebenen Denk- und Verhaltensdeformationen tauchen im Arzneimittelbild der Fluorverbindungen auf. Menschen mit den erwähnten Eigenschaften, die hier nur angedeutet werden können, benötigen entsprechende potenzierte Heilmittel, die ausgleichend wirken und auch die Einseitigkeiten in der Weltwahrnehmung überwinden helfen. Die Rückverwandlung bestimmter Geisteskräfte in konstitutionelle Kräfte wird hierbei gefördert, und entsprechende Krankheitserscheinungen auf der körperlichen Ebene können nun überwunden werden.
Entgegengesetzt dem Materialismus verhält es sich bei der Weltanschauung des Spiritualismus, die dem Tierkreiszeichen des Steinbocks zugeteilt ist. Der durch diese Weltanschauung geprägte Typus ist durch seine Innerlichkeit von vornherein dazu veranlagt, auch im Materiellen eine Offenbarung

des Geistigen zu sehen. Obwohl er selbstverständlich ebenso gut wie der Materialist weiß, dass äußerlich Materielles vorhanden sein muss, fasst er es in erster Linie als Manifestation des zugrunde liegenden Geistigen auf. Solche Menschen interessieren sich meist nicht besonders für die äußere Welt und ihre Gesetze. Sie besitzen jedoch eine große Sensibilität. Ein Hauptcharakteristikum ihres Verhaltens zur Umwelt ist ihre Introvertiertheit. Dies erschwert z. B. die Identitätsfindung in der eigenen Körperlichkeit. Sie erleben in widersprüchlicher Weise das Verhältnis ihres Geistigen zur eigenen Körperlichkeit. Mit dem Geistigen möchten sie sich voll verbinden, mit ihm fühlen sie sich verwoben, zum Körperlichen haben sie dagegen ein zwiespältiges Verhältnis. Dies kann letztendlich so weit führen, dass sie ihren physischen Leib als etwas durchaus Fremdes empfinden und ablehnen. Besonders in der Pubertät kann diese Desintegration zwischen Geist und Körper im Identitätserleben akut werden und als Folge eine Pubertätsmagersucht auftreten. Diese spezifischen Ausprägungen haben eine enge Beziehung zum Arzneimittelbild von Natrium muriaticum (Kochsalz), und wir ordnen dieses Präparat dem Tierkreiszeichen des Steinbocks zu.

Das Disharmoniemuster der geistigen Ebene umfasst die Pole Introversion und Extraversion und damit das Verhältnis zwischen Besonderheiten und Einseitigkeiten in der Geisteshaltung gemäß den 12 Weltanschauungen und den entsprechenden Konstitutionstypen.

3 Anthroposophische Pharmazeutik

3.1 Grundlagen der anthroposophischen Pharmazeutik

Zu Beginn der 1920er Jahre gab Steiner die ersten Anregungen zur Entwicklung einer Pharmazeutik, die die spezifischen Gesichtpunkte der Anthroposophie berücksichtigt. Mit Hilfe des österreichischen Chemikers Oskar Schmiedel wurde eine Materia medica entwickelt, die es den Ärzten ermöglichte, anthroposophische Heilmittel therapeutisch einzusetzen. Die Materia medica spiegelt das Substanz- und Therapieverständnis wider, das auf der geisteswissenschaftlichen Menschenkunde Steiners beruhte: Somit geht auch die anthroposophische Pharmazeutik von der geisteswissenschaftlichen Erkenntnis aus, dass z. B. der Mensch und die verschiedenen Naturreiche (Pflanzen, Mineralien, Tiere) von Anfang an eine gemeinsame Evolution durchlaufen haben und damit in einer engen gleichsam verwandtschaftlicher Beziehung zueinander stehen.

Paracelsus sah den Menschen als Zusammenfassung der Natur, die Natur als einen breit gefächerten Menschen, wobei der Mensch durch seine individuelle Geistigkeit noch einen Schritt weiter geht. „Ich habe alle Wesen betrachtet; Steine, Pflanzen, Tiere und sie sind mir wie zerstreute Buchstaben erschienen, dazu der Mensch das vollständigste, lebendige Wort darstellt" (Paracelsus). Ebenso wie Francesco Redi (1625–1697) das bis dahin allgemein anerkannte Prinzip der Urzeugung ablehnte, wonach sich aus Schlamm spontan niedere Tiere bilden könnten, weist auch die Anthroposophie den spekulativen, dualistischen Glauben zurück, dass sich im Menschen zu seinem physischen Leib Leben und Bewusstsein gleichsam aus dem Nichts dazu gebildet hätten. Vielmehr geht die Anthroposophie davon aus, dass entsprechend der Beziehung des physischen Leibes des Menschen zu der sinnlich wahrnehmbaren außermenschlichen Welt auch entsprechende Beziehungen für die seelisch-geistigen Wesensbereiche des Menschen zu außermenschlichen Sphären vorliegen. Diese Beziehungen werden in der Anthroposophie methodisch erforscht und u. a. in der anthroposophischen Pharmazie berücksichtigt.

Die Annahme einer gemeinsamen Entwicklung legt den Grundstein für prozessuale Beziehungen und Entsprechungen zwischen den Natursubstanzen und dem Menschen: Werden diese prozessualen Beziehungen in den Natursubstanzen durch pharmazeutische Verfahren wieder aktiviert, können sie bei bestimmten Krankheiten therapeutisch wirken.

Gesundheit und Krankheit aus anthroposophischer Sicht

Nicht nur der einzelne Mensch, sondern auch die Menschheit ist Teil eines ständigen Werdeprozesses und beide unterliegen fortlaufend Entwicklungen körperlicher, seelischer und geistiger Natur. Wie die Menschheit sich als Ganzes nicht homogen entwickelt hat, so weist auch der einzelne

Mensch in sich eine sehr differenzierte Entwicklung auf. Im Menschen sind unterschiedliche Entwicklungsstufen auf allen vier Ebenen, ja innerhalb einer Ebene in den unterschiedlichsten Stadien vorhanden. Der Mensch weist in seinem Organismus einen differenzierten Evolutionsprozess auf, wie auch die ihn umgebende Natur.
Gesundheit bedeutet, wenn trotz der verschiedensten Entwicklungsstufen im menschlichen Organismus eine Mitte bewahrt werden kann, die alles im Ausgleich zu halten vermag. Krankheit dagegen tritt dann auf, wenn die Mitte verloren geht, weil in bestimmten Schichten der menschlichen Wesenheit ein Auseinanderfallen stattfindet. Hierbei verselbstständigen sich Prozesse aus der Gesamtheit, die wohl bestimmte Phasen des menschlichen Entwicklungsweges repräsentieren, diese nun aber unzeitgemäß zur Geltung bringen. Unter diesem Aspekt bedeutet Krankheit ein teilweises nicht integriertes Rückfallen in frühere Phasen oder ein teilweises nicht integriertes Vorausnehmen von zukünftigen Stadien des menschlichen Entwicklungsweges. Entsprechend findet hierbei eine zeitliche oder räumliche Verschiebung von Prozessen im Organismus statt, wodurch diese an sich normalen Abläufe zu Krankheitsprozessen werden. Krankheitsprozesse sind also an sich nicht krankhaft, nur ihr unzeitgemäßes oder verlagertes Auftreten macht sie zu diesen.
Diese Aspekte können am Lebenslauf des Menschen aufgezeigt werden, wie auch in der Evolution der Menschheit überhaupt. Beim Kind herrschen z. B. eher die entzündlichen Prozesse vor, beim alten Menschen eher die kalten, mineralisierenden. Verlagern sich die entzündlichen Prozesse ins Alter, treten Erkrankungen auf, die nur schwer von den Kräften des alten Menschen beherrscht werden können. Aus einer einfachen Bronchitis z. B. kann sich dann eine Pneumonie entwickeln, deren Verlauf ganz anders zu beurteilen ist als bei einem jungen Menschen. Treten umgekehrt die kalten, im Alter physiologischen Verkalkungsprozesse im Organismus eines jungen Menschen auf, dann verursachen sie Entwicklungsstörungen. Der einzelne Mensch kann auch in Form einer Krankheit in sich Prozesse und Störungen entwickeln, die in einer früheren Menschheitsepoche normal waren, also damals keine Krankheit darstellten und die dann durch die weitere Entwicklung der Menschheit überwunden wurden. Krankheit kann so als ein Zurückfallen oder ein Vorausgreifen in der Evolution des Menschen verstanden werden.
Das, was der Mensch seelisch-geistig anstrebt, nämlich die Naturgesetze zu erkennen, ist in der Natur physisch gestaltet. In beiden wirken dieselben geistigen Gesetzmäßigkeiten, und damit können die Gesetzmäßigkeiten der Natursubstanzen, wenn sie in geeigneter Form als Heilmittel zubereitet werden, auf das Geistig-Seelische des Menschen Einfluss nehmen und von hier aus seine Körper- und seine Lebensfunktionen heilen. Das Heilende der Natursubstanzen ist danach in ihren wesenhaft-geistigen Aspekten zu sehen.

3.2 Natursubstanzen und ihre Wirkungen

Die für die Therapie eingesetzten Natursubstanzen haben – wie überhaupt die Natur insgesamt – eine Entwicklung über verschiedene Phasen der Erdenevolution durchlaufen und liegen heute in einem anderem Zustand und mit anderen Eigenschaften vor als in früheren Erdepochen. Durch ihre Veränderungen im Lauf der Zeit offenbaren sie bestimmte in ihnen wirksame Kräfte. Diese Kräfte waren aus Sicht der Anthroposophie ursprünglich rein geistiger Natur, sie waren als Prozess oder Dynamik wirksam und liegen heute in den Substanzen zu Form und Stoff erstarrt vor.

3.2.1 Sprache der Natursubstanzen

Infolge der evolutiven Verwandtschaftsbeziehungen spricht ein Heilmittel aus dem Mineral- und Metallbereich andere Ebenen des menschlichen Gesamtorganismus an als solche aus dem Pflanzen- und dem Tierreich. So wie sich beispielsweise das pflanzliche Wesensreich dem aufgrund seiner Beseeltheit höher stehenden Tierreich entgegenhebt, so haben Heilmittel des Pflanzenreichs auch eine allgemeine Tendenz, sich an die Sphäre der Beseeltheit im Menschen zu wenden.

Mensch und Natur
In der anthroposophischen Evolutionslehre wird dargestellt, wie sich die Reiche der Metalle/Mineralien, Pflanzen und Tiere aus der ursprünglich einheitlichen Vorstufe von Mensch und Natur im Laufe der Entwicklung herausgelöst haben, sodass sie schließlich als Naturreiche dem Menschen gegenüberstehen. Aus dieser Urverwandtschaft des Menschen mit der Natur resultiert die tiefe Heilbeziehung, welche Natursubstanzen im Menschenwesen entfalten können.

Pflanzliche Heilmittel

Aus Sicht der Anthroposophie wirken Heilmittelzubereitungen aus Pflanzen primär auf den Astralleib. Hierbei ist für ihre Wirkung von Bedeutung, ob sie aus der ganzen Pflanze oder nur aus einem Teil derselben hergestellt worden sind. Von der Dreiteilung im Sinne der sal-, merkur- und sulfurartigen Qualitäten ausgehend (➤ Kap. 2.2.4), lassen sich auch an der Pflanze eine entsprechende Dreiteilung feststellen und ihre spezifischen Beziehungen zur menschlichen Organisation aufzeigen:
- Die Wurzel der Pflanze weist in ihrer Salqualität innige Beziehungen zum Sinnes-Nervensystem auf.
- Das Blatt spricht als mittlerer Merkurbereich v. a. das rhythmische System an.
- Die Blüte wirkt mit ihren sulfurischen Eigenschaften direkt auf das Stoffwechsel-Gliedmaßensystem des Menschen.

Räumlich betrachtet ist die Pflanze in ihrer Heilmittelbeziehung also ein umgekehrter Mensch. Weitere Ausführungen finden sich hierzu in der Einleitung zu den Monographien der Heilpflanzen.

Tierische Heilmittel

Aus dem Tierreich stammende Heilmittel, wie z. B. Apis, Formica oder die verschiedenen Organpräparate, sprechen die Lebensfunktionen und das sie tragende Wesensglied an – den Bildekräfteleib (Ätherleib) selbst.

Mineralische Heilmittel

Heilmittel aus dem Mineralreich wenden sich v. a. an den geistigen Wesenskern des Menschen, an sein Ich. Dieser Wesenskern allein vermag das Mineral aus seiner unbelebten Stufe auf die belebte des Menschen zu heben. Infolgedessen kann es einerseits in Beziehung zu den Sinnes- und Bewusstseinskräften treten und andererseits aufbauend im Körper wirken.

3.2.2 Qualitätsanforderungen

Die Rohstoffe und Ausgangsmaterialien für ein Arzneimittel sind in erster Linie der Natur entnommen. Es handelt sich um Mineralien, Metalle oder Pflanzen bzw. deren Teile so wie tierische Organe oder Bestandteile. Großer Wert wird auf die Qualitätsentstehung der Naturstoffe gelegt. Die verwendeten Heilpflanzen stammen entweder aus zertifizierter Wildsammlung oder werden weitgehend von biologisch-dynamisch bewirtschafteten Anbauflächen bezogen. Die eingesetzte Natursubstanz durchläuft eines oder mehrere Herstellprozesse und wird auf diese Weise professionell vom Pharmazeuten in eine der über 30 verschiedenen Arzneiformen überführt, die dann dem Arzt für die Therapie zur Verfügung stehen.

Pflanzliche Heilmittel

Für die Heilmittelherstellung nimmt nicht nur der Ist-Zustand, das aktuelle räumliche Substanzgefüge des Ausgangstoffs z. B. einer Heilpflanze eine wichtige Rolle ein, sondern auch ihre Entwicklung, gleichsam ihre Biographie und Bestimmung. Daher ist es für den Hersteller des anthroposophischen Heilmittels wie der Firma Weleda oder Wala wichtig, nicht nur die Analysenwerte der Inhaltsstoffe bei der Ernte zu kennen, sondern auch die Gesamtentwicklung der Pflanze zu verfolgen. Auch diese muss den Anforderungen des Heilmittelverständnisses entsprechen.
Von den anthroposophischen Heilmittelherstellern (Weleda und Wala) werden ca. 300 Heilpflanzen verarbeitet, wobei die meisten an ihren natürlichen Standorten geerntet werden. Die Bodenbeschaffenheit, die Pflanzengemeinschaft und die dort lebenden Insekten sind für ihr gesundes Wachstum und damit für ihre therapeutischen Eigenschaften außerordentlich wichtig. Um einen geeigneten Standort zu bewahren, kauft oder pachtet z. B. die Firma Weleda entsprechende Plätze, wie z. B. Arnikawiesen im Fichtelgebirge.
Viele Rohstoffe müssen auch importiert werden. So kommen Olivenöl aus Spanien, Lavendel- und Rosmarinöl aus Südfrankreich, Orangen- und Zitronenöl aus Sizilien. Im Umkreis von Schwäbisch Gmünd und Arlesheim werden über 200 Heilpflanzenarten selbst angebaut.
Im Heilpflanzenanbau (➤ Abb. 3.1 und 3.2) müssen verschiedene Bodenarten wie Kalk, Kiesel, Ton sowie Wasser- und Moorgrundlage vertreten sein und den typischen Standortverhältnissen für die verschiedenen Heilpflanzen so nahe wie möglich kommen. Eine ausgewählte Pflanzenfruchtfolge mit Hülsenfrüchten (Leguminosen), Zwischenfrüchteanbau und ergänzende Randpflanzen fördern gegenseitig das Wachstum und schützen vor störenden Einflüssen. Durch gründliche Hackarbeiten und Bodenbedeckungen entsteht der gewünschte Garzustand, der sonst nur unter einer geschlossenen, natürlichen Pflanzendecke zu finden ist.

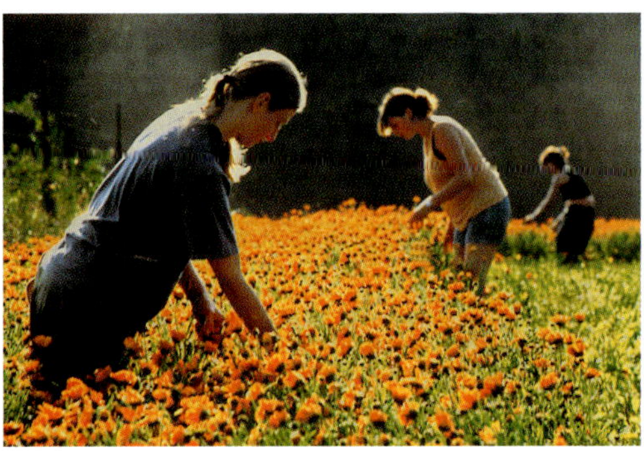

Abb. 3.1: Ernte der Blüten von Calendula officinalis.

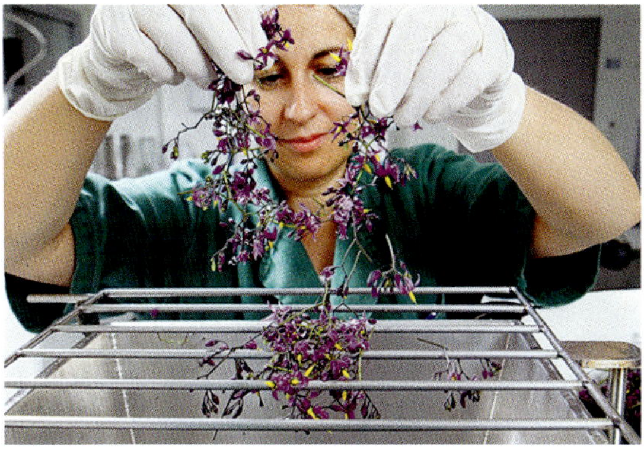

Abb. 3.2: Verlesen der Pflanze.

Eine entscheidende Rolle für die Qualität und potentielle Wirkung der pflanzlichen Heilmittel spielt der biologisch-dynamische Anbau. Steiner wies Landwirte und Gärtner darauf hin, dass ihr Betrieb bei der Bodenpflege, beim Pflanzenanbau und bei der Tierzucht einen ausgeglichenen Organismus bilden soll. Ein solches biologisches Kräftegleichgewicht wird durch gezielte pflanzliche Kulturmaßnahmen unter Berücksichtigung irdischer und kosmischer Gesetzmäßigkeiten gefördert. Um den rechten Dung zu erhalten, wurde eine spezielle Kompostzubereitung entwickelt. Hierbei spielt auch der tierische Dünger eine wesentliche Rolle. In den Kompostanlagen fördern die spezifisch zubereiteten Heilpflanzen wie Kamille, Schafgarbe, Löwenzahn, Baldrian, Brennnessel, zusammen mit Eichenrinde, als Kompostpräparate die schnelle Verrottung und Verlebendigung des Dungs.

Um die vegetativen Entwicklungsphasen von der Keimung über die Hauptblattentfaltung bis zur Blüten- und Fruchtentwicklung zu unterstützen, werden die sogenannten Spritzpräparate Hornmist und Hornkiesel angewandt. In Gegenden mit hohen Jahresniederschlägen und in feuchten Sommermonaten hilft besonders das lichtvermittelnde Kieselpräparat bei der Bildung der inneren Qualität. Bei den so angebauten und kultivierten Pflanzen wie *Mentha piperita* (Pfefferminze) und *Valeriana officinalis* (Baldrian) wurde bei der Ernte eine Erhöhung des ätherischen Ölgehaltes festgestellt. Die entscheidenden kosmischen Impulse für die Entwicklung im jeweiligen Jahr nimmt die Pflanze zum Zeitpunkt der Keimung auf. Unter besonderer Beachtung der kosmischen Konstellation mit den Mond- und Planetenrhythmen werden Aussaattage gewählt, um hierdurch beispielsweise eine spezielle Förderung des Blüten- oder Wurzelwachstums zu erreichen.

Es gilt also, im Heilpflanzenanbau durch gezielte Anwendung des differenzierten irdisch-kosmischen Kräftespiels jeder einzelnen Heilpflanze soweit gerecht zu werden, dass sie bis zum Zeitpunkt der Ernte und Verarbeitung ein Höchstmaß an Heilkraft entwickeln kann.

Qualität tierischer Ausgangssubstanzen

Ebenso entstammen Tierorgane der Spendertiere aus geschlossenen Herden von biologisch-dynamischen Betrieben, die nach den Grundsätzen artgerechter Haltung im Sinne der Richtlinie des Demeterverbands und des ökologischen Landbaus (EU-Verordnung 2092/91) arbeiten.

Qualität metallischer und mineralischer Substanzen

Die mineralischen und metallischen Ausgangsstoffe werden aus natürlich vorkommenden Gesteinen, Mineralien und Erzen aufgeschlossen.

3.3 Herstellung der anthroposophischen Heilmittel

Eine aus der Natur entnommene Heilsubstanz kann nur in seltenen Fällen ohne Anwendung eines pharmazeutischen Verfahrens im menschlichen Organismus eine Heilwirkung entfalten. Somit ist das Herstellungsverfahren Bindeglied zwischen Natursubstanz und Mensch. Es kommt dabei nicht nur auf die arzneiliche Form an, in welcher ein Stoff verabreicht wird (Tabletten, Pulver, Tropfen, Salbe usw.), sondern ebenso auf die pharmazeutische Bearbeitung, welche die Substanz so verwandelt, dass sie vom menschlichen Organismus aufgenommen und die gewünschte therapeutische Wirksamkeit entfalten kann. Somit besteht die Aufgabe des Pharmazeuten darin, in Fortsetzung der Naturgesetzmäßigkeit das gewünschte Heilprinzip in den Stoffzusammenhängen herauszuarbeiten und in eine geeignete arzneiliche Form zu übertragen.
Bei der Verarbeitung natürlicher Ausgangsmaterialien spielt das therapeutische Ziel des anthroposophischen Arztes eine wesentliche Rolle. Die Indikation bzw. das Krankheitsbild, für welches das Medikament entwickelt wurde, bestimmen mit, welche Art der Herstellprozesse z. B. eine Heilpflanze durchläuft.

Substanzen und ihre Aufbereitung – ein Überblick

In der anthroposophischen Medizin werden Natursubstanzen verschiedenen pharmazeutischen Herstellprozessen unterzogen:

- **Mineralien/Metalle:**
  - Verreibung und Potenzierung von natürlich vorkommenden Mineralien
  - Verreibung und Potenzierung von gediegenen, in reiner Form vorkommenden Metallen
  - Herstellung von Mineralien-Kompositionen (z. B. Plumbum mellitum*) nach spezifisch anthroposophischen Verfahren
  - Herstellung von Metallpräparationen durch Reduktion von Metallverbindungen, dann Potenzierung (metallicum)
  - Herstellung von „Vegetabilisierten Metallen“ mit Hilfe von Pflanzen, deren Erde mit bestimmten Metallzubereitungen behandelt wurde (z. B. Melissa Cupro culta)
  - Herstellung spezieller Metallspiegelpräparationen und anschließende Potenzierung (metallicum praeparatum)

* In Deutschland: Scleron®

- **Pflanzen:**
  - Wärmeanwendungen auf Frischpflanzen, Drogen, Tinkturen aus Frischpflanzen und Drogen und Antrocknungen. Tinkturen und Pulverherstellung und Potenzierung nach HAB; spezielle Kombination und Ineinanderverarbeitung einzelner Komponenten
  - Herstellung pflanzlicher Presssäfte unter Anwendung rhythmischer Gärverfahren
  - Kompositionen nach den Modellen von Heilpflanzen (z. B. Solutio Ferri comp.)
- **Tierische Arzneimittel:**
  - Verreibung oder Extrakte ganzer niederer Tiere (z. B. Koralle), dann potenziert
  - Aus Organen gesunder Schlachttiere aus biologisch-dynamischer Aufzucht, in tiefen Potenzen verarbeitet

3.3.1 Rolle der Raum- und Zeitdimension in der anthroposophischen Pharmazie

Aus anthroposophischer Sicht kann Krankheit als eine Art „Rückfall" oder als ein inadäquates Vorgreifen in der Evolution verstanden werden (➤ Kap. 3.1). Die „idealtypische" Betrachtung eines Krankheitsprozesses nach seinem räumlichen und zeitlichen Aspekt ergibt zwei verschiedene Verständnisweisen des Krankseins.

- Der räumliche Aspekt meint die konventionell-medizinisch objektiven Befunde und Diagnosen, wie z.B Ulcus cruris, Ekzem, Diabetes mellitus und die ihnen zugrunde liegenden Stoffwechselstörungen; es umschreibt also den Manifestationsort und die räumlichen Veränderungen im Organismus der Erkrankung.
- Der zeitliche Aspekt von Krankheit beinhaltet die mit der Krankheit einhergehende veränderte Entwicklungsdynamik, das heißt die subjektiven Symptome, unter denen der Patient seither leidet, z. B. Schmerzen, Ängste, Depressionen, Krankheits- und Befindens-Modalitäten, Schlafstörungen.

Beide Dimensionen machen den Krankheitsprozess in seiner Gesamtheit aus. Das Ungewohnte an dieser Anschauung ist, dass das Zeitliche und Räumliche gleichwertig nebeneinander gestellt wird. Die Zeit wird nicht als absolut angesehen, die unveränderbar abläuft.

Therapie als Unterstützung der regulativen Selbstheilungskräfte bedeutet die Einleitung eines Prozesses, der den pathologischen Prozess am falschen Ort und/oder zur falschen Zeit wieder an den richtigen Ort und den richtigen Zeitzusammenhang im Organismus überführt. Die anthroposophischen Heilmittel sollen diesen Prozess anregen und unterstützen. Die beiden Aspekte von Raum und Zeit werden entsprechend bei der Herstellung der anthroposophischen Heilmittel berücksichtigt.

Aspekt des Raums

Eine Heilpflanze bestimmt der Kräutersammler oder Gärtner an ihrer spezifische Form und Gestalt. Der Sammler erkennt z. B. eine Kamille an ihrer Höhe, ihrer Wachstumsgestik, ihrer Korbblüte mit dem gelben Blütenboden und den weißen Strahlenblüten

sowie an der Blattstellung und den ziselierten grünen Blättern. Diese Ausprägung kann je nach Standort, Bodenbedingung und Wetter variieren, aber derjenige, der eine richtige Vorstellung von der Pflanze hat, wird sie in ihren zahlreichen Variationen immer wieder erkennen. Form und Gestalt sind entsprechend der Signaturenlehre eine Art Schlüssel zum Verständnis der in der Pflanze wirkenden spezifischen Substanzkräfte und damit ihrer Wirkprinzipien.
Der anthroposophische Pharmazeut versucht die spezifischen Wirkprinzipien, die die Substanzen und die Gestalt der Pflanze bedingen, bei der pharmazeutischen Verarbeitung für das Heilmittel nutzbar zu machen.

Aspekt der Zeit

Wir erleben die Pflanze ebenfalls als einen Organismus, der sich im Laufe der Zeit kontinuierlich wandelt. Im Winter tritt er als unscheinbarer Same auf, im Sommer als üppige wohlduftende, lieblich blühende Pflanze – um nur zwei sehr unterschiedliche Manifestationen der Pflanze anzuführen. In der Pflanze wirken also Kräfte, die eine kontinuierliche Entwicklung bedingen. Dieses der Pflanze innewohnende spezifische Kräftegefüge bewirkt ihre dynamischen Veränderungen in der Zeit.
Auch das Kräftegefüge kann der Pharmazeut in ein entsprechendes Heilmittel verarbeiten und damit für eine Therapie nutzbar machen.

Pharmazeutisches Nutzbarmachen der räumlichen und zeitlichen Aspekte

- Um ein Wirkprinzip, also den **räumlichen Aspekt** der Pflanze, in ein Heilmittel hinüberzuführen, werden **chemische Verwandlungsprozesse,** v. a. in Form von Wärmeverfahren eingesetzt.
- Um ein Kraftgefüge, also den **zeitlichen Aspekt** der Pflanze, pharmazeutisch in eine wirksame **galenische Form** überzuführen, werden dynamisch-pharmazeutische Verfahren wie z. B. das Potenzieren angewandt.

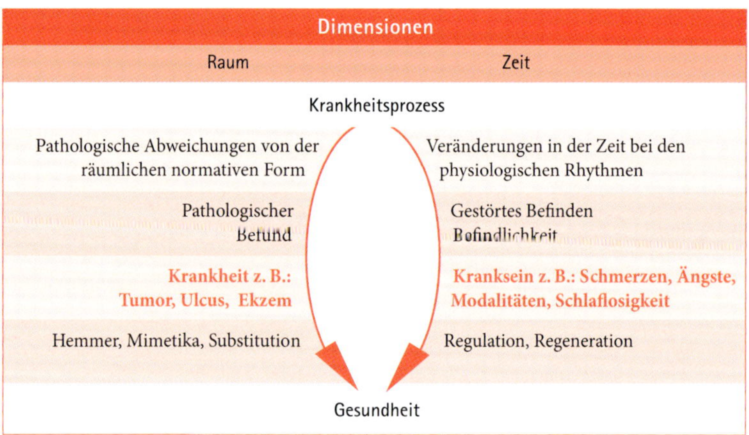

Abb. 3.3: Krankheitsprozesse in den Dimensionen von Raum und Zeit. Weitere Erläuterungen hierzu im Text.

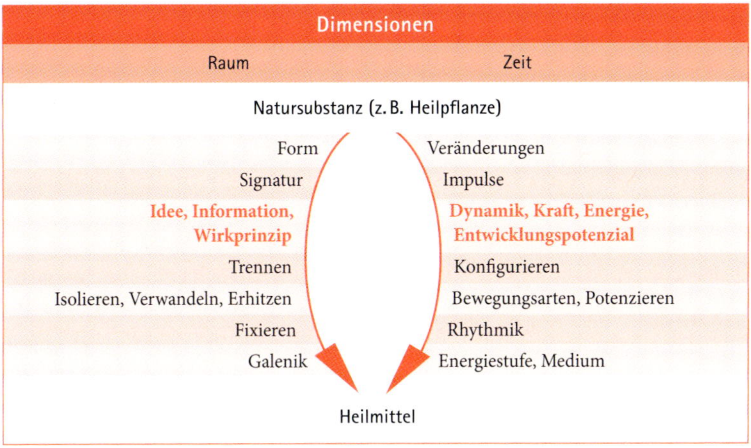

Abb. 3.4: Pharmazeutische Prozesse in den Dimensionen von Raum und Zeit. Weitere Erläuterungen hierzu im Text.

Beide Wege spielen in der anthroposophischen Pharmazie eine wichtige Rolle. Wie beim kranken Menschen können wir also auch für das Heilmittel ideell eine zeitlich und räumlich Dimension unterscheiden. Hieraus ergeben sich zwei unterschiedliche Aspekte für ihre pharmazeutische Verarbeitung, die in der Tabelle dargestellt sind. Auf der linken Seite ist das naturwissenschaftliche Arzneiverständnis wiedergegeben, auf der rechten Seite ergeben sich die typischen Herstellungsverfahren der Komplementärmedizin, insbesondere der Homöopathie (➤ Abb. 3.3 und 3.4).

3.3.2 Wärmeverfahren

Die Anwendung spezifischer Wärmestufen (➤ auch Tab. 3.1) auf Ausgangssubstanzen wird in der anthroposophischen Medizin u. a. im Zusammenhang mit den drei Prinzipien Sal, Merkur und Sulfur sowie den vier Wesensgliedern begründet. Demnach dient der pharmazeutische Wärmeprozess nicht der besseren Ausbeute bestimmter Inhaltsstoffe, sondern er kommt zur Anwendung, um die wesenhaften Beziehungen der Natursubstanz zu bestimmten Krankheitsprozessen des Menschen zu verstärken.

In der anthroposophischen Pharmazeutik werden durch die Anwendung trockener oder feuchter Wärme verschiedene Wärmeverfahren angewendet. Bei beiden wird je nach Temperatur das Sulfurische der Substanz im Sinne der drei Qualitäten Sal, Merkur und Sulfur in unterschiedlichem Grade herausgelöst oder verstärkt.

- Bei der **trockenen Wärmeanwendung** und bei tieferen Temperaturen wird die Substanz in ihrer sulfurischen Qualität verstärkt, bei höheren Temperaturen jedoch mehr ins Salartige umgewandelt.
  Die durch trockene Wärme gewonnenen Heilmittel weisen mehr eine anregende Wirkung auf den Organismus auf, weil sie die oberen Wesensglieder in ihrem Wirken verstärken.
- Durch **feuchte Wärme** erlangt die Substanz bei tiefen Temperaturen mehr salartigen Charakter, bei höheren weist das Entweichende sulfurische Qualitäten auf.
  Mit feuchter Wärme hergestellte Heilmittel sprechen die oberen Wesensglieder so

Tab. 3.1: Übersicht der verschiedenen Wärmeverfahren.

Verfahren	Wärmestufe	Ausgangsmaterial	Hauptwirkung	Verfahren	Wärmestufe	Ausgangsmaterial	Hauptwirkung
Mazerieren	Ca. 15 – 20 °C	Frischpflanzen, alle Teile	Nerven-Sinnes-System	Trocknen/Dörren	**20 – 30 °C**	Alle Teile	Verdauung, Leber
Digerieren	37 °C	Frischpflanzen, alle Teile	Rhythmisches System	Rösten	**170 – 200 °C**	Alle Teile	Verdauung, Leber
Infundieren	90 °C	Getrocknete Blätter, Blüten	Drüsen aller Art	Verkohlen	**Über 200 °C**	Alle Teile	Nierenorganisation
Kochen	Ca. 100 °C	Getrocknete Wurzeln Rinden, Samen	Verdauungstrakt	Veraschen	**500 – 700 °C**	Alle Teile außer Samen	Lungengebiet
Destillieren	Ca. 100 °C	Kraut	Verdauung	–	–	–	–

an, dass diese in ihren Funktionen entlastet werden und der kranke Organismus insgesamt geschont wird.

Zum eigentlichen Verständnis der verschiedenen Wärmeprozesse muss jedoch jede Wärmestufe für sich studiert werden, da sie jeweils ganz spezifische Qualitäten aufweist und dem Heilmittel eine charakteristische Wirkungsrichtung verleiht.

Trockene Wärmeverfahren

Trocknen, Dörren

Beim Trocknungsverfahren wird der **Reifungsprozess der Pflanze** weitergeführt und somit der Aroma- und Zuckerprozess verstärkt. Dadurch werden im Präparat die sulfurische Qualitäten gefördert. So wird z. B. der überschwängliche Duft frischer Holunderblüten (Flos Sambuci) durch Trocknen zur aromatisch-würzigen Qualität der Droge gesteigert. Die Herstellung z. B. von *Hepatodoron®* geschieht durch den Trocknungsprozess, wobei hier der Zuckerprozess der beiden Pflanzen Vitis vinifera und Fragaria vesca weitergeführt wird.

Rösten (tostum)

Durch den Röstprozess bei Temperaturen zwischen 170 – 200 °C werden die sulfurischen Bestandteile der Substanz herausgelöst, jedoch nur so weit, dass sie sich wieder an der Oberfläche mit dem Präparat verbinden. Heilmittel wie *Spongia tosta, Coffea tosta, Equisetum cum Sulfure tostum* werden so pharmazeutisch hergestellt.

Verkohlung (Carbo)

Pflanzliche oder tierische Substanzen werden auf 265 – 650 °C unter Ausschluss von Sauerstoff erhitzt; es entsteht Kohle, die danach pulverisiert wird.

Bei diesem Prozess entweichen die sulfurischen Bestandteile aus der Ausgangssubstanz, ihre Struktur bleibt aber noch erhalten. Eine so behandelte Substanz gewinnt eine ausgesprochene **Affinität zum Element Luft** (und Gasigen überhaupt). Entsprechend hergestellte Heilmittel, wie z. B. die verschiedenen *Carbo-Präparate,* werden zur Regulierung des Luftorganismus verwendet.

Veraschen (Cinis)

Die pflanzlichen oder tierischen Substanzen werden auf Temperaturen zwischen 500 – 700 °C bei beständiger Luftzufuhr erhitzt; es entsteht Asche.
Die gesamten organischen Bestandteile entweichen bei dieser Wärmestufe, und die Struktur der Ausgangssubstanz wird ausgelöscht. Eine rein mineralische Komposition, die bei jeder Pflanze anders ist, bleibt zurück. Die so gewonnenen Präparate werden mit dem lateinischen Namen Cinis bezeichnet; sie werden bei Störungen der Atmung (Lunge) und überhaupt der Durchatmung anderer Organgebiete angewendet.

Nasse Wärmeverfahren

Mazerieren (Mazeration) (15 – 20 °C)

Bei 15 – 20 °C wird aus frischen oder getrockneten, zerkleinerten pflanzlichen oder tierischen Materialien ein alkoholischer Auszug hergestellt. Durch den kalten Auszug werden aus der Frischpflanze der Saft und andere lösliche Substanzen in Lösung gebracht und zum Heilmittel verarbeitet. Kalte Auszüge erfordern zur Überwindung ihrer Fremdstofflichkeit durch den menschlichen Organismus die gleiche Kraft, wie dies vergleichsweise bei Rohkosternährung der Fall ist. Deswegen wird durch die orale Verabreichung von Mazeraten nicht nur das Stoffwechselsystem, sondern v. a. auch das Sinnes-Nervensystem in seiner durchgestaltenden Funktion angesprochen.
In der Homöopathie spielt bei der Verarbeitung der Pflanzen die Mazeration eine zentrale Rolle. Diese Zubereitungen werden dann meist in höhere Potenzen übergeführt und so eingesetzt.

Digerieren (Digestio)

Während der Fermentation wird ein Pflanzenextrakt mit Milchsäurebakterien vermischt, danach erfolgt bei ungefähr 37 °C Gärung, wobei Rhythmen bei der Wärme- und Lichtanwendung verwendet werden können (➤ Abb. 3.5).

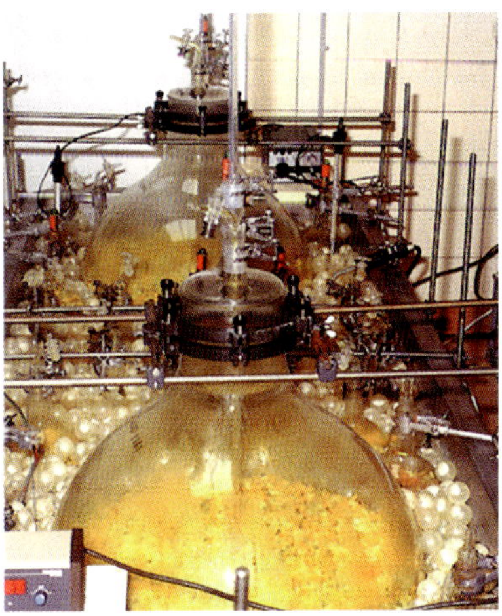

Abb. 3.5: Digestio der Blüten der Primula officinalis.

Mit der Erwärmung der Substanzen auf 37 °C, also auf die Körpertemperatur, wird gewissermaßen eine Vorverdauung vorweggenommen. Die löslichen Substanzen werden nicht nur in Lösung gebracht, sondern auch z. T. durch einen beginnenden Gärprozess umgewandelt. Bei dieser Wärmestufe wird ein Gleichgewichtszustand zwischen den in Lösung haltenden und den verflüchtigenden Tendenzen angestrebt, und entsprechend hergestellte Heilmittel weisen eine besondere Beziehung zur mittleren, rhythmisch ausgleichenden, Organisation des Menschen auf. Charakteristisch für die Anwendung des Digestionsverfahrens, hierbei jedoch ohne Zusatz von Bakterien, sind Heilmittel wie *Cardiodoron®* und *Digestodoron®*.

Infundieren (Infusum)

Das Übergießen mit sprudelndem, kochendem Wasser (90 °C) nennt man infundieren. Dieser Prozess wird v. a. bei getrockneten Blättern und Blüten angewendet. Durch den Aufguss werden deren sulfurische Qualitäten in Lösung gebracht und finden z. B. in Form von Kamillen- oder Lindenblütentee therapeutische Anwendung zur Anregung der Verdauung und der Sekretion.

Dekokt (Decoctum)

Insbesondere Wurzeln, Rinden, Hölzer, und Samen und solche Pflanzen, die vorwiegend Gerbstoffe, Bitterstoffe und Extraktivstoffe enthalten, werden kalt angesetzt und über längere Zeit gekocht (100 °C). Damit werden auch schwer lösliche Stoffe in Lösung gebracht. Beim Kochvorgang verflüchtigt sich zunächst ein Teil der Lösung, der jedoch durch Kondensation wieder in die Lösung zurückgeführt wird. Dadurch wird die Substanz gleichsam verdaut, und die Heilmittelwirkung kann sich direkt im Stoffwechselbereich entfalten, ohne diesen zu belasten. Das Kombinationspräparat *Carduus benedictus D2/Paeonia officinalis D2 aa* ist ein Beispiel für diese Heilmittelherstellung.

Während das Dekokt in der Homöopathie kaum eine Rolle spielt – hier werden die pflanzlichen Zubereitungen meistens kalt mazeriert –, stellen die Dekokte in der TCM die am meisten verbreitete Arzneiform dar. Die Vorstellung zur Bedeutung des Dekokts ist ähnlich wie in der anthroposophischen Medizin. Das Dekokt entlastet die Verdauungstätigkeit, v. a. die Milzfunktion wird so geschont. Sie muss weniger Kraft aufwenden, die Fremdartigkeit des Heilmittels zu überwinden.

Destillieren (Destillatio)

Bei der Destillation durch Behandlung mit Wasserdampf (über 100 °C) geht es wie beispielsweise bei der Gewinnung der ätherischen Öle um die vollkommene Herauslösung der flüchtigen sulfurischen Bestandteile aus dem pflanzlichen Ausgangsmaterial. Innerlich angewendet, wirken die so gewonnenen Heilmittel besonders im Gebiet der feineren Verdauung.

3.3.3 Dynamische Verfahren

Die anthroposophische Pharmazeutik zählt zu den Dynamisierungsarten (➤ Tab. 3.2) nicht nur das Potenzieren, sondern jeden pharmazeutischen Bewegungsablauf, der zu einer Verstärkung des Kräftegefüges der Ausgangssubstanz führt. Bei dem dynamischen Verfahren geht es häufig oder zumindest phasenweise darum, die Oberfläche der Natursubstanz enorm zu vergrößern. Ihre einzelnen Partikel sollen immer kleiner werden, ihre Anzahl soll dagegen zunehmen, sodass insgesamt die Oberfläche der Substanz immer größer wird. Hierdurch erreicht die Substanz einen dynamisierten Zustand und kann so besondere Heileigenschaften erlangen.

Tab. 3.2: Dynamische Verfahren der anthroposophischen Pharmazeutik. Die dynamischen Verfahren beinhalten vor allem bestimmte Bewegungsabläufe.

Verfahren	Ergebnis
– Verschütteln	– Potenzstufe
– Stoßen	– Spiegelbildung
– Verreiben/Verrühren	– Vegetabilisierung
– Kneten	– Komposition
– Ausdehnung	– Gemenge
– Fixieren	– Strukturierung
– Mit Pflanzenwachstum verbinden	
– Aneinanderkleben	
– Verwirbeln	
– Drehung	
– Pressen	
– Stoßen/Ineinanderstoßen	
– Walzen	
– Mit sog. Bindemitteln komponieren	
– Suspendieren/Emulgieren	

Potenzierung

Rhythmische Anwendungen stellen einen weiteren Kunstgriff bei der Heilmittelherstellung dar. Davon ausgehend, dass alle Lebensvorgänge rhythmisch ablaufen, kann das rhythmische homöopathische Potenzierungsverfahren als Verlebendigungsprozess der toten Arzneirohstoffe gesehen werden. Aus Sicht der Anthroposophie stellt der rhythmische Auflösungsprozess eine Befreiung von den Stoffkräften dar, wobei gleichzeitig die geistartigen Arzneikräfte entfaltet und dem Verdünnungsmedium eingeprägt werden.

Das pharmazeutische Verfahren des Potenzierens wurde vor ca. 200 Jahren von dem Arzt Samuel Hahnemann zur Herstellung von homöopathischen Heilmitteln entdeckt und methodisch weiterentwickelt.

Für die Potenzierung muss zunächst die zu potenzierende Substanz in Lösung oder Pulverform gebracht werden. In der anthroposophischen Pharmazeutik geschieht dies häufig unter Anwendung bestimmter Wärmeverfahren (➤ oben). Das Potenzieren selbst erfolgt durch wiederholtes, rhythmisches Verdünnen der vorbereiteten Substanz in einem passenden Medium (➤ Abb. 3.6).

Ein Verdünnungsschritt besteht gewöhnlich in einem rhythmischen Schütteln oder Verreiben einer Lösung bzw. eines Pulvers, indem 1 Teil Substanz und 9 Teile Medium miteinander gemischt werden. Für die nächste Verdünnungsstufe wird von dieser Mischung 1 Teil genommen und durch rhythmische Bewegung in 9 Teilen vom Medium weiter verdünnt. Die Anzahl der Verdünnungsschritte wird durch den Buchstaben D für Dezimalverdünnung (D = Dezimal = 1 + 9) mit der Zahl der angewandten Verdünnungsschritte angegeben, also D1, D2, D3 usw.

Durch die rhythmische Verdünnung wird nach und nach die Kohärenz der Ausgangssubstanz, d. h. ihre Form, Struktur und Stofflichkeit aufgelöst. Gleichzeitig wird das Zeitlich-Prozessuale der Substanz, d. h. die Bildekräfte, freigesetzt und auf das Medium übertragen. Bei fortschreitender Potenzierung gelangt der Pharmazeut schließlich immer mehr an einen Punkt, an der die Ausgangssubstanz nicht mehr enthalten sein

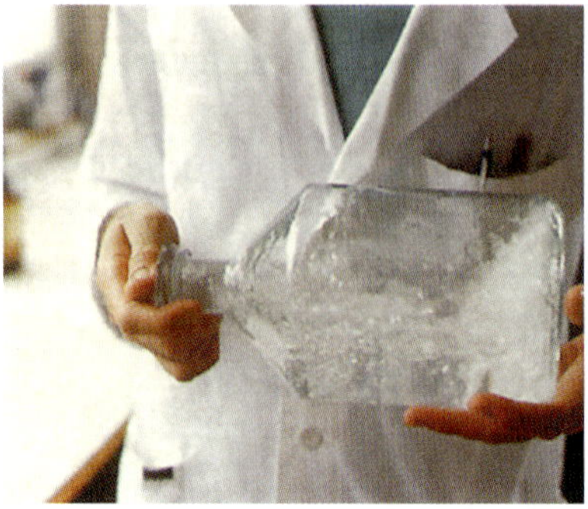

Abb. 3.6: Potenzieren von Heilmitteln in flüssiger Form. Potenzieren ist ein rhythmisches Dynamisierungsverfahren, dass nur von der Dimension Zeit her verstanden werden kann. Rhythmus spielt in allen Lebensprozessen eine zentrale Rolle. Hier wird dieses Urprinzip bei der Heilmittelherstellung angewandt.

kann. Wird hierüber hinaus potenziert, schlägt das Verhältnis von Medium und Ausgangssubstanz um, und die Zubereitung erhält eine neue Qualität.
Beim Potenzieren erlangen mit den höheren Verdünnungsgraden alle Eigenschaften der Zubereitung eine andere Qualität. Die verschiedenen Qualitäten können je nach Potenzierungsgrad zu den unterschiedlichen qualitativen Aspekten der menschlichen Organisation in Beziehung gesetzt werden. Ganz allgemein kann gesagt werden, dass

- **niedrig potenzierte** Heilmittel, d. h. bis etwa D10, mit ihrer Stofflichkeit v. a. das **Stoffwechsel-Gliedmaßen-System** ansprechen;
- Präparate in **mittlerer Potenz** von etwa D11 bis D20 eine Affinität zum **rhythmischen System haben** und
- Präparate in **hoher Potenz** (über D20) in ihrer Qualität zu dem **Sinnes-Nerven-System** in Beziehung treten.

Durch wiederholte rhythmische Schüttelungen bzw. Verreibungen wird das Prozessuale der Substanz herausgearbeitet und es wird ermöglicht, dass deren innere Kräfte und Heileigenschaften wirken. Vom kranken Organismus aus gesehen wird ein weiterer wesentlicher Schritt vollbracht: Je nach Stufe wird das Heilmittel in seiner Qualität auf eine Ebene gehoben, in der es jeweils eine spezifische Affinität zu einem der drei funktionellen Bereiche der menschlichen Organisation erlangt – zum Stoffwechsel-Gliedmaßensystem, zum rhythmischen System oder Nerven-Sinnes-System.

Weitere Dynamisierungsverfahren

Nicht nur das Potenzieren bewirkt die gewünschten therapeutischen Konfigurationsveränderungen der Natursubstanzen, auch andere spezielle Bewegungsabläufe können solche Dynamisierungen hervorbringen. Diese reichen vom einfachen Mischen oder Vermengen, wie z. B. Verrühren, Vermischen, Schütteln oder Kneten zweier oder mehrerer Substanzen wie Honig mit Eisen oder zweier Tinkturen bis zu den aufwändigen Verfahren, wie der Vegetabilisierung oder der „gemeinsamen Drehung“ zweier Säfte. Einige dieser Verfahren kommen auch in der konventionellen Pharmazie zur Anwendung, hier jedoch unter anderen Gesichtspunkten.
Die Bewegungsabläufe verändern die Anordnung in der Substanz selbst und ihrem Medium. Ihre Partikel werden in ihren inneren Zusammenhang physikalisch verändert, ähnlich wie es beim Potenzieren geschieht. Hierdurch kann das Kräftegefüge der Ausgangssubstanzen in ihren therapeutischen Eigenschaften gesteigert werden oder

seine Wirksamkeit überhaupt erst ermöglicht werden. Auch hierbei geht es um die Überführung der Substanz in ein spezifisches Gefüge im Sinne der drei Prinzipien Sal, Merkur und Sulfur.

3.3.4 Vegetabilisierte Metalle

Ein typisch anthroposophisches Herstellungsverfahren betrifft die Aufbereitung vegetabilisierter Metalle (z. B. Melissa cupro culta), d. h. die Behandlung von Pflanzen mit bestimmten Metallzubereitungen. Als Heilmittel verbinden sie die spezifische Wirkung eines Metalls mit einer gezielten Wirkung einer Pflanze. Die Auswahl von Metall und Pflanze erfolgt nach ihrer Wesensbeziehung. Diese drückt sich entweder in der Fähigkeit der Pflanze aus, mit einem bestimmten Metall besonders umgehen zu können, z. B. es besonders zu speichern, oder in der gleichen organspezifischen Wirkung von Pflanze und Metall, wie z. B. Eisen und Chelidonium hinsichtlich der Gallentätigkeit.
Während die „Kompositionen nach dem Modell von Heilpflanzen" (➤ Kap. 3.3.6) sozusagen durch eine Entvegetabilisierung hergestellt werden, erfolgt hier eine Vegetabilisierung. Die räumliche Dimension der Metalle wird in die Zeitliche der Pflanze überführt.

Pharmazeutische Aufbereitung

Die pharmazeutische Herstellung der vegetabilisierten Metalle erstreckt sich über einen Zeitraum von drei Jahren und kann in zwei Abschnitte eingeteilt werden:

- Der **erste Abschnitt** stellt kein reines Dynamisierungsverfahren dar. Das Metall oder Mineral wird über verschiedene Phasen und Wiederholungen in Säuren aufgelöst, dann destilliert, mit Weinessig versetzt, geglüht und schließlich wieder als Doppelsalz mit Ammoniumnitrat gebunden.
  Es entsteht eine Art „Erdenmasse" ohne metallische Eigenschaften. Durch diese Verarbeitung werden die für die Metalle typischen Eigenschaften wie z. B. die lichtabweisende Tendenz sowie die elektrische Leitungsfähigkeit vollständig überwunden. Das betroffene Metall hat damit seine charakteristischen irdischen Potenzen verloren.
- Während des **zweiten Abschnitts** der pharmazeutischen Verarbeitung erfolgt die eigentliche Dynamisierung: Die „neue Erdenmasse" wird gelöst und als Dünger einer bestimmten Pflanzenart zugesetzt, die zu dem verwendeten Metall oder Mineral eine spezifische Beziehung hat.
  Wurde beispielsweise vom Eisen ausgegangen, wird nun die Brennnessel gewählt, die den Eisenprozess besonders in sich ausbildet. Nach einer Vegetationsperiode wird die Pflanze im Herbst kompostiert, und dieser Kompost wird im nächsten Frühjahr mit einer neuen Pflanzengeneration derselben Pflanzenart als Dünger beigegeben. Zum zweiten Mal wird im Herbst die neue Pflanze kompostiert (zweite Vegetationsperiode) und im Frühjahr einer dritten Pflanzengeneration als Dünger zugesetzt. Im dritten Herbst erst wird die so behandelte Pflanze zum Heilmittel verarbeitet.

Der Begriff Umformung, wie er hier gebraucht wird, geht auf Rudolf Steiner zurück; er bezeichnete die Herstellung vegetabilisierter Metalle und Mineralien als „Umformung der mineralischen Kräfte". Aus diesem Grunde werden diese Präparate auch zu den Metall- bzw. Mineral-Heilmitteln gezählt und nicht zu den pflanzlichen, obwohl Pflanzen hierbei die Träger der therapeutischen Komponente sind. Steiner hat die Heilmittelherstellung und -komposition von dem Paracelsisten Andreas Tenzel (um 1625) aufgegriffen und zur Ratio dieser Präparate Angaben in seinem 2. Medizinerkurs im 7. Vortrag gemacht.

Wirkungsweisen

Die verschiedenen rhythmischen Prozesse wie Jahreszeiten, Tag-Nacht, Licht-Finsternis, Wärme-Kälte, Sprossen-Vergehen, mit denen das Metall in vegetabilisierter Form verwoben ist, prägen das Metall in seinem rein dynamisierten Zustand. Es ist vollständig in einen dynamischen Zustand überführt worden, wo es keine räumliche Dimension mehr aufweist, sondern nur noch eine zeitliche. Sie können nun als dynamisierte Metallpräparate pharmazeutisch zum Heilmittel verarbeitet werden. Im Organismus rufen diese Heilmittel entgegengesetzte, komplementäre Kräfte hervor, also nicht die prozessual-zeitlichen, sondern die räumlich-konstitutiven. Der dem Metall und der Pflanze verwandte räumlich-konstitutive Bereich des Organismus wird aktiviert (➤ Tab. 3.3). Liegen hier Störungen vor, die in Entwicklungsphasen während der Kindheit und Jugend auftreten, sprechen diese häufig besonders gut auf solche Zubereitungen an. Die Entwicklung des Patienten wird gestärkt und insbesondere diejenigen Körperfunktionen, zu denen das Metall oder Mineral eine Beziehung aufweist. Während die „Kompositionen nach dem Modell von Heilpflanzen" v. a. beim Erwachsenen und älteren Menschen therapeutisch wirken, sprechen die vegetabilisierten Metalle also v. a. Kinder und Jugendliche in der Entwicklung an.
Die bei den einzelnen Präparaten angegebenen Anwendungsgebiete haben nur beispielhaften Charakter. Insbesondere in der Pädiatrie und in der Heilpädagogik ergeben sich weitere Indikationen.

Dosierung und Anwendung

- Ampullen: 2- bis 3-mal wöchentlich 1 Amp.; bei chronischen Zuständen seltener, bis zu 1-mal wöchentlich
- Bei akuten Zuständen täglich, evtl. mehrmals täglich
- Dilutio: im Allgemeinen 3-mal täglich 5–10 Tropfen einnehmen, bei Bedarf kann die Dosierung und die Häufigkeit der Einnahme erhöht werden

Tab. 3.3: Vegetabilisierte Metalle: Beziehungen zwischen Metall, Heilpflanze, Organbildung und Wirksamkeit.

Metall	Organbildung	Pflanzen mit Beziehung zum Metall-Organ-Prozess	Haupterfolgsort des Prozesses
Blei	Milz	Eisenhut, Wegwarte	Nervensystem, Knochen, Festes
Zinn	Leber	Löwenzahn, Wegwarte	Knorpel, Gelzustand
Eisen	Galle	Brennnessel, Schöllkraut	Blut, Atmung
Gold	Herz	Johanniskraut, Primel	Herz-Kreislauf
Kupfer	Nieren-, Nebennierensystem	Kamille, Melisse, Tabak	Ernährungsstrom, Blutbildung
Quecksilber	Lunge	Keimzumpe	Lymphe, Strömendes
Silber	Gehirn	Lebensbaum, Keimzumpe	Wässriges, Regeneration

3.3.5 Metallspiegelpräparate

Zur Gewinnung der Metallspiegelpräparate empfahl Steiner folgendes Vorgehen: Zuerst ist das Metall durch sehr starke Erwärmung in einen dampfartigen oder auch gasartigen Zustand zu bringen, bei dem es zu leuchten beginnt. Aus dieser Feinstofflichkeit heraus soll ein möglichst unkristallisierter hauchdünner Spiegel zubereitet werden, indem der Rauch oder das Gas an einer kalten glatten Fläche abgeschreckt wird. Hierbei entsteht ein hauchdünner Niederschlag in Spiegelform (➤ Abb. 3.7). In diesem instabilen Zustand ist das Metall energiereicher als gewöhnlich und erhält etwas von seiner kosmischen Natur zurück. Anderseits hat es sich jedoch neu verfestigt und weist dadurch auch irdisch-räumliche Eigenschaften auf.
Diese Doppelnatur des Metallspiegels zeigt an, dass die Ausgangssubstanz in seinen Merkur-Zustand übergeführt wurde. Die so hergestellten Metallpräparate werden von der Firma Weleda als „Metallicum praeparatum" bezeichnet. Sie finden für alle Darreichungsformen Verwendung; für Salben wird der Spiegel jedoch aus der flüssigen Phase – nicht aus dem Dampfzustand – abgeschieden, um die hier notwendigen großen Mengen zu erhalten.

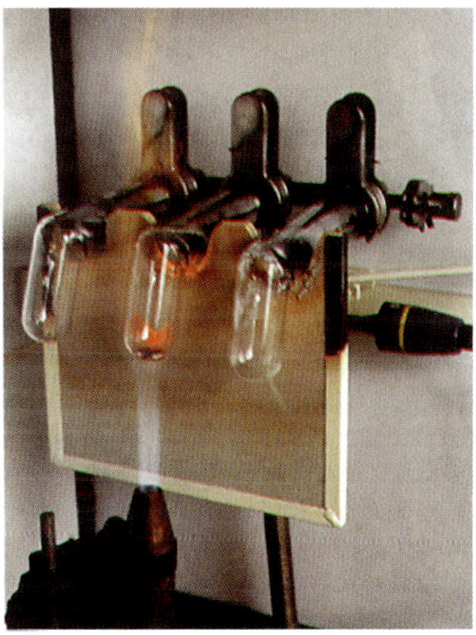

Abb. 3.7: Herstellung von Metallspiegeln durch Verdampfung und anschließende Kondensation an der Glaswand.

3.3.6 Kompositionen nach dem Modell von Heilpflanzen

Von Steiner wurde ebenfalls die Herstellung der sogenannten „Kompositionen nach dem Modell von Heilpflanzen" entwickelt.

Pharmazeutische Aufbereitung

Das Besondere bei dieser Zubereitung ist, dass der lebendige Zusammenhang einer Heilpflanze auf anorganischer Ebene vom Pharmazeuten nachgebildet wird. Er führt eine Entvegetabilisierung der Heilpflanze durch und verwendet ihre als wesentlich erachteten mineralischen Komponenten, um sie auf dieser Ebene neu zusammenzu-

fügen. Dabei berücksichtigt er weniger Ergebnisse der Analytik, als vielmehr intuitive, umfassende Erkenntnisse und therapeutische Erfahrungen. Das Präparat spiegelt auf mineralischer Stufe bestimmte Aspekte der Pflanze wider.
Bei der Herstellung erfolgt also keine chemische Synthese durch z. B. Druck- und Wärmeverfahren, sondern die ausgewählten mineralischen Substanzen werden gemengemäßig zusammengefügt. Je nachdem werden weiterhin bestimmte sogenannte Bindemittel wie z. B. Honig oder Harze hinzugefügt, die anderen Substanzen eine besondere Sensibilität verleihen.

Wirkungsweisen

Die Komposition stellt ein spezifisches Kraftgefüge dar, wie es vergleichbar in der Pflanze erkannt werden kann, wo es jedoch in viel komplexerer und lebendiger Form auftritt. Das Herstellungsverfahren reduziert also die Komplexität des Lebendigen der Pflanze auf die mineralische Stufe und vereinfacht sie zudem räumlich. Diese doppelte Reduktion verleiht der Heilmittelkomposition als dynamisiertes Kraftgefüge spezifische Heileigenschaften.

Die Bedeutung der Reduktion für die bewusste Wahrnehmung können wir uns bei der Betrachtung eines Gemäldes, insbesondere einer Ikone verdeutlichen. In einem Gemälde lässt der Künstler das von ihm als wesentlich Erlebte, z. B. einer Landschaft oder einer Person, sichtbar hervortreten. Hierbei erfolgen zwei Reduktionen: aus der umfassenden Realität der Natur greift der Maler erstens bestimmte ausgewählte Motive heraus und zweitens führt er das räumlich Wahrgenommene in die Fläche über, die also eine räumliche Dimension weniger enthält als die Wirklichkeit. Im Vergleich zur Realität oder zur Photographie kann das Gemälde den Betrachter gleichwohl viel tiefer beeinflussen. Es mag die Empfindung für die verborgene innere Beziehung zur Landschaft oder Person wecken. Das was reduziert erscheint, spricht im Menschen eine kreative Kraft an, die diese Reduktion wieder in lebendiger Weise aufhebt und damit das Bild ideell wieder vollkommen macht. Auch die Heilmittelkompositionen regen im Organismus Kräfte an, die die Reduktion wieder auszugleichen und zur ideellen Vervollständigung zu ergänzen streben. Entsprechend ermöglicht auch die Komposition eine tiefere und nachhaltigere Wirkung auf den menschlichen Organismus, als es das entsprechende reale Pflanzenpräparat vermag, dies nur in unbewusster Weise für den Patienten.
Bei den Kompositionen liegt also pharmazeutisch das Spezifische vor, dass die Dynamisierung in Form des Gemenges allein die räumlich-konstitutive Seite der Heilpflanze im Heilmittel nachbildet. Dadurch aber regen sie im Organismus die Kräfte an, die regulativ immer die Ganzheit zu bewahren versuchen und die Integrität des Seelisch-Geistigen bewirken. Sie ergänzen die Einseitigkeit des Heilmittels und wirken so ausgleichend und aktivierend.

Die Kompositionen wirken in spezifischer Weise auf die **Nierentätigkeit.** Hierbei steht nicht deren ausscheidende Wirkung im Vordergrund, sondern ihre in den Organismus hineinstrahlende, nämlich die **„Nierenstrahlung“**, wie sie von anthroposophischen Ärzten genannt wird. Sie bewirkt eine Verlebendigung des Körperwassers und reguliert so die Strömungen und Salzverhältnisse (Ionenkonzentration) zwischen den einzelnen Organen. Das Wasser, welches die Niere nicht mehr verlebendigen kann, wird von ihr ausgeschieden. Damit teilt die Niere das Blut, welches durch sie fließt, in eine zeitliche und in eine räumliche Dimension auf. Die räumliche Dimension beinhaltet das Erstarrende, Salartige, welches durch die Niere im Urin ausgeschieden wird, die zeitliche Dimension bewirkt die Rückresorption des Stromes aus den Nierentubuli und seine Hinausstrahlung als „lebendiges Wasser“ bis in die Körperperipherie.

Diese prozessuale Wirkung der Niere durchstrahlt also den ganzen Organismus hin bis zu den peripheren Sinnes-Nerventätigkeiten. Die Organe werden über das lebendige Wasser gesamthaft wahrnehmend miteinander verbunden. Als Zeitenprozess beeinflusst die Nierenstrahlung das Werden, Reifen und Altern im Organismus. Der „Nierenstrahlung" wirken andererseits die formenden Kräfte des Nerven-Sinnespols entgegen, die über die Sinnestätigkeit in den Organismus hereinwirken. Beide müssen sich trotz ihrer unterschiedlichen Rhythmik gegenseitig ausgleichen.

Anwendungsgebiete

Bei einer **gestörten Nierenstrahlung** kann therapeutisch eine bestimmte Komposition indiziert sein. Was die Niere vollbringt, nämlich Räumliches und Zeitliches zu trennen, diese Tätigkeit sprechen die Kompositionen an, da sie prozessual Entsprechendes beinhalten. Sie sind durch die pharmazeutische Trennung der zeitlichen und räumlichen Dimensionen der Pflanze entstanden und repräsentieren nur noch deren räumliche Konfiguration auf mineralischer Stufe. Als räumliche Komposition aktiviert das Präparat komplementär die zeitlichen Prozesse der Nierenstrahlung.
Die mineralischen Kompositionen enthalten häufig alkalische Salze wie Kaliumcarbonat und Natriumcarbonat, die hierbei eine wichtige Rolle spielen. Sie helfen, dass die Nierenstrahlung in die Peripherie des Organismus hinwirken und die gestaltbildenden Kräfte der Sinnesorgane auffangen und ausgleichen kann.

- Wirkt die **Nierenstrahlung zu schwach,** kann es zum Überwiegen der gestaltenden Kräfte aus der Sinnessphäre kommen, was nicht nur in der Peripherie zu Stauungen und Ausfällungen führt, sondern auch im Inneren Blockaden wie z. B. Darmkoliken oder gastroösophagealer Reflux (Therapie z. B. *Kalium sulfuratum comp., Solutio Sacchari comp.*) verursachen kann. Ein Mangel an Nierenstrahlung vermag das Körperwasser nur ungenügend zu verlebendigen und dieses fällt so aus dem Lebenszusammenhang heraus und es bilden sich z. B. Ödeme (Therapie z. B. *Solutio Siliceae comp.*).
- Wirkt der **Nierenstrahlung** dagegen **zu stark** zur Peripherie, dann kann dies z. B. im Ohr Morbus Menière, Hörsturz (Therapie z. B. *Arnica, Planta tota D3/Solutio alkalina 0,2%*) oder Tinnitus (Therapie z. B. *Solutio Siliceae comp.*) auslösen, in den Augen können Autoimmunprozesse oder Maculadegeneration (Therapie z. B. *Solutio Sacchari comp.* oder *Solutio Siliceae comp.*) auftreten.

Mit den Kompositionen kann der Arzt also über die Niere in die Sinnessphäre des Menschen hineinwirken, die ansonsten nur schwierig therapeutisch zu beeinflussen ist. Die Kompositionen wirken v. a. bei älteren Patienten.

3.3.7 Typenheilmittel

Die Typenheilmittel sind spezifisch anthroposophische Heilmittel, die auf Steiner zurückgehen. Sie sind sehr unterschiedlich gestaltet: Mineralische Kompositionen sind nach ganz anderen Gesetzmäßigkeiten konzipiert als pflanzliche. Zudem gibt es Kompositionen, die aus pflanzlichen und metallischen Substanzen kombiniert sind, einige enthalten auch Substanzen tierischen Ursprungs.
Typenheilmittel sind bei Krankheitsverläufen angezeigt, die regelrecht verlaufen und weniger für Verlaufsformen von Krankheiten geeignet, bei denen individuelle Gegebenheiten vorherrschen. Jede Krankheit weist allgemeine wie auch individuelle

Aspekte auf. Typenheilmittel sprechen also die allgemeinen Aspekte der Krankheit an. In bestimmten Fällen mag dies genügen, in anderen wird die Therapie noch individuell ausgewählte Heilmittel berücksichtigen oder sogar nur mit diesen behandeln.

Die Typenheilmittel sind nicht ausschließlich nach dem Grundsatz des „Contraria contrariis curare" konzipiert. Ebenso wenig ist das Hahnemannsche „Similia similibus curentur" allein das ausschlaggebende Prinzip für diese Heilmittel. Während das homöopathische Simile dem Organismus sozusagen ein Ebenbild seiner Erkrankung präsentiert und das Contraria-Prinzip das der Krankheit Entgegengesetzte bewirkt, wird durch ein Typenheilmittel dem kranken Organismus gleichsam ein gesundes Vorbild als Orientierung angeboten. Als Heilmittel zeigt dieses dem Organismus, wie er aus einer typischen Erkrankungstendenz wieder seine gesunde Mittellage erreichen kann.

Dieses Heilmittelprinzip basiert auf dem anfangs beschriebenen Krankheitsverständnis (➤ Kap. 3.1), dass Krankheit an sich ein physiologisches Geschehen ist, das jedoch räumlich verlagert und/oder zeitlich verschoben im Organismus auftritt und so im aktuellen Zustand des Patienten zu einem pathologischen Prozess wird. Der Krankheitsprozess des Patienten kann hierbei auch unzeitgemäß bestimmte Phasen der Entwicklung der Menschheit wiederholen. Die Typenheilmittel setzen mit ihren spezifischen Ausgangssubstanzen evolutiv dort an, wo in der Menschheitsentwicklung die entsprechende „Krankheitsphase" aufgetreten ist, in die der Patient gleichsam zurückgefallen ist. In diesem Sinne beinhalten diese Präparate ein evolutives Simile zum Krankheitsgeschehen. Indem sie dann aber aufzeigen, wie die damalige Einseitigkeit oder Fehlentwicklung überwunden werden konnte, weisen sie auch das Contraria-Prinzip auf. Da die Heilmittel durch ihre pharmazeutische Verarbeitung darüber hinaus auch das Ziel der Entwicklung beinhalten, führen sie die beiden Prinzipien zu einer Synthese und stellen ihre Steigerung dar.
Die Typenheilmittel basieren also auf einem dritten Weg, der die beiden Prinzipien wohl beinhaltet, sie aber in einer Synthese zu einem neuen Krankheits- und Heilungsverständnis weiterführt.

Pharmazeutische Aspekte

Die pflanzlichen und die metallisch-mineralischen Heilmittelkompositionen stellen eine pharmazeutische Weiterführung von Naturprozessen zum Menschen hin dar. Die Natur wird in diesem Sinne nicht als etwas Fertiges betrachtet, sondern als etwas Werdendes, das pharmazeutisch weitergeführt wird und damit zu einem Heilmittel werden kann. Im gewissen Sinn wiederholt der Pharmazeut in den pharmazeutischen Verwandlungsstufen „Schöpfungsprozesse", d. h. er gestaltet die geistigen Kräfte, die in den Natursubstanzen wirksam sind, in dem Sinne weiter, dass der menschliche Organismus an ihnen seinen Weg und sein Ziel erkennen kann.

Zur pharmazeutischen Umsetzung von therapeutischen Leitgedanken in ein Heilmittel soll nach Paracelsus der Pharmazeut dasjenige, was in der menschlichen Natur veranlagt ist, mit den Substanzen aus der Natur in bestimmter Weise nachvollziehen und weiterführen. Zum besseren Verständnis führt Paracelsus folgendes alltägliches Beispiel an. Der Müller und Bäcker z. B. macht aus dem Korn über verschiedene Schritte – Mahlen, Kneten, Vergären und Backen – Brot und steigert so das Korn innerlich in seiner Verwandtschaft zum Menschen. Nun kann es diesem als tägliche Nahrung dienen. Ebenso soll der Pharmazeut die Natursubstanzen zum Menschen hin weiterführen, dass sie ihm als Heilmittel helfen können.

Der Pharmazeut muss also die Natur über sich hinausführen und handhabt so auch Zeitaspekte der Substanz. Er erlebt die Substanz in einen fortlaufenden kosmogonischen Entwicklungsprozess drinnen stehend. Diesen führt der Pharmazeut dann intuitiv weiter, um das Wesenhafte der Substanz als Heilprinzip mit dem Wesenhaften des Menschen in Beziehung treten zu lassen. Das Wesenhafte des Menschen ist seine geistig-seelische Individualität. Die gemeinsame pharmazeutische Herausarbeitung des Wesenhaften (Tugend der Arznei) und die Herausarbeitung der Wirkstoffprinzipien (Kraft der Arznei) dient diesem Ziel.
Hiermit wird deutlich, dass es bei Paracelsus nicht allein um die Herausarbeitung des Wirkprinzips der Substanzen geht, sondern auch immer um eine Verstärkung und Aktivierung eines dynamischen Gefüges im Heilmittel. Damit vereinigen die Arzneimittel von Paracelsus die dynamische Seite mit der räumlichen Seite des Wirkprinzips. Ideelles (Tugend, Potenzial) und Kausales (Kraft) ist im paracelsischen Arzneimittel miteinander verbunden. Sie stehen daher dem anthroposophischen Arzneimittelverständnis und insbesondere den Typenmitteln sehr nahe.

Die Herstellungsprozesse der Kompositionen sind typischerweise geprägt von einerseits chemischen Verwandlungsprozessen – wie diejenigen der Spagyrik – und andererseits von physikalischen Konfigurationsprozessen im Sinne einer Dynamisierung. Die aktuelle Teilhabe jeder Substanz an ihren vergangenen und evtl. zukünftigen Entwicklungsstufen wird durch die Verwandlungs- und Konfigurationsprozesse pharmazeutisch gehandhabt und für die Therapie nutzbar gemacht. Die beiden pharmazeutischen Verfahren sollen das Wesentliche der Substanz in ihren zwei Aspekten, nämlich einerseits ihre geistige unverwandelbare Gestalt (Idee, Morphe) und anderseits ihre innere Dynamik als Entwicklungspotenzial (Tugend) zur pharmazeutischen Wirksamkeit bringen.

Der pharmazeutische Prozess muss die primär geistigen Wirkprinzipien der Substanz, die abdruckartig hier in Erscheinung treten, in eine geeignete Darreichungsform überführen, so dass sie der Patient als Heilmittel einnehmen kann. Auch hierzu dient die pharmazeutische Bearbeitung der Natursubstanz. Diese wird dabei gleichsam von allem Überflüssigen, was nicht Ausdruck ihrer geistigen Natur ist, befreit und in Zusammenhänge überführt, die ihrem Geistwesen gerecht werden. Hierzu dienen zum Beispiel die Verfahren des Potenzierens wie auch diejenigen der Spagyrik.

Therapeutische Aspekte

Die metallischen Heilmittel sind unter dem Aspekt der drei Qualitäten von Sal, Merkur und Sulfur zu verstehen (➤ Kap. 2.2.4). Diese können als Schöpfungsprinzipien angesehen werden, die sich im Menschen in entsprechend metamorphosierter Form als funktionelle Dreigliederung manifestieren. Die Metallpräparate sprechen das Geistig-Seelische des Menschen in der Form an, dass ein gestörtes Verhältnis innerhalb der funktionellen Dreiheit wieder zu einem Gleichgewicht gelangen kann. Die pflanzlichen Heilmittel sind nach dem Prinzip der Komplementarität und des Ausgleiches in ihrer Wirksamkeit komponiert.
Bei den metallischen wie den pflanzlichen Heilmitteln dient die Komposition und Verarbeitung sozusagen als eine Art Gesundheitsmodell für den Organismus und zeigt ihm den heilenden Weg auf.

Heilmittel mit mineralischen und metallischen Komponenten

Von den Paracelsisten, insbesondere von Oswald Croll (um 1560 bis ca. 1609) wurden zahlreiche komplexe chemische Herstellungsrezepte ausgearbeitet. Die Angaben Oswald Crolls, die auf

Hinweise von Paracelsus zurückgehen, wurden im Jahre 1609 unter dem Titel „Basilica chymica" veröffentlicht, vermutlich kurz nach dem Tod des Autors. Viele der hier publizierten Herstellungsverfahren wurden in zahlreiche Pharmakopöen im 16. und 17. Jahrhundert aufgenommen. Sie übten einen nachhaltigen Einfluss auf die europäische Pharmaziegeschichte aus.

Steiner hat verschiedene Rezepte in mehr oder weniger verwandelter Form aus der *Basilica chymica* übernommen und weitere konkrete Hinweise zu ihrer Heilmittelherstellung sowie auch grundsätzliche Ausführungen aus anthroposophisch-medizinischer Sicht zu ihrem Verständnis gegeben. Es handelt sich um Präparate wie *Kalium aceticum comp., Biodoron®* (in Deutschland *Kephalodoron®*), *Unguentum vulnerarium/Cinis Capsellaae comp. Ungt.* (in Deutschland *Vulnodoron®, Ferrum hydroxydatum, Renodoron®*) (➤ auch Monographien). Neben den Metallen oder Mineralien werden in diesen Kompositionen auch z. T. Substanzen aus dem Pflanzen- und Tierreich eingesetzt und zwar folgende.

- Verschiedene Pflanzenaschen bei *Vulnodoron®/Unguentum vulnerarium/Cinis Capsellaae comp. Ungt.*
- Safran bei *Biodoron®/Kephalodoron®*
- Essig bei *Renodoron®, Ferrum hydroxydatum, Vulnodoron®* und *Kalium aceticum comp.*
- Weingeist bei *Kalium aceticum comp.,* und *Biodoron®*
- Als tierische Substanzen werden Kalkgebilde wie sogenannte Krebsaugen bei *Renodoron®* und Honig bei *Biodoron®* verarbeitet.

Insgesamt enthalten die Präparate also Substanzen aus allen drei Naturreichen. Zum Teil liegen die Substanzen miteinander chemisch verbunden vor, wie z. B. als Kaliumtartrat – ein Metall mit einer Pflanzensäure verbunden. Zum Teil werden sie auch nur gemeinsam als Gemenge verarbeitet, wie der Honig und Eisensulfat in *Biodoron.*

Pharmazeutische Aufbereitung

Bei den mineralischen und metallischen Kompositionen der Typenheilmittel ist im Gegensatz zu den pflanzlichen Typenheilmitteln die Polarität nicht das primäre Prinzip. Metalle selbst sind in ihrer Gesamtheit bereits merkuriell gestaltet, d. h. sie vereinigen in sich polare Eigenschaften und führen diese zum Ausgleich. Bei diesen Heilmittelkompositionen stehen die pharmazeutischen Verwandlungsprozesse, sei es durch chemische oder Wärme-Einwirkungen, ganz im Vordergrund, weniger das räumliche Ineinanderwirken wie bei den einzelnen Pflanzenpräparaten. Das Ineinanderwirken der metallischen und mineralischen Substanzen geschieht durch chemische Prozesse, während bei den pflanzlichen Heilmitteln dies durch ein Ineinanderarbeiten erfolgt.
Beschreiben wir als einfaches Beispiel die Herstellung von *Ferrum hydroxydatum.* Zunächst schlägt der Pharmazeut das Eisen zu Stahlblech, um es danach zu glühen. Aus anthroposophischer Sicht ist nun das Entwicklungspotenzial des Eisens (zur weiteren Verwandlung) freigelegt worden. Diese geschieht mit Weinessig, womit das glühende Stahlblech abgelöscht wird. Danach wird es über längere Zeit, ungefähr 14 Tage, bei mittlerer Temperatur – etwa bei Körpertemperatur – gehalten. Am Schluss wird der Essig abgespült und diese Zubereitung in eine Arzneiform überführt.

Das Feuer spielt ebenfalls bei der pharmazeutischen Verarbeitung der Metalle, wie z. B. bei der Herstellung von Ferrum hydroxydatum und verschiedener Mineralien, eine wichtige und spezifische Rolle. Der Pharmazeut kann das Feuer auch durch die Anwendung von Säuren ersetzen wie bei der Herstellung der vegetabilisierten Metalle, um gleichsam eine flammenlose „Läuterung" des Metalls zu vollbringen.

Die Wärmeanwendungen des Feuers bei Metallen und Mineralien sind nicht mit denen bei der Pflanzenverarbeitung vergleichbar. Es geht hier nicht primär um eine chemische Umwandlung des Metalls, sondern darum, das Metall in eine physikalisch energiereichere Konfiguration zu überführen. Diese ausschließliche physikalische Veränderung kann aber Voraussetzung für eine darauffolgende chemische Reaktion und Veränderung sein.
Das pharmazeutische Bemühen mit dem Feuer gilt dem Überführen des Metalls in seinen ursprünglichen Zustand, bei dem seine prozessualen Eigenschaften wieder in den Vordergrund treten. Es ist gleichsam eine Art „Verjüngung" des Metalls. Mit dem Feuer vollführt der Pharmazeut sozusagen einen Kunstgriff, um das Metall gleichsam durch „Zeitensprünge" bzw. „Zeitreisen" in dessen „Kindheitsstufe" zu versetzen. Durch das Überführen des Eisens beispielsweise in einen früheren Zustand seines evolutiven Wegs auf der Erde sollen seine prozessualen Kräfte aus der aktuellen materiellen Erstarrung freigesetzt werden. Diesen aktiven Zustand des Metalls verwendet der Pharmazeut dann für die weitere Verarbeitung, z. B. um ihn gegebenenfalls nach weiteren pharmazeutischen Prozeduren in eine bestimmte Heilmittelform überzuführen. Ein hierfür typisches Verfahren wendet der Pharmazeut bei der Herstellung der Metallspiegelpräparaten an (➤ Kap. 3.3.5).

Es mag erstaunen, dass wir den Substanzen gleichsam „menschliche Eigenschaften" wie Tugend oder Läuterung zuschreiben. Dies geschieht nur im Hinblick auf ihre therapeutische Wirkung im Menschen. Entsprechend der Charakterisierung eines Tons nach der Wahrnehmungsqualität und nicht nur nach seiner Schwingungszahl werden auch hier die therapeutischen Eigenschaften der Substanzen qualitativ in Bezug auf ihre Wirksamkeit auf den Menschen erfasst und nicht ausschließlich nach ihrer chemischen Formel und Eigenschaften.

Wirkungsweisen

Das gemeinsame Konzept dieser Arzneimittel ist, Erkrankungen infolge übermäßiger oder unausgeglichener Salkräfte im Organismus entgegenzuwirken. Dies betrifft insbesondere Erkrankungen, wie z. B. Migräne, Nierensteine, Hämorrhoiden, Hautgeschwüre, psychiatrische Erkrankungen.

Heilmittel auf pflanzlicher Basis

Alle pflanzlichen Typenheilmittel Rudolf Steiners besitzen zwei oder drei wesentliche Komponenten. Diejenigen, die mehr Pflanzen enthalten, wie z. B. Digestodoron®, weisen jedoch im Grunde auch nur zwei Komponenten auf, nämlich in diesem Fall, Farne und Weiden. Das Charakteristische der beiden Komponenten ist, dass sie gegensätzliche, ja, polare Eigenschaften aufweisen. Hierfür werden Pflanzen zusammengebracht, die sich in ihrer Wachstumsgestik, in ihrem Habitus, in ihrem Verhältnis zur Umwelt und in ihren kosmischen und terrestrischen Beziehungen entgegengesetzt verhalten und gleichwohl innerlich verwandte Wesensmotive erkennen lassen (➤ Tab. 3.4).

Pharmazeutische Aufbereitung

Ziel des pharmazeutischen Verarbeitungsprozesses ist es, die Heilpflanzen so zusammenzubringen, das sich aus ihrer Polarität ein einheitliches Heilmittel ergibt. Zwei pharmazeutische Prozesse treten hervor: einerseits Wärmeprozesse, andererseits ganz bestimmte „Ineinanderbewegungsprozesse".

- Bei den **Wärmeprozessen** handelt es sich um differenzierte Abläufe, durch die die Pflanzen aufgeschlossen werden und durch die eine Pflanzenkomponente an die andere angeglichen wird. Kalte Zubereitungen, Behandlung bei Körpertemperatur, Aufgüsse, Kochen, Dörren, Destillieren, Verkohlen und Veraschen sind die verschiedenen Wärmestufen, die zur Anwendung kommen können.

Tab. 3.4: Tabellarische Übersicht über Pflanzendualitäten in den Typenheilmitteln.

Präparatename	Pflanzenpaar	Pflanzenteil	Pharmazeutischer Erwärmungsprozess	Pharmazeutische Ineinander-Bewegung
Arum maculatum D3/ Pteridium aquilinum D3 aa	Aronstab Adlerfarn	Wurzelknolle Blatt	Digestio	Mischung
Anaemodoron® (Fragaria/Urtica)	Gr. Brennnessel Erdbeere	Kraut Frucht	Mazerat; bei Rh 37 °C	Mischung
Berberis D2/Urtica urens, Herba D3 aa	Sauerdorn Kl. Brennnessel	Wurzel Kraut	Mazerat; bei Rh 37 °C	Mischung bzw. Drehung
Cardiodoron® (Onopordon comp.)	Schlüsselblume Bilsenkraut Eselsdistel	Blüte Kraut Blüte	Digestio	Mischung
Carduus benedictus D2/ Paeonia officinalis D2 aa	Bitterdistel Pfingstrose	Kraut Wurzel	Dekokt	Mischung
Choleodoron® (Chelidonium/Curcuma)	Curcuma javan. Schöllkraut	Wurzel Wurzel	Mazerat	Mischung bzw. Drehung
Dermatodoron® (Dulcamara/Lysimachia)	Bittersüß Pfennigkraut	Blüte Kraut	Dekokt	Mischung
Digestodoron® (Aspidium/Salix comp.)	Farne Weiden	Blatt Blatt	Digestio	Mischung
Hepatodoron® (Fragaria/Vitis)	Erdbeere Weinstock	Blatt Blatt	Dörren	in best. Art ineinanderstoßen
Plantago-Primula cum Hyoscyamo	Spitzwegerich Schlüsselblume Bilsenkraut	Blatt Blüte Kraut	Digestio	Mischung
Iscador® (Viscum album fermentatum)	Wintermistel Sommermistel	Kraut mit Früchten Kraut	Mazerat	Drehung

– Hierauf folgen die **„Ineinanderbewegungsprozesse"**, die ebenfalls ihrer Intensität nach abgestuft sind und bei den flüssigen Arzneiformen von der einfachen Mischung bis zu einem komplizierten Ineinanderbewegen gehen, wobei Geschwindigkeit, Bewegungsform und Raumrichtung ihre Rolle spielen. Auch für die Mischung der Pulver zur Herstellung von *Hepatodoron®* hat Rudolf Steiner ein differenziertes Ineinanderbewegen in bestimmten räumlichen Dimensionen empfohlen.

Wirkungsweisen

Obwohl zwei oder drei Pflanzenkomponenten in einem Präparat die gleiche Beziehung zu einem bestimmten Organ und seinen gestörten Funktionsbereichen aufweisen, sind sie in ihrer Wirkungsweise zueinander komplementär. Zusammen können sie entgegengesetzte Krankheitstendenzen ausgleichen. Durch die komplementäre Wirkungsweise sprechen sie auch rhythmische Prozesse an, die pathologische Einseitigkeiten, wie z. B. Entzündung oder Sklerose wieder zum Ausgleich bringen und damit ausheilen.

Da die Pflanzenextrakte in substanzieller Menge enthalten sind, wirken sie ebenfalls direkt pharmakologisch auf die Funktionsstörungen eines Organs oder Organbereichs. Durch ihre komplementären Komponenten wirken sie harmonisierend; Einseitigkeiten in der Wirkung, die zu Nebenwirkungen führen könnten, werden so vermieden. Sie können deswegen auch über längere Zeit eingenommen werden. Betrachten wir drei verschiedene Leberheilmittel, die nach diesem Prinzip komponiert sind (➤ Kasten).

Pflanzliche Typenheilmittel für die Leber (Beispiele)

Für die Herstellung des Präparats *Fragaria vesca/Vitis vinifera (Hepatodoron®)* werden Blätter der Erdbeere und der Weinrebe geerntet, getrocknet und dann pulverisiert. Das Besondere bei der weiteren Verarbeitung ist, dass der Pharmazeut das Pulver der Weinrebenblätter durch das Pulver der Erdbeerblätter durchstößt. Durch dieses dynamische pharmazeutische Verfahren entsteht erst das eigentliche Leberheilmittel *Hepatodoron®*. Der Pharmazeut wendet für die Herstellung von *Hepatodoron®* also ein Wärme- (Dörren) wie auch ein Bewegungsverfahren (Durchstoßen) an. Bezeichnend für die ausgleichende und gesundende Wirksamkeit von *Hepatodoron®* ist die Signatur der Ausgangssubstanzen: Erdbeerblätter und Weinrebenblätter. Beide Pflanzen weisen sowohl verwandte Eigenschaften wie auch komplementäre, entgegengesetzte auf. Beide Pflanzen entwickeln einen ausgeprägten Zuckerprozess, der bei Fragaria zu der hocharomatischen Erdbeerfrucht führt, bei der Weintraubepflanze zu der außerordentlich saftig-süßen Weintraubenbeere. Sommerliche Wärme prägt ihren Stoffwechsel. In ihrer Gestaltung zeigen beide Pflanzen eine eigenartige Erdgebundenheit. Während die Erdbeere mit ihren Ausläufern auf der Erde dahinkriecht, versucht die Weinrebe sich von der Erdenschwere zu befreien, was ihr aber nur dank dem Halt an einer Stütze gelingt. Ihr Spross kann nicht frei nach oben wachsen, sondern rankt immer um Halt ringend um jede Stütze. Der Vegetationspunkt ertastet, begreift und hält das Erdenhafte fest. *Hepatodoron®* spricht v. a. die assimilatorische Phase der Lebertätigkeit an und erhöht gleichzeitig die Entgiftungsleistung der Leber.

Ein weiteres Typenmittel für die Leber ist das Heilmittel, bestehend aus Eseldistel und Pfingstrose *(Carduus benedictus D2/ Paeonia officinalis D2 Tropfen)*. Beide Pflanzen dieser Komposition sind in ihrer Erscheinung entgegengesetzt. Infolge der einwirkenden Lichtkräfte zeigt die Eselsdistel Carduus benedictus in ihrer Gestalt Verhaltenes, Überformtes und Gestauchtes. Die Pfingstrose (Paeonia officinalis) verausgabt sich dagegen ganz in ihrer Fülle und ihrem Gestaltenwandel. Aber auch zum Licht und zur Wärme hat sie eine Beziehung, die hier zu einer Duftbildung führt, was für eine Ranunculaceae sehr ungewöhnlich ist. Beide Pflanzen haben eine enge Beziehung zum Funktionskreis der Leber. Carduus benedictus spricht mehr die formende Sinnestätigkeit der Leber an und unterstützt hierbei auch deren Beziehung zur Haut, während die Paeonia officinalis schädigende Hitze im Flüssigkeitsbereich kühlt und Stauungen auflöst. In der Komposition stellt Paeonia officinalis mehr den fließenden Stoffwechselpol in Verbindung zum Sinnesnervenpol, während Carduus benedictus mehr den kühlen formenden Sinnespol der Leber repräsentiert.

Das Präparat *Chelidonium/Curcuma* wird aus den Wurzeln vom Schöllkraut und der Gelbwurz hergestellt. Für beide Pflanzen ist charakteristisch, dass sie einen Teil ihrer Blütenprozesse in ihre Wurzel verlagern. Ihre Blütenprozesse dringen also bis in ihre Wurzelregion bzw. Rhizom hinunter. Curcuma bildet z. B. blütenspezifische Stoffe wie atherische Öle v. a. in der Wurzel, ebenso hier eine Farbintensität, wie wir sie sonst nur bei Blüten erwarten. Beim Schöllkraut zeigt der Milchsaft seine kräftigsten Farben, nämlich orangerot, ebenfalls in der Wurzel. Die Curcuma-Wurzel schmeckt aromatisch, die Chelidonium-Wurzel bitter. Beide fördern das Zusammenwirken von Leber und Galle; sie regen die Gallenbildung in der Leber an und wirken auf die Gallenabsonderung stimulierend. Dadurch wird auch die Verdauung erleichtert.

Betrachten wir die drei Leberpräparate zusammen, dann sehen wir, dass *Hepatodoron®* mehr die assimilatorische Wärmephase der Leber unterstützt, *Carduus benedictus 2/Paeonia officinalis D2 aa* ist dagegen mehr gegen Wärmestauungen im Wasserorganismus der Leber und der hierin gestaltenden Kräfte wirksam. Bei *Chelidonium/Curcuma* schließlich haben wir dagegen eine abbauende Wirkung im Vordergrund. Es regt die dissimilatorische Phase der Lebertätigkeit an. Als doppeltes Wurzelpräparat unterstützt es die abbauende Tätigkeit des oberen Pols in diesem Bereich. Für die Herstellung ist hier von besonderer Bedeutung, dass die beiden Pflanzesäfte gedreht werden, wie dies auch bei der Mistelverarbeitung geschieht.

3.4 Misteltherapie

Zu den bekanntesten Medikamenten der anthroposophischen Heilkunde zählen Mistelpräparate (zur Herstellung ➤ Abb. 3.8 bis 3.10), die in erster Linie bei Tumorerkrankungen eingesetzt werden. Aus Sicht der Anthroposophie kann die Wirksamkeit der Mistel bei Tumorerkrankungen aus der spezifischen Signatur der Pflanze abgeleitet werden: Hiermit sind keinesfalls die oberflächlichen, offensichtlichen oder scheinbaren Parallelen zwischen dem Halbparasiten Mistel und dem Karzinom gemeint, sondern die innere Erkenntnis der evolutiven Wesensverwandtschaft zwischen beiden (➤ Monographie S. 128).

Mistel

Die räumlichen Aspekte der Mistel werden in Form der Wirkstoffe bzw. als Wirkprinzipien auf dem Wege der Mazeration herausgearbeitet. Da u. a. verschiedene Eiweißstoffe eine bedeutsame therapeutische Funktion einnehmen, wird jeweils ein wässriger Extrakt hergestellt. Die Konservierung dieses Extraktes kann auf unterschiedliche Weise erfolgen, wie z. B. Vergärung. Dann werden die in

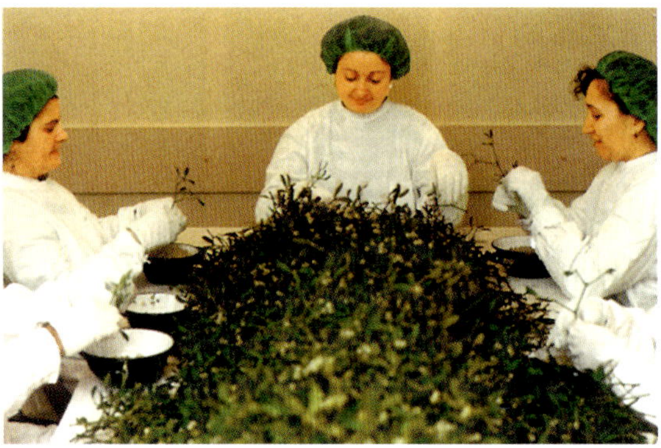

Abb. 3.8: Verlesen der Mistel. Sie wird nach der Ernte so schnell wie möglich nach Qualitätsaspekten sortiert und die speziellen Pflanzenteile werden für die weitere Verarbeitung ausgewählt.

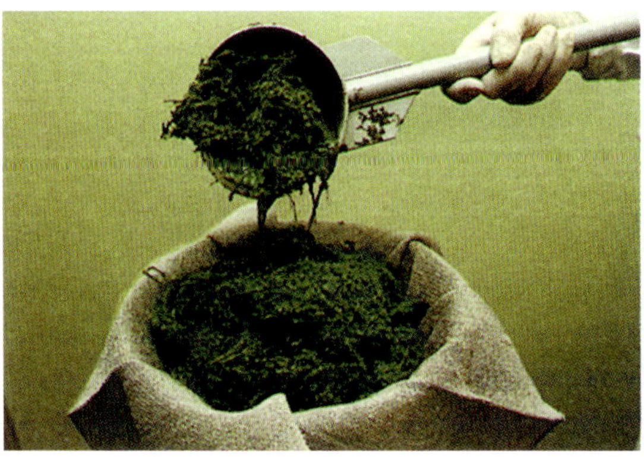

Abb. 3.9: Fermentierter Mistelsaft vor dem Abpressen.

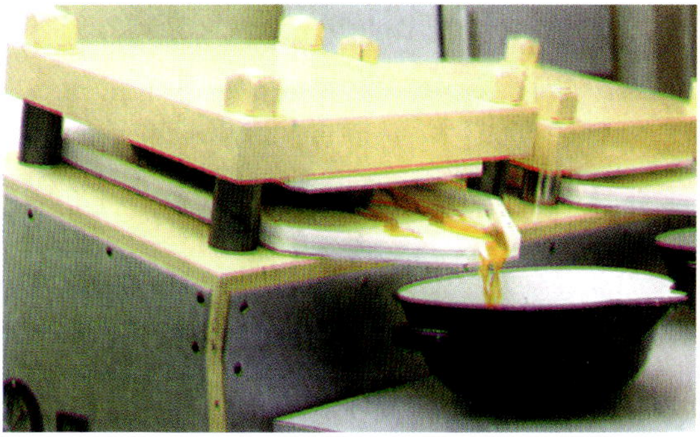

Abb. 3.10: Abpressen des Mistelextraktes.

den Inhaltstoffen der Mistel sozusagen als „kodiert" vorhandene Wirkprinzipien pharmazeutisch in die galenische Form einer Injektionslösung übergeführt.
Zugleich berücksichtigt der Pharmazeut das dynamisch-zeitliches Wirkgefüge der Mistel, ihre Konfiguration, und verarbeitet sie überlagernd mit denen der Wirkprinzipien. In den zeitlichen Manifestationen der Mistel, also in ihren Veränderungen im Jahreslauf, äußert sich ihre spezifische zeitliche Dimension. Um den Zeitaspekt der Pflanze arzneilich zu nutzen, wird die Pflanze zu zwei unterschiedlichen Zeitpunkten – im Sommer und im Winter – geerntet. Der so zu den beiden Zeitpunkten gewonnene Extrakt wird nun durch einen aufwendigen Mischprozess als Einheit konfiguriert. Der Sommersaft tropft dabei vertikal herunter und trifft auf den rotierenden Wintersaft. So entsteht ein Arzneimittel, in dem sich gleichzeitig und überlagernd die Wirkstoffprinzipien mit dem spezifischen Kraftgefüge der Pflanze verbinden und gegenseitig verstärken.

Iscador® (Viscum album fermentatum) ist eine spezielle pharmazeutische Zubereitung in Injektionsform der auf verschiedenen Bäumen wachsenden Mistelart Viscum album L. Je nach dem Wirtsbaum der Mistel werden folgende Iscador®-Sorten unterschieden:

- *Iscador® M* (Malus = Apfelbaum)
- *Iscador® P* (Pinus = Kiefer)
- *Iscador® Qu* (Quercus = Eiche)
- *Iscador® U* (Ulmus = Ulme)
- *Iscador® A* (Abies = Tanne)

Die Sorten sind als solche und/oder in Kombination mit potenzierten Metallzusätzen verfügbar. Die Metallzusätze werden mit der Abkürzung ihres lateinischen Namens angegeben, nämlich: c. Cu (für cum Cupro), c. Arg. (für cum Argento) und c. Hg (für cum Hydragyro). Insgesamt sind folgende Iscador®-Sorten verfügbar:

Iscador-Präparate

Iscador®

M	Qu	U c. Hg
M spezifiziert (spezial)	Qu spezifiziert (spezial)	
M c. Arg.	Qu c. Arg.	P c. Hg
M c. Cu	Qu c. Cu	
M c. Hg	Qu c. Hg	A*

* Nur Weleda Arlesheim, CH

Bei *Iscador® M* spezifiziert (spezial) und Iscador® Qu spezifiziert (spezial) ist der Lektingehalt pro Ampulle definiert (➤ unten).
Iscador®-Serien: Jede Iscador®-Sorte ist in drei verschiedenen Konzentrationsfolgen erhältlich, und zwar als Serie 0, I und II mit jeweils 2 × 7 Ampullen (außer Iscador® M spezifiziert [spezial] und Iscador® Qu spezifiziert [spezial], die nur in der Konzentration von 5 mg verfügbar sind).

Konzentrationsfolgen der Serien

Serienpackung 0	Serienpackung I	Serienpackung II
0,01 mg	0,1 mg	1 mg
0,01 mg	0,1 mg	1 mg
0,1 mg	1 mg	10 mg
0,1 mg	1 mg	10 mg
1 mg	10 mg	20 mg
1 mg	10 mg	20 mg
1 mg	10 mg	20 mg

Zusammensetzung und Konzentrationen

Verwendet wird ein fermentierter wässriger Auszug aus Viscum album von verschiedenen Wirtsbäumen nach spezieller Herstellungsart. Die verschiedenen Konzentrationen werden mit dem Gehalt an Frischpflanzensubstanz in mg pro ml, also pro Ampulle, bezeichnet. Lieferbar sind zusätzlich zu den oben angegebenen Konzentrationen:

- Von Iscador M, P und Qu: Ampullen St. 7 (= 0,0001 mg) und St. 6 (= 0,001 mg)
- Bei Iscador® M spezifiziert (spezial) und Iscador® Qu spezifiziert (spezial) ist allein die Konzentration 5 mg verfügbar (Lektingehalt bei Iscador® M spezifiziert (spezial) ist 250 ng/ml, bei Iscador® Qu spezifiziert (spezial) 375 ng/ml, bestimmt mittels modifiziertem ELLA-Test mit Mistellektin 1 II als Standard).

Eigenschaften und Besonderheiten der Mistel

Die Mistel lebt als Halbschmarotzer auf verschiedenen Bäumen. Sie fällt durch ihre leuchtend grüne Kugelbuschform auf, die sie selbst im Winter behält, wenn ihr Wirtsbaum die Blätter abgeworfen hat. Sie kann gegenüber den allgemein in Pflanzenreich wirkenden absterbenden Kräften im Winter ihre Vitalität bewahren. Im Sinne der Dreigliederung der Pflanze sind bei der Mistel die Sal (Wurzel)- mit den Sulfur-(Blüten-)Prozessen im Blattbereich ineinander verschmolzen und bedingen die Gestaltung als Kugelbusch. Dieser ist weder nach oben noch nach unten klar differenziert, sondern vereint alles in seiner Kugelbildung.
Neben dem Prinzip der Einheit zeigt die Mistel aber auch eine zweifache Gestaltung. Sie kann das Stadium ihrer entgegengesetzten beiden ersten Keimblätter nie ganz überwinden und weiterentwickeln, sondern wiederholt jedes Jahr bei ihrem weiteren Wachstum dieselbe entgegengesetzte, zweifache Blattbildung. Die Mistel zeigt also den Kontrast zwischen ständiger Vergabelung in zwei gegenständige Blätter mit einfacher Gestaltung auf der einen Seite und äußerer einheitlicher Kugelgestalt auf der anderen Seite. Die einheitliche Gestalt bedeutet aber keine Abgeschlossenheit, ist die Mistel doch in ihrem Gedeihen direkt abhängig von einem Wirtsbaum, auf dem sie wächst.

Sie kann als ein Teil oder Anhängsel des Baums angesehen werden. So bildet sie eine neue, weitere Polarität, indem sie sich zu ihrem Wirtsbaum in ihrer Gestaltung und ihren Rhythmen des Sprossens, Blühens und Fruchtens zum Teil entgegengesetzt verhält.

Entstehung des Karzinoms aus anthroposophischer Sicht

In der Signatur der Mistel allein und zusammen mit ihrem Wirtsbaum können wir verschiedene wesentliche Aspekte des Karzinomgeschehens wiedererkennen. Auch beim Karzinom ist die Differenzierung des Organismus in die Dreigliederung zunächst lokal aufgehoben worden. Die gestaltenden Nerven-Sinnesprozesse wirken im Epithelgewebe in dessen Stoffwechselprozesse so tief hinein, dass sie mit diesen verschmelzen und sich eine neue Einheit entwickelt. Die Wirkung des Sinnes-Nervensystems schlägt damit im Epithelgewebe um und aus dem Epithelgewebe entsteht mit dem Fortschreiten der Erkrankung ein eigenständiges mesenchymal-epitheliales Gebilde, das Karzinom. Dieses ist ein zweifaches Gebilde, nämlich einerseits bestehend aus neoplastischen Zellen, andererseits aus tumorassoziierten Stromazellen. Beide beeinflussen sich gegenseitig. So hemmen sie sich gegenseitig in ihrer Differenzierung und entfalten z. T. embryonale Aktivitäten. Das entstehende mesenchymal-epitheliale Doppelgebilde fällt aus dem lokalen Gesamtzusammenhang im Epithelgewebe wie auch dann insgesamt aus dem Organismus heraus.

Die Polarität zwischen Nerven-Sinnes- und Stoffwechseltätigkeit ist also im Tumorbereich aufgehoben worden, das Gestaltende des Nerven-Sinnespols hat sich in Wachstums- und Teilungsprozesse umgekehrt und das Rhythmisch-Oszillierende als vermittelnder Funktionsbereich ist ausgeschaltet. Als Reaktion auf dieses tumorale Geschehen versucht das Sinnes-Nervensystem seine Impulsierung zu verstärken, was nun aber nicht mehr formgebend und differenzierend wirkt, sondern noch stärker erregend. Diese tumorfördernden Impulse des Nerven-Sinnessystems führen schließlich über eine zunächst antiinflammatorische Phase zu einer neurogenen Entzündung des Tumorbereichs. Wie das Nerven-Sinnessystem ein immunologisch privilegierter Bereich ist, so wird zugleich der Tumorbereich von ihm entsprechend immunologisch als privilegiert gestaltet, wobei dies mit der neurogenen Entzündung einhergeht.

Rudolf Steiner schildert die Entstehung des Karzinoms als einen vergeblichen und falsch impulsierten Versuch des Organismus, in einem anderen Bereich des Epithelgewebes als beim Ohr oder beim Auge ein entsprechendes Sinnesorgan zu bilden. Das Karzinom kann so als ein Zurückfallen des Organismus in ein Stadium der Embryonalentwicklung, wo die Innenohrbildung stattfindet, verstanden werden. Dies geschieht nun aber nicht im Bereiche des Ohrs, sondern in einem nicht dafür bestimmten Epithelbereich, wodurch dieser Prozess hier zur Karzinombildung führt.

Regulierende Wirkung

Eine Heilung oder zumindest Eindämmung des Karzinoms wird nur möglich sein, wenn das polare Wirken von Nerven-Sinnes- und Stoffwechseltätigkeit im Tumorbereich wiederhergestellt wird. Dies muss auf zweifache Weise geschehen.

- Einerseits muss die innere Verquickung des Nervensinnessystems im Stoffwechselbereich der Epithelzelle unterbrochen werden.
- Andererseits muss der Bereich wieder in die einheitlichen Gestaltungskräfte des Organismus übergeführt werden.

Betrachten wir zunächst, wie die Verquickung des Nerven-Sinnesystems mit dem Stoffwechselbereich des mesenchymal-epithelialen Tumors unterbrochen wird. Beide Bereiche kommunizieren über zahlreiche Neurotransmitter miteinander, die wiederum über zahlreiche Calcium- und Kaliumkanäle der tumoralen Zellen verbunden sind. Hier wirkt die Mistel gegen bestimmte Kanäle und unterbricht so bestimmte Signalwege zwischen beiden Bereichen. Welche Substanzen und Prinzipien der Mistel hierfür verantwortlich sind, ist noch nicht bekannt. Die Triterpene und bestimmte Peptide der Mistel könnten hierbei eine Rolle spielen. Die antihypertensive und antiepileptische Wirkung der Mistel scheint auf einer ähnlichen Signalbeeinflussung zu basieren. Diese Wirksamkeit ermöglicht den Tumorzellen, zu den benachbarten gesunden Zellen wieder Kontakt aufzunehmen, und die neurogene Entzündung klingt ab. Damit wird nun die zweite Wirksamkeit der Mistel möglich. Sie bewirkt, dass der Bereich quasi von einem Wärmeprozess umgeben und durchdrungen wird, die den Tumorbereich wieder in die Gestaltungskräfte des Gesamtorganismus überführt. Hiermit sind Entzündungsprozesse beteiligt, die vom Stoffwechselbereich ausgehen, und u. U. als zelluläre Autoimmunreaktionen wirken.
Steiner empfahl, bei Karzinomen der Männer Nadelbaummisteln zu verwenden und bei Karzinomen der Frau Laubbaummisteln.

- **Nadelbäume** weisen noch die ursprüngliche innere Ausrichtung nach den oberen Ätherarten aus und enthalten daher im hohen Grade „Lichtsubstanzen" wie ätherische Öle und Harze. Ihre Wirkung entspricht dem „Yang"-Prinzip der traditionellen chinesischen Medizin. Nadelbaummisteln wirken stark entzündungshemmend auf die unspezifischen und Antikörper-bezogenen Entzündungen sowie neurogene Entzündungen. Sie werden daher mehr in fortgeschrittenen Fällen und bei entzündlichen Tumoren eingesetzt.
- Bei den **Laubbäumen** wirken dagegen stärker die unteren Ätherarten; diese Bäume haben sich in ihrer Wesensbeziehung zum Menschen umgekehrt, was bereits im allgemeinen Kapitel zu den Heilpflanzen ausgeführt wurde. Sie sprechen mehr das „Yin"-Prinzip im Organismus an. Laubbaummisteln, insbesondere die Mistel des Apfelbaumes, die stärker entzündungsfördernd wirken, sind mehr im Anfangsstadium und bei nichtentzündlichen Karzinomerkrankungen indiziert.

Pharmazeutische Verarbeitung

Die Mistel wird zu entgegengesetzten Jahreszeiten gewonnen, und es werden entsprechend ein Sommer- und ein Wintersaft hergestellt. Diese beiden Säfte repräsentieren entgegengesetzte ätherische Wirksamkeiten im Jahreslauf. Ihre Vereinigung geschieht, indem der Sommersaft in vertikaler Richtung auf den horizontal rotierenden Wintersaft hineingetropft wird. Durch die Vereinigung polarer Kräfte, wie sie durch diese spezielle Mischung durchgeführt wird, entsteht ein Heilmittel, das den Organismus anregt, seine mittlere Reaktionslage wiederherzustellen und seine Wesensebenen neu zusammenzuführen. Auch in der pharmazeutischen Verarbeitung der Mistel lassen sich die Motive der Polarität sowie ihre Überführung in eine Einheit erkennen.

Indikationen

Iscador® ist v. a. ein Krebstherapeutikum zur Basis- und Erhaltungstherapie nahezu aller Karzinomarten, sei es als Adjuvans zur Verbesserung der Lebensqualität, der langfristigen Prognose und im fortgeschrittenen Stadium. Es kann begleitend zu sämtlichen onkologischen Standardtherapien eingesetzt werden. Auch die prä-, peri- und postoperative Anwendung ist seit Jahrzehnten bewährt. Die Indikationen für Iscador® sind:

- Adjuvante Therapie des Karzinomgeschehens
- Behandlung von Risikopatienten (Präkanzerosen im engeren und weiteren Sinn)

Bei der Wahl der Iscador®-Sorte gibt es keine strikten Regeln, sondern es können allein auf Grund von Erfahrungen gewisse Empfehlungen angegeben werden. Im Einzelfall kann sich durchaus eine andere Iscador®-Sorte bewähren als die empfohlene, bzw. ein Sortenwechsel angezeigt sein.

Dosierung und Anwendung

Iscador® wird möglichst in Tumornähe oder intraoperativ im Operationsgebiet injiziert, aber außerhalb eines eventuellen Bestrahlungsfeldes, eventuell in das Lymphabflussgebiet; bei Neigung zu entzündlichen Reaktionen an der Injektionsstelle vorzugsweise in die Bauchregion.

3.5 Anthroposophische Arzneimitteltherapie

3.5.1 Therapieprinzipien

Die anthroposophischen wie auch komplementärmedizinischen Therapieverfahren haben ihre Schwerpunkte und Besonderheiten. Wie der Name Komplementärmedizin bereits andeutet, stellen sie nicht immer eine Alternative zu schulmedizinischen medikamentösen Therapien dar. Unter den überhaupt möglichen fünf Therapieansätzen liegt ihr Schwerpunkt in der Salutogenese, in der Regulation und Metamorphoseinduktion im Sinne einer dynamisch-evolutiven Gleichgewichtsfindung und -wahrnehmung:

Innerhalb dieser prinzipiellen Einteilung sind in der anthroposophischen Medizin noch weitere Differenzierungen möglich:

- **Lenkende Begleitung** eines akuten Krankheitsverlaufs (z. B. Aconit D6 in der Behandlung der kindlichen Pneumonie): Hier ist die Wahl des richtigen Zeitpunkts für den Einsatz eines bestimmten Heilmittels im Krankheitsverlauf ganz entscheidend.
- Heilmittel, die dem Organismus als Modell für die **Überwindung des krankhaften Prozesses** dienen (z. B. Quarz-Verbindungen in der Therapie exsudativer Prozesse).
- Heilmittel, die die **krankhafte Tätigkeit selbst „übernehmen“** (ein Gesichtspunkt bei der Therapie mit Mistelpräparaten bei Tumorerkrankungen).
- Heilmittel, die die dem eigentlichen Krankheitsprozess zugrunde liegenden **polaren Kräfte anregen** (z. B. die Anregung des Nerven-Sinnes-Systems durch ein Senfmehl-Fußbad bei Überwiegen der Stoffwechsel-Gliedmaßentätigkeit bei der Sinusitis frontalis) und dadurch ein neues Gleichgewicht im Organismus provozieren.

Die Arzneimitteltherapie kann je nach Diagnosemöglichkeit, Krankheitsumständen und je nach Einstellung und Kenntnisstand des Arztes nach folgenden Kriterien charakterisiert werden:

- Symptomatisch – kausal
- Kurativ – palliativ
- Substanzbezogen – prozessbezogen
- Organbezogen – konstitutionell
- Typologisch oder individuell.

Die fünf Therapieprinzipien

Die verschiedenen Therapieprinzipien überlagern sich zum Teil, zudem beinhalten einzelne medikamentöse Therapierichtungen verschiedene therapeutische Prinzipien, sie sind also mehreren Therapierichtungen zuzuordnen.

- **Substitutions- oder Resektions-Prinzip:** wichtigster Ansatz in der Allopathie, z. B. Gabe von Insulin bei Diabetes mellitus, Entfernung des pathologischen Organs oder Organteils wie Resektion von Darmabschnitten, Uterusresektion.
- **Contraria-Prinzip:** ebenfalls ein Fundament in der Allopathie, Verabreichung z. B. von Antihistaminika, Antipyretika, Antibiotika.
- **Similia-Prinzip:** Die Homöopathie arbeitet nach diesem Prinzip. Die Gesundungskräfte werden angesprochen. Das Arzneimittel stellt das Spiegelbild des pathologischen Prozesses dar. Die Gesundungskräfte werden mobilisiert, ohne den Organismus zu überfordern oder zu schädigen.
- **Regulatives Prinzip:** Naturheilkunde, Alchemie, anthroposophische wie auch traditionelle chinesische Medizin. Durch das Arzneimittel oder die therapeutische Methode wird versucht, einen Ausgleich zwischen entgegengesetzt wirkenden Prozessen im Organismus zu erzielen.
- **Dynamisch-evolutives Prinzip:** Anthroposophische Medizin, paracelsische Medizin: das regulative Prinzip wird überschritten, indem dynamische Entwicklungsschritte, d. h. Metamorphosen seelisch-geistiger Art angeregt werden.

3.5.2 Aspekte der Arzneimittelwahl

Die für die Therapie geeignete natürliche Ausgangssubstanz wird ausgewählt, indem durch ein aufmerksames Studium der außermenschlichen Natur derjenige Prozess gesucht wird, der dem im Krankheitsgeschehen ablaufenden Prozess in seiner Einseitigkeit am nächsten kommt. Ergänzend und als Kontrolle können auch das homöopathische Arzneimittelbild sowie erfahrungsheilkundliches Wissen herangezogen werden.

Potenzwahl

In der anthroposophischen Medizin im engeren Sinn kommen im Wesentlichen Dezimalpotenzen bis maximal etwa D30 zur Anwendung. Je Potenzhöhe werden verschiedene Wesensglieder, aber auch Funktionsbereiche angesprochen:

- Substantielle Anwendung (z. B. Bryophyllum 5%) und potenzierte Heilmittel bis etwa D6 (meist mehrfach tägliche Gabe) haben bevorzugt folgende „Wirkorte“ und Wirkrichtungen:
  - Stoffwechsel-Gliedmaßen-System
  - Lebensleib
  - Sie wirken auf Organe, d. h. mehr symptomatisch.
- Mittlere Potenzen bis etwa D20 (täglich 1- bis 3-mal dosiert) haben bevorzugt folgende „Wirkorte“ und Wirkrichtungen:
  - Rhythmisches System
  - Seelenleib
  - Sie wirken mehr regulierend.

- Hohe Potenzen ab etwa D20 (meist einmal tägliche Gabe oder seltener) haben bevorzugt folgende „Wirkorte“ und Wirkrichtungen:
  - Nerven-Sinnes-System, prozessbezogen
  - Ich-Organisation, individuell
  - Sie wirken konstitutionell, mehr kurativ.

Hierzu ist grundsätzlich zu bemerken, dass dies nur eine allgemeine Regel darstellt, daneben im Einzelfall verschiedene andere Gesichtspunkte je nach Präparat, Erkrankung, Konstitution und Ansprechbarkeit des Patienten Berücksichtigung finden müssen. Dies macht die Wahl der Potenz häufig zu eine schwer zu fällenden therapeutischen Entscheidung.

Applikationsform

Neben der Potenzwahl und Konzentration ist für die Anwendung anthroposophischer Arzneimittel die Applikationsart wichtig. Für die Wirkung ist es entscheidend, in welcher Weise eine Substanz dem Organismus zugeführt wird:
- **Äußere Anwendung** (Wickel, Auflagen, Massage, Bäder): primäre Wirksamkeit über die Haut auf das Nerven-Sinnessystem.
- **Parenterale Anwendung** (s. c.; i. m.; i. v.): primäre Wirksamkeit über das rhythmische System.
- **Innere Anwendung** (oral):
  - Hier wird das Heilmittel vom Organismus über den Verdauungsapparat als Repräsentant des Stoffwechselbereichs im Sinne der funktionellen Dreigliederung (➤ Kap. 2.2) aufgenommen. Damit es jedoch aufgenommen werden kann, muss es hier erst „verstoffwechselt“ werden. Die orale Applikation hat primäre Wirksamkeit über das Stoffwechsel-Gliedmaßen-System.
  - In die übrigen Funktionsbereiche des Organismus gelangt das Heilmittel in bereits „verstoffwechselter“ Form.

Dosierung

Die Dosierung wird bei anthroposophischen Heilmitteln nicht wie bei chemisch definierten Präparaten durch die therapeutische Breite des Wirkstoffs bestimmt, sondern sie orientiert sich ausschließlich an der Reaktionslage des Patienten. Wegen der mehr qualitativen als quantitativen Wirkungsweise und der damit verbundenen guten Verträglichkeit bestehen für anthroposophische Heilmittel in der Regel sehr große Dosierungsbreiten.

Die besondere Kunst des Arztes ist es, sich mit der richtigen Potenz und Dosierung des Arzneimittels in den Krankheitsverlauf einzuschalten.
- **Globuli** soll der Patient vor dem Schlucken im Mund zergehen lassen und einspeicheln.
- **Pulver** können trocken oder mit ganz wenig Wasser verdünnt eingenommen werden.
- Bei den **konzentrierten Präparaten** ist es oft sinnvoll, sie vor dem Schlucken auf der Zunge zu schmecken und einzuspeicheln. Einige Präparate können auch in einem $^1/_4$ Glas Wasser verdünnt, gut gerührt und schluckweise über einen bestimmten Zeitraum eingenommen werden. Entsprechendes gilt auch für **Dilutionen.** Beson-

ders bei bitteren Substanzen, die auf den Stoffwechsel wirken sollen, ist es angezeigt, sie im Munde zu schmecken, bevor sie geschluckt werden.

Im Applikationsrhythmus muss nicht nur entschieden werden, wie häufig und wie lange ein Medikament gegeben werden soll, sondern auch zu welcher Tageszeit und ob die Therapie einen Bezug zu Tages-, Wochen-, Monats-, oder Jahresrhythmen im Organismus hat.

Erwachsene und Jugendliche

Als allgemeine Richtlinie hat sich bei der Dosierung folgende Empfehlung für Erwachse und Jugendliche bewährt.

- Potenzen von D1 bis etwa D10 werden 3mal täglich zu 5 bis 10 (evtl. bei Mischungen bis 20) Tropfen, 1 bis 2 Tabletten, einer Messerspitze voll Pulver oder – je nach Herstellungsart – 5 bis 15 Globuli vor dem Essen eingenommen.
- Höhere Potenzen werden weniger oft gegeben, und zwar von 1-mal täglich bis 1-mal wöchentlich und seltener. Im akuten Fall werden jedoch Hochpotenzen häufig in kurzen Abständen wiederholt. Injektionen werden allgemein 2-mal wöchentlich bis 1-mal täglich verabreicht.

Kinder

- Schulkinder vom 7. bis 12. Lebensjahr erhalten nicht mehr als zwei Drittel der Erwachsenendosis
- Kleinkinder vom 2. bis 6. Lebensjahr nicht mehr als die Hälfte der Erwachsenendosis
- Säuglinge im 1. Lebensjahr nicht mehr als ein Drittel der Erwachsenendosis.

3.6 Äußere Anwendungen: Grundsätze und Wirksamkeiten

In der anthroposophischen Medizin spielen äußere Anwendungen, sei es als Salbenanwendungen auf der Haut oder in Form von Bädern eine bedeutende Rolle. Dabei steht nicht ihre lokale Wirkung im Vordergrund, sondern eine den gesamten Menschen umfassende und äußerst tief greifende Wirksamkeit.

Zu den Präparaten, die als Externa appliziert werden ➤ Anhang.

3.6.1 Haut als Applikationsort

Die Bedeutung der Haut bei der äußerlichen Therapie beruht auf ihren komplexen Beziehungen zum Gesamtorganismus. Die Haut stellt nicht nur eine Schutzhülle für den Organismus gegenüber der Außenwelt dar, sondern übt zahlreiche weitere auf den gesamten Organismus wirkende Funktionen aus. Sie kann die Rolle des Spiegels des Organismus nach außen einnehmen, weil das innere Geschehen die Haut in ihren Funktionen beeinflusst, und umgekehrt kann über die Haut auf das Innere gewirkt werden.

Die Haut ist das repräsentative Organ des peripheren Nerven-Sinnessystems, durch das der Mensch geistig mit dem Kosmos verbunden ist. Sie wirkt nach innen zentripetal formend und der zentralen Organisation des Organismus abbauend entgegen. Die Ich-Organisation ist in der peripheren Sinnes-Nerven-Organisation frei tätig und

wirkt nach innen auf den physischen Leib direkt ein. Nach außen tritt sie geistig mit der Außenwelt in Beziehung. Die periphere Organisation, zu der auch der Kopfpol zu zählen ist, ermöglicht durch ihre nach innen formend-abbauende Tätigkeit die Bewusstseinsentfaltung und -entwicklung.
Durch die äußerliche Anwendung bestimmter Substanzen kann die Ich-Tätigkeit des Organismus in zentripetaler Richtung angeregt werden. Die hierdurch betroffenen Organe werden dabei in ihrer inneren Atmungstätigkeit angeregt.
Die äußerliche Behandlungsart kann jedoch nicht nur eine zu schwache periphere Ich-Tätigkeit in ihrer zentripetalen Richtung verstärken, sondern auch mit bestimmten Substanzen in entgegen gesetzter Richtung wirken. Wenn die Ich-Organisation zu stark ins Physische eingreift, kann ihre zerstörerische Tätigkeit durch reizende, gleichsam ziehende Substanzen, wie z.B. Cochlearia armoracia, als Salbenanwendung ausgeglichen werden.

Durch äußere Anwendungen wird die Ich-Organisation von ihrer zu starken zentripetalen, direkt auf den physischen Leib wirkenden Tätigkeit abgelenkt und wieder mehr zur Sinnestätigkeit in der Peripherie hingeführt.

3.6.2 Externa als Badezusätze, Abreibungen, Wickel oder Kompressen

Therapeutische Bäder nutzen die spezifisch merkurielle Wirkung des Wassers. Der Organismus wird beim Baden seiner Schwere enthoben und die Ich-Organisation in ihrer Tätigkeit der Regulation, der Kompensation und der Gleichgewichtsfindung angesprochen. Bei Abreibungen und Kompressen wie auch bei Bädern übt die Wärme oder Kälte des Wassers eine regulatorische Wirkung aus. Durch die jeweils individuell angepasste Temperatur des Wassers wird der Wärmeorganismus und somit das Wirkenselement der Ich-Organisation angesprochen.
Die Wirkungen der Substanzen lassen sich ebenfalls unter dem prinzipiellen Aspekt der drei Qualitäten im Sinne von Sal, Merkur und Sulfur verstehen. Salartige Eigenschaften finden wir bei den Substanzen, die entweder selber aus Salzlagerstätten kommen oder als Wurzelpräparate bereits entsprechende Salqualitäten aufweisen, wie z.B. die Präparate Calamus oder Lappa major. In der Wurzel von Calamus ist daneben in Form der ätherischen Öle auch eine sulfurische Seite deutlich vertreten. Durch die Vereinigung von salartigen mit sulfurischen Qualitäten erhält der Calamus seine spezifische Beziehung zu den formenden Kräften des Sinnesnervenpoles im unteren Stoffwechselbereich. Ätherische Öle dagegen, die aus der Blüte gewonnen werden, sowie überhaupt Blütenpräparate wie Heublumen, regen als spezifisch sulfurische Substanzen den Stoffwechselpol direkt an und werden z.B. bei Stoffwechselleiden wie Rheuma eingesetzt. Auf Atmung und Kreislauf als rhythmische Prozesse wirken Pflanzenpräparate aus dem Blatt- und Nadelbereich, wie z.B. Hamamelis oder Edeltanne-Badezusatz.
Die äußerlichen Flüssigkeiten ergänzen die anderen Applikationsarten von Heilmitteln und erweitern in der anthroposophischen Medizin die therapeutischen Möglichkeiten.

Grundsätze zum Umgang mit Externa

Bei den therapeutischen Anwendungen von äußerlichen Flüssigkeiten ist die Anpassung an die individuelle Reaktionslage des Patienten von entscheidender Bedeutung. Die Wassertemperatur ist entsprechend dem Empfinden des Patienten einzustellen. Auch die Zeitdauer der Anwendung, ihre Häufigkeit, und bei den Bädern die Tageszeit der Anwendung spielt eine wichtige Rolle.
Die folgenden Empfehlungen können daher nur als allgemeine Hinweise angesehen werden. Im Einzelfall sind die Maßnahmen eventuell differenzierter oder anders durchzuführen, als hier empfohlen.
Nachhaltige therapeutische Wirkungen der äußerlichen Anwendungen in Form von Bädern, Abwaschungen, Wickeln oder Kompressen sind in der Regel nur bei wiederholten Anwendungen zu erwarten. Besonders bei Bädern lassen sich erst nachhaltige Wirkungen erreichen, wenn sie wiederholt werden, wobei zwei bis drei Bäder pro Woche bei mindestens zehn Bädern als allgemeine Regel gelten können. Nach jeder äußerlichen Anwendung ist ein Nachruhen von mindestens 1 Stunde zu empfehlen.

Bäder

Beim Baden beträgt die Wassertemperatur in der Regel zwischen 35 °C und 38 °C und sollte vom Patienten als angenehm empfunden werden. Bei Herzkranken wird die Wassertemperatur eher im unteren Bereich dieser Spanne gewählt, bei Herzgesunden eher im oberen. Badezusätze, die Säuren pflanzlicher oder tierischer Herkunft enthalten, wie Prunus oder Ameisensäure, kommen meist besser im unteren Temperaturbereich zur Wirksamkeit, während bei den ätherischen Ölen dies mehr im oberen Temperaturbereich zu erwarten ist. Wenn ein Überwärmungseffekt oder längeres Nachschwitzen angestrebt wird, kann die Badetemperatur auf 39 °C bis 40 °C und evtl. höher gesteigert werden. Hierbei wird z. B. von 36 °C ausgehend, unter Berücksichtigung der Reaktionen des Patienten, heißes Wasser nachgefüllt. Als Badezusätze für diese Überwärmungsbäder eignen sich besonders die ätherischen Öle oder Heublumenzusatz. Diese Bäder sind besonders wirkungsvoll bei chronischen Erkrankungen, aber auch bei beginnenden Erkältungen. Wegen der besonderen Belastung dieser Bäder sind sie nur unter ärztlicher Kontrolle durchzuführen.
Wird der Patient durch heiße Bäder überfordert, beginnt man mit niedrigeren Temperaturen, z. B. 35° C, und lässt das Bad dann leicht in der Temperatur ansteigen, wobei z. B. als Badezusatz Lavendel oder Edeltanne verwendet wird.
Bei Erkrankungen mit Blutdrang zum Kopfe kann auch ein absteigendes Vollbad Linderung verschaffen.

Teilbäder

Teilbäder werden als Sitzbäder, Fußbäder und Armbäder durchgeführt, wobei in der Regel ein stärkerer Temperaturreiz als beim Vollbad ausgeübt wird. Erreicht wird dies durch Wechselbäder sowie ansteigende oder absteigende Teilbäder. Das ansteigende Fußbad beginnt z. B. mit 35 °C und steigert sich dann infolge langsamen Zugießens von heißem Wasser innerhalb von 15 Min. auf 39° – 40 °C. Hierbei werden häufig die Badezusätze wie Equisetum, Quercus, Hamamelis oder Arnica zugesetzt.

Waschungen

Waschungen stellen eine milde Wasseranwendung dar. Sie sind am gut durchwärmten Körper morgens z. B. mit Rosmarin-Badezusatz oder abends z. B. mit Lavendel-Badezusatz durchzuführen. Das Wasser sollte hierfür nicht besonders kalt sein, es darf aber auch nicht zu warm sein, da sonst keine Wirkung erzielt wird.

Bei hoch fiebernden Kranken, insbesondere bei Kindern, haben sich kalte, feuchte Abreibungen der Glieder ausgezeichnet bewährt. Eine mittelgroße Schale kalten bzw. zimmerwarmen Wassers wird mit einem Teelöffel voll Edeltanne-Bademilch versehen und zwei Handtücher eingetaucht. Mit dem einen, nachdem es gut ausgewrungen wurde, werden Arme und Beine umhüllt und so lange gerieben, bis das Handtuch warm ist. Dann kommt das andere Handtuch an die Reihe, nachdem man das erstgebrauchte wieder in die Schüssel gelegt hat. Jede Extremität wird so vier- bis fünfmal nacheinander behandelt.

Kompressen (Umschläge)

Kompressen werden wie Wickel entweder kühl oder heiß angewendet. Kühle Kompressen eignen sich z. B. mit Arnika-Essenz bei Verletzungen, Blutergüssen und Quetschungen oder z. B. mit Orthoklas zur Beruhigung des Herzens. Warme bis heiße Kompressen, z. B. mit Oxalis, sind sehr wirksam bei Verkrampfungen wie z. B. Gallen-, Magen-, Nieren-Koliken im betreffenden Gebiet oder als heiße Wadenkompressen, z. B. mit Arnika bei asthmatischen Beschwerden.

Der Zeitpunkt der Anwendung der Wickel und Kompressen spielt im Hinblick auf den Tagesrhythmus keine wesentliche Rolle.

3.6.3 Salben, Gelate, Öle und Metallspiegelfolien

Bei der äußeren Anwendung in Form von Salben, Gelate, Ölen und Metallspiegeln spielt nicht nur die Wahl der Substanzen, seien sie mineralischen, pflanzlichen oder tierischen Ursprungs, eine entscheidende Rolle, sondern auch deren Applikationsort und Applikationsdauer.

Wenn die Anwendung der Präparate am oberen oder unteren Menschen erfolgt, ist ihre Wirkungsweise unterschiedlich, da aus Sicht der Anthroposophie die vier Wesensglieder im oberen und unteren Menschen unterschiedlich wirksam sind.

- Im oberen Menschen wirken – nach Steiner – Ätherleib, Astralleib und Ich-Organisation als Abdruck auf den physischen Leib. Durch äußere Anwendungen wird im oberen Menschen indirekt die gesamte seelisch geistige Sphäre angeregt. Hier erfolgt z. B. die Anwendung von Zincum 1% Ungt. auf der Stirn bei Multipler Sklerose.
- Im unteren Menschen wirken äußere Anwendungen direkt auf den physischen Leib. Sie erzielen direkte als auch indirekte Wirkungen. Sie haben eine aufbauende Wirkung z. B. Stannum 0,4% Ungt. als Salbenanwendung auf der Lebergegend.

Die topographischen Gesichtspunkte zur Anwendung der Externa können schließlich so differenziert werden, dass gezielt Organe und Funktionen angesprochen werden. Unter den dargelegten Aspekten stellt die äußerliche Behandlungsart eine bedeutsame und umfassende Therapieform dar, die vor allem von der Bewusstseinsorganisation des Menschen in Richtung des Stoffwechsels wirkt.

Anwendung und Dosierung

Salben

Neben der direkten Anwendung als Einreibung auf der Haut können Salben auch mit einem Salbenlappen eingesetzt werden. Dieser ist indiziert, wenn die Wirkung einer Einreibung nicht erwünscht oder nicht möglich ist. Beim Salben-Verband ein doppelt gefalteter Baumwoll- oder Leinenlappen verwenden. Ob Pflanzen- oder Tiersalben, ob Mischungen daraus oder ob Metallsalben zur Anwendung kommen, ist bei der Herstellung des Salbenverbands zu berücksichtigen.

- Pflanzensalben dick auftragen, so dass die Oberfläche glänzt. Lappen täglich oder jeden 2. Tag neu bestreichen. Er kann, je nach hygienischem Zustand, zwei bis drei Wochen verwendet werden.
- Metallsalbe so dünn und gleichmäßig wie möglich auftragen. Ein Nachstreichen des Verbands bei täglicher Anwendung erfolgt nur alle drei bis fünf Tage.

Werden die Salben direkt auf die Haut aufgetragen, so wird eine mehr oder weniger kräftige Massage ausgeführt, je nachdem, ob dadurch eine anregende Wirkung erzielt werden soll oder nicht.

Metallfolie

- Die Metallfolie mit der Schere auf die gewünschte Größe und das geeignete Format zuschneiden.
- In einem bestimmten Bereich der Haut auflegen, z. B. im Nieren- oder Leberbereich, mit einem Heftkleber fixieren und eventuell mit einem Wolltuch einbinden. Die mit Baumwolle besteppte Seite der Metallfolie soll dabei der Haut aufliegen.

Bei der Dauer der Anwendung ist auf die reaktiven Empfindungen des Patienten zu achten. Bei Anzeichen von Anspannung, Unruhe, Nervosität oder sogar Verschlimmerung der Symptomatik ist die optimale Anwendungsdauer überschritten, und die Folie sollte das nächste Mal nur solange angewandt werden, wie diese Anzeichen noch nicht auftreten.

Heilmittelporträts

Aufbau der Monographien

Die folgenden Monographien beschreiben Wesensaspekte von anthroposophischen und homöopathischen Heilmitteln, wie sie v. a. die Weleda AG, Arlesheim, herstellt. Zwei Arten von Monographien sind zu unterscheiden:

- Die **Präparatemonographie** führt an erster Stelle den Arzneinamen an, unter dem das Arzneimittel rezeptiert wird, danach folgt die Zusammensetzung des Präparats. Eigenschaften, Indikationen, Angaben zur Anwendungsart und Dosierung bilden die weiteren Ausführungen. Die Präparatemonographien beschreiben in der Regel Arzneimittelspezialitäten, die unter einem markenrechtlich geschützten Namen in den Handel kommen. Arzneimittelrechtlich unterliegen sie strengeren Auflagen hinsichtlich der Indikationsbelege als die Arzneimittel, die unter einem entsprechenden Substanznamen in den Handel gebracht werden. Mit den letzteren befassen sich die Substanzmonographien.
- Die zweite Art von Monographie, die **Substanzmonographie**, nennt an erster Stelle eine bestimmte Substanz, die in verschiedenen Heilmitteln vorkommt und erst an zweiter Stelle die Heilmittel, die diese Substanz enthalten.

Bei den Potenzen und Darreichungsformen sind diejenigen aufgeführt, die am häufigsten zur Anwendung kommen. Damit die Ausführungen prägnant und übersichtlich bleiben, kann auf die einzelnen spezifischen therapeutischen Unterschiede, die die Substanzen in verschiedenen Verbindungen und Kombinationen aufweisen, nur unter der Überschrift „therapeutische Anwendungsgebiete“ eingegangen werden. Trifft die Indikation v. a. für eine bestimmte Verbindung einer Substanz zu, ist diese dahinter in Klammern aufgeführt.

Terminologie der Monographien

Schwerpunkt der Monographien ist die Darstellung spezifisch anthroposophischer Aspekte. So sehr es wünschenswert wäre, diese durch naturwissenschaftliche und gegebenenfalls durch homöopathische oder allgemein erfahrungsheilkundliche Gesichtspunkte zu ergänzen und damit Übereinstimmungen, Entsprechungen oder Unterschiede aufzuzeigen, kann gleichwohl hierauf in der Regel nicht eingegangen werden. Es würde den Rahmen dieses Buches sprengen. Das Fehlen dieser Gesichtspunkte bedeutet also keinesfalls, dass sie in der anthroposophisch orientierten Medizin unberücksichtigt blieben.

Anthroposophische Charakteristika

Insbesondere im einleitenden Abschnitt der Monographien werden Aspekte ausgeführt, die nur aufgrund des anthroposophischen Verständnisses, wie es in der Einleitung und den Grundlagen dargestellt ist, nachvollzogen werden können. Obwohl die hier verwendete Terminologie nicht die gängigen naturwissenschaftlichen Kategorien berücksichtigt, bleibt sie durchaus wirklichkeitsbezogen. In den Monographien wird versucht, die Heilmittel in ihrer Ganzheit, d. h. in ihren räumlichen und zeitlichen Dimensionen und Zusammenhängen zu erfassen und damit ihren vielschichtigen Beziehungen zur menschlichen Natur gerecht zu werden.

Indikationen

Die Indikationen sind in den Monographien in der heute üblichen medizinischen Fachsprache angegeben. Um diese Angaben therapeutisch fachgerecht umsetzen zu können, ist ein durch anthroposophische Methodik erweitertes Krankheits- und Heilmittelverständnis unumgänglich, denn die Hinweise zu den therapeutischen Anwendungsgebieten müssen im jeweils dargestellten Gesamtzusammenhang verstanden und beurteilt werden. Ihre isolierte Betrachtung als Anwendungsempfehlung für das betreffende Präparat muss zu therapeutischen Fehlschlägen führen und lässt sich mit dem hier dargestellten methodischen Vorgehen und Krankheitsverständnis nicht vereinbaren. Die Anwendungshinweise können jeweils nur einen einseitigen Aspekt wiedergeben und immer nur auf einen Teil der Anwendungsmöglichkeiten des betreffenden Präparates hinweisen.

Homöopathisches Arzneimittelbild und anthroposophische Medizin

Generell ist zu beachten, dass in den Monographien die Charaktertypen und geistigen Verhaltensweisen, die sogenannten Geistes- und Gemütssymptome, wie sie in der Homöopathie bezeichnet werden, von umfassenderen Gesichtspunkten aus beschrieben sind, als es in der Homöopathie üblich ist. In der Homöopathie sind die Geistes- und Gemütssymptome durch Arzneimittelselbstversuche und durch therapeutische Erfahrungen rein empirisch erarbeitet worden. Rein empirisch werden diese Erkenntnisse dann auch in der Therapie genutzt. Die anthroposophische Medizin übernimmt diese Erfahrungen und stellt diese in einen menschenkundlichen und kosmogonischen Zusammenhang. Entsprechend umfassend sind die einzelnen Monographien hier abgefasst.

Zur Applikationsart und Dosierung der Heilmittel ➤ Kap. 3.5.2

4 Heilmittelporträts: Heilpflanzen

„Man wird da über das empirische, rein probierende Suchen hinauskommen, und man wird wirklich ganz rationell durch Parallelisieren der menschlichen Organkräfte mit den Kräften der Pflanzenwelt aufsteigen können zu einer Rationalisierung der Pflanzentherapie."

Rudolf Steiner (GA 232, Vortrag v. 30. 11. 1923)

Heilpflanzen sind wegen ihrer Anschaulichkeit auch für den Laien ein faszinierender Heilmittelbereich. Die „Sprache der Pflanzen" verstehen die meisten Menschen. Möchten wir jemandem eine Freude bereiten, schenken wir Blumen. Dabei muss nicht erst erklärt werden, was dies zu bedeuten hat. Auch wenn Heilpflanzen nicht eben typische Pflanzen sind, die wir zum Blumenstrauß binden würden, so kann doch der Naturfreund gerade an ihnen etwas von den wunderbaren Beziehungen zwischen Natur und Mensch erleben. Mit der einfachsten Anwendung von Heilkräutern – als Tee – sind zudem die meisten Menschen vertraut.

Prinzip der Pflanze aus anthroposophischer Sicht

Hinsichtlich der therapeutischen Beziehungen der Heilpflanzen zum Menschen sollten die folgenden grundsätzlichen Aspekte berücksichtigt werden: Im Vergleich zu den Metallen und Mineralien nimmt die Pflanze durch ihre Lebendigkeit eine höhere Organisationsstufe ein. Sie verändert fortwährend ihre Gestalt, zeigt Wachstum, Vermehrung und Absterben. Sie ist bestimmten Verwandlungen im Laufe der Zeit unterworfen, die Ausdruck einer in ihr wirkenden „Lebendigkeit" sind. Diese Organisation wird in der Anthroposophie „Ätherleib", „Bildekräfteleib" oder auch „Zeitenleib" genannt.

Wie kann das Wirken des Ätherleibes bei der Pflanze studiert werden? Dies geschieht durch das lebensvolle Erfassen zahlreicher Aspekte der Pflanze: Besonderheiten des Standortes, für den Aufbau beanspruchte Elemente, Bildung von Stoffen und Stoffkombinationen, bevorzugtes Klima, Hineinstellen in den Jahreslauf, Art und Weise des Entfaltens im Keimen, Wachsen und Fruchten, Gestaltung und Gestaltwandel (Metamorphose), Farben und Düfte, Geschmack, Beziehung zum Licht.

Wie der Mensch seinem Schicksal unterworfen ist, so unterliegt jede Pflanze ihrer Bestimmung. Diese zeigt sich in der Art und Weise, wie sie in das polare Kräftewirken zwischen Erde und Kosmos hineingestellt ist und wie sie sich in dieser Dynamik gestaltet. Typischerweise ist die Pflanze durch die Wurzel fest mit der Erde verbunden und setzt sich hier mit dem Boden und dem Wasser auseinander. Im Blattbereich verarbeitet sie Wasser, Luft und Licht und gestaltet dadurch den Übergang zur Blüte. Mit ihrer Blüte ist sie ganz dem Licht und der Wärme hingegeben; hier öffnet sie sich dem Kosmos.

In der Wurzel herrscht höchste Vitalität. Zur Blüte hin nimmt diese ab, und zwar in dem Maß, indem die Pflanze aus dem Erdboden und Wassergrund heraus zum Licht strebt. In der Blütenregion entzündet sich gleichsam die Pflanze in eine leuchtende Farbigkeit und lässt gewissermaßen etwas Seelisches erahnen, das hier auf die Pflanze einwirkt. Mit der Blüte steht die Pflanze in einer spannungsreichen Auseinandersetzung von Ätherisch-Lebendigem und Astralisch-Bewegtem.
Jede Pflanzenart gestaltet ihr Verhältnis zwischen Erde und Kosmos gemäß ihrer Eigenart. Diese zu erforschen bedeutet, das Wesenhafte einer Pflanze und damit ihre möglichen Heileigenschaften zu erkennen.
Eine der ersten wesentlichen Entdeckungen auf diesem therapeutischen Erkundungsgang ist: Mensch und Pflanze sind zwischen Erde und Kosmos ihrem Wesen nach in diametraler, genau entgegengesetzter Weise ausgerichtet.

So entspricht die Blüte der Pflanze in ihren Qualitäten dem Stoffwechselpol des Menschen, während die Wurzel zu seinem Kopfpol in Beziehung steht. Dementsprechend wirken Wurzelpräparate v. a. auf die Sinnes-Nervenprozesse, Blütenpräparate dagegen auf die Stoffwechselprozesse im Menschen. Der rhythmische Bereich des menschlichen Organismus wird insbesondere von Blattpräparaten angesprochen.

In der Tat enthalten Heilmittel der Phytotherapie und der anthroposophischen Medizin, die auf die Verdauungsorgane wirken, in der Regel Blütenauszüge (z. B. von Kamille, Wermut, Mariendistel, Schafgarbe). Präparate, die auf die Prozesse im Kopf wirken, werden häufig aus Wurzeln zubereitet (z. B. von Eisenhut, Arnika, Tollkirsche, Alraune). Und Medikamente, die die rhythmischen Prozesse der Atmung, des Kreislaufs, der Verdauung beeinflussen, sind meist aus Blattpräparaten hergestellt (z. B. von Maiglöckchen, Fingerhut, Lungenkraut, Melisse, Weißdorn).
Eine weitere wichtige Erkenntnis deutet auf die wesensmäßige Beziehung einer Heilpflanze zum Menschen hin. Jeder fühlt sich durch eine schön blühende und/oder aromatisch duftende Pflanze angenehm berührt. In der menschlichen Seele werden durch Pflanzen in spezifischer Art Empfindungen hervorgerufen. Daher können Pflanzen auch als äußeres Bild für bestimmte seelische Prozesse angesehen werden. Pflanzen weisen immer – als Heilmittel verarbeitet ganz besonders – eine innere Beziehung auf zum Seelischen des Menschen und haben von hier aus ihre Auswirkungen auf die Lebenskräfte.

Unterschiede zwischen Pflanze und Baum

Baumpräparate unterscheiden sich grundsätzlich von Heilmitteln aus Kräutern. Wir können sie nicht unter dem Aspekt der Dreigliederung verstehen, sondern allein unter dem Aspekt der Polarität von Stamm und Krone (➤ Kap. 5). Nach Steiner stellt der Holzstamm eine Ausstülpung des Wurzelbereiches dar. Dadurch erscheint der mittlere Blattbereich in den oberen Blütenbereich hineingeschoben, und es entsteht die genannte Polarität von Stamm und Krone. Entsprechend erübrigt sich, Wurzelpräparate von Bäumen therapeutisch zu verwenden, sie werden voll durch die Stammpräparate ersetzt, d. h. durch pharmazeutische Zubereitungen aus der Baumrinde (Cortex-Präparate) oder des Holzes bzw. seines Saftes (Carbo-Präparate, harzhaltige Präparate).

Auf der anderen Seite werden Präparate aus dem Kronenbereich des Baumes therapeutisch verwendet. Hierbei handelt es sich z. B. um Zubereitungen aus Triebspitzen, Blättern Blüten, Früchten und Samen. Die therapeutische Wirkung der Bäume ist daher unter einem anderen Gesichtspunkt als diejenige der Kräuter zu verstehen.

Die Polarität von Stamm und Krone entspricht im Menschen der polaren Gestaltung in periphere und zentrale Organisation. Hiermit hängen Ausscheidungs- und Abgrenzungsprozesse zusammen; Baumpräparate wirken daher häufig auf die Nierentätigkeit.

4.1 Algen

Vaucheria

Botanischer Name: Vaucheria DC. Species (Süßwasseralgen)
Familie: Xanthophytaceae (gelb-grüne Algen)
Verwendeter Pflanzenteil: frische Alge

Vorkommen und Eigenschaften

Die Algen repräsentieren in der Evolution die erste Entwicklungsstufe des Pflanzenreiches. Sie wurzeln noch nicht wie höhere Pflanzen im Erdengrund, können auch noch nicht in den hellen Luftraum eindringen und haben keine Blüten. Sie werden vom Wasser getragen, so dass sie selber noch keine Festigkeit entwickeln müssen. Nährsalze entnehmen sie direkt dem sie umflutenden Wasser und weisen dementsprechend keine Leitbündel auf. Sie sind also ganz von den Kräften ihrer Umwelt geprägt und werden von diesen schwebend gehalten.
In ihrer Substanzbildung geschieht jedoch ein entscheidender Schritt zur Eigenständigkeit. Durch die Verinnerlichung des Lichtes – ein Vorgang, der evolutiv zum ersten Male bei den Algen auftritt – vermögen sie selbständig Eigensubstanz zu bilden. Das Chlorophyll ermöglicht den Algen, Licht in Substanz umzuwandeln. Hierbei entsteht auch die Vielfalt von Gestaltungen und Farben, die die Algen auszeichnen.

Wirksamkeiten aus anthroposophischer Sicht

Als Heilmittel spricht die Alge die Kräfte im Kind an, die dieses in seiner Entwicklung zur körperlichen Eigenständigkeit fördern. Sie ist ein Heilmittel für Phasen, in denen sich die höheren Wesensglieder mit den Vererbungskräften im Kinde auseinandersetzen müssen und die Körperlichkeit selbständig durchzugestalten beginnen. Der Kampf zwischen den Vererbungskräften als Übernommenes und der beginnenden Individualisierung im Körperlichen führt zu Stoffwechselstörungen mit Hautausschlägen und fördert die Verbreitung bestimmter Erreger, so dass z. B. Scharlach auftreten kann. Unter den oben geschilderten Gesichtspunkten kann die Alge Vaucheria als hierzu verwandter Naturprozess auf pflanzlicher Stufe angesehen und therapeutisch eingesetzt werden.

Therapeutische Anwendungsgebiete

- Adjuvans bei der Behandlung von Scharlach sowie zur Nachbehandlung; Angina tonsillaris, Tonsillarabszess, Sinusitis *(Vaucheria D3)*
- Ekzeme, Furunkulose, Akne juvenilis *(Vaucheria D6* morgens, *Quarz D20* abends*)*
- Epilepsie *(Vaucheria D6 Amp.)*

Vaucheria-Präparate
Vaucheria *Amp.* D6; *Dil.* D3, D10*
* Apotheke an der Weleda, D

Dosierung und Anwendung

- Ampullen: 2-mal wöchentlich bis zu 1-mal täglich 1 ml s. c.
- Dilutio: 3-mal täglich 5 – 10 Tropfen

4.2 Flechten

Lichenes

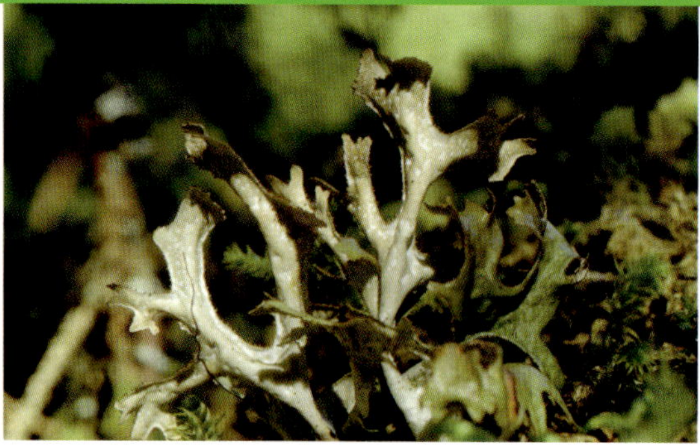

Botanischer Name: Cetraria islandica (L.) ACH., Isländisch Moos
Familie: Parmeliaceae
Verwendeter Pflanzenteil: getrocknete Flechte

Vorkommen und Eigenschaften

Mit den Flechten betritt – evolutiv betrachtet – in urfernen Zeiten das Pflanzenreich die feste mineralische Erde. In der Flechtenbildung haben sich Alge und Pilz in Symbiose vereinigt und lassen ein Pflanzenwesen entstehen, welches gegenüber den Pilzen und Algen neue Eigenschaften aufweist. Die licht- und feuchtigkeitsliebende Alge und der eine dämmerig-feuchtmoderige Umgebung bevorzugende, saprophytische Pilz verbinden sich in der Flechte zu einer Pflanze, die unter unwirtlichsten Bedingungen an der Grenze der Existenzmöglichkeit zu leben vermag und hier für andere Lebewesen Leben erschließt.
Evolutiv entstehen mit den Flechten zum ersten Male Pflanzen mit Eigenformen in großer Vielfalt. Es gibt Flechten, die wie farbige Staubschwaden wirken, von fadenförmigem oder blattartigem Aussehen, in Krustenform, strauchartig und vieles mehr.

Doch sind diese Formen den spezifischen Gestaltungskräften, welche erst die Pflanze zu einer charakteristischen, in sich geschlossenen Einheit prägen, untergeordnet. Flechten können daher meist nicht an ihrer Form eindeutig bestimmt werden, viel wichtiger ist dagegen ihr jeweiliger, spezifischer Chemismus. Bei den Flechten ist die Form also noch nicht dem pflanzlichen Chemismus übergeordnet, wie dies bei den höheren Pflanzen der Fall ist.
Die chemischen Kräfte der Flechten sind ganz der irdisch-mineralischen Erde zugewandt. Durch spezifische Flechtensäuren lösen die Flechten die härtesten Gesteinsunterlagen wie Kalk, Schiefer oder Granit auf und erschließen sie dem Leben. Gegen eigene Verhärtungstendenzen infolge der reichlichen Aufnahme von Mineralien wehren sie sich durch reichliche Ausbildung von Schleimstoffen.
So anspruchslos sie ihrer Lebensgrundlage gegenüber auch sind, so empfindlich sind sie jedoch gegenüber einer Luftverschmutzung; schon die kleinsten Mengen von Schwefeldioxyd und Schwermetallen in der Luft zerstören sie.

Wie bereits erwähnt, können viele Flechten nicht an ihrer Form, sondern allein an ihrem Chemismus identifiziert werden. Die Flechten beinhalten den Prozess eines Werde-Chemismus, der noch nicht durch die übergeordneten Gestaltungskräfte dem Prinzip des ständigen Abbaus und des Vergehens unterliegt, wie dies bei Lebewesen – Pflanzen, Tieren, Menschen – normalerweise der Fall ist. Die chemischen Werdekräfte führen bei den Flechten jedoch nicht zur Bildung einer wuchernden Pflanze, sondern werden sogleich ausgeglichen durch Kräfte, die eine Art Zeitlosigkeit bewirken. Die Flechte wächst extrem langsam, richtet sich auch kaum nach dem Jahreslauf. Ihre Form erlangt so fast den Charakter der Beständigkeit, wie er dem Mineralreich eigen ist. So werden Flechten Hunderte von Jahren alt. Die Zeitdimension des Werdens und Vergehens wird hier nicht in die Raumeswelt überführt, sondern von vornherein durch eine fast zeitlose Beständigkeit überwunden. Das Wuchernde beider Pflanzen, der Algen und der Pilze, wurde bei den Flechten also in extreme Überlebensfähigkeit verwandelt.

Wirksamkeiten aus anthroposophischer Sicht

Therapeutisch werden die Flechten beim Menschen dort eingesetzt, wo Stoffwechselprozesse sich verselbständigen und zu schnell verlaufen, ohne dass hierbei die Ich-Organisation beteiligt ist und z. B. Fieber als Abwehr provozieren könnte. Solche Störungen führen entweder zu übermäßigem Abbau, Abmagerung, versteckten Entzündungen, Schwäche oder zu Wucherungen, z. B. zum Sarkom.
Flechten werden v. a. bei Erkrankungen der Lunge, als Wundheilmittel und bei Hauterkrankungen, v. a. bei Dermatosen, sowie unterstützend beim Sarkom eingesetzt.

Therapeutische Anwendungsgebiete

- Bronchitis *(Lichenes comp., Sticta D2, D3)*
- Hauterkrankungen: seborrhoisches Ekzem, Akne, Rosazea, Follikullitis *(Lac Taraxaci D10/Parmelia D10 aa,* evtl. zusammen mit *Antimonit D6 Trit.)*
- Unterstützend bei Sarkombehandlung *(Cetraria praep.)*

Lichenes-Präparate

Cetraria islandica D3 *Amp.;* D2 *Dil.**
Cetraria praeparata St 1 2 %**, St 2, St 3, St 4 *Amp.*
Lac Taraxaci D10/ Parmelia D10 aa *Amp.*

* Nicht in D; ** Nur in D

Lichenes comp., Weleda Hustenelexier Sirupus (in Deutschland: **Weleda Flechtenhonig** [Cetraria islandica, Cladonia rangiferina, Usnea barbata, Sticta, Mel, Anisi])
Parmelia D6 *Dil.*, D10 *Dil.*
Sticta D2 *Dil.**, D3 *Dil.*

* Apotheke an der Weleda, D

Dosierung und Anwendung

- Ampullen: 3-mal wöchentlich bis zu 1-mal täglich 1 ml s. c.
- Dilutio, Sirupus: 3-mal täglich 5 – 10 Tropfen bzw. $^1/_4$ Teelöffel

4.3 Pilze

Den Pilzen fehlen typische pflanzliche Eigenschaften und Gestaltungen, wie die grüne Farbe, Blätter, Blüte und der Duft. Der mittlere grüne Pflanzenbereich ist nicht ausgebildet. In den Pilzen liegen also die Kräfte der Wurzel mit denen der Fruchtbildung vereinigt vor, unter Auslassung des mittleren grünen Blatt- und Stängelbereiches, also des eigentlich Vegetativen.

Botanische Aspekte

Die Wurzel der Pilze wächst als wucherndes Fadengeflecht in der Dunkelheit des Erdbodens. Auch insgesamt meidet der Pilz das Licht. Nur vorübergehend im Herbst wagt sich allein der gebuckelte Sporenträger ans Tageslicht. Er lebt jedoch nur kurze Zeit und verfault bald. In dieser kurzen Phase trägt der Sporenträger z. B. von Agaricus muscarius seinen charakteristischen roten Hut mit den pyramidenartigen weißen Flecken, an dem wir ihn eindeutig erkennen. Er bildet nun aber keine grünen Blätter aus, sondern setzt das Wurzelprinzip fort. Der ganze Pilz ist nach dem Fadenprinzip, also nach dem Prinzip seiner Wurzel, aufgebaut. Hierbei wird ein zweites, neues Prinzip sichtbar, welches in der äußeren Form des Sporenträgers seinen Ausdruck findet. In seinem oberirdischen Teil bildet der Pilz äußerlich runde, abschließende Formen, die an die Fruchtbildung höherer Pflanzen erinnern. Bestimmte Pilze sind auch fast wie Früchte genießbar; sie haben in der Substanzbildung eine gewisse Reife erlangt, sodass sie nicht erst durch Kochen essbar gemacht werden müssen.
Die charakteristische Vereinigung extremer Antipoden unter Umgehung der eigentlichen pflanzlichen Mittelstellung erfordert für den eigenen Substanzaufbau organische Substanzen. Als Nahrung der Pilze dienen die in Verwesung befindlichen oder noch lebenden Körper anderer Organismen.

Therapeutische Anwendungsgebiete

So wie die abrundende kugelbildende Form des Sporenträgers als etwas äußerlich Erreichtes und nicht innerlich Errungenes erscheint, unterliegt auch seine Substanz sozusagen nur einer äußerlichen Reifung. Dies wird u. a. an der starken Giftbildung vieler Pilze deutlich. Sie zeigt an, dass die Pilze insgesamt zu tief in den Bereich des Seelenhaften, das die Pflanzenwelt üblicherweise nur im Blütenbereich berührt, eintauchen. Die Pilze bilden dabei solche Substanzen, die sonst nur im Tierreich anzutreffen sind, nämlich Chitin wie bei den Insekten und Bufotenin wie bei den Kröten.

Agaricus muscarius und Agaricus bulbosus

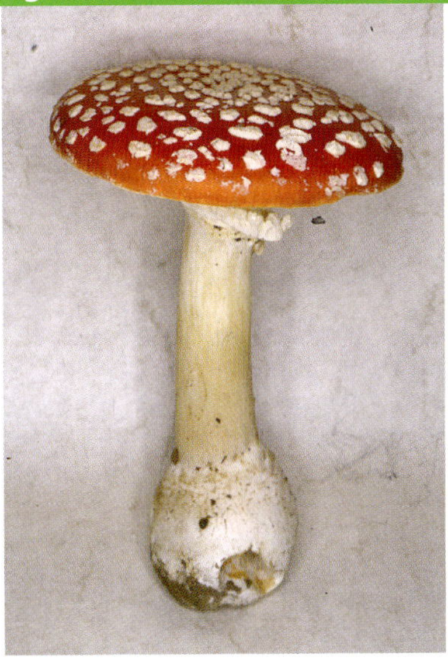

Botanischer Name: Amanita muscaria (L. ex. Fr.) Hook (Fliegenpilz)
Familie: Amanitaceae
Verwendeter Pflanzenteil: Fruchtkörper

Botanischer Name: Amanita phalloides (Vaill. ex. Fr.) Sesr. (Grüner Knollenblätterpilz) Familie: Amanitaceae
Verwendeter Pflanzenteil: Fruchtkörper

Vorkommen und Eigenschaften

Außer in Australien wächst der Fliegenpilz (Amanita muscaria) auf allen Erdteilen. Seine Standorte sind vielfältig, man kann ihm von Juni bis Oktober in Nadel- wie auch Laubwald, im dunklen Schatten wie auch in Lichtungen meist in Gruppen begegnen. Der Fliegenpilz sticht uns durch seine prächtige scharlachrote Farbe des Schirms ins Auge, kontrastiert noch von den weißflockigen Resten der Hülle seines Sporenträgers. Die eigentliche Pflanze bleibt dagegen unterirdisch als fadenförmige Myzel unserem Auge verborgen. Der Sporenträger entwickelt in seinem Hut der Erde zugewandt die Sporen – es sollen etwa 3 Millionen sein. Der Fliegenpilz ist giftig. Als toxische Symptome treten Ataxie, Muskelzuckungen, Schläfrigkeit, Euphorie, Halluzinationen auf.
Der für Menschen giftigste Pilz unserer Flora ist Agaricus bulbosus. Dagegen für Schnecken scheint der Knollenblätterpilz eine Delikatesse zu sein. Der Artname erinnert an den phallusähnlichen jungen Fruchtkörper. Der Hut entwickelt sich halb unterirdisch in einer eiförmpilzigen Haut, die auf dem Knollengrund des Stieles als lappige Scheide zurückbleibt. Einige weiße Hüllreste bleiben bisweilen auf dem klebrigen Hut haften, der anfangs weiß, bald olivgrün mit feinen dunklen Radialstreifen wird. Die Lamellen sind weiß bis leicht gelblich grün, das Pilzfleisch ist reinweiß.

Wirksamkeiten aus anthroposophischer Sicht

Die bei den Pilzen charakteristische Verschmelzung des Fruchtprinzips mit den Wurzelkräften ergibt ihre therapeutische Beziehung zum menschlichen Nervensystem. Bei Krankheiten, bei denen sich aus Sicht der Anthroposophie der Astralleib z. B. nicht richtig in die Bewegungsphysiologie der Gliedmaßen eingreifen kann, können

choreatische und epileptische Zustände auftreten. Auch Gehirnreizungen und entsprechende Folgezustände werden von Agaricus angesprochen.
Pilze als Heilmittel bewirken, dass zwischen dem oberen zentralen Nervensystem und dem unteren vegetativen wie auch nozizeptiven Nervensystem des Menschen wieder eine reguläre Verbindung und ein Ineinanderwirken möglich wird.

Therapeutische Anwendungsgebiete

- **Geistig-seelischer Bereich:**
  - Störungen und Zurückbleiben der geistigen Entwicklung, späte Entwicklung der Kinder beim Gehen und Sprechen *(Agaricus muscarius D6)*
  - Geistige Ermüdungszustände, intellektuelle Überforderung *(Agaricus muscarius D6)*
  - Angst, an einer schweren Krankheit, z. B. insbesondere an Krebs zu erkranken; Verwirrungszustände mit Schwatzhaftigkeit und Lachzwang, Rauschzustände, exaltierte Fantasien *(Agaricus muscarius D30)*
- **Funktionell-organischer Bereich:**
  - Kopfschmerzen bei Schülern und Studenten; Einnässen bei Absencen; unwillkürlicher Urinabgang; Blasenlähmung; Angina pectoris; Reizwirkung auf Parasympathikus; Blässe; heiße und kalte Schweiße; Wallungen; Hyperkinesien *(Agaricus muscarius D12)*
  - Zuckungen z. B. des Kopfes, nervöse Erregungszustände *(Agaricus muscarius D30)*
  - Motorische Unruhe, unwillkürliche Bewegungen z. B. Schluckauf, Muskelkrämpfe *(Mygale comp.)*
  - Parkinsonismus *(Agaricus bulbosus D30)*
  - Meningeale Reizzustände im Rahmen viraler Infekte *(Agaricus muscarius, Cutis rubra D30 Amp.)*
  - Lähmungen, Epilepsie, diffuse Parästhesien, Multiple Sklerose *(Agaricus muscarius D6 – 12)*
  - Muskelspasmen *(Agaricus muscarius D30, Mygale comp.)*
  - Tumorschmerzen und andere nervliche Begleitsymptome *(Agaricus muscarius D6)*
  - Frostbeulen *(Agaricus muscarius D10)*
  - Knochentuberkulose, Osteomyelitis *(Agaricus comp.)*
  - Osteoporose, Osteoporoseprophylaxe, chronische Schmerzzustände bei Osteoporose *(Agaricus comp./Phosphorus)*
- **Konstitutioneller Bereich:** mongoloide Kinder *(Agaricus muscarius D6)*

Agaricus-Präparate

Monopräparate

Agaricus bulbosus D30 *Amp.*

Agaricus muscarius D6, D30 *Amp.;* D4, D6, D10, D12*, D30 *Dil.*

Agaricus muscarius, Cutis rubra D30 *Amp.*

Kombinationspräparate
Agaricus comp. (Agaricus musc. D8/Argentum met. praep. D6/Aspidium filix-mas, Spora D3/Conchae D7) *Dil.*
Agaricus comp./Phosphorus (Agaricus musc. D8/Argentum met. praep. D6/Aspidium filix-mas, Spora D3/Conchae D7/Phosphorus D6) *Amp. Dil.*
Mygale comp.* (Agaricus muscarius D4/Mygale avicularis D5/Stramonium D3) *Dil.*

* Nur Apotheke an der Weleda, D

Dosierung und Anwendung

- Ampullen: 2-mal wöchentlich bis zu 1-mal täglich je 1 Ampulle s. c.
- Dilutio: 3-mal täglich 5–10 Tropfen, höhere Potenzen 1-mal täglich 5–10 Tropfen und seltener

Bei *Agaricus comp./Phosphorus* kann es aufgrund der Phosphorwirkung zu Schlafstörungen kommen.

Secale cornutum

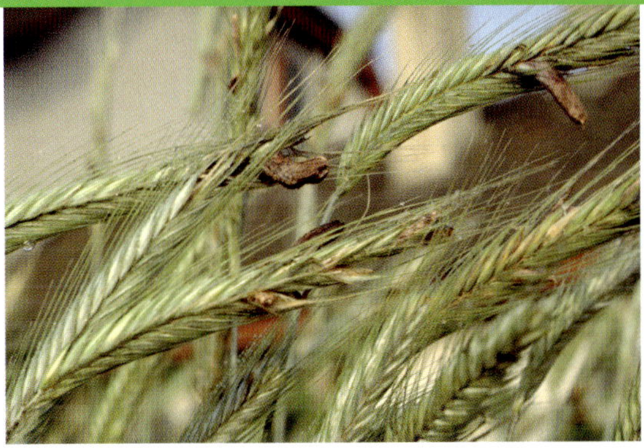

Botanischer Name: Claviceps purpurea Tulasne; Wirtspflanze Roggen („Mutterkorn")
Familie: Clavicipetaceae
Verwendeter Pflanzenteil: Sklerotien des Pilzes

Vorkommen und Eigenschaften

Die Sporen des Mutterkornpilzes keimen auf dem Blütenboden bestimmter Gräser, v. a. des Getreides, z. B. Roggen, und reifen – genährt durch den für die Samenbildung bestimmten Substanzstrom – selbst wie ein mächtiges Korn mit den übrigen Samen heran. Üblicherweise leben Pilze in der Erde, v. a. im Wurzelbereich der Pflanzen. Bei Secale cornutum ist es also ganz anders: Es entwickelt sich im sonnenhaften Samenbereich der Pflanze und besetzt diesen als schwarzes Gebilde. Secale cornutum stellt sich hier gleichsam vor das Licht, welches im Getreidesamen in besonderem Maße verinnerlicht wird. Dies kann als Signatur für die therapeutische Wirkung von Secale cornutum gelten.

Wirksamkeiten aus anthroposophischer Sicht

Die Pilze sind – nach Steiner – zwischen dem Pflanzen- und Tierreich stehen gebliebene „Mondenbildungen“, d. h. eine Tierpflanze des alten Mondes. Das parasitäre Wachstum im Fruchtknoten des Getreides zeigt ebenso wie die Alkaloidbildung das halb vegetabile und halb animalische Leben des Pilzes an. Die Pharmakologie von Secale cornutum weist auf ein pathologisches Wirken des Nervensystems im Stoffwechselsystem hin. Die Formimpulse des Kopfpols wirken ohne die Lichtätherkräfte im unteren Menschen. Dadurch entsteht keine verbindende Licht- und Wärmeregulation zwischen Sinnesnerven- und Stoffwechsel-Gliedmaßen-System. Es kommt zu einem Dauerspasmus der Gefäße. Die Uterusmuskulatur verharrt in Dauerkontraktion. Durchfälle, Erbrechen und allgemeine Krämpfe sind schließlich die Symptome eines in das Stoffwechsel-Gliedmaßen-Gebiet verlagerten Nervengeschehens.
Mit Secale als Heilmittel werden die höheren Wesensglieder in ihrer Verbindung mit dem Licht- und Wärmeäther wieder stärker in den Stoffwechselbereich hineingeführt. Während dies bei Agaricus über das vegetative und nozizeptive Nervensystem geschieht, verläuft dies bei Secale über eine engere Beziehung zum Blutsystem. Als Pseudo-Blutprozess hat Secale eine direkte Beziehung zu den Wärmeprozessen des Blutes, während Agaricus das Salartig-Wurzelhafte in den Vordergrund stellt und damit eine engere Beziehung zum Nervensystem hat.

Therapeutische Anwendungsgebiete

- **Geistig-seelischer Bereich:** Angst, Todesfurcht; schizophrenieartige Zustände mit katatonen und paranoiden Zuständen; Willenslähmung
- **Funktioneller Bereich:**
  - Migräne; akute periphere arterielle Minderdurchblutung; Krampfwehen; spasmophile Diathese *(Secale cornutum D6)*
  - Morbus Raynaud *(Secale cornutum D30)*
- **Prozessualer und organischer Bereich:** Morbus Winiwarter-Bürger; Arteriosklerosis obliterans; zerebrale Arteriosklerose; essentielle und arteriosklerotische Hypertonie; Parästhesien; Paresen
- **Organbereich:** Dysmenorrhö; Menorrhagie *(Secale cornutum D6)*

Secale-cornutum-Präparate

Secale cornutum D3, D6, D10, D20, D30* *Dil.*

* Nur Apotheke an der Weleda, D

Dosierung und Anwendung

Dilutio: 3-mal täglich 5 – 10 Tropfen

4.4 Bärlappgewächse, Farne, Schachtelhalme

Botanische Aspekte

Die Bärlappgewächse, die Farne und die Schachtelhalme gehören zusammen zur Gruppe der Farngewächse. Sie sind noch nicht dreigegliedert in Blüten-, Blatt- und Wurzelbereich wie die höheren Pflanzen: Blüte und echte Wurzel fehlen ihnen. Sie zeigen vielmehr in ihrer Gestaltung und Entwicklung durchgehend Motive der Zweiheit, z. B. von Stängel und Blatt, von getrennter generativer und vegetativer Phase, von vertikalem und horizontalem Wachstum. Die heutigen Bärlappgewächse, Farne und Schachtelhalme sind winzige Reste einer großen Pflanzenklasse, die in der Mitte der Lemuris, der Karbonzeit, ihre größte Ausbreitung hatte und riesige Baumgestalten bildete. Die Kohlenbildung in der Erde ist mit dieser Pflanzenklasse verbunden. Was an Licht und Wärme in der Kohle sozusagen gespeichert vorliegt, kann in Zusammenhang mit der Entwicklung dieser Pflanzenfamilie gesehen werden. Die Farngewächse weisen heute noch diese prozessualen Licht- und Wärmeaspekte auf, die mit bestimmten therapeutischen Eigenschaften verknüpft sind.

Aspekte der Evolution

In der Evolution des Pflanzenreiches vollführen die Bärlappgewächse, z. B. Lycopodium, den ersten Schritt, das Wasserreich zu verlassen, um sich mit der festen Erde zu verbinden und sich im freien Luftraum auszubreiten. Die evolutiv vorausgehenden Algen, die noch ganz im Wasser leben und von diesem Element voll getragen werden, stellen allein flächenhafte Blattausbreitungen dar. Bei Lycopodium ist nun das Blattelement stark zurückgezogen, dafür bildet sich zum ersten Male die zentrale Achse; beim Farn tritt dann die Blattgestaltung und teilweise Aufrichtung auf; und beim Ackerschachtelhalm schließlich wird die volle Aufrichtung und durchgehende Stängelgestaltung vollzogen. Stängel beim Ackerschachtelhalm, Blätter bei den Farnen und gleichsam Blütenstände bei den Bärlappgewächsen sind hier als Vorläufer für den Spross der höheren Pflanzen veranlagt, und zwar jedes für sich.
Mit den Farngewächsen vollzieht sich die Geburt des Rein-Pflanzlichen. Die vegetativen Teile sind bereits in das Lichtelement eingegliedert, ja, sie tasten sich motivmäßig an die ersten Vorstufen der Blüten heran. Gleichzeitig aber stößt das Farngewächs alle ihm noch anhaftenden niederen Fortpflanzungsprozesse nach unten ab. Es setzt sie mit dem Prothallium aus sich heraus. Das Astralische, welches hier die Pflanzen umschwebt, jedoch keine Blüten, Farb- und Duftbildung bewirkt, ist dagegen direkt am Prozess des Prothalliums und der Spermatozoidenbildung beteiligt. Astralität und Ätherisches wirken bei den Farngewächsen getrennt.
Diese Aufspaltung in zwei getrennte Organisationsphasen beinhaltet einen kardinalen Wendepunkt in der Entwicklung der Pflanzenwelt. Pflanzen- und Tierreich beginnen getrennte Wege zu gehen, bzw. treten als solche zum ersten Male in ihren Vorstufen auf.

Therapeutische Wirksamkeitsbereiche

Entsprechend ist die therapeutische Wirkung der Farngewächse dort v. a. zu sehen, wo im Stoffwechsel Scheidewege beschritten werden, wie in der Verdauung, im Leberstoffwechsel und in der Nierentätigkeit. In der menschlichen Entwicklung werden hierdurch in seinem Stoffwechsel zahlreiche polare Funktionen veranlagt. Der Stoffwechsel ist nun nicht nur geistbindend, sondern auch gleichzeitig geistbefreiend tätig. Dies ist die Grundlage dafür, dass der Mensch sich von der Umwelt getrennt, selbständig und einzigartig erleben kann; die Voraussetzungen für eine Scheidung im seelischen Erleben von Innenwelt und Umwelt werden so geschaffen. Die physiologischen Grundlagen dieses Prozesses liegen in Leber-, Nieren- und Verdauungsstoffwechsel, die somit bei Störungen durch Farngewächse therapeutisch beeinflusst werden können.

Aspidium filix-mas

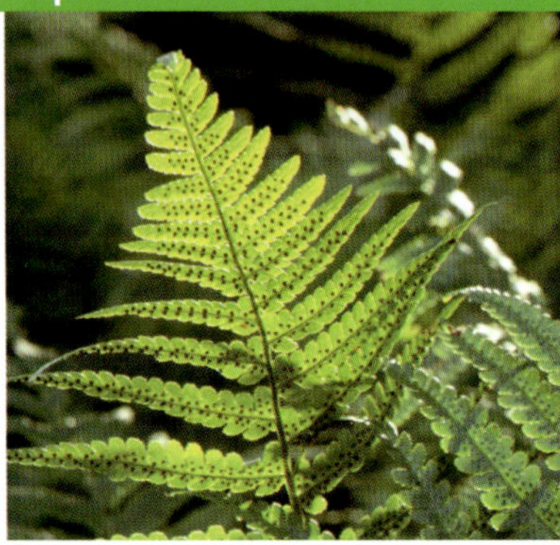

Botanischer Name: Dryopteris filis-mas (L.) Schott (Wurmfarn)
Familie: Aspidiaceae
Verwendeter Pflanzenteil: frischer Wurzelstock mit Wurzeln, getrocknete Sporen
Andere Farne: Pteridium aquilinum (Adlerfarn); Scolopendrium (Hirschzunge)

Vorkommen und Eigenschaften

Auch die Farne weisen wie die Ackerschachtelhalme und die Bärlappgewächse immer polare Gestaltungen bzw. Doppelmotive auf. So zeigen die heimischen Farne zwei ganz unterschiedliche Vegetationszentren. Das eine Zentrum, der Rhizom als Spross, wächst waagerecht in der Erde; in ihm entfalten sich die Blätter nach oben, häufig in einer bodenständigen Rosette. Das zweite Vegetationszentrum liegt in den Blattspitzen selber. Die Blätter sprießen eigentlich nicht, sondern wickeln sich – jedes Fiederchen einzeln – aus ihren Blattschnecken heraus. Die Pflanze bildet sich dabei aus einer einheitlichen Brutknospe in die Fläche des Blattes hinein. Die Farnkräuter zeigen so zwei ganz verschiedene Wachstumsgesten: eine, die bei unseren heimischen Arten nur in der Erde stattfindet und eine andere, die gleichsam über der Erde schwebt und von oben nach unten wächst.
Mit den Farnen tritt evolutiv zum ersten Male die Stängelbildung mit dem rechts-links symmetrisch gestalteten Blatt auf. Hierdurch entsteht aus der bisherigen einheitlichen Raumgestaltung der Pflanze die Zweiheit. Eine unermessliche Vielfalt an Gestaltungen wird so ermöglicht.

Die Farne führen also den ursprünglich einheitlichen Raum in eine entgegengesetzt gerichtete Zweiheit über und es tritt damit die Richtungspolarität im Blattbereich auf. Polaritäten werden im Lebendigen immer durch Rhythmus im Gleichgewicht gehalten. Bei den meisten Farnen drückt sich dies in der charakteristischen „rhythmischen" Blattgestaltung aus. Bei den arzneilichen Farnen sind die rhythmisch gestalteten Blätter sehr ausgeprägt bei Pteridium aquilinum. Nur Scolopendrium (Hirschzunge) weist keine „Rhythmisierung" auf, sondern bildet ausschließlich ungeteilte Blätter.

Auch die vegetative und generative Phase der Pflanze sind polar gestaltet und treten ganz getrennt auf. Die Farne pflanzen sich nicht durch Samen, sondern durch Sporen fort. Aus diesen entsteht nicht ein neuer pflanzlicher Trieb, sondern ein Vorkeim, d.h. nur ein blattähnliches Gebilde, das auf der Erde liegt und nur durch wenige dünne Haftwurzeln mit dieser verbunden ist. Der Befruchtungsprozess geschieht mittels Spermatozoiden und ist dem entsprechenden tierischen Prozess sehr ähnlich.
Die Farne sind stets geneigt, sich einem feucht-wässrigen Chemismus hinzugeben, sich dann aber wieder erneut durch eine aufstrebende und weitgehend durchgestaltete Bildung dem Lichte zu nähern. Diese Auseinandersetzung zwischen wässrig Durchlebtem und lichthaft Gestaltetem ist erdgeschichtlich gesehen ein Merkmal der Steinkohlenzeit (in anthroposophischer Terminologie der mittellemurischen Zeit), in der die Farne – wie auch die Ackerschachtelhalme und Bärlappgewächse – ins Riesenhafte gediehen.

Wirksamkeiten aus anthroposophischer Sicht

Die arzneiliche Wirkung der Farne im Menschen unterstützt Trennungsprozesse, wie sie v.a. in der Niere und bei der Verdauung ablaufen. Bei diesen Prozessen werden Substanzen nach zwei Seiten hin aufgespalten; die eine Seite der Scheidung wird dann zum Aufbau des Körpers verwendet, die andere, nicht brauchbare Seite der Ausscheidung überlassen. Die Farne stützen v.a. dabei die abbauenden Kräfte in beiden Organsystemen. Therapeutische Anwendung finden v.a. Aspidium filis-mas, Pteridium aquilinum und Scolopendrium.

Therapeutische Anwendungsgebiete

- Abbauschwäche der Niere, glomeruläre Erkrankungen der Niere, Nephrose, urämisches Syndrom *(Carbo Pteridii aquilini D8, Pteridium aquilinum D3)*
- Darm-Parasitosen *(Scolopendrium D3);* zur Regulierung der Darm-Motilität *(Digestodoron®);* Intestinale Candidamykose *(Digestodoron®),* chronisch-entzündliche Darmerkrankungen *(Digestodoron®)*
- Epilepsie, Krämpfe *(Arum maculatum D3/Pteridium aquilinum D3)*
- Dekalzifikation, Osteoporose *(Agaricus comp./Phosphorus)*

Aspidium-Präparate

Monopräparate

Aspidium filix-mas, Spora D3 *Dil.*
Carbo Pteridii aquilini D8* *Amp.;* D3**, D4**, D6 *Trit.*
Pteridium aquilinum D3, D6 *Dil.*
Scolopendrium* D3 *Dil.*

Kombinationspräparate

Agaricus comp. (Agaricus musc. D8/Argentum met. praep. D6/Aspidium filix-mas, Spora D3/Conchae D7) *Dil.*
Agaricus comp./Phosphorus (Agaricus musc. D8/Argentum met. praep. D6/Aspidium filix-mas, Spora D3/Conchae D7/Phosphorus D6) *Amp. Dil.*

Arum maculatum D3/Pteridium aquilinum D3 aa *Dil.*
Aspidium/Salix comp. (Digestodoron*) (Pteridium aqu., Fol. rec./Aspidium filix-mas, Fol. rec./Polypodium, Fol. rec./Scolopendrium, Fol. rec./Salix alba, Fol. rec./Salix purp., Fol. rec./Salix viminalis, Fol. rec./Salix vitellina, Fol. rec.) *Tropfen, Tabl.*

* Nur Weleda Schwäbisch Gmünd, D; ** Apotheke an der Weleda, D

Dosierung und Anwendung

- Ampullen: 2-mal wöchentlich bis zu 1-mal täglich 1 ml s. c.
- Dilutio: 3-mal täglich 5 – 10 Tropfen
- Pulvis: 3-mal täglich eine Messerspitze
- Tabletten: 3-mal täglich 1 – 2 Tabletten

Equisetum arvense

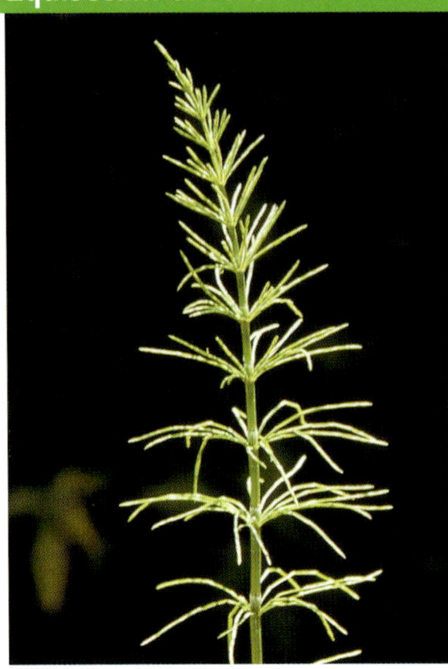

Botanischer Name: Equisetum arvense L. (Ackerschachtelhalm)
Familie: Equisetaceae
Verwendeter Pflanzenteil: steriler grüner Spross

Der Ackerschachtelhalm gehört mit den Farnen und Bärlappen erdgeschichtlich zu den frühesten Pflanzen; heute sind sie kümmerliche Relikte aus einer urfernen Vergangenheit unserer Erde – der Steinkohlenzeit bzw. der Lemuris, in der dieser Pflanzentypus mit unvorstellbar üppigen Wachstum riesige Wälder bildete. Die Steinkohlenbildung geht teilweise auf das Absterben und die Verkohlung dieser Farnpflanzen in den damaligen warmen Sumpfniederungen zurück

Vorkommen und Eigenschaften

Die Hauptachse des Ackerschachtelhalms wächst als waagerechter Spross in der Erde. Die vom Rhizom abzweigenden Luftsprosse wachsen vertikal zur Erdoberfläche und

lassen die sichtbaren, oberirdischen Teile der Pflanze entstehen. Hiermit erscheint so zum ersten Male die Vertikaltendenz im Pflanzenreich voll ausgeprägt.
Eine eigentliche Blüte als Ausdruck des rein Sulfurischen sowie eine echte Wurzel als Ausdruck des Salartigen fehlt dem Ackerschachtelhalm; beide Prinzipien stellen sich in dieser Pflanze nicht als Polarität, sondern noch als Einheit dar. Die vegetative und fertile Phase verlaufen bei dieser Pflanze daher getrennt. Die vegetative Phase wird durch den Frühjahrspross mit den lang gezogenen Pilzhütchen gebildet. Er scheint eigentlich eine Tierpflanze zu sein. Er kann nicht assimilieren und wächst auf Grund der Nährstoffe, die in den Sprossenknollen eingelagert sind. Der grüne Sommerspross, die vegetative Phase, – der eigentliche Ackerschachtelhalm – kann assimilieren und mit Hilfe des Sonnenlichtes die unorganischen Substanzen zu Lebensformen gestalten.
Obwohl der Schachtelhalm in seinem Säftestrom große Wassermengen aus dem Boden übernimmt, sind seine Stängel fest zum Mineralischen hin konfiguriert. Sie bilden sternförmig ausstrahlende Wedel, die so als Vorläufer zu dem erst später im Pflanzenreich auftretenden Blütenimpuls angesehen werden können. Auch das Luftelement gliedert er sich in seinen weit verzweigten Hohlräumen der Stängel organisch ein.

Wirksamkeiten aus anthroposophischer Sicht

Für die therapeutische Beziehung des Ackerschachtelhalmes zur Niere sind v. a. zwei Substanzen von Bedeutung, nämlich Kieselsäure und Sulfate. Sie wirken in der Pflanze prozessual, sind aber auch substantiell in beachtlichen Mengen vorhanden. Der außergewöhnlich hohe Gehalt an Kieselsäure liegt in den scharfkantigen, dem Licht zugewandten Seiten der Rippen in Form des Opals vor. Die spezifische Beziehung der Kieselsäure zur Niere wird erst in Verbindung mit den Sulfaten hergestellt. Im Ackerschachtelhalm strebt die Kieselsäure von unten nach oben dem Licht entgegen, der Schwefelprozess wirkt bei der Bildung von Sulfaten in entgegengesetzter Richtung. Beide Prozesse beeinflussen sich gegenseitig. Hieraus resultiert ein Niederschlag von schwefelsauren Salzen in der Pflanze. Das Sulfurische liegt nun neutralisiert vor. Erst in dieser Form ist es dem an sich polaren Kieselprozess verwandt und kann sich mit ihm prozessual verbinden.
Wie sich im Ackerschachtelhalm zeitlich und räumlich polare Prozesse letztendlich zur Einheit verbinden, so beinhaltet auch die Nierentätigkeit zahlreiche zur Einheit verwobene polare Prozesse, u. a. Sinnes- und Stoffwechseltätigkeit. Der Kieselprozess ist der Sinnestätigkeit verwandt und spricht die Wahrnehmung der Niere gegenüber Ausscheidungs- und Aufbausubstanzen an. Der Schwefelprozess hat Beziehung zur Stoffwechselseite der Nierentätigkeit, die als physiologische Entzündungs- bzw. Verbrennungsprozesse sowie auch als Wärmestrahlung bzw. „Nierenstrahlung" und als besonderer (unbewusster) Nieren-Lichtprozess auftritt.
Entsprechend der polaren Veranlagung der Nierentätigkeiten kann dieses Organ nach zwei Seiten hin erkranken. Die Sinnestätigkeit kann zu stark beansprucht werden, weil übermäßig Fremdstoffe, wie nicht individualisierbare Eiweißstoffe, ausgeschieden werden müssen. Andererseits wirkt dadurch die aufbauende Stoffwechseltätigkeit zu schwach. Sekundär können nun Entzündungen an den Glomerula und im Interstitium auftreten. Oder es kann die aufbauende Stoffwechseltätigkeit primär zu stark beansprucht sein, wie z. B. durch aufsteigende Infektionen bei einer Pyelonephritis, und entsprechend ist die Sinnestätigkeit vermindert. Mit dem Ackerschachtelhalm und seiner spezifischen pharmazeutischen Verarbeitung – einerseits zur Stoffwechselseite hin als

Equisetum cum Sulfure tostum und andererseits zur Sinnestätigkeit hin als *Equisetum/Serum lactis* – kann auf diese Ungleichgewichte der Nierentätigkeit regulierend gewirkt werden.

Therapeutische Anwendungsgebiete

- **Niere:**
  - Zu starke Stoffwechseltätigkeit und entsprechend geschwächte Sinnestätigkeit: Pyelonephritis, Zystitis *(Equisetum/Serum lactis, Equisetum arvense D3 – D6)*
  - Beginnende Gestose in der 1. Phase mit grenzwertigem Blutdruck, leichter Proteinurie, leichtem Ödem *(Equisetum arvense D6)*
  - Zu starke Sinnestätigkeit und zu schwache Stoffwechseltätigkeit mit sekundären Entzündungsprozessen: Nephritis, Glomerulonephritis u. a. *(Equisetum cum Sulfure tostum D15, Equisetum arvense D3 – D6 im Wechsel mit Apis mellifica D6)*
  - Degenerative chronische Nierenerkrankungen mit Neigung zu Ödemen, Eiweißverlust, Sklerosierung
- **Augen:**
  - Schwachsichtigkeit, rasche Ermüdbarkeit *(Equisetum arvense 10%/Tabacum 0,1%)*
  - Myopie *(Equisetum comp.)*
- **Ohren:** Subakuter Tinnitus ohne Geräuschempfindlichkeit, beginnende Otosklerose *(Equisetum cum Sulfure tostum D15)*
- **Haut:**
  - Atopisches Ekzem, feucht und entzündlich, akutes dyshidrotisches Ekzem *(Equisetum arvense D6)*
  - Neurodermitis mit Induration und Ödemneigung der Haut *(Equisetum cum Sulfure tostum D15)*
  - Hartnäckiger rezidivierender Windelsoor beim Säugling *(Equisetum arvense D6)*
- **Gelenke:**
  - Arthrose und Arthritis *(Equisetum cum sulfure tostum D15)*
  - Chronische Polyarthritis mit schmerzloser Gelenkschwellung und Steifigkeit *(Equisetum arvense D6 – D12)*
  - Chronische Tendovaginitis *(Equisetum arvense D10 – D30)*
- **Verhalten:** Intelligenzschwierigkeiten und Konzentrationsschwäche bei Jugendlichen *(Equisetum limosum cum Rubellit D30)*

Equisetum-Präparate

Monopräparate

Carbo Equiseti arvensis D6*, D15 *Amp.;* D15 *Dil.;* D3, D4**, D6 *Trit.*

Cinis Equiseti arvensis D3, D4*, D6* *Trit.*

Equisetum arvense Rh D3*, D6, D10**, D15, D20, D30 *Amp.;* D3*, D6, D15*, D30* *Dil. aq.*

Equisetum arvense D1, D2, D3, D4, D6, D10, D12, D15, D20, D30 *Dil.;* 10% *Externum* (➤ Anhang, Externa)

Equisetum arvense Silicea cultum D2 (= 1%), D3 (= 0,1%) *Dil.*

Equisetum arvense Silicea cultum Rh D2 (= 1%), D3 (0,1 %)* *Amp.*

Kombinationspräparate

Equisetum arvense D15/Formica D10 aa *Amp.; Dil.*
Equisetum/Serum lactis* *Dil.*
Equisetum arvense D15/Stannum D8 aa *Amp.; Dil.*
Equisetum cum Sulfure tostum D6, D15* *Amp.;* D8, D10**, D12, D15** *Dil.;* D1*, D3, D4, D6 *Trit.*
Equisetum limosum-Rubellit D4**, D6, D30 *Dil.*
Solutio Siliceae comp. (Kalium carb./Marmor/Quarz/Sulfur/Trona) D6, D15 *Amp.;* D3, D4*, D6, D10, D12, D15, D30 *Dil.*

* Nur Weleda Schwäbisch Gmünd, D; ** Nur Apotheke an der Weleda, D

Dosierung und Anwendung

- *Equisetum arvense D6:* 3-mal täglich 15 Tropfen
- *Equisetum/Serum lactis:* abweichend von den üblichen Dosierungen höher dosiert, nämlich 3- bis 5-mal täglich $^1/_2$ bis 1 Teelöffel (2,5 – 5 ml)
- *Equisetum cum Sulfure tostum:* 3-mal täglich 1 Messerspitze

Lycopodium clavatum

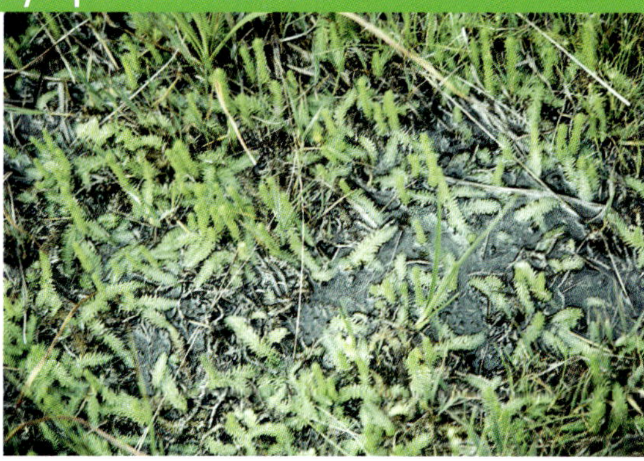

Botanischer Name: Lycopodium clavatum L. (Bärlapp)
Familie: Lycopodiaceae
Verwendeter Pflanzenteil: getrocknete Sporen

Wie bei seinen Verwandten, den Farnen und den Schachtelhalmen, steht auch bei Lycopodium die Entwicklung und Gestalt unter dem Motiv der Zweiheit. Zwei verschiedene Elemente sind beim Bärlapp neu in Beziehung zueinander getreten. In der Gestaltung zeigt Lycopodium mit den anderen Farnen die Zweiheit von Achse (Stängel) und Blatt, von Zentrum und Peripherie und in der Entwicklung die Trennung von vegetativer und generativer Phase. Im Gesamthabitus zeigt Lycopodium die horizontale, kriechende Phase beim vegetativen Spross und die vertikale Aufrichtung bei den Sporenträgern. Beim Bärlapp ist zudem noch die dichotome Verzweigung auffällig.

Vorkommen und Eigenschaften

In der Evolution des Pflanzenreiches vollzieht Lycopodium den ersten Schritt, das Wasserreich zu verlassen und sich auf der festen Erde und im freien Luftraum auszubreiten. Die evolutiv vorausgehenden Algen leben noch ganz im Wasser und breiten sich allein flächenhaft in Form von Blättern aus. Bei Lycopodium ist nun das Blattelement stark zurückgezogen, dafür tritt hier zum erstenmal die zentrale Achse auf. Im Erdaltertum bildete Lycopodium gewaltige Wälder.

Die langen schmalen und haarförmig auslaufenden Blätter des Lycopodium erinnern in ihrer Form an die Zusammenziehung der Laubblätter (Hochblätter) vor dem Übergang zur Blütenbildung. Der Spross des Bärlapps kriecht suchend am Boden entlang und erreicht so beträchtliche Längen; er wächst fortlaufend weiter ohne Gestaltwandel, wenn von den dichotomen Verzweigungen abgesehen wird. Es findet also keine Metamorphose statt, sondern allein eine fortlaufende assimilative Verlängerung des Sprosses. Dieser radiär zusammengezogene hinkriechende Spross bekommt erst durch den Impuls zur Bildung des aufrecht stehenden Sporenträgers eine neue Ausrichtung.

Die Sporen von Lycopodium, die zur Heilmittelherstellung verwendet werden, entwickeln sich verzögert. Sie verbleiben ca. 7 Jahre lang in der Erde und bilden dann erst einen Vorkeim, das sogenannte Prothallium. Dieses verharrt weiterhin in der Erde und braucht wiederum viele Jahre, bis die Pflanze entsteht. Die Sporen bleiben also mit den Erdkräften lange verbunden.

Die neue Ausrichtung des Sporenträgers kommt auch durch die Inhaltsstoffe der Sporen deutlich zum Ausdruck. Hier speichert er Licht, Wärme und Energie. Die Sporen sind sehr fetthaltig und weisen einen hohen Aluminiumgehalt auf – Aluminium als terrestrischer Repräsentant des Lichtes kann als Signatur dieser Pflanze angesehen werden. Beim Anzünden der Sporen entfalten sie wegen ihres Aluminiumgehaltes ein helles blendendes Licht. Bisher wirkte das Licht im Pflanzenreich nur von außen substanzbildend, nun wird die Pflanze selber aufs intensivste von Lichtkräften durchzogen; die terrestrische Substanz wird dadurch selbst durchlichtet. Das Schwere, Langsame und Erdgebundene der Pflanze erfährt in der Sporenbildung also einen vertikalen Leichteprozess. In den licht- und wärmehaltigen Sporen erfährt dieser seinen Höhepunkt und Abschluss.

Ausgeglichene Lycopodiumprozesse

Für physiologische Lycopodiumprozesse kann das entsprechende Gesundheitsprofil wie folgt skizziert werden.

- **Geistig-seelischer Bereich:** Analytisches wie auch fantasievolles konzeptionelles Denken; Machertyp; geistesgegenwärtig, mutig, zuversichtlich, flink, beweglich, fleißig
- **Funktionell-prozessualer Bereich:**
  - Vorstellung und Wille stimmen überein
  - Ausgeglichener Tonus
  - Stoffwechsel ist „befeuert“ und „durchlichtet“, Ausscheidungsprozesse angeregt
  - Gallenabsonderung funktioniert gut
- **Organbereich:** Leber führt ihre Vermittlerrolle zwischen Sinnes-Nerven-Pol und Stoffwechsel-gliedmaßen-Pol gut aus
- **Konstitution:** Klein, mager, zäh, ausdauernd

Bei einseitigen Lycopodiumprozessen sind anthroposophische Heilmittel (➤ therapeutische Anwendungsgebiete) angezeigt.

Wirksamkeiten aus anthroposophischer Sicht

Therapeutisch spricht der Bärlapp die assimilativen, vegetativen Prozesse an, wie sie v. a. charakteristisch im Leberstoffwechsel auftreten. Wenn diese Prozesse zu stark Eigentendenzen unterliegen und das Sinnesmäßig-Ichhafte zu wenig in diesen Stoffwechsel eintaucht und ihn nicht genügend durchwärmt, dann stellt Lycopodium mit seiner Sporenbildung das verwandte pflanzliche Gegenbild dar. Es ist ein pflanzliches Konstitutionsmittel für die Leber. Die Leber, in welcher die Erdenstoffe, die durch die Nahrung aufgenommen werden, wahrgenommen, empfangen und verwandelt werden, bildet die ätherische Grundlage für den Organismus und seine Gestalt. Das Ätherische muss von den oberen Wesensgliedern aufgenommen und verwandelt werden. Dies gibt den vegetativen Prozessen die notwendige Leichte und Begrenzung. Verfolgen die Leberprozesse jedoch ihre Eigentendenzen, und können die höheren Wesensglieder die vegetativen Prozesse nicht zur Verinnerlichung in der Leber weiterführen, dann kommt es zu den verschiedensten Lebererkrankungen, und evtl. auch zu Nierenstörungen als Folgeerkrankung. Den Nieren werden vom Blut nicht genügend zur Verinnerlichung oder Ausscheidung vorbereitete Stoffe zugefügt, wodurch sie überlastet werden.

Zum Verständnis der Wirkung von Lycopodium ist die Kenntnis einer weiteren Funktion der Leber von besonderer Bedeutung. Die Leber übt selber eine Vermittlerfunktion zwischen oberem und unterem Pol aus, indem sie die Umwandlung der Vorstellungen in den Willen und die entsprechenden Ausführungen befeuert und mit Egozität durchzieht. Der Mensch wird so erst voll handlungsfähig; er kann geistesgegenwärtig Handlungen unverzüglich ausführen. Die Glieder erhalten durch die Funktion der Leber ihre Flinkheit und Geschicklichkeit. Auf der anderen Seite entsteht nach Steiner durch die Gliedmaßenbewegung die Fähigkeit zur Phantasie. Bestehen Störungen im Leberbereich, dann fehlt die Flinkheit und Geschicklichkeit. Es können Willenshemmungen auftreten, infolgedessen trocknet dann auch die Phantasie, die Lebendigkeit des Denkens, aus.

In diesen Fällen kann Lycopodium als Heilmittel dienen und als entsprechender Prozess auf der pflanzlichen Naturstufe angesehen werden.

Steiner hat Lycopodium bei zu starker ISCADOR-Wirkung empfohlen. Bewirkt ISCADOR eine zu starke entzündlich-auflösende Reaktion, dann wirkt Lycopodium durch Anregung der ätherischen Gestaltungskräfte der Leber diesem Prozess entgegen. Es unterstützt die Entgiftungsleistung der Leber.

Therapeutische Anwendungsgebiete

Lycopodium-Präparate kommen zur Anwendung bei **gesteigerten, geschwächten** oder **einseitigen Lycopodiumprozessen:**

- **Seelisch-geistiger Bereich:** Unsicherheit, Selbstzweifel; Selbstüberhebung, Geltungsdrang; feige; autoritär, diktatorisch; verträgt keinen Widerspruch; Misanthrop, misstrauisch, reizbar; hastig; altklug; arbeitswütig oder keine Lust zum Arbeiten; Wahnideen; Stottern, Schreibfehler; Willenshemmungen *(Lycopodium D30)*
- **Funktionell-prozessualer Bereich:**
  - Blähungen, Verstopfung (auch bei Neugeborenen) *(Lycopodium D6)*
  - Trimenonkoliken *(Lycopodium D6)*
  - Ermüdbarkeit der Säuglinge beim Trinken am späten Nachmittag *(Lycopodium D12),* Gedeihstörungen des Säuglings mit Trinkschwäche *(Lycopodium D6 – D30)*

  - Völlegefühl *(Lycopodium D6)*
  - Beschwerdenbeginn rechts; Kraftlosigkeit; Reizbarkeit beim Aufwachen *(Lycopodium D12)*
  - Krampfhafte, zusammenziehende Schmerzen; Enuresis, nächtliche Polyurie, Epilepsie *(Lycopodium D6, D30)*
  - Gicht; Rheumatoide Arthritis/Kollagenosen mit Leber- und Pankreasschwäche *(Lycopodium D10 – D30)*
  - Jugendlicher Kopfschmerzen; Schmerzhaftigkeit in der Nierengegend, Nierenkolik; Diabetes
- **Organbereich:**
  - Chronische Hepatopathien *(Lycopodium D3)*
  - Ulcus cruris im Pfortadergebiet *(Lycopodium D3, D6)*
  - Nierenbeschwerden, Koliken, Nierensteine; bei Leberleiden mit venöser Stase, Hämorrhoiden
- **Konstitution:** trocken, hager, altklug; sieht älter aus, als er ist; scharfe Nasolabialfalten; Froschbauch

Lycopodium-Präparate

Lycopodium D6*, D30* *Amp.*; D3, D4, D6, D10, D12, D20, D30 *Dil.*; D6 *Glob.*

* Nur Weleda Schwäbisch Gmünd, D

Dosierung und Anwendung

- Ampullen: 2-mal wöchentlich bis zu 1-mal täglich je 1 ml s. c.
- Dilutio: 2- bis 4-mal täglich 10 Tropfen einnehmen
- Globuli velati: 2- bis 4-mal täglich 3 – 5 Globuli

4.5 Liliaceae (Liliengewächse)

Die einkeimblättrigen Pflanzen erreichen ihre volle Ausgestaltung als Blütenpflanzen in den Liliaceen, von denen zahlreiche als Nahrungs-, Gewürz- und Heilpflanzen Anwendung finden.

Aspekte der Evolution

Die Liliengewächse verdanken ihr Dasein einer Frühzeit der Erdentwicklung und Pflanzenbildung, in der noch nicht die mineralisch feste Erde von heute, sondern ein weicherer, plastisch-flüssiger Boden den Wachstumsgrund abgab. Ihre Zwiebelbildung, die in der Erde oder halb in der Erde geschieht, ist entsprechend kein Organ für die Verbindung der Pflanze mit der Erde, sondern dient vielmehr zu ihrer Abgrenzung. Die Zwiebel beinhaltet keine salartigen Qualitäten, sondern Merkur- und Sulfurqualitäten. Sie ist ein auf das Äußerste zusammengestauchter Spross, der seine Blätter in Speicherorgane umgewandelt hat und somit Gesetzmäßigkeiten der oberirdischen Pflanze unter die Erde verlegt hat. Diese Blätter sind, wie die ganze Zwiebel, wässrig-schleimig und werden noch von einem Sulfurprozess durchzogen, wozu die Schwefel-

substanz selbst – besonders in der Untergruppe der Allioiden – mithelfen muss. Die Schwefelsubstanz durchdringt die flüssige Eiweißplastik, gliedert aus ihr die schwefelhaltigen ätherischen Zwiebelöle heraus und bedingt das entzündlich-scharfe, anregende Aroma der Zwiebel. Damit setzt sie der Erde und den von ihr übernommenen Salzen einen Feuerprozess entgegen und bewahrt somit in ihrem Wesen ihre kosmische Verbundenheit.
Entsprechend weisen die Liliaceen auch keine bleibenden und verholzenden Teile auf, die auf entwickelte Salqualitäten in der Pflanze hinweisen würden. Die Blüten und die parallel-nervigen Blätter offenbaren vielmehr mit ihrer vollkommen offenen Gestaltung ihre kosmischen Aspekte. Bezeichnenderweise erscheint die Anordnung der Blütenblätter in Form eines Sechssterns. Das Sechseck tritt in seiner reinsten Form im Schneestern auf; es bringt hier eine kosmische Gesetzmäßigkeit in irdischer Substanz zum Ausdruck. Der Duft der Liliaceen ist ebenfalls ganz nach außen gerichtet und kann besonders in warmen Sommernächten als betäubend empfunden werden. Auch hier zeigt sich die Erdflüchtigkeit der Liliaceen. Insgesamt lässt sich verstehen, warum die Lilie immer als Sinnbild sowohl des vorgeburtlichen als auch des nachtodlichen Zustandes der Menschenseele gegolten hat. Wir erblicken in ihr ein Sinnbild der Reinheit, wobei Reinheit so viel wie Unberührtheit vom irdischen Blutstrom bedeutet.

Therapeutische Wirksamkeitsbereiche

Metamorphosieren wir das Wesen der Liliaceen ins Menschliche, so erinnert es an das Wesen des Kindes in den ersten Schuljahren. Hiermit wird schon die therapeutische Stellung der Liliaceen angedeutet. Die therapeutische Wirkung der Liliaceen steht in Verbindung mit ihren merkuriellen und sulfurischen Eigenschaften unter dem Aspekt, wie Salqualitäten abgewehrt werden können. Die therapeutische Wirkung der Liliaceen erstreckt sich v. a. auf Herz und Kreislauf, wo sie die rhythmischen Funktionen unterstützt und auf den Stoffwechsel, wo sie die sulfurischen Prozesse reguliert, indem sie je nach Bedarf hemmend oder fördernd wirkt.

Aloe

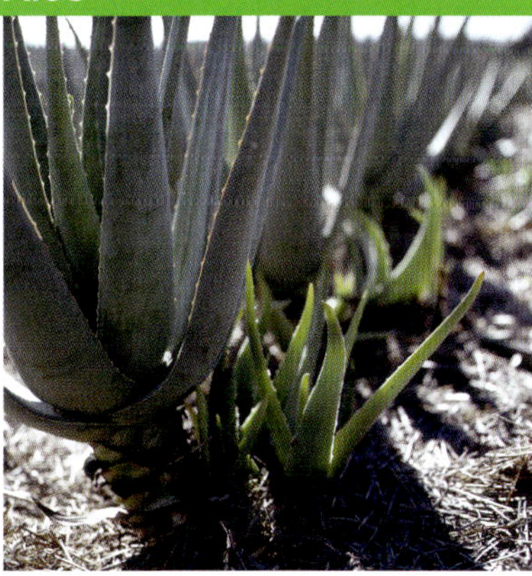

Botanischer Name: Aloe ferox Mill. und andere Aloe-Arten
Familie: Asphodelaceae
Verwendeter Pflanzenteil: eingedickter Saft aus dem Blatt

Vorkommen und Eigenschaften

Eine sehr spezifische Metamorphose des Zwiebeltypus in Richtung eines Kaktus sind die in Wüsten- und Steppengebieten Afrikas heimischen 130 Aloe-Arten. Sie haben sich in sukkulente Pflanzen verwandelt, die ihren Saft in ihren Blättern speichern und so viele Wochen ohne Regen auskommen können. Weiterhin bilden sie einen Stamm, der kein sekundäres Wachstum aufweist und trotzdem bis zu 4 m Höhe erreicht. Die Zwiebel der Liliengewächse hat hier in Form des Stammes einen ganz andersartigen Charakter angenommen. Es scheint, als solle der Stamm die „eigentliche" Pflanze möglichst weit von den Erdenkräften fernhalten. Der grüne Teil der Aloe entspringt als eine dreißig- bis fünfzigblättrige Rosette dem Stamm, bestehend aus dunkelgrünen, lanzettähnlichen Blättern von etwa 10 cm Dicke. An den Rändern tragen sie dicht stehende Dornen. Viele Jahre wächst die Pflanze, bis gewaltig angestaute Lebenskräfte die Blütenbildung vehement hervorschießen lassen. Eine einen halben Meter hohe, lockere Ähre schießt in die Höhe mit nickenden, gelbroten bis scharlachroten Blüten, die weithin das Landschaftsbild dominieren.

Wirksamkeiten aus anthroposophischer Sicht

Die Pflanze verbindet in extremer Weise starke, gestaute Vitalität mit kräftigen, vehementen sulfurischen Qualitäten. Die für die Liliaceen bekannten Heilwirkungen finden sich auch hier, nur verstärkt und tiefer greifend. Eine Anfeuerung aller Stoffwechselprozesse, v. a. im Gebiet des Magen-Darm-Kanals, besonders im Colon sowie in der Leber und im Pfortadergebiet, steht im Vordergrund ihrer Wirkung. Dabei zeigt sie u. a. eine abführende Wirkung.

Therapeutische Anwendungsgebiete

- Akute Gastroenteritis, Dysenterie, Colitis simplex, Pfortaderstauung
- Stuhlinkontinenz, Hämorrhoiden

Aloe-Präparate

Aloe D3, D6 *Dil.*

Dosierung und Anwendung

3-mal täglich 10 Tropfen in Wasser verdünnt.

Allium sativum und Allium cepa

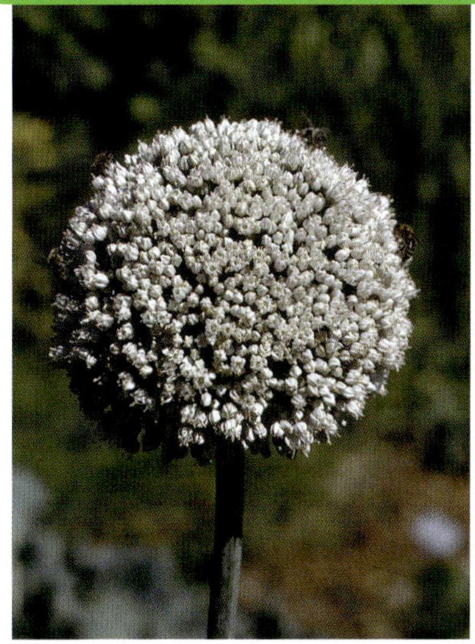

Botanischer Name: Allium sativum L. (Knoblauch)
Familie: Alliaceae
Verwendeter Pflanzenteil: Zwiebel

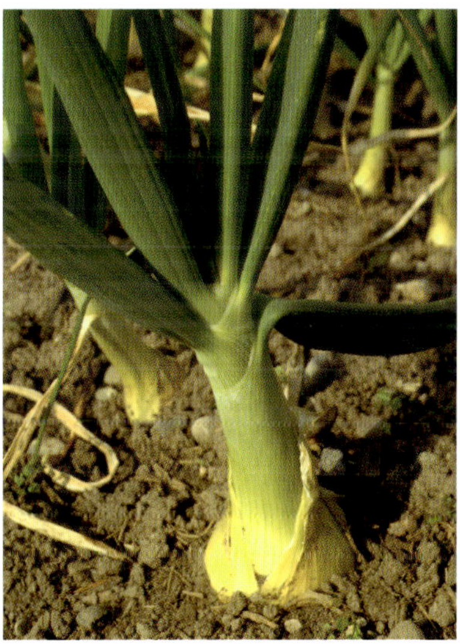

Botanischer Name: Allium cepa L. (Küchenzwiebel)
Familie: Alliaceae
Verwendeter Pflanzenteil: Zwiebel

Vorkommen und Eigenschaften

In Cepa und Allium sativum tritt uns der Typus der einkeimblättrigen Pflanzen in ausgeprägter Weise entgegen. Beide bilden eine typische Zwiebel, die nicht eine Wurzelknolle, sondern als Stängel- und Blattstauchung eine in die Erde verlagerte Knospe ist. Obwohl die Zwiebel keine Verhärtung in Form einer Verholzung aufweist, ist sie auf Beständigkeit hin veranlagt. Sie zeigt überhaupt keine der Wurzelbildung vergleich-

baren mineralisierenden und verhärtenden Tendenzen; dies ist ungewöhnlich für ein Pflanzenorgan, welches in der Erde gebildet wird. Spross und Blätter bewahren ihre Offenheit für den Umkreis und schließen sich gegenüber den Wirkungen der Erde ab. Hierbei spielt die Bildung von sulfurischen Blütenqualitäten in der Zwiebel eine entscheidende Rolle, die der Pflanze erlauben, ihre kosmisch geprägten Eigenschaften voll auszuleben.
Die Küchenzwiebel zeigt noch ein weiteres charakteristisches, den Blütencharakter der Zwiebel verstärkendes Merkmal. Zwar treten in der ganzen Pflanze schwefelige Senföle auf, doch finden wir sie am konzentriertesten in der Zwiebel. Diese leicht flüchtigen ätherischen Öle wirken auf die Schleimhäute stark reizend, so dass sie beim Menschen Tränenbildung hervorrufen.

Wirksamkeiten aus anthroposophischer Sicht

Die schwefeligen Senföle gehören gemäß ihrer sulfurischen Natur eigentlich ganz in den Blütenbereich, und ihre Verlagerung in die Zwiebel entzieht der Blüte sulfurische Qualitäten. Die Küchenzwiebel hat im Vergleich zu anderen einkeimblättrigen Blütenpflanzen, wie z. B. den Lilien, auffällig kleine, unscheinbare, in einen sphärischen Blütenstand zusammengezogene Einzelblüten von grünlich-weißer Färbung. Der sphärische Blütenstand weist keine Beziehung zu den Schwerkräften der Erde auf, weder zur Erdsonnenrichtung noch zur horizontalen der Erdoberfläche. So offenbart sich auch hier wieder die rein kosmische Natur der Zwiebelpflanze.

Therapeutische Anwendungsgebiete

- **Allium sativum:**
  - Infektiöse Darmkatarrhe, Gärungs- und Fäulnisdyspepsie; auch als Adjuvans bei der Behandlung von Arteriosklerose, Asthma und Bronchitis *(Cepa D4)*
  - Parasitosen (Oxyuren) *(Allium/Cuprum sulfuricum comp.)*
- **Allium cepa:**
  - Konjunktivitis, Rhinitis (Fließ-Schnupfen, Heuschnupfen) *(Cepa D6)*
  - Laryngoharyngitis; Neuralgien, Amputationsstumpf-Neuralgien; zur Ausheilung von Knochenbrüchen *(Arnica planta tota D 3/Cepa D3/Symphytum D3 aa Dil.)*
  - Mastoiditis *(Cepa 10 Ungt.)*
  - Gelenkschmerzen, rheumatische Beschwerden *(Cepa D6, D12, Cepa 10% Ungt.)*

Allium-Präparate

Allium sativum** D1, D2, D3, D4, D6 *Dil.*
Allium/Cuprum sulfuricum comp.* (Allium sativum D2/Cepa D2/ Cuprum sulfuricum D3) *Dil.*
Cepa D3, D4, D6, D12**, D30** *Dil.;* 10% *Ungt.*
Arnica planta tota D3/Cepa D3/Symphytum D3 aa *Dil.*

* Nur Weleda Schwäbisch Gmünd, D; ** Apotheke an der Weleda, D

Dosierung und Anwendung

- Dilutio: 3-mal täglich 5–10 Tropfen, *Allium/Sulfuricum comp.:* Bei Oxyuriasis 3 × täglich 15 Tropfen; Kinder 3 × täglich 10 Tropfen während 14 Tagen
- Unguentum: 2-mal täglich dünn auftragen

Colchicum autumnale

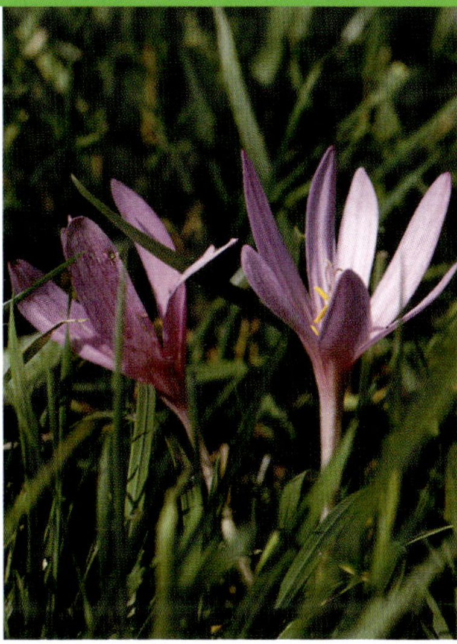

Botanischer Name: Colchicum autumnale L. (Herbstzeitlose)
Familie: Liliaceae
Verwendeter Pflanzenteil: Knolle (Tuber) der blühenden Pflanze, frische Faserwurzeln (Radix) der blühenden Pflanze

Insbesondere für ein Liliengewächs blüht Colchicum autumnale zu einer ungewöhnlichen Jahreszeit und auch ihre räumliche Gestaltung ist im Vergleich zu anderen Liliaceen eigenartig verschoben. Im Herbst leuchtet es uns aus den Wiesen mit zartlila Blüten entgegen, und diese bilden einen deutlichen Farbkontrast zum grünen Gras. Bei näherem Hinsehen machen die Blüten auf uns jedoch keinen farbig leuchtenden, sondern einen fahlen und nackten Eindruck.

Vorkommen und Eigenschaften

Colchicum sprosst mit seiner Blütenröhre direkt aus der Erde, ohne Blätter und ohne Stiele hervor. Die Blütenscheide entspringt unterirdisch aus einer Blütenröhre, die wiederum in eine Knolle übergeht, der den Fruchtknoten enthält. Ein fein entwickeltes Rhizom dringt von der Knolle noch tiefer in den Boden. Einige Monate nach dem Blühen findet im Winter die Befruchtung statt, und unterirdisch beginnt die Fruchtentwicklung. Die Fruchtkapsel schiebt Colchicum im folgenden Frühling mit meist drei fleischigen Blättern aus der Erde heraus und in den durchlichteten Luftraum hinein.
Colchicum autumnale weist seine höchste generative Aktivität dann auf, wenn im übrigen Pflanzenreich ein Verwelken, Vergehen und Entwicklungsstillstand herrscht. Hierbei gehen seine Lebensprozesse größtenteils unterirdisch vor sich, also im Wirkensbereich des vitalisierenden Lebensäthers. Dies lässt eine starke Vitalität der Pflanze erkennen, die ihr den besonderen Eigenrhythmus im Jahreslauf ermöglicht.

Das stark wirksame Alkaloid Colchicin der Pflanze ist ein substantieller Abdruck der Kräfte, die hier für eine Pflanze in untypischer Weise auftreten.

Wirksamkeiten aus anthroposophischer Sicht

Betrachten wir die räumliche Verschiebung, bei der sich der Blütenbereich (mit dem Stoffwechselbereich des Menschen therapeutisch in Beziehung stehend) in den Wurzelbereich (mit dem Nervensinnessystem des Menschen therapeutisch verwandt) hineinschiebt, so können wir erahnen, wie Colchicum als Heilmittel den Astralleib anregt und so besonders die Formkräfte anspricht. Sie wirkt v. a. dort formbewahrend, wo im Drüsensystem sich eine gewisse Eigentendenz zur Wucherung zeigt, wie z. B. bei der Struma. Colchicum in einer tiefen Potenz fordert den Astralleib auf, seine Aktivität über die Schilddrüse auf den Grundstoffwechsel zu richten, um in ihm seinen strukturierenden und formenden Einfluss geltend zu machen.

Colchicum überträgt seine Formkräfte in anderer Weise, wenn seine Wurzelfasern zu einem Heilmittel verarbeitet werden. Wie überhaupt die Wurzeln aller anderen Pflanzen, so wirken auch sie spezifisch auf das Sinnes-Nerven-System. Sie können hier Reizungen z. B. an den Meningen, entgegenwirken.

Therapeutische Anwendungsgebiete

- Stoffwechselschwäche mit Neigung zu Stauungen und Ablagerungen, z. B. Gicht *(Colchicum D3/Sabina D4)*
- Rheuma, chronisch rheumatoide Arthritis *(Colchicum, Tuber Rh D6 Amp; Colchicum comp.)*
- Meningeale Reizzustände *(Colchicum, Tuber Rh D10, Amp.)*
- Lymphatische Diathese *(Colchicum, Tuber Rh D10 Amp.)*
- Euthyreote und hypothyreote Struma *(Colchicum comp., Colchicum, Tuber D2, D3, Chelidonium/Colchicum/Spongia Ungt.)*
- Struma/Hyperthyreose *(Chelidonium/Colchicum/Quercus Ungt.)*

Colchicum-Präparate

Monopräparate

Colchicum, Tuber Rh D3, D4*, D5, D6, D10*, *Amp.*

Colchicum, Tuber D1, D2, D3, D4, D5**, D6, D12**, D15, D20**, D30** *Dil.;* 5% *Ungt.*

Kombinationspräparate

Colchicum comp.* (Arsenicum album D6/Chelidonium D3/Colchicum, Tuber D3/Glandula thyreoidea bovis D10/Spongia D10/Vespa crabro ex anim. tot. D6) *Dil.*

Colchicum D3/Sabina D4 *Dil.* (in Deutschland: **Rheumodoron 2**)

Chelidonium/Colchicum/Quercus *Ungt.*

Chelidonium/Colchicum/Spongia *Ungt.*

* Nur Weleda Schwäbisch Gmünd, D; ** Apotheke an der Weleda, D

Dosierung und Anwendung

- Ampullen: 2-mal wöchentlich s. c., z. B. zwischen die Schulterblätter
- Dilutio: 3 × täglich 20 Tropfen oder morgens 10 Tropfen (bei Struma zusätzlich abends 10 Tropfen *Chelidonium, Flos D3*)
- Unguentum: v. a. zur Nacht z. B. auf die Schilddrüsenregion dünn auftragen (*Chelidonium/Colchicum/Spongia* Ungt. oder *Chelidonium/Colchicum/Quercus* Ungt.)

Convallaria majalis

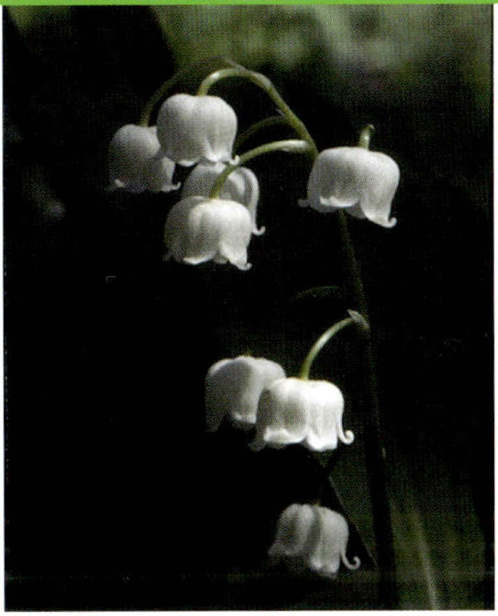

Botanischer Name: Convallaria majalis L. (Maiglöckchen)
Familie: Liliaceae
Verwendeter Pflanzenteil: frisches, blühendes Kraut, Blüte

Vorkommen und Eigenschaften

Convallaria majalis ist in unseren schattigen Buchenwäldern heimisch. Im Gegensatz zu anderen Liliaceen bildet sie keine Zwiebel, nicht einmal eine Knolle; bei ihr findet keine Stauung im Spross statt, was Voraussetzung für eine solche Bildung wäre. Hierdurch zeigt sie an, dass die stauenden Mondenkräfte in ihr nicht so stark wirken wie in anderen Liliaceen.

Sie besitzt ein zartes, rhythmisch gegliedertes Rhizom, aus dem Ende März zunächst eine Knospenröhre zum Licht hin die Erdoberfläche durchbricht. Aus dem Inneren dieser Hülle dringt dann pfeilartig ein eingerolltes hellgrünes Blätterpaar nach oben. Danach dauert es noch Wochen, bis sich ebenfalls aus der Knospenhülle der Blütenstand mit den wohlduftenden weißen Blütenglöckchen erhebt. Der blattlose Blütenstiel trägt zunächst die Blütenknospen gleich verteilt nach allen Seiten. Doch beim Aufblühen wenden sie sich bald zu der Seite, von der das Licht strahlt, auch die rückwärtsstehenden Blüten, jedoch immer dabei leicht nach unten geneigt. Hierdurch entsteht die einseitig gebildete Blütentraube der Maiglöckchen. Die Blüten sind sowohl zur Sonne ausgerichtet, wie auch durch ihre Geneigtheit und Glockenform nach innen, auf sich selbst bezogen.

Durch diese besondere Gestaltung nach innen wie auch durch ihre wohldosierte Hinwendung zum Sonnenlicht bekundet die Convallaria ein für eine Liliaceae untypisches

Zurückweisen von Mondenwirkungen. Der ganze sulfurische Charakter der Convallaria scheint nun veredelt: sie berührt uns in subtiler Weise durch ihre lichtdurchwirkte Leichtigkeit, Innerlichkeit und Zartheit wie auch durch ihr wohlduftendes Aroma.

Wirksamkeiten aus anthroposophischer Sicht

Convallaria majalis enthält herzwirksame Glykoside, ähnlich wie Digitalis, Strophanthus, Scilla, Adonis, und übt so wie diese eine kräftigende Wirkung auf das Herz, besonders auf seine linke Seite aus. Darüber hinaus übt es eine durchlichtende Wirkung auf die vermittelnde und wahrnehmende Herztätigkeit aus. Wenn die durchlichtenden Kräfte vom Herzen nicht genügend zum Gehirn hinaufwirken, können Einschlafstörungen, Gedächtnisschwäche (Langzeitgedächtnis), Depressionen, aber auch Epilepsie und Schlaganfälle auftreten. Gemäß der Tradition kann hierbei Convallaria als Heilmittel indiziert sein. Auf der anderen Seite steht das Herz als Wahrnehmungsorgan mit dem Stoffwechselpol in regulierender Verbindung. Im Zusammenhang mit Convallaria ist es v. a. die Niere, deren Tätigkeit durch das Herz in Einklang mit der Gesamtorganismus gebracht wird. Besteht hier ein Mangel, können Ödeme, Schwellungen, Ablagerungen in den Blutgefässen, Gelenken und der Muskulatur auftreten. Auch diese Beschwerden werden von Convallaria günstig beeinflusst.

Steiner gibt in einem Notizblatt den speziellen Hinweis, wie die Lichtbeziehung der Pflanze durch die pharmazeutische Verarbeitung verstärkt werden kann. Die Blüten von Convallaria majalis sollen drei Tage den Lichtstrahlen – jedoch ohne Wärmewirkung – ausgesetzt werden. Danach soll der Ansatz in einem lichtundurchlässigen Gefäß aufbewahrt werden. Bei Schlaganfällen und ihrer Vorbeugung soll dieses Präparat *(Convallaria, Flos D1, Dil.)* zur Anwendung kommen.

Was Convallaria nach außen als Naturbild zu erkennen gibt, offenbart sich auch bei ihrem therapeutischen Einsatz: Sie nimmt dem Kreislauf alle Schweretendenzen und verleiht ihm Auftrieb. Es findet eine Art Durchlichtung im Organismus statt, so dass das Physisch-Ätherische wieder durchstrukturiert werden kann.

Therapeutische Anwendungsgebiete

- Stenokardische Beschwerden mit Atemnot, bei leichteren Formen der ödematösen Herzinsuffizienz, Linksherzinsuffizienz, Herzarrhythmien, Basedowherz, Angina pectoris, hypotonischer Symptomenkomplex. *(Convallaria D2, D3)*
- Zur Entwässerung bei bradykarder Herzinsuffizienz, Hypertonikerherz *(Scilla comp.)*
- Traditionell u. a. bei Schlaganfall *(Convallaria Flos D1, D3)*

Convallaria-Präparate

Convallaria Ø (= 33%), D1, D2, D3 *Dil.*
Convallaria, Flos D1, D3 *Dil.*
Scilla comp. (Apocynum cannabinum, Rhiz. D2/Convallaria, Herba, D2/Scilla alba, Tuber, D2/Solidago virg., Herba D2/Spartium scop., Flos D2) *Dil.*

Dosierung und Anwendung

- Dilutio: 3-mal täglich 5–10 Tropfen
- Anwendung der Urtinktur nicht oder nur mit Vorsicht zusätzlich zu anderen Herzglykosiden, da Unverträglichkeitsreaktionen auftreten können

Lilium tigrinum

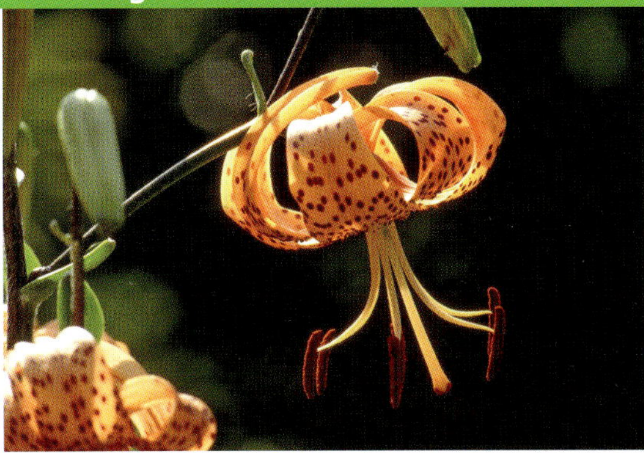

Botanischer Name: Lilium lancifolium Thunb. (Tigerlilie)
Familie: Liliaceae
Verwendeter Pflanzenteil: frische blühende Pflanze

Vorkommen und Eigenschaften

Lilium tigrinum weicht vom Lilientypus, wie er in der allgemeinen Charakterisierung beschrieben ist, insofern deutlich ab, als hier Elemente, die sonst auf die Zwiebel beschränkt sind, in dem oberirdischen Bereich der Pflanze erscheinen. Nicht nur setzen die üblicherweise aus der Zwiebel entspringenden schmalen Blätter am Spross an, sondern es finden sich zudem in den Blattachseln bis zur Blütenbildung hinauf, jeweils als Wiederholungen der Zwiebel, kleine dunkle Brutzwiebeln. Lilium tigrinum wird so nicht nur in der Zwiebel, sondern auch im oberen Spross von vegetativen Stauprozessen durchzogen. Bereits bei der ersten Blattrosette findet im Wachstum eine Hemmung statt.
Die Tigerlilie zeigt, was für ein Liliengewächs ungewöhnlich ist: einen rhythmisch gestalteten Blattbereich zwischen Zwiebel und Blüte.
Als Krönung des Ganzen entwickeln sich die Blütenknospen am oberen Pol, aus den Achseln der oberen Blätter, in weitläufig aufgelockerter Traube – wie von oben hereingesetzt. Wenn nach der Blütezeit im Juli und August die Samen sich entwickeln, dann ist jedoch bereits die Fortpflanzung der Tigerlilie im Gange. Die Brutknospen sind auf die Erde gefallen und beginnen bereits zu sprießen.
Tagsüber entweicht der Tigerlilie kein besonderer Duft. Wenn jedoch die Dämmerung beginnt, entströmt den Blüten ein seltsam süßlicher Duft als Ausdruck einer auffälligen Astralität.

Wirksamkeiten aus anthroposophischer Sicht

Die therapeutische Wirksamkeit von Lilium tigrinum ist auf Uterus und Herz gerichtet, wobei sie beruhigend bei Erregungen wirkt, die sich zwischen beiden Organen entwickeln können. Wenn der Uterus sich nach unten herauszudrängen scheint – so wird es jedenfalls von der Patientin subjektiv empfunden – und das Herz nervös, unruhig und mit Angstgefühl reagiert, kann Lilium tigrinum als Heilmittel eingesetzt werden.

Therapeutische Anwendungsgebiete

Genitale Senkungsbeschwerden, Dysmenorrhö mit Herzbeschwerden, Ovarialgie, Adnexitis, Metritis, Fluor albus.

Lilium-tigrinum-Präparate

Lilium tigrinum D3 *Dil.*

Dosierung und Anwendung

3-mal täglich 10 Tropfen vor den Mahlzeiten.

Sabadilla officinalis

Botanischer Name: Schoenocaulon officinale (Läusekörner) A. Gray
Familie: Liliaceae
Verwendeter Pflanzenteil: getrockneter Samen

Vorkommen und Eigenschaften

Die Liliaceae Sabadilla gedeiht auf den Bergwiesen Mittelamerikas. Aus ihrer eiförmigen, bis zu 4 cm langen Zwiebel entspringen ein völlig unbeblätterter, mit trockenem Mark gefüllter Stängel und eine Reihe bis zu 1,5 m langer, steifer, auf dem Rücken gekielter, glatter Blätter. Die gelblichen Blüten sind zu einer 50 cm hohen aufrechten Traube vereinigt. Insgesamt kann die Pflanze bis zu 2 m hoch werden. Die reifen getrockneten Samen werden therapeutisch verwendet.

Wirksamkeiten aus anthroposophischer Sicht

Das Arzneimittelbild von Sabadilla steht dem von Veratrum album (weißer Germer) nahe.

Therapeutische Anwendungsgebiete

- Heuschnupfen mit Niesen, Konjunktivitis, Rhinits, Grippe
- Migräne, Neuralgie
- Kreislaufstörung, -schwäche, -kollaps

Sabadilla-Präparate

Monopräparat

Sabadilla D3, D6 *Dil.*

Kombinationspräparate

Infludo® ➤ S. 276

Infludoron® (in Deutschland nur: **Ferrum phosphoricum comp.** *Glob.*) ➤ S. 276

Anwendung und Dosierung

3-mal täglich 10 Tropfen vor den Mahlzeiten

Scilla maritima

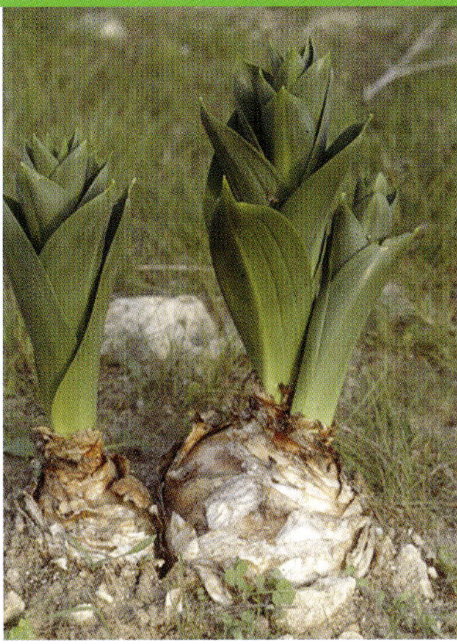

Botanischer Name: Urginea maritima (L.) Bak. (Meerzwiebel)
Familie: Liliaceae
Verwendeter Pflanzenteil: frische Zwiebel

Vorkommen und Eigenschaften

Die Gestalt von Scilla maritima ist durch die Gegensätzlichkeit von Zwiebel und Blüte sowie durch verharrende Stau- und hochschießende Wachstumsprozesse geprägt. Scilla bildet eine mächtige Zwiebel (bis zu 30 cm Durchmesser), die teilweise aus dem Boden herausragt. Mit Hilfe dieser Zwiebel übersteht die Pflanze im trockenen, steinigen Boden Hitze und Trockenperioden. Hier speichert sie nicht nur Wasser, Schleimstoffe und die bei vielen Liliaceen anzutreffenden schwefelhaltigen Inhaltsstoffe, sondern außerdem auch Herzglykoside vom Digitalis-Charakter. Die mehr oder weniger einfachen Bitterstoffe anderer Liliaceen sind hier also zu den noch viel bittereren Glykosiden gesteigert worden.
Im Spätsommer schießt aus der Zwiebel ein blattloser Blütenstängel bis über 1 m hoch und bildet eine große weiße Rispenblüte. Erst im nächsten Frühjahr entsprießen der Zwiebel dann zahlreiche graugrüne, kahle, fleischige Blätter von 20 – 50 cm Länge in breit-lanzettlich-stumpfer, etwas gefalteter Form.

Wirkungen aus anthroposophischer Sicht

Die starke Spannung zwischen den Kräften der ätherisch-wässrigen Zwiebel und denen der lichten und luftigen Blüten ist charakteristisch für Scilla maritima und weist auf ihre besondere therapeutische Wirksamkeit hin, die das Ineinandergreifen von Herz- und Nierentätigkeit fördert. Die Glykosidwirkung von Scilla unterscheidet sich gegenüber Digitalis dadurch, dass der Sympathikotonus über die Niere gekräftigt und damit zugleich Stauungen wie Ödemneigung und hartnäckige Stauungsbronchitis infolge kardialen Rechtsinsuffizienz entgegengewirkt wird. Die Kombination *Scilla comp.* enthält neben Scilla maritima auch Heilpflanzen wie Convallaria, die bei Linksherzinsuffizienz hilfreich sind.

Therapeutische Anwendungsgebiete

- Zur Entwässerung bei bradykarder Herzinsuffizienz, Hypertonikerherz *(Scilla comp.)*
- Zur Anregung des lymphatischen Rückstroms *(Scilla alba D3)*

Scilla-Präparate

Scilla alba Ø (= 33%), D1, D2*, D3 *Dil.*
Scilla comp. (Apocynum cannabinum, Rhiz. D2/Convallaria, Herba D2/Scilla alba, Tuber D2/Solidago virg., Herba D2/Spartium scop., Flos D2) *Dil.*

* Apotheke an der Weleda, D

Anwendung und Dosierung

Bis zu 2 × stündlich 10 Tropfen *Scilla alba* 33% bis zu einer deutlichen Diuresesteigerung, dann 3-mal täglich 10 – 20 Tropfen.

Veratrum album

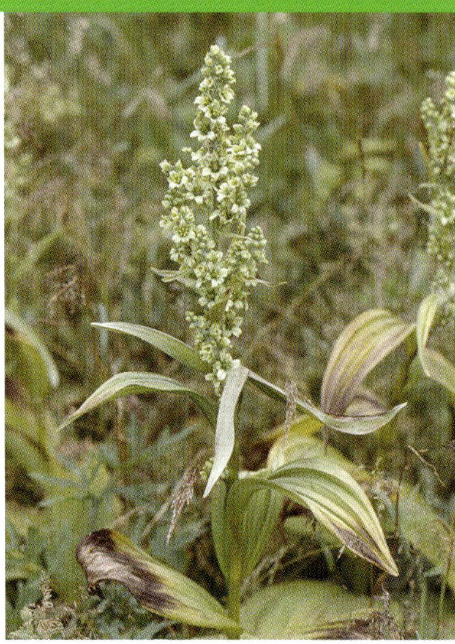

Botanischer Name: Veratrum album L. (Weißer Germer)
Familie: Liliaceae
Verwendeter Pflanzenteil: getrockneter Wurzelstock mit Wurzeln

Vorkommen und Eigenschaften

Der Typus der Liliacee ist bei Veratrum album ganz vom Aufschießen in die Höhe und von einer mächtigen etagenförmigen Blattentfaltung geprägt. Wie bei den Liliaceen überhaupt ist das Wachstum zunächst im Wurzelstock und der Bodenknospe zurückgestaut, bis es dann sprunghaft in die Höhe schießt und zu einer grünen Blütenbildung in Form einer Rispe versprüht. Die einzelne Blüte bleibt dabei als grünes Sechssternchen unscheinbar.

Es wird aber nur scheinbar ein hoher Achsenkörper gebildet. In Wirklichkeit entsteht dieser durch ineinandersteckende Blattscheiden und stellt somit eine Scheinachse dar. Die röhrenförmigen Unterblätter, die die Blattscheiden bilden, stecken wie bei einem Fernrohr ineinander. Sämtliche Unterblätter, deren Inneres eine Länge von über einem Meter erreicht, sind auf der in der Erde befindlichen, gestauchten, knollenartigen Achse befestigt. Der Achsenkörper selbst ist ein extrem gestauchter Trieb.

Die sprossbürtigen Wurzeln entspringen dieser Triebbasis, keiner Zwiebel, und haben neben den sonstigen Wurzelaufgaben Speicherfunktion, womit ihre erhebliche Dicke zusammenhängt.

Auffällig sind weiterhin die mächtig spiralig angeordneten Blätter in ihrer Brüchigkeit und eigenartig steifen Fältelung. Dies ist umso merkwürdiger, als es der ganzen Pflanze nicht an Schleim fehlt – ebenso wie bei allen anderen Liliaceen. Auch ihr Geruch ist ungewöhnlich. Besonders während des ersten Hinaussprossens im Frühling nehmen wir einen eigenartigen scharf-animalischen Geruch an ihr wahr. Dies deutet auf eine deutliche Astralisierung der Pflanze hin.

Wirksamkeiten aus anthroposophischer Sicht

Entsprechend kommt es in Veratrum album zur kräftigen Bildung von Alkaloiden, die ausgesprochene Nerven- und Muskelgifte sind. Veratrum album wird in der Homöopathie als pflanzliches Arsen bezeichnet; der Sulfurprozess der Liliaceen erscheint hier gesteigert zum Arsenprozess.

Therapeutisch zeigt Veratrum album tonisierende, analeptische und krampflösende Wirkung.

Therapeutische Anwendungsgebiete

- Akute Kreislaufschwäche, Herzklopfen, Herzschwäche, Dyspnoe, fadenförmiger Puls, kalter Schweiß, Kollapszustände *(Veratrum album D3, D4)*
- Durchfall
- Dysmenorrhö *(Veratrum album D3, D4)*

Veratrum-album-Präparate

Veratrum album D3, D4, D6 *Amp.;* D2*, D3, D4, D6, D12**, D30** *Dil.;* D3, D6 *Glob.*

* Nur Weleda Schwäbisch Gmünd, D; ** Apotheke an der Weleda, D

Dosierung und Anwendungsbereich

- Ampullen: 2-mal wöchentlich bis zu 1-mal täglich je 1 ml s.c.
- Dilutio: 3-mal täglich 5 – 10 Tropfen
- Globuli: 3-mal täglich 3 – 5 Globuli

4.6 Ranunculaceae (Hahnenfußgewächse)

In typischer Weise setzt die Tendenz zur Blütenbildung bei den Ranunculaceen schon im untersten Blattbereich an, wird dann aber je nach Art des Hahnenfußgewächses in unterschiedlicher Weise hinausgeschoben. Blüten- und Blattregion sind häufig nicht deutlich voneinander zu unterscheiden, sondern durchdringen sich in unterschiedlichster Ausprägung. Wie die einkeimblättrigen Pflanzen drängen die Hahnenfußgewächse im Frühling zunächst zur Blütenbildung und zeigen durch ihre hahnenfußartige Blattform ihr tiefes Eindringen in den peripheren Lichtbereich an.

Aspekte der Evolution

Die Hahnenfußgewächse verwandeln die Umkreisoffenheit der einkeimblättrigen Pflanzen in die Zweiheit von Umkreis- und Zentralkräften. In diesem neuen Spannungsfeld gestalten sich die Blätter. Dabei weisen sie jedoch noch viele Charakteristika der einkeimblättrigen Pflanzen auf: Vielen fehlt die Kelchbildung (z. B. Anemonen), manche keimen nur mit einem Keimblatt (Scharbockskraut), andere zeigen parallelnervige Blätter und sechszählige Blüten (Anemonen).

Die Hahnenfußgewächse beinhalten somit das Motiv der Umwandlung der einkeimblättrigen Pflanzen in die zweikeimblättrigen Krautpflanzen. Sie stehen in ihrer Gestaltung zwischen den Liliengewächsen wie z. B. Krokus und den Rosengewächsen als zweikeimblättrige Pflanzen. Die Anemonen zeigen noch mit den Liliengewächsen Ähnlichkeit, die Pfingstrose bereits mit den Rosengewächsen. Während die einkeimblättrigen Pflanzen noch ganz ihre kosmische Offenheit in der Gestaltung ausleben, verbinden sich die Hahnenfüße durch Bildung kräftiger Wurzeln mit dem Erdreich. Hierbei erfolgt eine Umwandlung des oberen Teils der Pflanze in sehr unterschiedlichem Ausmaße. Dass diese Umwandlung noch nicht ganz abgeschlossen ist, darauf deuten nicht nur die vielen Übereinstimmungen mit den einkeimblättrigen Pflanzen hin, sondern auch die z. T. sehr ausgeprägte Giftbildung.

Mit den Hahnenfußgewächsen entwickelt sich also zum ersten Male im Pflanzenreich eine deutliche Polarität zwischen oben und unten, in der als neues Element die Metamorphose des Blattbereiches entsteht.

Diese Pflanzenfamilie lebt sich ganz in der Vielgestaltigkeit des Blattes aus. Die Laub- und Blütenblätter zeigen alle möglichen Verwandlungen und können ineinander übergehen. So ist beispielsweise bei der Pulsatilla die Blütenhülle farbig, und die Stängelblätter nehmen den Kelch voraus, indem sie einen Scheinkelch bilden. Bei der Christrose (Helleborus niger) ist die Blütenhülle weiß, um später zu ergrünen und so den Charakter von Kelchblättern anzunehmen. Die weiße Blütenhülle wird also nicht von Kronblättern gebildet, sondern von verwandelten Kelchblättern, während sich die eigentlichen Kronblätter zu Nektarien umgewandelt haben. Holzgewächse in dieser Pflanzenfamilie gehören dagegen ebenso zu den Ausnahmen wie fleischige oder saftige Früchte.

Aus den vielen Erscheinungsformen der Hahnenfussgewächse lässt sich ein Bild entwickeln, das als Naturbild für die entsprechenden Prozesse im Menschen gelten und zum Verständnis der therapeutischen Eigenschaften führen kann.

Therapeutische Wirksamkeitsbereiche

Wie bereits angedeutet, besitzen die Hahnenfußgewächse Ähnlichkeit mit den Liliengewächsen – daher auch der Eindruck von Reinheit und Unberührtheit, den sie beim Betrachter hervorrufen können. So gesehen, spiegeln insbesondere Pulsatilla und Christrose das innere Wesen der Liliengewächse wider. Andererseits ist die Familie der Hahnenfußgewächse jedoch eindeutig zu den zweikeimblättrigen Pflanzen (Dikotyledonen) zu zählen. Sie bilden nämlich z. B. derbe, kräftige Wurzeln aus, nicht Zwiebeln oder Knollen wie die Liliengewächse. Daran erkennen wir, dass die Hahnenfußgewächse sich voll mit dem irdischen Element verbinden und dabei eine Art pflanzlicher „Erdenreife" erreichen.

Wird dieses Bild auf die menschlich-seelische Ebene übertragen, dann zeigt diese Pflanzenfamilie einerseits das Reine, Unberührte der Kinderseele vor der Pubertät und andererseits die Hinwendung zum Irdisch-Sinnlichen, wie es beim Eintritt der Erdenreife manifest wird. In der Pubertät tritt in der Seele des jungen Menschen oft eine wahrhaft dramatisch verlaufende Disharmonie der Seelenkräfte auf, und als entsprechendes pflanzliches Naturbild können wir die Hahnenfußgewächse ansehen. So wie in dieser Phase des Umbruchs das Seelenleben häufig durcheinander gerät und sich erst langsam wieder ein neues Gleichgewicht zwischen Denken, Fühlen und Wollen einstellt, ist auch diese Pflanzenfamilie bemüht, in ihrer fließenden Gestaltung ein neues Gleichgewicht zwischen dem Salartigen, dem Merkuriellen und dem Sulfurartigen herzustellen.

Unter dem Aspekt der Wesensglieder sind es der Flüssigkeits- und der Luftorganismus, die ein neues Gleichgewicht zueinander finden müssen. In der Umbruchphase der Pubertät muss der Luftorganismus den Flüssigkeitsorganismus neu ergreifen und gestalten. Wenn hierbei Störungen auftreten, indem der Luftorganismus den Wasserorganismus nicht richtig zu durchdringen vermag, dann können die Ranunculaceen als ein Heilmittel eingesetzt werden. Hierbei muss sich die Anwendung nicht allein auf die Zeit um die Pubertät beschränken, sondern wird auch in anderen Lebensabschnitten zur Anwendung kommen, weil vergleichbare Krankheitserscheinungen in jedem Alter auftreten können.

Einzelne Ranunculaceen zeigen eine ausgesprochene Geschlechtsbeziehung, wie z. B. Pulsatilla, Cimicifuga und Clematis, was auf die enge Verwandtschaft dieser Pflanzenfamilie zu geschlechtsspezifischen Umbrüchen und Störungen hinweist (➤ entsprechende Monographien). Bei anderen Ranunculaceen treten wiederum mehr allgemeine Aspekte in den Vordergrund, und die spezifisch geschlechtlichen spielen keine oder nur eine nebensächliche Rolle.

Aconitum napellus

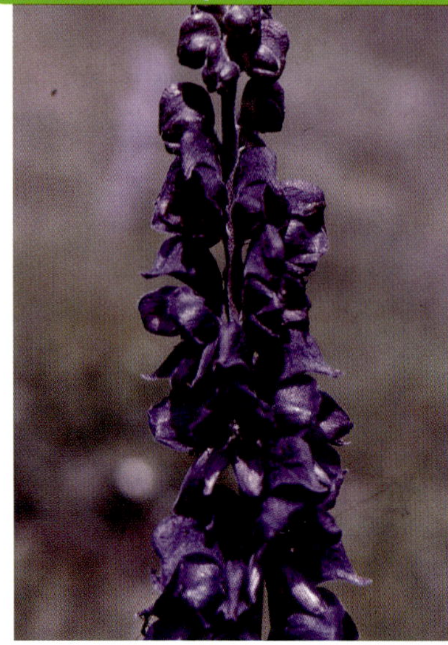

Botanischer Name: Aconitum napellus L. (Blauer Eisenhut)
Familie: Ranunculaceae
Verwendeter Pflanzenteil: frische Pflanze zu Beginn des Blühens, getrocknetes Kraut zu Beginn des Blühens, getrocknete Wurzelknolle

Vorkommen und Eigenschaften

Wie viele Ranunculaceen gedeiht Aconitum napellus am besten entlang von Bachläufen und Wassergräben. Mit seiner rübenartigen Knollenwurzel bevorzugt er hierbei die Höhenlagen des Nordens. In der Gestaltung seiner oberirdischen Teile scheint der Eisenhut jedoch diese wässrige Beziehung überwunden zu haben. Er bildet nicht runde ausladende Blätter, wie sie sein wässriger Standort erwarten ließen, sondern direkt die nervig gespreizten Blätter, die an seinen 50 bis 150 cm hoch aufgeschossenen Stängel unvermittelt ansetzen. Er bildet nie eine an den Boden geschmiegte Blattrosette, vielmehr strebt alles energisch, selbst nichtblühende Triebe, in die Höhe. Gekrönt wird dieses Aufschießen von stahlblauen Blütentrauben, wobei jeweils die oberen der fünf Blütenblätter helmartig aufgebläht sind.
Die Giftbildung deutet auf die begierige Verbindung von Aconitum napellus mit dem überpflanzlichen Astralischen. Die ganze Pflanze ist giftig, v.a. die Wurzel, die den höchsten Gehalt an dem äußerst giftigen Toxin Aconitin enthält. Während die bisymmetrische Blüte unter dem Astralimpuls vorzeitig altert, weist die Wurzel soviel vegetative Lebenskräfte auf, dass sie einen Wurzelseitenspross auszubilden vermag, der seinerseits zur Knolle anschwillt und aus dem im nächsten Jahr die neue Pflanze sprosst. Die Blütenentwicklung dagegen wird bereits im Knospenstadium gehemmt, was darauf hindeutet, dass der Blütenimpuls schon ansetzt, noch ehe die Organe hierzu reif sind. Dadurch wird die vegetative Bildung der Blüte gelähmt und führt zu ihrer morphologischen Reduktion. Dies verleiht der Blüte das zugleich junge wie auch alte Erscheinungsbild.

Wirksamkeiten aus anthroposophischer Sicht

Pharmazeutisch wird von Aconitum die Wurzel wegen ihrer ausgesprochenen Beziehung zum Nervensystem und zu dessen Funktionen verarbeitet. Wie viele andere Ranunculaceen hat auch Aconitum seine Wirkenssphäre v. a. vom Unterleib ausgehend, wo es besonders die gestaltende Tätigkeit des Nervensystems anspricht. Es ist daher in den Fällen ein Heilmittel, wo eine zu schwache oder gestörte Tätigkeit des Nervensystems sich auf der einen Seite in Gemütserregungen und Ängstlichkeit zeigt und auf der anderen Seite zu einem dramatischen Einbrechen der unteren Organisationsfunktionen in die oberen führen kann, wie es sich in der ersten Phase eines akut einsetzenden Fiebers und einer Entzündung äußert. Auch lokal zu schwache Gestaltungskräfte, wie sie beim Ganglion vorliegen können, werden durch eine äußerliche Anwendung von Aconitum gestärkt.

Therapeutische Anwendungsgebiete

- **Nervensystem:**
  - Neuralgien (Trigeminusneuralgie) *(Aconitum napellus D4, D30)*
  - Ischialgie; rheumatische Schmerzzustände
  - Herpes zoster *(Aconitum napellus Rh D30 Amp.)*
- **Bewegungsapparat:**
  - Wirbelsäulensyndrom *(Aconitum/Nicotiana comp. Oleum)*
  - Rheumatischer Formenkreis, insbesondere subakuter Gelenkrheumatismus *(Aconitum napellus D4/Arnica D2/Bryonia D3)*
  - Ganglion, Überbein *(Aconitum napellus 5%, Emplastrum)*
- **Infekte:**
  - Initiale akute Fieberzustände, besonders Grippe *(Aconitum napellus D6)*
  - Fiebrige Bronchitis *(Aconitum napellus 0,05%/Bryonia D3; in Deutschland: Rheumodoron 1)*
  - Prophylaxe bei Pseudokrupp *(Aconitum napellus D12)*
  - Akute Gastroenteritis *(Aconitum napellus D6)*
  - Angstzustände, v. a. in Zusammenhang mit Schockerlebnissen (ohne Schweiß), Panikattacken, Todesangst *(Acontium napellus D30 Amp.)*

Aconitum-Präparate

Monopräparate

Aconitum napellus Rh D3, D6, D20, D30 *Amp.;* D4**, D6*, D12**, D30** *Dil. aq.*

Aconitum napellus, Herba 5% *Emplastrum*

Aconitum napellus, Tuber H 5% *Oleum*

Aconitum napellus D3, D4, D6, D10, D12, D20, D30 *Dil.;* D6, D30 *Glob.*

Kombinationspräparate

Aconitum napellus D3/Arnica/Betula Fol./Mandragora *Dil.* (in Deutschland: **Rheumodoron 102 A**)

Aconitum napellus D4/Arnica D2/Bryonia D3 *Dil.* (in Deutschland: **Rheumodoron 1**)

Aconitum napellus 0,05%/Bryonia D3 *Dil.; Glob.* (in Deutschland: **Pneumodoron 1**)

Aconitum/Nicotiana comp. (Aconitum, Tuber/Tabacum, Fol./Rosmarini aetherol.) *Oleum*
Infludo® ➤ S. 276, **Infludoron®** (in Deutschland: **Ferrum phosphoricum comp.** *Glob.*) ➤ S. 276

* Nur Weleda Schwäbisch Gmünd, D; ** Apotheke an der Weleda, D

Dosierung und Anwendung

- Ampullen: 2- bis 3-mal wöchentlich 1 ml s. c.
- Dilutio: hohe Potenzen 1-mal täglich 5 bis 10 Tropfen, tiefe Potenzen 3-mal täglich 5 Tropfen
- Oleum: morgens und abends bzw. bei Bedarf die schmerzende Stelle mit einigen Tropfen einreiben und mit einem Wolltuch umhüllen

Besondere Anwendungshinweise

20 Tropfen der Urtinktur entsprechen der Tageshöchstdosis für einen Erwachsenen mit 70 kg Körpergewicht!

Adonis vernalis

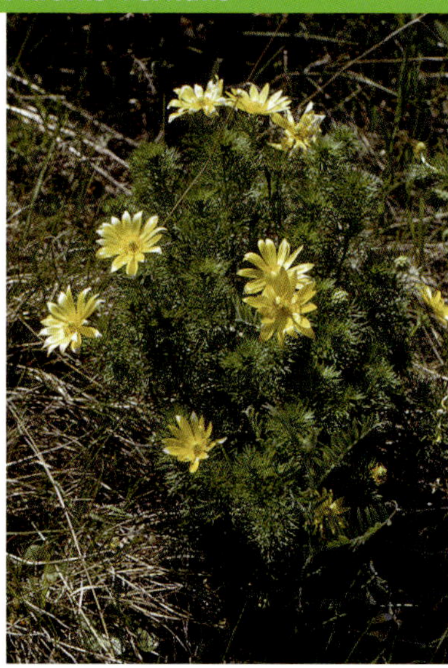

Botanischer Name: Adonis vernalis L. (Frühlings-Teufelsauge)
Familie: Ranunculaceae
Verwendeter Pflanzenteil: frisches blühendes Kraut

Vorkommen und Eigenschaften

In spezifischer Weise öffnet sich Adonis vernalis dem gestalterischen Wirken des Luftelementes, und zwar in der Gesamtheit seiner oberirdischen Teile. Ihr Blattbereich, auch bei den erdnahen Blättern, zeigt daher eine außerordentlich feine Fiederung. Die fein ziselierten Blätter stehen bereits der Blütenbildung besonders nahe. Dies gestalterische Hineilen der Blätter zur Blütenbildung provoziert bei den Stängelenden, die selbst keine Blüte ausbilden, einen runden Blattschopf, der als Vorausnahme der Blütenbildung angesehen werden kann.

Die Blüte von Adonis vernalis – einer Kompositenblüte zum Verwechseln ähnlich – dringt entsprechend der besonderen peripheren Ausrichtung der Blätter tief in die Wirkenssphäre des Sonnenlichtes ein. Die vollkommene Offenheit gegenüber den Umkreiskräften setzt sich somit auf der höheren Ebene der Blüte fort. Wie ein Abbild der Sonne strahlt uns die goldgelbe, endständige, radiäre Adonisblüte im Frühling entgegen.

In allen Teilen der Pflanze sind herzwirksame Glykoside nachgewiesen worden.

Wirksamkeiten aus anthroposophischer Sicht

Als Hahnenfußgewächs hat auch Adonis vernalis eine besondere therapeutische Beziehung zu den zueinander polaren Nerven- und Blutprozessen. Die starke Offenheit der Pflanze gegenüber den peripheren Kräften kann als Signatur ihrer therapeutischen Wirkungsweise angesehen werden. Bei einem zu starken Verfließen in der Peripherie verliert die Mitte ihr Gleichgewicht, wodurch reaktiv eine Tachykardie ausgelöst wird. Der Flüssigkeitsorganismus entgleitet z. T. der Blutdynamik, und es entstehen Ödeme. Auch bei fieberhaften Erkrankungen unterstützt Adonis vernalis die Herztätigkeit.

Therapeutische Anwendungsgebiete

- Leichte Herzinsuffizienz (Stadium I – II NYHA); nervöse Unruhezustände; funktionelle Herzbeschwerden, die von nervösen Unruhezuständen begleitet sind; Cor nervosum
- Basedow-Herz (Tachykardie, besonders bei Hyperthyreose)
- Beginnende Dekompensation und Arrhythmien bei Vitium cordis und Myokardschäden

Anmerkung: Adonisglykoside kumulieren nicht und eignen sich gut zur Herzunterstützung bei fieberhaften Krankheiten.

Gegenanzeigen: Therapie mit Digitalisglykosiden, Kaliummangelzustände.

Adonis vernalis-Präparate

Adonis vernalis, Herba et Flos 33%, D1*, D2, D3* *Dil.*

* Apotheke an der Weleda, D

Dosierung und Anwendung

Dilutio: 3-mal täglich 5 – 10 Tropfen vor den Mahlzeiten.

Cimicifuga racemosa

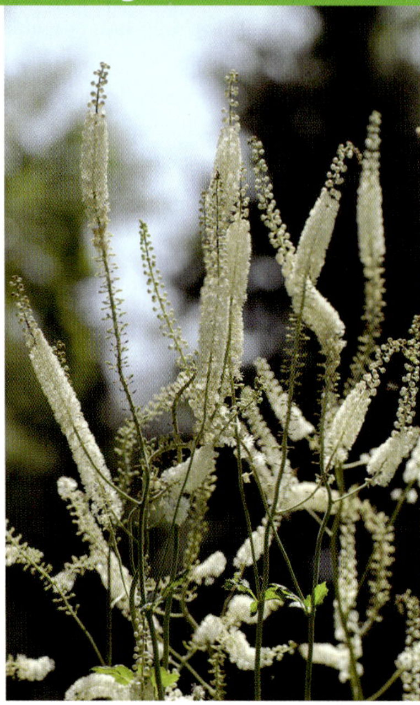

Botanischer Name: Cimicifuga racemosa (L.) Nutt. (Wanzenkraut)
Familie: Ranunculaceae
Verwendeter Pflanzenteil: frischer Wurzelstock mit Wurzeln

Vorkommen und Eigenschaften

Cimicifuga racemosa soll hier im Gegensatz zu Pulsatilla charakterisiert werden. Beide Pflanzen weisen verwandte wie auch entgegengesetzte Eigenschaften auf. Während Pulsatilla ähnlich wie ein Zwiebelgewächs im Frühling aus dem winterlichen grauen Boden hervorbricht und schon endständig eine dunkelblau-violette Glockenblume trägt, bildet Cimicifuga racemosa erst im Hochsommer seine gelben strahligen Blüten in Form einer Traubenblüte. Bei Pulsatilla umfassen die Hochblätter die Blüte wie Kelchblätter, und wenn die Blüte diesen entwächst, neigt sie sich gleichsam „schamhaft“ wieder nach unten. Bei Cimicifuga racemosa ragen die Blüten weit über den Blattbereich hinaus, und die Blütenbildung stellt nicht den Abschluss des Wachstums der Pflanze dar, sondern sie wächst weiter und bildet immer neue Blüten, so dass ein langer Blütenstand in Form einer Traube entsteht. Während Pulsatilla noch die Zartheit und Reinheit der Zwiebelgewächse wie sie z. B. die Tulpen und Krokusse aufweisen, zeigt, geht Cimicifuga racemosa ganz aus sich heraus und löst sich im Blütenbereich gleichsam in den hochsommerlichen Lichtkräften auf.
Bei der Reifung der Früchte kehren sich die Verhältnisse beider Pflanzen wieder um. Bei Pulsatilla bekommen die Früchte lange Haare, so dass der Fruchtstand einem lockeren Pinsel gleicht, der dann vom Winde zerpflückt wird. Bei Cimicifuga racemosa kommt es dagegen zur Ausbildung von Beerenfrüchten, was für ein Hahnenfußgewächs sehr ungewöhnlich ist. Hiermit erreicht Cimicifuga rasemosa innerhalb ihrer Familie einen Entwicklungsschritt, wie er vergleichbar bei den Rosengewächsen auftritt.

Cimicifuga wie auch Pulsatilla bilden eine kräftige, zähe, ausdauernde Wurzel, in der sich der eigenartige Trieb zur Erdverbindung dieser Pflanzenfamilie ausdrückt. Bei Cimicifuga prägen die Wurzelkräfte die ganze Pflanze, was sich z. B. an den kreuzständigen Blättern wie auch an dem hochaufschießenden Stängel äußert. Dieser nach oben wirkende Wurzelstrom findet dann in verwandelter Form seinen Höhepunkt und Abschluss in der Bildung der Beerenfrüchte. Damit hat Cimicifuga den irdischen Substanzstrom voll in sich integriert.

Wirksamkeiten aus anthroposophischer Sicht

Beide Pflanzen weisen als Heilmittel eine Beziehung v. a. zur weiblichen Konstitution auf. Pulsatilla wirkt jedoch mehr bei jungen Frauen, bei denen sich die Verbindung vom Seelisch-Geistigen zum Körperlich-Ätherischen erst konsolidieren muss. Cimicifuga racemosa wird dagegen mehr bei Frauen im Klimakterium eingesetzt, wenn in der weiblichen Konstitution eine Lockerung und Umwandlung auftritt. Kräfte, die im Klimakterium durch die Rückbildung der Unterleibsorgane frei werden, können im Seelischen zu Ungleichgewichten führen, was sich dann z. B. als Hysterie oder Depression äußert. Bleiben diese Kräfte im funktionellen Bereich verhaftet, können sie z. B. zu Migräne oder rheumatischen Beschwerden im Klimakterium führen.

Therapeutische Anwendungsgebiete

- Depressionen im Klimakterium, Migräne
- Dysmenorrhö, Hypomenorrhö, Amenorrhö, Menorrhagien, Ovaralgie, hormonelle Ausfallserscheinungen nach Ovarektomie, atonische Blutungen, Abortus imminens

Cimicifuga-Präparate

Cimicifuga racemosa D2, D3, D4, D6, D12, D30* *Dil.*
Cimicifuga comp. (Onopordon, Flos rec./Primula off., Flos rec./Hyoscyamus, Herba/Bryophyllum, Fol. D1/Cimicifuga rac., Rhiz. D5/Leonurus cardiaca, Herba D2) *Dil.*

* Apotheke an der Weleda, D

Dosierung und Anwendung

Wahrend die funktionellen und organischen Erkrankungen meist auf tiefe Potenzen wie D3 ansprechen, werden bei seelischen Störungen, wie der Depression, eher höhere Potenzen wie D6, D10 oder D12 gegeben.
Die übliche Dosierung ist: 3-mal 5 Tropfen.
Injektionen je nach Bedarf von täglich mehrmals bis 2-mal die Woche oder seltener.

Clematis erecta

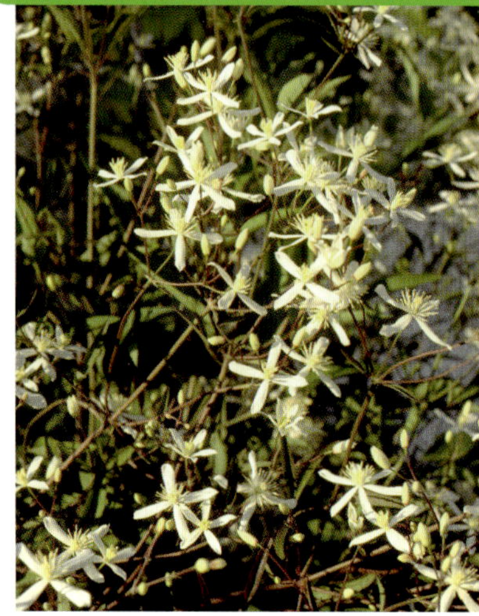

Botanischer Name: Clematis erecta L. (Steife Waldrebe)
Familie: Ranunculaceae
Verwendeter Pflanzenteil: frisches blühendes Kraut

Vorkommen und Eigenschaften

Für ein Hahnenfußgewächs weist Clematis erecta eine auffallende Festigkeit und Geschlossenheit in der Gestaltung auf. Das Aufgliedernde und Auffiedernde als ein charakteristisches Element der Hahnenfußgewächse findet sich bei Clematis erecta nicht. Der Spross zeigt für ein Hahnenfußgewächs ungewöhnliche Verholzungen und wächst betont aufrecht – wobei beachtenswert ist, dass die nächsten Verwandten der Clematis Lianen sind. Der Laubblattbereich wird deutlich in die Höhe geschoben, und als eine der wenigen Ranunculaceen stellt sie ihre Blätter gegenständig. Die Blüten sind zu einer reichblütigen Trugdolde vereinigt und setzen sich jeweils aus vier milchweißen, schmal-eiförmigen Blütenhüllblättern zusammen.

Wirksamkeiten aus anthroposophischer Sicht

Die Verholzung, die Abgeschlossenheit in der Gestaltung der Blätter und ihre Gegenständigkeit sowie die Vierheit der Blütenhüllblätter weisen auf ein vorherrschendes Salprinzip, welches ausgehend von der Wurzel bis zur Blüte hin wirkt. Der Ranunculaceentyp ist in der Clematisart erdenhaft und abgeschlossen vertreten.
Wir haben in Clematis erecta ein Naturbild vor uns, welches eine besondere Beziehung zur männlichen Konstitution aufweist. Die Pflanze wirkt therapeutisch bei Erkrankungen des männlichen Genitalbereiches und bei Störungen auf der arteriellen Blutseite.

Therapeutische Anwendungsgebiete

- Chronische Lymphadenitis
- Prostatitis, Epididymitis, Orchitis, Harnröhrenstriktur, Samenstrangneuralgie
- Juckende Dermatitis, vesikuläre Ekzeme, Blepharo-Konjunktivitis
- Sexualneurose

Clematis-Präparate
Clematis recta D1, D3 *Dil.*

Dosierung und Anwendung

- Dilutio: 3-mal täglich 5–10 Tropfen
- Unguentum: 1- bis 2-mal täglich einreiben; bei Ekzemen auch als Salbenverband verwendbar

Helleborus niger

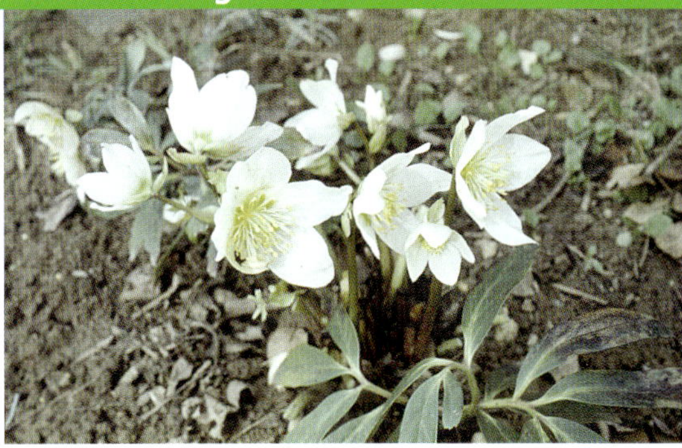

Botanischer Name: Helleborus niger L. (Christrose)
Familie: Ranunculaceae
Verwendeter Pflanzenteil: frische blühende Pflanze

Vorkommen und Eigenschaften

Für die Familie der Hahnenfußgewächse ist der fließende Gestaltwandel der oberirdischen Teile charakteristisch und weist auf die direkten wie auch sich überlagernden Einwirkungen von Erde, Sonne und Mond hin. Dieser Aspekt wird besonders deutlich bei Helleborus niger. Im Gegensatz zum üblichen Wachstumsrhythmus der Pflanzen erblüht Helleborus niger nicht im Sommer, sondern im Winter. Helleborus blüht also nicht, wenn Licht und Wärme der Sonne am stärksten wirken, sondern dann, wenn im Jahreslauf die kalten, erstarrenden Erdkräfte vorherrschen. Es sind also nicht die äußeren Sonnenkräfte, in deren Wirken sich die Pflanze hineinstellt, sondern eher die kalten Mondenkräfte, die ihren Wachstumsrhythmus bestimmen. Wenn Kälte und Dunkelheit ein Erstarren und Absterben im Pflanzenreich bewirken, erblüht Helleborus von innen heraus. Selbst bei Sonnenschein im Winter richtet sich Helleborus niger nicht nach dem Sonnenlicht aus. Helleborus niger überwindet durch seine enorme Vitalität die lebensfeindlichen Kräfte des Winters und kann die in der Erde verinnerlichten sowie die vom Mond gespiegelten Sonnenkräfte in ihrer Gestalt und Gestik entfalten.

Die starke Mondbeziehung von Helleborus niger kommt auch in der speziellen Umwandlung ihrer weiß-leuchtenden Blütenblätter – bei Reifung der Balgfrüchte – in grüne Laubblätter zum Ausdruck. Der Knospencharakter ergreift also nach dem Verblühen die weiße Blütenhülle erneut, wodurch eine Rückbildung auf ein Stadium vor dem Erblühen geschieht. Dieses Rückgreifen kann mit der abnehmenden Mondphase in Verbindung gebracht werden.

Aber auch ein Vorgreifen ist in der Pflanze zu finden. Am Blütentrieb entwickeln sich die Hochblätter in Gestalt von Knospenschuppen. Hier wird der Ansatz zur Blütenbildung vorausgenommen. Auch die grundständigen, langgestielten Laubblätter weisen auf eine höhere Stufe hin, als es ihrem eigentlichen Charakter entspricht, indem sie endständig eine wirtelige Stellung einnehmen, die einem Blütenkelch ähnlich wird. Helleborus niger beinhaltet ein zur Blütenbildung vorauseilendes und ein nach der Reifung zurückgreifendes Element.

Wirksamkeiten aus anthroposophischer Sicht

Im Wurzelstock und in den Grundblättern wurde das Glykosid Helleborin nachgewiesen, welches Ähnlichkeit mit dem Glykosid der Scilla maritima und mit einem Krötengift aufweist.
Die enorme Vitalität bis in den Blütenbereich hinein kann als ein Gegenbild für Krankheitszustände, die zur Adynamie und Kachexie mit absinkender Widerstandskraft neigen, angesehen werden. Dort, wo das Seelisch-Geistige sich aus der körperlichen Konstitution zurückziehen will und es zu Kollapszuständen, Krämpfen, kaltem Schweiß kommt, kann Helleborus niger wieder konstitutionsfestigend wirken. Auch bei dem Auseinanderfallen von physischen und seelisch-geistigen Kräften des Menschen, wie es bei der Krebskachexie auftritt, kann Helleborus niger indiziert sein. Hierbei wird nach Steiner v. a. der männliche Patient angesprochen.

Therapeutische Anwendungsgebiete

- Herzschwäche mit Ödemen, Stauungsbronchitis, Kollapsneigung *(Helleborus niger, Planta tota D3, D6)*
- Hydrozephalus *(Helleborus niger, Planta tota D3, D4)*
- Meningitis und Meningismus *(Helleborus niger, Planta tota D3)*
- Psychose bei Amenorrhö
- Zusatztherapie bei Lungenkarzinom bei Männern, Krebskachexie *(Helleborus praeparatus St. 2 – 4)*

Helleborus-Präparate

Helleborus niger, Planta tota D6 *Amp.;* D1*, D2, D3, D4, D6, D12* *Dil.*
Helleborus praeparatus St. 2 (= 1%), St. 3 (= 0,1%), St. 4 (= 0,01%) *Amp.*

* Apotheke an der Weleda, D

Dosierung und Anwendung

- Ampullen: individuell nach ärztlicher Anweisung
- Dilutio: 1- bis 3-mal täglich 5 – 10 Tropfen einnehmen

Hydrastis canadensis

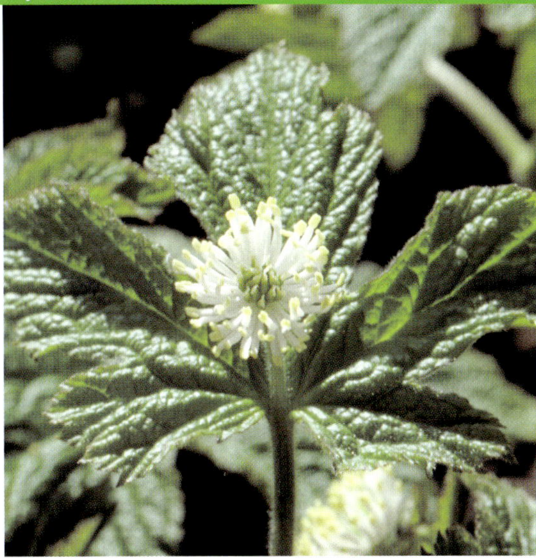

Botanischer Name: Hydrastis canadensis L. (Kanadische Gelbwurz)
Familie: Ranunculaceae
Verwendeter Pflanzenteil: frische blühende Pflanze

Vorkommen und Eigenschaften

Das Motiv der Ranunculaceen, in ihrer Gestaltung Fließendes mit Erstarrendem in auffälliger Weise nebeneinander aufzuweisen, tritt bei Hydrastis weniger stark auf. Sie zeigt vielmehr ein Gleichgewicht zwischen oberer Blütenbildung und unterer Wurzelverfestigung. Im mittleren Bereich kommt es zu einer auffällig stark sich ausbreitenden und tief in den Umkreis eindringenden Blattbildung. Die Laubblätter entspringen nicht grundständig und stellen somit nicht vorzeitig beendete Bestrebungen zur Blütenbildung dar, sondern nehmen als handförmige, tiefgelappte Blätter – meist zwei an der Zahl – am Blütentrieb eine Zwischenstellung zwischen Wurzel und Blüte ein. Im Blattbereich gibt es weder ein Übergewicht der von der Wurzel aus wirkenden Kräfte noch eine übermäßige Hinwendung zur vorzeitigen Blütenbildung, sondern allein deren voll ausgeprägte mittlere Zwischenstellung. Hier kann sich die Pflanze ganz den Einflüssen der direkten Umwelt öffnen.

Die Blüte ist endständig, klar abschließend, grünlich weiß und nimmt durch die spiralige Anordnung der etwas reduzierten Fruchtblätter ein übergeordnetes Prinzip auf. Auch die saftigen Beeren lassen das für eine Ranunculacee ungewöhnliche Hereinwirken von Wärmekräften erkennen. Auf der anderen Seite ist Hydrastis canadensis auch voll dem Erdreich angepasst. Dies zeigt sich in einem stark bewurzelten, kriechenden Rhizom, das oft knollig zu einem Wurzelstock verdickt ist.

In Hydrastis canadensis ist für eine Ranunculacee also ein auffälliges Gleichgewicht in der Dreiheit von Wurzel, Blatt und Blütenbereich erreicht worden. Der mittlere Blattbereich kann frei in den horizontalen Umkreis eindringen und sich entfalten. Auf der anderen Seite aber fehlen die fließenden Übergänge zwischen unteren und oberen Blättern: Es kommt weder zur grundständigen Blattbildung noch zur Ausbildung der für Ranunculaceen häufig charakteristischen Hochblätter.

Dieses betonte Gleichgewicht ist bei Hydrastis canadensis verbunden mit einem Standort, wo beide polaren Bereiche – der zentral irdische und der periphere kosmische – nicht voll wirken können. Sie wächst im Schatten des Waldes, der ein zu starkes Sonnenwirken fernhält, in Ansammlungen von moderndem Laub, wo der Abbau zum Mineralischen noch nicht geschehen ist.

Wirksamkeiten aus anthroposophischer Sicht

Hydrastis canadensis hat eine Beziehung zu den Schleimhäuten im menschlichen Organismus. In den Schleimhäuten besteht ein Gleichgewicht zwischen dem sich ständig in Bewegung befindenden inneren Flüssigkeitsorganismus und der feste Formen aufweisenden physischen Organisation. Die Schleimhaut hat dadurch die Möglichkeit, zwischen innen und außen zu vermitteln und den Übergang zwischen beiden Bereichen zu ermöglichen. Das Innere und das Äußere können hier physisch aufeinander einwirken. Wenn der Flüssigkeitsorganismus sich etwas aus dem Gefüge der Schleimhäute löst, kann es zu den verschiedenen Formen von Katarrhen kommen, häufig mit dicken, gelben und fadenziehenden Sekreten, wo Hydrastis canadensis therapeutisch angewendet werden kann.
Als Ranunculacee hat Hydrastis canadensis entsprechend dem Grundmotiv dieser Familie auch eine Beziehung zu den Geschlechtsorganen. Bei Menorrhagien junger Frauen wie auch bei Myomblutungen kann Hydrastis canadensis indiziert sein.

Therapeutische Anwendungsgebiete

- Aphthen, Ulcera der Mundhöhle, chronische Katarrhe der oberen Luftwege
- Blepharo-Konjunktivitis
- Gastritis, Obstipation
- Uterusblutungen
- Krebskachexie

Hydrastis-Präparate

Hydrastis canadensis D2, D4, D6, D30* *Dil.*

* Apotheke an der Weleda, D

Dosierung und Anwendung

3-mal täglich 10 Tropfen einnehmen. Bei Herzkranken wegen möglicher kardialer Nebenwirkungen vorsichtig dosieren und nur Potenzen ab D3 geben.

Paeonia officinalis

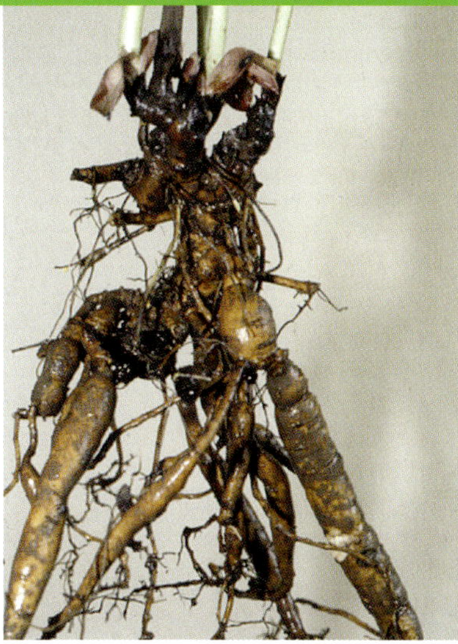

Botanischer Name: Paeonia officinalis L. (Pfingstrose)
Familie: Ranunculaceae
Verwendeter Pflanzenteil: Radix recens (frische Wurzel und Wurzelknolle)

Vorkommen und Eigenschaften

Paeonia imponiert als buschige bis 60 cm hohe Staude durch ihre ansehnliche Fülle von Blättern und durch ihre leuchtend roten vielfach gefüllten Blüten. Die großen Blüten stehen endständig an den unverzweigten Stängeln und erinnern den Betrachter an Rosenblüten. Die Blätter zeigen eine gleitende Metamorphose von den grundständig gestielten und geteilten Laubblättern über die Kelchblätter bis zu den Fruchtblättern mit ihren Samenanlagen. So gehen z. B. die Blütenorgane deutlich erkennbar aus einer zweiseitigen Anlage am Blattgrund der Hochblätter hervor. Indem die Hochblätter sich am Blattgrund erweitern und ihre Blattspreite ganz zurück bilden, verwandeln sie sich in Kelchblätter. Was bei anderen Ranunculaceen noch in der Metamorphose hin- und herschwankt, findet hier seinen definitiven Platz, aber immer noch alles mit fließenden Übergängen.
Die kalkigen Abhänge der Südalpen sind ihre bevorzugten Wachstumsorte. Mit dem Kalkboden verbindet sie sich in ganz besonderer Weise. Sie bildet nicht nur einen rübenartigen Wurzelstock aus, auch die eigentlichen Wurzelfasern sind knollenartig verdickt. Der Wurzelstock ist ausdauernd und treibt jährlich neue Triebe hervor. Hier zeigt sich ein für Ranunculaceen eigenartiger Trieb, sich mit der Erde übermäßig zu verbinden. Die Wurzel enthält das Glykosid Paeoniflorin.

Wirksamkeiten aus anthroposophischer Sicht

Unter den Ranunculaceen zeigt die Pfingstrose die Besonderheit, dass viele von ihnen duften. Ranunculaceen sind ansonsten duftlos. Die Duftbildung erfordert einen Wärmeimpuls, damit eine Substanz flüchtig wird. Paeonia ist unter den Ranunculaceen die Pflanze, die sich im Spannungsfeld zwischen Licht und Erde weiterhin noch mit der Wärme voll verbindet und diese Spannungen in ein Gleichgewicht bringt.

Steiner hat die Kombination von *Paeonia officinalis* und *Carduus benedictus* zur Therapie von Wassersucht infolge inkompensierter Herzschwäche empfohlen. Diese Indikation konnte so bisher nicht bestätigt werden und bedarf weiterer Abklärungen. Die Homöopathie kennt in der Arzneimittelprüfung das Symptom für Paeonia: „Druck unter dem Herzen wie von großer Angst". In der traditionellen chinesischen Medizin nimmt die Pfingstrose eine bedeutende Rolle ein. Hier wird ihre Wirkung in der Auflösung von Hitzestauungen gesehen, die vom Funktionskreis Leber ausgehen. Diese Stauung kann sich als Krampf, Verdauungsstörung und Bauchschmerz sowie in zu starker Menstruationsblutung äußern. Schlägt dieser Prozess nach oben in den Nerven-Sinnespol durch, dann treten Kopfschmerzen, Schwindel, Sehstörungen, Augenflimmern sowie hochroter Kopf auf.

Therapeutische Anwendungsgebiete

- Große nervöse Unruhe und Angst *(Paeonia officinalis D1, D2)*
- Venöse Stauungen im „Funktionsbereich Leber" *(Carduus benedictus D2/Paeonia officinalis D2 aa)*
- Hämorrhoiden, Jucken und Analfissuren *(Paeonia officinalis D3; Paeonia officinalis 10% Ungt.)*
- Kopfschmerzen, Schwindel, Sehstörungen, Augenflimmern, sowie hochroter Kopf *(Paeonia officinalis D1, D2)*

Paeonia-Präparate

Paeonia officinalis D1, D2, D3 *Dil.;* 10%; *Ungt.*
Carduus benedictus D2/Paeonia officinalis D2 aa *Amp.;* D1 aa *Dil.*

Anwendung und Dosierung

- Ampullen: 2-mal wöchentlich bis zu 1-mal täglich je 1 ml s. c.
- Dilutio: 3-mal täglich 15 Tropfen
- Unguentum: 2-mal täglich dünn einreiben

Pulsatilla vulgaris

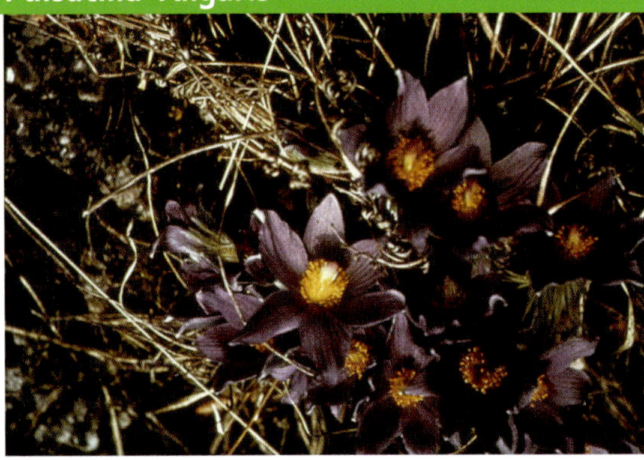

Botanischer Name: Pulsatilla vulgaris (Kuhschelle, Küchenschelle)
Familie: Ranunculaceae
Verwendeter Pflanzenteil: frische blühende Pflanze

Vorkommen und Eigenschaften

In ihrer Gestaltung erinnert Pulsatilla noch stark an einkeimblättrige Pflanzen, wie Schneeglöckchen, Märzenbecher und Krokus. Ihre Blattbildung bleibt auch noch deutlich in der Vertikaltendenz der Lilienarten verhaftet. Sie blüht früh im Jahr auf Kalkboden und bildet dabei eine sechszählige Blüte. Wie ein Märzenbecher senkt Pulsatilla die Blüte. Ihre Hochblätter zeigen eine lange weiße Behaarung, die ihr fast ein zottiges Aussehen verleihen. Diese behaarten Blätter ersetzen die fehlenden Kelchblätter. Sie bilden einen schneidig verwachsenen, vielzipfligen Hochblattquirl, der die Blütenbildung in schleierhafter Andeutung vorausnimmt.

Während viele andere Hahnenfußgewächse den Blühprozess deutlich hinausschieben und die Blüte aus dem vegetativen Teil herausheben, wird bei Pulsatilla die Blütenbildung anfänglich vom vegetativen Teil der Pflanze am wenigsten deutlich abgesetzt. Beim Blühen jedoch entwächst die Blüte immer stärker den Hochblättern. Die dunkelblau-violette Blüte neigt sich dann nach unten. Hat sich der Blütenimpuls ausgelebt, so hebt sich der Blütenstand wieder aus der Schwere, um sich erneut der Sonne zuzuwenden. Auf die einhüllende Geste der Blüte folgt die Ausstülpung der Früchte, sie wachsen in die Länge und werden zu geschwänzten, federigen, auseinanderstrahlenden, luftigen Gebilden, einem lockeren Pinsel gleich. So gelingt es der Pulsatilla, mit der Fruchtbildung doch noch deutlich aus der vegetativen Erdbezogenheit herauszutreten.

Auf der anderen Seite sind die Wurzeln dieser zarten und lieblichen Frühlingsblume auffällig kräftig ausgebildet. Hier wird deutlich, dass sie kein Liliengewächs mehr ist, sondern als zweikeimblättrige Pflanze sich voll mit dem Erdenelement verbunden hat.

Wirksamkeiten aus anthroposophischer Sicht

Alles deutet darauf hin, dass Pulsatilla als Heilmittel den Prozess im Menschen anspricht, wo dieser in die Erdenreife eintritt. Hierbei bildet sich das Spannungsfeld zwischen Blut- und Nervenprozessen voll aus. Der Astralleib wird z. T. aus seinen organbezogenen Funktionen frei und muss sein Wirken im Luftorganismus neu gestalten und den Ätherleib, bzw. den Wasserorganismus in neuer Form durchdringen. Gelingt dies nicht, kommt es z. B. zur venösen Stase.

Wenn der Mensch das, was ihn seelisch bedrückt, nicht vollständig in seinen Ätherleib hineinnehmen kann, dann wirkt es direkt auf den physischen Leib weiter, und der betroffene Mensch entlastet sich von dieser körperlichen Spannung z. B. durch Weinen. Führt die Ausbildung der neuen Polarität im Seelischen zu Zerrissenheit, weil das Seelische dem Kosmischen verbunden bleiben möchte, so kann Pulsatilla hier als Naturprozess den Weg zur Entwicklung der Erdenreife zeigen. Die Zerrissenheit im Seelischen betrifft v. a. den mehr umkreisverbundenen Menschen, den weiblichen blonden Typus, der sich bisher in seiner seelisch-geistigen Welt geborgen fühlte und nun den Eintritt in die Erdenreife als bedrückend empfindet; dabei kann er in Schwermut verfallen. In dem Ringen um das neue Gleichgewicht zeigt Pulsatilla als Naturprozess das therapeutische Leitmotiv auf, wie im Organismus die kosmische Verbundenheit nicht aufgegeben werden muss, auch wenn die Entwicklung der Geschlechtsreife eine Art Verwurzelung im Erdendasein bedeutet.

Therapeutische Anwendungsgebiete

Seelisch-geistiger Bereich:
- Übermäßiges Anlehnungsbedürfnis, Überempfindlichkeit, unentschlossene, düster-melancholische Stimmung, insbesondere vor der Menstruation
- Hypochondrie, Neigung zu Weinerlichkeit

- **Funktionell-prozessualer Bereich (Gefäße):**
  - Arterielle Gefäße: Spasmen, Neigung zu kalten Händen und Füßen *(Pulsatilla vulgaris D6)*
  - Mangelnde venöse Zirkulation: Blutstauungen in den Beinen; Schleimhautkatarrhe, Konjunktivitis, Otitis media *(Pulsatilla vulgaris D6)*
- **Funktionell-prozessualer Bereich (Genitalorgane):**
  - Menstruationsanomalien *(Pulsatilla vulgaris D6, D20)*
  - Dysmenorrhö, Ovarialinsuffizienz mit Spasmen im Genitalbereich Amenorrhö *(Pulsatilla vulgaris D6, D15, D30)*
  - Sterilität, Abortus imminens *(Pulsatilla vulgaris D6 gemeinsam mit Aurum met. praep. D10)*
  - Geburtsvorbereitung (4 Wochen vor dem Geburtstermin: täglich 2 × *Pulsatilla vulgaris D6*)
  - Zur Wehenanregung bei Übertragung *(Pulsatilla vulgaris D30* zusammen mit *Belladonna D4)*
- **Funktionell-prozessualer Bereich (Verdauungs- und Stoffwechselorgane):** Hepatopathien, Gastritis, Cholecystopathie *(Pulsatilla vulgaris D6)*
- **Funktionell-prozessualer Bereich (Haut):**
  - Masern, Acne vulgaris *(Pulsatilla vulgaris D6, D30)*
  - Perniones/Frostbeulen (*Pulsatilla vulgaris D6* vorbeugend)
- **Konstitutioneller Bereich:** weibliche Konstitution; heller, blonder, weicher Typus; Wärme verschlimmert, kein Durst

Pulsatilla-Präparate

Pulsatilla D6, D30* *Amp.;* D1*, D2*, D3, D4, D6, D12, D20**, D30 *Dil.;* D6, D15, D30 *Glob.*

* Nur Weleda Schwäbisch Gmünd, D; ** Apotheke an der Weleda, D

Dosierung und Anwendung

- Ampullen: 2-mal wöchentlich bis zu 1-mal täglich 1 ml s. c.
- Dilutio: 3-mal täglich 5 – 10 Tropfen
- Globuli: 3-mal täglich 3 Globuli

Ranunculus bulbosus

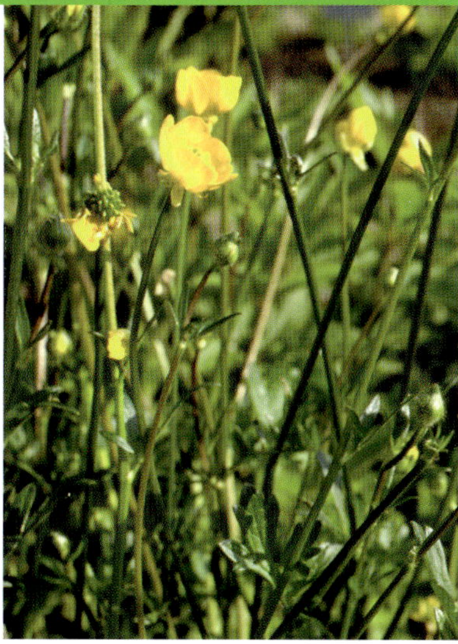

Botanischer Name: Ranunculus bulbosus L. (Knollenhahnenfuß)
Familie: Ranunculaceae
Verwendeter Pflanzenteil: frische blühende Pflanze

Vorkommen und Eigenschaften

Auch Ranunculus bulbosus zeigt den für die Familie der Ranunculaceen typischen Gegensatz zwischen deutlicher Erdverbundenheit der Wurzel und dem sprunghaft-plastischen Hinstreben seiner gesamten oberirdischen Teile zur Blütenbildung. An der eigenartigen Knollenbildung, die durch Stauchung des Laub- und Blütentriebes entsteht, wird die besondere Erdverbundenheit von Ranunculus bulbosus deutlich. Die eigentliche Wurzel von Ranunculus bulbosus ist jedoch stark verzweigt und weist somit weniger Erdenschwere auf, als es sonst für Ranunculaceen typisch ist. Die Erdenschwere erlangt die Pflanze vielmehr kompensatorisch durch knollenförmige Erweiterung der Basis des Laub- und Blütentriebes; sie wird also hier durch den Spross erreicht.
Durch die Stauchung des Sprosses bilden die Laubblätter in ihrem Ansatz eine Rosette. Aus dieser erhebt sich nun der Blütentrieb besonders weit der Sonne entgegen, wobei die Knolle gleichsam als Sprungbrett benutzt wird.
Mit der Umwandlung des Sprosses zur Knolle ist auch eine „unharmonische" Metamorphose der Blätter zur Blüte hin verbunden. Die mittleren Blätter von Ranunculus bulbosus scheinen aus zwei ungleichen Elementen zusammengesetzt zu sein: Der nach außen geschobene selbständige Teil der mittleren Blätter weist in seiner Form deutliche Verwandtschaft mit den unteren Laubblättern auf, während deren innerer Teil die fingerförmigen Zipfel der oberen Hochblätter vorausnimmt. Das mittlere Blatt ist inhomogen, denn zwei verschiedene Elemente sind hier ineinander verschoben, ohne eine metamorphosierte organische Einheit zu bilden. Somit finden wir auch im mittleren Blattbereich eine Art Stauung, indem das Formelement des unteren Bereiches sich nicht kontinuierlich nach oben verwandeln kann, sondern zu stark bis zur Mitte der Pflanze vordringt, um hier abrupt vom oberen Formelement abgesetzt zu werden.

Wirksamkeiten aus anthroposophischer Sicht

Das eigenartige Hineinwirken vom Wurzelelement in den Sprossbereich deutet darauf hin, dass diese Pflanze eine besondere Beziehung zu Nervenprozessen und der peripheren Organisation des Menschen hat. Dort, wo der Nervenprozess zu stark wirkt, v. a. im mittleren Brustbereich oder in der Peripherie, kann es zu Stauungen oder Austrocknungen, Lähmungen oder, als Reaktion auf die Stauungen, zu Ausschlägen kommen. Ranunculus bulbosus leitet diese Stauungen ab.

Therapeutische Anwendungsgebiete

- Intercostalneuralgie, Herpes zoster, Meningitis
- Pleuritis sicca et exsudativa
- Pemphiginöse Exantheme
- Brachialgie

Ranunculus-Präparate

Ranunculus bulbosus D4 *Dil.*

Dosierung und Anwendung

Dilutio: 3-mal täglich 5 – 10 Tropfen.

Staphisagria (Delphinium staphisagria)

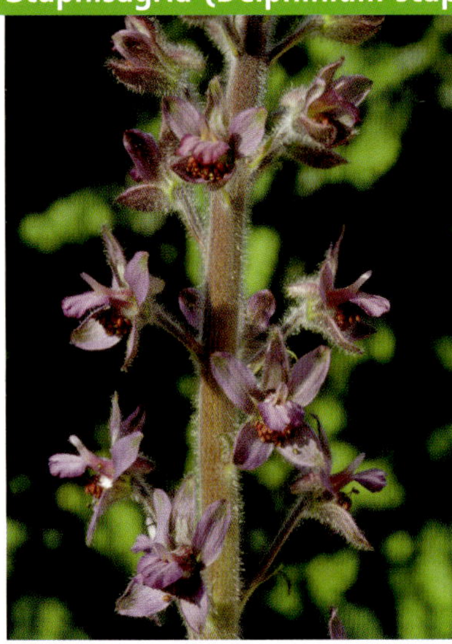

Botanischer Name: Delphinium staphisagria L. (Stephanskraut)
Familie: Ranunculaceae
Verwendeter Pflanzenteil: getrocknete Samen, Stephanskörner

Vorkommen und Eigenschaften

Die auffällig starr-sprunghafte wie auch fließende Gestaltung der Hahnenfußgewächse im Blatt- und Blütenbereich erfährt bei zwei im Hochsommer blühenden Pflanzen dieser Familie, nämlich Aconitum napellus und Delphinium staphisagria, ein weiteres, neues Motiv. Beide Pflanzen zeigen zunächst die charakteristische Wachstumsgestaltung der Ranunculaceen mit ihren auffällig gespreizten Hahnenfußblättern. Sie erreichen die für ein typisches Hahnenfußgewächs auffällige Größe von 60 – 120 cm, und selbst beim Erreichen der Blütenregion wirken die vegetativen Wachstumskräfte weiter. So kommt es zur vielblütigen Traubenbildung. Es scheint, als würden die tiefblauen Blüten für ein Hahnenfußgewächs in den Wirkensbereich der Sonne hineingeschoben. Nicht nur, dass die Kelchblätter Blütenfarben annehmen – was auch bei anderen Ranunculaceen auftritt –, sondern bei der Gestaltung der Blüten kommt es v. a. zu auffälligen Stauungs- und Streckungsphänomenen

Hierbei tritt für ein Hahnenfußgewächs ein neues Gestaltungsmotiv auf. Die Blüte fällt aus der von der Sonne geprägten radiären Gestaltung heraus und kommt in den Bereich der Erdenschwere. Sie wendet sich dabei von der Sonnenrichtung ab, und als Ergebnis der Neuorientierung entstehen zweiseitig symmetrische Blüten. Das Gestaltungsprinzip der Rechts-Links-Symmetrie des Tierreiches wird hier vorzeitig angedeutet. Dieses vorzeitige Eindringen in den Gestaltungsbereich der Tiere findet seine Entsprechung in der Alkaloidbildung der Pflanze, wie wir sie auch bei Aconitum antreffen – bei vielen anderen Ranunculaceen führt der Giftprozess nur bis zur Glykosidbildung.

Der Stauungs- und Streckungsprozess im Blütenbereich vollzieht sich jedoch bei Staphisagria und Aconitum sehr unterschiedlich. Während der Gestaltungsimpuls bei Eisenhut (Aconitum) von hinten nach vorne wirkt, erscheint die Blüte beim Stephanskraut von vorn nach hinten durchgedrückt. Während also die Stauung beim Aconitum ein Vorwärtsdrängen in der Horizontalebene bewirkt, führt er bei Staphisagria zu einem nach hinten gerichteten Zurückziehen der Blüte; das dritte hintere Blütenblatt ist zudem noch deutlich gespornt. Dabei verschließen die auffällig farbigen Kelchblätter beim Eisenhut die Blüte teilweise helmartig nach vorne, während sie sich bei Staphisagria mehr nach vorne öffnen.

Wirksamkeiten aus anthroposophischer Sicht

Die unterschiedliche Gestaltung der beiden Pflanzen im Blütenbereich bei sonst ähnlichem Gesamthabitus findet ihre Entsprechung in den Krankheitsbildern, bei denen sie eingesetzt werden. Während Aconitum bei plötzlich beginnender überschießender Stoffwechseltätigkeit, die den oberen Organismus überfluten möchte, verwendet wird, kommt Staphisagria bei unterdrückten und gestauten Stoffwechselprozessen zur Anwendung. Wir können das Stephanskraut mit seinen starken vegetativen Wachstumskräften und seiner eigenartig gestuften und zurückgezogenen Blütengestaltung als Naturprozess für Krankheiten ansehen, bei denen übermäßige Stoffwechseltätigkeit durch Nerven-Sinnesprozesse zurückgehalten und gestaut wird. Das Nerven-Sinnessystem ist durch diese Tätigkeit gebunden und steht dadurch nicht mehr voll für seine eigentlichen Funktionen zur Verfügung, nämlich u. a. für die der Wahrnehmung der Umwelt. Es entsteht so die gereizte, in sich gekehrte, scheue Stimmung, die eine erregte Stoffwechseltätigkeit- und Triebhaftigkeit überdeckt. Mit dieser Stimmungslage ist eine starke seelische Verletzbarkeit verbunden. Hier drängt sich ein Vergleich mit Arnika auf. Was diese Pflanze für körperliche Traumen bedeutet, zeigt Staphisagria als Heilmittel bei seelischen Verletzungen.

Therapeutische Anwendungsgebiete

- **Seelisch-geistiger Bereich:** Seelische Verletzbarkeit, leicht beleidigt, launisch, gehemmt, menschenscheu
- **Funktionell-prozessualer Bereich:**
  - Verdauungs- und Stoffwechselorgane: Obstipation, Magenatonie
  - Augen: Chalazion *(Staphisagria D3),* Hordeolum; Konjunktivitis *(Staphisagria D3)*
  - Haut und Bewegungsapparat: Schnittwunden *(Staphisagria D6)*
  - Adynamie der Muskeln, Dysmenorrhö
  - Urogenitale: Zystitis, Reizblase *(Staphisagria D6)*
- **Konstitutioneller Bereich:** Neurasthenie, blasses Aussehen, Schwäche

Staphisagria-Präparate

Staphisagria D3, D4*, D6, D12*, D20, D30* *Dil.*

* Apotheke an der Weleda, D

Dosierung und Anwendungsbereich

Dilutio: 3-mal täglich 5 – 10 Tropfen

4.7 Umbelliferae (Apiaceae Doldenblütler)

Die Doldenblütler liefern uns wichtige Nahrungsmittel, Gewürze und Heilmittel. Petersilie, Kümmel, Dill, Liebstöckel, Engelwurz, Möhre, Fenchel und Sellerie gehören hierher. Erstaunlich ist dabei, dass ebenso zahlreich giftige Pflanzen in dieser Pflanzenfamilie vertreten sind, so z. B. der hochgiftige, gefleckte Schierling *(Conium maculatum)* und der noch gefährlichere Wasserschierling *(Cicuta virosa).*

Das Erscheinungsbild

Die Doldenblütler imponieren durch mächtige Blütenbildungen, und doch lassen sich häufig die einzelnen Arten der Doldenblütler an den Blüten nicht unterscheiden. Es ist aber nicht ihre Farbenpracht, die beeindruckt, sondern es sind die außergewöhnlich zahlreichen Blüten, die aus einem Knotenansatzpunkt entspringen. Die vielen Blütenstängel, die sich häufig noch einmal teilen und erst an den Enden Blüten tragen, bilden gesamthaft eine Dolde. Die Blütenbildung ist somit an ihrem eigentlichen Entstehungsort zurückgehalten und kann dafür auf einer höheren Stufe umso prächtiger in Erscheinung treten. Obwohl die Doldenblütler weit in den durchlichteten Raum hineinragen, erscheinen die Blüten nicht in prächtigen Farben, sondern immer weiß oder grünlich.

In einer Vegetationsperiode kann eine mächtige, bis zwei Meter hohe Pflanze entstehen, die ihre Doldenblüte wie eine Krone trägt. Ihre Gestalt ist so beeindruckend, dass eine Pflanze aus dieser Familie mit dem hehren Namen „Erzengelwurz" (Archangelica) ausgezeichnet wurde. Und doch würde die Doldenblüte, in einen Blumenstrauß gebunden, niemanden erfreuen, denn sie spricht nicht die „Sprache der Seele". Hier lässt sich etwas von der Zwiespältigkeit dieser Pflanzenfamilie erspüren.

Evolutive Aspekte

Die Blätter der Doldenblütler sind häufig durch eine extreme Fiederung gekennzeichnet. Beim Dill z. B. erscheinen sie wie feine Haare. Der Botaniker Gerbert Grohmann hat geradezu als ein Charakteristikum dieser Pflanzenfamilie festgestellt, dass sie typische Erscheinungen niedrigerer Pflanzenarten, nämlich die Fiederung der Farngewächse und die Stängelbildung der Schachtelhalme, übernommen hat. Könnte man also aus den Farnen und den Schachtelhalmen eine neue Pflanzenart machen – dies ließe sich ideell vorstellen –, käme man zu den Doldengewächsen. Diese weisen in ihrer Gestaltung Eigenschaften auf, die evolutiv an die „Kinderstube" des Pflanzenreiches erinnern.
Ebenfalls an ein früheres Stadium des Pflanzenreiches erinnern die parallelnervigen Blätter, die wir bei den Doldenblütlern als Unterblätter antreffen. Die großen Blätter bilden eine Scheide, die den hohlen Stängel umgreift und wie prall gefüllte Knospen den noch unentwickelten Pflanzenteil umschließt. Aus der Knospe erhebt sich der folgende Sprossabschnitt mit dem nächsten Blatt. In diesem unteren Teil sind somit die späteren Abschnitte der Pflanze im Keim bereits angelegt. Der Stängel als zentraler Spross ist stark entwickelt, hohl und weist oft kräftige Rillen auf.

Therapeutische Wirksamkeitsbereiche

Versuchen wir die bisher dargestellten Merkmale der Doldenblütler im Hinblick auf ihre therapeutischen Eigenschaften zu verstehen. Generell unterliegt jede Pflanze in ihrem Wachstum diametral wirkenden, polaren Kräften. Je höher sie wächst, umso mehr setzt sie sich hemmenden Einwirkungen aus, die ihre Vitalität zurückdrängen und evtl. stauen. Dies zeigt sich äußerlich z. B. in der zunehmenden Ziselierung der Blätter. An einem bestimmten Punkt dieses Kräftemessens wandelt die Pflanze ihre vegetativen Kräfte um, und es kommt zur Blütenbildung. Hier umschweben nun astralische Kräfte – den seelischen bei Tier und Mensch vergleichbar – die Pflanze.
Betrachten wir unter diesem Aspekt die Blütenbildung der Doldenblütler, dann wird ihre Besonderheit und Einzigartigkeit verständlich. Die Pflanze durchstößt mit ihrem Blütenstängel den geschilderten Hemmbereich offensichtlich, überwindet ihn, um dann gleichsam in dem höheren Bereich einer „Überblüte" in Form einer Dolde zu „explodieren". Dies setzt besondere Kräfte voraus.
Wie die Gräser entwickeln sich die Doldenblütler unberührt von astralen Einwirkungen, was u. a. durch ihre Farblosigkeit sichtbar wird. Unter therapeutischen Aspekten kann man sie daher als pflanzliches Gegenbild nehmen für eine bestimmte Stufe seelischer Reifung, nämlich für eine der Kindheitsstufe verhaftet gebliebene Seele, die nicht zur vollen Erdenreife kommen kann oder will. Die Kräfte bleiben im Organischen gebunden und können hier zu besonderen Fähigkeiten, aber auch zu Einseitigkeiten führen.

Dies wird durch das Arzneimittelbild der Doldenblütler bestätigt. Die Patienten vermögen die Befreiung der Astralität nicht richtig zu vollziehen. Die fehlende Erdenreife äußert sich beispielsweise durch eine Art Asexualität. Obwohl erwachsen, erfahren die Geschlechtsorgane dieser Patienten eine Art Rückfall in die Verhältnisse der Vorpubertät; es tritt z. B. eine Amenorrhö auf.

Die Doldenblütler haben auch eine starke Beziehung zu bestimmten unbewusst verlaufenden Sinnes- und Stoffwechselprozessen des menschlichen Organismus. So ist die Wirkung dieser Heilpflanzen in auffälliger Weise auf die Drüsentätigkeit in der Verdauung sowie auf die der Milchbildung gerichtet. Besonders Fenchel, Kümmel und Anis sind „Fahnenträger" in diesem Bereich und kommen daher in entsprechenden Präparaten zum Einsatz. Auch bei Erkrankungen der weiblichen Brust können Doldenblütler-Präparate hilfreich sein.

Ammi visnaga

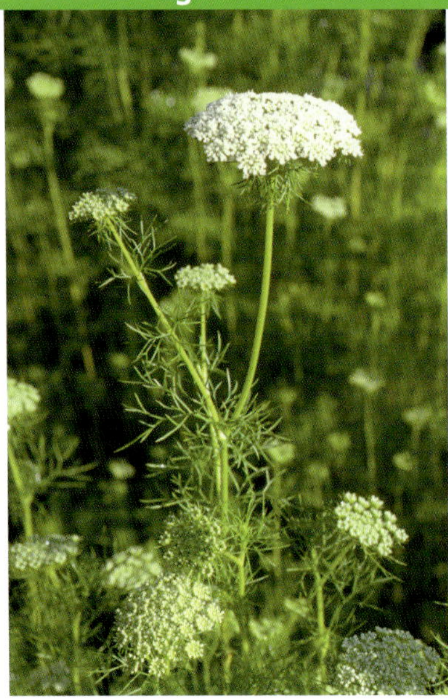

Botanischer Name: Ammi visnaga (L.) Lam. (Zahnstocher-Ammei)
Familie: Umbelliferae
Verwendeter Pflanzenteil: getrocknete Frucht

Vorkommen und Eigenschaften

Die in Nordafrika und im Vorderen Orient wachsende Ammi visnaga zeichnet sich z. B. weder durch eine stattliche Größe – sie erreicht für einen Doldenblütler die mittlere Höhe von 100 cm – noch durch eine auffällige Verlagerung von Blütenqualitäten in den Wurzelbereich, sondern in der Bildung der überaus zahlreichen weißen Doldenblüten aus. Diese sind groß, langgestielt und tragen oft bis zu 100 Doldenstrahlen. Das Blattwerk von Ammi visnaga ist von Anfang an krausfedrig, fadenfein zerzipfelt, d. h. außerordentlich durchlüftet (noch feiner als das Möhrenblatt). Die Umkreiskräfte wirken so besonders intensiv auf diese Pflanze, doch kann sie gleichwohl im Gegenraum eine außerordentlich reiche Blütenentfaltung hervorbringen.

Während unsere heimischen Doldenblütler bei Trockenheit ihre Blüten öffnen und bei Feuchtigkeit schließen, verhält es sich bei Ammi visnaga umgekehrt. Bei der Reifung der Doldenblüten verholzen die Doldenstrahlen, so dass sie als Zahnstocher verwendet werden können. Eine solche Verholzung findet sich sonst bei Kräutern nur in der Fruchtschale, während hier bereits der Blütenstängel davon ergriffen wird. Auch hier äußert sich das starke Wirken der Umkreiskräfte.
Ammi visnaga wächst in trockenen Gebieten des Mittelmeerraumes, von den Kanarischen Inseln bis Persien, nicht aber in ausgesprochenen Wüstengebieten. Die einjährige Pflanze bildet zunächst ähnlich wie Anis eine weißliche, längliche Wurzel, aus der bald ein runder, rilliger und oben hin und her gebogener Stängel sich erhebt.

Wirksamkeiten aus anthroposophischer Sicht

Eine starke Harzbildung durchzieht die ganze Pflanze und weist auf ihre inneren sulfurischen Qualitäten hin. Früchte und Blätter riechen bitter-aromatisch. Die verholzten Doldenstrahlen haben einen angenehmen Geschmack.
Therapeutisch werden die Früchte der Pflanze verwendet. Sie wirken im Menschen dort, wo der Organismus sich im funktionellen Bereich zur Außenwelt abschließen möchte und es zu Verkrampfungen kommt. Hierbei löst Ammi visnaga den Krampf, v. a. im Lungen- und Herzbereich, und führt zu einer Öffnung ihrer Funktionen für den Umkreis.

Therapeutische Anwendungsgebiete

- Koronarspasmen, Angina pectoris
- Hypertonie
- Bronchialspasmen
- Darmspasmen
- Spasmen bei Nieren- und Blasensteinen

Ammi-visnaga-Präparate

Ammi visnaga* D3 *Amp.*

* Nur Weleda Schwäbisch Gmünd, D

Dosierung und Anwendung

Dilutio: 3-mal täglich 5 – 10 Tropfen

Archangelica (Angelica archangelica)

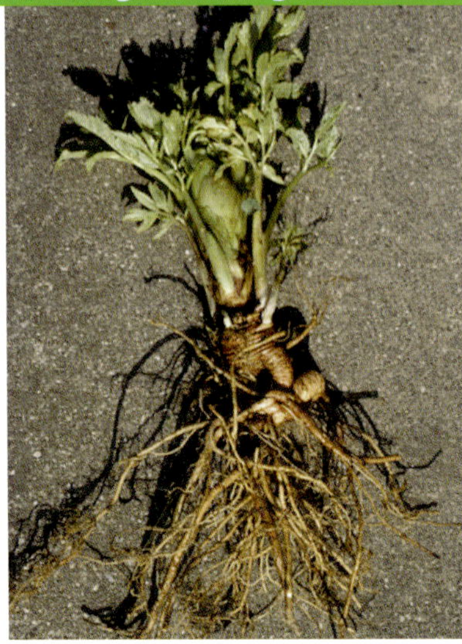

Botanischer Name: Angelica archangelica L. (Engelwurz)
Familie: Umbelliferae
Verwendeter Pflanzenteil: Wurzel

Vorkommen und Eigenschaften

Archangelica weist die typischen Charakteristika eines Doldenblütlers auf: sie dringt mit ihrer stattlichen Höhe von 2 m weit in den Gegenraum ein, ohne nach oben in der Blüte ausgesprochen sulfurische Qualitäten wie Duft und Farbenpracht zu entfalten. Mit der Bildung der eindrücklichen Fülle ihrer Doldenblüte scheint sie gleichsam im Gegenraum zu explodieren, aber jede einzelne Blüte ist doch für sich unscheinbar klein und von blass-grüngelber Farbe. Bei der Stängel- und Blattbildung fällt die Pflanze, wie es für Doldenblütler typisch ist, in die Charakteristika der einkeimblättrigen Pflanzen zurück. Am kräftigen, hohlen Stängel sind bauchig aufgeblasene, parallelnervige Blattscheiden, die wie bei den Lilien die Blatt- und Blütenanlagen umschließen. Aus den Blattscheiden gehen die kräftigen, dreifach gefiederten, großen Blätter hervor.
Wie viele andere Doldenblütler wächst auch Archangelica an feuchten Standorten, z. B. am Ufergelände. Hier wurzelt sie mit ihrer reichverzweigten, kräftigen Wurzel, die in besonderer Weise sulfurisch-kosmische Qualitäten in sich trägt. Sie bildet Harze und ätherische Öle, die als die feinsten angesehen werden, die Umbelliferen überhaupt fähig sind zu bilden. Entsprechend dem Habitus der Pflanze haben sie eine frisch krautige, etwas pfeffrige Kopfnote, verbunden mit einem erdig-holzigen, leicht sulfurischen Hintergrund.

Wirksamkeiten aus anthroposophischer Sicht

Für die Therapie wird die Wurzel verwendet. Sie wird v. a. bei Schwellungen, Entzündungen und Verhärtungen der Drüsen, namentlich im Kopf-Halsbereich, und v. a. bei Kindern von adenoid-lymphatischer Konstitution angewandt.

Therapeutische Anwendungsgebiete

- Drüsenschwellungen, Mumps, Parotitis *(Archangelica 5% Ungt.)*
- Lymphstauungen, Lymphadenitis *(Archangelica 5% Ungt.)*
- Adenoide Wucherungen des Rachenraumes bei lymphatischer Konstitution *(Archangelica D3)*
- Angina tonsillaris *(Archangelica 5% Ungt.)*
- Förderung der Laktation; Mastodynie *(Archangelica comp.)*

Archangelica-Präparate

Archangelica D3 *Dil.;* 5%, 10% *Ungt.*
Archangelica Rh D3 *Dil. aq.*
Archangelica comp.* (Allium sativum D2/Angelica archangelica, Radix rec./Cepa D2/Mel/Lavandulae aetheroleum/Pini aetheroleum/Rosmarini aetheroleum) *Ungt.*

* Nur Weleda Schwäbisch Gmünd, D

Anwendung und Dosierung

- Ampullen: 2-mal wöchentlich bis täglich 1 ml s. c.
- Dilutio: 3-mal täglich 5 – 10 Tropfen
- Unguentum: morgens und abends einreiben; als Salbenverband

Carum carvi

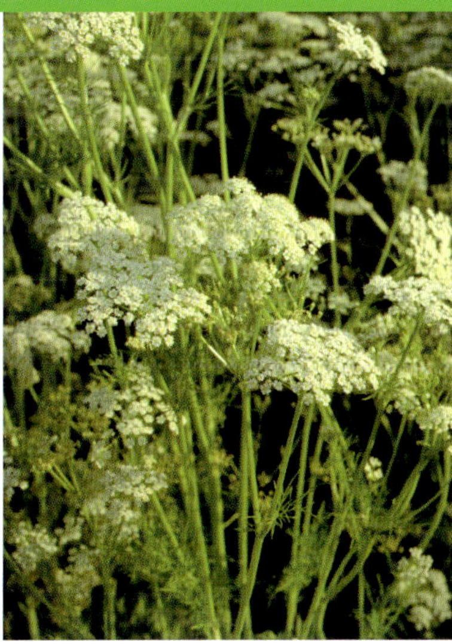

Botanischer Name: Carum carvi L. (Kümmel)
Familie: Umbelliferae
Verwendeter Pflanzenteil: Frucht

Vorkommen und Eigenschaften

Auf feuchten Wiesen, mit Vorliebe in der Nähe von Gewässern, wächst *Carum carvi* als zweijährige Pflanze in den nördlich gemäßigten Zonen. Im ersten Jahr bildet sie eine kräftige Pfahlwurzel, die in fleischiger Stauung Substanz ansetzt und die nach oben eine Blattrosette trägt. Im zweiten Jahr wächst die Pflanze bis zu einer Höhe von 1 m mit reich verteilenden, sich rasch fadenförmig aufgliedernden Blättern.
Insbesondere in der Blüte der Doldenblüter können wir eine Dynamik für das gegenseitige Durchdringen von Raum und Gegenraum erleben. Sie kann uns als Naturbild für den Sinnesprozess des Menschen dienen. In der Tätigkeit des Schmeckens z. B. durchdringen sich gegenseitig Substanzen des Nahrungsmittels mit dem Wesen des Menschen. Zu dem Prozess des Schmeckens hat Carum carvi hat eine innige Beziehung. Der Pflanzenteil, der neben der Blüte die eigentliche Essenz dieses Durchdringungsprinzips darstellt, ist der Samen, der entsprechend zu therapeutischen Zwecken verwendet wird.

Wirksamkeiten aus anthroposophischer Sicht

Carum carvi schätzen wir in erster Linie als Gewürz. Die Pflanze spricht die bewussten und unbewussten Wahrnehmungsprozesse im Verdauungstrakt an, so dass die Fremdartigkeit von Nahrungssubstanzen leichter vom Organismus überwunden werden kann. Fremdes in die Eigenheit des Organismus zu überführen, ist primär ein Sinnesprozess, und dieser wird von Carum carvi gefördert.

Therapeutische Anwendungsgebiete

- Meteorismus, Magenkrämpfe, Verdauungsschwäche *(Carum carvi D2)*
- Mangelnde Milchbildung *(Weleda Stilltee)*
- Amenorrhö *(Carum carvi Supp.)*

Carum-carvi-Präparate

Carum carvi Ø (= D1), D2*, D3* *Dil.*
Carum carvi *Supp.*
Carvon® (Carbo Betulae, Pulvis/Carum carvi aetheroleum) *Tabl.*
Weleda Stilltee (Foenugraeci, Semen sicc./Anisi, Fructus sicc./Carvi, Fructus sicc./Foeniculi, Fructus sicc./Verbenae citriodorae, Folium sicc.)

* Apotheke an der Weleda, D

Dosierung und Anwendung

- Dilutio: 3-mal täglich 5 – 10 Tropfen
- Suppositorien: 3-mal wöchentlich abends einführen oder häufiger
- Stilltee: 1 – 2 Tassen pro Tag
- Tabletten: 3-mal täglich 1 – 2 Tabletten nach den Mahlzeiten; im Bedarfsfall bis stündlich eine Tablette einnehmen

Conium maculatum

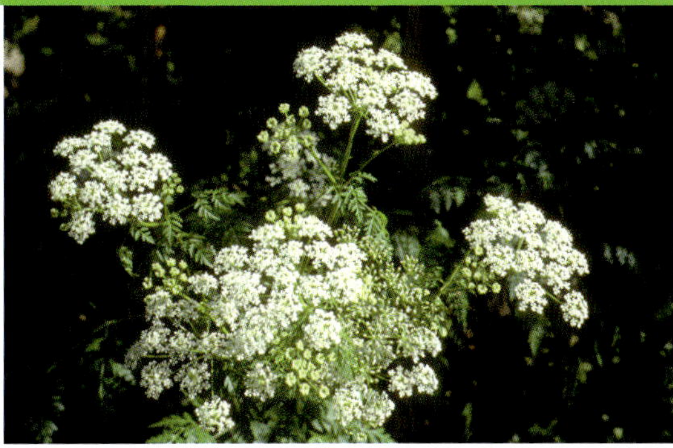

Botanischer Name: Conium maculatum L. (Gefleckter Schierling)
Familie: Umbelliferae
Verwendeter Pflanzenteil: frisches blühendes Kraut

Vorkommen und Eigenschaften

Conium maculatum ist wie Levisticum eine stattliche bis 2 m hohe Pflanze. Sie entwickelt sich in einem zweijährigen Zyklus, wobei sie im ersten Jahr nur einen Büschel grundständiger Blätter bildet. Erst im zweiten Jahr sprosst der röhrige, von blauem Reif überzogene Stängel in die Höhe. Im unteren Teil ist der Stängel in charakteristischer Weise braunrot oder violett gefleckt.
Die kosmische Seite des Doldenblütlertypus äußert sich bei Conium maculatum in eigenartiger Weise. Auch sie ist bis in die Wurzel kosmisch gestaltet, so dass gar keine eigentliche Erdverbindung stattfindet. Der mit der Wurzel verbundene Alkaliprozess ist bei dieser Pflanze in Form einer ammoniakalischen, flüchtigen Substanz ausgebildet und durchzieht die Pflanze von der Wurzel ausgehend in steigender Konzentration zur Blüte hin. Die Flüchtigkeit dieser Verbindung verleiht der ganzen Pflanze ihren charakteristischen Geruch nach Mäuseharn.

Wirksamkeiten aus anthroposophischer Sicht

Conium weist keinen kosmisch ernährenden Substanzstrom auf, wie viele andere Doldenblütler, sondern ist geprägt durch einen exkarnierenden Giftprozess. Das Gift bewirkt im Menschen die Exkarnation in einer Weise, die Bewusstsein und Herztätigkeit bis zuletzt erhält und kaum Erregungs- und Verwirrungszustände auftreten lässt. Das Seelisch-Geistige wird kampflos aus dem Leib gelöst. Die kosmische Prägung der Doldenblütler ist bei Conium in der Weise modifiziert, dass sie im Arzneimittelbild als starke Erdflüchtigkeit erscheint.
Die allgemeine Umbelliferen-Heilwirkung tritt bei Conium maculatum in spezifisch veränderter Weise auf. Die Drüsentätigkeit z. B. wird durch Conium maculatum gehemmt, der Milchfluss gedämpft oder zum Versiegen gebracht. Umschläge und Salbenanwendungen mit Conium maculatum erweichen Geschwüre, Drüsenverhärtungen und Tumore. Conium maculatum ist ein Heilmittel, das v. a. dort wirkt, wo Prozesse im Organismus vom Seelisch-Geistigen nicht mehr voll durchdrungen sind und so sich selber überlassen werden. Dies tritt v. a. im Alter auf, wo das Seelisch-Geistige sich aus dem Körperprozess in unregelmäßiger Weise zurückzieht. Hierbei kann es zu sklerotischen Erscheinungen, Verhärtungsprozessen, aber auch zu Lähmungen kommen.

Therapeutische Anwendungsgebiete

- Mastopathia cystica fibrosa, Mammadysplasien, Fibroma mammae, Mastodynie, Schmerzen bei Tumorleiden *(Conium maculatum5 % Ungt.)*
- Narbige Induration, Narben-Schmerzen *(Conium maculatum 5% Ungt.)*
- Schwindel, Gleichgewichtsstörungen, zerebrale Durchblutungsstörungen
- Hypochondrie, Verdrießlichkeit, Menschenscheu, Depression
- Prostatahypertrophie
- Paresen, Lähmung, Impotenz *(Conium maculatum D6)*
- Lymphdrüsenschwellungen, -verhärtungen

Conium-maculatum-Präparate

Conium maculatum D3, D4, D6, D12*, D15, D30 *Dil.; % Ungt.*

* Nur Apotheke an der Weleda, D

Dosierung und Anwendung

- Dilutio: 1- bis 3-mal täglich 10 Tropfen
- Injektionslösungen: 2-mal wöchentlich bis zu 1-mal täglich 1 ml s. c.
- Salbe: 1- bis 2-mal täglich, ggf. häufiger, einreiben oder als Salbenverband anwenden

Levisticum officinale

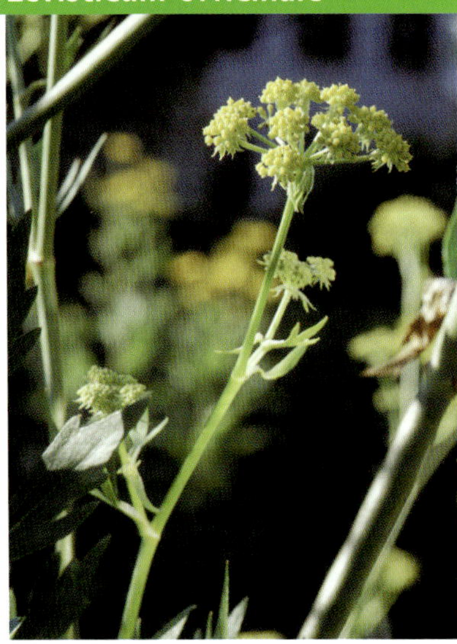

Botanischer Name: Levisticum officinale W. D. J. Koch (Liebstöckel)
Familie: Umbelliferae
Verwendete Pflanzenteile: Wurzel, Mucilago, Folium

Vorkommen und Eigenschaften

Wie viele andere Umbelliferen ist auch Levisticum eine stattliche, mannshohe Pflanze. Im Vergleich zu anderen Umbelliferen fallen ihre Blätter durch den Kontrast zwischen ihrer offenen fiederschnittigen Form und ihrer gesättigt wirkenden, fettig-glänzenden dunkelgrünen Farbe auf. Die Doldenblüten, die die Pflanze nach oben hin krönen, wirken gegenüber der sonstigen stattlichen Blatt- und Stängelbildung zusammengedrängt und klein. Ihre Blütenfarbe ist nicht weiß wie bei den meisten Umbelliferen, sondern gelblich. Die Pflanze zeigt etwas Verhaltenes, Geballtes und deutet das Farbig-Blütenhafte zart an. Sie duftet stark nach Sellerie.

Wirksamkeiten aus anthroposophischer Sicht

Wie bei anderen Umbelliferen, die uns zu Ernährungs- oder Heilzwecken dienen, sind auch bei dieser Pflanze besonders in der Wurzel verschiedene therapeutisch nutzbare Substanzen zu finden. Es werden hier ein gelber Milchsaft, Harze, Schleimzucker, ein dickes ätherisches Öl und gummiartige Stoffe gebildet. Die ganze Pflanze wird bis in die Wurzel mit würzig-aromatischem Gummiharz-Saft durchzogen. Die Gummiharze weisen eine sulfurische Grundstruktur auf und entstehen im Wärme-Luftwirkensbereich der Pflanze. Sie können als Bewahrer kosmischer Gestaltungskräfte angesehen werden und verleihen selbst dem Wurzelbereich von Levisticum kosmische Gestaltungskräfte. Sie prägen insbesondere den Chemismus der Blätter und verleihen ihnen spezifische Heileigenschaften.

Um die physikalische Struktur der Gummiharze bei ihrer pharmazeutischen Verarbeitung für die Therapie zu erhalten – sie sollen also nicht in Lösung gebracht werden z. B. durch eine Alkoholextraktion –, wird aus den Blättern eine Verreibung hergestellt und auf D3 potenziert. Dieses so strukturierte Präparat kann einem zu starken einseitigen Wirken des Sinnes-Nervenpols, was zu Herzklopfen und Epilepsieanfällen führt, vom Stoffwechselpol entgegenwirken. Daneben wies Steiner auf die therapeutische Bedeutung der Schleimzucker – Eiweißzucker oder Stärkezucker – in Levisticum hin, die belebend auf die Unterleibsorgane wirken. Sie werden aus der Wurzel gewonnen und wirken – als Mucilago Levistici bezeichnet – vitalisierend auf das Ovarialgebiet. Neben der innigen Beziehung zum Genitaltrakt weist Levisticum nach Steiner auch noch eine zum Ohr auf.

Entsprechend dem stark Würzigen dieser Pflanze zeigt Levisticum weiterhin eine besondere Wirkung auf die Drüsentätigkeit im Verdauungstrakt.

Therapeutische Anwendungsgebiete

- Entzündliche Erkrankungen des Ohrs, besonders Otitis media *(Levisticum D4; Levisticum H 10% Oleum)* Tubenventilationsstörung , Serotympanon *(Levisticum D3)*
- Hypoplasie der weiblichen Genitalorgane, Amenorrhö, Dysmenorrhö; klimakterische Beschwerden *(Mucilago Levistici D6)*
- Neuralgie, Neuritiden, Lumbagoischialgie; Osteochondrosis lumbalis *(Arnica/Levisticum D3 comp.)*
- Epilepsie, Zerebralsklerose *(Levisticum Folium D3; Mucilago Levistici D3)*
- Mangelernährung durch Verdauungsschwäche mit nervöser Überempfindlichkeit *(Levisticum D3; Levisticum comp.)*

Levisticum-Präparate

Monopräparate

Levisticum Rh D3 *Dil.* aq. D6* *Dil. aq.*
Levisticum D3 *Amp.;* D2, D3, D4, D6, D10 *Dil.;* D3, D6 *Glob.*
Levisticum H 10% *Oleum*
Levisticum, Flos D2, D6 *Dil.*
Levisticum, Folium D3 *Trit.*
Mucilago Levistici D2, D3, D6 *Dil.*
Saccharum Levistici 20% *Pulvis*

Kombinationspräparate

Arnica/Levisticum D3 comp. (Apis mellifica D2/Arnica, Pl. tota, Rh D3/Levisticum off. Rh D3) *Amp.; Dil.*
Arnica/Levisticum D6 comp. (Apis mellifica D6/Arnica, Pl. tota, Rh D6/Levisticum off. Rh D6) *Amp.*
Apis cum Levistico (D3) *Amp.*
Levisticum comp. (Cochlearia off., Herba sicc./Conchae/Fragaria vesca, Fructuarium rec./Levisticum, Radix sicc./Mel/Natrium carb./Pimpinella anisum, Fruct sicc./Salvia off., Fol. Sicc./Triticum vulg., Germen/Urtica dioica, Herba sicc./Vivianit) *Tabl.*

* Nur Weleda Schwäbisch Gmünd, D

Anwendung und Dosierung

- Ampullen: 1- bis 3-mal wöchentlich 1 ml s. c.
- Dilutio: 1- bis 3-mal täglich 10 Tropfen, bei akuten Entzündungen 1- bis 2-mal stündlich
- Trituratio: 3-mal täglich eine Messerspitze
- Oleum (Ohrentropfen): mehrmals täglich einreiben bzw. Watte mit erwärmtem Öl tränken und in den Gehörgang einbringen
- Globuli: 1- bis 3-mal täglich 5 Globuli unter der Zunge zergehen lassen

Pimpinella anisum

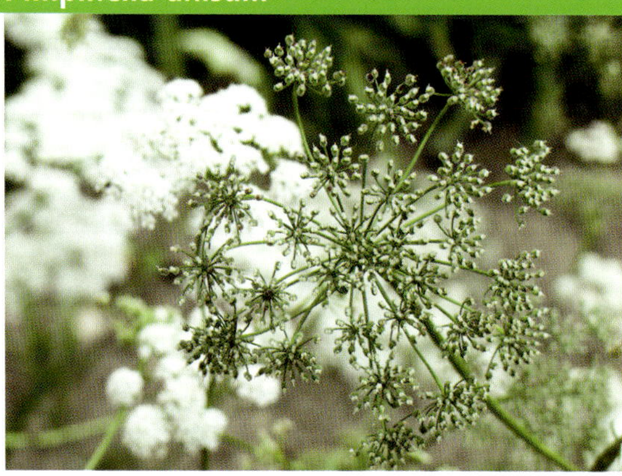

Botanischer Name: Pimpinella anisum L. (Anis)
Familie: Umbelliferae
Verwendeter Pflanzenteil: getrocknete Frucht

Vorkommen und Eigenschaften

Gegenüber anderen Doldenblütlern erreicht Pimpinella anisum nur eine bescheidende Höhe von höchstens einem halben Meter, doch zeigt sie eine besondere Ausprägung des mittleren Blatt-Stängelbereichs. Sie entwickelt eine auffällige Blattmetamorphose zwischen Wurzel und Blüten. Ungeteilt, nur gezähnelt erscheinen zunächst die unteren langgestielten Blätter. Nach oben wandeln sie sich nach und nach in feingliedrige, tief eingeschnittene Haarblätter um. Danach versprühen sich gleichsam ihre Kräfte in eine lockere und flache weiße Doldenblüte. Während bei vielen anderen Doldenblütlern die der Blüte fehlenden sulfurischen Qualitäten in metamorphosierter Form in der Wurzel zu finden sind, ist dies bei Anis nicht der Fall. Sie bildet eine dünne, spindelige, weißliche Wurzel ohne besondere Geruchsqualitäten.

Wirksamkeiten aus anthroposophischer Sicht

Nach Steiner ist in Anis fein verteiltes Eisen in Salzform prozessual wirksam und prägt die Eigenschaften dieser Pflanze. Das Eisen durchzieht die ganze Pflanze in seinem Wirken und geht als ausstrahlender Prozess in die Fruchtregion ein. Hier reifen, der Sonnenglut hingegeben, die kleinen gelbbraunen Früchte heran, die wegen ihres kräftigen, feurig-süßen Aromas als Gewürz besonders geschätzt werden und die uns zu therapeutischen Zwecken dienen. Sie enthalten im reichlichen Maße u. a. ein ätherisches Öl, das Blähungen und Krämpfe im Verdauungstrakt löst, bei Atembeschwerden expektorierend wirkt und die Milchbildung bei stillenden Müttern anregt.

Therapeutische Anwendungsgebiete

- Bronchitis, Tracheitis, Laryngitis *(Anis-Pyrit D3)*
- Galaktogogum *(Anisum comp.; Weleda Stilltee)*
- Blähungen, Krämpfe, als Stomachicum *(Pimpinella anisum D1)*
- Eisenmangelzustände *(Pimpinella anisum D1)*
- Harn- und schweißtreibend *(Pimpinella anisum D1)*

Pimpinella-anisum-Präparate

Anis-Pyrit D3 *Tabl.*

Anisum comp. (Carum carvi, Fructus D2/Foeniculum, Fructus D2/Pimpinella anisum D2/Urtica dioica Ferro culta, Herba Rh 1% aa) *Dil.*

Pimpinella anisum D1, D2 *Dil.*

Weleda Stilltee (Foenugraeci, Semen sicc./Anisi, Fructus sicc./Carvi, Fructus sicc./ foeniculi, Fructus sicc./Verbenae citriodorae, Folium sicc.)

Dosierung und Anwendung

- Dilutio: 3-mal täglich 5 – 10 Tropfen, bzw. 10 – 15 Tropfen bei Mischungen
- Tabletten: 3-mal täglich 1 – 2 Tabletten
- Stilltee: 1 Teelöffel Teemischung auf 1 Tasse kochendes Wasser geben, aufwallen und zugedeckt 1 Minute ziehen lassen; täglich 1 – 2 Tassen

Sanicula europaea

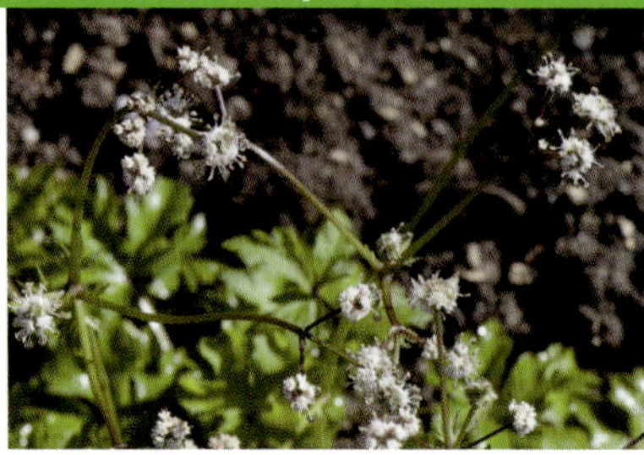

Botanischer Name: Sanicula europaea L. (Sanikel)
Familie: Umbelliferae
Verwendeter Pflanzenteil: frische blühende Pflanze

Vorkommen und Eigenschaften

Eine deutlich vom Typus der Umbelliferen abweichende Form tritt uns in Sanicula europaea entgegen. Diese Umbellifere bildet keine gefiederten Blätter, sondern handförmig geteilte Rundblätter. Sie scheinen auf ihren Blattstielen waagerecht aufzusitzen. Sie machen so einen zentrierten Eindruck. Auch die Dolden sind weniger ausgebildet, sie erscheinen köpfchenartig und sind von weißlicher oder rötlicher Farbe. Entsprechend erreicht Sanicula europaea auch bei weitem nicht die Höhe der anderen betrachteten Umbelliferen. Sie wächst max. 40 cm in die Höhe. Sanicula europaea bildet somit im stärkeren Maße die Charakteristika der zweikeimblättrigen Pflanzen aus. Sie wird offensichtlich deutlicher als andere Umbelliferen beim Eindringen in den Gegenraum gehemmt und erscheint damit weniger „exkarniert" als andere Umbelliferen.
Sanicula europaea gedeiht im beschatteten Kalk- und Humusböden von Laub- und Mischwäldern, bevorzugt in Buchenwäldern. Die ausdauernde Pflanze baut sich einen fast waagerechten, im Alter durch Verzweigungen mehrköpfigen Wurzelstock mit dicklichen Wurzelfasern auf.

Wirksamkeiten aus anthroposophischer Sicht

Zur Therapie wird die ganze blühende Pflanze verwendet, und zwar in erster Linie als Wundheilmittel und bei Blutungen.

Therapeutische Anwendungsgebiete

- Quetschungen, Eiterungen, Ekzeme, Furunkel
- Magen-Darmgeschwüre, Schleimhautentzündungen; Durchfallerkrankungen
- Lungenblutungen; Magenblutungen; Nierenblutungen
- Leichte Katharre der Luftwege

Sanicula-Präparat

Sanicula europaea D3 *Dil.*

Dosierung und Anwendung

Dilutio: 3-mal täglich 5 – 10 Tropfen

4.8 Labiatae (Lippenblütler)

Die Lippenblütler sind nicht nur eine wichtige Heilpflanzenfamilie, sondern auch bedeutende Lieferanten von Gewürzen und Duftstoffen. Durch die letzteren beiden Eigenschaften haben sie eine enge Beziehung zum Schmecken und Riechen. Dabei sprechen einige Lippenblütler stärker das Schmecken an und andere mehr das Riechen. Ordnet man die einzelnen Lippenblütler entsprechend diesen beiden Kriterien, so ergibt sich innerhalb dieser Heilpflanzenfamilie einerseits ein Geschmackspol, der u. a. durch die Melisse vertreten wird, und andererseits ein Duftpol, der u. a. von Rosmarin und Lavendel repräsentiert wird.
Zum Verständnis der therapeutischen Eigenschaften dieser Pflanzenfamilie ist es notwendig, die Sinnesqualitäten des Schmeckens und Riechens näher zu erfassen. Mit dem Riechen und Schmecken nimmt der Mensch Substanzqualitäten wahr und dringt so in das Wesen der Substanzen ein. Entsprechend reagiert der Organismus, je nachdem, wie er sich mit dieser Substanz verbinden kann, mit Sympathie oder Antipathie. Was ihm nicht bekommt, wird er als unangenehm empfinden und was ihm bekommt als wohltuend. Unangenehme Gerüche, wie z. B. bei Marum verum, können Ekel hervorrufen, ein angenehmer Duft dagegen, wie bei Lavendel, kann ein Wohlgefühl bewirken. Die Reaktion des Organismus auf das Geschmeckte und Gerochene ist der Ausdruck der Auseinandersetzung mit der Qualität der Substanz. Die Lippenblütler sprechen damit diejenigen unserer Sinne an, die in das Materiell-Substanzmäßige hineinführen. Unter diesem Aspekt ist nun die Erscheinung und den Habitus der Lippenblütler zu betrachten.

Botanische Aspekte

Die Blüten der Lippenblütler ähneln in auffälliger Weise einem weitgeöffneten Mund. Ober- und Unterlippe der Blüte sind so weit geöffnet, dass die Biene sozusagen in einen Schlund verschwindet, wenn sie in die Blüte hineinkriecht. In diesem Moment verschmelzen Pflanze und Tier zu einer Einheit. Die Lippenblüte weist in ihrer Gestaltung Gesetzmäßigkeiten auf, die erst für das Tierreich typisch sind. Die übrigen Pflanzenteile der Lippenblütler stehen hierzu ganz im Gegensatz. Während die Blüte in ihrer Gestaltung über das Pflanzliche hinausgeht, erreichen die übrigen Teile das typisch pflanzliche Gestaltungsprinzip nicht. Sie zeigen keine radiären oder spiraligen Formen, sondern bleiben in einfachen Formen verhaftet. Der Stängel ist vierkantig, die Blätter stehen einfach kreuzgegenständig und weisen keine Blattmetamorphose auf. Die Vierheit als irdisches Salprinzip setzt sich bis in den Fruchtknoten fort. Nur Kelch und Krone weisen die Fünfzahl auf. Das umwandelnde und verwandelnde Element zwischen oben und unten fehlt; es ist keine Metamorphose vorhanden. So wirken die Lippenblütler im Blattstängelbereich starr und erdgebunden. Im Blütenbereich geht jedoch dieses Salprinzip abrupt in die tierhafte Gestaltung über. Salprinzip und tierhafte Gestaltung wirken so wie zusammengestaucht.
Baumbildung, Beeren oder große Früchte fehlen in der Familie der Lippenblütler. Obwohl die Lippenblütler stark vom irdischen Prinzip geprägt sind, führt dies nicht zur Ausstülpung oder Verholzung, wie auch nicht zur Beeren- und Fruchtbildung. Das Salprinzip wird in seinem Hinaufwirken abrupt aufgehalten und gleichsam verbrannt. Durch die Verbrennung im tierisch gestalteten Sulfurpol der Pflanze entsteht eine Aro-

matisierung der Substanzen; dadurch bilden sich ihre Aromastoffe und ätherischen Öle.

Therapeutische Wirksamkeitsbereiche

Während mit den Hahnenfußgewächsen erstmals überhaupt eine richtige Erdverbindung erreicht wird, kann bei den Lippenblütlern die starke Erdverbindung, d.h. das volle Eintauchen in die Materie, durch einen Gegenprozess, nämlich den des Aromatisierens und der Bildung von ätherischen Ölen, überwunden werden. Hieraus lassen sich die verschiedenen therapeutischen Eigenschaften der Lippenblütler verstehen. In ihrer Beziehung zur Erdenreife weisen sie, wie die Hahnenfußgewächse, zahlreiche geschlechtsspezifische Eigenschaften auf. Durch ihre besondere Polarität von tierisch-sulfurischer Blütenbildung und salartiger Stängel-Blattgestaltung ermöglichen sie therapeutisch, dass das Ich sich mit dem physischen Leib intensiver verbinden kann.

Lavandula angustifolia

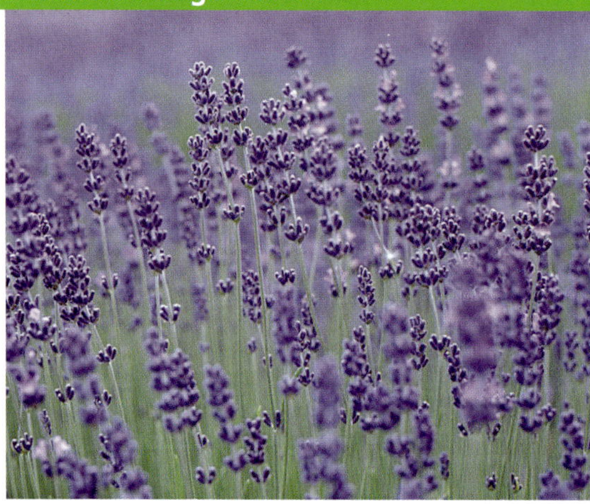

Botanischer Name: Lavandula angustifolia Mill. (Echter Lavendel)
Familie: Labiatae
Verwendeter Pflanzenteil: Blüte

Vorkommen und Eigenschaften

In der Metamorphosenreihe der Labiaten steht Lavandula am deutlichsten auf der Seite des Riechpols und bildet nach dieser Seite Abschluss und Höhepunkt des Spektrums: Der Lavendel spricht unter den Lippenblütlern am stärksten unseren Geruchssinn an. Sanft und verhalten ist dieser Duft. Er beruhigt alles Drängend-Fordernde und weist eine nach innen gerichtete Qualität auf.
Diese Stellung drückt sich auch in der Gestaltung der Pflanze aus. Sie setzt sich mit ihren Blütenbereich, der v.a. das Duftende repräsentiert, deutlich nach oben vom Blattbereich ab. Die sonst in dieser Familie so intensive Durchdringung von Blüten- und Blattbereich ist ganz verlassen worden. Aus den zu Rosetten sich stauenden Blattspiralen steigen die blau leuchtenden Blütenähren steil nach oben empor. Die Blätter selber

sind fast zu Nadeln zusammengezogen, bleiben aber weich. Insgesamt wächst der Lavendelstrauch jedoch nicht in die Höhe, sondern bleibt niedrig.

Wirkungen aus anthroposophischer Sicht

Der Lavendel regt als Heilmittel das Wirken der Ich-Organisation im Sinne einer Beherrschung des Astralleibes an. Er wirkt beruhigend, schlafördernd, aber auch krampflösend und ohnmachtsbekämpfend. Er hilft bei Lähmungen, indem er die in das gelähmte Glied verkrampfte Ich-Organisation wieder löst.

Therapeutische Anwendungsgebiete

- Bei Ischias, Gicht, Rheumatismus; Rachitis (Badezusatz)
- Bei Herznervosität, zur Entspannung, bei vegetativen Gleichgewichtsstörungen mit nervöser Unruhe, Einschlafstörungen, Verspannungen; Neuralgien (Öl)

Lavandula-Präparate

Monopräparate

Lavandula siccata D3 *Amp.*
Lavandula D3 *Dil.*
Oleum aethereum Lavandulae (Lavendelöl 10%) 10% *Oleum*
Weleda Lavendel Entspannungsbad

Kombinationspräparat

Aurum D4/Oleum aethereum Lavandulae 1% *Ungt.*

Dosierung und Anwendung

- Öl: als Einreibung mehrmals täglich; als Brustwickel
- Badezusatz: zum Vollbad 2–3 Esslöffel, Bademilch nach dem Einlaufen dem Wasser zusetzen, für Teilbäder entsprechend weniger
- Dilutio: 3-mal täglich 10 Tropfen
- Injektionen: 2- bis 3-mal wöchentlich eine Injektion

Leonurus cardiaca

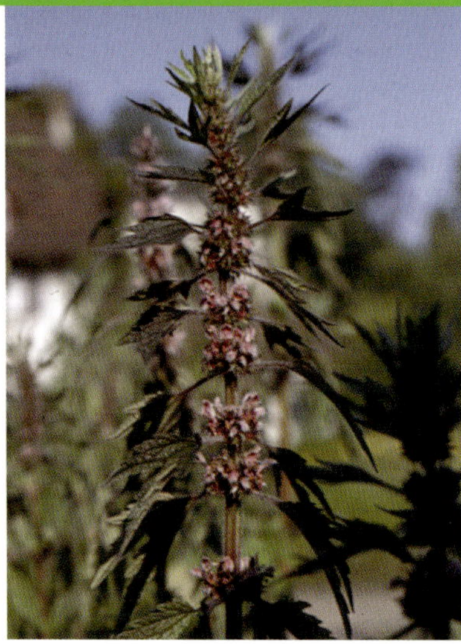

Botanischer Name: Leonurus cardiaca L. (Herzgespann)
Familie: Labiatae
Verwendeter Pflanzenteil: frisches blühendes Kraut

Vorkommen und Eigenschaften

Während anderen Lippenblütlern das einfache Gestaltungsprinzip ein starres Aussehen verleiht, erscheint bei Leonurus cardiaca dasselbe Prinzip in schöner, harmonischer Rhythmik gestaltet. Dies wird bedingt durch die krautig-grazilen, lang gestielten und in drei Zipfeln auslaufenden Blätter. Sie gleichen das starre, vierkantige, kreuz-gegenständige Gestaltungsprinzip der Lippenblütler in harmonischer Weise aus. Die im Quirl in den Blattachseln den Stängel umfassenden sehr kleinen, flaumigen Knospen und zartrosa Blütchen tragen ebenfalls zur Auflockerung des starren Prinzips bei.

Wirksamkeiten aus anthroposophischer Sicht

Leonurus cardiaca schmeckt sehr bitter und ist nur schwach aromatisch. Die Pflanze weist einen dumpfen, etwas widerlichen Geruch auf. Aufgrund ihrer Erscheinung und ihrer Inhaltsstoffe ist sie auf die Seite des Geschmackpols der Lippenblütler zu zählen. Entsprechend geht ihre therapeutische Wirkung vom Stoffwechselpol aus. Therapeutisch wird diese Pflanze eingesetzt, wenn Unregelmäßigkeiten im unteren Stoffwechselsystem in das rhythmische System hineinwirken und hier funktionelle Störungen verursachen.

Therapeutische Anwendungsgebiete

- Nervöse und funktionelle Herzstörungen, häufig mit Schlaflosigkeit
- Klimakteriumsbeschwerden; Verdauungsstörungen
- Basedowherz; gastrokardialer Symptomenkomplex

Leonurus-Präparate

Leonurus cardiaca 33%, D1, D2, D3, D4*, D6* *Dil.*

* Apotheke an der Weleda, D

Dosierung und Anwendung

- Ampullen: 2-mal wöchentlich bis zu 1-mal täglich 1 ml s. c.
- Dilutio: 3-mal täglich 5 – 10 Tropfen

Lycopus virginicus

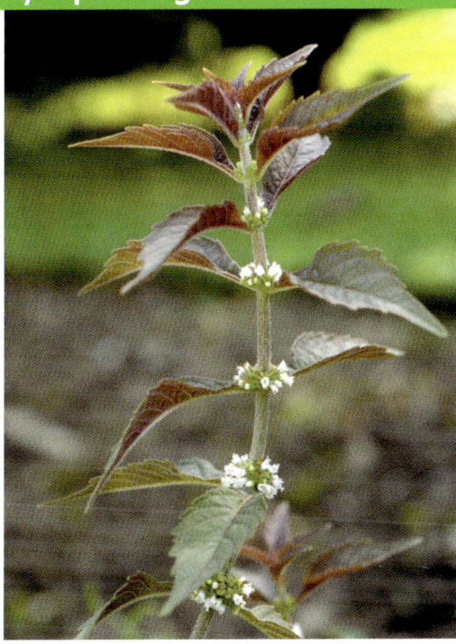

Botanischer Name: Lycopus virginicus L. (Virginischer Wolfstrapp)
Familie: Labiatae
Verwendeter Pflanzenteil: frisches blühendes Kraut

Vorkommen und Eigenschaften

Lycopus virginicus steht Leonurus cardiaca sehr nahe, nur ist bei ihm noch stärker die krautig-stoffwechselmäßige Seite ausgeprägt. Wie Leonurus hat diese schmale, schlanke Staude ihre Blattrhythmik stark betont, nur wirken hierbei die Blätter nicht so auflockernd und ausgleichend harmonisch. Vielmehr unterstreichen sie das starre Gestaltungsprinzip des Lippenblütlertypus.

Wirkungen aus anthroposophischer Sicht

Die Pflanze bildet sehr viel Gerbstoffe und einen hohen Gehalt an Bitterstoffen, dagegen wenig ätherische Öle. Entsprechend geht auch ihre Wirkung vom Stoffwechselsystem aus. Wenn Stoffwechselprozesse nicht nur zu stark in das rhythmische System hineinwirken, sondern auch in das Sinnes-Nervensystem, wie es bei hyperthyreotischen Krankheitszuständen der Fall ist, kann Lycopus virginicus therapeutisch eingesetzt werden. Dabei wirkt er v. a. in Lebensphasen, in denen eine hormonelle Umstellung erfolgt, wie in der Pubertät oder im Klimakterium.

Therapeutische Anwendungsgebiete

Hyperthyreose, Basedow-Krankheit, nervöse Tachykardie, vegetative Dystonie.

Lycopus-Präparate

Lycopus virginicus 33%, D1, D2, D3*, D4*, D6 *Dil.*

* Apotheke an der Weleda, D

Dosierung und Anwendung

- Ampullen: 3-mal wöchentlich bis zu 1-mal täglich 1 ml s. c.
- Dilutio: 3-mal täglich 5 – 10 Tropfen

Majorana (Origanum majorana)

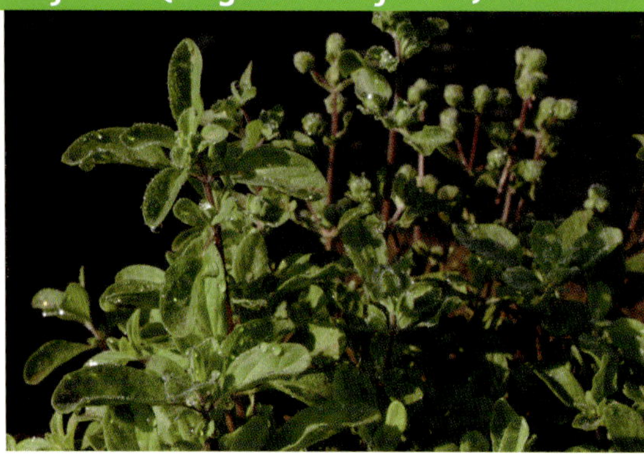

Botanischer Name: Origanum majorana L. (Majoran)
Familie: Labiatae
Verwendeter Pflanzenteil: blühendes Kraut

Vorkommen und Eigenschaften

Ähnlich wie bei Salvia durchdringen sich auch bei Majorana zwei gegensätzliche Tendenzen und führen zur besonderen Ausprägung des mittleren Blattbereiches. Auf der einen Seite sind es die sulfurischen Wärmequalitäten, die nicht nur den Blütenbereich, sondern auch Blatt und Stängel durchdringen und zum hohen Gehalt an ätherischen Ölen in der Pflanze führen. Auf der anderen Seite ist die Pflanze von der Wurzel her stark von salinischen Geschmackssubstanzen durchzogen. Diese beiden Tendenzen führen in der Mitte der Pflanze zu breiten, rund-ovalen, saftig weichen Blättern. Majorana nimmt unter den Lippenblütlern die Rolle der rhythmisierend ausgleichenden Mitte ein. Im Chemismus der Pflanze äußert sich dies in ihrer milden Würze. So findet Majorana sowohl als Gewürz wie auch als Heilpflanze Verwendung.

Wirksamkeiten aus anthroposophischer Sicht

Therapeutisch bewirkt Majorana eine Verstärkung der Durchatmung der inneren Organe, womit eine Durchwärmung und Kräftigung des Verdauungstrakts und der weiblichen Unterleibsorgane sowie der Schleimhäute im Nasen-Rachenbereich verbunden ist.

Therapeutische Anwendungsgebiete

- Katarrhe im Nasen-Rachenbereich *(Majorana 10% Ungt.)*
- Erkrankungen der Genitalorgane: Menstruatio irregularis bei unregelmässiger Ovulation, prämenstruelles Spotting, Zwischenblutungen, verspätete Menarche *(Menodoron)*
- Fluor vaginalis; vulvovaginale Candida-Mykose, Vaginitis, Metritis *(Melissa/Phosphorus comp; Majorana/Melissa Ungt., Vaginalglob.)*
- Schmier- oder Zwischenblutungen; Polymenorrhö, Menorrhagie, Prämenstruelles Syndrom *(Melissa/Phosphorus comp.)*

Majorana-Präparate

Majorana 10% *Ungt.*; 10% *Vaginalglob.*
Majorana/Melissa *Ungt.*; *Vaginalglob.*, *Vaginaltabl.*
Melissa/Phosphorus comp.* (Agnus castus D2/Corpus luteum bovis D4/Majorana D3/Melissa officinalis D3/Mucilago Levistici off. Radicis sicc. D2/Phosphorus D6/Pulsatilla vulgaris D6) *Dil.*
Menodoron® (Majorana, Fructus sicc./Quercus, Cortex sicc./Millefolium, Flos sicc./Capsella bursa-pastoris, Herba sicc./Urtica dioica, Flos sicc.) *Tropfen*

* Nur Weleda Schwäbisch Gmünd, D

Dosierung und Anwendung

- Dilutio: 1- bis 3-mal täglich 5 – 10 Tropfen; siehe auch unter *Menodoron*
- Salbe: mehrmals täglich den Unterbauch einreiben; Nasenflügel und Kieferhöhlengegend 1- bis 2-mal täglich einreiben (bei Schnupfen)
- Vaginal-Globuli: 3-mal wöchentlich bis zu 1-mal täglich am Abend einführen

Marum verum

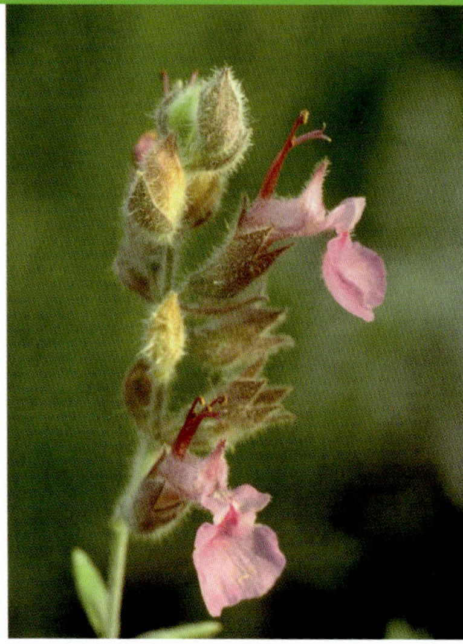

Botanischer Name: Marum verum, Teucrium marum L. (Katzengamander, Katzenkraut, Amberkraut)
Familie: Labiatae
Verwendeter Pflanzenteil: frisches blühendes Kraut

Vorkommen und Eigenschaften

In der Erscheinung ähnelt *Marum verum* dem Thymian mit etwas stärker ausgeprägt krautigem Habitus. Die Blätter von Marum verum sind klein, stark lanzettförmig zusammengezogen, gegenständig und gestielt. Aus den Achseln der Blattstiele entspringen die kurzgestielten, hellrot leuchtenden Blüten und bilden eine einseitswendige Traube. Als Halbstrauch wird *Marum verum* zwischen 20 – 45 cm hoch.
Marum verum kann keinem der beiden Pole der Lippenblütler bevorzugt zugeordnet werden. In ihm sind vielmehr beide Seiten stark vertreten und durchdringen einander. Die Ausprägung des salinischen Geschmackspols zeigt sich durch seinen hohen Gehalt an Bitterstoffen und diejenige des sulfurischen Duftpols durch den relativ hohen Gehalt an ätherischen Ölen. Charakteristisch für die Pflanze ist der feurig ätzende Kampfergeruch beim Zerreiben der Blätter. Aufgrund dieser Eigenschaft wurde der Katzengamander als Niespulver verwendet. Dieser Geruch lockt auch Katzen an, die sich auf der Pflanze gerne herumwälzen.

Wirksamkeiten aus anthroposophischer Sicht

Marum verum als Heilmittel eingenommen, spricht durch seine Bitterstoffe den Geschmack und damit die Ernährungsprozesse an. Durch seine aromatischen Stoffe wirkt es belebend und aufweckend auf Atmung und Kreislauf und fördert die Flüssigkeitsausscheidung. Hieraus ergeben sich ihre therapeutischen Beziehungen sowohl zum oberen wie auch unteren Pol des Menschen.

Therapeutische Anwendungsgebiete

- Polypen im Nasenbereich, Tonsillenhypertrophie, Verquellung der Nasenmuscheln, Rhinitis, obstruktiver Säuglingsschnupfen
- Schlaflosigkeit, Nervosität
- Gallenbeschwerden
- Ascariasis/Oxyuriasis
- Rheumatische Beschwerden mit periodischen Rhythmus und Lähmungsgefühl der befallenen Extremitäten

Marum-verum-Präparate

Marum verum D1*, D2, D3, D4*, D6 *Dil.*

* Apotheke an der Weleda, D

Dosierung und Anwendung

Dilutio: 3-mal täglich 5 – 10 Tropfen.

Melissa officinalis

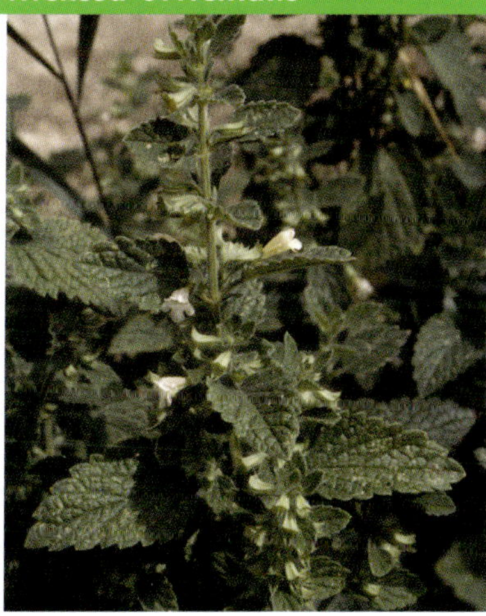

Botanischer Name: Melissa officinalis L. (Melisse, Zitronenmelisse)
Familie: Labiatae
Verwendeter Pflanzenteil: Blatt

Vorkommen und Eigenschaften

Die Melisse können wir als einen Vertreter des Geschmackspols der Lippenblütler ansehen, obwohl sie auch einige Charakteristika des Duftpols aufweist. V. a. an der üppig mächtigen, krautigen Gestaltung, zusammen mit der Durchdringung von Blatt und Blütenbereich, werden die Charakteristika des Geschmackspols bei ihr deutlich.
Vom Frühjahr an bis zum Hochsommer bildet sie nur vegetative Sprosse. Erst relativ spät, zur Zeit der größten sommerlichen Wärme, schießt sie zu einem krautigen Busch

bis 80 cm Höhe auf, der in seinen gegenständig stehenden Blattachseln die kleinen weißen Blüten hervorbringt; diese sind so mit dem Blattbereich gleichsam verwoben. Mit dem Entstehen der Blüten werden die Blätter zarter und feiner. Beim Einsetzen des Blühimpulses nimmt der feine balsamische Geruch der Laubblätter deutlich ab, und die Pflanze verholzt. Der ganze Busch wird hierbei lichtdurchlässiger.
Der charakteristische Geruch der Pflanze ist durch den Gehalt an ätherischem Pfefferminzöl bedingt. Der feurige Duft des Rosmarins ist hier abgedämpft zum mild erfrischenden, sanften Zitronenduft. Die Pflanze ist nicht so stark aromatisiert wie Rosmarin und enthält entsprechend weniger ätherische Öle. Das Pfefferminzöl bestimmt auch den Geschmack dieser Pflanze in seiner erfrischenden, kühlenden Art.

Wirksamkeiten aus anthroposophischer Sicht

Die Wirkungsrichtung der Melisse geht in vier Richtungen: Nervensystem, Herz, Verdauung und Reproduktionsorgane. Nach Steiner wirkt die Melisse auf den Astralleib in der gleichen Weise, wie sie bei Rosmarin über den physischen Leib erfolgt, d. h. die Ich-Wirkung wird hier verstärkt.

Therapeutische Anwendungsgebiete

- **Nervensystem:** Ohnmachtsneigung, Nervosität, Herznervosität
- **Verdauungstrakt:** Koliken, Meteorismus, nervöse kolikartige Bauchschmerzen von Kindern im Vorschulalter *(Melissa Cupro culta 1%)*
- **Geschlechtsorgane:**
  - Amenorrhö, spätes Erscheinen der Regel bei jungen Mädchen, Hyper-Dysmenorrhö *(Majorana/Melissa, Vaginalglob.)*
  - Klimakterische Beschwerden, Zyklusstörungen bei Frauen mit überwiegenden Aufbauprozessen und schwachen Gestaltungskräften in der 2. Zyklushälfte z. B. Schmier- oder Zwischenblutungen, prämenstruelles Spotting, Polymenorrhö, Menorrhagie, prämenstruelles Syndrom *(Melissa/Phosphorus comp.)*

Melissa-Präparate

Monopäparate

Melissa D1, D3, D4**, D6**, D12** *Dil.*
Melissa Cupro culta Rh D2 (= 1%), D3 (= 0,1%) *Amp.;* D3* *Dil. aq.*
Melissa Cupro culta 1%, 0,1% *Dil.*

Kombinationspräparate

Majorana/Melissa *Ungt.; Vaginalglob., Vaginaltabl.*
Melissa/Phosphorus comp.* (Agnus castus D2/Corpus luteum bovis D4/Majorana D3/Melissa off. D3/Mucilago Levistici off. Radicis sicc. D2) *Dil.*
Menodoron® (Majorana, Fructus sicc./Quercus, Cortex sicc./Millefolium, Flos sicc./ Capsella bursa-pastoris, Herba sicc./Urtica dioica, Flos sicc.) *Tropfen*
Spiritus Melissae comp. (Balsamischer Melissengeist) (Angelica, Radix sicc./Caryophyllus, Flos sicc./Cinnamomum, Cortex./Coriandrum, Fruct. sicc./Melissa, Herba rec./Myristica, Semen sicc./Limonis aetherol.) *Dil.*

* Nur Weleda Schwäbisch Gmünd, D; ** Apotheke an der Weleda, D

Dosierung und Anwendung

- Ampullen: 2-mal wöchentlich bis zu 1-mal täglich 1 ml s.c.
- Dilutio: 3-mal täglich 5 – 10 Tropfen
- Globuli vaginalis: 2-mal wöchentlich bis täglich abends einführen

Rosmarinus officinalis

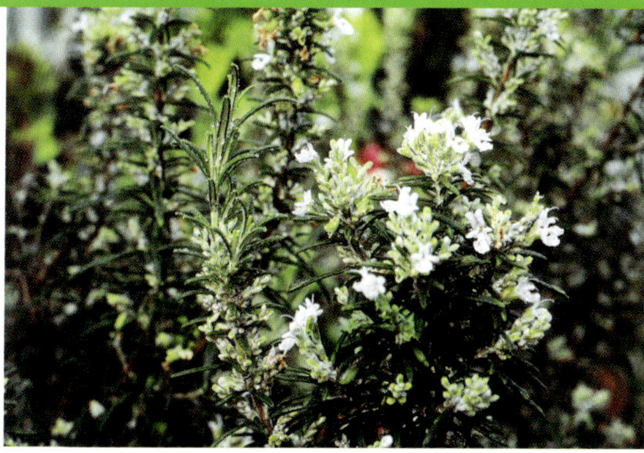

Botanischer Name: Rosmarinus officinalis L. (Rosmarin)
Familie: Labiatae
Verwendeter Pflanzenteil: Blatt

Vorkommen und Eigenschaften

Rosmarin wächst in den sonnendurchglühten Mittelmeergebieten, wo er Trockenperioden ohne Schaden überdauert. Die mannshohen Rosmarinbüsche erinnern mit ihren immergrünen, dichtstehenden Nadelblättern an den Wacholder. Wenn der Rosmarin blüht, so erheben sich seine Blüten nicht über den vegetativen Bereich hinaus, sondern seine hellviolett gezeichneten Blütenmäulchen entspringen traubig zwischen den Nadelblättern. So durchdringen sich Blüten- und Blattbereich. Die von Licht und Wärme umgebene Blüte ist so noch eng mit der Blattregion verbunden und verschwistert sich hier mit dem irdisch-substantiellen Strom des Stängels. Die Äste des Rosmarinstrauches, die einige Zentimeter dick werden können, sind von Borke umkleidet; diese wird nach außen abgestoßen und offenbart so eine starke Mineralisierung der Pflanze. Dieser Tendenz wird durch den Sulfurprozess in Form der ätherischen Ölbildung entgegengewirkt. Unter den Labiaten ist beim Rosmarin die Durcharomatisierung der Pflanze am weitesten getrieben. Bis in die Blatt- und Stängelregion hinein werden ätherische Öle gebildet, welche ihrer Natur nach eigentlich allein der Blütenregion angehören.

Wirksamkeiten aus anthroposophischer Sicht

Das den Blättern abdestillierte ätherische Rosmarinöl ist Träger intensiver Wärmekräfte und vermittelt die Heilwirkungen der Pflanze. Wo es im Bereich des menschlichen Stoffwechsel- oder Gliedmaßensystems an der nötigen Durchwärmung mangelt und die Tendenz zur Salzbildung überhand nimmt, regt es das entsprechend zu schwache Wirken der Ich-Organisation an. Dies ist im Stoffwechsel insbesondere dort der Fall, wo das Willenselement angesprochen werden soll. Das Rosmarinöl riecht angenehm würzig, wachmachend, bewusstseinsweckend und weist so auch analeptische Wirkung auf.

Therapeutische Anwendungsgebiete

- Unterstützung einer Diabetes-Therapie (Rosmarinbäder und -abwaschungen; *Rosmarinus Infusum D4*)
- Thrombophlebitis (*Rosmarinus 10% Ungt.* (Dunstwickel))
- Durchblutungsstörungen, Angina (Tonsillenpinselung mit Rosmarin-Emulsion)
- Rückenschmerzen, Rückenverspannungen, Bandscheibenprolaps, Hexenschuss *(Betonica D3/Rosmarinus D3 aa)*
- Dys- und Hypomenorrhö
- Schlafstörungen nach Narkose und nach Absetzen von Benzodiazepinen *(Rosmarinus D25 Amp.)*

Rosmarinus-Präparate

Monopräparate

Rosmarinus D25 *Amp.*
Rosmarinus, Infusum D3, D4, D6*, 5%* *Amp.*
Oleum aethereum Rosmarini 10% *Oleum*
Rosmarin-Salbe 10%*
Weleda Rosmarin Aktivierungsbad

Kombinationspräparat

Betonica D3/Rosmarinus D3 aa *Amp. Dil.*

* Nur Weleda Schwäbisch Gmünd, D

Dosierung und Anwendung

- Ampullen: 2-mal wöchentlich bis zu 1-mal täglich 1 ml s.c.
- Dilutio: 3-mal täglich 5 – 10 Tropfen
- Unguentum: 2-mal täglich dünn auftragen
- Vollbad: 2 – 3 Esslöffel; der Rosmarinduft soll für den Patienten deutlich riechbar sein

Teucrium scordium

Botanischer Name: Teucrium scordium L. (Lauchgamander, Wassergamander)
Familie: Labiatae
Verwendeter Pflanzenteil: frisches blühendes Kraut

Vorkommen und Eigenschaften

Scordium ist ein ausdauerndes, nach Knoblauch riechendes Kraut, welches – für Lippenblütler ganz ungewöhnlich – in stehenden Gewässern, wie z. B. sumpfigen Wiesen, wächst. Hier kriecht es – was ebenfalls für einen Lippenblütler untypisch ist – mit seinem Hauptstamm im Schlamm. Von diesem gehen unmittelbar stielrunde Laub- und Blütensprosse bis zu 10 – 25 cm in die Höhe. Sein Spross ist ringsum zottig-weich behaart. Die Blätter setzen ungestielt am Spross an und sind länglich oval, grob gekerbt und von bitterem Geschmack. Die 8 – 10 mm langen Blüten sind purpurrot und bilden 2 – 4-blütige Scheinquirle in den Blattachsen.

Wirksamkeiten aus anthroposophischer Sicht

Auf den ersten Blick scheint Scordium stark ins Krautige zu gehen und mit dem wässrig-erdigen Element voll verbunden zu sein. Bei näherer Betrachtung stellen wir in dieser unscheinbaren Pflanze jedoch auch ausgesprochen sulfurische Qualitäten fest. Sie äußern sich durch den Knoblauchgeruch und durch die Aufhebung der sonst für Labiaten charakteristischen Vierheit des Stängels. Auch die Farbigkeit der Blüte deutet in diese Richtung. Das Motiv der gegenseitigen Durchdringung des sulfurischen und des salinischen Pols der Lippenblütler erfährt so bei dieser Pflanze eine weitere spezielle Ausprägung.

Die Anwendung von Scordium ähnelt derjenigen von Teucrium scorodonia. Scordium spricht jedoch spezifisch die Prozesse an, die aus der Gesamtheit des lebendigen Organismus herauszufallen drohen und zum Faulig-Septischen neigen. So wird es z. B. bei „Verjauchung" des Urins oder eitrigen Fäulnisprozessen in Stirn- und Kieferhöhle angewandt.

Therapeutische Anwendungsgebiete

- Chronische Bronchitis, Rhinitis, Sinusitis, Nasenpolypen *(Scordium D5)*
- Harnwegsinfekte *(Kalium/Teucrium comp.)*

Teucrium scordium-Präparate

Scordium D5 *Dil.*
Kalium/Teucrium comp. (Kalium carbonicum D5/Kalium sulfuricum D5/ Teucrium scordium D5 aa) *Dil.*

Dosierung und Anwendung

Dilutio: 3-mal täglich 5 – 10 Tropfen

Salvia officinalis

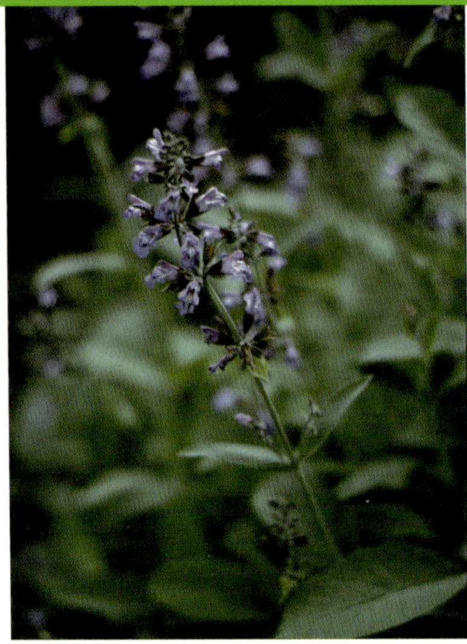

Botanischer Name: Salvia officinalis L. (Salbei)
Familie: Labiatae
Verwendeter Pflanzenteil: getrocknetes Blatt

Vorkommen und Eigenschaften

Salvia officinalis nimmt unter den Lippenblütlern eine Mittelstellung ein. Dabei ist Salvia die artenreichste Gattung der Lippenblütler und durchläuft die meisten Gestaltwandlungen. Der Typus der Lippenblütler hat sich hier am flexibelsten erhalten können. Die Mittelstellung bei Salvia kann als ein Ausgangspunkt der Metamorphosenreihe der Lippenblütler angesehen werden. Bei anderen Lippenblütlern, die ebenfalls eine Mittelstellung einnehmen, wird man feststellen, dass diese eher etwas Abgeschlossenes, Festgefügtes aufweisen.
Die Mittelstellung von Salvia officinalis ist durch das Gleichgewicht zwischen zwei entgegengesetzten Tendenzen, die zur Bildung des sulfurischen Duftpols und des salinischen Geschmackspols führen, bedingt. Die Pflanze hat auf der einen Seite eine innige Beziehung zur Wärme, was sich u. a. durch den hohen Gehalt an ätherischen Ölen und Harzen äußert. So ist ihr Verbreitungsgebiet auch identisch mit dem des Rosmarins. Nach oben geht Salvia mit ihren zart violetten Blüten kontinuierlich in Form einer Ähre in den Wärme- und Lichteinfluss über. Auf der anderen Seite weist sie auch zusammenziehende, formende Qualitäten auf, was sich u. a. in den derben, erstaunlich trockenen und gerunzelten Blättern äußert. Diese Tendenz bewirkt im Chemismus der Pflanze eine reichliche Bildung von Gerbsäuren.

Wirksamkeiten aus anthroposophischer Sicht

Entsprechend dieser beiden Qualitäten spricht Salvia einerseits die Verdauung an, indem sie das Schmecken im Organismus angeregt, und andererseits gleichzeitig die Verdauungsorgane wohltuend durchwärmt. Auch ein überquellender Flüssigkeitsorganismus wird durch diese beiden Eigenschaften von Salvia gebändigt. Abnorme Schweißbildungen werden durch Salbeigaben bekämpft. Die profusen Nachtschweiße beim konstitutionellen Überwiegen des Stoffwechselpols wird durch Salbei günstig beeinflusst. Die gewebeformende und wundheilende Wirkung von Salbei macht man sich bei Hals- und Mundentzündungen zunutze.

Therapeutische Anwendungsgebiete

- Katarrhe, Stomatitis; zur Schweißhemmung
- Einschränkung der Laktation
- Descensus vaginae, Fluor vaginalis
- Unterstützend bei Asthma bronchiale

Salvia-Präparate
Salvia officinalis D1, D2 *Dil.*

Dosierung und Anwendung

Dilutio: 3-mal täglich 5 – 10 Tropfen

Teucrium scorodonia

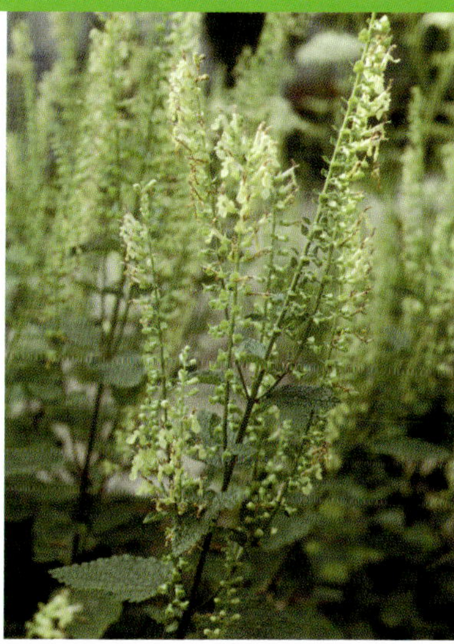

Botanischer Name: Teucrium scorodonia L. (Salbei-Gamander)
Familie: Labiatae
Verwendeter Pflanzenteil: blühendes Kraut

Vorkommen und Eigenschaften

In Teucrium scorodonia stoßen die beiden Pole der Lippenblütler in besonders eigenartiger Ausprägung aufeinander. Die krautige Erscheinung, der geringe Gehalt an ätherischen Ölen und der deutliche Gehalt an Bitterstoffen weist auf eine starke Ausprägung des „Geschmackspols" hin. Entsprechend wächst Teucrium scorodonia auch

im Waldschatten und in der Feuchte. Es liebt reichlich sauren Kieselboden. Doch Teucrium scorodonia trägt noch eine andere Seite in sich. Licht- und Wärmequalitäten ist es ebenfalls zugetan, die die Pflanze nach einer anderen Richtung prägen. Als sei der eigene Standort nicht der richtige, so schießt sie wie z. B. wie Spargel in die Höhe und ringt um genügende Aufnahme von Licht- und Wärmekräften. Sie setzt dabei eine schmale, bleichgelbe Blütenrispe aus dem Blattkranz nach oben hinaus. Die Blütenregion verleiht der Pflanze so ein charakteristisches Aussehen. Hier weist sie Gestaltungskräfte auf, die man eher dem Duftpol der Pflanzenfamilie zuordnen würde.
Trotz der starken Ausprägung der Blütenregion pflanzt sich Teucrium scorodonia nicht generativ fort, sondern v. a. vegetativ durch Ausläufer seines Rhizoms.

Wirksamkeiten aus anthroposophischer Sicht

In dieser zwiespältigen Ausprägung zwischen Duft- und Schmeckpol bildet die Pflanze ein ätherisches Öl, welches dumpf, schwer aromatisch und zugleich schweißartig riecht.
Therapeutisch wird die Pflanze eingesetzt, wenn die unteren Stoffwechselprozesse zu stark nach oben dringen und z. B. den Atmungstrakt überfluten.

Therapeutische Anwendungsgebiete

- Chronische Bronchitis; verschleppte grippale Infekte *(Teucrium comp.)*
- Nasenpolypen *(Teucrium scorodonia D3)*

Teucrium-scorodonia-Präparate

Teucrium scorodonia D1, D2*, D3, D4*, D5, D6* *Dil.*
Teucrium comp. (Phosphorus D6/Plantago lanceolata D4/Teucrium scorodonia D3 aa) *Dil.*

* Apotheke an der Weleda, D

Dosierung und Anwendung

Dilutio: 3-mal täglich 5 – 10 Tropfen

4.9 Rosaceae (Rosengewächse)

Die Rose und überhaupt die Rosengewächse nehmen im Pflanzenreich durch das Gleichmaß ihrer Kräfte eine zentrale Stelle ein. Die Rose gilt als das Sinnbild einer vollendeten Pflanze. Als Obstbäume spielen die Rosengewächse eine wichtige Rolle in unserer Ernährung, und auch als Heilpflanzen werden zahlreiche Rosengewächse angewandt. Unter den rosenverwandten Arten finden sich Kräuter, Halbsträucher, Sträucher, kleine Bäume und einige Bäume, die ansehnliche Gestalten erreichen.

Botanische Aspekte

Als Bäume öffnen sich die rosenverwandten Arten besonders den von der Erde her wirkenden Kräften. Hierbei verbinden sich die Rosengewächse fest und dauerhaft mit der Erde, so dass sie sozusagen selbst ein Teil dieser Erde werden, „nämlich mit ihren Stamm eine ausgestülpte Erde bilden", wie es Steiner in einem Vortrag formulierte. Holz ist der Repräsentant des Irdisch-Festen, gleichsam eines Felsens auf der Stufe des Vegetativ-Lebendigen. Auf der anderen Seite bilden die Rosengewächse als Ergebnis von Wärme-Licht-Prozessen außerordentlich komplexe Kompositionen von Duftstoffen. Der Rosenduft ist die Quintessenz dieses Blütenprozesses, das Wesentliche überhaupt an ihr. In der Blüte prägt die Pflanze ihr Wesen am vollkommensten aus, weshalb auch das botanische System auf den Charakteristika der Blüte aufgebaut ist. Die Blüte der Rosengewächse ist ein Fünfstern, ausgenommen bei Tormentilla und Sanguisorbia. Der Fünfstern schließt sich in sich selbst ab. Das Pentagramm ist das Symbol des Mikrokosmos, wo Weltenkräfte zusammenfließen, um eine kleine, aber selbstständige und in sich geschlossene Welt entstehen zu lassen.

Anthroposophische Aspekte

Alles, was die Rosengewächse bilden, geschieht im ausgeglichenen Zusammenwirken von oben und unten, von Himmel und Erde. In ihren Blüten erscheint das, was die Erde gibt, durch die Kraft des Lichtes und der Wärme verwandelt und geläutert, so dass die Pflanze schließlich die Früchte hervorbringt, die uns als Nahrung dienen.
Die Rose kann als pflanzlicher Naturprozess für folgende seelische Vorgänge angesehen werden: sie ist das Sinnbild für die Entwicklung von Persönlichkeits- und Ich-Impulsen in der menschlichen Seele. Das Allgemein-Geistige verbindet sich mit dem Individuellen und wirkt durch dieses. Die Rose kann uns als pflanzliches Sinnbild dafür dienen, dass das Selbstbewusstsein das Körperliche ergreift und im Sinne der Individualisierung verwandelt. (Es sei hier zum Vergleich und als Kontrast auf die Liliengewächse verwiesen, wo eine ganz andere Dynamik vorherrscht.)
So wie die Rose die Harmonie zwischen Kräften des Kosmos und der Erde widerspiegelt, so ist das menschliche Blut Schauplatz der Auseinandersetzung zwischen irdischen Kräften aus der Verdauungssphäre und Geisteskräften aus der Hauptesregion. Ist dieses Gleichgewicht gestört, was sich in verschiedensten Erkrankungen äußern kann, wie sie in den folgenden Monographien aufgeführt sind, so können hierbei geeignete Rosaceen als Heilmittel eingesetzt werden.

Therapeutische Wirksamkeitsbereiche

Betrachten wir die Inhaltsstoffe der Rosengewächse im Hinblick auf ihre therapeutische Wirksamkeit. Neben der Zuckerbildung ist besonders der Gerbstoffprozess von Bedeutung. Seine therapeutische Rolle kann am besten an einem markanten und ungewöhnlichen Beispiel verdeutlicht werden. Die gerbstoffreichsten Organe im Pflanzenreich sind die Pflanzengallen. Sie sind zwar pflanzliche Gebilde, doch werden sie durch den Stich der Gallwespe provoziert. Sie sind die Antwort der Pflanze auf das ihr mit dem Ei einverleibte Gift. Tierisches und Pflanzliches begegnen sich so, wirken zusammen, und hierbei entsteht die Gerbsäure. Sie ist das Werkzeug für das Hineinwirken des Tierwesens in den Pflanzenleib. Die Gerbsäure entsteht als Vermittlersubstanz

zwischen der Astralsphäre des Tierischen und dem Bildekräfteleib der Pflanze. Sie ermöglicht also einen heilsamen Austausch beider Kräfte.
Therapeutisch werden verschiedene Rosengewächse bei Durchfällen, Leberleiden und Blutungen angewandt.

Crataegus

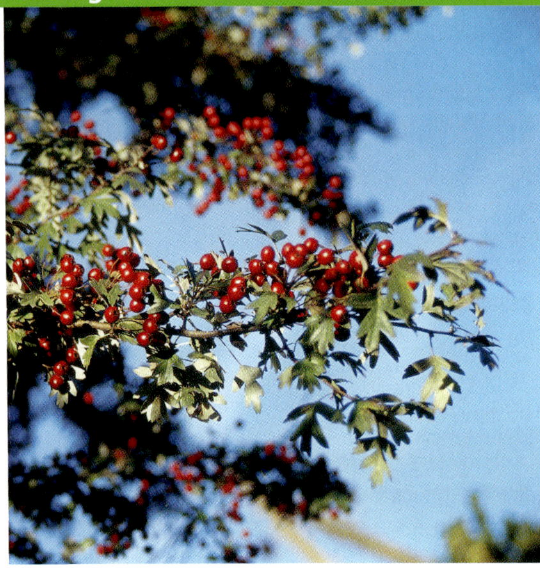

Botanischer Name: Crataegus laevigata (Poir.) DC und Crataegus monogyna Jacq. emend. Lindm. (Weißdorn)
Familie: Rosaceae
Verwendeter Pflanzenteil: Frucht, Blüte

Vorkommen und Eigenschaften

Der kleine, zähe, hartholzige Strauch Crataegus deutet mit seinen dornigen Zweigen und seinen in sich zusammengezogenen, nur einen Ansatz zur dreigliedrigen Lappung zeigenden Blättern eine für Rosengewächse typische in sich gehaltene Vitalität an. Er bildet wohl einen Stamm, aber seine Sprosse verhärten sich zu stark und zu früh, um ihn zum ansehnlichen Baum werden zu lassen Die Spitzen seiner dünnen Seitentriebe sind auch hier wie bei der Schlehe zu scharfen Sprossdornen erstarrt. Die Dornbildung ergreift also den Spross, ihn durch und durch verhärtend. Andererseits trägt der Weißdorn offenbar wie angestaut eine ungeheure vegetative Kraft in sich. Beim Beschneiden ermöglicht sie ihm, kräftige Langtriebe zu bilden.
Das Holz des Weißdorns ist sehr hart und zäh, die Rinde glatt und aschgrau. Die Weißdornblätter gehören zu den ersten, die im Frühjahr an Holzgewächsen erscheinen. Durch tiefe Einschnitte und eine scharfe Zähnelung am Ende der einzelnen Lappen erscheint das Blatt stark geformt und zugleich wie von innen aufquellend. Die Spannung zwischen aufquellenden und formend zurückstauenden Kräften kommt so auch im Blatt zum Ausdruck.
Die Blüten stehen in Doldentrauben an der Spitze der Zweige, sind weiß mit rötlichen Staubgefäßen. Sie treten nicht besonders stark aus dem Laub hervor, deuten aber durch ihre Traubenbildung an, dass sie weit in den Gegenraum eindringen und damit die

Erstarrungstendenz, wie sie an den Dornen sichtbar wird, deutlich überwinden. Die Blüte hat einen eigenartigen schweren betäubenden Duft, der rasch in einen faulig-fischigen Geruch übergeht und so unangenehm an Stoffwechselvorgänge erinnert.
Die Früchte sind rundlich klein leuchtend rot. Sie enthalten je nach Art 1 bis 3 hornig verhärtete Steinkerne und ein wenig mehliges Fruchtfleisch. Sie weisen keinerlei Geschmack oder Aroma auf, aber auch keine Giftstoffe.

Wirksamkeiten aus anthroposophischer Sicht

Crataegus als Heilmittel wirkt den Verhärtungstendenzen, die vom Sinnes-Nervenpol ausgehen und das rhythmische System mit Erstarrung bedrohen, entgegen. Entkrampfend und belebend wirkt Crataegus v. a. im Bereich des Herzens, zu welchem der zum Heilmittel verarbeitete Samen eine besondere Beziehung hat. Crataegus fördert die Durchblutung der Herzkranzgefäße, verstärkt die Herztätigkeit und überwindet Erlahmungs- und Sklerotisierungstendenzen. Herzrhythmusstörungen werden günstig beeinflusst. Bei kreislaufbedingter Leistungsbeschränkung wird durch Crataegus eine Besserung der Beschwerden herbeigeführt.

Therapeutische Anwendungsgebiete

Altersherz, Durchblutungsstörungen der Herzkranzgefäße, Herzrhythmusstörungen (Bradykardie, ventrikulare und supraventrikulare Extrasystolen)

Crataegus-Präparate

Monopräparate

Crataegus 20% *Tabl.*
Crataegus, D2*, D3, D6* *Amp.;* Ø (=33%), D1, D2, D3, D4, D6 *Dil.*
Crataegus-Elixier (Crataegus, Fruct. rec./Mel)
Crataegus Tropfen* (Crataegus, Fructus rec., Ø/Extr. Crataegi e fol. fluid)

Kombinationspräparat

Crataegus comp. (Aurum met. praep. D15/Cactus grand. D4/Cor vituli (Bos taurus) D6/Crataegus, Fruct. D3/Onopordon comp. mite) *Dil.*

* Nur Weleda Schwäbisch Gmünd, D

Dosierung und Anwendung

Zu Beginn der Behandlung 3-mal täglich 2 Tabletten oder 20 Tropfen; nach eingetretener Besserung 3-mal täglich 1 Tablette oder 10 Tropfen vor den Mahlzeiten über längere Zeit nehmen. Tabletten im Mund zergehen lassen.

Fragaria vesca

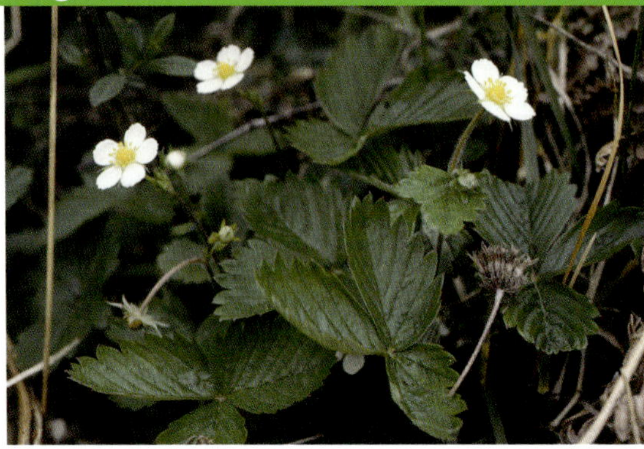

Botanischer Name: Fragaria vesca L. (Walderdbeere)
Familie: Rosaceae
Verwendeter Pflanzenteil: frischer Fruchtstand, Blatt

Vorkommen und Eigenschaften

In Fragaria vesca – der Walderdbeere – öffnet sich der Typus des Rosengewächses ganz der Umwelt und bleibt dabei gleichwohl den Erdenkräften wie angeheftet verbunden. Sie bildet keine Holzteile, wie viele ihrer Verwandten. Sie bildet nicht einmal einen eigentlichen Stängel. Was wir bei ihr morphologisch mit einem Stängel vergleichen können, sind die am Boden kriechenden Ausläufer. Die Ausläufer bewurzeln sich an ihren Knoten und bringen dort Folgerosetten und Wurzeln hervor. So entsteht hier eine neue Pflanze. Die Erdenkräfte werden also von ihr nicht nach oben genommen und damit umgewandelt, was die Rosengewächse sonst in charakteristischer Weise vollbringen.

Wirksamkeiten aus anthroposophischer Sicht

Dass die Pflanze sich in besonderer Weise den Umkreiskräften hingibt, zeigt sich spezifisch an ihrer Frucht. Der Fruchtboden der Walderdbeere schwillt an und bildet die rote Beere, die auf ihrer Außenhaut die kleinen Nüsschen als Früchte trägt. Was z. B. beim Apfel mit dickem Fruchtfleisch umgeben wird, ist hier ganz nach außen gestülpt.

Dieses Bestreben, das Innere offen zur Peripherie hin und im Einklang mit den Umkreiskräften zu gestalten, ist Ausdruck eines Kieselsäureprozesses. Daneben hat Fragaria vesca im Geschmack gleichwohl etwas sehr Eigenständiges. Ihr wohlschmeckendes, frisch-kräftiges Aroma ist bedingt durch ihre besondere Art der Einverleibung von Mineralstoffen aus der Erde, insbesondere von Eisen.

Rosengewächse haben eine enge Beziehung zur Ich-Organisation des Menschen. Die Walderdbeere als umkreisoffenstes Rosengewächs hat zu dem Organsystem Beziehung, wo die Ich-Organisation, das Geistig-Individuelle, in vollem Einklang mit dem Umkreis wirkt – zu der Blutbildung. Aber sie wirkt auch auf den Magen-Darmtrakt. Bei Durchfall und Gärungsdyspepsie kann sie regulierend eingreifen. Ihre Blätter wirken zudem auf den Leberstoffwechsel, dessen Entgiftungsleistung sie unterstützen.

Therapeutische Anwendungsgebiete

- Blutarmut *(Anaemodoron®)*
- Zur Förderung der Entgiftungsleistung der Leber *(Hepatodoron®)*

Fragaria-Präparate

Anaemodoron® (Urtica dioica, Pl. tota rec./Fragaria vesca, Fructuarium rec./Mel) *Tropfen*
Hepatodoron® (1 Tabl. enth.: Fragaria vesca, Fol. sicc. 40 mg/Vitis vinifera, Fol. sicc. 40 mg) *Tabl.*

Dosierung und Anwendung

- Ampullen: 2-mal wöchentlich bis zu 1-mal täglich je 1 ml s. c.
- Tabletten: 3-mal täglich 1 – 2 Tabletten
- Tropfen: 3-mal täglich 10 – 15 Tropfen

Geum urbanum

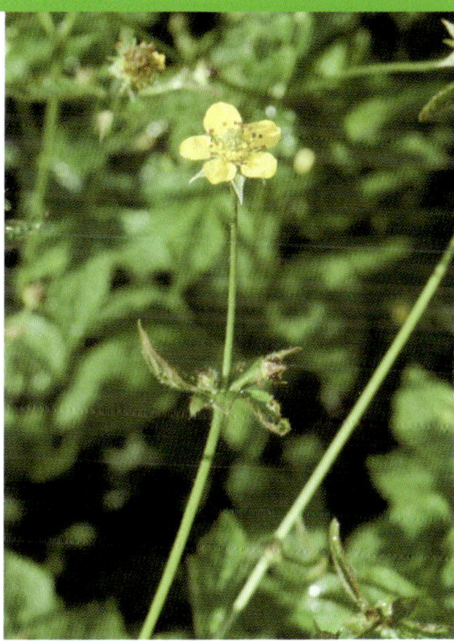

Botanischer Name: Geum urbanum L. (Nelkenwurz)
Familie: Rosaceae
Verwendeter Pflanzenteil: Wurzelstock mit Wurzeln

Vorkommen und Eigenschaften

Meist an einem halbschattigen Standort wachsend streckt Geum urbanum aus den Blattachseln seiner mehrjährigen grundständigen Blattrosette lange generative Triebe mit gelben Blüten dem Licht entgegen. Das tiefe Eindringen des Blütentriebes in den peripheren Umraum weist auf eine besondere Offenheit für kosmische Umkreiskräfte hin. Auch die sich im Herbst bildenden Früchte sind völlig umraumoffen gestaltet, ganz im Gegensatz zu den eigenraumbildenden Früchten anderer Rosaceen, wie z. B. des Apfelbaumes. Kosmische Umkreiskräfte können daher tief in die Pflanze hineinwirken und auch die Wurzel, die den irdischen Kräften sonst ganz ausgesetzt ist, in ihrer Substanzbildung mitprägen. So enthält die Wurzel u. a. ätherische Öle, die zusammen mit Gerb-, Bitterstoffen und Stärkemehl in einer Komposition vorliegen, die therapeutisch genutzt wird.

Wirksamkeiten aus anthroposophischer Sicht

Mit der Heilmittelzubereitung der Wurzel von Geum urbanum werden die Prozesse der Verdauung angesprochen, die noch nicht ganz im Unbewussten ablaufen, wie dies im Anfangsteil des Verdauungstraktes bis zum Magen der Fall ist. Hier wird die Nahrung als aufgenommene Außenwelt in ihrer Qualität v. a. von der Ich-Organisation wahrgenommen. Gleichsam wie sich Geum urbanum nach oben den kosmischen Umkreiskräften öffnet, so regt die pharmazeutische Zubereitung der Wurzel von Geum urbanum eine verstärkte Öffnung des Organismus in der Wahrnehmung der aufgenommenen Nahrungsstoffe an. Hierdurch wird die Ich-Organisation in ihrem Wirken verstärkt, die Verdauungsorgane können sich besser auf die aufgenommene Nahrung einstellen, und einer Überbelastung der nachfolgenden Verdauungsprozesse im Darm wird entgegengewirkt.

Therapeutische Anwendungsgebiete

- Appetitlosigkeit, Dyspepsie
- Durchfall, Kinderdiarrhö

Geum-urbanum-Präparate

Geum urbanum D1, D2, D3, D4*, D6 *Dil.*
Geum urbanum Rh D3 *Dil. aq.*

* Apotheke an der Weleda, D

Dosierung und Anwendung

Dilutio: 5 – 10 Tropfen jeweils vor dem Essen

Prunus spinosa

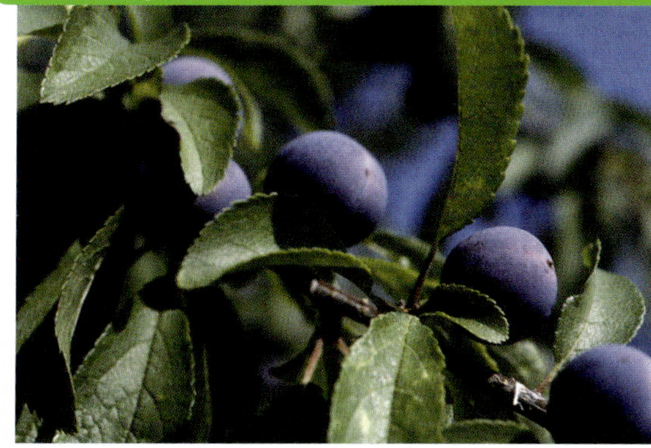

Botanischer Name:
Prunus spinosa L.
(Schlehdorn)
Familie: Rosaceae
Verwendete Pflanzenteile:
Triebspitzen

Vorkommen und Eigenschaften

In aller Zartheit und schon vor dem Austreiben des Laubes im Frühling lässt die Schlehe aus ihrem harten und verdornten Holz die weiße Blütenfülle hervorbrechen, aber erst spät im Herbst harte und herbe Steinfrüchte ausreifen. Das vorzeitige Erblühen unmittelbar am Holz vor Beginn des Ergrünens deutet auf ein starkes Herandrängen der überpflanzlichen Astralität an die Vitalkräfte der Pflanze. Gegenüber der durchsüßten, großen Zwetschge verharrt die sich bildende kleine Schlehenfrucht, deren Fruchtfleisch sich nur schwer vom Kern löst, trotz der langen Reifezeit, dann in einem Stadium, welches der Unreife anderer Früchte vergleichbar ist.
Wo andere Pflanzen in den Endknospen der Seitensprosse ein starkes vegetatives Sprießen entfalten, staut die Schlehe ihr Wachstum und bildet hier jeweils einen harten Dorn. Neben anderen raschwüchsigen Sträuchern nimmt sich die Schlehe fast verkrüppelt aus. Bis auf die Blüte weist der Habitus der Schlehe gestaute und geballte, nicht verausgabte Vitalkräfte auf.
Die gestaute Dynamik setzt sich auch nach innen substanziell in die Pflanze fort und führt insbesondere in den Trieben und Blüten zur Bildung des Blausäureglykosids in Form des Amygdalins. Hier deutet sich eine Dynamik an, die zum Verständnis der therapeutischen Verwendung der Schlehe hinführt.

Wirksamkeiten aus anthroposophischer Sicht

Im Menschen vermögen Schlehenzubereitungen aus Frucht, Trieben oder Blüten die physiologischen Lebenskräfte anzuregen sowie therapeutisch der abbauenden und krankmachenden Tätigkeit des Astralleibes Einhalt zu gebieten. Durch die Frucht werden v. a. von der Ernährungsseite her die Lebensprozesse angeregt, die in der Durchgestaltung des Flüssigkeitsorganismus ihre Wirkenssphäre haben. Mit den Trieben und Blüten wird tief greifender gewirkt; es wird die unbewusste Willensimpulsierung der inneren Stoffwechselprozesse angeregt und einem zu starken Hereinwirken lähmender Astralität entgegengewirkt.

Therapeutische Anwendungsgebiete

- Erschöpfungszustände; Appetitlosigkeit; neurasthenische Beschwerden; Rekonvaleszenz; Stoffwechselträgheit *(Weleda Schlehen Fit Fruchtsirup; Prunus spinosa, Fructus 33%, D2)*
- Lähmungen *(Prunus spinosa, Summitates D3, D6)*
- Asthma bronchiale (*Prunus spinosa Summitates 5%, D1* innerlich, z. B. zusammen mit *Quercus D1, D2 und Veronica off. D1, D2* oder als Injektion z. B. abwechselnd mit *Tabacum Rh D6* und *Gencydo® 1%* (➤ unten))

Prunus-spinosa-Präparate

Monopräparate

Prunus spinosa, Fructus Ø (=33%), D1, D2, D3, D4**, D6 *Dil.;* 80% *Externum;* 10% *Ungt.*

Prunus spinosa, Fructus Rh D3 *Amp.*

Prunus spinosa, Summitates Ø (=33%), D1, 5%, D2, D3, D4, D5, D6, *Dil.;* D8 *Augentropfen**, 10% *Ungt.*

Prunus spinosa, Summitates Rh D3, D5, D6 *Amp.*

D3, *Dil. aq.*

Weleda Schlehen Fit Fruchtsirup

* Nur Weleda Schwäbisch Gmünd, D; ** Apotheke an der Weleda, D

Dosierung und Anwendung

- Ampullen: 2-mal wöchentlich bis zu 1-mal täglich 1 ml s. c., bei Bronchitis und Asthma bronchiale z. B.
  - 1. Tag *Prunus spinosa Summitates D3* s. c. in die Nackengegend
  - 2. Tage *Tabacum D6* s. c. in die Nierengegend
  - 3. Tag *Gencydo® 1%* s. c. zwischen die Schulterblätter, dann drei Tage aussetzen und mehrmalige Wiederholung dieses Therapieplans
- Dilutio: 3-mal täglich 5 – 10 Tropfen vor dem Essen; bei Asthma bronchiale z. B. am Morgen 5 – 10 Tropfen *Quercus D1, D2,* mittags 10 Tropfen *Prunus spinosa 5%* und abends *Veronica D1, D2,* 5 – 10 Tropfen
- Weleda Schlehen Fit Fruchtsirup: Kurmäßig während 6 – 8 Wochen 3-mal täglich 2 – 3 Teelöffel voll in warmem oder kaltem Wasser, Tee, Milch, Joghurt oder Müsli

Pyrus malus

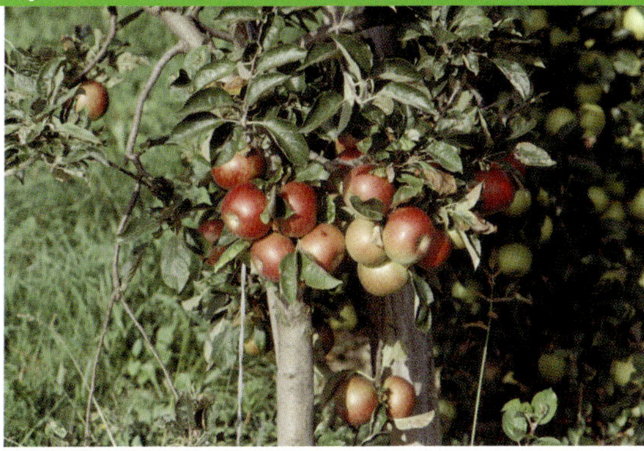

Botanischer Name: Malus sylvestris MILL. var. domestica (Kulturapfelbaum)
Familie: Rosaceae
Verwendeter Pflanzenteil: Apfelkerngehäuse

Vorkommen und Eigenschaften

Innerhalb der Metamorphosenreihe der Rosengewächse stellt der Apfelbaum einen Höhepunkt und damit gewissermaßen auch einen Endpunkt dar. Das Motiv der Rosengewächse, sich voll mit den Erdkräften zu verbinden und diese Verbindung in ein Gleichmaß gegenüber den kosmischen Einflüssen zu bringen, ist beim Apfelbaum in besonderer Weise vollendet worden.

Wirksamkeiten aus anthroposophischer Sicht

Bei einer extremen Eigenraumbildung und Umkreisabgeschlossenheit weist der Apfelbaum gleichzeitig strenge kosmische Gesetzmäßigkeiten in der inneren Gestaltung auf. Der Apfel repräsentiert dieses Gleichmaß. Es kommt hier zu starker Eigenraumbildung, indem der Blütenboden fleischig die Fruchtblätter umwächst. Die Fruchtblätter selber bilden Hohlräume, und in ihnen finden sich erst die Samen. Sie erzeugen nur das pergamentartige Kerngehäuse, das zum Heilmittel verarbeitet wird. Das Kerngehäuse erinnert mit seinen geometrisch exakten Flächen und Kanten, die die Form eines Fünfsterns bilden, an Kräfte, die konturierend wirken. Hier sind kosmische Formkräfte besonders wirksam.

Das Präparat Pyrus Malus wirkt aktivierend auf die Formkräfte des Astralleibes, und zwar v. a. im Darmtrakt. Der Darmtrakt muss in extremer Weise zwei Funktionen ausführen. Er grenzt einerseits den Organismus gegenüber den nicht verwertbaren Nahrungssubstanzen und der bakteriellen Fremdbesiedelung im Darm ab und erhält hier die Abgeschlossenheit aufrecht, andererseits muss er gleichzeitig durchlässig für alles benötigte Substanziell-Kräftemäßige sein. Wenn hierbei die Form des Darmtraktes beeinträchtigt und deformiert oder die Funktion der Peristaltik gestört ist, kann Pyrus Malus als ein Heilmittel eingesetzt werden.

Therapeutische Anwendungsgebiete

- Obstipation, Megacolon, Divertikulose, Darmverengung
- Depression

Pyrus-malus-Präparate
Carpellum Mali D4 *Trit.*
Carpellum Mali comp. (Juglans regia, Testa D4/Pyrus Malus, Carpellum D4) *Trit.*

Dosierung und Anwendung

Trituratio: 3-mal täglich eine Messerspitze

Spirea ulmaria

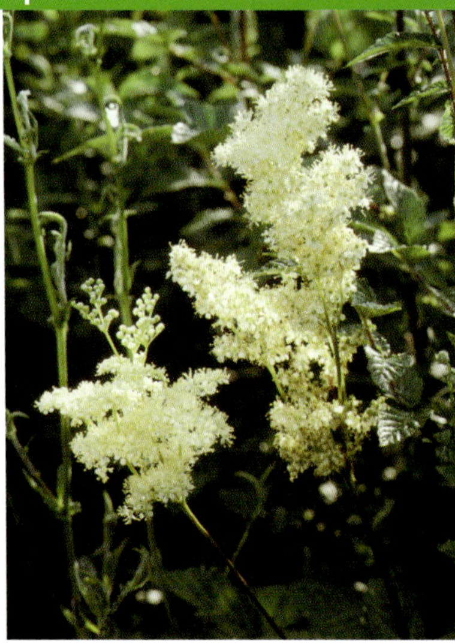

Botanischer Name: Filipendula ulmaria (L.) Mädesüß
Familie: Rosaceae
Verwendeter Pflanzenteil: getrocknete Wurzel

Vorkommen und Eigenschaften

Würden uns nicht die Blätter von Spirea durch ihre dunkelgrüne Farbe und die doppelt gesägten bis gezähnten Blatträender an ein Rosengewächs erinnern, wir würden sie nicht in diese Familie einstufen. Kein ausgewogenes Mittelmaß in der Gestaltung zwischen terrestrischen und kosmischen Bildekräften erleben wir hier. Spirea zeigt keine Begrenzung gegenüber den kosmischen, d. h. den vom Umkreis her wirkenden Bildekräften. So steigert sich bei ihr das Erblühen weit über den Blattbereich hinaus und tief in den peripheren Lichtraum eindringend in Form von vielstrahligen Trugdolden. Dabei wirken die gelbweißen Blütenstände so zersaust wie ein Geißenbart, daher der deutsche Name Wiesengeißbart. Die Blüten duften intensiv süß. Ihre Blütenstängel entspringen nicht wie bei den echten Dolden von einem gemeinsamen Punkt, sondern übereinander aus dem Spross und vereinigen sich dann zu einer Blüte höherer Ordnung.

Aber auch die terrestrischen Salkräfte wirken in ihr stark. Um diese enorme Spannung zwischen Sulfur- und Salkräften ausleben zu können, trennt die Pflanze sie zeitlich in

einen rein vegetativen und einen rein generativen Trieb. Im ersten Jahr entwickelt sich aus dem im Boden kriechenden Wurzelstock der junge vegetative Spross mit einer Laubblattrosette am Boden. Die Laubblätter sterben im Herbst ab und im nächsten Frühjahr sprosst ein wenig blättriger und kantiger generativer Langtrieb, der als Krönung die hohe Trugdolde bildet. Die generative Pflanze bildet keine Laubblattrosette am Grunde, sie kann ungemindert in die Umkreiskräfte eintauchen.
Spirea gedeiht als 1 bis 1 $^{1}/_{2}$ m hohe Staude gern an feuchten, nährstoffreichen, offenen Stellen wie am Wiesenbach, an sumpfigen Seeufern, an Flussauen in Mittel- und Nordeuropa, aber auch in Asien. Wie die Weide siedelt sie sich gerne an Übergängen vom Festen zum Flüssigen an. Trotz ihres feuchten Standortes bildet sie mehre Eigenschaften aus, die typisch für an trockene Standorte angepasste Pflanzen sind z. B. eine dicke Cuticula der Blattoberseite, Profilstellung der Blätter und eine periodische Behaarung. Offenbar will sie eine Brücke schlagen zwischen dem wässrigen und dem trockenem Element.

Wirksamkeiten aus anthroposophischer Sicht

Wenn die obere und untere Organisation ihre eigenen Wege gehen und nicht mehr durch die Ich-Organisation ineinander integriert werden können, dann treten im Wasserorganismus Stauungen und im physischen Leib Entzündungen auf. Wenn zudem noch der physische Leib vom Aetherleib (Wasserorganismus) nicht genügend belebt wird, können starke Schweißausbrüche, Herzklopfen und Atembeklemmung auftreten. Hier kann Spirea ulmaria indiziert sein.
Als Inhaltsstoff ist besonders die Salizylsäure zu erwähnen. Die Pflanze wird daher auch als die „vegetabilische Salizylsäure“ bezeichnet.

Therapeutische Anwendungsgebiete

- Gicht, Muskel- und Gelenkrheumatismus
- Ödeme
- Pleuritis
- Akneartige Exantheme

Spirea-Präparate

Spirea ulmaria D1, D3 *Dil.*

Dosierung und Anwendung

3-mal täglich 5 bis 10 Tropfen

Tormentilla

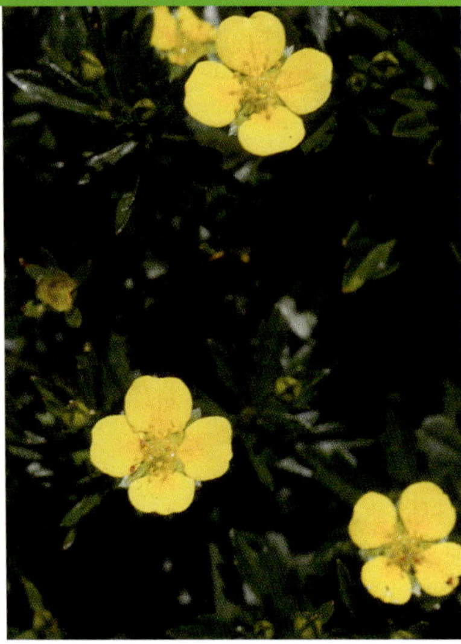

Botanischer Name: Potentilla erecta L. Raeusch. (Blutwurz)
Familie: Rosaceae
Verwendeter Pflanzenteil: Wurzelstock

Vorkommen und Eigenschaften

Die typusmäßige Ausgewogenheit der Rosaceen ist bei Tormentilla in sehr eigenartiger Weise ausgeprägt. Bei oberflächlicher Betrachtung könnten wir meinen, dass sie die Ausgewogenheit der Rosaceen nicht aufweisen würde, ja überhaupt nicht zu den Rosengewächsen gehören würde. Die charakteristische ledrig-grüne Farbe der Blätter sowie ihre Zahnung zeigt jedoch – ähnlich wie bei Spirea – an, dass die Pflanze ein Rosengewächs ist.
Tormentilla bildet nur generative Stängeltriebe, die also endständig immer eine Blüte tragen. Der vegetative Trieb, der nicht selber zur Blütenbildung kommt und bei jeder Rosacea-Art in charakteristischer Weise ausgebildet ist, fehlt bei Tormentilla. Dagegen herrschen die zusammenziehenden Kräfte stark vor. Die einzelnen Blättchen setzen nicht, wie bei anderen Potentilla-Arten, an einem Blattstiel an, sondern sie sitzen direkt dem Hauptstängel auf. Die Blattstiele fehlen ganz.
Doch auf der anderen Seite entwachsen diesen Blattachseln längere Blütentriebe, die in den durchlichteten Umkreis mit leuchtend gelben Blüten eintauchen. Die Blüte trägt jedoch nicht fünf Kronenblätter wie bei anderen Rosaceen, sondern bildet vier aus, die kreuzweise in den Raum hineinragen und die vier Himmelsrichtungen anzeigen. Das Harmonisch-Sphärische der Rosenblüten erscheint hier also in ein Blütenkreuz verwandelt.
Betrachten wir die Wurzel, so fällt auf, dass hier der schwellende Substanzstrom der Rosaceen ausgeprägt auftritt. Er steigt bei dieser Pflanze also nicht in die oberirdischen Teile auf, um sich mit den zusammenziehenden verhärteten Kräften auseinanderzusetzen, sondern ergreift den Spross unter der Erde, und dieser schwillt zu einem mächtigen Rhizom an. Der schwellende Substanzstrom, der sich z. B. bei den Obstbäumen in die Blüten und Früchte ergießt, ergreift hier den Wurzelstock und gibt diesem eine blütenähnliche Farbe. Auch ätherische Öle lässt er hier entstehen. Was an Gerbstoffen

bei den Bäumen im Stamm und Blättern auftritt, findet sich hier ebenfalls im Wurzelstock.
Die charakteristische Gestaltung von ausdehnenden und zusammenziehenden Kräften der Rosaceen zeigt sich also auch in dieser Pflanze, doch hier in einem ganz eigenartigen Verhältnis von oben zu unten. Während unten knollige Stauchungen auftreten, erscheint oben alles unscheinbar.

Wirksamkeiten aus anthroposophischer Sicht

Als Heilmittel weist Tormentilla die eigentliche Wirkungsweise der Rosaceen auf, indem es die Dynamik zwischen oberer und unterer Organisation im Organismus anspricht. Wenn im Unterleib Stauungen auftreten, wie vor der Periode, und im oberen Pol Kopfschmerzen verursachen, kann diese Pflanze indiziert sein. Wenn die integrierende Ich-Organisation den Aufbau- und Abbauprozess nicht voll ineinander überführen kann und zunächst Stauungen auftreten, die in einer zu starken Regelblutung resultieren, kann Tormentilla die Gleichgewichtsfindung unterstützen. Überhaupt zieht es die höheren Wesensglieder stärker in die physiologischen Prozesse hinein, so dass es auch z. B. bei entsprechenden Störungen im Magen-Darm-Trakt verwendet werden kann.

Therapeutische Anwendungsgebiete

- Regelmigräne
- Menorrhagien, Amenorrhö
- Entzündungen im Magen-Darm-Bereich

Tormentilla-Präparate

Tormentilla Rh D3 *Amp.*
Tormentilla D1, D2, D3, D4, D6*, D15, D30 *Dil.*

* Apotheke an der Weleda, D

Dosierung und Anwendungsbereich

- Ampullen: 2-mal wöchentlich bis zu 1-mal täglich je 1 ml s. c.
- Dilutio: 3-mal täglich 5 – 10 Tropfen
- Unguentum: 1- bis 2-mal täglich, v. a. zur Nacht, auf den Unterbauch auftragen

4.10 Solanaceae (Nachtschattengewächse)

Jeder Mensch hat sein Schicksal. Auch die Pflanzen unterliegen etwas dem Schicksal Vergleichbarem, was hier als ihre Bestimmung bezeichnet werden soll. Versuchen wir, die Bestimmung der Nachtschattengewächse zu erkennen. Hierbei hilft ein Vergleich ihrer Gestaltung mit derjenigen der Lippenblütler.

Botanische Aspekte

Die Lippenblütler sind in ihrem Blatt- und Stängelbereich äußerst einfach gestaltet. Der Stängel ist vierkantig, und die Blätter stehen kreuzgegenständig. Die Blüte der Lippenblütler dagegen ist kompliziert gestaltet. Sie erinnert an einen Schlund mit Ober- und Unterlippe. Eine Biene kann in diesen Schlund hineinkriechen, wobei es scheint, als würde die Blüte die Biene verschlucken. Gifte bilden die Lippenblütler nicht, sondern v. a. ätherische Öle.

Bei den Nachtschattengewächsen sind dagegen die Verhältnisse umgekehrt. Die Blüte ist vergleichsweise einfach gestaltet: Sie weist meist radiäre Glockenblüten auf, nur ihre Farben sind eigenartig; bei Belladonna sind sie braunviolett und beim Bilsenkraut gelbschwarz. Sie wirken etwas schmutzig. Der Blatt- und Stängelbereich der Nachtschattengewächse zeigt dagegen eine komplexe Gestaltung. Hier kann deutlich ein weiterer charakteristischer Wesensaspekt dieser Pflanzenfamilie erkannt werden, der genauer betrachtet werden soll. Nehmen wir die Tollkirsche (Belladonna) als Beispiel. Die Pflanze, wie sie im Frühjahr wächst, zeigt zunächst nichts Auffälliges. Sie wächst mit einem kräftigen Spross in die Höhe, und man könnte meinen, es wolle ein Baum entstehen. Die Blätter sind radiär schraubig und gleichmäßig angesetzt. So wächst sie innerhalb von zwei Monaten auf etwa 1 bis 1 $^1/_2$ m Höhe. Im Hochsommer beendet sie unerwartet und ohne Übergang zunächst ihr Wachstum und bildet endständig eine Blüte. Von nun an wächst sie grundsätzlich anders weiter. Sie verlässt das gerade Wachstum, und die neuen Sprosse wachsen schräg zum Sonnenlicht. Die Pflanze ist sozusagen auf die „schräge“ Bahn geraten. Ihre Vitalität bleibt aber weiterhin ungebrochen. Mit der Blütenbildung hat sie also ihr vegetatives Wachstum nicht beendet. Generatives und vegetatives Wachstum durchdringen sich nun und scheinen einander nicht zu stören.

Der erste sozusagen normal gewachsene Abschnitt der Tollkirsche wird als Unterbau bezeichnet und der zweite eigenartig schräg wachsende als Oberbau. Er zeigt eine eigenartige Vernetzung seiner verschiedenen Sprossgenerationen. Wenn jeweils die Blattpaare betrachtet werden, aus deren Achseln die Blüte sowie der weiter wachsende Spross entspringen, könnte man meinen, dass beide Blätter zusammengehören. Sie stammen aber von zwei ganz verschiedenen Sprossgenerationen. Das größere Blatt entstammt der nächst tieferen Sprossgeneration. Es ist dann aber auf die nächst höhere verschoben worden und nimmt hier den frei gewordenen Platz ein, der dadurch entstanden ist, dass hier dasselbe geschehen ist. Auch hier ist ein Blatt auf die nächste Sprossgeneration verschoben worden. Von jedem Blattpaar im Oberbau gehört also das größere Blatt eigentlich der weiter unten liegenden Sprossgeneration an, und nur das kleinere Blatt gehört wirklich hierher. Da bei der Verschiebung der Blätter noch eine Drehung geschieht, entsteht eine verschlungene Kette von Sprossgenerationen. Somit führt der Oberbau im Wachsen gleichsam eine schlängelnde Wachstumsgeste aus. Eine Seite, nämlich die mit dem größeren Blatt, schiebt sich vorwärts, während die andere Seite zurückbleibt; im nächsten Segment geschieht das Gleiche.

Anthroposophische Aspekte

Die komplizierte Wachstumsgestik im Oberbau deutet gleichsam die Dynamik der tierischen Fortbewegung an. Die Tollkirsche hat also ansatzweise in sich Kräfte wirken, die erst voll im Tierreich auftreten.

Für das Tierreich ist die Verinnerlichung, wodurch das Seelische sich mit dem Körperlichen verbinden kann, charakteristisch. Es scheint, als wolle die Tollkirsche auf der pflanzlichen Ebene diesen Prozess der Verinnerlichung bereits vollziehen. Neben dem eigenartigen Schlängelwachstum des Oberbaues weist auf diese Tendenz auch der nach innen gerichtete Siebteil im Stängel hin. Bei anderen Pflanzen ist der Siebteil nur nach außen gerichtet, während bei den Solanaceen einer zusätzlich nach innen gebildet wird. Dies kann ebenfalls als ein auf pflanzlicher Stufe angestrebter Verinnerlichungsversuch angesehen werden.

Mit der eigenartigen Verinnerlichung in der Gestaltung ist die markante Giftbildung der Tollkirsche und anderer Nachtschattengewächse verbunden. Die Nachtschattengewächse können überhaupt als die eigentliche Giftpflanzenfamilie angesehen werden. Andere Pflanzen mögen genauso giftig oder noch giftiger sein, gleichwohl hat die Giftwirkung der Nachtschattengewächse immer im besonderen Maße die Aufmerksamkeit auf sich gezogen.

Charakteristika im Arzneimittelbild

Die Giftwirkung einiger Solanaceen verändert den Menschen in einer erniedrigenden Weise, so dass er nicht wiederzuerkennen ist. Der Vergiftete verliert seine menschliche Würde. Durch das Gift wird er in seinem Verhalten eine Karikatur seiner selbst. Bei Hyoscyamus wie bei Stramonium ist dabei das Hervorbrechen der Triebnatur besonders stark ausgeprägt. Die übrigen Solanaceen zeigen dieses Geschehen nicht so deutlich. Andere Gifte als die der Nachtschattengewächse greifen stark in den Stoffwechsel ein, so dass der Körper überhaupt nicht mehr als Ausdrucksinstrument der Seele und des Geistigen dienen kann und der Vergiftete sein Bewusstsein verliert. Bei Vergiftungen durch Nachschattengewächse jedoch bleibt häufig ein Teil des Bewusstseins erhalten und kann nicht mehr vom Ich kontrolliert werden.
Ein weiteres Charakteristikum im Arzneimittelbild der Solanaceen sind die Halluzinationen, d. h. visuellen Sinnestäuschungen und veränderten Beziehungen zum Licht. Die Sinne nehmen die Wirklichkeit verzerrt wahr oder Geschehnisse für wirklich, die in dieser Form gar nicht geschehen. Es scheint, als werden zwei Welten, nämlich die mit den Augen wahrnehmbare und die der chaotischen Bilder der inneren Seelenwelt durcheinandergewürfelt. So werden z. B. Gegenstände doppelt gesehen. Der Kranke bildet sich ein, drei Beine zu haben, weil er eins doppelt sieht, oder dass eines seiner Beine viel länger sei als das andere. Der Patient kann auch überall Tiere sehen. Stoffwechselprozesse, die eigentlich im Unbewussten bleiben sollten, werden bewusst und so als Halluzinationen erlebt.
Die Nachtschattengewächse haben eine auffällige Beziehung zu Licht und Schatten. Der Belladonna-Patient ist ausgesprochen lichtscheu. Beim Stramonium-Patienten kann direktes Licht sogar Krampfanfälle hervorrufen; er scheut daher direktes Licht.

Steiner hat einige Äußerungen zu Belladonna aus geisteswissenschaftlicher Sicht gemacht. Er vergleicht die Tollkirschenwirkung mit dem Aufwachprozess des Menschen am Morgen, wenn das Bewusstsein noch mit Träumen durchsetzt ist, er also noch nicht ganz wach ist. Bevor der Mensch ganz wach wird und mit den Sinnen die Welt wahrnehmen kann, durchläuft er eine Phase des Träumens. Es ist die REM-Phase, in der sich die Augen ruckartig hin und her bewegen und einen erhöhten Augeninnendruck aufweisen. In dieser Phase sind die Sinne nach außen noch verschlossen, aber – nach Steiner – nun für innere Erlebnisse besonders empfindlich und erregt.

Mit der Aufnahme der Tollkirsche, also bei einer leichten Vergiftung durch sie, wird dieser Prozess künstlich im Organismus hervorgerufen. Der Mensch gerät in den Zwischenzustand, wie wir ihn jeden Morgen beim Aufwachen unbewusst erleben. Durch Belladonna wird die innere Wahrnehmung erregt und die nach außen abgestumpft. Es entsteht ein besonderer Zwischenzustand in der Verbindung des Seelisch-Geistigen mit dem Ätherisch-Physischen des Menschen, der noch nicht durch das Ich kontrolliert und korrigiert werden kann. Dieser Zustand ist in gewissem Sinne auch mit den inneren Verhältnissen beim Verliebtsein verwandt. Dazu haben die Nachtschattengewächse daher ebenfalls eine besondere Beziehung.
Geschieht dieser Prozess auf der rein physiologischen Ebene, dann kommt es zu Entzündungen, bei denen z. B. Belladonna als Heilmittel eingesetzt werden kann. Ist dagegen mehr das Seelische betroffen, dann können z. B. Erregungs- und Unruhezustände, Täuschungen, Wahnvorstellungen u. a. auftreten, bei denen z. B. Hyoscyamus oder Stramonium als Heilmittel therapeutisch wirken können.

Belladonna (Atropa belladonna)

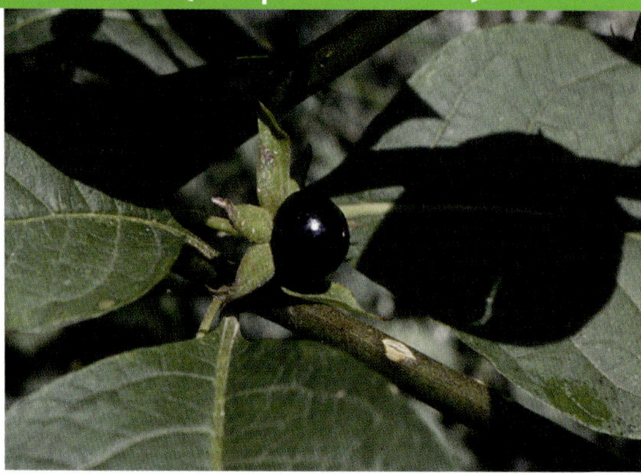

Botanischer Name: Atropa belladonna L. (Tollkirsche)
Familie: Solanaceae
Verwendeter Pflanzenteil: frische blühende und fruchtende Pflanze, frische Wurzel

Vorkommen und Eigenschaften

Mit ihren zwei Wachstumsphasen (➤ auch Einleitung zu den Solanaceae) zeigt Belladonna, dass sie sich durch einen tiefgreifenden Einschlag in einem bestimmten Stadium ihres Sprossens von einem mit Vitalität durchdrungenen ungiftigen Kraut, dessen Samen nur im Lichte keimen kann, zu einer zwielichtigen, giftstrotzenden Pflanze weiterentwickelt hat. Nur in dem rein vegetativ, senkrecht nach oben wachsenden sogenannten Unterbau zeigt Belladonna die gewohnte Ordnung des Sprosswachstums, während in den mehr oder weniger horizontal gerichteten Seitenzweigen des Oberbaues, welche die glänzend schwarzen Früchte mit ihrem hohen Giftgehalt hervorbringen, ein höheres, die Blattstände vernetzendes und verbindendes Prinzip zum Ausdruck kommt. Hier werden überpflanzliche, im gewissen Sinne schon fast tierische Gesetzmäßigkeiten sichtbar. Auch das Auftreten des Stickstoffes, wie er in den Alkaloiden der Pflanze zu finden ist, weist auf bereits vorzeitig aufgenommene Kräfte hin, die sich gewöhnlich erst auf der Tierstufe im Eiweißstoffwechsel voll entfalten können.

Aufgrund der „verwandtschaftlichen" Beziehungen zwischen Mensch und Natur beinhaltet der menschliche Organismus auch pflanzliche Wesensaspekte in sich. Bei ihm werden diese pflanzlichen Dynamiken jedoch in die Ich-Organisation integriert und damit in ihrer pflanzlichen Natur überwunden. Ist der „Belladonnaprozess" in integrierter und damit in gesunder Weise im Organismus tätig, ergeben sich folgende physiologisch-seelisch-geistigen Abläufe im Menschen.

Ausgeglichene Belladonnaprozesse

- **Geistig-seelischer Bereich:** Leitet die Vorgänge der unbewussten Wahrnehmung im Stoffwechsel in die Sphäre des Bewusstseins über, was v. a. in der Phase des Träumens beim morgendlichen Aufwachen geschieht; fördert die Empfindsamkeit der Wahrnehmungen und das bewusste Erfassen der Außenwelt durch Sinneseindrücke; verhindert die unvorbereitete Wahrnehmung nach innen zu den Kräften der eigenen Leiblichkeit
- **Funktionell-prozessualer Bereich:**
  - Bewusstseinskräfte wirken in Organfunktionen und umgekehrt; Stoffwechselprozesse und Organfunktionen können sich in Bewusstseinskräfte metamorphosieren
  - Aufbau und Abbau im gesunden Gleichgewicht; aktiviert den arteriellen Blutstrom von innen nach außen; begrenzt die Albuminisierungsprozesse
- **Konstitutioneller Bereich:** Kinder: sanguinisch, lebhaft, aufgeweckt, großköpfig

Wirksamkeiten aus anthroposophischer Sicht

Das unterschiedliche Wachstum von Belladonna ist der Ausdruck einer Polarisierung zwischen oben und unten, zwischen Aufbau und Abbau. Da, wo im Menschen diese Polarisierung im Übermaß auftritt und in eine Einseitigkeit abgleitet, entsteht ein Krankheitsprozess, der sich entweder als Entzündungs- und Auflösungsprozess oder als Verkrampfungs- und Verhärtungstendenz, die schließlich zur Vertrocknung führt, äußert.

Bei diesen Krankheitsprozessen kann Belladonna als entsprechender Naturprozess in potenzierter Form als Heilmittel eingesetzt werden. Zu starke zentrifugale, albuminisierende Prozesse, die vom Stoffwechselpol ausgehend heftige kongestive Entzündungen auslösen, werden von Belladonna als Heilmittel in Bewusstseinskräfte, die zugleich abbauend und gestaltend wirken, überführt und damit entlastet. Bleiben auf der anderen Seite die Bewusstseinskräfte im funktionellen Bereich der Organe zu stark verhaftet, so kommt es zur Verkrampfung, Ablagerung und schließlich durch Stockung der Blutzirkulation zur Vertrocknung; hier kann Belladonna ebenfalls als Heilmittel dienen, indem es die zu stark wirkenden Kräfte wieder in ihr eigentliches Gebiet der Wahrnehmungs- und Bewusstseinsfähigkeit ableitet. Dadurch können sich die Lebensprozesse wieder entfalten.

Therapeutische Anwendungsgebiete

Belladonna-Präparate kommen zur Anwendung bei **gesteigerten, geschwächten** oder **einseitigen Belladonnaprozessen** (zu physiologischen Belladonnaprozessen ➤ Kasten „Ausgeglichene Belladonnaprozesse").

- **Geistig-seelischer Bereich:**
  - Nicht bei klaren Sinnen, unbeherrschbare Angst- und Spannungszustände, Aufgeregtsein *(Belladonna D6)*
  - Schizophrenie, Wahnideen, visionäre Veranlagung, Verfolgungswahn, hysteri-

sche Symptome, Zwangsvorstellungen aus dem Genitalbereich, Nymphomanie *(Belladonna D30)*
  - Hydrophobie *(Belladonna D30);* Lichtempfindlichkeit
- **Funktionell-prozessualer Bereich:**
  - Menstruationsstörungen, klimakterische Beschwerden, Singultus, Angina pectoris, Spasmen und kolikartige Schmerzen im Gastrointestinaltrakt *(Belladonna D3 – D6, Belladonna D3/Oxalis D3 aa, Inj.)*
  - Fieberkrämpfe mit Blutandrang im Kopf *(Belladonna D3)*
  - Asthma bei Erkältung mit hohem Fieber *(Belladonna D30)*
  - Nierenkolik *(Belladonna D3/Oxalis D3 aa, Inj.)*
  - Hypertonie *(Belladonna D3, D6* oder, besonders in der akuten Phase, *D30)*
  - Keuchhusten, Schlaflosigkeit, Epilepsie *(Belladonna D15 – D30)*
  - Blutdruckkrisen *(Belladonna Radix D30)*
  - Nasenbluten *(Belladonna D30)*
  - Glaukom *(Belladonna D30)*
  - Augen-Akkommodationsschwäche *(Belladonna D6 Augentropfen)*
  - Entzündungen in der Peripherie, eventuell mit klopfendem, pulsierendem Schmerz, z. B. Otitis, Iritis, Parotitis, Tonsillitis, Chorioiditis; neuralgische Zahnschmerzen; Abszesse, Adnexitis, Akne, Furunkel; Emphysem, Erysipel, Lymphangitis, Laryngitis *(Belladonna D6, Apis D3/Belladonna D3, Belladonna comp.)*
  - Bronchitis mit Fieber und Schwitzen, Grippe *(Belladonna D6)*
  - Genitale Entzündungen, Urtikaria; Diabetes mellitus *(Belladonna D3)*
  - Windpocken mit Fieber *(Belladonna D3, D6 oder D30)*
  - Glomerulonephritis; Morbus Parkinson; Ischialgie, Bandscheibenvorfall, Spondylose, Osteochondrose *(Belladonna D20, D30)*
  - Katarakt *(Belladonna D6, Belladonna/Betula/Formica, Augentropfen)*
- **Konstitutioneller Bereich:** epileptische Konstitution (*Belladonna-Salbe* auf die Waden)

Gegenanzeigen: nur für Urtinktur und D1: Prostata-Adenom. Bis D12: Glaukom

Belladonna-Präparate

Monopräparate

Belladonna Rh D4, D6, D12*, D20, D30 *Amp.;* D4*, D6, D10*, D20*, D30 *Dil. aq.;* D6 *Augentropfen*

Belladonna D1, D2, D3, D4, D5, D6, D8, D10, D12, D15, D20, D30 *Dil.*, D3, D6, D10, D30 *Glob.;* 1% *Supp.;* 1% *Ungt.*

Belladonna, Radix D4**, D6, D10**, D12**, D20, D30** *Dil.*

Belladonna, Radix Rh D6*, D10*, D20, D30 *Amp.*

Kombinationspräparate

Belladonna comp.* (Belladonna D5/Quarz D12) *Trit.*

Belladonna D30/Hyoscyamus D15 aa* *Amp.*

Belladonna D3/Oxalis D3 aa *Amp.*

Pertudoron® (in Deutschland: **Pertudoron 1** [Belladonna D3/China D3/Coccus cacti D3/Drosera D3/Ipecacuanha D3/Mephitis putorius D3/Veratrum album D3]) *Dil.*

* Nur Weleda Schwäbisch Gmünd, D; ** Apotheke an der Weleda, D

Dosierung und Anwendung

- Ampullen: 1- bis 2-mal wöchentlich 1 ml s. c.
- Dilutio: 3-mal täglich 5 – 10 Tropfen
- Suppositorien: 1- bis 2-mal täglich 1 Suppositorium einführen
- Augentropfen: 2- bis 3-mal täglich 1 Tropfen in Bindehautsack träufeln

Besondere Anwendungshinweise: Bei Verwendung von Urtinktur und D1 sind Nebenwirkungen wie Mundtrockenheit, trockene Haut, Pupillenerweiterung, Sehstörungen, Pulsbeschleunigung oder Harnverhaltung möglich.

Hyoscyamus niger

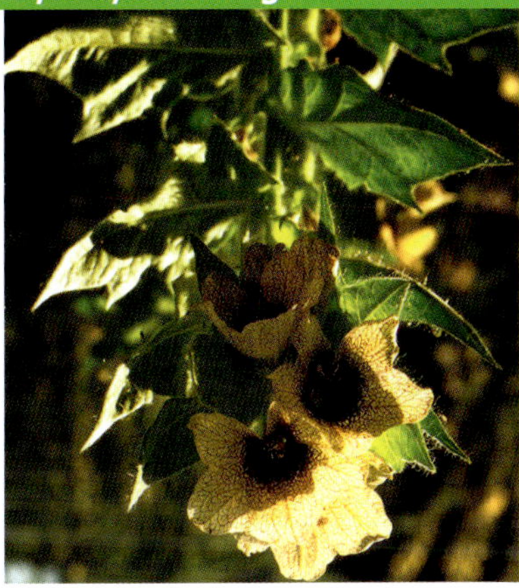

Botanischer Name: Hyoscyamus niger L. (Bilsenkraut)
Familie: Solanaceae
Verwendeter Pflanzenteil: frisches blühendes Kraut

Vorkommen und Eigenschaften

Vegetatives Wachstum und verfrühtes Blühen schieben sich bei Hyoscyamus fortwährend rhythmisch ineinander, wobei die Blütenbildung wiederholt vom Blattwachstum übergipfelt wird. Was sich hier in der Wachstumsdynamik ausdrückt, findet in der Giftbildung der Pflanze seinen substanziellen Niederschlag. Die Erscheinung der Pflanze und ihre Giftsubstanzen weisen auf eine Wesenskonstitution, in der sich Kosmisch-Überpflanzliches mit dem unteren Vegetativen in deutlich rhythmischer Gestaltung verbindet.

Wirksamkeiten aus anthroposophischer Sicht

Als Heilmittel greift die Pflanze in die dynamische Beziehung zwischen der oberen und der unteren Organisation des Menschen ein. Wenn sich die in unbewusster Weise verlaufenden Stoffwechselprozesse der unteren Organisation zu stark ins halbbewusste oder vollbewusste Leben der oberen Organisation drängen, wirkt Hyoscyamus als Heilmittel dieser Verlagerung entgegen. Über die wahrnehmend ausgleichenden Funktionen des vegetativen Nervensystems wirkt es auf den Substanzaufbau im Stoffwechselbereich, so dass dieser nach oben hin zum Träger der Bewusstseinskräfte werden kann.

Als Giftprozess muss Hyoscyamus erst vom menschlichen Organismus überwunden werden, wodurch die Kräfte der oberen und mittleren Organisation herausgefordert werden und sich hierdurch festigen und konsolidieren.

Therapeutische Anwendungsgebiete

- Stockungen, Stauungen und Spasmen im Magen-Darmtrakt; spastische Zustände der Atmungswege
- Erregungszustände, motorische Störungen, Schlafstörungen *(Argentum D8/Hyoscyamus D3 aa)*
- Epilepsie infolge von Krankheitsprozessen im unteren Stoffwechselbereich

Hyoscyamus-Präparate

Monopräparate

Hyoscyamus Rh D3, D6. D15, D30 *Amp.;*
D3*, D6*, D15* *Dil. aq.*
Hyoscyamus, Herba D1, 5%, D2, D3, D4, D5, D6, D8, D10, D12, D15, D20, D30 *Dil.;* 5% *Ungt.*

Kombinationspräparate

Argentum D8/Hyoscyamus D3 aa *Amp.; Dil.*
Aurum/Hyoscyamus comp. (Aurum met. praep. D10/Hyoscyamus, Pl. tota Rh bzw. Herba D5/Stibium met. praep. D6) *Amp.; Dil.*
Hyoscyamus/Valeriana *Amp.; Dil.*
Plantago-Primula cum Hyoscyamo *Amp.; Dil.*
Onopordon comp. N (Cardiodoron® 5%, 1%, 0,1%) (Onopordon acanthium, Flos rec./Hyoscyamus niger, Herba rec./Primula veris, Flos rec.) *Amp.; Dil.*
Onopordon comp. (Cardiodoron®) (Onopordon acanthium, Flos rec./Hyoscyamus niger, Herba rec./Primula veris, Flos rec.) *Dil.; Tabl.*

* Nur Weleda Schwäbisch Gmünd, D

Dosierung und Anwendung

- Ampullen: 2-mal wöchentlich bis zu 1-mal täglich 1 ml s. c.
- Dilutio: 2- bis 3-mal täglich 5 Tropfen bei akuten Zuständen bis stündlich von 5 Tropfen

Gegenanzeigen: Glaukom

Mandragora officinarum

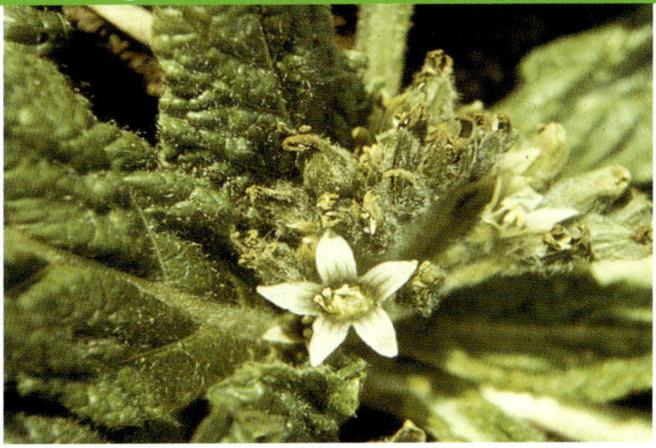

Botanischer Name: Mandragora officinarum L. (Alraune)
Familie: Solanaceae
Verwendeter Pflanzenteil: Wurzel

Vorkommen und Eigenschaften

Mandragora stellt eine sehr einseitige Ausbildung des Solanaceentypus dar. Das Hereinwirken des überpflanzlichen Astralischen, das bei allen Solanaceen an der Giftbildung und ihrer eigentümlichen Wachstumsgestik zum Ausdruck kommt, ist bei Mandragora in besonders starkem Maße ausgeprägt. Die ganze Krautbildung erscheint durch den astralischen Einschlag zur Wurzel herabgedrückt, so dass die Blüten sich bereits bodenständig bilden und nur durch die eng dem Boden anliegende Blattrosette von ihr getrennt sind. Die Wurzel ist um so mächtiger ausgebildet und dominiert durch ihre Größe und eigenartige Gestaltung die Gesamterscheinung bei der ausgegrabenen Pflanze. Von der ganzen Pflanze besitzt die Wurzel den höchsten Alkaloid-Gehalt.

Wirksamkeiten aus anthroposophischer Sicht

Pharmazeutische Zubereitungen aus der Mandragora-Wurzel wirken v.a. auf die abbauend-durchformenden Kräfte des Sinnes-Nervenpols, zu dem überhaupt der Wurzelprozess aufgrund seiner evolutiven Verwandtschaft eine besondere Beziehung aufweist. Bei Gicht und gewissen Rheumaformen wirken die abbauenden, für die Bewusstseinsentfaltung notwendigen Kräfte des Sinnes-Nervenpols zu stark, so dass bei diesen Störungen die Mandragora-Wurzel als Heilmittel eingesetzt werden kann.

Therapeutische Anwendungsgebiete

- Gicht
- Arthrosis deformans

Mandragora-Präparate

Monopräparate

Mandragora D3, D4*, D6, D8*, D10* *Amp.;* Ø*, D1, D2, D3, D4, D6, D12** *Dil.*
Mandragora 5% *Ungt.*

Kombinationspräparate
Mandragora comp. (Arnica, Pl. tota D15/Betula, Fol. D3/Equisetum arv., Herba D15/Formica D10/Mandragora (Radix) D3/Meniscus genus vituli (Bos taurus) D6) *Amp.; Dil.*
Mandragora D6/Meniscus D6 aa* *Amp.*
Mandragora 5%/Stannum 5% *Ungt.*
Rheumadoron (Extr. ethanol ex: Arnica, Pl. tota rec., Betula, Fol., rec./Mandragora, eth. Dec. D1, Aconitum map. D3)
* Nur Weleda Schwäbisch Gmünd, D; ** Apotheke an der Weleda, D

Dosierung und Anwendung

- Ampullen: Bei Injektionen ist vorsichtiges Dosieren von tiefen Potenzen wegen evtl. auftretender starker Reaktionen notwendig; bewährte Potenzen sind D6 und D8; wöchentlich je eine Ampulle s. c.; Mandragora wird häufig im Wechsel mit *Betula, Cortex D2* injiziert; zur Unterstützung kann außerdem *Weleda Birkenelixier* empfohlen werden
- Dilutio: 3-mal täglich 10 – 15 Tropfen
- Unguentum: 2-mal täglich dünn auftragen

Stramonium (Datura stramonium)

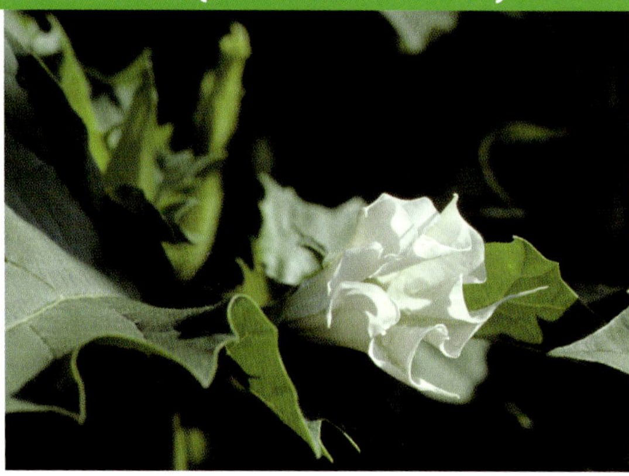

Botanischer Name: Datura stramonium L. (Stechapfel)
Familie: Solanaceae
Verwendeter Pflanzenteil: frisches blühendes Kraut, frische unreife Frucht

Vorkommen und Eigenschaften

Auch im Stechapfel kommt der Solanaceentypus in deutlicher Weise zum Ausdruck, wobei er hier zudem durch eine besonders zwiespältige Lichtbeziehung geprägt ist. Schon bei der Keimblattbildung zeigt der Stechapfel mit einem langen und einem kurzen Keimblatt den Verlust des Gleichmaßes, das sonst das Kennzeichen der Dikotyledonen ist. Wie Belladonna besteht der Stechapfel aus einem Unterbau, der ein normal zur Sonne hingerichtetes Wachstum aufweist und einem Oberbau, in dem in charakteristischer Weise das Prinzip der Gabelteilung herrscht. Der Unterbau wird plötzlich,

verfrüht von einem endständigen radiären Blütenprozess beendet, was aber nicht den Abschluss des vegetativen Wachstums einleitet, sondern ein neuartiges, nicht mehr in Erd-Sonnenrichtung ausgerichtetes, mächtiges Triebwachstum auslöst.
Das vorzeitige Auftreten der Blütenbildung beim Unterbau leitet also ein nochmaliges vegetatives Wachstum ein, welches jetzt jedoch aus der Erd-Sonnenrichtung durch schräg symmetrische, dichotome Vergabelungen herausfällt. Jede Sprossgeneration endet wiederum in einer endständigen Blütenbildung, wobei die Vorblätter jeder Blüte rechts und links von den neuen Trieben mitgenommen werden. Durch diese Blattverschiebungen sind die Sprossgenerationen des Oberbaues wie Glieder einer Kette miteinander verflochten.
Obwohl das mächtige Triebwachstum des Oberbaus sich der Sonnenrichtung in eigentümlicher Weise entzieht, sind durch seine Symmetrie doch insgesamt alle Blätter schirmartig zur Sonnenstrahlung ausgerichtet. Die endständige Blütenbildung meidet wiederum wie der Spross die äußere Sonneneinwirkung. Bei Sonnenlicht öffnet sich die Blüte nicht, sondern nur in der Dunkelheit der Nacht, wenn also die Sonne unter dem Horizont steht. Hierbei entfaltet sich die weiße Blumenkrone in linkslaufender Spirale zu einer trichterförmigen, langgezogenen Glocke mit fünfzipfeligem Saume. Am Morgen schließt sich die Blüte, und Kelch und Kronenblätter fallen ab. Nun bildet sich die Frucht als stachelige Kugel aus.
Die trockenen harten Stacheln der Frucht können als Ausdruck für eine neue Empfänglichkeit der Pflanze auf äußeres Sonnenlicht angesehen werden.

Wirksamkeiten aus anthroposophischer Sicht

Stramonium kann als pflanzlicher Ausdruck für eine Dynamik stehen, in der sich Triebhaftes zunächst der Sonnenwirkung entzieht, sich aber dann doch wieder dem Wirken des Sonnenlichtes einfügt, wenn auch mit einer gewissen inneren Spannung.
Als Heilmittel hat Stramonium eine besondere Beziehung zu willensmäßigen Prozessen, wo Triebhaftes Oberhand gewinnt und somit aus der Integration von Fühlen, Wollen und Denken herausfällt. Taucht das Willensmäßige oder vielmehr das Triebmäßige zu stark in den organischen Bereich hinein, dann kommt es zu Verkrampfungen und Koliken, und Bewegungen werden unwillkürlich und unkoordiniert. Spielt sich die willensmäßige Zuwendung rein im Bewusstsein ab, treten manische Zustände auf.
Charakteristisch für diese Krankheitszustände ist, dass die Lichtverhältnisse das Befinden des Patienten beeinflussen. Das Licht ermöglicht im Sehen, dass die Ich-Organisation in die Umgebung eintauchen kann und somit die Verbundenheit zur Welt als Lebensgrund besteht. Durch extreme Lichtverhältnisse wie Dunkelheit oder grelles Licht wird diese Verbundenheit gestört, und damit kann die Neigung der willensmäßigen Desintegration ins Triebhafte oder zur Verkrampfung im Organischen ausgelöst oder verstärkt werden.

Therapeutische Anwendungsgebiete

- Manische Zustände, Chorea; Epilepsie
- Asthma bronchiale
- Gallenkoliken

Stramonium-Präparate
Stramonium D2, D3, D6, D8, D12*, D15, D20, D30* *Dil.*
Agaricus muscarius D4/Mygale avicularis D5/Stramonium D3 *Dil.*

* Apotheke an der Weleda, D

Dosierung und Anwendung

- Ampullen: 2-mal wöchentlich bis zu 1-mal täglich 1 ml s. c.
- Dilutio: 3-mal täglich 5 – 10 Tropfen, bzw. 15 Tropfen bei Mischungen

Tabacum (Nicotiana tabacum)

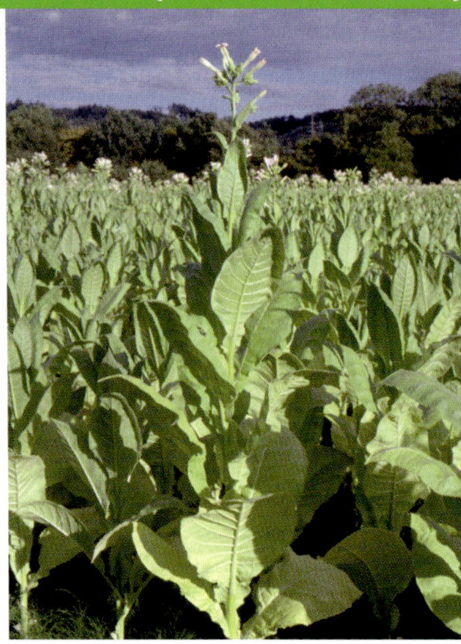

Botanischer Name: Nicotiana tabacum L. (Tabak)
Familie: Solanaceae
Verwendeter Pflanzenteil: Blatt

Vorkommen und Eigenschaften

Im Gegensatz zu den meisten Solanaceen baut Tabacum eine hohe wohlgestaltete Pflanzenorganisation auf, und zwar in einer Wachstumsperiode. Die Blütenregion erhebt sich weit über das Blattniveau hinaus, nur die langen, eben geränderten, fast fleischigen Blätter vermögen sich nicht ganz vom Stamm zu lösen und nicht voll ins Freie zu gelangen. Die Erscheinung der Pflanze zeigt insgesamt ein starkes Vorwiegen des Pflanzlich-Vitalen gegenüber den ansonsten auch in dieser Solanacee deutlich wirkenden überpflanzlichen Kräften. Wie die übrigen Solanaceen, unterliegt Tabacum einem starken Giftprozess. Diesen kann sie jedoch in ihrer Gestaltung überwinden und einer gewissen Harmonisierung zuführen.

Wirksamkeiten aus anthroposophischer Sicht

Der Ausgleich zwischen den vitalen Wachstumskräften und dem Giftprozess, der in Tabacum errungen wird, weist als Naturprozess auf die therapeutischen Verwendungsmöglichkeiten dieser Pflanze hin. Sie spricht im Menschen das Zusammenwirken von Seelenkräften an, die einerseits formend im Organismus wirken und die andererseits als Denken, Fühlen und Wollen der Umwelt zugewandt sind. Wenn beide Funktionsbereiche zu stark miteinander verbunden bleiben, wirkt sich dies bis zur physischen Ebene aus und führt zu Verkrampfungen, Schmerzzuständen, allgemeinen organischen Deformationen und Kreislaufunregelmäßigkeiten, wie z. B. Kollaps.
Tabacum löst als Heilmittel diese beiden seelischen Bereiche voneinander. Verbunden mit dieser Dissoziation ist im funktionellen, rhythmischen Bereich eine einseitige Anregung der Kreislaufzirkulation. Dagegen wird der Atemrhythmus, der zwischen Innen- und Außenwelt auf dieser Ebene vermittelt, von Tabacum nicht angesprochen. Das Denken wird durch die Dissoziation etwas entlastet und dadurch angeregt, was wiederum bei einer zu starken Steigerung zu Gedankenflucht führen und in eine allgemeine Interesselosigkeit umschlagen kann.
Insgesamt ist Tabacum ein Heilmittel für Zustände, wo im seelischen Bereich die frei nach außen gerichteten Kräfte des Denkens, Wollens und Fühlens zu stark nach innen wirken und – nun als seelische Formkraft – zu Verkrampfungen und Kreislaufschwächen führen. Therapeutisch soll hier Tabacum vom rhythmischen Bereich ausgehend eine Lockerung bei gleichzeitiger Anregung der Zirkulation bewirken.

Therapeutische Anwendungsgebiete

- Asthma bronchiale, Magen-Darmspasmen, Nierenkolik *(Tabacum D6 – D10, Tabacum 1% Supp.)*
- Angina pectoris, Herzinfarkt *(Tabacum Rh D20 Amp.)*
- Wirbelsäulenerkrankungen *(Tabacum 5% Ungt.; Aconitum/Nicotiana comp. Oleum)*
- Kreislaufstörungen, Kollaps, klimakterische Kreislaufstörungen *(Tabacum D6 Amp.)*
- Morbus Menière *(Tabacum D6 Amp.)*

Tabacum-Präparate

Monopräparate

Carbo Tabaci D20* *Amp.;* D3 *Trit.*
Tabacum Rh D3*, D4**, D6, D10, D20, D30 *Amp.;* D3*, D6, D10* *Dil.; aq.*
Tabacum Ø*, D2*, D3, D4, D6, D10, D15, D20*, D30 *Dil.;* 1% *Supp.,* 5%, 1%, D5 *Ungt.*
Tabacum, 10% *Externum*
Tabacum H 10% *Oleum*
Tabacum Cupro cultum Rh (➤ 4.19 vegetabilisierte Metalle)

Kombinationspräparat

Aconitum/Nicotiana comp. (Aconitum, Tuber/Tabacum, Fol./Rosmarini aetherol.) *Oleum*

* Nur Weleda Schwäbisch Gmünd, D; ** Apotheke an der Weleda, D

Dosierung und Anwendung

- Ampullen: 2- bis 3-mal wöchentlich 1 ml s. c.
- Dilutio, Pulvis: 3-mal täglich 5 – 10 Tropfen bzw. eine Messerspitze, höhere Potenzen seltener einnehmen, außer bei akuten Zuständen

Capsicum annuum

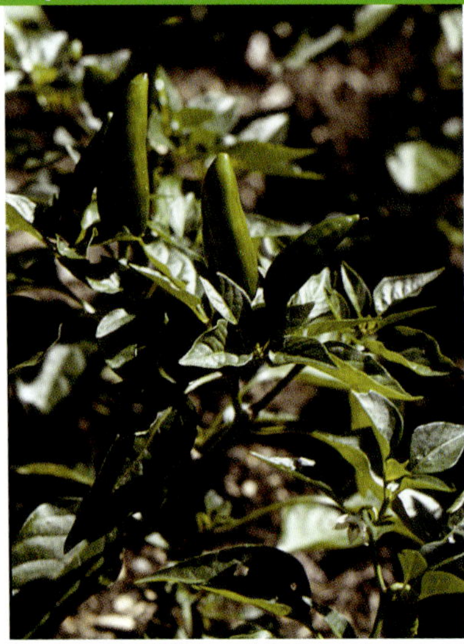

Botanischer Name: Capsicum annuum L. (Spanischer Pfeffer, Paprika)
Familie: Solanaceae
Verwendeter Pflanzenteil: getrocknete Früchte

Vorkommen und Eigenschaften

Der Typus des Nachtschattengewächses lebt sich in *Capsicum* in all seinen plastischen Möglichkeiten aus. Auch hier finden wir die deutliche Trennung zwischen Ober- und Unterbau. Der letztere wird durch die Bildung einer endständigen Blüte abgeschlossen. Nun setzt ein neuer und langanhaltender Zuwachs an generativen Kräften ein und bildet den Oberbau mit seiner typischen Durchdringung von vegetativen und generativen Sprosselementen. Es entsteht die charakteristische innere Verflechtung und Vernetzung, die bei Capsicum in Form einer „Wickelung" geschieht. Der Begriff Wickel bezeichnet eine Verzweigungsart, bei der jeweils nur eine Achse unterhalb der Blüte den Trieb fortsetzt und diese Achse abwechselnd rechts und links der Blüte entspringt. Der vertikale, symmetrische Aufbau des Unterbaues ändert sich so im Oberbau in eine komplizierte Raumordnung höherer Ordnung.
Auch die Solanacee Capsicum annuum stammt aus dem tropischen Amerika, hat jedoch im Gegensatz zu vielen anderen Solanaceen diese ursprüngliche Vorliebe für Wärme und Licht bewahrt. Die krautige, buschige Pflanze wächst als kleiner aufrechter einjähriger Busch mit lockerer Wurzel und lanzettförmigen Blättern. Die Blüten sind klein, weißlich, ähnlich der Kartoffel- und Tomatenblüte. Die Früchte sind grün, gelb oder rot und haben eine glatte ledrige Oberfläche. Es sind aufgeblasene, trockene Beeren. Innen sitzt die sog. Placenta, dem Samen auf und enthält die feurige Substanz

Capsaicin. Die ganze Frucht, besonders aber dieser Teil schmeckt entsprechend brennend scharf und offenbart im Geschmack die feurige Natur der Pflanze. Neben Capsaicin enthält die Beerenfrucht sehr viel Vitamin C.

Wirksamkeiten aus anthroposophischer Sicht

Während v.a. die giftigen Solanaceen zur Auslöschung des Ichs führen und das Bewusstsein mit astralischen Kräften vom Stoffwechselpol her überfluten lassen, wird durch Capsicum das Bewusstsein in Form der Wahrnehmung vermehrt zum Stoffwechselpol hingelenkt und damit Ich und Astralleib wieder eng aneinander gebunden in ihren Wirken.

Von Steiner wurde *Capsicum D10* als Injektion abwechselnd mit *Colchicum Tuber Rh D5* Injektion in einem Fall von Hodgkin-Krankheit empfohlen. Er begründete die Therapie damit, dass in diesem Fall der Ätherleib „Löcher" habe und der Astralleib direkt auf den physischen Leib zerstörerisch wirken würde.

Capsicum befeuert den Stoffwechsel und wirkt bei Entzündungen ableitend. Der verkrampfte Astralleib wird durch Capsicum gelöst und die stockenden Stoffwechselprozesse werden belebt.

Therapeutische Anwendungsgebiete

- Heimweh, nostalgische Gedanken, lebt in der Vergangenheit
- Plethorische phlegmatische helle Konstitution, Abneigung gegen jegliche physische Anstrengung
- Tonsillitis, akute und chronische Pharyngitis mit brennendem Schmerz, Mastoiditis mit ausgeprägter Schwellung, chronische Otitis media *(Capsicum D3, D4, D6)*
- Gastritis, Leberstauung *(Capsicum D3, D6)*
- Hämorrhoiden *(Capsicum D3)*
- Rheuma und Arthritis; Ischialgie (*Weleda Rheumasalbe* äußerlich)

Capsicum-Präparate

Capsicum annuum D6*, D10 *Amp.;* D3, D4**, D6, D10** *Dil.*

Weleda Rheumasalbe (Terebinthinae aetherol./Camphora/Lauri oleum/Abietis sibiricae aetherol./Capsicum, Extr. liqu. norm./Cepa, Bulbus, Succus rec./Rosmarini aetherol./Terebinthina laricina/Pini pumilionis aetherol.) *Salbe*

* Nur Weleda Schwäbisch Gmünd, D; ** Apotheke an der Weleda, D

Dosierung und Anwendung

- Ampullen: 2- bis 3-mal wöchentlich 1 ml s.c.
- Dilutio: 3-mal täglich 10 Tropfen
- Salbe: 1-bis 2-mal täglich dünn auftragen

4.11 Scrophulariaceae (Rachenblütler)

Die Vertreter der Familie der Rachenblütler erfreuen uns nicht nur durch ihre prächtigen Blüten, sondern liefern auch zahlreiche Heilmittel. Dies ist erstaunlich, denn sonst sind es meist die unscheinbar blühenden Pflanzen – oft gleichwohl mit eigenartigen Besonderheiten –, die als Heilpflanzen dienen; bei dieser Pflanzenfamilie ist es scheinbar nicht so. Versuchen wir zu ergründen, worauf die therapeutischen Eigenschaften dieser Pflanzenfamilie beruhen.

Botanische Aspekte

Bei den Scrophulariaceen handelt es sich um krautige, seltener strauchförmige Pflanzen mit sehr unterschiedlich gestalteten Blättern. Die Pflanzenfamilie ist weltweit verbreitet. Auffällig an ihren zwittrigen Blüten ist die oft eigenartige Färbung. Dabei weisen die Blüten eine asymmetrische Gestaltung auf und bilden ähnlich wie die Labiaten Rachenblüten. Sie werden deswegen als Rachenblütler bezeichnet. Die meisten von ihnen tragen ein Haarkleid. Eine weitere Besonderheit der Pflanzenfamilie ist, dass viele ihrer Vertreter Halbparasiten und einige Vollparasiten sind.

Therapeutische Wirksamkeitsbereiche

Die Pflanzenfamilie strebt also zum Tierhaften, aber nicht in der Art wie z. B. die Nachtschattengewächse. Wohl neigt auch sie zur Giftbildung, aber nicht zur Bildung alkaloidischer, stickstoffhaltiger Gifte; dafür treten hier glykosidische Gifte und Bitterstoffe auf. Die Rachenblütler können, im Gegensatz zu den Nachtschattengewächsen, den astralen Einschlag begrenzen, indem sie ihre Wurzelkräfte nach oben wirken lassen. Die im Wurzelbereich dadurch auftretende Schwächung wird z. T. durch Halb- und Vollparasitismus ausgeglichen. Diese Eigenart verleiht den Pflanzen besondere Eigenschaften, die therapeutisch zur Stärkung des Ätherleibes und zur Zurückdrängung des Astralleibes genutzt werden können.

Digitalis purpurea

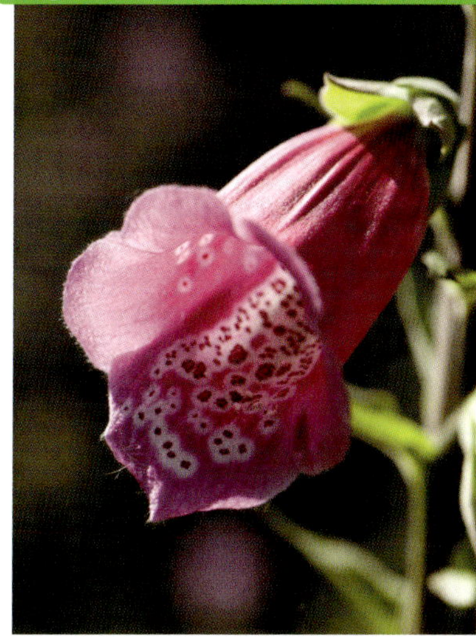

Botanischer Name: Digitalis purpurea L. (Roter Fingerhut)
Familie: Scrophulariaceae
Verwendeter Pflanzenteil: Blatt

Vorkommen und Eigenschaften

Digitalis wächst im Wald, aber nur dort, wo Lichtungen durch Windbruch oder menschliche Bearbeitung entstanden sind. Da hier die Bäume fehlen, zirkuliert das Wasser im Boden nicht mehr und staut sich hier.
Im ersten Jahr ihrer zweijährigen Lebensphase bleibt Digitalis purpurea als Rosette mit großen lanzenförmigen Blättern ganz der Erde verhaftet und wächst dabei mit kräftiger Wurzelbildung abwärts, um dann erst im zweiten Jahr meterhoch steil emporzuschießen. Fast im Übermaß bricht nun der Blütenprozess hervor. Die Blüten sitzen in den Blattachseln im oberen Teil des Sprosses. Sie sind damit ebenfalls spiralig um den Stängel angeordnet wie die Blätter. Im oberen Bereich der Pflanze durchdringen sich also Blüten- und Blattbereich und scheinen sich gegenseitig in Gleichgewicht zu halten. Beim Aufblühen kehren sich die Blüten von der Sonne ab und blicken erdwärts, wenden sich dann jedoch wiederum alle nach der Seite der stärksten Helligkeit. Damit erlangt der Blütenstand eine einseitige Ausrichtung, die für viele Herzheilpflanzen typisch ist. Die glockigen Blüten sind rachenförmig, schwach zweilippig. Die Innenseite der Blüte trägt auffällige dunkelrote, weißumrandete Flecken. Die Frucht wird dann wieder nach oben ausgerichtet. Auf- und Abwärtsbewegungen der Blüten und Früchte sowie deren einseitige Raumesausrichtung können als Signatur der Heilpflanzen für ihre therapeutischen Eigenschaften, nämlich der Vermittlung zwischen Leichte und Schwere, zwischen oben und unten angesehen werden.

Wirksamkeiten aus anthroposophischer Sicht

Eine Pflanze wird, allgemein gesprochen, dadurch zur Giftpflanze, dass sie tierische Gesetzmäßigkeiten tiefer als sonst üblich im Pflanzenreich in sich eindringen lässt. Dies können wir auch bei Digitalis purpurea beobachten. Nicht nur die Giftbildung,

auch die Gestaltung ihrer Blüte weist auf das Wirken von tierverwandten Gesetzmäßigkeiten hin. Die Digitalisglykoside zeigen eine chemische Verwandtschaft mit den Hautsekreten der Kröten. Der Arzt Friedwart Husemann folgert daraus, dass dieselben Kräfte, welche im Tierreich Giftbildungen der Kröten bedingen, im Pflanzenreich die Bildung der Digitalisglykoside bei Digitalis purpurea bewirken. Wie Bufo rana antitumoral wirkt, so sind auch für Digitalis pupurea deutliche antitumorale Wirkungen klinisch festgestellt worden.
Zum Verständnis der therapeutischen Wirksamkeit von Digitalis purpurea können daher u. a. Wesenscharakteristika der Kröten herangezogen werden. Was bei den Kröten einerseits verharrendes, vereinnahmendes und andererseits abstoßendes Element in Verbindung mit dem Wässrigen ist, kann mit der speziellen Wirkung von Digitalis purpurea auf die Systole wie auch Diastole des Herzens in Beziehung gebracht werden.

Therapeutische Anwendungsgebiete

- Verbesserung der koordinativen Leistung des rhythmischen Systems zur Herzentlastung bei brady- und tachykarden Rhythmusstörungen, Altersherz *(Digitalis D3)*
- Pfortaderstauung *(Digitalis D3)*
- Prostatahypertrophie *(Digitalis D2)*

Digitalis-Präparate

Digitalis purpurea D1, D2, D3, D4, D6, D12* *Dil.*

* Apotheke an der Weleda, D

Dosierung und Anwendung

- Ampullen: 2-mal wöchentlich bis zu 1-mal täglich je 1 ml s. c.
- Dilutio: 3-mal täglich 5 – 10 Tropfen

Euphrasia officinalis

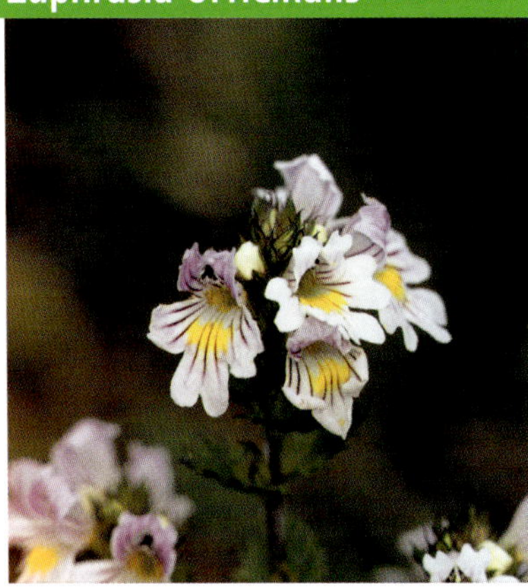

Botanischer Name: Euphrasia officinalis L. emend. HAYNE (Augentrost)
Familie. Scrophulariaceae
Verwendeter Pflanzenteil: ganze blühende frische Pflanze

Vorkommen und Eigenschaften

Augentrost *(Euphrasia)* wäre an sich eine unscheinbare Pflanze, würden nicht ihre Blüten in einem auffälligen Farbenkontrast leuchten. Hier offenbart die Pflanze etwas Charakteristisches, das zum Verständnis ihrer Heileigenschaften führen kann. Die drei Farben der Blüten – Weiß, Gelb und Violett – haben ihre innere Signatur. In der leuchtend weißen Farbe und dem kräftigen gelben Schlundfleck der Unterlippe der Blüte strahlen uns sowohl die Farbe des von der Erde verinnerlichten wie die des äußeren Sonnenlichtes entgegen; das verinnerlichte Sonnenlicht offenbart sich als reine geläuterte Farbe des Weiß, die des äußeren Sonnenlichtes dagegen als kräftiges, lebenssprühendes Gelb. Zu diesen Farben bildet die Blüte den auffälligen Kontrast der violetten Oberlippe. Violett ist die Komplementärfarbe zu Gelb, und somit hält sie das Gelb im Gleichgewicht.

Die Blüte von Euphrasia zeigt insgesamt mit ihrer Oberlippe, Unterlippe und ihrem Schlund eine tierische Gestaltung. Sie beinhaltet somit drei Wesensaspekte: rein Geläutertes in der weißen Farbe, im Gleichgewicht Gehaltenes durch das Zusammenwirken vom warmen Gelb und kühlem Violett sowie eine tierische Gestaltung. Die in der tierischen Gestaltung angedeutete seelische Tingierung der Pflanzen steht mit der geläuterten Farbe Weiß im Kontrast.

Wirksamkeiten aus anthroposophischer Sicht

Es kann erahnt werden, dass Euphrasia sich einerseits in der überpflanzlichen seelischen Ebene des Tierreiches entzünden möchte, diese Tendenz aber andererseits durch eine Gegenwirkung, die u. a. in der konträren Farbbildung zum Ausdruck kommt, auffängt und im Gleichgewicht hält.

Der aufgehaltene sulfurische Entzündungsprozess im Blütenbereich weist auf die salinischen Kräfte des Gegenpols, nämlich der Wurzel hin. Bemerkenswert ist, dass sich Euphrasia nicht mehr selber mit ihren Wurzeln ernähren kann: sie wurzelt halbparasitisch auf den Wurzeln von Gräsern, dämpft dadurch deren Eigenleben und leitet deren ausgeprägte, rein vegetative Wachstumsvitalität in ihren eigenen Bereich über. Somit kann die Pflanze beständig aus dem Erdbereich reine vegetative Kräfte der einkeimblättrigen Gräser beziehen und ihre eigenen Wurzelkräfte metamorphosiert im Blütenbereich zum Ausgleich und zur Läuterung einbringen. Da ihr so fortwährend rein vegetative Kräfte zukommen, kann die Pflanze ihr Wachstum auch bei begonnenem Blütenprozess fortsetzen. Das rhythmische Blattsystem und der Blütenprozess dringen so ineinander.

Euphrasia hat eine spezielle Beziehung zum Auge. Das Auge zeigt die Besonderheit, dass es in allen brechenden Teilen keine Blutgefäße enthält; das Leben ist hier fast mineralisch geworden, um selbstlos das Licht und die Farben auffangen zu können. Ein Stück Außenwelt wird so in den Organismus hereingelassen, dann aber am Augenhintergrund gleichsam durch einen Entzündungsprozess im Ätherischen aufgefangen und ausgeglichen. Dieser Gegenprozess, der sich rein im Ätherischen abspielt, kann z. B. bei Überanstrengung ins Physische hinuntergleiten, und das Auge wird so zu stark Stoffwechselorgan. Es kommt zur Hyperämie und zur Sekretion. Die Klarheit und Reinheit des Auges ist gestört.

Für dieses Krankheitsgeschehen ist Euphrasia als Naturprozess das Gegenbild. Sein Blütenbereich, der dem Stoffwechselbereich des Menschen entspricht, hat die Neigung, im Seelischen aufzugehen, wird aber durch die metamorphosierten Wurzelkräfte und durch die rein vegetativen ätherischen Kräfte der Gräser in seiner reinen Leuchtkraft erhalten.

Therapeutische Anwendungsgebiete

- Chronische Konjunktivitis, Blepharokonjunktivitis, Zustand nach traumatischer Konjunktivitis, dicker, rahmiger, wundmachender Ausfluss mit Lichtempfindlichkeit; Augentränen
- Katarrhe der Schleimhäute im Kopfbereich

Euphrasia-Präparate

Euphrasia 33%*, D1*, D2*, D3, D4*, D6 *Dil.* 20 % *Tinktur**
Weleda Euphrasia-Augentropfen
Euphrasia comp. (Echinacea angustifolia, Planta tota Rh/Euphrasia, Planta tota Rh/Calendula, Flos sicc.) *Augensalbe*

* Apotheke an der Weleda, D

Dosierung und Anwendung

- Augentropfen: 2-mal täglich 1 – 2 Tropfen in Bindehautsack geben
- Dilutio: 3-mal täglich 5 – 10 Tropfen einnehmen
- Augensalbe: 2-mal täglich in den Bindehautsack einbringen

Veronica officinalis

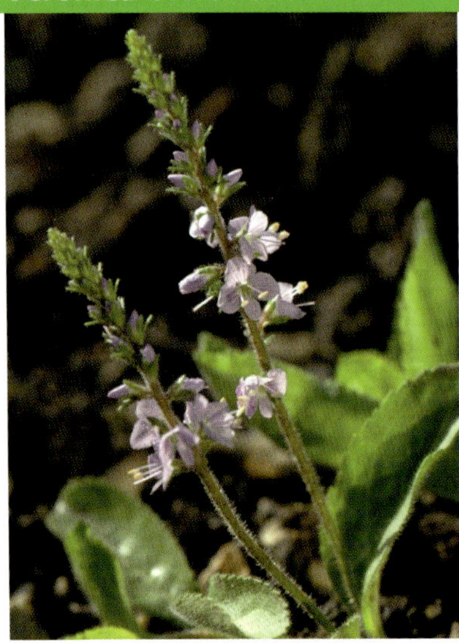

Botanischer Name: Veronica officinalis (L.) (Ehrenpreis)
Familie: Scrophulariaceae
Verwendeter Pflanzenteil: getrocknetes Kraut

Vorkommen und Eigenschaften

Veronica officinalis, oder Ehrenpreis, erweckt den Eindruck äußerster Zartheit sowohl in der Blatt- wie auch in der Blütenregion. Sie ist damit das Gegenbild zu einer Giftpflanze. Sie wird vom Astralischen in der Blütenregion nur so zart berührt, dass die locker aufsitzende Blüte bereits beim Pflücken oft abfällt. Das Parasitische der Pflanzenfamilie ist hier ganz überwunden. Nur das leicht Asymmetrische der hellbläulichen Blüten erinnert noch schwach an das Typische eines Rachenblütlers. Der Bilde-Impuls zur Rachengestaltung mit sattem vordringlichem Orange, gestreiftem Rot oder Purpur ist verlorengegangen.
Es kriechen die Sprosse am Boden hin, mit mannigfaltiger Verzweigung. Die Wurzelkräfte müssen bei dieser Pflanze sich nicht ganz nach oben verausgaben, um den zu starken Astralimpuls zu überwinden, sondern können sich selber voll entwickeln, und der Stängel richtet sich entsprechend nicht voll auf. Erst gegen Ende des Blühens geht bei einzelnen Pflanzen der Spross in die Höhe, und eine blaue Blütenähre wird klar abgegliedert, oder es richten sich aus den Blattachseln kurze Ähren auf.

Wirksamkeiten aus anthroposophischer Sicht

Therapeutisch regt sie stärker als andere Rachenblütler den Ätherleib zu einem eigenständigen Wirken im Stoffwechselgebiet an, so dass der Astralleib sich aus seiner Verbindung mit dem Ätherleib bei bestimmten Krankheitsfällen leichter lösen kann.
Steiner empfahl zur Umstimmungsbehandlung bei Asthma bronchiale, Veronica officinalis am Abend einzunehmen, damit der Übergang vom Wach- in den Schlafzustand gefördert wird. Andererseits sollte am Morgen Salvia oder Quercus genommen werden, damit durch deren Gerbsäuregehalt der Aufwachprozess unterstützt wird.

Therapeutische Anwendungsgebiete

Asthma bronchiale und spastische Bronchitis, vorwiegend zur Konstitutionsbehandlung.

Veronica-officinalis-Präparate

Veronica officinalis D1, D2, D3, D4*, D6* *Dil.*

* Apotheke an der Weleda, D

Dosierung und Anwendung

Dilutio: 2- bis 3-mal täglich 5 – 10 Tropfen einnehmen; evtl. im tagesrhythmischen Wechsel mit Quercus (Cortex) 1 % Dilutio.

4.12 Compositae (Korbblütler)

Botanische Aspekte

Die Kompositen zeichnen sich durch eine hoch organisierte Blütenbildung – die Korbblüte – aus: Zahlreiche Blüten bilden auf einem Blütenboden eine Einheit, sodass sie als eine einzige Blüte erscheint. Die Ausbildung der Einzelblüte ist der Gesamtheit des „Körbchens" untergeordnet, und der Blütenstand ist so zu einer Blüte höherer Ordnung geworden.

Ansonsten finden wir bei den verschiedenen Kompositen keine deutlichen gemeinsamen Merkmale, die alle Arten dieser Pflanzenfamilie prägen würden, weder vom vegetativen Aufbau noch von der Gesamtgestalt her. Wurzeln, Stängel und Blätter zeigen alle nur denkbaren Möglichkeiten in ihrer Ausbildung und Gestaltung. Die Wurzeln sind sowohl feinfaserig, verzweigt, wie auch rübenförmig, knollenbildend und wurzelstockartig. Die Stängel bilden die ganze Metamorphosenreihe von gestauchten Rosetten bis zu teilweise verholzenden Lianen. Die Blätter zeigen ebenfalls eine große Fülle an Möglichkeiten von einfachen und ganzrandigen, geschlossenen bis zu äußerst gegliederten und dornigen Formen.

Anthroposophische Aspekte

Vertiefen wir uns jedoch eingehender in den Habitus und in die Wachstumsgestik der Kompositen, so lässt sich in dieser Vielfalt von Formen und Gestaltungen doch ein gemeinsames, besonderes Motiv entdecken: Es besteht in einer Tendenz zu Stauung und Zurückhaltung, die dann zu einer Dynamisierung von Kräften mit nachfolgender Metamorphose führt. In der Gestaltung der Pflanze erscheint so eine Entwicklungsstufe übersprungen. Es entstehen hierbei jedoch keine Deformationen oder Giftbildungen – im Gegenteil, diese werden durch eine gesteigerte Metamorphose überwunden. Kräftige und wohlgestaltete Pflanzen, von denen sich viele auch für Nahrungszwecke eignen, entstehen. Höhepunkt dieser Steigerung ist die Körbchenblüte.

Je nach dem Grad der Stauung und Zurückhaltung der vegetativen Kräfte können fünf Kompositentypen für die Therapie unterschieden werden: der Arnikatyp (wozu auch Calendula gehört), Petasitestyp, Cichoriumtyp, Disteltyp und Artemisiatyp. Arnica weist die stärkste Stauchung, Artemisia die schwächste auf. Die stärker gestauchten Pflanzen wirken therapeutisch mehr auf die periphere Organisation des Menschen und damit gestaltend, während die weniger gestauchten Pflanzen mehr auf die zentrale Organisation Einfluss nehmen und hier stoffwechselmäßig aufbauend wirken.

Therapeutische Wirksamkeitsbereiche

Gemeinsam wirken die Vertreter der fünf Kompositentypen im Organismus im Sinne einer höheren, harmonisierenden Zusammenführung verschiedener Prozesse. Als pflanzlicher Naturprozess sind die Kompositen ein Ausdruck für das Überwinden und Zusammenführen von Einzelprozessen zu einer höheren „kosmischen Ordnung"; sie sprechen so auch die Funktionen der menschlichen Organe bei ihrem harmonischen Einfügen und Unterordnen in den Gesamtorganismus an. Die Kompositen unterstützen die Organe bei ihrer Sinnesfunktion, so dass sie das Gesamthafte des Organismus besser wahrnehmen und sich besser einfügen können.

Abrotanum (Artemisia abrotanum)

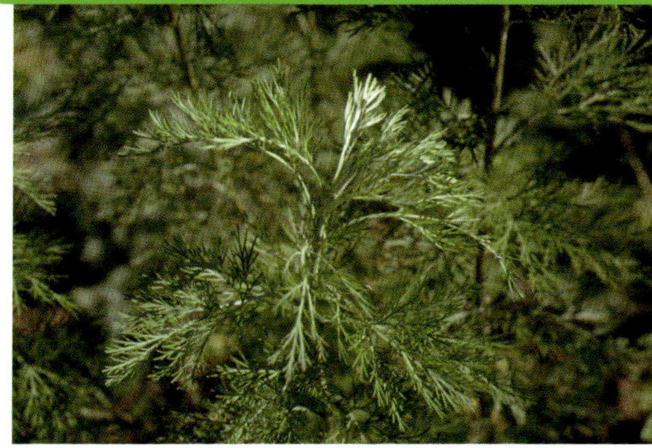

Botanischer Name: Artemisia abrotanum L. (Eberraute)
Familie: Compositae
Verwendete Pflanzenteile: frische junge Triebe

Vorkommen und Eigenschaften

Abrotanum bildet in der Metamorphosenreihe der Artemisia-Arten und damit überhaupt der Korbblütler einen deutlichen Endpunkt in Richtung peripherischer Offenheit. Die Eberraute ist ein teilweise verholzender Halbstrauch, etwa bis zu 1 m hoch, bei dem die Blätter so stark gefiedert sind, dass sie ein feines Fadenwerk bilden. Die Blütenstände sind zu sehr kleinen, fast kugelig geformten grauhaarigen Köpfchen zusammengezogen.
Die ganze Pflanze verströmt einen erfrischenden, aromatischen, zitronenähnlichen Duft, da sie außer Bitterstoffen reichlich ätherische Öle bildet. Der Blütenimpuls ist hier hauptsächlich nach innen verlagert und entfaltet sich im Chemismus der Pflanze.

Wirksamkeiten aus anthroposophischer Sicht

Weniger die verdauungsfördernde Wirkung wie bei Absinthium als die harntreibende, die durchwärmende und die Aussonderungskräfte des Astralleibes anregende Wirkung steht in der Therapie mit Abrotanum im Vordergrund.

Therapeutische Anwendungsgebiete

- Aszites
- Häufiges Nasenbluten *(Abrotanum D1)*
- Perniones/Frostbeulen *(Abrotanum 10% Ungt.)*, Acne rosacea, Teleangiektasie
- Appetitlosigkeit und allgemeine Schwäche (besonders bei Kindern)

Abrotanum-Präparate

Abrotanum 33%, D1, D2*, D3, D4*, D6 *Dil.;* 10% *Ungt.*

* Apotheke an der Weleda, D

Dosierung und Anwendung

- Dilutio: 3-mal täglich 5 – 10 Tropfen
- Unguentum: morgens und abends einreiben

Absinthium (Artemisia absinthium)

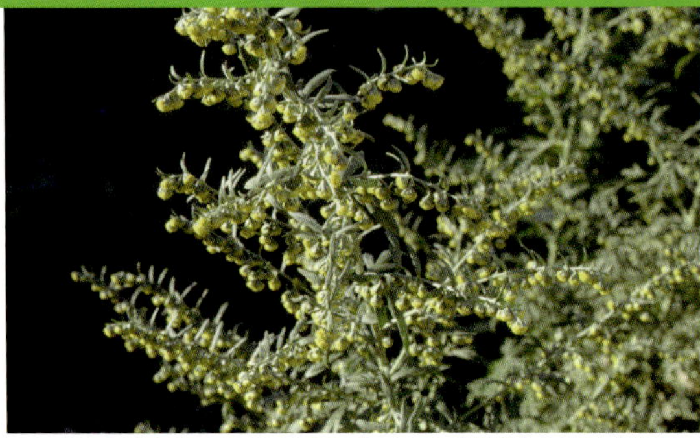

Botanischer Name: Artemisia absinthium L. (Wermut)
Familie: Compositae
Verwendeter Pflanzenteil: frisches blühendes Kraut

Vorkommen und Eigenschaften

Innerhalb des Artemisiatyps nimmt Absinthium eine Mittelstellung ein. Die Artemisia-Arten bilden verholzende Sträucher oder Halbsträucher. Sie weisen also keine Stauchung auf, wie sie beim Arnika-Typ auftritt. Absinthium wächst auf stickstoffreichen, warmen, besonnten Böden.
Ihre Blätter sind stark fiederteilig, zart seidig behaart und zeigen eine deutliche Metamorphose, die meist schon gegliedert beginnt und zur einfachen Spitze fortschreitet. Der vegetative Blattstängelbereich setzt sich bis weit in den blühenden Sprossabschnitt fort.
Absinthium bildet eine außerordentliche Fülle von rispigen Blütenständen. Die reich verzweigten, luftigen Rispen mit ihren kleinen, gelben Blütenköpfchen verleihen der Pflanze ihr charakteristisches Aussehen. Dabei wirken terrestrische Kräfte stark durch den Stängelbereich nach oben, die wiederum von ebenso starken von oben nach unten wirkenden Blütenkräften durchdrungen werden. In dieser Dynamik bilden sich Duft- und Aromastoffe.

Wirksamkeiten aus anthroposophischer Sicht

Durch die Vereinigung des Bitteren mit dem Aromatischen entstehen in Absinthium Substanzen, die bei medizinischer Anwendung v. a. die feinen Wahrnehmungsprozesse der Verdauung anregen. Das ätherische Öl, welches auch den aromatischen Geschmack bedingt, verleiht dem Heilmittel eine fördernde Wirkung auf die Ich- und Astralorganisation bei ihrem Eingreifen in das Verdauungssystem, wobei die Leber entlastet wird.
Die Kombination von Wermut und Lärchenharz wirkt als Heilmittel sowohl im Stoffwechselbereich abbauend wie auch über die Sinnesorgane gestaltend. Durch seine bitteren wie auch aromatischen Eigenschaften regt Wermut die Verdauung an und unterstützt hier die Überwindung der für den Organismus mit fremdartigen Äthereigenschaften behafteten Nahrungsstoffe. Seine Bitterstoffe fördern durch ihre zusam-

menziehende, ins Zentrum gehende Wirkung Wahrnehmungs- und Abbauprozesse bei der Verdauung.
Was beim Wermut durch die Bitterstoffe im Soffwechsel verdichtend wirkt, weist das Lärchenharz in seiner Substanzerscheinung selber auf. Sulfurische Pflanzenprozesse sind bei ihrer zentrifugalen Ausdehnung verdichtet worden und ergeben das im Kambium der Lärche abzapfbare zähe und durchscheinende Lärchenharz. Die Lärche ist ein Nadelbaum, der im Gegensatz zu den übrigen Nadelbäumen im Rhythmus der Jahreszeiten und somit im Sonnenrhythmus seine Nadeln bildet und abwirft. Diese besondere Lichtbeziehung drückt sich auch in ihrem intensiven Kieselsäureprozess aus und prägt die Eigenschaften ihres Harzes. Es weist eine Beziehung zu den peripheren Sinnes-Nerven-Prozessen auf und unterstützt hier die Gestaltungskräfte.
Die Kombination *Absinthium D1/Resina Laricis D3 aa* spricht also von den Funktionen des Zentrums ausgehend die Sinnes-Nervenprozesse der Peripherie in der Gestaltung an. Dabei fördert sie nicht nur die bewussten Wahrnehmungsprozesse, sondern auch die unbewussten der inneren Organe. Dies ist die Voraussetzung für ein richtiges Zusammenwirken der Organfunktionen. Die Kombination kann beim Erlahmen des inneren und äußeren Stoffwechsels wie z. B. bei Rheuma, Gicht, Arthrose, also bei den chronischen Erkrankungen der zweiten Lebenshälfte mit Ablagerungserscheinungen, indiziert sein.

Therapeutische Anwendungsgebiete

- Appetitlosigkeit, dyspeptische Beschwerden, Dyskinesien der Gallenwege
- Meteorismus *(Absinthium/Caryophylli comp.)*
- Erlahmen des Stoffwechsels, als Begleitbehandlung bei Gicht
- Rheuma, Arthrosen und lang anhaltenden Eiterungen *(Absinthium D1/Resina Laricis D3)*
- Diabetische Retinopathie *(Absinthium D1/Resina Laricis D3)*
- Chronische Iritis, Irido-Cyclitis, Ablagerungserscheinungen am Auge
- Belebung des Stoffwechsels, daher auch als Adjuvans bei Leber- und Gallenbehandlung; Diabetes und rheumatischem Formenkreis, Arthrosen und lang anhaltenden Eiterungen, generell bei allen mehr chronischen Erkrankungen der zweiten Lebenshälfte
- Pollinosis, Konstitutionsbehandlung, besonders bei asthenischem Habitus

Absinthium-Präparate

Monopräparat

Absinthium D1, D3, D6 *Dil.*

Kombinationspräparate

Absinthium/Caryophylli comp. (Absinthium D1/Caryophylli D1/Pimpinella anisum, Fruct. D1) *Dil.*

Absinthium D1/Resina Laricis D3 aa *Dil.*

Amara® *Tropfen* (Cichorium/Erythraea centaurium/Gentiana lutea/Taraxacum/Absinthium/Juniperus communis/Millefolli herba/Peucedanum ostruthium/Salvia officinalis)

Nausyn® (Absinthium D3/Cocculus D3/Ipecacuanha D3 /Nux vomica D9 /Petrol. rectif. D7) *Tabl.*

Dosierung und Anwendung

- Dilutio: 3-mal täglich 5 – 10 Tropfen, bzw. 10 – 15 Tropfen bei Mischungen
- 3-mal täglich 5 – 10 Tropfen. Kinderdosierung (bis 12 Jahre) 3 – 7 Tropfen mehrmals täglich verdünnt, bei Pollinosis während der Saison

Arnica montana

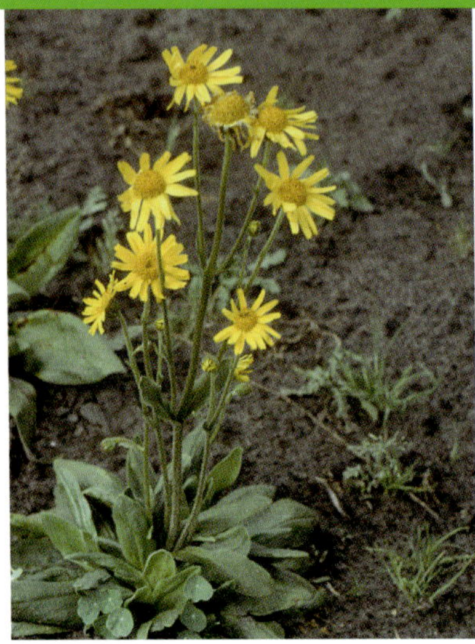

Botanischer Name: Arnica montana L. (Arnika, Wohlverleih)
Familie: Compositae
Verwendeter Pflanzenteil: frische blühende Pflanze, getrocknete Blüte

Vorkommen und Eigenschaften

Obwohl in der Arnika nur geringe substantielle Mengen an Kieselsäure nachzuweisen sind, zeigt sie insgesamt eine ausgesprochene Kiesel- und entsprechende Lichtaffinität. Die charakteristische Ausbildung ihrer zahlreichen Stängelhaare und die Lokalisation der Kieselsäure in ihnen deutet dies an. Ihre Lichtaffinität drückt sich auch in ihrer Vorliebe für Standorte auf kieseligem Boden aus. Sie gedeiht v. a. in Mittel- und Hochgebirgslagen, wo sie eine offene, durchlichtete Atmosphäre umgibt.
Von einer kräftigen Blattrosette ausgehend, erhebt sie sich mit einem derben Stängel und einer leuchtend goldfarbenen Blüte. Ihr beinahe blattloser Stängel entwickelt keine klare mittlere rhythmische Organisation. Überhaupt lebt sich die Kieselaffinität nicht in einer äußeren Formgebung der Pflanze aus, sondern wird in einem Zustand der prozessualen Dynamik zurückgehalten. Gerade deshalb wirken diese Kräfte aber therapeutisch umso stärker. Die Kieselaffinität verleiht Arnika eine innere Verwandtschaft zum Nervensystem, welches die inneren Durchlichtungskräfte bewusst werden lässt und in unbewusster Weise formend auf den Organismus wirkt.

Wirksamkeiten aus anthroposophischer Sicht

Neben den durch den licht- und formvermittelnden Impuls des Kieselsäureprozesses weist die Arnika noch einen gänzlich anders gearteten Einschlag auf. Dieser äußert sich

in ihrer Vorliebe für lichtdurchflutete Standorte mit wässrigen und torfig-moorigen Boden, in dem sie sich mit einem lebenskräftigen, stark vegetativ sprossenden Rhizom ausbreitet. Hier reichert die Arnika bis an die Grenze der Giftigkeit gehende Substanzen an. V. a. Kali- und Kalksalze, Gerbsäuren, Bitterstoffe, Gummi- und Eiweißsubstanzen, kampferartige Verbindungen sowie ätherische Öle bildet sie.
Durch diese Substanzkonfiguration spricht die Arnika therapeutisch alle Wesensbereiche des menschlichen Organismus, einschließlich der physischen Organisation, direkt an. Dies geschieht jedoch entsprechend der kieseligen Lichtaffinität immer in Beziehung zu den Formkräften des Nervensystems. Somit kann sie als Naturprozess entsprechend der Ich-Organisation therapeutisch tätig sein und selbst in entvitalisierte Organe wie das Nervensystem sowie bis in die Leibesperipherie durchgestaltend und formerhaltend, also u. a. auch entzündungswidrig, wirken.
Die bekannte und nicht seltene Arnika-Überempfindlichkeit bei äußerer Anwendung steht mit ihrem direkten Wirken zwischen Form und Chemismus im Zusammenhang; bei der Allergie gegen Arnika kann das Gleichgewicht zwischen beiden Kräften nicht bewahrt werden. Der Chemismus und damit Entzündungsprozesse überwiegen und beeinträchtigen die Formkräfte.

Therapeutische Anwendungsgebiete

- **Traumen:** Commotio und Contusio Cerebri, Hämatome, Distorsionen, Frakturen *(Weleda Arnica-Essenz, -Salbe, Arnica D3)*
- Blasenblutung *(Arnica Rh Radix D6 Amp.)*
- Apoplexia cerebri *(Arnica Rh Radix D3 Amp.)*, Herzinfarkt *(Arnica Rh Radix D3 Amp.)*
- **Entzündliche und degenerative Nervenerkrankungen:** Facialislähmung, Morbus Menièrsche, Poliomyelitis, Multiple Sklerose, Morbus Parkinson; Zervikalsyndrom *(Arnica Rh Radix D15 Amp.)*
- **Andere Anwendungsgebiete:** Arthrosis deformans, Furunkulose, Lymphangitis, Hörsturz *(Arnica, Planta tota D3/ Solutio alkalina 0,2%)*

Arnika-Präparate

Monopräparate

Arnica Rh Radix D3, D6, D15, D20, D30 *Amp.;* D3*, D6*, D20* *Dil. aq.*
Arnica (Radix) D3, D4*, D6, D10, D12*, D20, D30 *Dil.*

Kombinationspräparate

Arnica, Planta tota D15/Aurum D10 aa *Amp.*
Arnica/Betula comp. (Arnica, Pl. tota Rh D20/Betula, Cortex, Dec. D2/Plumbum mellitum D20) *Amp.; Dil.*
Arnica-Cerebrum D8 *Amp.*
Arnica, Planta tota D4/Cepa D4/Symphytum D4 aa *Dil.*
Arnica, Planta tota D2/Cepa D3/Symphytum
Arnica, Planta tota 20 %/Cepa 20 %/Symphytum 5 % u. a. *Ungt.*
Arnica, Planta tota D20/Equisetum arvense D20 aa *Amp.*
Arnica, Planta tota D3 2 Teile/Formica D3 1 Teil *Amp.*

Arnica comp. (Arnica, Pl. tota rec./Betula, Fol. rec./Mandragora, (Radix) D1/Rosmarini aetherol.) *Ungt.;* fettarm
Arnica comp./Apis (Apis mellifica, Anim. tot./Arnica, Flos sicc./Betula, Fol. sicc./Calendula, Herba sicc./Lavandula aetherol./Rosmarini aetherol.) *Oleum*
Arnica comp./Apis (Aconitum nap., Pl. tota rec./Arnica, Pl. tota rec./Betula, Fol. rec./Mandragora (Radix) D1/Apis mellifica/Rosmarini aetherol.) *Ungt.*
Arnica comp./Cuprum (Cuprum met. praep./Arnica, Flos sicc./Betula, Fol. sicc./Calendula, Herba sicc./Lavandulae aetherol./Rosmarini aetherol.) *Oleum*
Arnica comp./Formica (Formica, Anim. tot./Arnica, Flos sicc./Betula, Fol. sicc./Calendula, Herba sicc./Lavandulae aetherol./Rosmarini aetherol.) *Oleum*
Arnica comp./Formica (Aconitum nap., Pl. tota rec./Arnica, Pl. tota rec./Betula, Fol. rec./Formica D2/Mandragora (Radix) D1/Rosmarini aetherol.) *Ungt.*
Arnica, Planta tota D3/Solutio alkalina 0,2%* *Dil. aq.*
Symphtym comp. (Arnica, Pl. tota D3/Bellis perennis, Pl. tota D3/Calendula, Herba D2/Cepa, Bulbus D3/Hamamelis, Cortex, eth. Dec. D2/ Ruta graveolens, Herba D2/Symphytum Radix, eth. Dec. D3)
Wecesin® *Pulver, Salbe* ➤ S. 585

* Apotheke an der Weleda, D

Dosierung und Anwendung

- Äußere Anwendung: bei Traumen, mehrmals täglich nach Bedarf, mit Wolltuch abdecken
- Ampullen: Injektionen v. a. bei entzündlichen und degenerativen Nervenerkrankungen. Hier werden hohe Potenzen (D15 bis D30) verwendet. Injektionshäufigkeit von einmal täglich bis zweimal wöchentlich. Bei frischen Erkrankungen werden tiefe Potenzen genommen, in akuten Fällen jedoch hohe Potenzen in kurzen Abständen. Zur gezielten Hinlenkung der Arnikawirkung auf bestimmte Nervengebiete kann das Präparat mit dem entsprechenden Organpräparat kombiniert werden
- Dilutio: Häufig tiefe Potenzen, 3-mal täglich 5 bis 10 Tropfen

Calendula officinalis

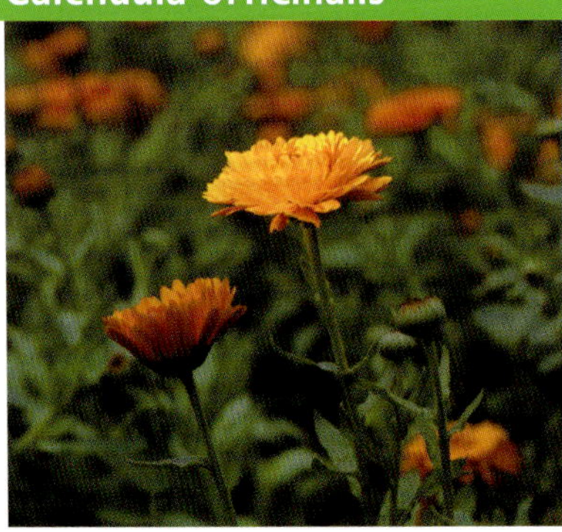

Botanischer Name: Calendula officinalis L. (Ringelblume)
Familie: Compositae
Verwendeter Pflanzenteil: frisches blühendes Kraut

Vorkommen und Eigenschaften

Bei der Calendula werden die Kräfte der Hemmung und Stauchung, so wie wir sie bei der Arnika beobachten, durch vegetative Schwell- und Wucherkräfte durchzogen und überlagert. Das Wuchernde hält sie jedoch durch eine Art Einbalsamierung von der Blütenregion her in Schranken und geordnet. Bei der Berührung von Calendula bemerken wir einen an Verwesung erinnernden Geruch; es ist, als ob dieses starke Wucherkraut fortwährend von innen her vom Verfall bedroht sei. Dennoch scheint es, als wisse die Pflanze sich durch die erwähnte Einbalsamierung davor zu schützen und kann ihre satte Gestaltung bewahren. Entsprechend fühlen sich ihre grünen Teile harzig und klebrig an.

Wirksamkeiten aus anthroposophischer Sicht

Das Ineinandergreifen dieser sich entgegenwirkenden Prozesse wird nach oben hin in der wunderbar aufgebauten, zu einer geometrischen Klarheit geordneten „Überblüte" – der Korbblüte – zusammengefasst. Sie krönt mit ihrer kräftigen rot-gelben Farbe das Zusammenwirken von oberen und unteren Kräften. Die Blüte verblüht zwar schnell, aber in rascher Folge entstehen unermüdlich neue Blüten.
Durch dieses Erscheinungsbild kann auch ihre therapeutische Wirksamkeit charakterisiert werden. Die Calendula spricht die regenerierenden Kräfte des Organismus an, daher wirkt sie heilend bei Wunden, die zur Vereiterung oder Verschmutzung neigen, also eine Verwesungstendenz aufweisen. Sie ermöglicht dem verwundeten Organismus die Kraft zur Selbstreinigung sowie zur Bildung reichlichen Granulationsgewebes, was zur Heilung führt.

Therapeutische Anwendungsgebiete

- Offene, schlecht heilende Wunden
- Oberflächliche Entzündungen und Geschwüre
- Ekzeme
- Bestrahlungsdermatitis, auch vorbeugend

Calendula-Präparate

Monopräparate

Calendula D6 *Amp.;* Ø (=33%), D1, D3, D4*, D6* *Dil.;* D4 *Augentropfen,* 10% *Gel.;* 20% *Externum,* 10% *Ungt.;* fettarm

Calendula, Flos H 10% *Oleum*

Weleda Calendula-Salbe, Weleda Calendula Hautschutzcrème, Weleda Calendula Bad

Kombinationspräparate

Calendula 20%/Echinacea 1% *Externum*

Calendula-Schüttelmixtur (Calendula, Herba rec./Echinacea ang., Pl. tota rec./Sulfur) *Externum*

Wecesin® *Pulver, Salbe, Externum* ➤ S. 585

* Apotheke an der Weleda, D

Dosierung und Anwendung

- Ampullen: 2-mal wöchentlich bis zu 1-mal täglich 1 ml s. c.
- Augentropfen: 2-mal täglich 1 – 2 Tropfen in den Konjunktivalsack geben
- Flüssigkeit für Umschläge, Spülungen und Betupfung
- Dilutio: 3-mal täglich 5 – 10 Tropfen
- Gelatum: 2-mal täglich auftragen
- Oleum: 2-mal täglich einreiben
- Unguentum: mehrmals täglich dünn auftragen

Carduus benedictus

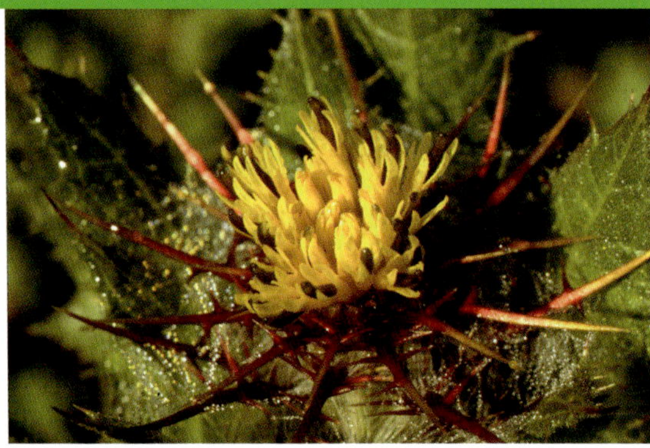

Botanischer Name: Cnicus benedictus L. (Benediktenkraut, Bitterdistel)
Familie: Compositae
Verwendeter Pflanzenteil: frisches blühendes Kraut

Vorkommen und Eigenschaften

Das Wärme-Lichthafte staut bei der einjährigen Distel Carduus benedictus das Vegetativ-Treibende – ähnlich wie bei Carduus marianus – von der Peripherie her zurück. Das periphere Stachlige begrenzt so das vegetativ Treibende. Hierdurch kann sich die Vitalität der Pflanze nicht voll entfalten, sondern verharrt vielmehr im Prozessualen. Der gesamte Haupttrieb der Benediktendistel bleibt extrem klein, fünfkantig gestaltet, kann sich jedoch stark verästeln und Öldrüsen bilden. Er ist mit mit weißzockigen Wollhaaren bedeckt.

Die großen Blätter sind länglich, dornig, buchtig gelappt und laufen geflügelt am Stiel aus. Auch sie sind weißlich behaart. Die Blütenköpfchen leuchten gelb mit ihren zahlreichen Röhrenblüten und sind von schmierigen Hüllblättern umgeben, die größtenteils zu roten fiederteiligen weitausragenden Dornen verdorrt sind. Die endständigen Blüten überragen den Blattbereich nicht, vielmehr erscheinen sie in ihn etwas hineingesenkt.

Es entsteht so insgesamt eine Pflanze von nur etwa 40 cm Höhe mit einem verhaltenen, jedoch üppig erscheinenden Blattwerk mit saftig-frischer Farbe und mit einer auffälligen gelbroten Blüten-Dornenbildung.

Wirksamkeiten aus anthroposophischer Sicht

Durch seinen außerordentlich bitteren Geschmack regt das Benediktenkraut Empfindungs- und Wahrnehmungsprozesse bei der Verdauung an, v. a. der Leber- und Gallentätigkeit.
Steiner empfahl seine therapeutische Anwendung zusammen mit Pfingstrosenwurzel bei gewissen Formen von Stauungen z. B. infolge gestörter Nieren-Lebertätigkeit, die u. a. zur Wassersucht führen kann (siehe Monographie *Carduus benedictus D2/Paeonia officinalis D2 aa Amp., Dil.*).
In dem entsprechenden Kombinationspräparat *Carduus benediktus D2/Paeonia officinalis 5%* wird der Carduus benedictus von der sehr andersartigen Paeonia officinalis ergänzt, wobei aber beide zum Funktionsbereich Leber eine innige Beziehung aufweisen – siehe hierzu auch die Monographie zu *Paeonia officinalis* und *Carduus benedictus.*
Die Pfingstrose beeindruckt durch ihr üppiges Wachstum. Ihre Vitalität ist z. B. im dunklen, kräftigen Blattgrün und in der Üppigkeit der leuchtend roten Blütenbildung voll zur Entfaltung gekommen. Die eigentlichen Heilkräfte dieser Pflanze finden wir jedoch nicht in ihren oberirdischen Teilen, sondern in ihrem Wurzelbereich, wo Knollen, rübenartige Zapfen und Verdickungen ausgebildet sind. Hier staut die Pflanze Kräfte, die sie ausdauernd machen. Bis in die Wurzel hinab wirkt ein Aromatisierungsprozess und durchzieht sie mit sulfurischen Qualitäten, was einzigartig für eine Ranunculacee ist.
Weiterhin weist die Pfingstrose wie viele andere Ranunculaceen eine deutliche Beziehung zu dem im Stoffwechsel- und Reproduktionsgebiet wirkenden Flüssigkeitsorganismus auf. In der eigenartigen rübenartigen Stauung der Wurzel verbunden mit der wärmehaften Aromatisierung können wir ihre therapeutische Signatur sehen. Wenn vom Funktionsbereich Leber übermäßige kongestive Hitze ausgeht, die vom Sinnesnervensystem ausgeglichen und wieder abgeleitet werden müssen, kann hierbei die Pfingstrose therapeutisch unterstützend wirken.
Die jeweils spezifische Dynamik der Stauprozesse in beiden Pflanzen weist auf die Heileigenschaften des Kombinationspräparats hin. Bei erlahmender, gestauter Blutzirkulation mit erschlaffender rhythmischer Stoffwechseltätigkeit übt das Kombinationspräparat eine belebende, aufbauende und dirigierende Kraft aus. Die venöse Blutstauung mit kongestiver Hitze kann auch zu Hämorrhoiden oder Ekzemen wie zu leichten Ödemen führen, welche das Kombinationspräparat wieder durchstrukturiert.

Therapeutische Anwendungsgebiete

- Rechtsherzinsuffizienz, venöse Stauungen *(Carduus benedictus D2/Paeonia officinalis D2 aa),* Ödeme
- Als Bittermittel zur Anregung der Verdauungssäfte, bei Appetitlosigkeit; Leber- und Gallenleiden *(Carduus benedictus D2/Paeonia officinalis D2 aa)*
- Kongestive hitzige Leberprozesse, die zu venösen Stauungen führen, v. a. bei plethorischen Patienten
- Leichte Ödeme, Ekzeme, Hämorrhoiden
- Hochroter Kopf mit Schwindel, Sehstörungen, Kopfschmerzen

Carduus-benedictus-Präparate
Carduus benedictus D1 *Dil.*
Carduus benedictus D2/Paeonia officinalis D2 aa *Amp.; Dil.*

Dosierung und Anwendung

- Ampullen: 2-mal wöchentlich bis zu 1-mal täglich je 1 ml s. c.
- Dilutio: 3-mal täglich 5 – 10 Tropfen, bzw. 10 – 15 Tropfen bei Mischungen

Carduus marianus

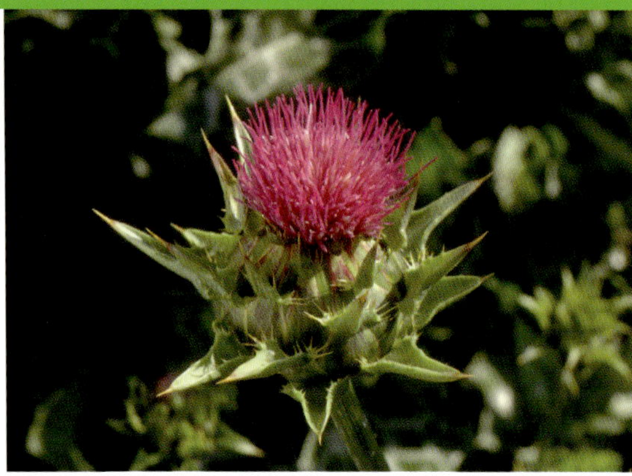

Botanischer Name: Silybum marianum (L.) GAERTN. (Mariendistel)
Familie: Compositae
Verwendeter Pflanzenteil: getrocknete Frucht

Vorkommen und Eigenschaften

Bei den Disteltypen unter den Kompositen, zu denen Carduus marianus gehört, überlagern sich im Stängel-, Blatt- und Blütenbereich formende, in die Starre führende Wärmekräfte und treibende vegetative Kräfte. Die überformenden Wärmekräfte bewirken die durchgehende Stachelbildung im Blatt- und Blütenbereich. Die vegetativen Kräfte überwinden jedoch die Stauchungskräfte und lassen Pflanzen mit ausgeprägter Blattmetamorphose entstehen; der Blattbereich wirkt zudem stark in den Blütenbereich hinein. Die Blätter bleiben dabei mit dem Stängel verwachsen.
Innerhalb der Disteltypen nimmt Carduus marianus eine mittlere Stellung ein. Die Mariendistel bildet bis zu 150 cm hohe strauchartige Pflanzen, deren Blütenstände sich zu einer großen Rosette mit spitzig-dornig endenden Blättern erheben. Die Laubblattfolge zeigt, wie erwähnt, eine deutliche Metamorphose. Die großen Laubblätter sind charakteristisch weiß geädert und im oberen verzweigten Bereich umfassen sie den Stängel. Der Spross wird von großen, rosaroten Blütenköpfchen abgeschlossen, die sternartig von stacheligen Hüllblättern umgeben sind.

Wirksamkeiten aus anthroposophischer Sicht

Die Samen von Carduus marianus sind ein wichtiges Heilmittel bei Leberstauung, zur Anregung des Pfortaderkreislaufes und des Gallenflusses. Sie wirken hier im Wärmebereich der Ich-Organisation.

Therapeutische Anwendungsgebiete

- Aszites
- Gallenblasenentzündung und Gallensteine, Cholangio-Hepatitis, chronisch persistierende Hepatitis, toxische Hepatosen, intrahepatische Cholestase, Fettleber
- Hämorrhoiden
- Bronchitis

Carduus-marianus-Präparate

Carduus marianus 33%*, D1, D2, D3, D4, D6 *Dil.*
Carduus marianus *Kaps.*

* Nur Weleda Schwäbisch Gmünd, D

Dosierung und Anwendung

Dilutio: 3-mal täglich 5 – 10 Tropfen.

Cichorium

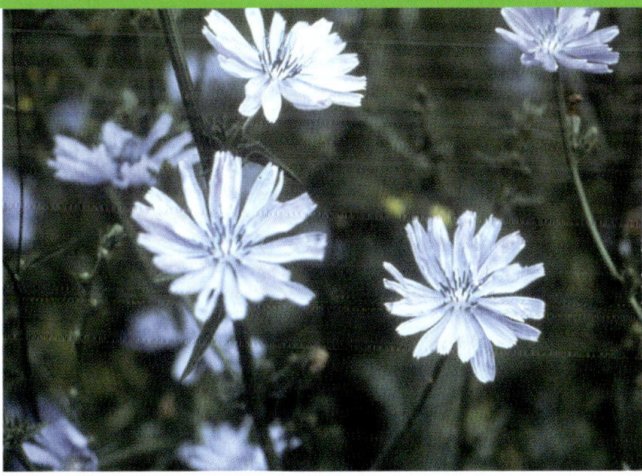

Botanischer Name: Cichorium intybus L. var. intybus (Wegwarte)
Familie: Compositae
Verwendeter Pflanzenteil: frische blühende Pflanze

Vorkommen und Eigenschaften

Die blühende Wegwarte beeindruckt den Betrachter durch ihre zarten blauen, lichtvoll anmutenden Kompositenblüten. Von der Fülle der Blütenknospen, die den oberen Blattachseln entspringen – Blatt-Stängel und Blütenbereich treten nebeneinander auf –, erblühen im Laufe des Sommers täglich neue und zwar diejenigen, die nach dem

jeweiligen Sonnenstand ausgerichtet sind. Die Blüten bilden so insgesamt ein vom Lichte bewegtes, ständiges Erblühen und Verblühen auf dem Untergrunde der von Erdkräften starr gebildeten Stängel. Diese stellen durch ihre Sparrigkeit einen Kontrast zum bewegten Blütenmeer dar. Dabei grenzen beide direkt aneinander. Ein Übergang zwischen ihnen besteht nicht. Bei Cichorium intybus stoßen somit kosmische Umkreis- und irdische Verhärtungskräfte in ihrem Wirken direkt aufeinander, ohne ineinander überzugehen. So öffnet sie sich durch einen ausgeprägten Kieselsäureprozess voll den Umkreiskräften. Daneben zeigt sie durch ihren hohen Bitterstoffgehalt das starke Hereinwirken der irdischen Kräfte an.
Innerhalb dieser Gebärden- und Substanzpolarität bildet die Pflanze besondere vermittelnde Kräfte aus. Diese offenbart sie u. a. in ihrer Vorliebe für Standorte des Überganges wie an trockenen Weg- und Straßenrändern, weiterhin substanziell in der Bildung des merkuriell geprägten Milchsaftes sowie in ihrem Reichtum an Kalium als Repräsentant der pflanzlichen Mittelstellung zwischen Kosmischem und Irdischem.

Wirkungen aus anthroposophischer Sicht

Als Heilmittel zubereitet, spricht Cichorium – nach Steiner – in dreifacher Weise Mittel- und Grenzfunktionen im menschlichen Organismus an. Durch ihren Kalireichtum wirkt Cichorium auf den mittleren zentralen Bereich im Menschen, auf das Blut in Verbindung v. a. mit Leber- und Gallenprozessen. Hierdurch verstärkt sie einerseits die organisierenden, chemisierenden Kräfte der Leber und andererseits überwindet sie die hierbei auftretende Eigentendenz zur einseitigen Assimilation und Stauung. Auch die Wirkung von Cichorium auf die Milz steht hiermit in Verbindung. Sie vermittelt einerseits durch die Bitterstoffe und andererseits durch den Kieselsäureprozess zwischen Verdauung und der peripheren Wahrnehmung.
Somit umspannt Cichorium insgesamt eine dreifache Wirkungsrichtung, nämlich erstens auf die irdische, teilweise innere Außenwelt des Organismus, auf die Verdauung, zweitens auf die mittlere Organisation, die des Blutes und die hiermit zusammenhängenden Funktionen des Gallen-Lebersystems und auch der Milz und schließlich drittens auf die peripher, kosmisch ausgerichtete Organisation, die des Sinnes-Nervensystems. Cichorium fördert hierbei jeweils die normale Abgrenzung und das Ineinanderwirken dieser Bereiche. Durch die Verwendung der ganzen Pflanze oder der Wurzel von Cichorium kann die Wirkungsrichtung mehr zur peripheren Organisation oder mehr zur Verdauung hin betont werden.

Therapeutische Anwendungsgebiete

Therapeutische Anwendungen entsprechend den drei Wirkungsbereichen:

- Verdauungsstörungen, Dyspepsie, Colitis *(Cichorium, Radix, D3, Amara® Tropfen)*
- Hämolytischer Ikterus bei Neugeborenen; Cholangitis; zu starker *(Cichorium, Radix D3)* oder zu schwacher Gallenfluss *(Carbo Cichorii D3),* Cholezystitis
- Fieberhafte Tracheitis, Laryngitis; Konjunktivitis, Choroiditis, Lungen-Tbc; Appendizitis *(Cichorium D3);* Craniotabes *(Cichorium Plumbo cultum 1 %, 0,1 %)*

Cichorium-Präparate

Monopräparate

Cichorium, Ø (= D1), D2, D3, D4, D6, D12*, D20 *Dil.*
Cichorium Rh D3, D6 *Dil. aq.*
Cichorium, Radix, D1**, D2, D3, D4** *Dil.*
Cichorium Plumbo cultum ➤ 4. 19 vegetabilisierte Metalle
Cichorium Stanno cultum ➤ 4. 19 vegetabilisierte Metalle
Carbo Cichorii D3, D6* *Trit.*

Kombinationspräparat

Amara® *Tropfen* ➤ S. 259
Cichorium comp. (Cichorium, Pl. tota, D3/Sanicula europ., Pl. tota D6/Stibium met. praep. D8/Stomachus (Oryctolagus cuniculi) D6) *Dil.*

* Nur Weleda Schwäbisch Gmünd, D; ** Apotheke an der Weleda, D

Dosierung und Anwendung

- Ampullen: 2-mal wöchentlich bis zu 1 ml s. c.
- Dilutio, Pulvis: 3-mal täglich 1 Messerspitze vor dem Essen

Chamomilla recutita

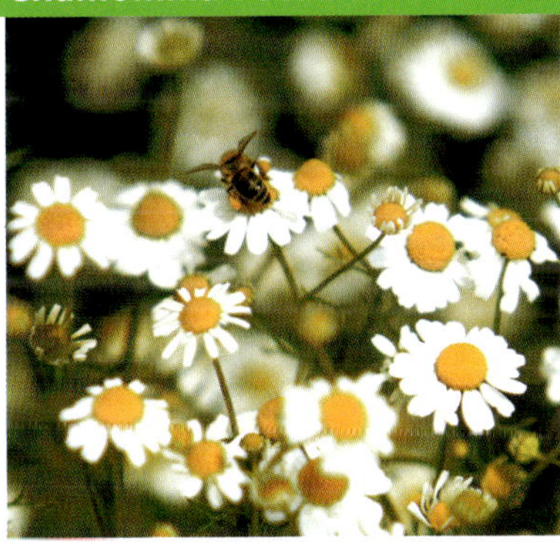

Botanischer Name: Chamomilla recutita (L.) Rauschert (Echte Kamille)
Familie: Compositae
Verwendeter Pflanzenteil: Wurzel, Blüte, frische blühende Pflanze

Vorkommen und Eigenschaften

Das Erscheinungsbild der Kamille ist mit ihren linienfeinen hellgrünen Blättern luftig und strahlend. Gekrönt wird sie von einem balsamisch duftenden, lang gestielten und endständigen Blütenkopfchen, der im Körbchen gelbe zwittrige Scheibenblütchen und außen als Rand 12 – 18 weiße weibliche Zungenblüten trägt. Die echte Kamille hat einen hohlen Blütenboden, während die geruchlose Hundskamille markig ausgefüllt ist. Die Kamille wird 30 – 50 cm hoch.
So luftig und fadenförmig die Blätter erscheinen, umso mehr überrascht uns ihre Tendenz zur Sukkulenz, wenn wir das Blatt im Querschnitt betrachten. Die Blattränder sind nach unten zusammengerollt und erscheinen dicklich, gedunsen. Die Tendenz zur

Stauung und Sukkulenz wird aber sofort von der Kamille überwunden und in eine feine Fiederung und Aromatisierung überführt. In der weiß-gelb leuchtenden Korbblüte mit ihrem Hohlraum erscheint alles Stauungsmäßige auf einer höheren Ebene sublimiert zu sein. Dies kann als ihre Signatur angesehen werden, die ihre therapeutischen Eigenschaften andeutet.

Wirkungen aus anthroposophischer Sicht

Chamomilla regt als potenziertes Heilmittel plastizierende Prozesse im Sinnes-Nervensystem an.
Ein zu starkes Heraufwirken vegetativ-seelischer Einflüsse des unteren Nierenpols, der sogenannten „Nierenstrahlung", in den Nerven-Sinnes-Pol führt hier zu unregelmäßigen Formtendenzen. Dies löst wiederum im Stoffwechselgebiet Funktionsstörungen, wie z. B. Verkrampfungen, Blähungen oder Dysmenorrhö, aus. Die Abkochung der Wurzel von Chamomilla wirkt bei diesem Krankheitsgeschehen direkt auf den Nerven-Sinnes-Pol und stärkt diesen in seiner eigentlichen formenden Tendenz. Somit erlaubt sie die Wiederherstellung des Gleichgewichtes zwischen Nerven-Sinnes-Pol und unterem vegetativen (Nieren-)Pol, womit die Krankheitssymptome der Verkrampfung abklingen.
Ist dagegen das Gleichgewicht nicht insgesamt im Organismus gestört, sondern nur lokal im Verdauungstrakt, so wirkt hier der Auszug der Blüte von Chamomilla über das vegetative Nervensystem formend und ausgleichend. Dies drückt sich in seiner entzündungshemmenden, spasmolytischen und blähungstreibenden Wirkung aus.

Therapeutische Anwendungsgebiete

- Spastische Zustände, besonders im Verdauungs- und Genitaltrakt, Meteorismus
- Migräne
- Nabelkoliken bei Kindern
- Darmfäulnis Dyspepsie, Sommerdiarrhö bei Kindern
- Kolikartige Dysmenorrhö
- Dentitio difficilis *(Chamomilla D3)*
- Hypertonie *(Chamomilla D2/Lachesis D6)*

Chamomilla-Präparate

Monopräparate

Chamomilla, Radix D3, D30 *Amp.;* D1, D2, D3, D4, D6, D12, D15, D20, D30 *Dil.;* D3, D6, D30 *Glob.;* 0,1 % *Supp.;* 2 % *Tabl.*
Chamomilla, Flos 10 % *Ungt.*
Chamomilla, Flos H 10 % *Oleum*
Chamomilla (Planta tota) D2, D3, D6 *Dil.*

Kombinationspräparate

Chamomilla comp. (Fieber- und Zahnungszäpfchen) (Argentum met. praep. D10/ Belladonna, Pl. tota D3/Chamomilla, Radix D2/Echinacea ang. Ø/Echinacea purp. Ø/ Papaver somniferum, Fruct. immaturi D3) *Supp.*

Chamomilla, Radix/Citrus-Cydonia/Quarz *Amp.*
Chamomilla/Malachit comp. (Chamomilla, Radix, D3/Kalium aceticum comp. D6/ Malachit D6/Tabacum, Fol. D10) *Amp.; Dil.*
Chamomilla Radix D2/Lachesis D6 aa *Dil.*
Chamomilla Radix D3/Lachesis D6 aa *Dil.*

Dosierung und Anwendung

- Ampullen: bei akuten Zuständen täglich, evtl. auch in kurzen Abständen, sonst 2- bis 3-mal wöchentlich 1 ml s. c.
- Dilutio: 3-mal täglich 5 – 10 Tropfen, bei Kindern und Säuglingen haben sich besonders die Potenzen D6 und D20 als schlafördernd erwiesen

Cineraria maritima

Botanischer Name: Senecio bicolor (WILD) TOD. (Aschenpflanze)
Familie: Compositae
Verwendeter Pflanzenteil: frisches Kraut vor dem Blühen

Vorkommen und Eigenschaften

Der Name Cineraria – Aschenpflanze – charakterisiert prägnant das Erscheinungsbild dieser Pflanze – sie zeigt die Farbe der Asche. Es sind die silbergrauen oder auch schneeweißen filzigen Haare, welche Stängel und Blätter dicht überziehen, die die Pflanze aussehen lassen, als bestünde sie aus Asche.
Diese Farberscheinung kann als Signatur für ihre Wirkungsweise angesehen werden. Asche entsteht durch einen Verbrennungsprozess. Der Sulfurprozess, der sich im Pflanzenreich in der farbigen Blütenbildung manifestiert, ist hier über sich deutlich hinausgeführt worden. Die Blüte zeigt bei Cineria eine doppelte Steigerung. Sie ist bereits als Komposite eine Überblüte und tritt zudem noch als reichblütige Trugdolde auf. Dieser übermäßige Sulfurisierungsprozess wirkt zurück und lässt Cineraria zu einer „Aschenpflanze“ werden. Sie hat damit jede Eigentendenz verloren und kann nun vollkomen selbstlos sich den kosmischen Umkreiskräften einfügen.

Wirkungen aus anthroposophischer Sicht

Die Blätter von Cineraria erinnern scheinbar an Eichenblätter (Silbereiche), die jedoch einen starken Versalzungsprozess aufweisen, keinen Aschenprozess wie bei ersterer. Dagegen haben wir bei Gnaphalium leontopodium, dem Edelweiß, einen ähnlichen Prozess wie bei Cineraria maritima vorliegen. Während Gnaphalium leontopodium jedoch eine besondere Beziehung zum Sinnesorgan Ohr hat, weist Cineraria maritima durch seinen spezifischen „Veraschungsprozess“ diese zum Sinnesorgan Auge auf. Wenn dieses Organ dazu tendiert, seine naturgemäße kristalline Klarheit zu verlieren, Eigentendenzen im Stoffwechsel und in der Gestaltung entwickelt, kann Cineraria maritima therapeutisch eingesetzt werden.

Therapeutische Anwendungsgebiete

Schmerzhafte Konjunktivitis, allgemeine Sehschwäche, Blepharitis, Katarakt, Glaskörper- und Corneatrübung.

Cineraria maritima-Präparate
Cineraria maritima *Augentropfen* D3

Anwendung und Dosierung

- Augentropfen: 4- bis 5-mal 1 Tropfen in den Augenbindehautsack geben
- Dilutio: 3-mal 5 – 10 Tropfen vor den Mahlzeiten einnehmen

Cynara scolymus

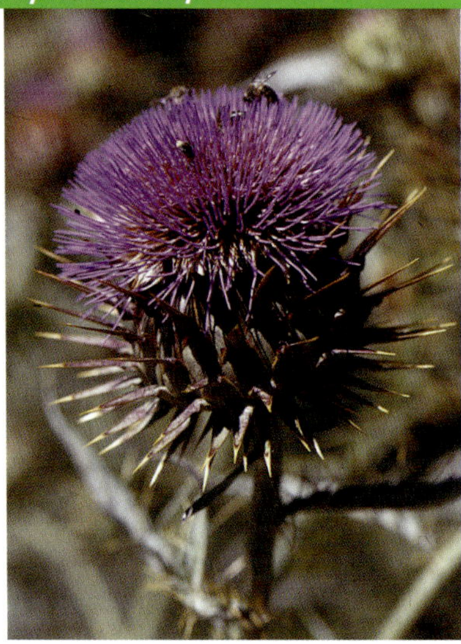

Botanischer Name: Cynara scolymus L. (Artischocke)
Familie: Compositae
Verwendeter Pflanzenteil: frisches Blatt

Vorkommen und Eigenschaften

Die treibenden vegetativen Kräfte sind bei Cynara scolymus stärker wirksam als bei anderen Disteltypen. So weist diese Pflanze neben den zusammengezogenen, eingebuchteten und stacheligen Formen auch schwellende, saftige Erscheinungen auf.
Aus dem ausdauernden Wurzelstock entspringen die großen, langen, tief und mehrfach gefiederten, in dornigen Spitzen endenden Blätter. Zu Sommerbeginn erhebt sich aus ihrer Mitte der stämmige, etwas kurze Blütenstand, der das mächtige Dornenhaupt der großen blauen oder rötlich-blauen Blütenkörbe trägt. Die Fruchtböden sind fleischig angeschwollen, was charakteristisch für Cynara scolymus ist; sie bringt also in der Blüten- und Fruchtregion eine knospenhafte Anschwellung zustande. So sind hier

neben den höchst differenzierenden Formkräften, die zur Ausbildung der Kompositenblüte führen, gleichzeitig vegetative Schwell- und Wachstumskräfte in sich gegenseitig durchdringender Weise tätig.

Wirksamkeiten aus anthroposophischer Sicht

Beim Menschen spricht die Pflanze daher im besonderen Maße jenes Organ an, wo in entsprechender Abwandlung ebenfalls diese beiden Kräfte wirksam sind. Dies ist in der Leber der Fall, wo Wärmeäther und chemischer Äther – sich durchdringend – die Funktionen dieses Organs gestalten.

Therapeutische Anwendungsgebiete

- Zur Förderung der Entgiftungsleistung der Leber
- Cholesterinämie; Gallenerkrankungen

Cynara-scolymus-Präparate

Cynara scolymus 33%, D1*, D2*, D3* *Dil.*

* Apotheke an der Weleda, D

Dosierung und Anwendung

Dilutio: 3-mal täglich 5 – 10 Tropfen.

Echinacea angustifolia

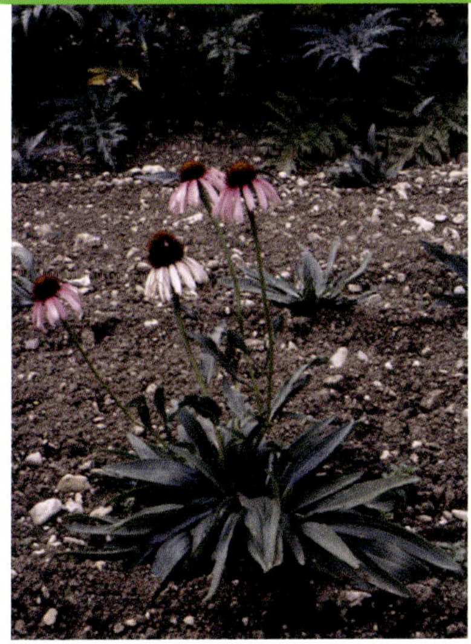

Botanischer Name: Echinacea angustifolia D. C. (Sonnenhut)
Familie: Compositae
Verwendeter Pflanzenteil: frische blühende Pflanze

Vorkommen und Eigenschaften

Unter den Kompositen fallen die Echinacea-Arten durch ihren roten „igelkopfartigen" Blütenstand auf. Echinacea angustifolia zeigt in der Gesamt- sowie in der Detailgestaltung von Wurzel, Blatt und Blüte eine kompakte, zusammengezogene Gestik. In der Blüte konzentriert sie einen stark spezifischen Geruch, und polar dazu bildet sie in der Wurzel stark säuerliche bis ätzende Geschmacksstoffe. Geruch und Geschmack werden also deutlich getrennt durch Blüte und Wurzel angesprochen.
Sie ist eine gerade hochstrebende Kompositenart, die v. a. an trockenen, warmen Plätzen vorkommt und problemlos in normalen kalkreichen Böden gedeiht. Im ersten Jahr entsteht aus ihrem Samen eine niedrige, schmalblättrige Rosette, während unter der Erde eine kräftige Pfahlwurzel erstarkt. Im zweiten und jedem darauffolgenden Sommer bilden sich an der Spitze der rosettigen Triebe, die kleinen Blütenknospen, von denen jeder Stiel nur eine trägt. Sie sind nicht in eine geschlossene Knospe eingehüllt, sondern von Anfang an offen. Nun wachsen über längere Zeit die Stängel mit ihrer Blüte bis zu 1,5 m hohen Stielen empor. Diese tragen nur bis zur Hälfte schmale, herabhängende Blätter und zeigen sich im oberen Teil blattlos und borstig-rauhaarig. Die zungenförmigen Randblüten färben sich allmählich von grün zu violettrosa und stehen zunächst etwas lückenhaft und schwach aneinander, schräg aufwärts, um dann beim Erblühen der Scheibenblüten schlaff nach unten zu hängen. Nach und nach wölbt sich der anfangs flache Blütenboden mehr und mehr aufwärts, bis schließlich ein stacheliger, fast kugelförmiger, innen holziger, harter Igelkopf als Blütenstand entstanden ist.

Wirksamkeiten aus anthroposophischer Sicht

Echinacea kann zum Arnikatyp der Kompositen gezählt werden. Die therapeutische Verwendung von Echinacea angustifolia stammt aus der Volksheilkunde der nordamerikanischen Indianer. Sie wirkt in ihrer auffällig beherrschten vegetativen Kraft – immer nahe zur Erstarrung in ihren holzigen Dauerorganen – in Richtung formender, ordnender, gestaltbewahrender Kräfte. Wie auch Arnika zeigt sie eine Kieseltendenz in ihrer Gestaltung und Wirksamkeit. Echinacea wirkt resistenzsteigernd und stimulierend auf das Lymphsystem.

Therapeutische Anwendungsgebiete

- Zur Infektabwehr bei Erkältungen oder Resistenzschwächen
- Eitrige Angina tonsillaris; Eiterungen, Übergang in Sepsis, Endokarditis, Peritonitis, Pyelitis acuta, Zystopyelitis *(Argentum D30/Echinacea D6 aa Amp.)*
- Zahneiterungen, Zahnabszess, Stomatitis, Granulome
- Unspezifische Prostatitis

Echinacea-Präparate

Monopräparate

Echinacea angustifolia Ø (= 33%), D1, D2, D3, D4, D6 *Dil.;* 20% *Externum*
Echinacea angustifolia Rh D2*, D3, D6* *Amp.;* D3 *Augentropfen*
Echinacea purpurea 5% *Ungt.*

Kombinationspräparate
Calendula 20%/Echinacea 1% *Externum*
Calendula-Schüttelmixtur (Calendula, Herba rec./Echinacea ang., Pl. tota rec./Sulfur) *Externum*
Argentum D30/Echinacea D6 aa *Amp.*
Wecesin® *Pulver, Salbe, Externum* ➤ S. 585
* Nur Weleda Schwäbisch Gmünd, D

Dosierung und Anwendung

- Ampullen: 2-mal wöchentlich bis zu 1-mal täglich je 1 ml s.c.
- Augentropfen: 2-mal täglich 1 – 2 Tropfen in den Konjunktivalsack geben
- Flüssigkeit für Umschläge, Spülungen und Betupfung
- Dilutio: 3-mal täglich 5 – 10 Tropfen
- Gelatum: 2-mal täglich auftragen
- Oleum: 2-mal täglich einreiben
- Unguentum: mehrmals täglich dünn auftragen

Eupatorium perfoliatum

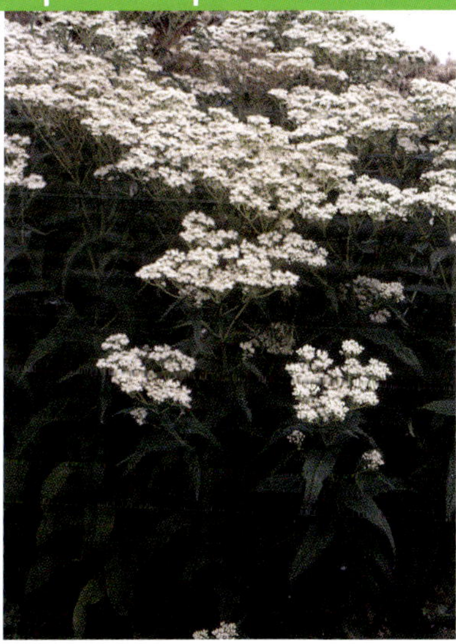

Botanischer Name: Eupatorium perfoliatum L. (Durchwachsener Wasserhanf)
Familie: Compositae
Verwendeter Pflanzenteil: frisches blühendes Kraut

Vorkommen und Eigenschaften

Aus einem in der Erde kriechenden Wurzelstock erhebt sich bis zu etwa 1 m Höhe der aufrechte, runde, zottig-rauhaarige Spross von Eupatorium perfoliatum. Der Sonne zugewendet teilt sich die Pflanze in zahlreiche Stängel und bildet endständig je ein Blütenkörbchen, die zusammen eine Doldentraube bilden. In der Blütenbildung zeigt also Eupatorium perfoliatum eine doppelte Steigerung, wie sie nur bei wenigen anderen Kompositen, z. B. bei Millefolium und Cineraria, zu finden ist. Dabei weist Eupatorium perfoliatum im Blattbereich ausgesprochen terrestrische Kräfte auf: Die 8 – 10 cm langen lanzettartig zugespitzten Blätter stehen gegenständig, die unteren Blattpaare sind am Grunde verwachsen. Die Blätter haben einen sehr bitteren Geschmack; werden sie gerieben, so riechen sie stark. Das Hereinwirken terrestrischer Kräfte zeigt sich einerseits deutlich, anderseits jedoch bringt die Pflanze daneben kosmische Kräftewirkungen in extremer Weise gleichzeitig zur Geltung.

Wirksamkeiten aus anthroposophischer Sicht

Eupatorium perfoliatum ergibt ein wirksames Mittel gegen Grippe, Fieber, starkes Zerschlagenheitsgefühl, intensive Kopfschmerzen und allgemeine Unruhe. Es aktiviert spezifisch die Tätigkeit der Milz und damit die zelluläre Abwehr; sie besitzt auch choleretische Wirkung.

Therapeutische Anwendungsgebiete

- Grippe, Bronchitis
- Kopfschmerzen

Eupatorium-perfoliatum-Präparate

Eupatorium perfoliatum D3 *Dil.*
Infludo® (Aconitum nap. D3/Bryonia D2/Eucalyptus D2/Eupatorium perfol. D2/Phosphorus D4/Sabadilla D3) *Tropfen*
Infludoron® (Ferrum phosphoricum comp.) (Aconitum nap. D4/Ferrum phosph. D6/Bryonia D1/Eucalyptus D1/Eupatorium perfol. D1/Sabadilla D1) *Glob.*

Dosierung und Anwendung

- Ampullen: 2-mal wöchentlich bis zu 1-mal täglich je 1 ml s. c.
- Dilutio: 3-mal täglich 5 – 10 Tropfen
- Globuli: 3-mal täglich 3 – 5 Globuli
- Tropfen: 3-mal täglich 10 – 15 Tropfen

Gnaphalium leontopodium

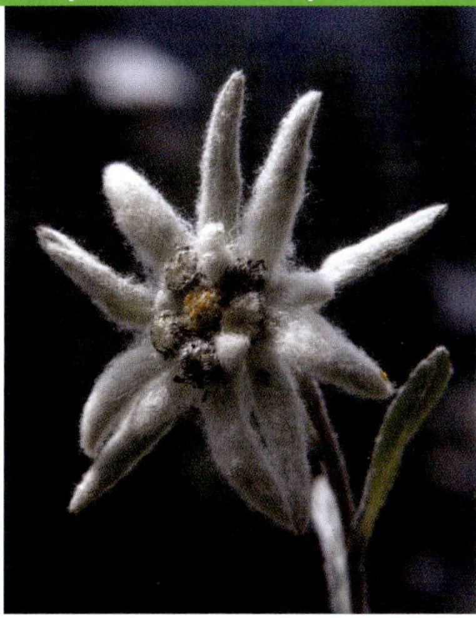

Botanischer Name: Leontopodium alpinum CASS. (Edelweiß)
Familie: Compositae
Verwendete Pflanzenteile: frische blühende Pflanze

Vorkommen und Eigenschaften

Die Blütenbildung von Gnaphalium leontopodium bildet den Höhepunkt in der Metamorphosenreihe der Kompositen. Sie ist in dreifacher Weise gesteigert: Zunächst die Zusammenfassung der einzelnen Blüten zu einer Korbblüte, dann deren Zusammenwachsen zu einer Trugdolde und schließlich die Umgestaltung der Trugdolde zusammen mit den Hochblättern in eine einheitliche Scheinblüte. Bei dieser Entwicklung werden winzige Röhrenblüten zu Hunderten in den 4 bis 8 gelbgrünen Körbchen gebündelt. Im Idealfall scharen sich fünf Körbchen aus reinen Röhrenblüten um ein sechstes im Zentrum. Die so gebildete Trugdolde wird dann von einem gemeinsamen Hüllblätterkranz umgeben, der wiederum zur Fünfzahl tendiert. Die grüne Farbe der Hüllblätter wandelt sich in schneeiges Weiß und verleiht dadurch der Edelweißblüte ihr reines Leuchten. Diese imposante Blütenbildung wird von einer ansonsten unscheinbaren bis 5 cm hohen Pflanze getragen. Alles an ihr scheint von der Blüte wie von einem kosmischen Sinnesorgan auszugehen. Sie bildet keine bodenständige Battrosette, wie z. B. Arnika. Vom Stängel gehen nur kleine, nadelschmale wollig-weiche Blätter spiralig ab. Wie ein weißer Pelz flimmern die feinen Härchen von Blättern und Stängel in der Sonne, von blaugrünen Lichtern überspielt wie Gletschereis.
Das Edelweiß ist extremen Umweltbedingungen ausgesetzt. Seine Lebenselemente sind eisiger Fels, Schneelagen, die während zwei Dritteln des Jahres bestehen bleiben, und im Sommer die ungetrübte, kristallklare Lichtgewalt der Höhensonne. Im Gegensatz zu Arnika bevorzugt Edelweiß als Standort nicht Urgestein, sondern die sonnigen Kalkböden auf 1800 bis 3000 m Höhe.

Wirksamkeiten aus anthroposophischer Sicht

Steiner hat die Pflanze als Heilmittel bei Otosklerose angegeben. Wie können wir dies von der Erscheinung der Pflanze her verstehen? Der Schlüssel zum Verständnis der therapeutischen Wirksamkeit dieser Pflanze liegt in der besonderen Blütenbildung. In einzigerartiger Weise wirken hier Wurzel- und Blütenkräfte zusammen. Die Wurzelkräfte von Gnaphalium leontopodium drängen den Blattbereich in die Blütenregion hinauf. Hier umgeben diese den Blütenstand rosettenförmig und ordnen sich seiner Gestaltung in einzigartige Weise ein. Der Salpol und der Sulfurpol liegen hier in höherer Art und Weise miteinander vereinigt vor. Dadurch kann die Pflanze keine sulfurischen Farben entwickeln, sondern Blüte und Pflanze insgesamt zeigen das reinweiße, samtene Aussehen. Die ganze Pflanze scheint in reinster selbstloser Weise ein Sinnesorgan der Erde für kosmische Kräfte zu sein. So kann sie in besonders offener Weise kosmische Kräfte in sich aufnehmen.

Wenn das Ohr zu stark den irdischen, mineralischen Kräften unterliegt, kann Gnaphalium leontopodium als verwandter Gegenprozess im Pflanzenreich therapeutisch beim Menschen eingesetzt werden.

Therapeutisches Anwendungsgebiet

- Otosklerose (Gnaphalium leontopodium *Dil.* D3, D6, D15)
- Ischias mit Taubheitsgefühl (Gnaphalium leontopodium D30 *Amp.*)

Gnaphalium-leontopodium-Präparate

Gnaphalium leontopodium D2, D3, D6, D12*, D15, D30* *Dil.*

* Apotheke an der Weleda, D

Dosierung und Anwendung

- Ampullen: 2-mal wöchentlich bis zu 1-mal täglich 1 ml s. c.
- Dilutio: 3-mal täglich 5 – 10 Tropfen
- Pulvis: 3-mal täglich eine Messerspitze

Millefolium (Achillea millefolium)

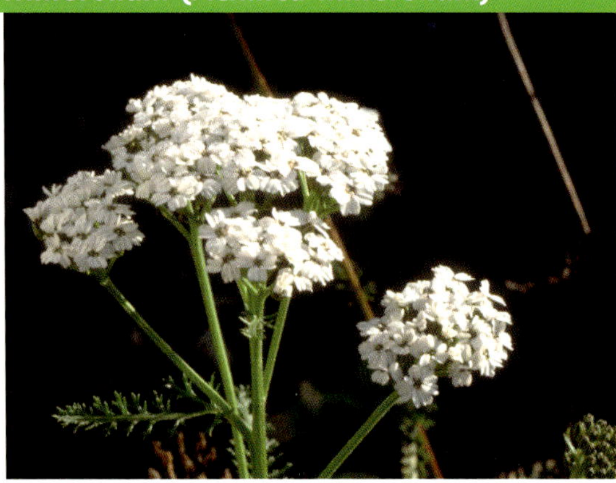

Botanischer Name: Achillea millefolium L. (Schafgarbe)
Familie: Compositae
Verwendeter Pflanzenteil: blühendes Kraut

Vorkommen und Eigenschaften

Wie viele andere Kompositen zeigt auch Millefolium die gegenseitige Durchdringung von sulfurischer Blütenhaftigkeit mit vegetativer Wuchsfreudigkeit. Dabei ist für Millefolium charakteristisch, dass die vegetativen Kräfte sich vom ersten Sprießen an intensiv mit den Lichtkräften auseinandersetzen müssen. Millefolium ist ein „Lichtkeimer", wobei sich die Wirkung des Lichtes in der feinen Ziselierung der gefiederten, mattgrünen Blätter zeigt, die in ihrer Form an jene der Kamille erinnern. Die Impulsierung zur Blütenbildung kündet sich in seinen Vorstufen damit sehr früh und deutlich an, so dass ein schnelles Erblühen zu erwarten wäre. Dies ist aber nicht der Fall, weil vegetative, gerüstbildende Kräfte die Blütenbildung hinauszögern. Sie sind die Ursache dafür, dass neben dem Feinen, Ziselierten auch Festes, Stämmiges, „Gerüstartiges" in der Pflanze entsteht – mit zäher Stängelbildung wird Knoten um Knoten, Blatt um Blatt aufgebaut. Und dieses beharrliche Element wirkt bei Millefolium bis in die Blütenbildung hinein.

Erst spät in der zweiten Jahreshälfte erblüht Millefolium, jeweils endständig mit einer weißen bis zart violetten Kompositenblüte, die zu mehreren insgesamt eine Scheindolde bilden. So haben wir auch hier nicht nur eine einfache Steigerung in der Blütenbildung, sondern eine zweifache. Obwohl die Pflanze so anzeigt, dass sie ganz den Umkreiskräften hingegeben ist, weist sie keine mit dem Jahreslauf einhergehende Gestaltverwandlung auf. Der waagerechte Blütenabschluss des Stängels bleibt vielmehr über die ganze zweite Jahreshälfte bis zum ersten Schnee so gut wie unverändert.

In der Schafgarbe finden wir somit in einmaliger Weise wandelbare, ziselierende, hoch organisierende Blühimpulse und beharrende, gerüstbildende, vegetative Elemente miteinander vereint und verschmolzen.

Wirksamkeiten aus anthroposophischer Sicht

Die Schafgarbe hat v. a. eine Beziehung zu den Stoffwechselprozessen im unteren Pol des Menschen. Wenn hier – sei es im Magen-Darmtrakt, im Leber-Gallensystem oder auch in den Unterleibsorganen der Frau – ein Missverhältnis zwischen den umwandelnden, auflösenden Kräften einerseits und den substanzbildenden, formbewahrenden Kräften andererseits auftritt, kann dieses durch die Schafgarbe angesprochen und ausgeglichen werden.

Therapeutische Anwendungsgebiete

- Hämorrhoiden (Grad 1–2), proktitische Prozesse, Analekzem, Analfissur, fistulöse Prozesse *(Achillea comp.)*, Wunden, insbesondere leicht blutende, entzündete Hämorrhoiden, Pruritus ani *(Millefolium Ungt.)*
- Hepatitis, Ikterus, Cholangitis; zur Unterstützung des Eiweiß-Stoffwechsels der Leber und ihrer Aufbautätigkeit *(Millefolium (Herba) D3)*
- Blutungsneigung postoperativ *(Millefolium D6)*
- Klimakterische Schlafstörungen, Menorraghie *(Menodoron®)*
- Verdauungsstörungen *(Amara® Tropfen)*

Millefolium-Präparate

Monopräparate

Millefolium (Herba) D1, D3 *Dil.;* 10% *Ungt.*
Millefolium Rh* D6 *Amp.*

Kombinationspräparate

Achillea comp. (Aesculus, Cortex, eth. Dec. D3/Antimonit D8/Gentiana lutea, Radix D3/Hamamelis, Cortex D3/Millefolium D1) *Dil.*
Amara® *Tropfen* ➤ S. 259
Menodoron® (Majorana, Fructus sicc./Quercus, Cortex sicc./Millefolium, Flos sicc./ Capsella bursa-pastoris, Herba sicc./Urtica dioica, Flos sicc.) *Tropfen*

* Nur Weleda Schwäbisch Gmünd, D

Dosierung und Anwendung

- Dilutio: 3-mal täglich 5 – 10 Tropfen bzw. bei Mischungen 10 – 15 Tropfen
- Unguentum: mehrmals täglich dünn auftragen

Onopordon acanthium

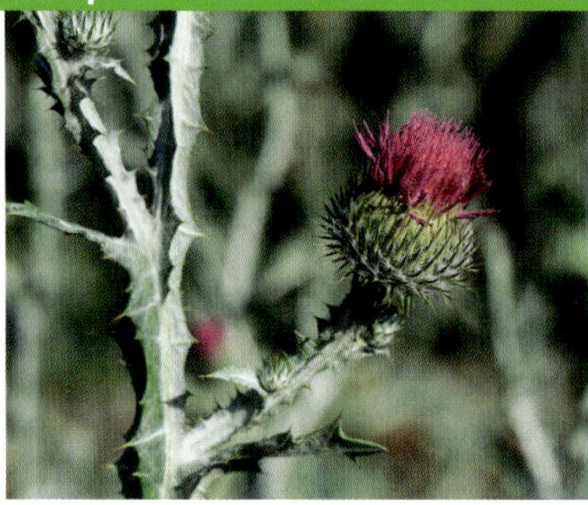

Botanischer Name: Onopordon acanthium L. (Eselsdistel)
Familie: Compositae
Verwendeter Pflanzenteil: frisches Blatt

Vorkommen und Eigenschaften

Bei Onopordon ist der Disteltypus nach zwei Seiten hin besonders ausgebildet. Einerseits prägt eine besonders stark treibende und schwellende Vegetativkraft Onopordon bis in die Blütenstände hinein. Dadurch entsteht eine Distel, die alle anderen Disteln an Wuchs überragt, und bei der der gesamte Spross und die Böden der Blütenkörbchen stets fleischig saftig bleiben. Andererseits macht sich im besonderen Maße ein zurückdrängender und zunehmend verzehrender Einfluss im Wachstum von Onopordon geltend. Dieser wirkt z. B. dem von innen her starken Spreitungswachstum der Blätter hemmend entgegen, so dass sich die Blattfläche wellig krümmt. Das Blatt nimmt plastische Gestalt an, wie sie typischerweise erst in der Blütenbildung auftritt. Die gewellten Laubblätter werden bereits wurzelnah von Wärmekräften geprägt und bilden Stacheln aus, die sich der schwellenden Vegetativkraft zusammenziehend entgegenstellen. Sie führen zur Dornenbildung im gesamten Stängel-, Blatt- und Blütenbereich.

Ein weiteres Charakteristikum resultiert aus dieser besonderen Durchdringung entgegengesetzter Kräfte. Die wechselständigen Blätter sitzen direkt dem emporschießenden Spross auf und laufen an ihm herab. So ist der Stängel von vier bis fünf Blattflügelleisten besetzt, und er erhält eine asymmetrische Gestalt und nimmt Flächencharakter an.
Die Entwicklung von Onopordon ist zweijährig. Im ersten Jahr werden eine grundständige Rosette und eine kräftige, vertikale Pfahlwurzel ausgebildet. Im zweiten Jahr wächst ein mächtiger, reichverzweigter Spross über 2 m hoch, während sich von der Pfahlwurzel Seitenwurzeln abzweigen. Nach oben werden abschließend große, von dornigen Hüllblättern umgebene Körbchen mit rosa Röhrenblüten gebildet.

Wirksamkeiten aus anthroposophischer Sicht

In Onopordon scheinen sich irdisch vegetative Kraft und kosmisch hemmende Wärmekräfte nicht nur überlagernd zu durchdringen, sondern einander zu durchstoßen und dann erst in gesteigerter, veränderter Form zu entfalten.
Therapeutisch hat Onopordon wie alle Disteln eine enge Beziehung zum Wirken der Ich-Tätigkeit in der Wärmeorganisation. Onopordon wirkt hierbei v. a. dort, wo die Wärmeorganisation Übergangs-, Umwandlungs- und Durchbruchsphasen ermöglicht. Dies geschieht sowohl im Stoffwechselsystem wie in der Lebertätigkeit sowie im Kreislaufsystem bei der Herztätigkeit.

Therapeutische Anwendungsgebiete

- Kreislauflabilität, Herzklopfen, Extrasystolen, Herzschmerzen mit Ausstrahlung in den linken Arm
- Leber-Gallen-Funktionsstörungen
- Euphorisch-depressive Wechselphasen

Onopordon-Präparate

Monopräparat

Onopordon, Folium D1 *Dil.*

Kombinationspräparate

Onopordon comp. N (Cardiodoron®) (Onopordum acanthium, Flos rec./Hyoscyamus niger, Herba rec./Primula veris, Flos rec.) 5 %, 1 %, 0,1 % *Amp.; Dil.*

Onopordon comp. (Cardiodoron®) *Tabl.,* 5 % *Dil.*

Onopordon comp. mite (Cardiodoron® mite) *Dil.; Pulvis*

Onopordon comp. praep. *Dil.*

Dosierung und Anwendung

- Ampullen: 2-mal wöchentlich bis zu 1-mal täglich 1 ml s. c.
- Dilutio: 3-mal täglich 5 – 10 Tropfen bzw. 10 – 15 Tropfen bei Mischungen
- Pulvis: 3-mal täglich eine Messerspitze
- Tabletten: 3-mal täglich 1 – 2 Tabletten

Petasites hybridus

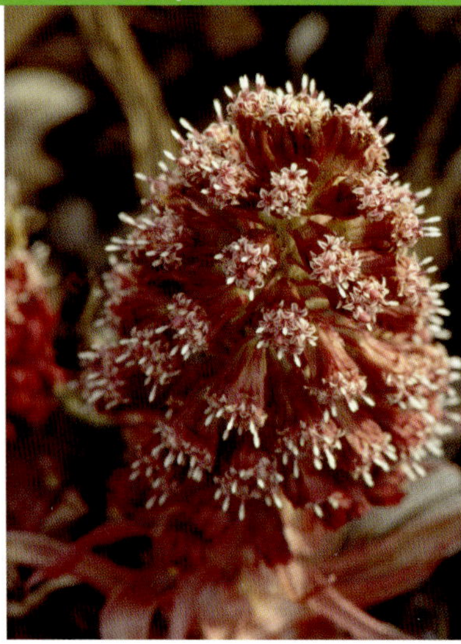

Botanischer Name: Petasites hybridus (L.) PH. GÄRTN., B. MEY. et SCHERB (Pestwurz)
Familie: Compositae
Verwendeter Pflanzenteil: frische blühende Pflanze

Vorkommen und Eigenschaften

Bei Petasites lässt sich keine Stauchung oder deutliche Hemmung in der Gestaltung feststellen, wie es sonst für viele Kompositen charakteristisch ist; sie zeigt im Gegenteil ein vorzeitiges Aufschießen und ungehemmtes Breitenwachstum im Blattbereich. Bei ihr fällt eine ungewöhnliche Wechselwirkung zwischen Wurzelstock und Blütenstand auf, die zu einer besonderen Ausprägung der Pflanzenmitte, des Blattbereiches, führt. Die Pflanze bildet zunächst einen kräftigen Wurzelstock mit meterlangen Ausläufern, der überwintert. Im zeitigen Frühjahr treibt Petasites hieraus einen etwa 40 cm hohen Blütenstand, der mit rötlich-weißen Blütenköpfen in Form einer lockeren Traube übersät ist. Erst beim Verblühen, also nachdem der Wurzelstock sich ganz in diesen mächtigen Blütenstock ausgeatmet hat, werden die bis 60 cm großen breitherzförmigen, langgestielten, unregelmäßig gezahnten Blätter ausgebildet. Die Pflanze gedeiht mit Vorliebe auf tiefgründigen, nährstoffreichen, tonigen oder lehmigen Böden an Ufern von Bächen und Flüssen.

Wirksamkeiten aus anthroposophischer Sicht

Entsprechend den intensiven Wurzel-, Blüten- und Blattprozessen wirkt Petasites auf alle drei funktionellen Bereiche des Menschen, so auf das Sinnes-Nervensystem, z. B. bei Migräne, auf das rhythmische System, z. B. bei Bronchitis, und auf das Stoffwechsel-Gliedmaßensystem, z. B. als Diuretikum. Hierbei steht jeweils eine krampflösende und schmerzstillende Wirkung im Vordergrund.

Therapeutische Anwendungsgebiete

- Migräne, Kopfschmerzen
- Bronchitis, Verschleimung; Asthma
- Spasmen des Magen-Darmtrakts

Petasites-Präparate
Petasites D3, D4*, D6* *Dil.*
* Apotheke an der Weleda, D

Dosierung und Anwendung

Dilutio: 3-mal täglich 5 – 10 Tropfen

Solidago virgaurea

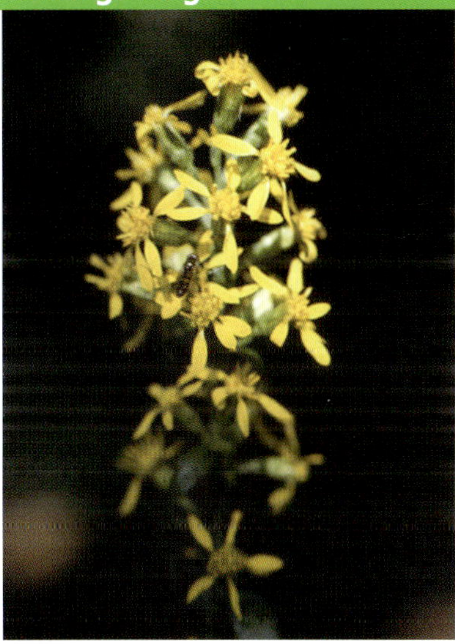

Botanischer Name: Solidago virgaurea L. (Goldrute)
Familie: Compositae
Verwendeter Pflanzenteil: frisches blühendes Kraut

Vorkommen und Eigenschaften

Innerhalb der gesamten Metamorphosenreihe der Kompositen nimmt Solidago virgaurea eine mittlere Stellung ein. Sie ist in der Gestaltung nicht gestaucht und zeigt keine Überformung durch Wärmekräfte. Solidago ist ein bis meterhohes, schlankes Gewächs mit kahlen oder spärlich behaarten Blättern und mit gelben endständigen, meist in zusammengesetzten Trauben oder Rispen stehenden Blüten. Blüten- und Stängelblattbereich gehen im oberen Teil der Pflanze etagenweise in einander über.
Auffällig ist, wie stark die Blüte nach ihrem Erblühen scharenweise Tiere anzieht. Bienen, Fliegen, Tagfalter, Käfer, Raubwanzen und Spinnen lassen sich hier nieder. Aber

auch die übrigen Pflanzenteile ziehen Tiere an. In ihrer Wurzel überwintern verschiedene Insekten. Andere überwintern an ihrem Stängel klebend. Die Goldrute hat also eine spezielle Beziehung zum Tierreich. Aber nicht in der Giftbildung oder asymmetrischen Gestaltung bringt sie tierische Gesetzmäßigkeiten vorzeitig zum Ausdruck, auch sie kann, wie es für die Kompositen typisch ist, diese Tendenzen überwinden und metamorphosenhaft in Überblüten gleichsam sublimieren. Ihre „sublimierte" Astralität spricht nun in sympathischer Weise das Tierreich an.
Mit ihrem schiefen, knotigen Wurzelstock wächst sie in trockenen Wäldern und auf Waldlichtungen jeder Bodenart.

Wirksamkeiten aus anthroposophischer Sicht

Die Goldrute wird in der Volksheilkunde als ein diuretisches Nierenmittel geschätzt. Ein Vergleich mit Equisetum, einer anderen bedeutsamen Nierenheilpflanze, kann die Spezifität von Solidago verdeutlichen. Überhaupt scheint die Goldrute ein eigenartiges Verhältnis zu den Sporenpflanzen zu haben. Sie vertreibt den Bärlapp oder wird von diesem vertrieben. Während Sporenpflanzen als beherrschendes Motiv die Zweiheit zeigen, sei es in der Gestaltung, sei es in der Fortpflanzung, so zeigt die Goldrute die Betonung der Einheit. Astralisches und Vegetatives wird in seiner Gegensätzlichkeit überwinden und auf einer höheren Ebene im Form der Symbiose und der „Sublimierung" überführt. Wenn die Nierentätigkeit in ihren astralen und stoffwechselmäßigen Aspekten auseinanderzufallen droht, kann die Goldrute als Heilmittel eingesetzt werden.

Therapeutische Anwendungsgebiete

- Nierenerkrankungen, Ödeme, Zystitis, entzündliche Prozesse der ableitenden Harnwege
- Chronische Ekzeme
- Gicht
- Prostatahypertrophie *(Populus tremula D2/Sabal serulata D3/Solidago virgaurea D3 aa)*

Solidago-virgaurea-Präparate

Solidago virgaurea 33 %, D1, D2, D3, D4, D6 *Dil.*

Dosierung und Anwendung

- Ampullen: 2-mal wöchentlich bis zu 1-mal täglich 1 ml s. c.
- Dilutio: 3-mal täglich 5 – 10 Tropfen bzw. 10 – 15 Tropfen bei Mischungen

Taraxacum offcinale

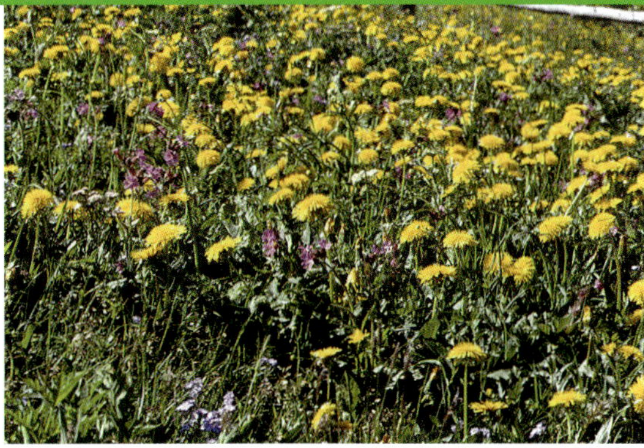

Botanischer Name: Taraxacum offcinale „Wiggers“ (Löwenzahn)
Familie: Compositae
Verwendeter Pflanzenteil: blühende Pflanze

Vorkommen und Eigenschaften

Die Entwicklungsgebärden von Taraxacum zeigen Phänomene der Stauung, Durchdringung und Steigerung, die als Überwindung von extrem polaren Bildeprinzipien verstanden werden können. Gestaut wird zunächst das Wachstum seines Hauptsprosses. An den Boden gedrängt entwickelt sich die Blattrosette mit ihren gezähnten Laubblättern. Diese zeigen wohl eine Variabilität der Form in Abhängigkeit von Umwelteinflüssen, aber keinen Gestaltwandel zwischen kosmischen Umkreis- und irdischen Zentralkräften als vermittelnden Übergang. Die ausgesprochen starke Vitalität von Taraxacum kann diese Stauung jedoch in eine Steigerung überführen, indem sie einen langen Blütentrieb mit einer morphologisch gesteigerten Blütenkomposition ausbildet. Dieser Trieb schießt aus der Rosette weit in den durchlichteten Umraum hinein und kulminiert in der gelben Kompositenblüte.
Polar hierzu entwickelt Taraxacum eine mächtige Pfahlwurzel mit zahlreichen Seitenwurzeln. Die merkurielle Mitte der Pflanze, die wohl in der Entwicklung verzögert und gestaut erscheint, kommt nicht in der Gestaltung, sondern substanziell im Milchsaft, der die ganze Pflanze durchzieht, voll zur Entfaltung.

Wirksamkeiten aus anthroposophischer Sicht

Die ausgesprochene Vitalität, seine besondere Aufnahme und Gestaltung von kosmischen Umkreiskräften sowie sein Milchsaftprozess weisen auf bestimmte therapeutische Eigenschaften von Taraxacum hin. Durch seine Beziehung zu den kosmischen Umkreiskräften spricht er v.a. das Wirken der Ich-Organisation an, und durch seine Vitalität und den Milchsaft unterstützt er die Leber- und Gallenprozesse, so dass der von der Ich-Organisation ergriffene Wille über die Leber- und Gallen-Prozesse auf die Verdauung wirken kann. Die Pflanze wirkt so vermittelnd im Organismus zwischen den in der peripheren Organisation wirkenden kosmischen Kräften und den mit der Nahrung aufgenommenen irdischen Kräften.

Therapeutische Anwendungsgebiete

- Cholecystitis, Cholecystopathie, akute Hepatitis, Pfortaderstauung *(Taraxacum D2, D3)*
- Antriebsschwäche und Depressivität, v. a. Frauen mit pyknischer Konstitution *(Taraxacum D3)*
- Hepatogene Ekzeme und Hautunreinheiten *(Lac Taraxaci D10/Parmelia D10 aa, Amp.)*
- Verdauungsstörungen *(Amara® Tropfen)*

Taraxacum-Präparate

Monopräparate

Taraxacum 50%, D1, D2, D3, D4, D6 *Dil.*
Taraxacum Stanno cultum ➤ 4.19 vegetabilisierte Metalle
Lac Taraxaci D4, D10 *Dil.*

Kombinationspräparat

Amara® *Tropfen* ➤ S. 259
Lac Taraxaci D10/Parmelia D10 aa *Amp., Dil.**

* Nur Weleda Schwäbisch Gmünd, D

Dosierung und Anwendung

- Ampullen: 2-mal wöchentlich bis zu 1-mal täglich 1 ml s. c., bei Leber-Gallenerkrankungen z. B. in die Lebergegend
- Dilutio, Pulvis: 3-mal täglich 5 Tropfen bzw. eine Messerspitze vor dem Essen

4.13 Cucurbitaceae (Kürbisgewächse)

Botanische und anthroposophische Aspekte

Trotz großer Wachstumsdynamik fehlt den Kürbisgewächsen die Kraft, sich vom Boden zu erheben. Sie bilden nur rankende oder am Boden kriechende Sprosse. Umso auffälliger sind ihre mächtigen Früchte, die als „Wasserköpfe" alle Substanz der Pflanze in sich zu speichern scheinen. Bei Bryonia, die therapeutisch eine wichtige Rolle in der anthroposophischen und homöopathischen Medizin spielt, ist es jedoch nicht die Frucht, sondern die Wurzel, die alle Substanzen in sich zurückhält und keine haltgebenden Kräfte nach oben wirken lässt.
Weiterhin bilden die Kürbisgewächse oft große, stark eingebuchtete, weiche Blätter und große gelbe, anmutig weiche Blüten. Ganz offensichtlich ist in dieser Pflanzenfamilie das Gleichgewicht zwischen Wurzel-, Stängelblatt- und Blütenbereich in extremer Art verzerrt. Es sind die Schwellkräfte, die entweder in der Frucht oder in der Wurzel übermäßig ausgebildet sind, und zwar auf Kosten der gerüstbildenden Substanzen; somit ist keine Ausrichtung der Pflanze zur Sonne hin möglich.

Therapeutische Wirksamkeitsbereiche

Die Kürbisgewächse können damit als ein Naturbild für Krankheitsprozesse angesehen werden, wo zwischen schwellenden exsudativen Lebensprozessen und strukturbildenden, verhärtenden Bindegewebskräften kein Gleichgewicht herrscht. Als Krankheitsbild gehören hierzu einerseits u. a. Heuschnupfen *(Luffa)*, exsudative Entzündungen *(Bryonia)*, Hydrops *(Bryonia)* sowie andererseits u. a. Arteriosklerose *(Cucumis melo)*, Otosklerose *(Gnaphalium leontopodium/Cucumis melo)*, trockene Entzündung *(Bryonia)*.

Als Heilmittel werden v. a. folgende Pflanzen aus dieser Familie verwendet:

- Luffa operculata: Esponjilla
- Cucurbita pepo oder maxima: Garten- oder Speisekürbis
- Cucumis melo: Zuckermelone
- Citrullus colocynthis: Koloquinte
- Bryonia cretica: Zaunrübe

Bryonia cretica

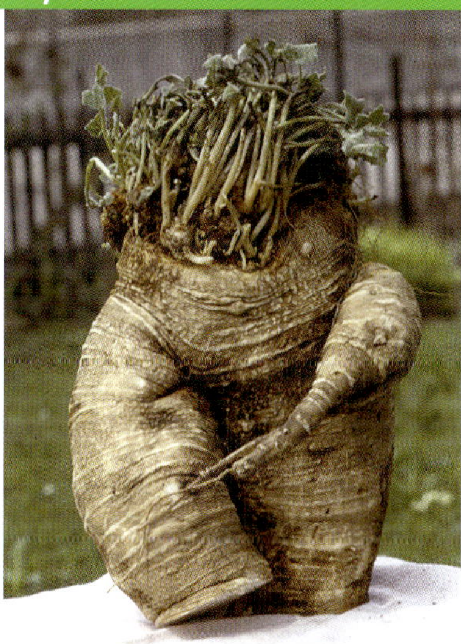

Botanischer Name: Bryonia cretica L. ssp. dioica (Jacq.) Tutin (Rote Zaunrübe)
Familie: Cucurbitacea
Verwendeter Pflanzenteil: Wurzel

Vorkommen und Eigenschaften

Die Zaunrübe ist als einzige Vertreterin ihrer Familie in den kühleren, gemäßigten Klimazonen Südost- und Mitteleuropas bis hinauf nach Südschweden heimisch. Charakteristisch für sie ist das abnorme Ineinanderwirken von Wärme- und Flüssigkeitsprozessen. Es führt bei diesem abnormen Kürbisgewächs einerseits zu einer fast monströs zu nennenden Schwellung der Wurzel, während andererseits die meterlangen, beblätterten Triebe sich mangels einer gerüstbildenden Substanz nicht selber aufrichten und halten können. Was die Wurzel substanzmäßig zu viel bildet, scheint der Ranke zu fehlen. Hierbei nimmt u. a. das Harz der Wurzel die Rolle einer Substanz ein, die eigentlich in die nach Halt suchenden Ranken hinaufwirken sollte. Dass das Bryoniaharz als sulfurische Substanz gerade im Erdreich verbleibt, verleiht der Wurzel ihre besonderen therapeutischen Eigenschaften.

Wirksamkeiten aus anthroposophischer Sicht

Die mächtig angeschwollene, wasserreiche Wurzel kann als Naturprozess für Flüssigkeitsstauungen der interzellulären Grundsubstanz im Menschen angesehen werden. Bryonia ist demnach überall dort therapeutisch indiziert, wo entzündliche Stoffwechselprozesse, z. B. in den serösen Häuten, so stark werden, dass Exsudate entstehen. Überhaupt überall, wo die gestaltenden Kräfte des Astralleibes in einem labilen Gleichgewicht zu den ätherischen Kräften stehen, wie z. B. im Atemtrakt, kann Bryonia therapeutisch eingesetzt werden, um die im wässrigen wirkenden Gestaltungskräfte anzuregen.

Therapeutische Anwendungsgebiete

- Erkrankungen der serösen Häute, insbesondere im Stadium der Exsudation, z. B. bei Pleuritis *(Bryonia D3 – D6)*
- Fieberhafte Erkrankungen im Bereich der Luftwege, Pharyngitis-Laryngitis, Bronchitis mit trockenem, schmerzhaften Husten, Pneumonie *(Bryonia D6)*
- Meningeale Reizsymptome *(Bryonia D30 Amp.)*
- Rheumatische Erkrankungen (Bursitis, Arthritis, Polyarthritis) *(Bryonia D3, Bryonia Ungt.)*
- Hepatopathien, Gastritis, Obstipation
- Modalitäten: Schmerzen haben stechenden Charakter, Verschlimmerung durch Bewegung und Wärme, Besserung durch Ruhe

Bryonia-Präparate

Bryonia D3, D4*, D6, D30 *Amp.;* D3, D4, D6, D12**, D20**, D30 *Dil.;* D3, D6 *Glob.;* 5%* *Ungt.*
Bryonia/Formica comp. (Bryonia, Radix D4/Formica D3/Rhus tox., Fol. D4) *Amp.*
Bryonia/Spongia comp.* (Apis mellifica D3/Belladonna D3/Bryonia D3/Spongia D3) *Dil.*
Bryonia D3/Spongia testa D3 aa *Dil.*

* Nur Weleda Schwäbisch Gmünd, D; ** Apotheke an der Weleda, D

Dosierung und Anwendung

- Ampullen: 2-mal wöchentlich bis zu 1-mal täglich 1 ml s. c.
- Dilutio: 3-mal täglich 5 – 10 Tropfen bzw. 10 – 15 Tropfen bei Mischungen
- Globuli: 3-mal täglich 3 Globuli
- Unguentum: mehrmals täglich dünn auftragen

Colocynthis

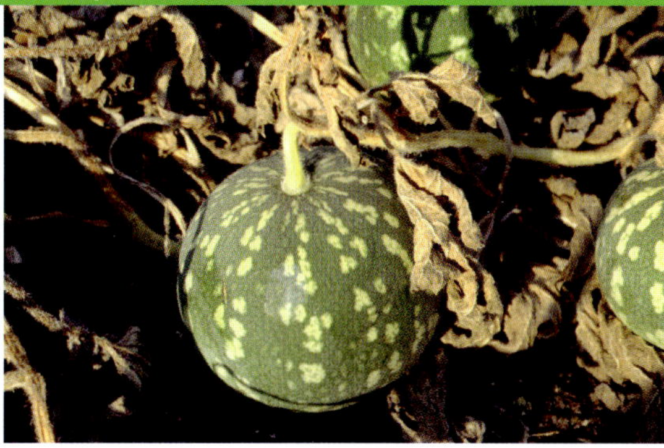

Botanischer Name: Citrullus colocynthis L. Schrad (Koloquinte)
Familie: Cucurbitaceae
Verwendeter Pflanzenteil: getrocknete, geschälte Frucht ohne Samen

Vorkommen und Eigenschaften

Die Koloquinte steht in ihrer Gestaltbildung zwischen einer kleinen Zitruspflanze und der ungleichen Schwester der Koloquinte, nämlich Bryonia. Mit jener teilt sie die ausgeprägte Fruchtbildung, mit dieser die mangelnder Aufrichtekraft ihrer Stängel und das reichlich gebuchtete Blattwerk. Die in den Wüstengebieten Westafrikas heimische, ausdauernde Koloquinte wächst mit ihrem Stängel kriechend auf dem warm-trockenen Wüstensand. Wie Bryonia sich von der Wärme, so hat Colocynthis sich von der Feuchte der für diese Pflanzenfamilie typischen Standorte unabhängig gemacht. Trotz ihres trockenen Wüstenstandortes gelingt es ihr, einen für die Familie typisch wässrig geschwollenen Fruchtkörper zu bilden. Hier sind ihre Wirkstoffe z. B. Glykoside, konzentriert, die der Frucht einen äußerst bitteren Geschmack verleihen. Sie besitzen eine starke Reizwirkung auf Schleimhäute und Wundflächen.

Wirksamkeiten aus anthroposophischer Sicht

In homöopathischer Dosierung ist Colocynthis bei Koliken aller Art indiziert, insbesondere bei Patienten mit rheumatisch-gichtischer Diathese. Spastische, kolikartige Schmerzen der glatten Muskulatur der Bauchorgane sprechen v. a. auf Colocynthis an. Wenn es in diesen Organbereichen zu Störungen und Austrocknungserscheinungen kommt, die zu nervösen Reaktionen (Krampf, Schmerz, Kolik) führen, kann Colocynthis als Heilmittel eingesetzt werden.

Therapeutische Anwendungsgebiete

- Magen-Darm-Tenesmen und Koliken; Diarrhöen mit kolikartigen Leibschmerzen *(Colocynthis D4, D6 Amp.)*
- Neuralgien, Neuritiden, Ischialgie; Coxitis *(Colocynthis D4, D6 Amp.)*
- Krampfhaft zusammenziehende Schmerzen im Bereich der Wirbelsäule *(Colocynthis D4, D6)*
- Dysmenorrhö; Endometrioseschmerzen *(Colocytnhis D4 Amp.)*
- Nabelkoliken bei starker kindlicher Wachstumsperiode *(Colocynthis D6)*
- Modalitäten: Besserung bei Druck und bei Ruhe

Colocynthis-Präparate
Colocynthis D4, D6* *Amp.;* D4, D6, D30** *Dil.*
* Nur Weleda Schwäbisch Gmünd, D; ** Apotheke an der Weleda, D

Dosierung und Anwendung

- Ampullen: 1 ml s. c. bei Bedarf; bis täglich 2-mal
- Dilutio: 3-mal täglich bis halbstündlich 5 – 10 Tropfen

4.14 Papaveraceae

Die Mohngewächse weisen mit den Kreuzblütlern zahlreiche Gemeinsamkeiten auf. So finden wir z. B. auch bei den Mohngewächsen die Vierteiligkeit in den Blütenhüllen und trockene Früchte mit z. T. außerordentlich vielen Samen (Mohnkapseln). So hat z. B. unter den Papaveraceen das Schöllkraut leuchtend gelbe Kreuzblüten. Auch seine gefiederten Blätter erinnern an manche Kreuzblütler. Wie die Kreuzblütler sind die Papaveraceae ganz und gar krautig, Sträucher oder gar Bäume kommen nicht vor. Mohngewächse winden nicht, einige ranken jedoch. Blattrankende Arten finden sich in der Unterfamilie der Fumariaceen oder Erdrauchgewächse, zu denen auch unser Erdrauch und der Lerchensporn gehören, die beide therapeutisch eingesetzt werden. In den Fumaraceen gleicht der Typus der Papaveraceen mehr den Schmetterlingsblütlern.

Botanische Aspekte

Neben aller Ähnlichkeit zeigen die Mohngewächse auch spezifische Eigenschaften und Gestaltungen. Schon die z. T. großen Einzelblüten sowie das Vorkommen von bestimmten Alkaloiden deuten auf spezielle Eigenschaften. Der Schwefelprozess, welcher uns für das Verständnis der Kreuzblütler geradezu den Schlüssel in die Hand gegeben hat, fehlt den Mohngewächsen vollständig. Dafür tritt hier Milchsaft auf. Er durchzieht teils weiß, teils auch farbig, die Pflanze in einem abgeschlossenen Röhrensystem. So weisen denn die Mohngewächse auf das Hereinwirken astralischer Kräfte hin, die aber völlig andersartig sind als bei einigen Kreuzblütlern und Schmetterlingsblütlern. Die Pflanzenfamilie soll nun am Beispiel des Schlafmohns eingehender charakterisiert werden. Seine große, auffällige Blüte am Ende eines langen Stieles, seine einfachen breiten Blätter, sowie die trockene Samenkapsel erinnern stark an gewisse Monokotyledonen (z. B. Tulpe). Als eine charakteristische Geste kommt dazu noch das Abwerfen der Kelchblätter beim Erblühen, sodass die Pflanze dann tatsächlich wie eine Monokotyledone mit einfacher Blütenhülle dasteht. Im Mohn ist sozusagen das Modell einer lilienartigen Pflanze in die Klasse der Dikotyledonen übersetzt worden. Unter den Fumariaceen finden wir sogar Knollen-, ja zwiebelbildende Gewächse, was wiederum eindeutig auf die Monokotyledonen hinweist. Besonders interessant ist, dass manche Papaveracee wie die Monokotyledonen mit nur einem einzigen Samenlappen keimen. Wir können hieraus folgern, dass die Mohngewächse wie die Monokotyledonen sich aus dem Irdischen heraushalten möchten. Sie verbinden sich noch nicht mit der mineralischen

Erde, sondern versuchen, sich von dieser gerade abzusetzen, z. B. durch die Zwiebelbildung. Mineralisierende verhärtende ausdauernde Bestandteile finden sich daher hier auch nicht. Während jedoch die Zwiebelgewächse entwicklungsgeschichtlich vor der Verschmelzung mit dem Mineralischen der Erde stehen, sind die Mohngewächse als zweikeimblättrige Pflanzen evolutiv nach dieser Verschmelzung einzuordnen. Somit kann ihre Absonderung vom Mineralischen als Erdflüchtigkeit eingestuft werden.

Anthroposophische Aspekte

Unter diesem Aspekt lassen sich die Erscheinungen der ganzen Pflanze besser verstehen und charakterisieren. Die nackten einfachen und unbestimmt konturierten Laubblätter haben etwas Verträumtes an sich. Ein blühendes Mohnfeld ruft in uns eine einnehmende Traumstimmung hervor, der etwas Unwirkliches anhaftet. Da der Mohn sich nur flüchtig und abweisend mit der Erde verbindet, kann er auch keine richtigen Früchte entwickeln. Mit der Samenreife verdorren sie zu einem strohigen Skelett.
Aus dem weißen Milchsaft, welcher besonders reichlich in den unreifen Kapseln fließt, wird das Rauschgift Opium gewonnen. Die Kapseln werden mit eigens für diesen Zweck konstruierten Messern angeritzt. Aus den Einschnitten quillt der Saft hervor und gerinnt an der Luft. Dann wird er abgekratzt, zusammengeknetet und einer Gärung unterworfen, wodurch das Opium erst seine charakteristischen Eigenschaften annimmt. Die gebräuchlichste Art des Konsums ist das Rauchen in kleinen Pfeifen, was „seliges" entrücktes Träumen hervorruft. Ein Teil der im Mohnsaft enthaltenen Alkaloide wird zu Morphium verarbeitet.
Bei einigen Arten der Mohngewächse bedingt die Erdflüchtigkeit, dass Blütenkräfte in die Wurzel verlagert auftreten. Bei Chelidonium und Sanguinaria stellen wir fest, dass die von oben wirkenden differenzierenden astralischen Kräfte nicht von der Peripherie her gestaltend wirken, sondern im Wurzelbereich substanziell tätig sind. Hierdurch entstehen blütenhafte Stoffe im Wurzelbereich, während der obere Teil in verhältnismäßig einfachen abgerundeten Blütenformen – wenn von den Asymmetrien abgesehen wird – verbleibt.
Der Mohn ist wohl eine echte Blütenpflanze und damit auch eine Erdenpflanze, aber innerhalb der Erdenverhältnisse klingt evolutiv der alte Mond deutlich in ihm nach. Der Milchsaft ist als Reminiszenz des alten Tierpflanzenreiches aufzufassen, das charakteristisch während des alten Mondenzustands auftrat.

Therapeutische Wirksamkeitsbereiche

Therapeutisch werden die Mohngewächse dort eingesetzt, wo die seelische Verbindung mit dem Körperlichen direkt beeinflusst werden soll. Hierdurch kann das willenstragende Ich im Stoffwechselbereich wirksam werden oder durch eine Lockerung von seiner Tätigkeit entbunden werden. Nach beiden Richtungen wirken die Mohngewächse, je nach Pflanzenart und Dosierung.

Chelidonium majus

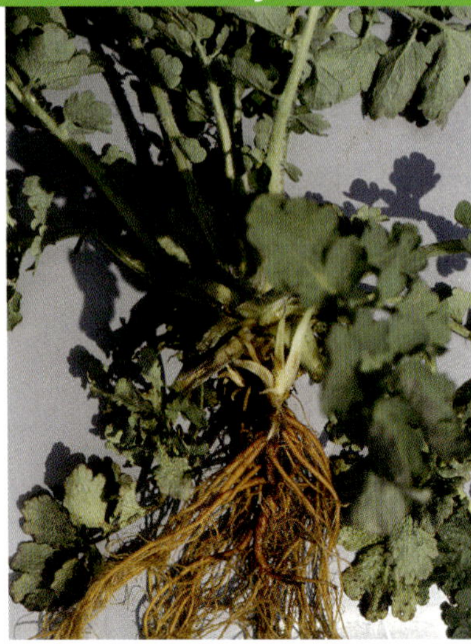

Botanischer Name: Chelidonium majus L. (Schöllkraut)
Familie: Papaveraceae
Verwendeter Pflanzenteil: Wurzelstock mit Wurzeln, Blüte

Vorkommen und Eigenschaften

Chelidonium majus wird von einer pulsierenden Polarität durchzogen, die sich z. B. in seiner eigentümlichen Wachstumsperiodik ausdrückt. Vom Frühling bis zum Herbst wechseln Blütenbildung und Abblühen in einem ständigen Rhythmus ab. Die pflanzlichen Wachstums- und Lebenskräfte stehen hier mit den abbauenden, aus der überpflanzlichen Sphäre hereinwirkenden Kräften in einem ständigen Wettstreit. In diesem pulsierenden Kräftemessen bildet sich der Milchsaft, der zahlreiche Alkaloide enthält und die ganze Pflanze durchzieht. Im oberen Teil der Pflanze ist er heller, während er in der Wurzel eine orangerote Färbung annimmt.
Die stärkste Konzentration an Alkaloiden im Milchsaft wird nicht im oberen Teil der Pflanze, sondern in ihrer Wurzel gefunden. Eigentümlicherweise konnte auch hier ein ätherisches Öl nachgewiesen werden. Dies weist deutlich darauf hin, dass bestimmte Kräfte des Blütenprozesses in die Wurzel hinabgedrängt worden sind. Die Pflanze nimmt wohl begierig die überpflanzlichen Formimpulse auf, verdrängt sie dann aber jeweils unter Abblühen der betroffenen Blüte ins Wurzelgebiet, um dann wiederum mit erneutem kräftigen Blühimpuls der überpflanzlichen Astralsphäre entgegenzustreben.

Wirksamkeiten aus anthroposophischer Sicht

Der hohe Alkaloid-Gehalt und die pulsierenden polaren Kräfte der Heilpflanze prägen ihre therapeutische Wirksamkeit. Die Abkochung aus der Wurzel wirkt v. a. auf die Galleproduktion (Cholerese) und die Galleabsonderung (Cholekinese) normalisierend. Auf der einen Seite regt sie diese an, auf der anderen Seite wirkt sie einem zu starken Abbau ins Mineralische und damit einem Ausfallen mineralisierender Substanzen wie Calcium und Cholesterin entgegen.

Mit einer pharmazeutischen Zubereitung aus der Blüte wird dagegen mehr im Prozessualen gewirkt. Sie spricht insbesondere die Schilddrüse als das „Gehirn des Stoffwechsels, welches in Stoffen denkt“, an. Die Astralität des Organismus wird dabei in ihrem Wirken zur Schilddrüse hin angeregt und das Gleichgewicht zwischen durchformenden und rein seelischen Kräften gestärkt.

Therapeutische Anwendungsgebiete

- Störungen der Gallenbildung und Gallenausscheidung *(Chelidonium/Curcuma comp; Choleodoron®)*
- Gallenwegsdyskinesien, Gallenkoliken, Abdominalspasmen *(Chelidonium D2/Colocynthis D3 aa; Chelidonium/Oxalis comp.)*
- Cholerische Aggressivität *(Chelidonium, Flos D2)*
- Schwächezustände; gestörtes seelisches Gleichgewicht; Struma *(Chelidonium, Flos D2, D3)*
- Struma bei Hyperthyreose *(Chelidonium/Colchicum/Quercus Ungt.)*
- Struma, Hypothyreose *(Chelidonium/Colchicum/Spongia, Ungt.)*
- Rezidivierende Konjunktivitis *(Chelidonium D4, Augentropfen)*

Chelidonium-Präparate

Monopräparate

Chelidonium Rh D4 *Augentropfen;* D3* *Dil.*
Chelidonium D1*, D2, D3, D4, D6 *Dil.;* 10%* *Ungt.*
Chelidonium, Flos D3 *Dil.*
Chelidonium, Flos, Rh* D3 *Dil. aq.*
Chelidonium Ferro cultum Rh D2 (1%), D3 (0,1%) *Amp.;* D3 *Dil. aq.*
Chelidonium Ferro cultum 1%, 0,1% *Dil.*

Kombinationspräparate

Chelidonium/Colchicum/Quercus *Ungt.*
Chelidonium/Colchicum/Spongia *Ungt.*
Chelidonium comp. (Carduus marianus, Fruct. sicc./Chelidonium, Rhiz. rec./Onopordon, Fol. rec./Taraxacum, Pl. tota rec./Urtica dioica, Pl. tota rec./Aspidium Salix comp. Ø) *Dil.*
Chelidonium/Curcuma *Dil.*
Chelidonium/Curcuma comp. (Chelidonium, Rhiz. cum Rad. sicc./Curcuma xanthorrhiza, Rhiz. sicc./Cucurbita max., Pulpa sicc.) *Tabl.*
Chelidonium/Curcuma praep. *Dil.*
Chelidonium/Oxalis comp. (Chelidonium, Flos D3/Ferrum met. praep. D6/Oxalis, Fol. D6) *Dil.*
Choleodoron® (Chelidonium, Rhizoma rec./Curcuma, Rhizoma sicc.) *Tropfen*

* Nur Weleda Schwäbisch Gmünd, D

Dosierung und Anwendung

- Ampullen: 2- bis 3-mal wöchentlich bis zu 1-mal täglich je 1 ml s.c.
- Dilutio: 2- bis 3-mal täglich 10–15 Tropfen einnehmen; bei Blähungen und Völlegefühl nach den Mahlzeiten
- Unguentum: als Salbenlappen auf Schilddrüsenbereich über Nacht einwirken lassen

Sanguinaria canadensis

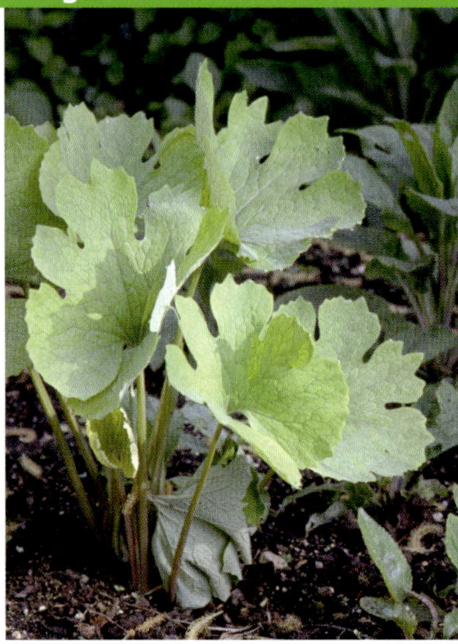

Botanischer Name: Sanguinaria canadensis L. (Kanadische Blutwurz)
Familie: Papaveraceae
Verwendeter Pflanzenteil: getrockneter Wurzelstock mit Wurzeln

Vorkommen und Eigenschaften

In Nordamerika und Mexiko ist Sanguinaria heimisch. Ihr kahler Blütenschaft geht direkt aus dem kriechenden Wurzelstock hervor; er ist etwa 25 cm hoch und trägt endständig eine einzige weiße Blüte. Auch das einzige – von wenigen Schuppen abgesehen – handförmige siebenlappige Blatt entspringt dem Wurzelstock. Es ist oberseits blassgrün und bereift, unterseits grünlichweiß und von netzartig verlaufenden, rötlichvioletten Adern durchzogen. Die Kelchblätter sind eiförmig, die Kronenblätter länglich, in einer Ebene ausgebreitet. Die Frucht ist eine Kapsel. In dem scharf und bitter schmeckenden Wurzelstock treten Milchsaftgefäße auf, die einen roten, alkaloidhaltigen Milchsaft führen.
Sanguinaria bildet also ihre spezielle Polarität von Blüten- und Wurzelbereich unter Auslassung der Mitte aus. Es prallen Blüten- und Wurzelprozess direkt aufeinander. Ein ausgleichender Blattbereich, gar mit Blattmetamorphose, ist nicht vorhanden. Das einzige Blatt nimmt dagegen bereits die Form eines Kelchblattes an und ist zudem vom Wurzelbereich nicht abgesetzt; gleichwohl ist es bereits ganz zur Blüte hinorientiert.
Die übliche Metamorphose des Blattbereiches von der Wurzel bis zur Blüte kann als ein Wesensaspekt der zweikeimblättrigen Pflanzen angesehen werden. Sanguinaria überspringt diesen Bereich. Der rasch verblühende Blütenkelch und auch das recht

vergängliche Blatt halten sich weitgehend frei von den Salkräften der Wurzeln. Die Blüte selber, wie auch alle oberirdischen Teile der Pflanze, bleiben von den Astralkräften unberührt und unbeeinflusst und entziehen sich jeder verwandelnden Differenzierung. Diese Kräfte sind ganz in die Wurzel, in den Salpol, verdrängt, wo sie zur Bildung des rötlichen Milchsaftes führen.

Wirksamkeiten aus anthroposophischer Sicht

Sanguinaria kann als pflanzliches Gegenbild für Zustände angesehen werden, bei denen das Wechselverhältnis zwischen Kopf- und Stoffwechselpol in dem Sinne gestört ist, dass die letzteren in den Kopfbereich direkt hineinwirken können und hier zu entsprechenden Krankheitserscheinungen führen.

Therapeutische Anwendungsgebiete

- Wallungen und migräneartige Zustände, roter Kopf, häufig verbunden mit Blutdruckerhöhung *(Sanguinaria D6)*
- Irido-Cyclitis, Chorioiditis *(Sanguinaria D15)*
- Modalität: Rechtsseitigkeit des Beschwerdebildes

Sanguinaria-Präparate
Sanguinaria D3, D6 , D12*, D15 *Dil.*
* Apotheke an der Weleda, D

Dosierung und Anwendung

Dilution: 3-mal täglich 5 – 10 Tropfen

4.15 Leguminosae (Hülsenfrüchte)

Der Name der Pflanzenfamilie der Leguminosae leitet sich von legumenosus = hülsenfrüchtig ab. Bei der Hülse handelt es sich um eine Frucht, die aus einem Fruchtblatt entsteht, das sich bei der Reife der Frucht von der Mittellinie nach oben zusammenschließt. An dieser Nahtstelle sitzen die Samen. Die Früchte und Samen sind außerordentlich eiweißreich – als Extrem ist hier die Sojabohne mit bis zu 40% Eiweißgehalt zu nennen. Sie spielen daher in der Ernährung von Mensch und Tier eine wichtige Rolle. Bei der Sojabohne hat eine Substanz, nämlich das Lecithin weltweit als Antioxidans und als Emulgator mengenmäßig eine außerordentliche Rolle in der Nahrungsmittelindustrie erlangt. Das Lecithin, ein Lipoid, zeigt die besondere Fähigkeit, wässrige und fettige Bestandteil der Nahrungsmittel in eine Verbindung miteinander zu bringen. So kommt auch in dieser Substanz die Grenzfunktion der Pflanzefamilie zum Ausdruck.
Drei Familien bilden die Gruppe der Hülsenfrüchtler: die Mimosengewächse (Mimosoideae), die Caesalpiniaceen (Johannesbrotgewächse) und die Fabaceen, zur letzteren gehören die meisten Pflanzen dieser Familie. Diese bezeichnete man früher als Papilio-

naceen (Schmetterlingsblütler). Während bei den Mimosengewächsen die Blüte noch einen radiären Typus zeigt, wandelt sie sich bei den Fabaceen zu einem dorsiventralen Bau, was einem Schmetterling ähnlich erscheint und zur deutschen Bezeichnung dieser Pflanzenfamilie führte.

Botanische Aspekte

Schmetterlingsblüter fallen uns häufig durch ihre leuchtenden, speziell anmutig gestalteten Blüten, ihre oft eigenartigen hellen Mischfarben, durch die Fiederung der Blätter und bei einigen Arten durch die spiralig sich hochwindenden Stängel und Ranken auf. Ein großer Teil der Pflanzen kann ihre Sprosse bewegen. Auch die Blütenorgane führen Bewegungen bis zum explosiven Wegschleudern aus. Sie erinnern an Schmetterlinge, die sich flatternd von der Pflanze entfernen und der Erdenschwere entfliehen möchten.

Vieles strahlt in dieser Pflanzenfamilie ein gewisse Leichtigkeit und Helligkeit, ja Erdenflüchtigkeit aus. Selbst die Bäume in dieser Familie wirken durch ihre gefiedertern Blätter und farbigen Blüten durchlichtet und anmutig. Offensichtlich hat die Pflanzenfamilie zu Licht und Wärme eine besondere Beziehung und möchte sich mit diesen auf engste verbinden. Weiterhin sind ihre aufgeblasenen Hülsenfrüchte charakteristisch. An sich macht die Pflanzenfamilie keinen giftigen Eindruck, so wie es bei den Nachtschatten oder Ranunculaceen mehr oder weniger deutlich erkennbar ist. Und doch treten hier giftige Pflanzen auf. In welchem Zusammenhang die Giftigkeit dieser Pflanzenfamilie zu sehen ist, wird später behandelt.

Die Pflanzenfamilie der Leguminosen spielt für die Fruchtbarkeit der Erde eine außerordentlich bedeutsame Rolle: Sie verfügen über die einmalige Fähigkeit, Stickstoff aus der Luft, in die Erde gleichsam einzuatmen. Bei diesem Prozess erfüllen bestimmte Bakterien und Pilze, die sogenannten Mykorrhize, die an den Wurzeln der Leguminosen kleine Kolonien bilden, die Vermittlung zwischen dem Stickstoff und der Pflanze. Die Pilze nehmen einen Grenzbereich zwischen der organisch lebendigen Substanz der Pflanze und der vollkommen unbelebten mineralischen Erdsubstanz ein.

Anthroposophische Aspekte

In dem Wurzel-Pilze-Stickstoff-Sauerstoff-Innenraum werden – in einem evolutiven Vorgriff – stickstoffhaltige Substanzen gebildet, die erst in beseelten Organismen ihre vollen Funktionen entfalten kann. Astralische Aktivität taucht demnach in die Leguminosenwurzel ein und impulsiert hier das vegetative Wachstum. Diese Vermittlung zwischen Pflanze und Erde bewirkt, dass „belebter" Stickstoff an die Pflanze weitergegeben wird und Eiweiß in größeren Mengen entstehen kann.

Die therapeutisch verwendeten Hülsenfrüchte stammen v. a. aus der Familie der Fabaceen. Erwähnt werden soll nur die Zugehörigkeit des schmallblättrigen Sennesstrauches (Cassia angustifolia) zu den Johannesbrotgewächsen. Viele abführende Präparate enthalten Sennesblätter. Unter den Fabaceen spielen folgende Pflanzen in der anthroposophischen Medizin eine wichtige Rolle: Astragalus, Baptisia, Cytisus, Robinia pseudoacacia, Spartium scoparium (Sarothamnus scoparius), Melilotus officinalis. Steiner hat weiterhin in einem bestimmten Krankheitsfalle Süßholzabkochungen als Badezusatz empfohlen.

Aspekte der Evolution

Erdgeschichtlich und geisteswissenschaftlich sind die Hülsenfrüchte als ausgeprägte alte „Mondenpflanzen" anzusehen. Die alte Mondenzeit und ihre Wiederholung auf der Erdenstufe waren durch Stickstoffprozesse geprägt. Die Atmosphäre bestand damals nach Steiner praktisch nur aus Stickstoff bzw. Blausäure, die von den Lebewesen eingeatmet wurden. Diesen Zustand haben die Hülsenfrüchte im gewissen Sinne immer noch bewahrt. Damals standen die Pflanzen auf einer Tierpflanzenstufe, was die Hülsenfrüchte durch verschiedene Aspekte noch heute im gewissen Sinne bewahrt haben. Manche Hülsenfrüchte führen ihre Früchte zur Reifung unter die Erde und übermitteln sie dadurch dem Einfluss der reinen Erdmondenkräfte (Erdnuss, Erdbohne und Erderbse).
Alles weist darauf hin, dass die Familie der Hülsenfrüchte in besonderer Weise vom Astralischem durchdrungen ist. Die tierischen Formen der Blüten, der dem Tierreich vergleichbare hohe Gehalt an Eiweißen und der Gehalt an Alkaloiden sind Hinweise hierfür.

Therapeutische Wirksamkeitsbereiche

Im Vergleich zu den Nachtschattengewächsen ist diese Familie jedoch als relativ ungiftig einzustufen. Es sind vielmehr, wie erwähnt, die enorm hohen Eiweißgehalte, die das Spezifische der Pflanzenfamilie ausmachen. Der weitgehende Grad an Verinnerlichung bei dieser Pflanzenfamilie führt nicht zur Abgeschlossenheit und damit Verdunkelung, sondern durch einen offenen Lichtstrom zu Leichtigkeit und Helligkeit. Dies ist die Signatur der Pflanzenfamilie, die zum therapeutischen Verständnis hinüberführt.
Im menschlichen Organismus ist die Niere das eigentliche eiweißempfindliche Organ. Durch die Nierentätigkeit bekommt das von der Leber vorbereitete ätherische Eiweiß seinen astralischen Einschlag, es wird hier seelisch geprägt. So haben die Schmetterlingsblütler häufig eine starke Beziehung zur Nierentätigkeit, indem sie diese anregen. Viele weisen diuretische und auch diaphoretische Wirkung auf. Über die Tätigkeit der Niere verleihen sie dem Blut die gewisse Leichtigkeit, so dass sein Versacken in Form von Hämorrhoiden, Thrombosen, Venenentzündungen, venöse Leberstauungen verhindert wird. Auch die Wirkung auf die Schilddrüsentätigkeit einzelner Hülsenfrüchte ist in Zusammenhang mit der originären Lichttätigkeit der Niere, die mit der Schilddrüsentätigkeit in Verbindung steht, zu sehen.

Astralgus exscapus

Botanischer Name: Astragalus exscapus l. (Erdtragant)
Familie: Leguminosae
Verwendeter Pflanzenteil: frische Blüte, Blatt und getrockneter Samen

Vorkommen und Eigenschaften

Astragalus exscapus gehört zu den Schoten-Gewächsen der Familie der Leguminosen. Er trägt seinen Beinamen exscapus d. h. schaftlos, weil der sonst zwischen Wurzel und Blütenstand verbindende Stängel hier nahezu gänzlich fehlt. Am Erdboden bildet er

eine Blattrosette von ca. 5 cm Durchmesser und 3–9 grundständigen Blättern. Aus deren Mitte sitzen der Wurzel direkt oder kurz gestielt die lebhaft hellgelben Blüten an. Die Blätter sind unpaar gefiedert und sind dicht mit langen, schmutzig weißen Seidenhaaren bedeckt. *Astragalus* wächst vornehmlich im Gebirge auf Kalk und bevorzugt trockene humusarme Waldböden. Die alle Teile bedeckenden Seidenhaare müssen sie vor Wasserabgabe schützen, umso mehr als die Blätter und Blüten verhärtet und wasserarm sind. Die Rigidität geht soweit, dass sie beim Welken bzw. beim Verblühen nicht abfallen, sondern einfach schrumpfen.
Gegenüber der relativ schmächtigen oberirdischen Pflanze tritt die bis zu 1 m lange fingerdicke Wurzel als hervorstechender Hauptbestandteil beim Ausgraben in Erscheinung. Die Wurzelkräfte prägen auch die oberirdischen Teile. Als Wirkung der verhärtenden Wurzelkräfte finden wir die Rigidität in allen oberirdischen Teilen und v. a. eine auffallende Härte der Samenkerne, aber eben keine Stängel oder gar Stammbildung.
Im Substanziellen hält die Pflanze durch die Bildung von Gummi und v. a. durch außerordentlich viel Schleim eine merkurielle Mitte. Sie halten die mineralisierenden Erdenkräfte der Wurzel im Gleichgewicht. Polysaccharide sind in der Gattung Astragalus besonders verbreitet. 24 Astragalus-Arten sind Lieferanten von Tragant. Von etwa 30 Astragalus-Arten ist bekannt, dass sie große Mengen Selen aufnehmen. 165 von 190 untersuchten Astragalus-Arten enthalten die bei den Fabaceeen verbreitete Aminosäure Canavanin. Zahlreiche Triterpene wurden in insgesamt 12 asiatischen Astragalus-Arten gefunden. Sowohl das Anhäufen von Selen als auch das Vorkommen von Nitro-Verbindungen in Astragalus-Arten werden in Zusammenhang mit Vergiftungen von Weidetieren v. a. in Nordamerika gebracht.

Wirksamkeiten aus anthroposophischer Sicht

Die Wurzel entsteht nach Steiner aus einem kosmischen Zusammenwirken der untersonnigen Planeten Mond, Merkur und Venus einerseits und der indirekten Sonnenwirkung andererseits. Indirekt wirkt die Sonne nachts, wenn sie durch die Erde hindurch und dadurch irdisch modifiziert auf die Pflanze einwirkt.
Nimmt eine Pflanze z. B. in ihren Stängel oder Stamm durch Verholzen irdische Kräfte in sich auf und wird so zur Dauerpflanze, dann macht sie sich weitgehend unabhängig vom Jahreslauf. Polarisch hierzu verhält sich Astragalus esxcapus, indem er überhaupt keinen Stängel bildet. Gleichwohl wirken die Wurzelkräfte deutlich in das Kraut hinauf, was sich an seiner Rigidität zeigt. In diesem eigenartigen Wechselspiel zwischen Sal- und Sulfurkräften zusammen mit der enormen Schleimbildung offenbart es eine Dynamik, die in der anthroposophischen Medizin als pflanzliches Quecksilber bezeichnet wird.
Im Sinne der funktionellen Dreigliederung können wir in der Signatur der Pflanze ein Naturbild sehen für ein zu starkes Hereinwirken von Kopfkräften in den Stoffwechselbereich, das aber wieder merkuriell ausgeglichen wird.
Astragalus hat eine schweißtreibende – diaphoretische – und harntreibende – diuretische – Wirkung.
Steiner hat angegeben, wie aus dem Samen von Astragalus exscapus – unter Mitverwendung von Blatt und Blüte – ein antisyphilitisches Präparat bereitet werden kann. Bei dieser Erkrankung verlagere sich die Ich-Tätigkeit, wie sie im Nerven-Sinnes-system wirkt, zu stark in den Unterleib, besonders in den Sexualtrakt. Hiermit ist ein

Durchbruch der oberen Ätherarten in den unteren Bereich verbunden. Astragalus exscapus ist gleichsam das pflanzliche Gegenbild dieses Durchbruches und kann hierbei therapeutisch eingesetzt werden. Insbesondere die Samen von Astragalus, die von ihren Wurzelkräften stark geprägt sind, haben die Fähigkeit, die nach unten geglittene Ich-Organisation wieder freizusetzen und damit deren zerstörerische Kräfte aufzufangen.

Therapeutische Anwendungsgebiete

- Als Diuretikum und Diaphoretikum – (harn- und schweißtreibend) bei Rheuma, Gicht, Syphilis und Hautausschlägen, Asthma bronchiale, Sinusitis, Arteriitis obliterans, Gastritis, Myelitis, Tabes, Paraplegie
- Borreliose Stadium I – III
- Amalgamintoxikationen
- Unterstützend bei Lymphogranulomatose und Non-Hodkin-Lymphom
- Mykoplasmenpneumonie insbesondere im 2. Jahrsiebt *(Astragalus D3 Amp.)*

Astragalus-exscapus-Präparate

Astragalus exscapus D3 *Amp.*; D3 *Dil.*

Dosierung und Anwendung

- Ampullen: 2-mal wöchentlich bis 1 ml s. c.
- Dilutio: 3-mal täglich 5 – 10 Tropfen

Baptisia tinctoria

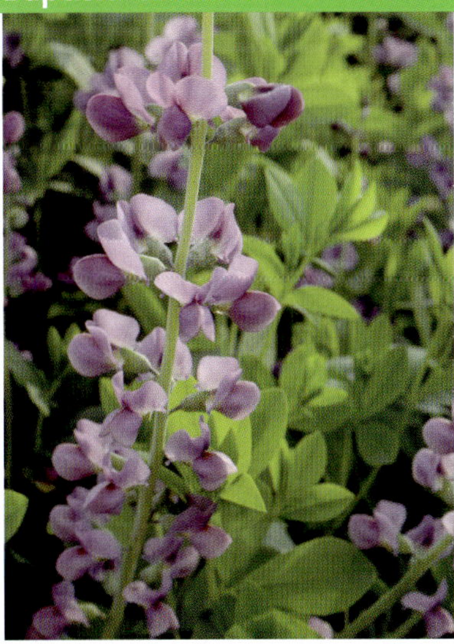

Botanischer Name: Baptisia tinctoria (L.) (Wilder Indigo)
Familie: Leguminosae
Verwendeter Pflanzenteil: frische Wurzel

Vorkommen und Eigenschaften

Baptisia trägt den Charakter der Leguminosen deutlich zur Schau. Mit Vehemenz und voller vegetativer Kraft stoßen im Frühjahr die Triebe aus der Erde. Die Blätter entwinden sich dann nur mit Mühe diesem gesammelten, geballten Vorwärtsstreben. Die dreizähligen kurzgestielten Blätter zeigen keine Blattmetamorphose. Ihr eigenartiges gedämpftes Blattgrün deutet nicht auf eine Giftpflanze, wie sie Baptisia ist, hin. Die ganze Pflanze macht einen kahlen Eindruck. Der Giftprozess scheint vielmehr mit einer gewissen Art von ungebändigter ungeläuterter Substanzkraft, die sich v. a. in der aufgeblasenen Frucht zeigt, in Verbindung zu stehen.

Die Pflanze ist in Nordamerika beheimatet. Ihre Wurzel ist fast holzig, außen graubraun, innen gelblich gefärbt und mit zahlreichen hellen Fasern besetzt. Der stielrunde, aufrechte und sehr ästige Stängel wird bis zu 1 m hoch, ist gelbgrün und fein gerillt. Die dreizähligen Blätter sind kurz gestielt. Die gelben Schmetterlingsblüten bilden lockere Trauben. Die Frucht ist eine kaum 2 – 3 cm lange stark aufgeblasene Hülse mit ledriger Schale und mit fast nierenförmigen höckerigen Samen. Baptisia blüht im Juli und August. Die ganze Pflanze einschließlich der Wurzel schmeckt scharf und unangenehm. Aus dem Kraut gewinnt man einen indigoartigen Farbstoff.

Wirksamkeiten aus anthroposophischer Sicht

Baptisia ist ein erprobtes Fiebermittel, und ein Vergleich mit dem anderen großen Fiebermittel Aconitum drängt sich auf. Aconitum beinhaltet das hochakute Bild mit äußerster Unruhe und Todesangst, unerträglichen Schmerzen, trockener Hitze und Durst, bei Baptisia dagegen stehen die Bewusstseinstrübung, Verwirrung und Halluzinationen, die übelriechenden Schweiße und die nicht beherrschbaren Durchfälle im Vordergrund.

Therapeutische Anwendungsgebiete

- Septische und typhöse Fieber, akute Infektionen mit Toxinschmerzen, Diphtherie, Scharlach, Grippe, septische Angina
- Dysenterie, Diarrhö mit großer Schwäche, allgemeines Zerschlagenheitsgefühl, Verschlimmerung nachmittags
- Herpes genitalis, Herpes labialis, Stomatitis aphthosa *(Baptisia/Lachesis comp.)*

Baptisia-tinctoria-Präparate

Baptisia tinctoria* D2, D3 *Dil.*

Baptisia/Lachesis comp.** (Apis D4/ Baptisia D3/Crotalus terrificus D10/Echinacea angustifolia 15%/Lachesis D10/Quarz D6/ Thuja summitates 5%)

* Homöopathisches Präparat; ** Rezepturpräparat von Weleda, NL

Dosierung und Anwendung

Dilutio: 3-mal täglich 10 – 15 Tropfen

Cytisus laburnum

Botanischer Name: Cytisus laburnum (Gemeiner Goldregen)
Familie: Leguminosae
Verwendeter Pflanzenteil: Frische Blüten

Vorkommen und Eigenschaften

Der Goldregen wächst rutenförmig strauchig oder baumartig bis zu 8 m hoch und ist in Süd- und Südosteuropa beheimatet. Die Blätter sind dreizählig kleeähnlich und langgestielt. Sie erscheinen durch die auf der Unterseite angedrückten Seidenhaare graugrün und sind elliptisch. Die ansehnlichen goldgelben Schmetterlingsblüten bilden hängende, reichblütige Trauben. Als Zierstrauch ist der Goldregen wegen seiner übermäßigen leuchtend gelben Blütenbildung sehr beliebt, doch verwildert er auch leicht. Trockene sonnige Hänge mit Kalkuntergrund bevorzugt er besonders.
Alle Teile des Baumes sind so giftig, dass man darauf achten muss, Kinder fernzuhalten. Das im Goldregen enthaltene Alkaloid Cytisin, ein Pyrrolizidinalkaloid, schließt in seinen Wirkungen eng an das Nikotin an.

Wirksamkeiten aus anthroposophischer Sicht

Steiner hat zur Behandlung von Unruhezuständen, Angst, konstitutioneller Depression und Herzbeschwerden *Cytisus cum Terra rubra D6* empfohlen. Im Seelischen dieser Patienten sei die Komponente der Rechthaberei charakteristisch, die konstitutionell mit der Bodenbeschaffenheit der Gegend, wo sie leben, im Zusammenhang steht.
Zum besseren Verständnis dieser Kombination sei darauf hingewiesen, dass das sogenannte Rotliegende (Terra rubra) eine geologische Formation aus dem Perm, ein toniger Sandstein, mit einem ziemlich hohen Gehalt an Eisenoxyd ist. Das Rotliegende als geologische Schicht des Erdaltertums ist Abdruck eines Geschehens des Erdenwerdens, die dem Menschen die Fähigkeit der eisenhaltigen Blutbildung ermöglichte. Nach Steiner bedingte der Durchgang der Marssphäre durch die damalige Erdensphäre diesen Eiseneinschlag in der Entwicklung der Erde und des Menschen.

Therapeutische Anwendungsgebiete

- Depressionen, konstitutionelle Veranlagung zu nervös-depressiven Zuständen
- Magen-Darmerkrankungen
- Schwindel, Nervenschmerzen
- Asthma, bei nervösen Beschwerden im Zusammenhang mit Hyperthyreose

Cytisus-laburnum-Präparate

Cytisus/Terra rubra D3 *Pulvis*

Dosierung und Anwendung

Pulvis: 3-mal täglich eine Messerspitze als einleitende Behandlung für den Zeitraum von 4 Wochen

Melilotus officinalis

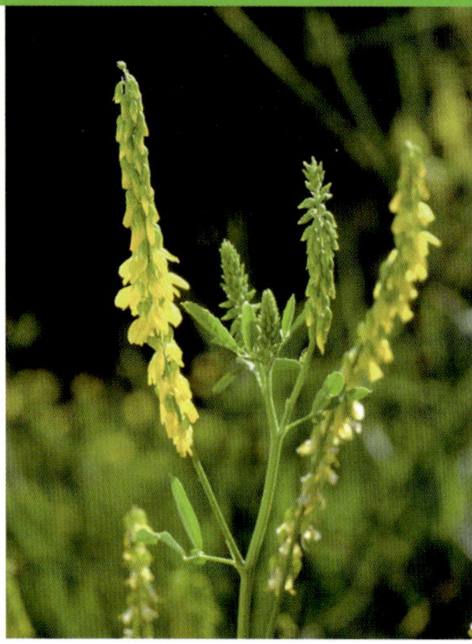

Botanischer Name: Melilotus officinalis (L.) (Steinklee)
Familie: Leguminosae
Verwendeter Pflanzenteil: frisches blühendes Kraut

Vorkommen und Eigenschaften

Schon die Naturforscher der Antike beobachteten, dass die Blüten des Steinklees gerne von Bienen angeflogen werden. Der Pflanzenname Melilotus enthält das griechische Wort meli für Honig. Das zweijährige Kraut mit seiner starken Pfahlwurzel, den dreizähligen, einer Kelle ähnlichen Blättern und die gelbgrünen Schmetterlingsblüten enthalten Cumarinderivate. Melilotus officinalis wird 30 bis 90 cm hoch, wächst besonders auf Abfallhalden und kalkreichem oder leicht salzigem Boden. Es blüht vom Juli bis September. Die Blättchen sind länglich verkehrt eiförmig. Die gelben Schmetterlingsblüten stehen in dreißig- bis sechzigblütigen Trauben, die das tragende Laubblatt um das Dreifache überragen.
Die Blätter von Melilotus haben eine besondere Lichtbeziehung. Es lässt sich an ihnen eine Tagstellung und eine Schlafstellung unterscheiden.

Wirksamkeiten aus anthroposophischer Sicht

Nach Steiner wirkt Melilotus äußerlich angewandt ausgleichend auf den astralischen Leib. Wenn der astralische Leib im Sinne einer Askese im Nierensystem nicht richtig eingreift und es hier zu entzündlichen Funktionsstörungen, Fieber, Übermüdung und allgemeiner Schwäche kommt, kann mit Melilotus-Umschlägen der Astralleib in seinem Wirken von seiner einseitigen Hinlenkung zum rhythmischen System wieder stärker zu den Harnorganen hingelenkt werden.

Therapeutische Anwendungsgebiete

- Innerlich:
  - Beschwerden bei chronisch venöser Insuffizienz mit Schmerzen und Schweregefühl in den Beinen; nächtliche Wadenkrämpfe, Juckreiz, zur unterstützenden Behandlung von Thrombophlebitis, des posttrombotischen Syndroms und von Hämorrhoiden und Lymphstauungen
  - Nasenbluten bei älteren Menschen, kongestive Kopfschmerzen mit Nasenbluten
  - Parästhesien
  - Akne, Ekzeme
- Äußerlich: Prellungen, Verstauchungen, oberflächliche Blutergüsse

Melilotus-officinalis-Präparate

Melilotus officinalis D2, D3 *Dil.; 20% Externum*

Dosierung und Anwendung

- Flüssigkeit: 1 : 10 bis zu 20 verdünnen für Umschläge
- Dilutio: 3-mal täglich 10 bis 15 Tropfen

Robinia pseudoacacia

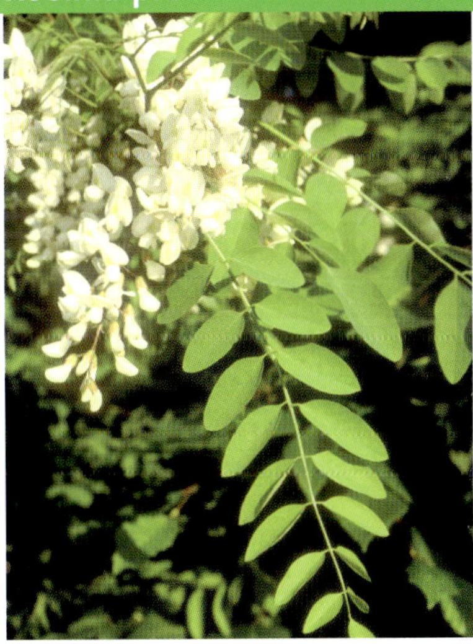

Botanischer Name: Robinia pseudoacacia L. (Robinie)
Familie: Leguminosae
Verwendeter Pflanzenteil: Rinde

Vorkommen und Eigenschaften

In Parks und Gärten schätzt man die Robinie wegen ihrer lichtvollen und blütenreichen Erscheinung. Ihre spezielle Lichtbeziehung kommt u. a. dadurch zum Ausdruck, dass sie bei Sonnenschein ihre Blätter mit Hilfe kleiner Gelenke senkrecht zum Licht

stellt. Sie trägt eine locker schirmartige Krone. Auch Doppelkronen sind häufiger anzutreffen. Die hellgrünen Laubblätter erreichen ein Höchstmaß an Fiederung. Es sind unpaarig gefiederte, wechselständige 2 – 3 cm lange Blätter, die im Herbst erst beim Laubfall vergilben. Die Nebenblätter wachsen zu derben 1 – 2 cm langen Dornen aus. Die weißen Schmetterlingsblüten bilden achselständige, hängende stattliche Trauben und blühen im Mai und Juni. Diese prachtvolle Blütenbildung ist eher ungewöhnlich für einen Baum. Sie bilden reichhaltig Nektar.
Der 20 – 27 m hohe Baum mit schwacher Pfahlwurzel stammt aus den Laubwaldgebieten des östlichen Nordamerika. Seit dem 17. Jahrhundert ist sie jedoch über Eurasien und Nordafrika verbreitet.
Wegen der Elastizität und Widerstandsfähigkeit gegen Fäulnis und Insektenfraß wurde Robinienholz früher gerne als Grubenholz gebraucht. Es erwies sich widerstandfähiger als Eichenholz.
Die Robinie stellt an Kalk und Stickstoff im Boden sehr geringe Ansprüche, da sie dank ihrer Bakterienknöllchen ausreichend freien Stickstoff aufzunehmen vermag und damit selber einen Düngeeffekt ausübt. Ihre Ausbreitung und die Verdichtung der Bestände erfolgt v. a. wegen des vegetativen Wachstums über Wurzelsprosse.

Wirksamkeiten aus anthroposophischer Sicht

Auffällig ist die Borke des Stammes wegen ihrer tiefen netzartigen Furchung und der häufigen netzartigen Längsrisse. Sie passt so überhaupt nicht zum leichten und hellen Erscheinungsbild des Baumes. Man kann den Eindruck gewinnen, als würden die Sulfurkräfte die ausgeprägten Salkräfte des Baumes, die zu der dicken Borkenbildung führen, wohl von oben her etwas sprengen, aber gleichwohl von diesen noch in Fesseln gehalten. Die Borke weist auch den höchsten Giftgehalt der Pflanze auf. Daneben enthalten noch der Same, die Wurzel und die Blätter toxische Proteine.
Als Heilmittel wird die Rinde verarbeitet. Bei Magenbeschwerden infolge überschüssiger Säure wirkt sie beruhigend.

Therapeutische Anwendungsgebiete

- Gastritis, Magenblutungen, saures, bitteres Aufstoßen, Magenübersäuerung, Ulcus ventriculi et duodeni
- Kopfschmerzen mit saurem Erbrechen, Migräne

Robinia-pseudoacacia-Präparate

Robinia pseudoacacia* D2, D4, D6 *Dil.*

* Apotheke an der Weleda, D

Dosierung und Anwendung

Dilutio: 3-mal täglich 10 – 15 Tropfen

Spartium scoparium

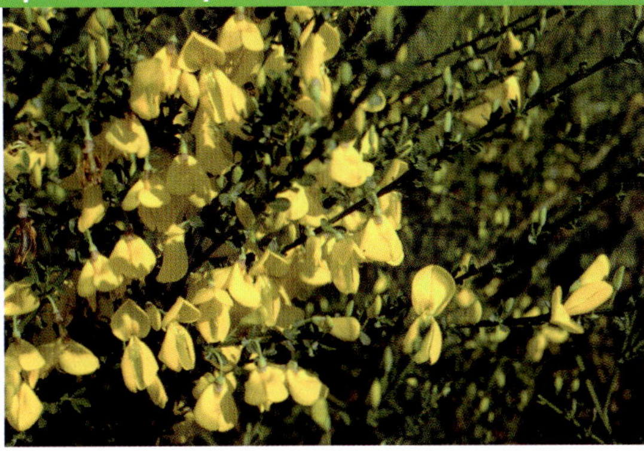

Botanischer Name: Sarothamnus scoparius, Cytisus scoparius (L.), (Besenginster)
Familie: Leguminosae
Verwendeter Pflanzenteil: frische Blüte

Vorkommen und Eigenschaften

Spartium scoparium meidet den Kalk und zieht den Kieselboden als seinen Standort vor. Er wächst auf trockenen sandigen Böden, z. B. auf der Heide oder an Rändern von Föhren-, Eichen- und Birkenwäldern v. a. in Mittel- West- und Südeuropa.
Einerseits dringt Spartium scoparium mit einer holzigen Pfahlwurzel tief in die Erde ein und andererseits ragt er bis 1–2 m Höhe mit seinen rutenförmigen Ästen der Sonne entgegen. An den vielen dünnen krautigen aufrechten Stängeln vermissen wir jedoch die grünen Blätter, umso mehr dagegen beeindrucken die reichhaltigen goldgelben Schmetterlingsblüten. Die Stängel selber übernehmen kompensatorisch die Funktion des fehlenden Blattbereiches. Sie sind grün und führen die Photosynthese aus. Die wenigen verkehrt eiförmigen Blätter stehen am fünfkantigen rutenförmigen Stängel spiralig angeordnet. Die Blüten hängen einzeln oder zu zweien in den Blattachseln. Sie sind durch eine „Explosionseinrichtung" ausgezeichnet. Insekten, die die Blüte besuchen, lösen die gespannten Staub- und Stempelfäden explosionsartig aus. Mit heftiger Bewegung schleudert die im Reifezustand plötzlich sich öffnende, spiralig sich verdrehende Hülse die schwärzlich kleinen Samen fort. Die Ameisen lieben deren nahrhaft öligen Anhängsel und verschleppten sie und breiten sie so aus.
Spartium scoparium liebt die Trockenheit, und doch verdunstet sie stark Wasser und verträgt deshalb langdauernde Hitze und Regenlosigkeit im Sommer sowie Frost im Winter nicht gut: Sie muss Feuchte aus dem Boden saugen und in die Luft veratmen können. Spartium scoparium verbindet das Trockene mit dem Feuchten und kann beides daher nicht missen.
Die eigenartige Lebendigkeit der Zweige führte dazu, dass man den Strauch schon in der Antike zur Herstellung von Besen und Rutenbündel gebrauchte. Ihre langen Fasern sind spinnbar und aus ihnen wurden früher große Gewebe hergestellt.

Wirksamkeiten aus anthroposophischer Sicht

Die Heilwirkungen der Pflanze beruhen auf dem Zusammenwirken der speziellen Astralisierung mit den Lichtprozessen der Kieselsäure. Das hiervon geprägte Alkaloid Spartein erregt in kleinen Dosen das Zentralnervensystem und damit die Atmung. Es ist ein Gegengift zum Schlangengift. In größeren Dosen wirkt es lähmend. Es hemmt darüber hinaus die Reizbildung des Herzens und verzögert die AV-Leitung.

Therapeutische Anwendungsgebiete

- Herzschwäche mit verlangsamten Puls, Rhythmusstörungen des Herzens, Hypotonie, bei nächtlicher Beunruhigung, Benommenheit, Schwindel, Kopfkongestionen, Herzbeklemmung, Herzklopfen, nächtliche stenokardische Beschwerden, Puls beschleunigt
- Atembeklemmung
- Starker Harndrang, Urina spastica
- Schlangenbiss (Vipern)

Spartium-scoparium-Präparate

Spartium scoparium D3* *Amp.;* D1, D2, D3, D6** *Dil.*

* Nur Weleda Schwäbisch Gmünd, D; ** Apotheke an der Weleda, D

Dosierung und Anwendung

Dilutio: 2-mal täglich 10 Tropfen

4.16 Cruciferae (Kreuzblütler)

Viele Kreuzblütler sind für den Menschen nützliche Pflanzen, einerseits durch ihre bedürfnislose Beharrlichkeit und andererseits durch ihre außerordentliche Vitalität, die u.a. ganz besonders üppige kopfartige Substanzbildungen hervorbringt. Einige Kreuzblütler sind in der Regel gut bekannt: Kohlarten, Rettiche, Radieschen, Raps, Kresse und Meerrettich werden als Gemüse angepflanzt. Auch Gewürzpflanzen sind in dieser Familie vertreten, andere werden für technische Zwecke verwendet und viele dienen auch als Heilpflanzen: Senf (Sinapis alba), Kresse (Nasturtium officinale), Löffelkraut (Cochlearia officinalis), Meerrettich (Cochlearia amoracia), Hungerblümchen (Draba verna), Hirtentäschel (Capsella bursa pastoris). Zu dem Bild dieser Pflanzenfamilie gehört aber auch, das 50% von ihnen Unkräuter sind. Deutliche Giftpflanzen finden sich jedoch nicht in dieser Familie.

Botanische Aspekte

Kreuzblütler können sich fast jedem Boden anpassen, sie gedeihen gut auf nährstoffarmen und unfruchtbaren, ja sogar auf unwirtlichen Böden wie z.B. Schutt, Felsen oder Salzböden, wo andere Pflanze kaum gedeihen können. Bis an die äußersten Grenzen der Vegetation in der Arktis und im Hochgebirge reicht ihre Ausbreitung. Nur gegenüber dem Licht stellen sie gewisse Ansprüche, indem sie nur an lichten Stellen wachsen. Die weitgehende Bedürfnislosigkeit ermöglichte dieser Pflanzenfamilie, dem Menschen bei seiner Siedelungstätigkeit auf den Fersen zu folgen. So sind sie heute

überall auf der Erde dort anzutreffen, wo offene Lichtverhältnisse herrschen, teils als Kräuter oder Stauden, teils in Strauchform.
Obwohl keine Bäume in dieser Pflanzenfamilie gebildet werden und auch keine Verholzung der Stängel geschieht, weisen viele Vertreter häufig in ihrer Gestaltung eine beachtenswerte Beharrlichkeit auf. Während andere Gemüse im Herbst geerntet werden müssen, weil sie Frost und Winter nicht überstehen können, wird z. B. der Kohl erst (Grünkohl oder Winterkohl) dann genießbar, wenn er einen richtigen Frost durchgemacht hat. Den Rosenkohl kann man den ganzen Winter durch ernten. Sein bis zu 1 m hoher Stängel bleibt mit den Röschen den ganzen Winter über bestehen, und sollte er nicht geerntet werden, erblüht er im nächsten Jahr. Obwohl die Pflanzen nicht verholzen, haben sie doch soviel strukturbildende Kraft, dass sie den Winter gut überstehen können und gleichwohl noch so verdaulich sind, dass wir sie als Wintergemüse genießen können.

Anthroposophische Aspekte

Die formbildenden, strukturverfestigenden Kräfte, die bei der Pflanze als Salkräfte von der Wurzel heraufwirken, scheinen hier besonders stark ausgebildet zu sein. Sie erlauben ihr, trotz Üppigkeit beharrliche Gestaltungen zu bilden, die den Winter überstehen. Dieses Heraufwirken der Salkräfte von der Wurzel zeigt sich auch im Gestaltungsprinzip ihrer Blüte, die hier das für alle Kreuzblütler charakteristische Merkmal der vier Kelch- und der vier Blütenblätter bildet. Die Blätter und Stängel sind bei den Kreuzblütlern zudem noch mit einer dünnen, blaugrünen Wachsschicht überzogen und erscheinen somit gleichsam einbalsamiert.
Durch das starke Heraufwirken der Salkräfte müssten eigentlich alle Teile der Pflanze verholzt oder in anderer Art fest strukturiert sein, sodass sie nicht genießbar wären, wie dies bei anderen winterfesten Kräutern der Fall ist. Gleichwohl findet dies bei den Cruciferen nicht statt.
Der Kohl z. B. tritt in vielerlei Gestalt auf. Die eine Art bildet einen Teil besonders üppig aus, die andere einen anderen. Die Pflanzenfamilie besitzt so von einem Vertreter zu dem nächsten eine große Verwandlungsfähigkeit. In gewissem Sinne erscheint jede Art in einer anderen Weise fast wie gemästet. Wird die Pfahlwurzel groß und mächtig, so entsteht die Kohlrübe, verdickt sich der Stängel, dann der Kohlrabi. So kann man für jede kopfartige Substanzbildung eines bestimmten Pflanzenteiles in dieser Familie ein oder mehrere Beispiele finden:

- Wurzel: Radieschen, Rettich, Kohlrübe
- Stängel: Kohlrabi
- Blatt: Wirsing, Rotkohl, Weißkohl
- Knospe: Rosenkohl
- In der Blüte: Blumenkohl

Die Vitalität äußert sich auch darin, dass viele Kreuzblütler Samen in unvorstellbarer Überfülle bilden. Z. B. soll das Hirtentäschelkraut 60 000 Samen bilden. Dadurch können sie sich rasch ausbreiten. Einige Vertreter der Cruciferen zeigen dann auch eine rasche Folge von Keimen, Wurzeln, Blatt- und Blütenbildung und Fruchten und scheinen so im Widerspruch zu stehen mit der beschriebenen Beharrlichkeit bestimmter Kohlarten.
Damit sind die gegensätzlichen Seiten der Pflanze etwas charakterisiert und nun muss das eigentliche Verständnis für diese Widersprüche erarbeitet werden. Hierbei werden

wir auf die ätherische Senfölbildung der Kruciferen aufmerksam. In dieser speziellen sulfurischen Ausprägung können Kräfte erkannt werden, die den strukturverfestigenden Salkräften entgegenwirken bzw. diese ausgleichen. Die Pflanze erstarrt so nicht ganz in der Substanzformung, sondern erhält sich dank der sulfurischen Belebung ständig vital. Der Schwefel als substanzieller Repräsentant bestimmter Sonnenkräfte hält das Wachstum der Kreuzblütler so geschmeidig, dass es sich in allen Teilen der Pflanzen in substanziellen Anstauungen ausleben kann; es entstehen dann dort kopfartige Ausbeulungen. Es scheint, als ob die Cruciferen die feurigen Vitalprozesse benötigen, um jenen kargen, kühl-trockenen, rohen Böden und Ödlandplätze nördlicher Breiten zu beleben und für eine pflanzliche Vegetation vorzubereiten und um trotz ihrer enormen Strukturiertheit genießbares Eiweiß und Kohlenhydrate selbst im Winter zu liefern. Auch die unvorstellbar zahlreiche Samenbildung kann mit den sulfurischen Kräften in Verbindung gebracht werden. Den Wesensaspekt der Pflanzen können wir darin sehen, dass die sulfurische Belebung der Salkräfte ihre Erdenbestimmmung zu sein scheint. Formgestaltung und Substanzbildung als zwei verschiedene teilweise entgegengesetzte Prinzipien begrenzen sich in dieser Familie nicht gegenseitig, sondern sind jede in ihrer größtmöglichten Ausprägung vorhanden.

Therapeutische Wirksamkeitsbereiche

Ihre therapeutische Kraft beruht auf der spezifischen Bildung der ätherischen Senföle. Bei ihrer Anwendung wird eine Unterstützung der Stoffwechselprozesse erreicht, bald mehr im Sinne des von unten Befeuerns, bald mehr im Sinne eines nach der Bewusstseinsseite hin klärend Wirkendem. Die Kreuzblütler haben durch ihr innere Verwandtschaft mit dem Stoffwechselsystem eine besondere Beziehung zur hysterischen Konstitution, die durch die Prädominanz des Ätherischen, durch das Überwiegen eines wuchernden, mangelhaft durchgestalteten Stoffwechsels gekennzeichnet ist.

Capsella bursa pastoris

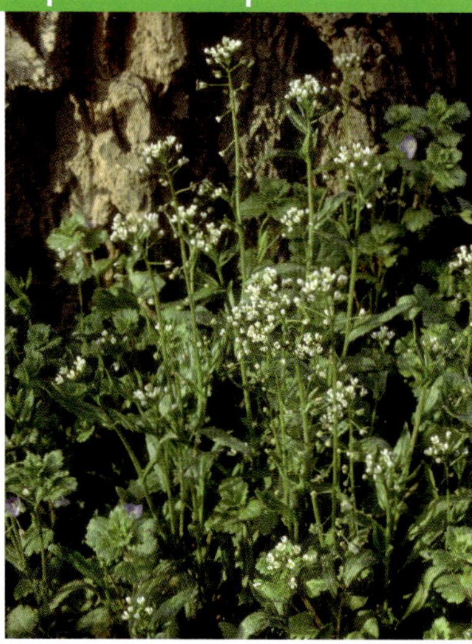

Botanischer Name: Capsella bursa pastoris (L.) (Hirtentäschel)
Familie: Cruciferae
Verwendeter Pflanzenteil: getrocknetes blühendes Kraut

Vorkommen und Eigenschaften

Über die ganze Erde ist Capsella bursa pastoris verbreitet, sie folgt gleichsam dem Menschen und gedeiht überall dort, wo der Mensch offene, vegetationsarme Flächen gebildet hat, an Wegrändern, in Gärten, am Feldrand. Ihre starke Vitalität ermöglicht ihr eine weitgehende Anpassung an den jeweiligen Standort. So sind zahlreiche Varietäten und Formen entstanden. Trotz dieser unterschiedlichen Ausprägung in der Gestalt wirkt sie einheitlich fest strukturiert, fast starr. Einerseits so reichhaltig an vitalen Gestaltungskräften, andererseits so festgefügt in der Erscheinung! Versuchen wir diese Eigenheit von Capsella bursa pastoris zu verstehen:
Aus dem im Sommer ausgefallenen Samen wachsen bis zum Spätherbst die flachen Blattrosetten am Boden heran und gleichzeitig treibt eine lange nur wenig verzweigte Wurzel tief in den Boden hinein. Im nächsten Frühling schießt dann ein zentraler Stängel in die Höhe und treibt unaufhörlich Blüte auf Blüte; schnell zeigen sich die Früchte mit ihrer charakteristischen Form. Die starke Vitalität der Pflanze ermöglicht ein gleichzeitiges Hervorsprießen von Blättern, Blüten und Früchten. Die Blüten bleiben dabei mit ihren weißen kleinen vier Blütenblättern und trotz ihres geradezu gehäuften doldenartigen Auftretens unscheinbar, zurückhaltend. Die Früchte nehmen auffälligerweise Ähnlichkeiten mit den Blättern an. Sie treten gleichsam an ihre Stelle zwischen Grundrosette und Blüten und zeigen ihre charakteristische herzförmige Taschengestalt, die zum Namen dieser Pflanze geführt hat.

Wirksamkeiten aus anthroposophischer Sicht

Das Blühen und Fruchten geht unaufhörlich weiter bis zum Spätherbst; die ganze Pflanze scheint auf die Produktion von Samen hin orientiert zu sein. Dabei kommt im eigentlichen Sinne die Blattbildung zu kurz, denn was an kleinen, bald in Lappung und Fiederung übergehenden Blättchen am Stängel mit hinaufgenommen wird, ist wenig und unscheinbar gegenüber der bodenständigen Blattrosette. Die sonst bei den Cruciferen charakteristische Sulfur-Dynamik ist hier substanzmäßig zurückgenommen – die Senföle fehlen fast ganz in dieser Pflanze. Die Sulfurdynamik hat sich hier mit den polaren Salkräften in einer besonderen Weise vereinigt, sodass Vitalität mit Struktur und Festigkeit durchdrungen ist, was diese robuste Pflanze ergibt.
Das Hirtentäschel besitzt, als Kraut therapeutisch verwendet, eine sonst nur der Wurzel eigene, formend gestaltende Wirkung auf die Blutvorgänge. Es wirkt blutungsstillend. Steiner wies auf die Kalisalz-bildende Dynamik, die durch die Wurzelkräfte im besonderen Maße hier im Kraut zur Wirkung kommen, hin.

Therapeutische Anwendungsgebiete

- Blutstillendes Präparat bei Poly-, Hypermenorrhöen, Meno-, Metrorrhagien, Myom *(Capsellla D3/Tormentilla D6)*
- Nierenblutungen
- Chronische Zystitis, Dysurie, Spasmen der Harnwege

Capsella-bursa-pastoris-Präparate

Capsella bursa-pastoris D3* *Amp.;* D4 *Augentropfen,* Ø (=D1), D2**, D3, D4**, D6 *Dil.*
Capsella bursa-pastoris D3/Tormentilla D4 aa *Amp.*
Menodoron® (Majorana, Fructus sicc./Quercus, Cortex sicc./Millefolium, Flos sicc./ Capsella bursa-pastoris, Herba sicc./Urtica dioica, Flos sicc.) *Tropfen*

* Nur Weleda Schwäbisch Gmünd, D; ** Apotheke an der Weleda, D

Dosierung und Anwendung

- Ampullen: Zweimal wöchentlich bis zu 1-mal täglich 1 ml s. c.
- Augentropfen: 2- bis 3-mal täglich 1 – 2 Augentropfen ins Auge
- Dilutio: 3-mal täglich 5 – 10 Tropfen bei Mischungen bis 20 Tropfen

Cochlearia officinalis

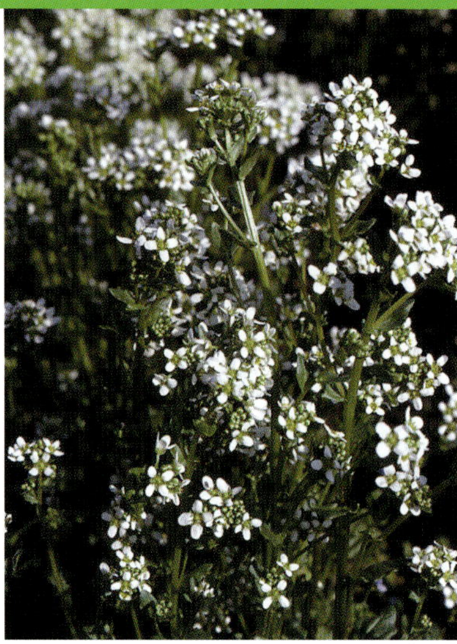

Botanischer Name: Cochlearia officinalis L. (Löffelkraut)
Familie: Cruciferae
Verwendeter Pflanzenteil: frisches blühendes Kraut

Vorkommen und Eigenschaften

Salz und Kälteeinflüsse wirken hemmend auf Lebensprozesse der Pflanze. Gerade diesen beiden Einflüssen setzt sich das bis zu 30 cm hohe Löffelkraut in ganz besonderem Maß aus. Sie gedeiht an den europäischen Meeresküsten und Salzquellen des Nordens, wo Salz und Kälte kaum noch Vegetation zulassen.
Die Verbreitung der kleinen rundlichen Samen vom Löffelkraut findet im Hochsommer statt. Sobald durch Regen oder Tau die Gelegenheit gegeben ist, beginnt die Keimung: Das erste Würzelchen senkt sich in die Erde, die Blätter breiten sich gegen das Sonnenlicht aus. Die Sprossbildung bleibt jedoch zurückgehalten, es entsteht bis zum Spätherbst hinein allein eine kräftige Bodenrosette von langgestielten rundlichen

Laubblättern. In dieser Form geht das Löffelkraut in den Winter, und selbst strengster Frost wird gut vertragen. Diese Tatsache ist umso erstaunlicher, als die saftige dicke Pflanze mit keinerlei äußerlich sichtbaren Einrichtungen zum Schutze gegen das Erfrieren ausgerüstet ist. Im zeitigen Frühjahr ersprießen die saftigen Blütensprossen und gegen Ostern entfaltet sich das ganze Beet zu reicher, nektarduftender weißer Blütenpracht, eifrig besucht von ungezählten Bienen. Die Blütezeit währt über mehrere Wochen, in denen auch aus den Achseln der Grundblätter sich noch zahlreiche weitere Blütensprosse erheben. Dann setzt die Bildung der runden Schoten ein. Um die Pfingstzeit ist die Samenreife beendet, die ganze Pflanze verdorrt und vergeht, aber nach wenigen Wochen kann aus den Samen ein neuer Vegetationskreislauf beginnen.

Wirksamkeiten aus anthroposophischer Sicht

Die schwefelhaltigen ätherischen Öle befeuern den Stoffwechsel der Pflanze und heben die Hemmung des vegetativen Lebens auf. Wie bei Nasturtium wird hier der Sulfurprozess besonders in den Blättern ausgebildet.
Wenn im menschlichen Organismus sozusagen die Winter-Kälte-Prozesse überhand nehmen, dann helfen die Frühjahreskräfte des Löffelkrautes, die fehlenden Licht- und Wärmekräfte zu ersetzen oder anzuregen. Als pathologische Kälteprozesse können wir weiterhin träge Eiweißprozesse, wie sie bei Stauungen mit Thrombose, Embolie und Infarktbildung, bei Skrofulose und bei Frühjahrsmüdigkeit auftreten, ansehen, bei denen Cochlearia officinalis therapeutisch indiziert sein kann.

Therapeutische Anwendungsgebiete

- Zur Dynamisierung der Wärme- und Gestaltungsprozesse im Aufbaustoffwechsel z. B. bei Dysproteinämie wie Skrofulose, Stomatiden, Mundsoor *(Cochlearia off. 10% Dil.)*
- Thrombophlebitiden *(Cochlearia off. 10% Ungt.)*
- Lumbago *(Cochlearia off. 10% Ungt.)*
- Blutreinigungsmittel bei Frühjahrsmüdigkeit *(Cochlearia off. 10% Dil.)*

Cochlearia-officinalis-Präparate

Cochlearia officinalis 10%, 50% *Pulvis;* 10% *Ungt.**

* Apotheke an der Weleda, D

Dosierung und Anwendung

- Pulvis: 3-mal täglich bis 2-stündlich eine Messerspitze voll, im Mund zergehen lassen
- Unguentum: 2-mal täglich dünn auftragen

Draba verna

Botanischer Name: Erophila verna (L.) (Hungerblümchen)
Familie: Cruciferae
Verwendeter Pflanzenteil: frisches blühendes Kraut

Vorkommen und Eigenschaften

Die Erscheinung des Hungerblümchens, das zu der Familie der Kreuzblütler gehört, erweckt den Eindruck des Mangels und der Entbehrung. Es wächst auf Böden, die kaum etwas von ihren Nährstoffen hergeben. Stickstoffarme Böden, wie dürre Wiesen, Schutt, sandige Böden sind ihre Standorte. So ist sie eine winzige (2 – 15 cm), zierliche Pflanze, die scheinbar wie eine Hochgebirgspflanze aussieht.
Aus der spindeligen, zerteilten Wurzel entwickelt sich die Bodenrosette mit ihren winzigen lanzettlichen, vorne etwas gesägten Blättern; aus ihr steigt im Frühjahr der blattlose Spross mit einer reichhaltigen Traube weißer Blütchen hervor. Diese gehen bald in die reichsamigen länglich bis kreisrunden Schötchen über. Blütezeit ist Februar bis Mai. Als Inhaltsstoff ist Senföl zu erwähnen.

Wirkungen aus anthroposophischer Sicht

Im Vergleich zu den anderen Cruciferen überwiegt bei dem Hungerblümchen der Formpol gegenüber dem Substanzpol deutlich. Als Heilpflanze energetisiert sie daher den Astralleib und wirkt dem Ätherischen entgegen. Steiner hat Draba verna zur Unterstützung der Colchicum-Chelidonium-Behandlung der Struma empfohlen.

Therapeutische Anwendungsgebiete

Struma mit evtl. Basedowsymptomen und Verdrängungserscheinungen.

Draba verna-Präparate

Draba verna* D2, D3 *Dil.*

* Kein Weleda Präparat

Dosierung und Anwendung

Dilutio: 3-mal täglich 10 Tropfen

Nasturtium officinale

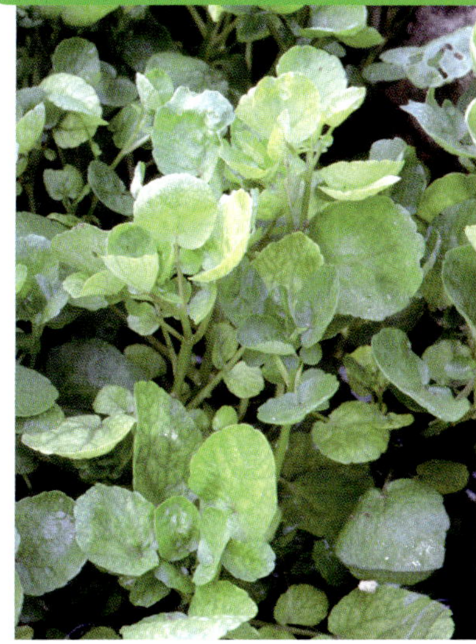

Botanischer Name: Nasturtium officinale R. Br. (Brunnenkresse)
Familie: Cruciferae
Verwendeter Pflanzenteil: frisches blühendes Kraut

Vorkommen und Eigenschaften

Die Brunnenkresse hat die für die Familie der Kreuzblütler charakteristische Umgebung verlassen und gedeiht im Wasser, vorzüglich im reinen, frisch aus der Erde hervorquellenden. Mit ihren Wurzeln im Grund bis zu 2 m Tiefe verankert, lässt sie ihre Triebe im strömenden Wasser dahinfluten und bildet auf dem Wasser einen Blätterteppich.

Ihre kleinen weißen Blütenstände, die lockere Doldentrauben bilden, erheben sich über die Wasserfläche, wenn sie auch teilweise durch das Gewicht der etwas mastigen, saftigen, jedoch hohlen Stängel und Blätter in das Wasser wieder hinuntergezogen werden.

Als typischen Repräsentant einer Pflanze, die ihren krautigen Teil besonders ausgebildet hat, bezeichnete Steiner die Brunnenkresse. Die enorme Vitalität des Stängel-Blattbereiches von Nasturtium äußert sich durch verschiedene Eigenschaften. Die Laubblätter sind ausdauernd und bleiben im Winter selbst während tiefstem Frost saftig grün; eine spezielle und typische Eigenschaft dieser Pflanze. Im Blattbereich bildet sie Senfglykoside – im Gegensatz hierzu der Meerrettich, wo dies in der Wurzel geschieht oder der Senf, wo die Samen die Senfglykoside enthalten. Weiterhin zeigt sie hier die Fähigkeit, komplette Tochterpflänzchen hervorzubringen. Generative Prozesse, die typischerweise dem Blüten einer Pflanze angehören, dringen hier in den Blattbereich ein. Das Blatt ist auch der Ort, in dem bestimmte Nahrungsstoffe aufgenommen werden, wie es sonst nur für die Wurzel typisch ist. Nasturtium nimmt mit dem Blatt Stickstoff aus dem Wasser auf. Als Folge davon stirbt die Wurzel als Bodenorgan ab, es bilden sich dann sekundär Wurzeln am kantig gefurchten Spross, also wiederum ein Heraufdringen von vitalen Wurzelprozessen in den mittleren Bereich.

Auf der anderen Seite bleibt die Laubblattfolge vom Blühimpuls unberührt. Wir finden also hier keine zur Blüte weitergehende Blattmetamorphose. Die grasgrünen gefiederten Laubblätter stehen wechselständig am Spross. Die untersten Laubblätter sind ein- bis dreizählig und bilden die rundlichen, größeren Endblättchen zur Spreite aus. Die oberen Laubblätter sind fünf bis neunzählig und leierförmig gefiert.

Wirksamkeiten aus anthroposophischer Sicht

Neben den Senfglykosiden enthält die Brunnenkresse als bemerkenswerten Inhaltsstoff Jod. Auch ist sie sehr reich an Vitamin A und C.

Wenn wir die Senföle über den Geschmack wahrnehmen, sprechen diese durch ihren scharfen Reiz besonders die Sinnesorgane des Verdauungssystems an. Weckende Sinnesreize werden verstärkt in den Stoffwechselbereich hineingebracht und regen die „Stoffwechselatmung", d. h. z. B. die Peristaltik an.

Durch die besondere Ausprägung des Stängel-Blattbereiches hat Nasturtium spezifische Beziehungen zu rhythmischen Prozessen des Menschen. Als Salat genossen, wirkt sie daher besonders auf den mittleren Menschen, d. h. auf Lunge und Herz und überhaupt auf rhythmische Prozesse. Nach Steiner sind es v. a. die Kräfte des Pflanzenfettes in Nasturtium, die mit den mittleren Funktionen des Menschen in aufbauender Beziehung stehen.

Therapeutische Anwendungsgebiete

- Als Blutreinigungsmittel, v. a. bei rheumatischen Beschwerden
- Gingivitis, Parodontose und zur Festigung lockerer Zähne
- Hepatopathie, Gallenleiden, Ekzeme
- Beginnende Tuberkulose, Dickdarmtuberkulose *(Mercurius comp.)*
- Colitis, Colon iritabile (Reizdarm), chronisch entzündliche Darmerkrankung mit Durchfällen *(Mercurius comp.)*
- Sinusitis mit stockender Sekretion *(Naturtium Mercurio cultum 1%)*

Nasturtium officinale-Präparate

Nasturtium Mercurio cultum D2 (= 1%), D3 (= 0,1%) *Dil.*

Nasturtium Mercurio cultum Rh* D3 *Dil. aq.*

Mercurius vivus comp. (Mercurius vivus nat. D6/Nasturtium, Herba sicc./Stannum met. praep. D14) *Tabl.*

* Nur Weleda Schwäbisch Gmünd, D

Dosierung und Anwendung

- Dilutio: 3-mal täglich 5 bis 10 Tropfen
- Tabletten: 3-mal täglich 1 bis 2 Tabletten

4.17 Heilmittelporträts von Pflanzen verschiedener Pflanzenfamilien

Anagallis arvensis

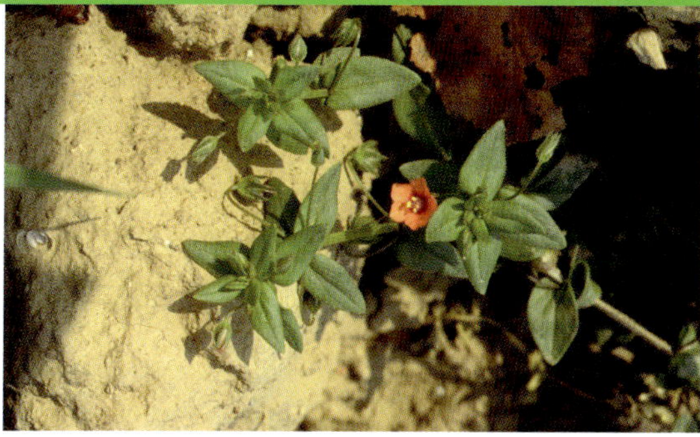

Botanischer Name: Anagallis arvensis L. (Ackergauchheil)
Familie: Primulaceae
Verwendeter Pflanzenteil: blühendes Kraut

Vorkommen und Eigenschaften

Um Anagallis als Heilpflanze zu charakterisieren, soll die Pflanzengemeinschaft, in der sie mit Vorliebe wächst, in die Betrachtung mit einbezogen werden. Ein charakteristischer Standort von Anagallis – deutsch Ackergauchheil – ist das Getreidefeld. In dieser einseitig ausgerichteten Pflanzengemeinschaft wirkt das Sonnenlicht in doppelter Weise. Von außen wirkt es entvitalisierend, und von innen – nach seiner Verinnerlichung – verleiht es der Getreidepflanze ihre besondere Aufrichtekraft. In diesem polaren Wirken gestaltet sich die Getreidepflanze einerseits als zur Sonne hinstrebender, mineralisierender Halm und andererseits als Ähre mit zahlreichen Samenkörnern, die mit ihren vitalen Substanzen dem Menschen als Grundnahrung dienen. Ein irgendwie gearteter mittlerer Pflanzenbereich entwickelt sich nicht: keine farbigen Blüten, keine grünen Blätter. Die Getreidepflanze bildet also keine eigentlichen Flächen, die sich in den Raum ausbreiten und ihn ausfüllen könnten.
Während das Getreide ganz polar von den Lichtkräften geprägt ist, so scheint Anagallis zunächst in seiner Gestaltung ganz von den Erdkräften bestimmt zu sein. Der vierkantige Stängel, die kreuzgegenständigen Blätter und das zwischen Kriechen und Aufrichten schwankende Wachstum zeigen die starke Erdverbundenheit der Pflanze an. Dies ist jedoch nur eine Seite ihrer Wesenheit. Eine andere wird durch die leuchtend rote auffällige Blütenbildung angedeutet. Diese zeigt, dass neben der Erdverbundenheit eine starke seelische Berührung, ein „Entzünden" am Umkreis, die Pflanze ergreift. Aber nicht wie der Mohn, der ebenfalls mit Vorliebe im Getreidefeld wächst, gibt Anagallis sich wie „selbstvergessen" diesem feurigen Erblühen hin – wodurch sie das polare Extrem zur Getreidepflanze ausleben würde –, sondern die „Entzündung" im Blütenbereich wird beherrscht und in einer knospenhaften Zartheit bewahrt. Sie wird dafür aber in den mittleren, von Erdkräften geprägten, etagenhaften Aufbau des Stängelbereiches hereingenommen.
So wird die ganze Pflanze in ihrem Wesen belebt, was sich in ihrem saftigen Grün ausdrückt. Anagallis ist im Getreidefeld das Bild des inneren Ausgleichs, der gleichsam als Gegenbild zum Getreide und zum Mohn errungen wurde.

Wirksamkeiten aus anthroposophischer Sicht

Nach Steiner sind Kalium und Natrium in Anagallis wesentliche therapeutische Komponenten, die „dem astralischen Leib seine zu große Nervenwirkung abnehmen". Therapeutisch wirkt Anagallis Einseitigkeiten entgegen, die vom Sinnes-Nerven-System ausgehen und im Stoffwechselbereich im Sinne eines zu starken Physischwerdens, also einem Verfallen an die Erdkräfte entgegenwirken. Der Ernährungsstrom bleibt stocken, und reaktiv kann dies zu Koliken und Entzündungen führen. Im seelischen Bereich drückt sich die zu starke Erdverbundenheit in Hypochondrie und Melancholie aus.

Therapeutische Anwendungsgebiete

- Spastische Oberbauchschmerzen mit Meteorismus, Nabelkoliken *(Anagallis D3/ Colocynthis D3 aa; Anagallis D6)*
- Colitis *(Anagallis D3)*
- Hiatus-Hernie *(Anagallis D3)*
- Hyperazide Gastritis, Duodenitis; Ulcus ventriculi et duodeni mit Spasmen des Magen-Darm-Traktes, Reizdarmsymptomatik *(Anagallis D3, Anagallis/Malachit comp.)*
- Postoperative Übelkeit und Erbrechen *(Anagallis D1)*

Anagallis-arvensis-Präparate

Monopräparat

Anagallis Ø (= D1), D2, D3, D6* *Dil.*

Kombinationspräparate

Anagallis/Malachit comp. (Anagallis arv., Herba Rh D3/Chamomilla recutita, Flos Rh D3/Malachit D6/Kalium aceticum comp. D6) *Amp.*

Anagallis/Malachit comp. (Anagallis D3/Chamomilla, Flos D3/Malachit D6/Kalium aceticum comp. D6) *Dil.*

* Apotheke an der Weleda, D

Dosierung und Anwendung

- Ampullen: 2-mal wöchentlich bis zu 1-mal täglich 1 ml s. c.
- Dilutio: 3-mal täglich 5 – 10 Tropfen. Kinder: akut stündlich 5 Tropfen, chronisch 2- bis 3-mal täglich 5 Tropfen

Ananassa (Ananas comosus)

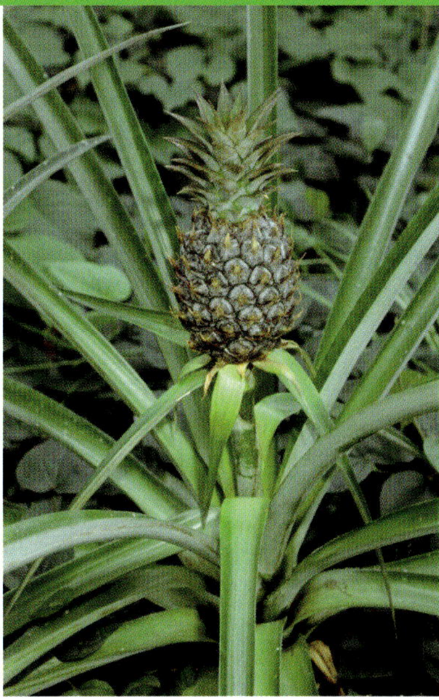

Botanischer Name: Ananas comosus (L.) Merr. (Ananas)
Familie: Bromeliaceae
Verwendeter Pflanzenteil: frische Frucht

Vorkommen und Eigenschaften

Unter den einkeimblättrigen Pflanzen bildet die große Familie der Ananasgewächse seltsame Erscheinungsformen, verbunden mit bizarrer Anmut, die sonst nur noch von den Orchideen übertroffen wird. Die meisten Ananasgewächse leben in den Laubkronen der Bäume des Regenwaldes. Mit den Blättern nehmen sie Wasser auf, und ihre Wurzeln dienen allein zur Befestigung am Baum. Nur wenige Ananasgewächse steigen in die Tiefe der fruchtbaren Ebenen hinab, unter ihnen die Ananas, die zu Genuss- und Heilzwecken verwendet wird. Heute wird die ursprünglich aus Brasilien stammende Pflanze überall in den Tropen angebaut. Sie benötigt viel Licht und Wärme und wächst recht langsam: bis zur Ernte braucht sie zwei Jahre. Die Pflanze weist einen außerordentlich hohen Gehalt an Kieselsäure auf, die sie wie ein feines Licht-Sinnes-Organ durchzieht. Es schließt die einstrahlenden kosmischen Wirkungen für die Pflanze auf. Über 50% Kieselsäure enthält das Blatt in der Asche.
Der orangebraune, fleischige, süße Fruchtkörper ist ein Fruchtstamm; die Deckblättchen, der Fruchtknoten, der zapfenförmige Blütenstand und der Stamm sind ineinander verschmolzen und bilden so eine Scheinfrucht. Die Blüten haben also auf eine Fruchtbildung verzichtet. Selbst das holzig-faserige des Stammes ist zu Fruchtfleisch erweitert. Es enthält u. a. eiweißverdauende Enzyme (labähnliche und tryptische Fermente). Der grüne Schopf, als welches der Spross oberhalb der Frucht wieder auftaucht, übernimmt die Vermehrung anstelle der samenlosen Frucht; abgeschnitten wird er in die Erde gesteckt, wächst an und ergibt eine neue Pflanze.

Wirksamkeiten aus anthroposophischer Sicht

Während die Ananas ihren Blüten- und Fruchtprozess tief in das Wurzel-Stammgebiet verdrängt, diesen durchweicht und aromatisiert, empfängt andererseits ihre Fruchtregion die starke Vitalität des unteren Wurzelbereiches. Die Frucht wird daher als Heilmittel aufbauende, in das Sinnesgebiet verlagerte Stoffwechselprozesse anregen können. Sie kann Verhärtungsprozessen entgegenwirken, da sie selbst eine überwundene Verhärtung darstellt. Die in der Farbigkeit der ganzen Familie sich ausdrückende Lichtempfindlichkeit in Verbindung mit dem hohen Kieselsäuregehalt kann als Signatur für die Beziehung zum Lichtorgan Auge gelten.
Steiner hat angeregt, Auszüge aus der Ananasfrucht zusammen mit Lärchenharz und Lavendelöl zu einem Heilmittel zu verarbeiten, das äußerlich als Salbe, Umschlag oder Bad bei Augenerkrankungen, die mit sklerotischen Altersprozessen parallel gehen, angewendet werden kann.

Therapeutische Anwendungsgebiete

Anregung und Strukturierung der Stoffwechselprozesse bei altersbedingten und degenerativen Augenleiden, z. B. Katarakt, Alterssehschwäche, Chorioiditis, Glaukom.

Ananas-Präparate

Ananassa D30/Resina Laricis D30 aa **Dil.*
Resina Laricis comp. (Ananassa, Succus D5/Resina Laricis D5) *Augentropfen*
Resina Laricis comp. (Ananassa, Fruct. rec./Lavandulae aetherol./Resina Laricis) *Gel., Ungt.**

* Nur Weleda Arlesheim, CH

Dosierung und Anwendung

- Ampullen: 1- bis 3-mal wöchentlich bis 1 ml in die Schläfengegend s. c.
- Dilutio: 3-mal täglich 10 Tropfen
- Salbe, Gelatum, Emulsion: 1- bis 2-mal täglich in der Umgebung des Auges einreiben

Apocynum cannabinum

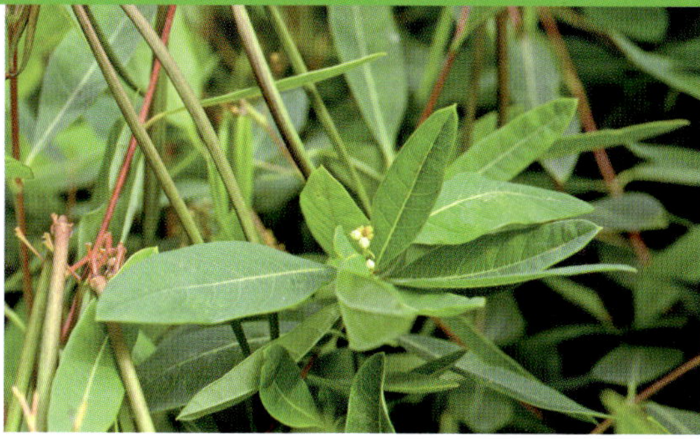

Botanischer Name: Apocynum cannabinum L. (Hanfartiger Hundswürger)
Familie: Apocynaceae
Verwendeter Pflanzenteil: Frischer Wurzelstock mit Wurzeln

Vorkommen und Eigenschaften

Die ausdauernde etwa 1 bis 2 m hohe strauchartige Pflanze Apocynum cannabinum ist in Nordamerika heimisch. Auffällig sind ihre geraden schlanken roten Stängel mit ihren etagenweise gegenständig ansetzenden Blättern. Unten stehen die Blätter gestielt vom Stamm abgesetzt, während sie oben zur Blüte hin direkt dem Stamm aufsitzen. Sie sind unterseits glatt oder behaart und lang lanzettförmig gestaltet. An den Triebspitzen trägt Apocynum endständig eine Trugdolde mit kleinen weißlich grünen wohlriechenden fünfgliedrigen Blüten. Die Linienhaftigkeit der Stängel hat den entsprechenden inneren Abdruck in ihrer starken Faserbildung. Die Fasern können verwoben werden – was der Pflanze den Hanf-Beinamen eintrug.

Wirksamkeiten aus anthroposophischer Sicht

Stängel und Blätter sowie die Wurzel bilden einen giftigen Milchsaft. Besonders der stark verzweigte kräftige und wuchernde Wurzelstock enthält zahlreiche Milchsaftgefäße. Wichtigste Inhaltsstoffe sind das herzwirksame Glykosid Cymarin und weitere Cardenolidglykoside. Apocynum wirkt im Sinne eines oralen Strophanthins. Es hat zudem eine ausgesprochene diuretische Wirkung.

Therapeutische Anwendungsgebiete

Herzinsuffizienz mit Belastungsdyspnoe und Ödembildung.

Apocynum-cannabinum-Präparate

Apocynum cannabinum* D1, D2 *Dil.*

* Apotheke an der Weleda, D

Dosierung und Anwendung

Dilutio: 3-mal täglich 5 – 10 Tropfen

Arum maculatum

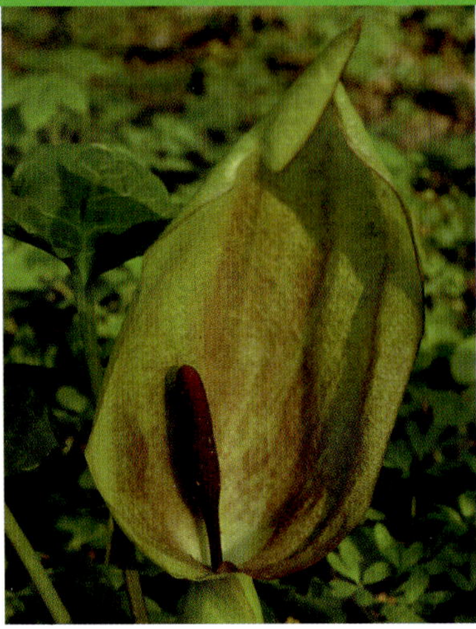

Botanischer Name: Arum maculatum L. (Gefleckter Aronstab)
Familie: Apocynaceae
Verwendeter Pflanzenteil: Frischer Wurzelstock mit Wurzeln

Wirkungen aus anthroposophischer Sicht

Die Aronstabgewächse und damit auch *Arum maculatum* gehören zu den einkeimblättrigen Pflanzen, weichen aber im Typus hiervon in zahlreichen Aspekten ab. Die Blätter von Arum maculatum zeigen z. B. nicht die charakteristische Parallelnervigkeit, sondern bereits die komplizierte Vernetztheit, wie sie bei den zweikeimblättrigen Pflanzen auftritt. Die Blätter stehen horizontal, in die Breite gehend, und insbesondere zum Stiele rückwärtsgewandt, spitzwinkelig leicht in die Höhe auswachsend, sich ganz dem spärlichen Sonnenlicht an ihrem Standort in den schattigen Laubwäldern Mitteleuropas aussetzend. Sie streben nicht nach oben zum Sonnenlicht hin, wie es sonst typisch bei einkeimblättrigen Pflanzen ist.
Arum maculatum wächst etwa 20 – 30 cm in die Höhe. Seine Entwicklung bis zur Ausbildung des ersten Blütenstandes dauert 6 Jahre. Im fünften Jahr bildet er zu seinem einzigen Laubblatt ein zweites hinzu, als wollte er das Zweiblattstadium der zweikeimblättrigen Pflanzen irgendwie vorwegnehmen. Dann bildet er im nächsten Jahr den Blütenstand mit dem eigenartigen Hochblatt aus. Dieses grünlich-weiße Blatt nimmt eine Art Blütenbildung der Dikotyledonen vorweg, aber in verzerrter Form. Es wächst über den Kolbenstand, der die kleinen Blüten trägt, hinaus und umhüllt ihn weitgehend wie ein überdimensionales Kronenblatt. In seinem unteren Teil umfasst er kugelig die blütentragenden Teile des Kolbenstandes, verengt sich nach oben, um sich dann einseitig zu öffnen und das nackte dunkelbraune obere Kolbenende des Blütenstandes freizugeben.
In seinem kugeligen Blütenkessel bildet *Arum maculatum* eine fiebrige Hitze. Es scheint so, als ob der kompakte Blütenstand seine Fruchtbildung ausbrüten möchte. Der Geruch der Blüte stinkt unangenehm nach Urin. Insekten, v. a. Fliegen und Mücken werden angelockt und solange dort eingeschlossen gehalten, bis die Haare der Reuse des Hochblattes welken und den Weg aus dem Hüllblatt wieder freigeben.
Während bei den einkeimblättrigen Pflanzen wie Anemonen und Krokussen die Blüten

in ihrer Zart- und Reinheit beeindrucken, sind sie hier einzeln und unscheinbar, aber insgesamt in Form des kolbigen braun-roten Blütenstandes in auffälliger Weise vereinigt. Die fleischigen Beeren leuchten im reifen Zustand aufdringlich rot.
In der Erde bildet Arum maculatum keine Zwiebel, sondern eine Knolle aus, deren Knospen nie ans Tageslicht dringen, sondern in der Erde verharren.
Arum maculatum greift einigen zukünftigen Entwicklungen der zweikeimblättrigen Pflanzen voraus, aber in verzerrter und grotesker Form. Er zeigt dadurch nicht die kosmische Verbundenheit wie andere einkeimblättrige Pflanzen, sondern erlangt eine etwas zwiespältige Erdverbunden- und Selbstbezogenheit.

Wirksamkeiten aus anthroposophischer Sicht

Die Tinktur aus der Wurzel zusammen mit der Tinktur des Adlerfarnes empfahl Steiner zur Behandlung der Epilepsie infolge eines gestauten Wirkens des Astralleibes. Wir können *Arum maculatum* als pflanzliches Bild für ein fehlgeleitetes Eingreifen des Astralleibes, welches den Körper vorzeitig und einseitig durchastralisieren möchte, ansehen.
Steiner hat weiterhin Aronstabasche als Zusatz bei Zahnpflegepräparaten empfohlen.

Therapeutische Anwendungsgebiete

- Bestimmte Formen der Epilepsie (evtl. verbunden mit zu starker „Nierenstrahlung“) *(Pteridium aquilinumD3/Arum maculatum D3 aa)*
- Entzündliche Erkrankungen der oberen Luftwege

Arum-maculatum-Präparate

Kombinationspräparat
Arum maculatum D3 aa/Pteridium aquilinum D3 *Dil.*

Dosierung und Anwendung

- Ampullen: Zweimal wöchentlich bis zu 1-mal täglich 1 ml s. c.
- Dilutio: 3-mal täglich 10 – 15 Tropfen

Arum triphyllum

Botanischer Name: Arum triphyllum (L.) (Zehrwurzel)
Familie: Araceae
Verwendeter Pflanzenteil: Wurzelstock mit Wurzeln

Vorkommen und Eigenschaften

Auch bei *Arum triphyllum* finden wir die spezifischen Besonderheiten wie bei *Arum maculatum.* Die kosmische Zugewandtheit der einkeimblättrigen Pflanzen tritt auch hier in Form einer gleichsam selbstbezogenen Erdhaftigkeit verzerrt auf. Der dreiblättrige Aronstab ist auch etwa 30 cm hoch. Die Blätter sind hier dreizählig und eiförmig zugespitzt. Die grünliche Blütenscheide zeigt innen weiße Streifen auf dunkelrotem Hintergrunde. Der Blattbereich ist stärker und das Hochblatt farblich auffälliger als bei *Arum maculatum* gestaltet.

Therapeutische Anwendungsgebiete

- Laryngitis und Heiserkeit infolge Überanstrengung der Stimmbänder, Aphonie bes. der Redner und Sänger nach Erkältung und Stimmüberanstrengungen, akute Laryngitis, Pharyngitis, Tonsillitis, wundmachende Rhinitis
- Bei zu starker Nierenstrahlung

Arum-triphyllum-Präparate

Monopräparat

Arum triphyllum* D2, D3, D4, D6 *Dil.*

* Apotheke an der Weleda, D

Dosierung und Anwendung

Dilutio: 3-mal täglich 10 – 15 Tropfen

Asperula odorata

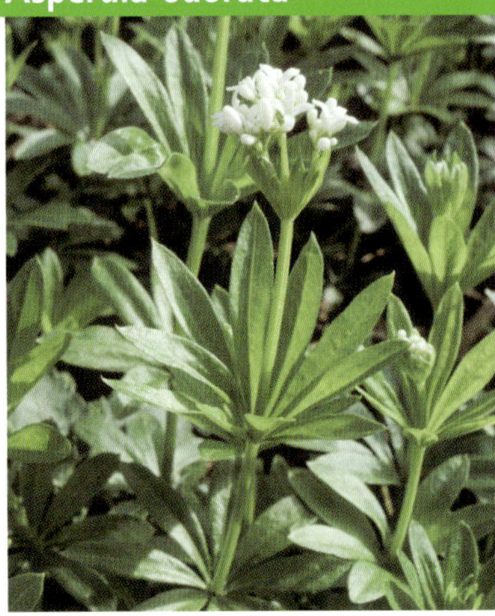

Botanischer Name: Galium odoratum (L.) Scop. (Waldmeister)
Familie: Rubiaceae
Verwendeter Pflanzenteil: frische untere Blätter der Pflanze

Vorkommen und Eigenschaften

Trotz seiner Kleinheit (15 – 30 cm Höhe) und Zierlichkeit imponiert der Waldmeister, der gerne in schattigen Buchenwäldern wächst, durch seine betont aufrechte Ausrichtung und durch die Krönung des Sprosses mit Trugdolden, die viele kleine weiße

Blüten tragen. Die aufrechte Stellung wird durch die etagenweise fast waagerechten quirlständigen Blattstellungen kontrastiert und damit unterstrichen.
Vergleichen wir seine Gestalt mit den Lippenblütlern, wo ähnliche Verhältnisse auftreten, aber dann doch auch wesentliche Unterschiede feststellbar sind. Wie bei den Labiatae haben wir hier einen vierkantigen aufrechten Stängel, an dem etagenartig die Blätter ansetzen, hier jedoch nicht kreuzgegenständig, sondern in einem Quirl von sechs bis acht lanzettförmigen Blättern. Die Blüte wird auch nicht in den Blattachseln gebildet, sondern endständig am Spross als krönender Abschluss nach oben. Bei den Labiatae stoßen in der Mitte das Salartige und das Sulfurische direkt auf einander. Das Sulfurische hat sich hierbei zudem noch mit dem Astralischen verbunden, sodass die asymmetrischen Blüten entstehen, welche tierische Gestaltung aufweisen. Bei dem Waldmeister findet dagegen eine Durchdringung in der Mitte zwischen Sal und Sulfurkräften statt, ohne dass es vorzeitig zum Erblühen kommt. Die Blätter setzen wohl quirlständig an und scheinen damit den Blütenimpuls bereits vorauszunehmen, aber dieser wird doch zurückgehalten und lebt sich dann erst in gesteigerter Form in Form der Trugdolde aus. Charakteristisch und eigenartig ist hierbei, dass die Salkräfte bis in die Blüte hineinwirken können und hier die Kreuzförmigkeit der Gestaltung bedingen. Die Salkräfte prägen den Stängel in seiner Vierkantigkeit. Das Motiv der Rubiaceen wird also auch hier deutlich, Sal- und Sulfurkräfte trotz inniger Verflechtungen und Durchdringung auseinanderzuhalten und nach ihren Eigengesetzlichkeiten zu gestalten.

Wirksamkeiten aus anthroposophischer Sicht

Auffällig ist an dieser Pflanze, dass sie erst beim Welken einen aromatischen Duft erlangt. Verantwortlich werden hierfür cumarinartige Verbindungen gemacht.
Es sind ihre festigenden, gestaltgebenden und härtenden Kräfte, die therapeutisch genutzt werden. Steiner hat sie zur Schilddrüsenhormonsubstitution empfohlen. Therapeutische Erfahrungen sind bisher nicht dokumentiert und in der Literatur konnten auch keine entsprechenden Hinweise gefunden werden. In der Volksheilkunde wird es als Leberheilmittel mit gleichzeitiger Wirkung auf Niere und Milz eingesetzt.

Therapeutische Anwendungsgebiete

- Variköser Symptomenkomplex
- Schlaflosigkeit
- Leberstauungen und Ikterus
- Hydrops, Neigung zu Harngries und Steinbildungen

Asperula-odorata-Präparate
Asperula odorata *Dil.* D3

Dosierung und Anwendung

Dilutio: 3-mal täglich 10 – 15 Tropfen

Avena sativa

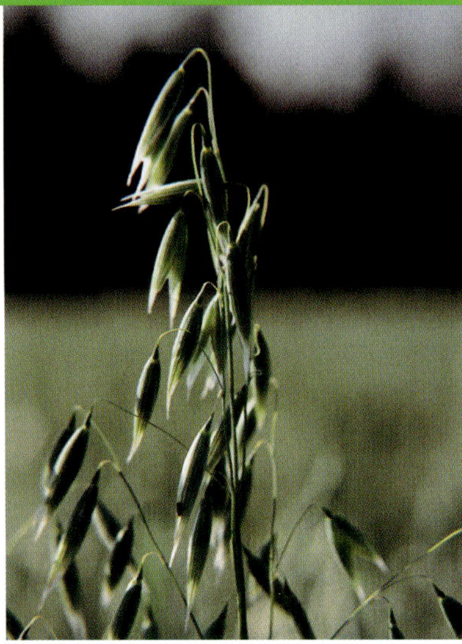

Botanischer Name: Avena sativa L. (Saat-Hafer)
Familie: Poaceae
Verwendeter Pflanzenteil: frische blühende Pflanze

Vorkommen und Eigenschaften

Nach oben wächst der Hafer mit einem nur am Grund verzweigten Stängel aufrecht, sehr feingliedrig, fast zart wirkend, etwa bis zu 1,5 m in die Höhe, in die Erde dringt er jedoch mit einem starken kräftigen Wurzelwerk tief hinein, um genügend Wasser aufnehmen zu können. Er saugt viel Feuchtigkeit aus dem Boden. Dadurch erlangt er Saftigkeit, was ihn auch zum Grünfutter besonders für Pferde geeignet macht, er dient also als Gras und Korn zugleich. Die für eine Getreideart hohe Feuchtigkeit verleiht dem Hafer auch Geschmeidigkeit. Der Wind kann hier keine Hälmchen knicken oder gar brechen. Avena nimmt selbst Stürme gelassen hin, biegt sich und richtet sich dann wieder auf, als sei nichts geschehen.
Im Vergleich zu anderen Getreidearten ist Avena sativa im Ährenbereich auffallend luftig gestaltet. Die Ähren werden hier in den Umkreis von einer allseits ausgebreiteten Rispe tief hinein getragen. Vom Stängel gehen die Stielchen der Rispe wirtelig und etagenweise nach drei Richtungen ab. Zum Teil tragen die einzelnen Stielchen wiederum Rispen mit Ährchen, die mit zwei bis drei Blüten versehen und von denen meist nur zwei fruchtbar sind. Die reifen Ährchen hängen an den filigranen Stielchen etwas herab.

Wirksamkeiten aus anthroposophischer Sicht

Hafer leitet das Saure aus seinem Stoffwechsel in den Boden ab, wodurch dieser mit der Zeit übersäuert. Im Menschen wirkt er ebenfalls einer Azidose entgegen, weswegen Diabetiker zur Vorbeugung einer Azidose ihn als Diät zu sich nehmen. Auch bei einigen Patienten mit Zöliakie kann er bis zu einem gewissen Grade die klassischen Getreide, die nicht vertragen werden, ersetzen. Bekannt ist der Haferschleim, der den gereizten Magen und Darm beruhigt.

Unter den Getreidearten zeigt der Hafer die vielseitigsten Eigenschaften und wirkt therapeutisch entsprechend umfassend. Als besonders bodenständige Getreideart ist er voller Mineralstoffe, u. a. weist er einen auffallend hohen Eisengehalt auf, weswegen er auch in der Rekonvaleszenz eingesetzt werden kann. Den Wasserorganismus bildet er in sich aus, wodurch er auf den Ätherleib stärkend wirken kann; das Astrale-Säurehafte lockert und löst er auf, wodurch er nervösen Erregungen und Stoffwechselentgleisungen entgegenwirken kann. Schließlich ordnet er das Licht-Kieselhafte in sich ein und kann so insgesamt auf die Ich-Organisation im Menschen stärkend und beruhigend wirken.
Zum Heilmittel in Form einer Tinktur wird der oberirdische Teil der blühenden Pflanze verarbeitet.

Therapeutische Anwendungsgebiete

- Symptomatisches Schlafmittel bei Einschlafstörungen auf Grund nervöser Überreiztheit und als Tagessedativum *(Avena sativa D6; Avena comp.; Humulus comp.)*
- Rekonvaleszenz, ernährungsbedingte Schwäche

Avena-sativa-Präparate

Monopräparate

Avena sativa Ø (= 50%), D1, D2, D3, D4**, D6 *Dil.*

Kombinationspräparate

Avena sativa comp. (Avena sativa Ø/Humulus lupulus Ø/Passiflora incarnata Ø/Valeriana, Ø/Coffea tosta. D60) *Dil.; Glob.**

Humulus comp. (Avena sativa, Herba rec./Humulus lupulus, Fructuarium rec./Passiflora, Herba rec./Valeriana, Rhiz. rec./Conchae D6) *Dil.*

* Nur Weleda Schwäbisch Gmünd, D; ** Apotheke an der Weleda, D

Dosierung und Anwendung

- Dilutio: 3-mal täglich 10- bis 20 Tropfen, evtl. zusätzliche Einnahme vor dem Schlafengehen
- Globuli: 3-mal täglich 5 bis 15 Kügelchen, evtl. zusätzliche Einnahme vor dem Schlafengehen

Berberis vulgaris

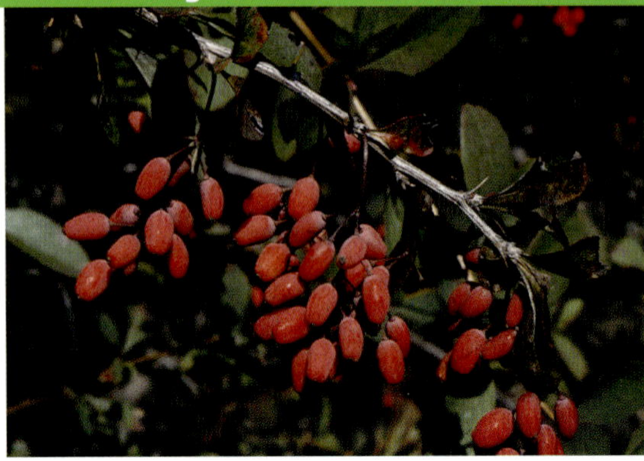

Botanischer Name: Berberis vulgaris L. (Gemeine Berberitze, Sauerdorn)
Familie: Berberidaceae
Verwendeter Pflanzenteil: ganze Pflanze, Früchte, Wurzelrinde

Vorkommen und Eigenschaften

Obwohl der Sauerdorn in seiner Gestalt sehr verhalten und zusammengezogen erscheint, kann er doch als raschwüchsiger Strauch mannsgroß werden. Er wächst aber nie zu einem Baum mit einem Hauptstamm aus. Einerseits gedeiht er mit Vorliebe auf sonnig trockenen, steinigen Hängen südlicher Geröllhalden, andererseits kann er bis zur Schneegrenze hinaufsteigen und ist auch in Niederungen und Vorhölzern gemäßigter Zonen häufig anzutreffen. Auffallend sind seine zahlreichen Dornen, seine festen ledriggrünen Blätter, die kurz blühenden goldgelben Blüten und die leuchtend roten Beeren.
Durch seine sparrige Zusammengezogenheit markiert und grenzt er Gebiete ab. In der Landwirtschaft wurde er jedoch als Grenzstrauch praktisch ausgemerzt, da er die Winterform eines Rostpilzes auf seiner Blattunterseite beherbergt. Er fungiert damit als Überträger des Getreiderostes.
Der Sauerdorn bildet dort, wo andere Pflanzen ihre Laubblätter tragen, dreiteilige Dornen. Er zeigt hier die Merkmale eines Kaktusgewächses. Die stauenden Lichtkräfte, die die Umformung der Blätter in Dornen bewirken, rufen aber darüber hinaus keine sukkulente Stammbildung wie beim Kaktus hervor. Stattdessen zeigen sich die Staukräfte auf einer anderen Ebene. Die Blätter, die nun an den Kurztrieben in den Dornachseln wachsen, sind wohl in ihrer Stellung spiralig veranlagt, werden aber zu einer Rosette zusammengestaut. Auch die Blätter selber sind mit ihrer zurückgezogenen Breite, die die Rippen als dornige Zähne über den Blattrand hervortreten lassen, von den stauenden Kräften geprägt.
In der nächsten Wachstumsphase werden die stauenden Kräfte jedoch für kurze Zeit in einem rauschartigen Übermaß an gelben kurzlebigen Blüten mit stark schwülem Geruch gleichsam aufgelöst. Die Blüten stehen in einer Traube und bilden reichlich Nektar und reagieren auf Berührungsreize durch Bewegung ihrer Staubblätter.
Auch bei den Inhaltsstoffen treffen wir auf eine Polarität. Auf der einen Seite bildet der Strauch Alkaloide, v. a. in seiner gelben Wurzelrinde, auf der anderen Seite hochkonzentrierte Pflanzensäuren (bis zu 30%) in Blatt und den scharlach roten Beeren. Alkaloide sind Stickstoffbasen aus dem Eiweißstoffwechsel, Pflanzensäuren unvollständige Zwischenprodukte aus dem Zuckerstoffwechsel. Während die Alkaloide als Stickstoff-

basen im Pflanzenreich stoffwechselmäßig etwas vom Tierreich vorausnehmen, weisen die Pflanzensäuren auf den Status der Unreife und der verzögerten Entwicklung. Durch die Stickstoffbasen hat der Sauerdorn ein seiner Entwicklung vorauseilendes Element, andererseits in den Pflanzensäuren eine zurückgebliebende, verharrende Stufe.

Es scheint, als bedingen sich die beiden unterschiedlichen Entwicklungsstufen gegenseitig. Die Pflanze wehrt sich offensichtlich teilweise gegen die Reifung, gegen die Weiterentwicklung in Richtung Abbau. Auf der anderen Seite findet durch die intensive Auseinandersetzung mit dem Licht im Blatt- und Astbereich eine Überformung, eine Austrocknung und speziell ein intensives Verharren auf der Stufe der Unreife statt. Wir können hier von einer salartigen Ausprägung sprechen, die nur in der Blühphase deutlich durchbrochen wird.

Die besonderen Stauprozesse im Blattbereich führen hier zu einem Überschuss an Vitalität, der parasitärem Leben den Boden bereitet. So finden die erwähnten Wintersporen des Getreiderosts auf der Blattunterseite ihre Lebensgrundlage. Nach Steiner weist der Pilzbefall einer Pflanze darauf hin, dass Mondenkräfte im Reifungsprozess zu früh eingreifen. Sie sollten erst bei der Fruktifikation wirken.

Wirksamkeiten aus anthroposophischer Sicht

Die Berberitze zeichnet sich also durch einen Doppelprozess aus: Alkaloidbildung in Wurzel und Rinde einerseits, extreme Säurebildungstendenz im Blüten-Fruchtbereich andererseits. Dies verleiht der Heilpflanze besondere therapeutische Eigenschaften.

Berberis ist das pflanzliche Gegenbild zu Stoffwechselprozessen im Menschen, die nicht richtig in Fluss kommen und aus der Gestaltungskraft des Organismus herausfallen. Diese hängen – nach Steiner – mit bestimmten Mondenkräften zusammen. Wirken sie nicht richtig, kann es zu verschiedenen rheumatischen und anderen Ablagerungserkrankungen kommen. Auf der anderen Seite wirken nun diese Mondenkräfte dort, wo ihre eigentliche Wirkenssphäre ist: in den Reproduktionsorganen zu schwach oder zu einseitig, was auch hier zu bestimmten Erkrankungen führt. Im Menschen wirkt Berberis als Heilmittel dem Auseinanderfallen des wuchernden Ätherischen und der begrenzenden, abbauenden Formungskraft z. B. im Unterleib entgegen.

Bei der therapeutischen Wirkung von Berberis unterscheiden wir zwischen derjenigen der Rinde und der Frucht. Die Rinde wirkt durch ihre Alkaloide Alblagerungen entgegen, die durch die stockende Wirkung des Astralleibes nicht genügend abgebaut und über die Nieren ausgeschieden werden können. Die Früchte dagegen mit ihrem hohen Fruchtsäuregehalt wirken v. a. so, dass der Astralleib in seiner differenzierenden, organisch gestaltenden Wirkung wieder vermehrt eingreifen kann. Hierdurch wird das wuchernde Ätherische wieder unter die gestaltende Kraft der Ich-Organisation gebracht.

Therapeutische Anwendungsgebiete

- **Niere-Blase:** Blasenschwäche, Enuresis, Inkontinenz, Zystitis, Nephropathien, Nierenstein, Nierensteindiathese *(Berberis [Cortex] D3)*
- **Uterus:**
  - Neigung zu Fehlgeburten, postpartale Endometritis, Lochialstauungen *(Berberis, Fructus D3)*
  - Metro- und Menorrhagie, Metritis, klimakt. Blutungen *(Berberis [Cortex] D2)*
  - Sterilität *(Alumen/Berberis comp.)*; Myom *(Berberis, Planta tota D2/Urtica urens D3)*

- **Prostata:**
  - Adenom, Miktionsbeschwerden *(Berberis D2/Urtica urens, Herba D3aa)*
  - **Nasennebenhöhlenbereich:** Entzündungen der oberen Luftwege, z. B. Sinusitis *(Argentum/Berberis comp.),* bei adenoiden Wucherungen, Polypen, Rhinitis vasomotorica *(Berberis Fructus D3; Berberis, Fructus 10% Ungt.)*
- **Stoffwechselorgane:**
  - Saure Stoffwechsellage, Muskel- und Gelenkrheumatismus, harnsaure Diathese, Hepathopatien, Gicht *(Berberis D2, D3 (Cortex))*
- **Andere Anwendungsgebiete:**
  - Asthma, Bronchitis *(Berberis, Planta tota D2, D3)*
  - Trockene atrophierende Ekzeme *(Berberis D2, D3 (Cortex))*

Berberis-Präparate

Monopräparate

Berberis, Fructus Ø*, D1, D2, D3, D4, D6, D12**, D30** *Dil.;* 20% *Externum,* 10% *Ungt.*

Berberis, Fructus Rh D2*, D3, D6 *Amp.*

Berberis (Cortex) D1, D2, D3, D4, D6, D12**, D30** *Dil.*

Berberis, Planta tota D2, D3 *Dil.*

Kombinationspräparate

Alumen/Berberis comp.* (Alumen D3/Berberis, Fructus D3/Helleborus niger, Pl. tota D3) *Dil.*

Argentum/Berberis comp. (Argentum met. praep. D20/Berberis, Fruct. Rh D3/Quarz D12) *Amp.; Dil.*

Berberis, Fructus D3/Cantharis D4 *Dil.*

Berberis, Fructus/Prunus *Ungt.*

Berberis D2/Urtica urens, Herba D3 aa* *Amp.*

Berberis, Fructus D2/Urtica urens D3 aa* *Amp.*

Berberis, Planta tota D2/Urtica urens D3 *Amp.; Tabl.*

Berberis, Fructus 10 %/Cochlearia armoracia 10 % aa *Ungt.*

Berberis, Fructus D2/Prunus spinosa, Fructus D2 aa *Dil.*

Weleda Schnupfencreme (Echinacea purpurea, Pl. tota rec./Berberis, Fructus rec./Prunus spinosa, Fructus rec./Bryonia, Radix rec./Eucalypti aetheroleum/Menthae piperitae aetheroleum/Esculosidum/Dextrocamphora/Thymi aetheroleum)

* Nur Weleda Schwäbisch Gmünd, D; ** Apotheke an der Weleda, D

Dosierung und Anwendungsart

- Ampullen: 2-mal wöchentlich bis zu 1-mal täglich 1 ml s. c.
- Dilutio: 3-mal täglich 5 bis 10 Tropfen bei Mischungen bis 20 Tropfen
- Externum: Verdünnen 1 : 10 bis 15 bzw. 1 Esslöffel auf 1 l Wasser, für Umschläge oder Spülung
- Tabletten: 3-mal täglich 1 – 2 Tabletten
- Salbe: 3-mal täglich dünn auf das Nebenhöhlengebiet bei Sinusitis, abendliches Einreiben der Blasengegend bei adenoiden Wucherungen im Nasen-Rachenraum

Borago officinalis

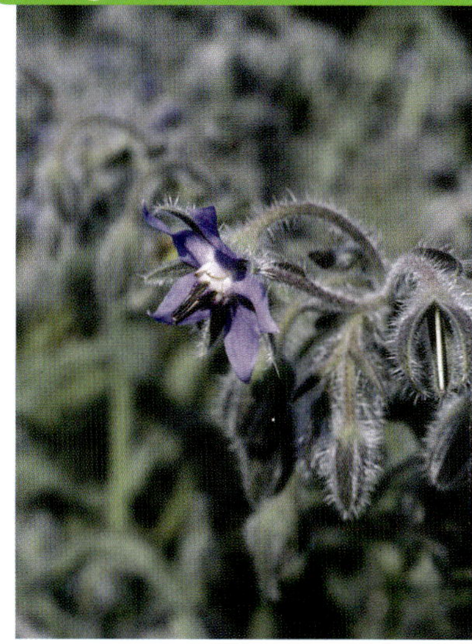

Botanischer Name: Borago officinalis L. (Borretsch)
Familie: Boraginaceae
Verwendeter Pflanzenteil: frisches Blatt

Vorkommen und Eigenschaften

Die kleinen himmelblauen, fünfsternigen zur Erde sich neigenden Blüten lassen den Borretsch, Borago officinalis, anmutig und lichtvoll, aber auch leicht wehmütig erscheinen. Die Blüten stehen als lockerer Blütenstand in Form eines Wickels und neigen sich immer zur Sonnenseite hin. Der Wickel wird durch einen Nebenstängel, der zum Hauptstängel weitgehend parallel ansetzt, gebildet. Nach oben wird der Hauptstängel der Pflanze durch eine Einzelblüte abgeschlossen – gleichsam gekrönt.
Eine auffällige polare Dynamik der Pflanzengestaltung offenbart wesentliche therapeutische Eigenschaften des Borretschs. Ein deutlicher Gegensatz zeigt sich zwischen der strahlenden Verhaltenheit der Blüte und der wuchernden Üppigkeit der übrigen Teile der Pflanze, insbesondere der Blätter. Als große ganzrandige Blätter quellen sie vor Stofflichkeit über und zeigen daher Lappigkeit. Ihre Spreite setzt bereits am Blattstiel an, sodass diese geflügelt sind.
Die ganze oberirdische Pflanze und sogar die Keimblätter sind von einer Art Pelz überzogen, der aus großen rauhen, festen und kieselhaltigen Haaren besteht. Der hohe Kieselgehalt der Haare weist auf die besondere Lichtbeziehung der Pflanze hin. Gleichwohl ist der Borretsch ein Dunkelkeimer und zeigt auch hier sein widersprüchliches Verhalten an.
Die einjährige Pflanze wird bis zu 80 cm hoch, verwildert leicht und ist häufig auf Schuttplätzen, Komposthaufen, feuchten und hellen, humusreichen Plätzen anzutreffen. Heimisch ist sie im Mittelmeergebiet.
Obwohl diese Pflanze auch Alkaloide (Pyrrolizidinalkkaloide) bildet, also das Eingreifen von astralen Kräften ermöglicht, ist der Bauplan ihrer Blüten gleichwohl radiär und nicht zweiseitig-symmetrisch, wie bei einem anderen Vertretern dieser Familie und wie es einer alkaloidhaltigen Pflanze in der Regel entsprechen würde.

Wirksamkeiten aus anthroposophischer Sicht

Den astralen Impuls überwindet Borago durch seine starken vegetativen Kräfte und seine Lichtverbundenheit. Vitales Aufbrechen und Üppigkeit erlauben bei dieser Pflanze eine Blütenbildung in strahlend geformter Verhaltenheit. Die ganze Astralität wird sozusagen aus der Pflanze herausgesetzt und im Übermaß den Bienen und den Ameisen übergeben, die diese Pflanze zahlreich aufsuchen. Übermäßige Nektarbildung lockt die Bienen in Fülle an und die Ameisen verschleppen gern den Samen, der sehr viel Gamma-Linolensäure enthält und daher als Extrakt zur Neurodermitis-Behandlung eingesetzt wird.

Als Salat genossen regt der säuerlich würzige Geschmack – an Gurken erinnernd – der Blätter und Triebspitzen die Verdauung an. Die Pflanze ist zudem sehr schleimreich quellend. Hiermit können wir ihren hohen Kalium-Gehalt in Verbindung bringen. Durch diese Inhaltsstoffe wirkt Borago im therapeutischen Sinne auf die Regionen des Stoffwechsels, in denen venöses Blut sich im unteren Menschen staut. Die Pflanze hat eine besondere Beziehung zur Lebertätigkeit und dem venösen Kreislauf. Auch die Pyrrolizidinalkaloide im Borretsch weisen durch ihre in hohen Dosen hepatotoxische Wirkung auf die Leberbeziehung hin.

Bei einer Venenentzündung droht das kohlensäurereiche Blut der Schwere, der Stauung, dem Ausufern und der Verhärtung zu verfallen. Diesem Geschehen kann der Borago officinalis aus der Kraft seiner Lebensprozesse entgegenwirken. So wie Borago als Pflanze seinen kühlen wässrigen Schleim mit der formenden Wirkung der Kieselsäure durchsetzt, so vermag er im Menschen als Heilwirkung die Flüssigkeitsprozesse über die Leber zu beleben und das Gewebe zu straffen.

Therapeutische Anwendungsgebiete

- Venostatische Insuffizienz, Thrombose, Thrombophlebitis, Lymphstauungen sowie begleitende ekzematöse Hauterkrankungen. *(Borago D3, Borago 20% Externum, 5% Ungt.)*
- Netzhautvenenthrombose *(Borago D3 Augentropfen)*

Borago-officinalis-Präparate

Borago D3 *Augentropfen,* D1*, D2, D3, *Dil.;* 20% *Externum,* 5% *Ungt.*

* Apotheke an der Weleda, D

Anwendungsart und Dosierung

Die Anwendung in der Schwangerschaft sollte nur nach Rücksprache mit dem Arzt erfolgen.

- Äußerliche Flüssigkeit: 1 Esslöffel auf 1 l Wasser für Wickel, Wasser lauwarm und Anwendungsdauer mindestens 1 Stunde 1- bis 2-mal täglich
- Ampullen: 1- bis 3-mal wöchentlich bis zu 1-mal täglich 1 ml s. c.
- Augentropfen: 2- bis 3-mal täglich 1 Tropfen in den Bindehautsack träufeln
- Dilutio: 2- bis 3-mal täglich 5 bis 10 Tropfen
- Unguentum: 1- bis 2-mal täglich einreiben oder als Salbenverband

Bryophyllum

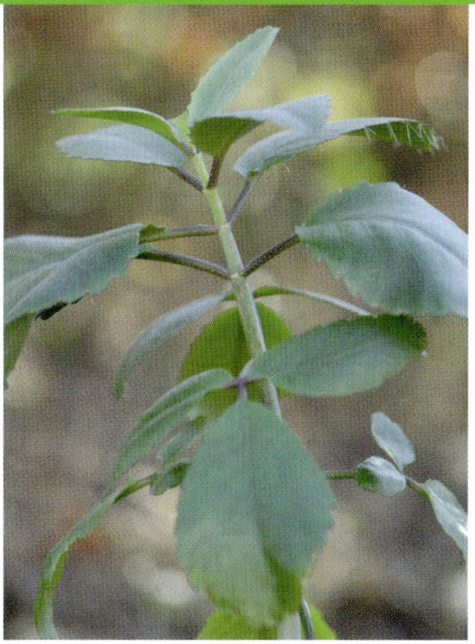

Botanischer Name: Kalanchoe pinnata (Lam.) Pers. (Brutblatt, Keimzumpe)
Familie: Crassulaceae
Verwendeter Pflanzenteil: Blatt

Vorkommen und Eigenschaften

Die Keimzumpe oder das Brutblatt ist eine krautartige Pflanze von 60 – 100 cm Höhe und mit glatten, fleischigen und unbehaarten Blättern. Sie ist ein Vertreter der in den Tropen, v. a. in Madagaskar, weitverbreiteten Familie der Dickblattgewächse (Crassulaceae), von denen bei uns v. a. Mauerpfeffer, Fetthenne und Hauswurzarten bekannt und heimisch sind. Sie zählen zu den Sukkulenten, die die Fähigkeit besitzen, Wasser in den Blättern zu speichern. Das dicke fleischige Aussehen kommt so zustande. Auch Kalanchoe zeigt diese Eigenschaften recht typisch.
Der Blattbereich beeindruckt weiterhin durch eine auffällige Besonderheit. Ihre Blätter haben die einzigartige Fähigkeit, in ihren Randkerben vollständig neue Pflanzen im Übermaß hervorzubringen. Diese fallen dann ab und wachsen am Boden wiederum zu großen Pflanzen aus. Was bei anderen Pflanzen im Blütenbereich durch die Frucht und Samenbildung als Verwandlungsprozess vollbracht wird, geschieht bei der Keimzumpe auf der Blattstufe mit einer ungeheuren reproduktiven Kraft. Hierbei waltet das Prinzip der direkten vegetativen Wiederholung des Gleichen. Die vegetativen Kräfte des Blattes erscheinen so mit der Reproduktionskraft des Blüten-Samenbereiches in eigenartiger Weise vermischt zu sein.
Trotz der Verausgabung bei der wuchernden Vervielfältigung auf der Blattstufe verbleiben der Pflanze noch Kräfte für die Gestaltung eines großen Blütenstandes. Sie bildet eine Scheintrugdolde durch hängende und der Erde zugewandte, zunächst noch grüne, später rosa werdende Einzelblüten in Glockenform. Sie tragen kleine, wenig keimfähige Samen. Mit dem Ende der Blütezeit kehrt Bryophyllum wieder entschieden zu seiner Blattnatur zurück; sie wächst weiter, indem der ganze Blütenstand von neuen grünen Seitentrieben überwuchert und bedrängt wird.
Neben diesen vegetativ übersprudelnden Vervielfältigungskräften im Blattbereich und dem Bilden einer deutlich sulfurisch geprägten Trugdolde als Blüte zeichnet sie sich

auch noch durch ganz andere Eigenheiten aus. Die Erdkräfte, der Salprozess, der von der Wurzel unverändert bis in die Blütenspitze hineinwirkt, prägt ebenfalls die ganze Pflanze und gestaltet sie nach der Vierheit. Er äußert sich u.a. in der Kreuzgegenständigkeit der Blätter. Die Blätter stehen etagenweise so angeordnet am Stängel. Auch der Stängel zeigt andeutungsweise vier Verstärkungen. Er bleibt fahl und feucht. Selbst die Blüten zeichnen sich durch 4-Zähligkeit aus, was auf das unveränderte Wirken der Wurzelkräfte bis in die Blüte hinweist. Sie besitzen 4 Kelch-, 4 Kron- 8 Staub- und 4 freie nicht miteinander verwachsene Fruchtblätter auf. Weiterhin bilden sich sogar in den Knoten des Stängels, wo die Blattstiele ansetzen, bis hoch hinauf noch Wurzeln.

Diese starren aber zugleich vitalisierenden Wurzelkräfte werden von dem wässrigen vegetativen Lebensstrom der Pflanze im Blattbereich z.T. aufgefangen. Eine Verwandlung findet aber hierbei nicht statt, keine Metamorphose als Überleitung zum Blütenbereich, sondern beide Ströme vereinigen sich unmittelbar miteinander. Als ursprünglich polar wirkende Kräfte verschmelzen sie nun ineinander, verstärken sich gegenseitig und ermöglichen die außerordentlich wuchernde Reproduktionskraft im Blattbereich.

Als Inhaltsstoffe werden herzwirksame Glykoside – die Bufadienole – die auch bei der Kröte Bufo rana als Drüsensekret auftreten –, gebildet. Bryophyllum weist weiterhin einen hohen Säuregehalt – sie überlädt ihren Körper mit „Crassulaceenapfelsäure" – auf, wobei hier als Besonderheit ein zirkadianer Säurerhythmus auftritt. Nachts bindet die Pflanze Kohlensäure, welche sie am Tag bei geschlossenen Spaltöffnungen veratmet. Dadurch ist der Geschmack der Blätter morgens am sauersten. Die Pflanze kann sich so deutlich tagsüber gegenüber Umwelteinflüssen wie Trockenheit abgrenzen.

Wirksamkeiten aus anthroposophischer Sicht

Übertragen wir die Signatur von Bryophyllum ins Therapeutische. Kopfkräfte wirken unvermittelt und zu stark in rhythmische und Stoffwechselprozesse hinein und verbinden sich hier mit ihnen innerlich, ja sie verschmelzen mit ihnen. Oberer und unterer Pol gleichen sich nun nicht mehr aus, die Mitte als rhythmisches System kann nicht mehr ihre vermittelnde Funktion ausüben. Es tritt so ein verselbstständigter Stoffwechselbereich auf. Auf der einen Seite Abgrenzung und Verselbstständigung und auf der anderen Seite Durchdringung und gegenseitige Verstärkung sind die beiden Kräftepole dieser Signatur. Wenn im Organismus gewisse Kräfte nicht begrenzt werden können und sich verselbständigen, dabei gleichzeitig zu stark von Nervenprozessen durchdrungen werden, die sie so noch stimulieren, kann Bryophyllum als Heilmittel indiziert sein.

Therapeutische Anwendungsgebiete

- Hyperkinetisches Syndrom bei Kindern, POS, Dyskinesie, Unruhe, Angst, Erregungszustände älterer Menschen *(Bryophyllum 50% Kautabletten, Bryophyllum 50%/Conchae 50% aa Pulver)*
- Ein- und Durchschlafstörungen, Somnambulismus *(Bryophyllum D5/Conchae D7, Bryophyllum Argento cultum D3, Bryophyllum 5% Amp.)*
- Sexuelle Reizzustände *(Bryophyllum D5)*
- Vorzeitige und frühzeitige Wehentätigkeit, zur Tokolyse *(Bryophyllum 5% 10 ml Amp.; 50% Kautabletten; 33% Dil.)*

- Globus hystericus *(Bryophyllum D3)*
- Entzugserscheinungen nach Narkotica-Missbrauch, Schmerzmittelsucht *(Bryophyllum D1)*
- Chronische Obstipation auf spastischer wie auch atonischer Grundlage *(Bryophyllum D5)*
- Hyperthyreose Basedow *(Bryophyllum 50%)*
- Juckreiz bei Neurodermitis *(Bryophyllum D5/Conchae D7, Bryophyllum 50%)*
- Psoriasis akuter Schub *(Bryophyllum Argento cultum D3)*
- Rhinitis sicca, Ozaena *(Bryophyllum Argento cultum D3, Bryophyllum 50%)*

Bryophyllum-Präparate

Monopräparate

Bryophyllum 5% *Amp.;* Ø (= 33%), D1, 5%, D2, D3, D4**, D5, D6 *Dil.;* 50% *Kautabl.* 50%* *Pulvis*
Bryophyllum Rh D2**, D3 *Amp.;* D3 *Dil. aq.*
Bryophyllum Argento cultum D2 (1%), D3 (0,1%) *Dil.*
Bryophyllum Argento cultum Rh D2 (1%), D3 (0,1%) *Amp.;* D3 (0,1%) *Dil. aq.*
Bryophyllum Mercurio cultum D2 (1%), D3 (0,1%) *Dil.*
Bryophyllum Mercurio cultum Rh* D3 *Amp.*

Kombinationspräparate

Bryophyllum 50%/Conchae 50% aa *Pulv.*
Bryophyllum 50% 9T/Conchae 50% 1T *Pulv.*
Bryophyllum D5/Conchae D7 aa *Amp.; Dil.*

* Nur Weleda Schwäbisch Gmünd, D; ** Apotheke an der Weleda, D

Dosierung und Anwendung

- Ampullen: zur Tokolyse 4 Amp. 5% à 10 ml in 1000 ml NaCl 0,9%-Lösung über 24 Stunden als Infusion; ansonsten 2-mal wöchentlich bis täglich 1-mal 1 ml s. c.
- Dilutio: Bryophyllum wird häufig hochdosiert angewandt, insbesondere zur Tokolyse und zur Sedation. Z. B. zur Tokolyse hat sich *Bryophyllum 33% Tropfen* alle 4 Stunden 20 Tropfen bewährt. In akuter Situation bis stündlich 20 Tropfen steigern; ansonsten weniger, etwa 3-mal täglich 15 Tropfen.
  Zur Tokolyse besonders geeignet sind *Bryophyllum 50%* Kautabletten (170 mg Frischpflanzenextrakt/Tablette). Dosierung: Zur Aufsättigung 4-mal 1 Tablette alle 15 Minuten in der ersten Stunde, dann alle 6 Stunden 2 Tabletten.
- Dilutio aquosa: 3-mal täglich 10 Tropfen
- Globuli: 3-mal täglich ca. 10 Globuli
- Pulvis: 3-mal täglich eine Messerspitze bis einen halben Teelöffel voll einnehmen
- Kautabletten: zur Sedation 1–4-mal täglich 1 Tablette, ansonsten 3-mal täglich 1 Tablette

Cactus grandiflorus

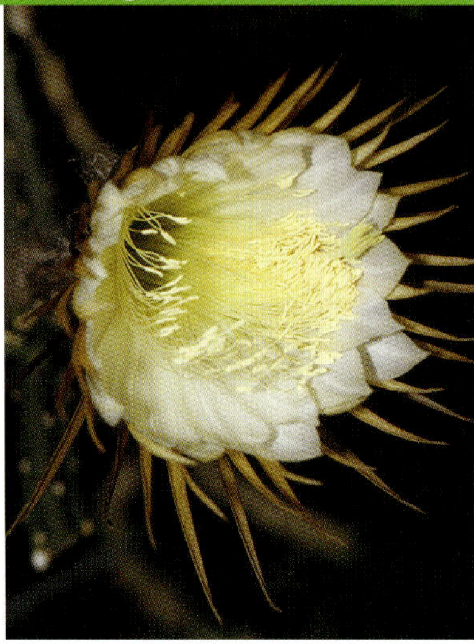

Botanischer Name: Selenicereus grandiflorus (L.) (Königin der Nacht)
Familie: Cactaceae
Verwendeter Pflanzenteil: frische Blüte und frischer Spross

Vorkommen und Eigenschaften

In einem besonders beeindruckenden Phänomen äußert sich die außergewöhnliche Dynamik von Cactus grandiflorus, einem Kaktus: er erblüht nachts bei untergehender Sonne mit starkem Vanille-Duft und verblüht bereits gegen Morgen derselben Nacht. Nur wenige Stunden währt also das so unerwartet intensive nächtliche Erblühen. Am Morgen hängt die eben noch so zauberhafte Blüte kläglich und welk herab. Wurde sie bestäubt, so wächst in einigen Wochen eine große saftige essbare Frucht mit vielen kleinen schwarzen Samen heran. Bereits vor dem Erblühen stellt sich jede Knospe mehr oder weniger in die Horizontale, und ist damit nicht nach der Sonne ausgerichtet. Nicht die Sonnenkräfte, sondern offensichtlich die Nacht- und Mondenkräfte oder indirekten Sonnenkräfte bestimmen sein eigenartiges Blühverhalten.
Auch beim Wachsen richtet sich Cactus grandiflorus nicht nach der Sonne und dem Erdmittelpunkt aus. Wirr und heillos verschlungen wächst er kriechend mit seinen langen rhythmisch gegliederten Stängelausläufern auf dem Boden. Nur die jüngsten Teile haben soviel Aufrichtekraft, dass sie ein Stück senkrecht emporragen können. Wenn seine Sprosse allerdings die Möglichkeit finden, sich an Felsen, z. B. an den Kalkfelsen der Westindischen Inseln, wo er beheimatet ist, Baumstämmen, Mauern oder Gittern mit Hilfe seiner überall hervorbrechenden Luftwurzeln anzuklammern, dann klettert er wahllos empor. Aber auch hierbei richtet der Spross sein Wachstum kaum nach der Sonne aus.

Wirksamkeiten aus anthroposophischer Sicht

Obwohl Cactus grandiflorus als Kaktus ebenfalls ganz von dem Sonnenlicht und der Wärme in seiner sukkulenten Gestaltung geprägt ist, scheint er in seiner Wachstumsrichtung diese Kräfte zu negieren. Auf die lebensfeindlichen Kräfte der starken Son-

neneinstrahlung und der Wärmeeinwirkung reagiert er nicht nur mit sukkulenter Stamm- und Dornenbildung, sondern auch noch mit einer Wachstums- und Blühgestik, die sich ganz der Dynamik der direkten Sonneneinstrahlung entzieht. Nach Steiner stehen überhaupt die Kakteen in einem Kampf zwischen Sonnen- und Mondenkräften. Bei Cactus grandiflorus erscheint dieses Spannungsverhältnis in ungewöhnlicher Weise teilweise zugunsten der Mondenkräfte ausgestaltet zu sein.
Den dünnen fadenförmigen, relativ kurzen Luftwurzeln fehlt die wurzelspezifische Vitalität; sie sklerotisieren frühzeitig. Sie scheinen wiederum den feindlichen Sonneneinwirkungen zu unterliegen. Cactus grandiflorus ist das Herzmittel bei bedrängenden und bedrückenden stenokardischen Beschwerden.

Therapeutische Anwendungsgebiete

- Stenokardien, Altersherz
- Nachbehandlung von Herzinfarkten

Cactus-grandiflorus-Präparate

Cactus grandiflorus D2*, D3* *Amp.*; Ø (=33%), D1, D2, D3, D4, D6** *Dil.*
Cactus/Crataegus comp.* (Cactus grandiflorus D3/Crataegus D3/Prunus spinosa, Summ. D1) *Dil.*

* Nur Weleda Schwäbisch Gmünd, D; ** Apotheke an der Weleda, D

Anwendung und Dosierung

- Ampullen: 1 ml s. c. in den linken Oberarm
- Dilutio: 3-mal täglich 5 – 10 Tropfen

Gallae (Quercus infectoria Olivier)

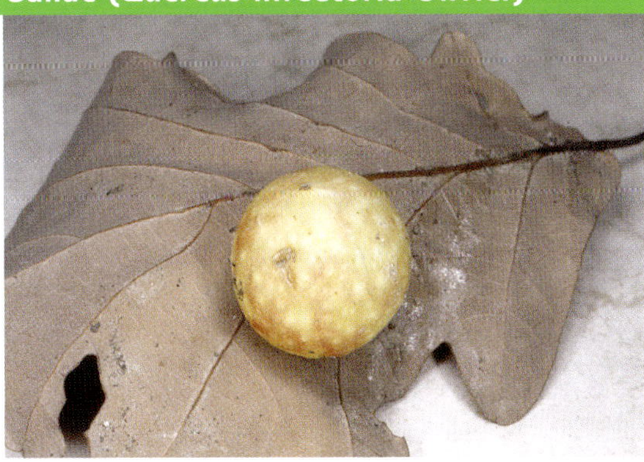

Botanischer Name der Stammpflanze: Quercus infectoria Olivier (Galleiche)
Familie: Fagaceae
Verwendeter Pflanzenteil: Galläpfel aus Vorderasien

Vorkommen und Eigenschaften

Der Gallapfel entsteht, indem die Gallwespe, besonders Cynips tinctoria, ihr Ei auf den Vegetationspunkt einer Blattknospe der Galleiche legt. Dies ruft die Bildung eines kugeligen Hohlraumes von ca 2,5 cm Durchmesser hervor, in dem sich aus dem Ei eine Larve entwickelt. Die Wand der Höhlung enthält stärke- und ölhaltige Nährschichten, die vom Insekt langsam aufgezehrt werden. Außen wuchern mächtige Lagen von parenchymatösen Zellen, in denen sich Gerbstoffe und Kalziumoxalat anhäufen. Der Tanningehalt beträgt 25–45%, ist also außerordentlich hoch. In der Galle verbleibt das Insekt 5–6 Monate, nagt schließlich einen geraden Gang durch die Kammerwand und schlüpft aus.
Durch den Vorgang der Eiablage findet gleichsam eine Befruchtung des Pflanzlichen der Galleiche durch das Tierische der Gallwespe statt. Der Vorgang ist auch vergleichbar mit dem Versenken eines Pflanzensamens in der Erde. So wie dann die Pflanze aus dem Boden hervorwächst, so wächst das Insekt in der Pflanze. Die Eiche antwortet hierauf mit der Bildung einer Scheinfrucht in Form eines uterusartigen Hohlorgans, nämlich der Gallbildung. Das vom Tier stammende Astralische und das von der Pflanze herrührende Ätherische durchdringen sich so und führen zu Organbildungen an der Pflanze, wie sie eigentlich erst im Tierreich auftreten.

Wirksamkeiten aus anthroposophischer Sicht

Gallen sind somit Wachstumsanomalien der Pflanzen. Die Erscheinungen zeigen, dass das Gleichgewicht der ätherischen Kräfte im Pflanzenorganismus gestört ist und eine Hinwendung zum Tierischen in der Gestaltbildung geschieht.
Galläpfelpräparate regen im Menschen u. a wegen ihres hohen Gerbsäuregehaltes, ein vermehrtes Einwirken des Astralleibes auf den Ätherleib an. Von Steiner wird ihre Wirkung als vegetabiles Quecksilber bezeichnet, also als eine vermittelnde Tätigkeit auf pflanzlicher Basis.

Therapeutische Anwendungsgebiete

- Durchfälle, Colitis *(Gallae D3)*
- Mykose, Lupus *(Gallae 10% Ungt.)*; trockene Dermatosen mit Lichenifikation, Puritus, Rhagaden, Psoriasis *(Gallae D3)*

Gallae-Präparate

Gallae D3 *Dil.*

Steiner empfahl die Salbe aus pulverisierten Galläpfeln zur Lues-Behandlung; weiterhin Injektionen mit einem Gallapfelpräparat zur Verstärkung der Iscador-Wirkung und in einem weiteren Fall ebenfalls als Injektion im Rahmen eine Epilepsiebehandlung, bei der eine Viscum-Therapie nicht ansprach.

Dosierung und Anwendung

- Dilutio: 2-mal täglich 10 – 15 Tropfen
- Unguentum: 2-mal täglich dünn einreiben

Gelsemium sempervirens

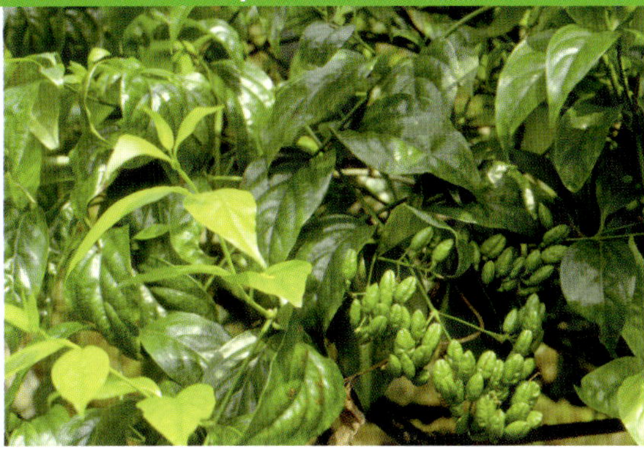

Botanischer Name: Gelsemium sempervirens A. (wilder Jasmin)
Familie: Loganiaceae
Verwendeter Pflanzenteil: Wurzel

Vorkommen und Eigenschaften

Gelsemium sempervirens, das wie Nux vomica und Ignatius zur Familie der Loganaceen gehört, wächst als Schlingpflanze in den atlantischen Küstenwäldern Nord- und Südamerikas. Ihre immergrünen Blätter sind gegenständig geordnet und aus ihren Blattachseln wachsen trichterförmig leuchtend gelbe wohlriechende Blüten im späten Winter bis zum frühen Frühling. Sie erscheinen als gelbe leuchtende Flecken überall auf der Pflanze verteilt und verleihen ihr ein anmutiges, wie geschmücktes Aussehen. Ist sie dem Sonnenlicht ausgesetzt, wächst sie buschförmig und kompakt. Im Schatten jedoch rankt sie sich an Halt bietenden Stützen wie Bäumen, Unterständen, Pfosten, benachbarten Sträuchern der hellen Sonne entgegen. Vom Wurzelansatz an verästeln sich die Sprosse in dünne lange Zweige, die schlingend sich bis zu 6 m in die Höhe erheben können.
Die gleichmäßigen trichterförmig gestalteten und leuchtend gelben Blüten lassen nicht vermuten, dass sich diese Pflanze in besonderer und intensiver Art überpflanzlichen, dem Astralen zugehörigen Kräften voll öffnet und äußerst giftige Substanzen in ihrem Milchsaft bildet.

Wirksamkeiten aus anthroposophischer Sicht

Es scheint, als wenn die Salkräfte, die eigentlich dominierend in der Pflanze sind, in besonderer Weise zur Begrenzung der Astralität verbraucht werden. Die Pflanze erlangt dadurch wohl keine eigene Aufrichtekraft, aber gleichwohl kann der Blütenbereich frei von Astralität gehalten werden und sich ganz den sulfurischen Kräften hingeben. In den Blättern dagegen wirken die zum Tierischen hinstrebenden Kräfte, die im jasminähnlichen Duft der Pflanze zum Ausdruck kommen.
Zum Heilmittel werden die sehr bitter schmeckenden Wurzeln verwendet. Ihre Gift-

wirkung ist dadurch charakterisiert, dass sie Lähmungserscheinungen bis zum Atemstillstand hervorrufen. Das Bewusstsein bleibt jedoch bis zuletzt voll erhalten. Das Gift hat also keine berauschende, das Ich in seinen Ausdrucksmöglichkeiten verzerrende oder betäubende Wirkung, wie dies bei den Nachtschattengewächsen der Fall ist. Es scheint, als wenn die Salkräfte im Menschen, d. h. die Bewusstseinskräfte von der Pflanze nicht berührt würden, vielleicht sogar gestärkt werden. Dagegen richtet sich ihre ganze therapeutische Wirkung auf den Astralleib und damit auf das Nervensystem direkt. Es bewirkt einen reichlichen Urinabgang, wodurch eine Besserung z. B. bei Kopfschmerzen eintritt.
Bei den Kranken, denen Gelsemium helfen kann, findet sich das Bild des unregelmäßigen Eingreifens des Astralleibes in seinen neurovegetativen Funktionen. Die willkürlichen und unwillkürlichen Muskeln wollen nicht mehr gehorchen und erstarren ebenfalls.

Therapeutische Anwendungsgebiete

- Grippe, grippale Infekte, Migräne, Kopfkongestion, spastische Kopfschmerzen, neuralgiforme Schmerzzustände, meningeale Reizung, Paresen, Doppelbilder, Sehstörungen, Dystonien der glatten und quergestreifen Muskulatur *(Gelsemium comp.)*
- Fieber ohne Durst mit Schüttelfrost, allgemeines Zerschlagenheitsgefühl, Unruhe und Erschöpfungszustände, insbesondere nach Schock und Angst, Schwindel

Die Beschwerden verschlimmern sich durch Wärme z. B. bei Föhn, Sonnenhitze, feucht-warmem Wetter.

Gelsemium-sempervirens-Präparate

Gelsemium D4*, D6*, D30 *Amp.;* D3, D4, D6, D12, D15, D30 *Dil.;* D6, D30 *Glob.*
Gelsemium/Bryonia comp. (Arsenicum alb. D10/Belladonna, Pl. tota D6/Bryonia, Radix D3/Gelsemium, Rhiz. D4/Phosphorus D10) *Dil.*

* Nur Weleda Schwäbisch Gmünd, D

Dosierung und Anwendung

- Ampullen: 2-mal wöchentlich bis zu 1-mal täglich 1 ml s. c., evtl. häufiger
- Dilutio: 3-mal täglich 10 – 15 Tropfen

Gentiana lutea

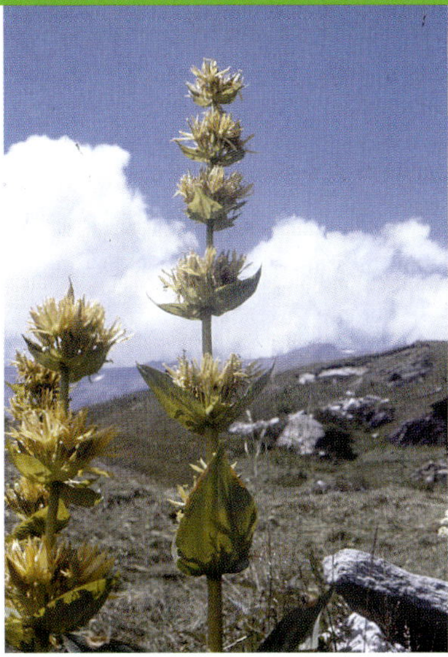

Botanischer Name: Gentiana lutea L. (Gelber Enzian)
Familie: Gentianaceae
Verwendeter Pflanzenteil: frische Wurzel

Vorkommen und Eigenschaften

Der gelbe Enzian (Gentiana lutea) ist heimisch in den mittel- und südeuropäischen Bergregionen und bis nach Kleinasien. Von zwei polaren Bildeprinzipien wird er durchzogen. Das eine Bildeprinzip wirkt als Wurzelkraft v.a. im Frühling stark nach oben aufbauend bis in die Blüte. Unter seinem Einfluss entwickelt sich die stattliche 1 – 1,5 m hohe Pflanze mit ihren ausladenden kohlkopfähnlichen Blattbüscheln. Der irdische Strom prägt die rhythmische Bildung der kräftigen, von Bogennerven durchzogenen Blätter. Sie setzen am kahlen Stängel kreuzgegenständig und etagenweise an. Das hierzu polare Bildungsprinzip äußert sich in der Fülle der gelben Blüten – neben ihren eigentlichen Blüten enthalten die Blütenstände noch akzessorische Blüten (Beiblüten) – sowie hohle Stängel. Sulfurische Kräfte wirken von den Blüten bis in die Pfahlwurzel hinunter und gestalten hier die Substanzbildung in Form von fetten Ölen mit.

Wirksamkeiten aus anthroposophischer Sicht

Das gegenseitige Durchdringen von Sulfur- und Salpol bedingt nicht nur die Überfülle der Blüten, sondern auch ihr 3- bis 7-maliges etagenartiges Auftreten in den Achseln der Blätter. Die gelben Blüten mit ihren stark sulfurische Qualitäten bei gleichzeitiger Substanzfülle stehen in Scheinquirlen um den Spross.
Seine sulfurischen Qualitäten äußert der gelbe Enzian spät. Erst nach 4 – 8 Jahren blüht er zum ersten Mal und pausiert dann jeweils einige Jahre; er kann bis zu 60 Jahre alt werden.
Die fetten Öle bilden mit den Bitterstoffen und dem Zucker der Pfahlwurzel eine Substanzkomposition, die als pharmazeutische Zubereitung v.a. auf die Verdauungstätig-

keit des Magens anregend wirkt. Auf der einen Seite regen die Bitterstoffe die abbauende Magentätigkeit an und andererseits gleichen die fetten Öle die hiermit verbundene Verfestigung und Entzündungstendenz aus und kräftigen so insgesamt die Verdauungstätigkeit im Magen. Der Zuckergehalt der Wurzel stärkt weiterhin die Ich-Organisation bei der Verdauung, wodurch die anregende Wirkung der Wurzel hier noch gesteigert wird.

Therapeutische Anwendungsgebiete

Dyspepsie, Achylie, Appetitlosigkeit, allgemeine Verdauungsschwäche, Völlegefühl.

Gentiana-lutea-Präparate

Monopräparate

Gentiana lutea D5* *Amp.;* D1, 5%, D2, D3, D6 *Dil.*
Gentiana lutea Rh 5% *Dil. aq.*

Kombinationspräparat

Amara® *Tropfen* (Cichorium/Erythraea centaurium/Gentiana lutea/Taraxacum/Absinthium/Juniperus communis/Millefolli herba/Peucedanum ostruthium/Salvia officinalis)

* Nur Weleda Schwäbisch Gmünd, D

Dosierung und Anwendung

Bei Appetitlosigkeit werden 5 – 10 Tropfen in etwas Wasser 10 Minuten vor dem Essen eingenommen. Bei Völlegefühl die gleiche Menge nach dem Essen einnehmen.

Geranium robertianum

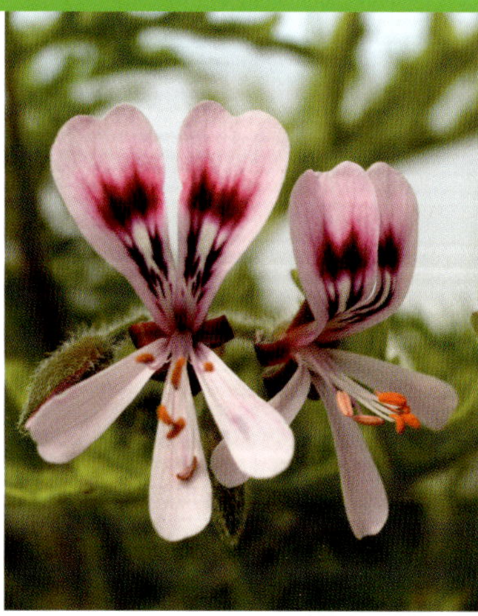

Botanischer Name: Geranium robertianun L. (Storchenschnabel, Ruprechtskraut)
Familie: Geraniaceae
Verwendeter Pflanzenteil: Frische blühende Pflanze, geröstetes blühendes Kraut

Vorkommen und Eigenschaften

Der deutsche Name Storchenschnabel bezieht sich auf die Form der reifen Früchte, die einem langen schmalen Schnabel ähneln. Die einjährige, häufig auch winterharte Pflanze hat einen aufrechten, verzweigten im unteren Bereich behaarten Stängel. Sie erreicht eine Höhe von 40 cm. Die grünen Blätter sind im Umriss dreieckig und doppelt gefiedert. Auffällig und speziell ist, dass die rosafarbenen Blüten immer zu zweit sprossendig wachsen. Am Grund jedes Kronblattes befindet sich eine Drüse, die eine unangenehm riechende Lösung absondert.

Wirksamkeiten aus anthroposophischer Sicht

Der Storchenschnabel erscheint im Sommer bereits wie von innerer Wärme durchglüht. Das im Frühjahr anfängliche Grün der Stängel und Blattstiele wandelt sich im Laufe des Sommers in ein dunkles Rot um, das während der späteren Entwicklung der Pflanze auch die Blattflächen ergreift. An trockenen, sonnenexponierten Orten, wie an Mauern oder auf dem Schotter von Bahnstrecken, rötet sich das Ruprechtskraut vom ersten Wachstum an so intensiv, dass kaum noch etwas Grünes sichtbar bleibt. Kupferfarben leuchtet so die Pflanze.

Bei der pharmazeutischen Verarbeitung zum Heilmittel wird der Wärmeprozess weitergeführt. Das blühende Kraut wird geröstet. Hierdurch wird die von Wärme gleichsam durchglühte Pflanze aromatisiert. Pharmazeutisch wird die Pflanze so bestimmten Prozessen des menschlichen Organismus, insbesondere den Leber- und Galleprozessen, therapeutisch näher gebracht.

Therapeutische Anwendungsgebiete

- Blutungen verschiedener Art: klimakterische Blutungen, Menorrhagien; Hämorrhagien
- Entzündungen des Magen-Darm-Trakts, akute Entzündungen der Gallenblase und der Gallenwege, Entzündungen des Rachens
- Periphere Durchblutungsstörungen z. B. bei Diabetes mellitus, Endarteriitis obliterans, Vasokonstriktion

Geranium-robertianum-Präparate

Geranium robertianum tostum 50% *Pulvis*

Dosierung und Anwendung

Pulvis: 3-mal täglich eine Messerspitze

Humulus lupulus

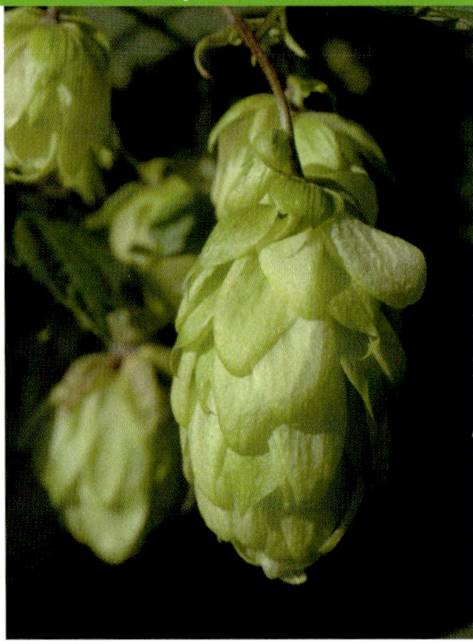

Botanischer Name: Humulus lupulus L. (Hopfen)
Familie: Cannabiaceae
Verwendeter Pflanzenteil: Frischer Fruchtzapfen

Vorkommen und Eigenschaften

Der Hopfen braucht andere Pflanzen oder Gerüste wie Büsche, Hecken, Zäune und Bäume als Stütze, um sich aufrichten und so in einer Vegetationsperiode bis zu 8 m Höhe hochklettern zu können. Die mangelnde Festigkeit und Aufrichtekraft des Stängels ist hier erstaunlich, da das Salprinzip der Wurzelkräfte deutlich nach oben wirkt. Er prägt die etagenweise gegenständig ansetzenden und langgestielten Blätter. Zudem klettert die Pflanze nach oben rechtswindend, was eine Seltenheit für Schlingpflanzen ist. Die rechtsdrehenden Windungen sind eine Begleiterscheinung der verfestigenden Substanzbildung. Auch die Harzbildung, wie sie Humulus in der Blüte zeigt, findet sich eher bei holzbildenden Gewächsen, nämlich in der Region des Stammes wie z. B. bei den Nadelbäumen. Harze repräsentieren eine Verdichtungtendenz sulfurischer Substanzen, die dem salinischen Prinzip entgegenkommt. Auch die Faserbildung im Bastteil des Stängels von *Humulus* deutet auf das salinische Verfestigungsprinzip. Das Salprinzip hat hier aber gleichwohl nicht zu einer festen aufrechten Stängelbildung geführt, sondern ist in das übermäßige und schnelle Längenwachstum und in die Dominanz des Blättrigen der Pflanze überführt worden. Die handtellergrosen dekorativ geformten Blätter variieren von einfach bis fünfach gegliedert.
Die Blüten wiederum sind dagegen in ihrer grünen Farbe eher unscheinbar, treten aber sehr zahlreich auf. Bei der weiblichen Pflanze sind es zapfenförmige Scheinähren mit einkleidenden gelblichgrünen Schuppen – einem Tannenzapfen nicht ganz unähnlich, bei der männlichen Pflanze unscheinbare lockere Rispen. Nur die weiblichen Fruchtzapfen werden therapeutisch wie auch zum Bierbrauen verwendet.
Auf der Innenseite der Deckblätter der weiblichen Fruchtzapfen – jedoch nicht bei den männlichen Pflanzen – sind kleine Drüsen mit bitter schmeckenden Harzen und aromatischen ätherischen Ölen enthalten. Die Gesamtkomposition der Hopfendrüsen, bitter aromatisch und keimtötend, ist bei der Bierherstellung erwünscht.

Wirksamkeiten aus anthroposophischer Sicht

Die Signatur des Hopfens beinhaltet die Überführung der Salkräfte allein in das Blatt- und Blütenhafte. Das Abgrenzende und Eigenständige wird nicht ausgebildet. So kann sich der Hopfen ganz mit den Licht- und Luftqualitäten der Umgebung verbinden. Therapeutisch bewirkt die Humulus-Arznei, dass vom Stoffwechselpol her die Seele mit verbindenden Sympathiekräften durchlebt und Bitternis überwunden wird. Angst und Spannung lösen sich und der Schlaf wird gefördert.

Therapeutische Anwendungsgebiete

- Einschlafstörungen bei Kummer und Gedankenkreisen
- Befindensstörungen wie Unruhe und Angst

Humulus-Präparate

Humulus lupulus 33%, D1 *Dil.*
Humulus comp. (Avena sativa Herba rec. 10 g, Humulus lupulus, Fructuarium rec./Passiflora herba rec./Valeriana Rhiz. rec./Conchae D6) *Dil.*

Dosierung und Anwendungsart

Dilutio: 10 bis 30 Tropfen; Tinktur oder D1 abends und zur Nacht, ggf. wiederholen bei Durchschlafstörungen.

Hypericum perforatum

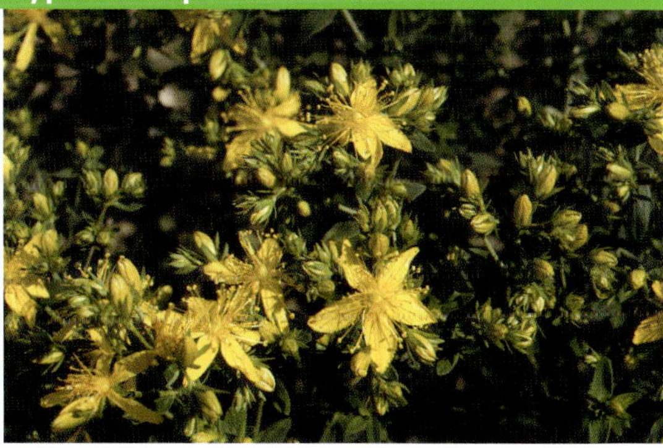

Botanischer Name: Hypericum perforatum L. (Johanniskraut)
Familie: Hypericaceae
Verwendeter Pflanzenteil: krautiger Teil des frischen Stängels mit Blättern und Blüten, frische Blüte

Vorkommen und Eigenschaften

In der Hochsommer- und Johannizeit, wenn die Pflanzenwelt sich ganz dem Einfluss der Sonne hingibt, leuchtet uns auch das Johanniskraut an sonnigen Weg- und Waldrändern und ausgetrockneten mageren Wiesen entgegen. Seine gelben Blüten sind mit feinen helleren oder dunkleren Strichen unregelmäßig gezeichnet und haben fünf schief elliptische Kronblätter.

Der Bauplan von Hypericum ist beachtenswert und einmalig. An zwei ganz eigentümlichen Merkmalen ist das echte Johanniskraut leicht zu erkennen: hält man die Blätter gegen das Licht, so sind sehr viele durchscheinende Punkte, die Öldrüsen zu sehen – sie lassen die Blätter wie perforiert erscheinen. Am Blattrand sind die Drüsen schwärzlich und enthalten den Farbstoff Hypericin.
Dem Stängel und den Blättern liegen die Zwei- und Vierzahl zugrunde. Der Stängel ist zweikantig, was sich sonst in der Pflanzenwelt sehr selten findet. Er ist extrem hart, oft rötlich überlaufen, saftlos und mit Mark erfüllt. Andere Arten haben vier Kanten und kein Mark. Ungestielt sitzen die kleinen elliptischen Blätter gegenständig am Stiel. Dies ändert sich in der Blüttenhülle, die sowohl im Kelch als auch in der Krone nach der Fünfzahl gebaut ist. Wiederum anders und einmalig verhalten sich die Staubblätter, die am Grund der Blüten zu je drei Bündeln vereinigt sind, mit drei Fruchtblättern, die einen oberständigen Fruchtknoten bilden.

Wirksamkeiten aus anthroposophischer Sicht

Hypericum ist also eine Pflanze, die eine besondere Beziehung zum Licht aufweist. Es gibt sich dem Licht im Übermaße hin und wandelt es in einen Farbstoff um, der die Blüten und Blätter in den schwärzlich scheinenden Drüsen durchzieht. Seine Inhaltstoffe können auch bei Mensch und Tier eine Lichtempfindlichkeit auslösen, das Hypericin hat photosensibilisierende Eigenschaften. Es bewirkt bei Belichtung die Auflösung des roten Farbstoffes in unseren Blutkörperchen.
Das aus der Pflanze ausgezogene farblose Johanniskrautöl färbt sich im Sonnenlicht in ein auffälliges Rubinrot.
Folgende Signatur kann im Johanniskraut gesehen werden. Äußeres Licht muss in inneres Licht verwandelt werden, dass im Organismus formend und gestaltend und auf seelischer Ebene erhellend wirkt. Diese Funktionen unterstützt Hypericum. Das Ich kann sich somit besser in der Peripherie des Organismus engagieren und es kommt zu einer besseren Durchwärmung des Organismus bzw. der Organismus kann mit der äußeren Wärme besser umgehen.

Therapeutische Anwendungsgebiete

- Depressionen, depressive Verstimmungen v. a. im Winter *(Hypericum D1 – D6, Hypericum Auro cultum D2) (1%)*
- Bettnässen (äußerlich: *Hypericum, Flos 25% Öl* auf Blasengegend und Oberschenkelinnenseite)
- Schlecht heilende Wunden, Nachbehandlung von stumpfen und scharfen Verletzungen (*Hypericum Flos 25% Öl* äußerlich)
- Photosensibilität der Haut, Lichtdermatose, Lichtallergie *(Hypericum D4)*
- Rückenschmerzen, Wurzelreizsyndrom, Muskelrheumatismis (äußerlich *Hypericum Flos 25% Öl; Camphora 10%/Hypericum 30% aa* Oleum)
- Nervenschädigungen, Taubheitsgefühl, HWS-Schleudertrauma
- Coccygodynie, Tennisellbogensyndrom *(Hypericum D30)*
- Asthenische Kinder mit kalten Gliedern und z. B. Sinusitis (äußerlich *Hypericum Flos 25% Öl*), Rachitis (äußerlich: *Hypericum Flos 25% Öl* auf die Fontanelle)

Hypericum-perforatum-Präparate

Monopräparate

Hypericum Ø (= 33%), D1, D2, D3, D4, D6, D10, D12*, D20, D30* *Dil.;* D2, D3 *Trit.*
Hypericum Rh D3*, D6, D30 *Amp.*
Hypericum, Flos 25% *Oleum*
Hypericum Auro cultum D2 (1%), D3 (0,1%) *Dil.*
Hypericum Auro cultum Rh D2 (1%), D3 (0,1%) *Amp.;* D3* *Dil. aq.*

* Apotheke an der Weleda, D

Dosierung und Anwendung

- Ampullen: 2-mal wöchentlich bis zu 1-mal täglich, gegebenenfalls punktgenau an die schmerzende Stelle s. c.
- Dilutio: 2-mal täglich 10 Tropfen, hohe Potenzen seltener
- Öl: 1- bis 2-mal täglich dünn einreiben oder einmassieren

Ipecacuanha (Cephaelis ipecacuanha)

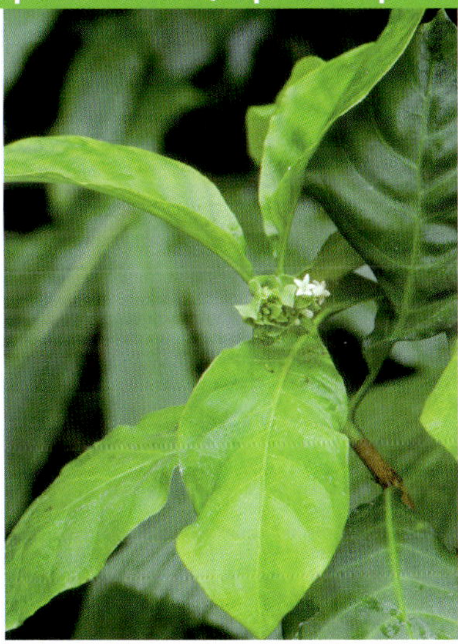

Botanischer Name: Cephaelis ipecacuanha (Brechwurzel)
Familie: Rubiaceae
Verwendeter Pflanzenteil: Getrocknete Wurzel

Vorkommen und Eigenschaften

Als niedrige zerstreut stehende, ausdauernde Staude – jedoch nur die Höhe von 40 cm erreichend – wächst *Cephaelis ipecacuanha* in den dumpfen tropischen Wäldern Brasiliens und Kolumbiens. Obwohl sie auf fruchtbarem, feuchtem Waldboden gedeiht, wächst sie ausgesprochen langsam, fast kümmerlich. Der oberirdische Stängel ist unten holzig und nackt, – als wollte er ein Baum werden –, nach oben dann aber sich krautartig verändernd. Er ist hier vierkantig und mit kurzen Haaren besetzt, verästelt sich

kaum und trägt gegenständig kurzgestielte große Blätter. Aus den Achseln der oberen Blätterpaare erheben sich die weißen Blütenköpfchen. Die Blüten bilden zu 8 bis 20 ein halbkugeliges Köpfchen – einem dicken Büschel ähnlich – mit zwei Paar kreuzweise gestellten Hüllblättern. Die weiße Krone ist trichterförmig nach oben bauchig erweitert. Als Frucht bildet sie schwarzviolette eiförmige Steinfrüchte.
Auffällig ist die Wurzel. Der bräunlich unterirdische Teil besteht aus einem schlanken Wurzelstock, der ringförmig erweiterte, zähe und zarte glatte Wurzeln besitzt. Diese weisen eine auffallend dicke Rinde auf, in der viel Stärke eingelagert wird. In der verdickten Rinde bildet Ipecacuanha v. a. seine pharmakologisch aktiven Stoffe.
Die Pflanze schmeckt bitter und scharf und besitzt einen eigenartigen Geruch, der bei empfindlichen Personen Niesen und selbst Asthma auslösen kann.

Wirksamkeiten aus anthroposophischer Sicht

Wichtige Bestandteile der Pflanze sind die Alkaloide Emetin und Cephaelin.
Die Wurzeln werden gesammelt und therapeutisch verwendet. Als Wurzelpräparat wirkt es v. a. auf neurasthenische Krankheitserscheinungen mit abendlicher und nächtlicher Verschlimmerung.

Therapeutische Anwendungsgebiete

- Bronchitis, Pertussis, Asthma bronchiale; als Expektorans zur Verflüssigung eines zähen Schleims bei schweren Bronchialkatharren *(Ipecahuana D3 – D6)*
- Heufieber, Migräne
- Gastritis, Dysenterie, Erbrechen *(Ipecahuana D3)*
- Konjunktivitis
- Störungen mit deutlich neurasthenischer Komponente: reizbare nervöse Stimmung, Übellaunigkeit, Angst, Unruhe, Misstrauen

Ipecacuanha-Präparate

Monopräparate

Ipecacuanha D4* *Amp.;* D3, D4, D6, D12*, D30** *Dil.;* D3, D6 *Glob.*

Kombinationspräparate

Cocculus comp. (Cocculus, Fructus D4/Ipecacuanha, Radix D4/Nux vomica, Semen D10) *Tabl.*

Hustenelexier Weleda (Drosera/Pulsatilla D3/Pimpinella anisum/Dulcamara/Ipecacuanha/Marubium album/Thymus vulg./Athaea, Radix)

Nausyn® (Absinthium D3/Cocculus D3/Ipecacuanha D3/Nux vomica D9/Petrol. rectif. D7) *Tabl.*

Pertudoron® ([in Deutschland: **Pertudoron 1**]) Belladonna D3/China D3/Coccus cacti D3/Drosera D3/Ipecacuanha D3/Mephitis putorius D3/Veratrum album D3) *Dil.*

* Nur Weleda Schwäbisch Gmünd, D; ** Apotheke an der Weleda, D

Dosierung und Anwendungsart

- Ampullen: 3-mal wöchentlich bis zu 1-mal täglich 1 ml s. c.
- Dilutio: 3-mal täglich 10 bis 15 Tropfen

Ledum palustre

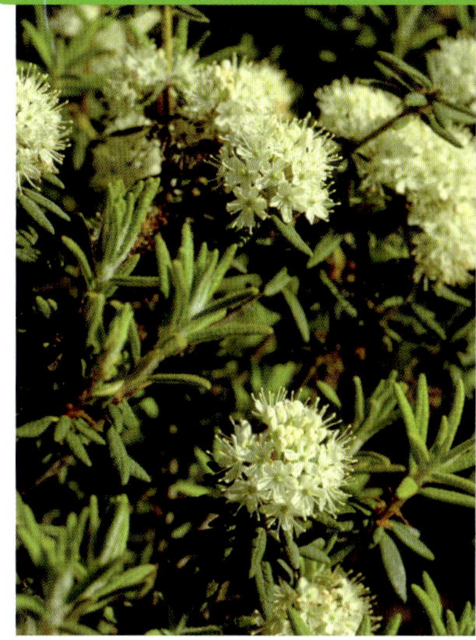

Botanischer Name: Ledum palustre L. (Sumpfporst)
Familie: Ericaceae
Verwendeter Pflanzenteil: getrocknete Triebspitze

Vorkommen und Eigenschaften

Der immergrüne rosmarinähnliche bis 150 cm hohe Halbstrauch Ledum palustre wächst am Rande der verschiedenen nordost-europäischen Hochmoore, dort wo es trockener wird und der Kieferwald beginnt. Von Mai bis Juni erscheinen an den mehr oder weniger aufrechten Sprossenden die Blüten in Form einer endständigen weißen reichhaltigen Doldentraube. Die Pflanze dringt also mit ihren Blüten deutlich in die Umkreiskräfte hinein. Sein Spross dagegen bleibt den Schwerekräften weitgehend verhaftet. Nur in seinem jüngsten Teilen kann er sich aufrecht erheben. Die vielen Einzelblüten bestehen aus einem 5zähnigen Kelch und einer drüsig klebrigen weißen Blumenkrone, die sternförmig strahlend ausgebreitet ist. Die immergrünen Blätter sind lineal-lanzettlich 3 cm lang, ledrig ganzrandige, tannennadelartig. Sie sind vielfach am Rande nach unten eingerollt und oberseits glänzend grün und unterseits rostfarbig filzig behaart sind. Die ganze Pflanze, besonders die Blätter, strömen einen betäubenden, etwas süß-herben Duft aus, der aber Fliegen und andere Insekten wie Motten, aber auch Wanzen und Mäuse auf Distanz hält. Die Blätter des Porsts enthalten bis zu 2,5% giftige ätherische Öle, u. a. Ledumkampfer.

Bei der ersten Sonnenwärme im Frühling droht dem überdauernden Strauch an derart kaltem Standort die Gefahr der Austrocknung. Da der Boden lange gefroren bleibt, können die Wurzeln den verdunstungsbedingten Flüssigkeitsverlust der Blätter nicht ausgleichen. Der Sumpfporst vollzieht daher über die windstill gestalteten Unterseiten seiner Laubblätter eine sparsame, sehr fein geregelte Transpiration und Atmungstätigkeit, wodurch er die extremen Temperaturdifferenzen und die unsichere Flüssigkeitsversorgung seines kalten Standortes zu meistern vermag.

Vergeblich suchen wir bei ihm nach einer eigentlichen Wurzel. Diese ist in der Tiefe des Moores erstickt und abgestorben. Immer nur der Spross der letzten 4 Jahre wächst nach oben, ältere Abschnitte werden in den Boden gedrückt und dann vom emporwachsenden Moorrasen überwuchert. Die mehr oder weniger starke Aufrichtung des jüngsten Blütensprosses verwandelt sich so mit in der Zeit in einen schräg-horizontal gelegenen Langtrieb, der Adventivwurzeln austreibt. Diese versorgen die Pflanze mit Wasser und Nährsalzen. Eine große Anzahl oberirdischer Triebe, die scheinbar als einzelne Sträucher imponieren, erweisen sich als die oberirdischen Sprosse eines verzweigten, vom Hochmoor überwachsenen, zusammenhängenden Ledum-Sprossnetzwerkes.

Wirksamkeiten aus anthroposophischer Sicht

Sulfurische Durchlichtung im Blütenbereich, die das Tierische fernhält, und salinisches Versinken, Absterben und Zerbröckeln nach unten in die Kälte des Frostbodens des Hochmoores prägen die beiden Pole der Pflanze. Dazwischen gestaltet sich sein merkurieller Bereich in besonderer Weise. Dem heraufsteigenden Absterbeprozess setzt Ledum palustre das Rauschhafte im Blattbereich entgegen, die Schwere kann er aber gleichwohl nicht genügend überwinden. Nur durch seine Vitalität gelingt es ihm, ein sich ausbreitendes Ledum-Sprossnetzwerk zu bilden, welches seinen Fortbestand sichert. Als Pflanze bringt er mit seiner Blüte klare Durchlichtung und mit seinem merkuriellen Blattbereich Vitalität und Struktur in die dunkle lebensfeindliche Kühle des Hochmoores. Dies kann als Signatur für seine therapeutische Verwendung bei entzündlichen Prozessen gelten. Therapeutisch ist Ledum palustre indiziert, wenn Entzündungen nicht durch Ich-Wärme aufgefangen und beendet werden können und besonderer (Licht-) Strukturkräfte bedürfen, wie z. B. die Entzündungen bei Rheumapatienten.

Therapeutische Anwendungsgebiete

- Gelenk- und Muskelrheumatismus; Chronische Polyarthritis bei neurasthenisch betonter Konstitution (Bettwärme verschlimmert, durch kalte Güsse gebessert; der Kranke ist frostig veranlagt); Entzündung der Gelenke ohne Fieber; Gicht
- Stichwunden, Insektenstiche (Biene, Wespe); äußerliche Anwendung oder als *Ledum palustre D30* stündlich bis zum Nachlassen der Schmerzen
- Beschwerden bei Alkoholikern

Ledum-palustre-Präparate

Ledum palustre D4, D6 *Amp.;* D2*, D3, D4**, D6, D30** *Dil.;* D6* *Augentropfen*

* Nur Weleda Schwäbisch Gmünd, D; ** Apotheke an der Weleda, D

Dosierung und Anwendungsart

- Ampullen: 3-mal wöchentlich bis zu 1-mal täglich 1 ml D6 s. c. in die Nähe der befallenen Gelenke
- Dilutio: 2- bis 3-mal täglich 10 bis 15 Tropfen D6 bis D2

Lobelia inflata

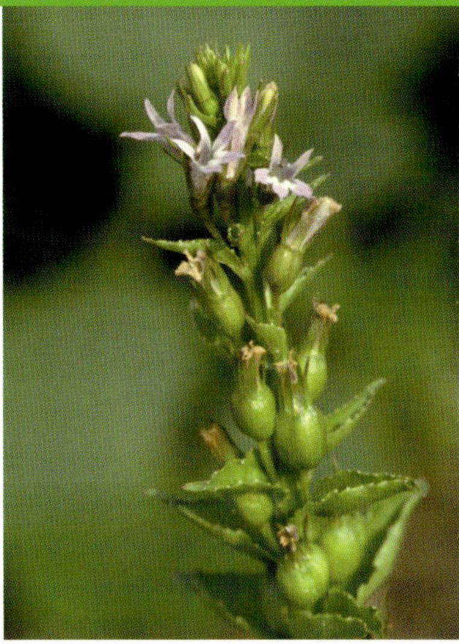

Botanischer Name: Lobelia inflata L. (Aufgeblasene Lobelie oder indianischer Tabak)
Familie: Campanulaceae
Verwendeter Pflanzenteil: Ganze frische blühende Pflanze

Vorkommen und Eigenschaften

Die Früchte von Lobelia inflata erscheinen aufgeblasen und daher der Name inflata. Die Pflanze hat die Luft hier in sich hereingenommen, als wollte sie sie zu einem Teil ihres Wesens machen. Die Familie der Lobeliengewächse, zu denen Lobelia inflata gehört, zeichnet sich durch zweiseitig – symmetrische ein- oder zweilippige Blüten aus, die sich im Laufe der Entwicklung gedreht haben. Nun zeigt die ehemalige „Oberlippe" nach unten und die ehemalige „Unterlippe" nach oben. Die jetzige „Oberlippe" besteht aus zwei und die „Unterlippe" aus drei Zipfeln. Der mittlere Zipfel der Unterlippe trägt einen gelben Fleck. Als kleine weißblaue Blüten stehen sie einzeln in den Achseln der oberen Blätter.

Die Aufgeblasene Lobelie wächst in Nordamerika bevorzugt auf Bahndämmen und Schuttplätzen. Sie ist ein einjähriges Kraut mit etwa 60 cm hohem aufrechtem wenig verzweigtem Stängel. Er ist eckig gefurcht, unten rauhaarig, oben kahl. Die elliptischen bis ovalen Blätter sind ungestielt und setzen einzeln alternierend am Stängel an. Sie sind stumpf und am Rande, ungleich gezahnt, etwas runzlig, blassgrün und oberseits kahl. Die zahlreichen weißblauen Blüten stehen einzeln in den Achseln der oberen Blätter.

Wirksamkeiten aus anthroposophischer Sicht

Der stark milchende rauhaarige Stängel des einjährigen Krautes ist mit mehreren Flügelleisten versehen, was an das Nachtschattengewächs Tabacum erinnert. Der Milchsaft enthält das Alkaloid Lobelin. Es ist in pharmakologischer Hinsicht dem Nikotin ähnlich.

Therapeutische Anwendungsgebiete

- Asthma bronchiale *(Lobelia D6, Lobelia comp),* bei Pollinose mit bronchialer Beteiligung, allergisches Asthma bronchiale *(Lobelia comp.)*
- Hyperemesis gravidarum

Lobelia-inflata-Präparate

Lobelia inflata D3, D6 *Dil.*
Lobelia comp. (Lobelia inflata Pl tota D6/Plumbum met. praep. D8/Quercus, Cortex D4/Veronica officinalis, Herba D4) *Amp.; Dil.*

Dosierung und Anwendungsart

- Ampullen: 1-mal täglich 1 Ampulle per Nasalapplikator oder Inhalation
- Dilution: 3-mal täglich 10 – 15 Tropfen

Mezereum (Daphne mezereum)

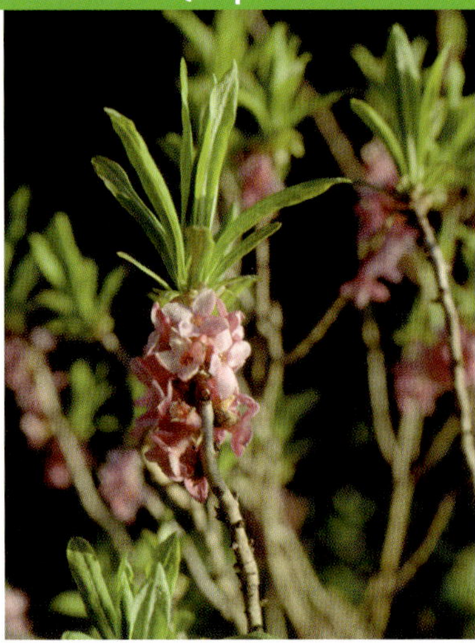

Botanischer Name: Daphne mezereum L. (Seidelbast)
Familie: Thymelaeaceae
Verwendeter Pflanzenteil: Rinde

Vorkommen und Eigenschaften

Daphne mezereum wächst als bis 150 cm hoher Strauch in Mittel- und Südeuropa in Buchen- und Laubmischwäldern, meist auf kalkhaltigen Böden.
Der Seidelbast ist eine Pflanze des frühesten Frühlings. Die rosa oder auch weißen fast hyazinthenähnlichen Blüten brechen noch vor den Blättern unmittelbar aus der Rinde hervor. Um diese Jahreszeit erscheint der übrige Wald noch völlig im Winterschlaf zu liegen, umso mehr fallen die kardinalroten Blüten des Seidelbastes auf. Ihre Blütenhülle wird von vier Kelchblättern gebildet. Kronenblätter fehlen hier ganz. Auch die

Staublätter sind zu viert angeordnet. Die Blüten wachsen in den Achseln der abgefallen letztjährigen Blätter. Die wenigen bereits umherfliegenden Insekten werden durch den betäubend starken, weithin spürbaren Duft der Blüten angelockt. Die rutenähnlichen Zweige sind kahl und nur an ihren Spitzen treiben sie gegen Ende der Blütezeit spiralig Blätter aus.
Bei der herbstlichen Reife entwickeln sich aus dem Fruchtknoten die leuchtend roten, fleischig eiförmig kahlen Früchte. Vögel essen die Früchte des Seidelbast gerne und verbreiten so die Samen, für Mensch und Säugetier sind sie aber stark giftig.

Wirksamkeiten aus anthroposophischer Sicht

Der Saft der Rinde wirkt auf der Haut blasenziehend. Er wird zur Heilmittelherstellung gewonnen und gemäß des Simile-Prinzipes bei entsprechenden Hauterkrankungen angewendet.

Therapeutische Anwendungsgebiete

- Hautentzündungen mit unerträglichem Jucken und Bläschen, die zu dicker Schorf- und Eiterbildung neigen; Ekzem, Erytheme, Puritus, Impetigo
- Herpes zoster, Neuralgien im Gebiet des N. trigeminus

Modalitäten: Verschlimmerung durch Kälte sowie Bettwärme

Mezereum-Präparate

Mezereum D6* *Amp.;* D4 D6 D12**, D30** *Dil.*

* Nur Weleda Schwäbisch Gmünd, D; ** Apotheke an der Weleda, D

Dosierung und Anwendungsart

- Ampullen: 2-mal wöchentlich bis zu 1-mal täglich 1 ml s. c.
- Dilutio: 3-mal täglich 10 – 15 Tropfen

Oxalis acetellosa

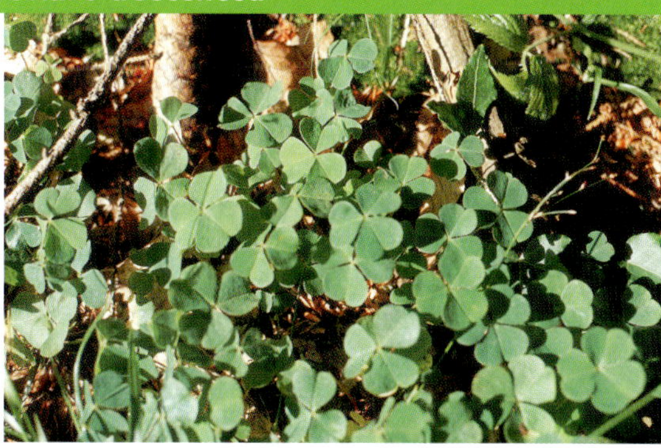

Botanischer Name: Oxalis acetosella L. (Waldsauerklee)
Familie: Oxalidaceae
Verwendeter Pflanzenteil: Blatt

Vorkommen und Eigenschaften

Der Sauerklee ist eine kleine (5 – 10 cm große) zarte Pflanze mit charakteristischen dreiteiligen Blättern. Im zeitigen Frühjahr, bald nach dem Erblühen der Anemone und der Schlüsselblume, sprießt er aus den feucht-kühlem Waldboden hervor – den leicht durchlichteten Schatten mehr liebend als das grelle Sonnenlicht – und bildet die kleinen weißen, mit rötlich bläulichen Adern durchzogenen Blütenglöckchen. Er reagiert sehr sensibel auf das einwirkende Sonnenlicht, senkt seine Blättchen bei zu starker Belichtung ebenso wie bei Einbruch der Dunkelheit. Seine Wurzel dringt nicht bis zum Mineralischen des Bodens vor, sondern bleibt als kriechender Stock in der Humusschicht verhaftet und lässt nach oben direkt aus sich die langgestielten Blätter und Blüten hervorgehen. Wie ein Teppich bedeckt die Pflanze den humusreichen, schattigen Waldboden im Frühling und entwickelt in seinen Blättern trotz des hier herrschenden Lichtmangels ein helles, intensives Grün. In seiner ganzen Erscheinung zeigt der Sauerklee eine eigenartige Tendenz zur Sammlung und Zurückhaltung bei gleichzeitiger „Leichte und Durchlichtung" und nur geringe Beziehungen zum Mineralisch-Irdischen.

Der absterbende, in Fäulnis und Vermoderung übergehende Humus des Waldbodens dient Oxalis acetosella als Nahrung. Dabei wird er von ihr wieder ins Grün-Pflanzliche überführt. Das Pflanzliche als grünender Lichtprozess, der das Schattenhafte und Verfaulende überwindet, ist an der Erscheinung von Oxalis erkennbar. Seinen substanziellen Abdruck bildet er im hohen Gehalt an kaliumsaurem Oxalat.

Die Oxalsäure (Kleesäure) ist im Pflanzenreich sehr verbreitet und entsteht dort, wo Mineralisch-Irdisches überwunden bzw. ausgeschieden wird. Als freier chemischer Stoff bildet die Oxalsäure selber salzartige Kristalle sowie schwerlösliche Salze. Im Sauerklee dagegen tritt sie in Verbindung mit dem pflanzenverwandten Kalium auf. So kommt sie in engere Beziehung zum Ätherischen, wobei die ursprüngliche Beziehung zum Astralen nicht verloren geht.

Wirksamkeiten aus anthroposophischer Sicht

Als Heilmittel weist Oxalis eine deutliche Beziehung zu den aufbauend strukturierenden Kräften des Bildekräfteleibes auf. Diese Tätigkeit übt sie insbesondere dort aus, wo die ätherischen Kräfte im menschlichen Organismus vorherrschen, nämlich in der Stoffwechseltätigkeit der Leber, des Magen-Darmtraktes und der Milz. Gleichsam wie der Sauerklee im schattigen Waldboden zwischen Vermoderung und Fäulnis und der hierher nur schwach hinreichenden Lichtwirkung vermittelt, so regt Oxalis als Heilmittel im Flüssigkeitsorganismus ein stärkeres Hereinwirken der höheren Wesensglieder an und belebt die aufbauenden Stoffwechselprozesse. Die Heilpflanze wirkt damit einem Ausfallen und Stocken der Lebensprozesse entgegen, sie führt das Ausfallende ins Flüssige zurück oder überführt es ganz zur Ausscheidung.

Oxalis ermöglicht nach Steiner im Organismus die Bildung der Ameisensäure, die wiederum die Grundlage für das volle Wirken der geistig-seelischen Kräfte im Organischen ist. Insgesamt wirkt Oxalis Stauungen, Stockungen, Steinbildungen, die verbunden mit einer Verkrampfung im Abdominalbereich auftreten, entgegen.

Therapeutische Anwendungsgebiete

- Stoffwechselschwäche, verbunden mit Verdauungsstörungen
- Neigung zu Steinbildungen
- Magen-, Darm-, Gallenblasen-, Nierenbecken-, Harnblasenspasmen *(Oxalis D3 Amp.; Oxalis comp. Amp.)*, Cholezystopathie; Obstipation (äußerliche Anwendung)
- Schockwirkungen *(Oxalis, Folium 20% Externum; 10% Ungt.)*
- Menstruationsstörungen *(Oxalis D3 Amp.; 10% Ungt.)*

Oxalis-acetosella-Präparate

Monopräparate

Oxalis, Folium Ø (=33%), D2, D3, D4*, D6, D12*, D30* *Dil.*; 20% *Externum*, 30%, 10% *Ungt.*

Oxalis, Folium Rh D3, D4*, D6, D20, D30 *Amp.*

Kombinationspräparat

Oxalis comp. (Belladonna, Pl. tota D3/Chamomilla, Radix D3/Gelsemium, Rhiz. D3/Oxalis, Fol. D3/Sanguinaria, Rhiz. D3) *Amp.; Dil.*

* Apotheke an der Weleda, D

Dosierung und Anwendung

- Ampullen: je nach Bedarf können bis zu 3 Ampullen auf einmal s. c. gegeben werden
- Dilutio: 3-mal täglich 5 – 10 Tropfen
- Unguentum: auf dem Abdomen 1- bis 2-mal täglich einreiben

Passiflora incarnata

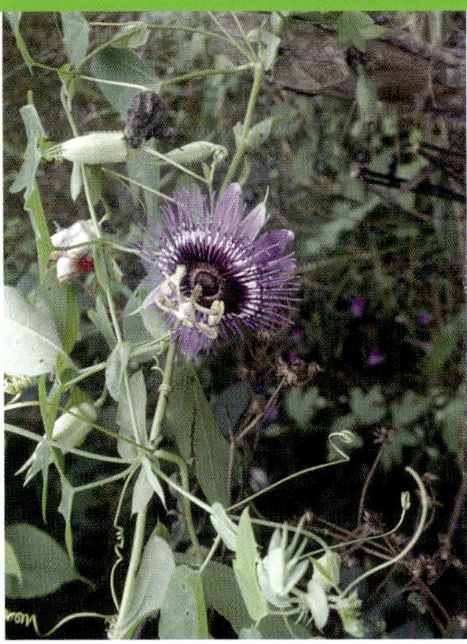

Botanischer Name: Passiflora incarnata L. (Passionsblume)
Familie: Passifloraceae
Verwendeter Pflanzenteil: blühendes Kraut

Vorkommen und Eigenschaften

Die wundersame Gestaltung der Blüte regte zur Namensgebung von Passiflora incarnata an. In den Blütenteilen wurden die Symbole des Leidens Christi wie die Dornenkrone, die Nägel und die Wundmale gesehen.

Sie ist eine ausdauernde, rankende Pflanze, die ohne Ausrichtung zur Sonne oder zur Erde wächst, mit dünnem und holzig kahlem Stängel. Auffallend sind ihre großen wechselständigen am Grund keilfförmig verlaufenden tief dreilappigen Blätter, die an diejenigen des Feigenbaumes erinnern. Ihre Frucht wird groß wie ein Hühnerei und ist essbar. Sie enthält einen süß schmeckenden Schleim.

Im südlichen Teil der USA und auf den Bermuda-Inseln ist die Pflanze heimisch.

Wirksamkeiten aus anthroposophischer Sicht

Bei der therapeutischen Wirkung von Passiflora in der Phytotherapie und in der Homöopathie stehen Nieren und Lunge sowie das Zentralnervensystem im Vordergrund. Die Atmung wird stabilisiert und die Nierenausscheidung wird erhöht, anderseits die zentralnervöse Erregbarkeit gemindert. Offensichtlich wirkt Passiflora im anthroposophischen Sinne auf den Luftorganismus, wodurch der Astralleib sich leichter im oberen Nervensinnespol lösen und dagegen im unteren Pol über die Niere vermehrt eingreifen kann. Hierdurch beruhigt sich auch die Atmung und findet zu einem gleichmäßigen Rhythmus zurück. Dies alles fördert das Einschlafen und ermöglicht auch seine beruhigende angstlösende Wirkung z. B. bei Asthma.

Therapeutische Anwendungsgebiete

- Asthma bronchiale, Erregung, Ängste, Schlaflosigkeit
- Nervenschmerzen
- Krämpfe, nervöser Magen

Passiflora-incarnata-Präparate

Passiflora incarnata 33%, D1, D2, D6 *Dil.*
Passiflora comp. (Crataegus, Fruct. rec./Passiflora, Herba rec./Salix alba, eth. Dec. D2)

Dosierung und Anwendung

Dilutio: 3-mal täglich 10 – 15 Tropfen

Podophyllum peltatum

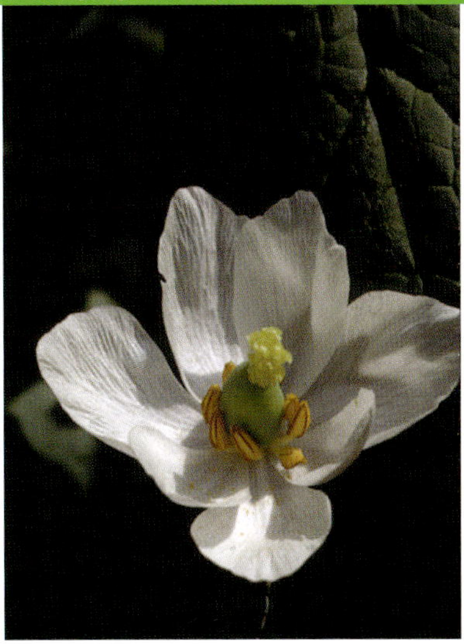

Botanischer Name: Podophyllum peltatum L. (Maiapfel, Entenfuß, Fußblatt)
Familie: Berberidaceae
Verwendeter Pflanzenteil: frischer Wurzelstock

Vorkommen und Eigenschaften

Die aus den schattigen Wäldern des atlantischen Nord-Amerikas stammende Staude wird bis 35 cm groß. Die Pflanze ist ausdauernd und entwickelt voneinander getrennt einen generativen und einen vegetativen Trieb. Sie kann also keinen mittleren, beide Phasen verbindenden Spross bilden. Der vegetative Trieb, der also keine Blüten trägt, bleibt einblättrig wie eine einkeimblättrige Pflanze. Wie ein Schirm schließt das Blatt das Wachstum nach oben ab. Der generative Trieb entwickelt zwei große gegenständig schirmartige Blätter, in deren Verzweigungsgabel sich im Mai die schneeweiße Blüten von 3 – 5 cm Durchmesser bilden. Die Blätter überragen sie wie ein Regenschirm.
Die Frucht besteht aus einer gelben, pflaumengroßen essbaren Beere, der sogenannten wilden Limone, während Stängel, Blätter und Rhizom giftig sind. Die Beere enthält 12 eiförmige Samen.
Die großen schildförmigen fünf- bis siebenlappigen grob gezähnten Blätter gaben der Pflanze den Namen. Durch ihre Gestalt, Größe und insbesondere durch ihre ledriggrüne Farbe sind sie leicht zu erkennen. In der Erde ist die Pflanze mit horizontal kriechendem, genarbtem Rhizom verankert, der zum Heilmittel verarbeitet wird.

Wirksamkeiten aus anthroposophischer Sicht

Das Harz der Wurzel von Podophyllum wird in der englischen Literatur aufgrund seiner therapeutischen Wirksamkeiten als vegetabilisches Quecksilber bezeichnet. Es wirkt stark abführend und galletreibend. Therapeutisch wird Podophyllum peltatum als Leber- und Gallemittel sowie bei Enteritis eingesetzt.

Therapeutische Anwendungsgebiete

- Sommmerdiarrhö mit gussartigen Entleerungen, Reizkolon, Mastdarmvorfall, Stuhlinkontinenz
- Cholangitis, Störungen des Leber-Galle-Systems, nach Gallenblasenoperationen
- Gebärmuttersenkung
- Zahnungsbeschwerden

Podophyllum-peltatum-Präparate
Podophyllum peltatum D6 *Dil.*

Dosierung und Anwendung

- Dilution: 3-mal täglich 10 bis 15 Tropfen
- Hinweis: nicht anwenden während der Schwangerschaft und Stillzeit

Rauwolfia serpentina

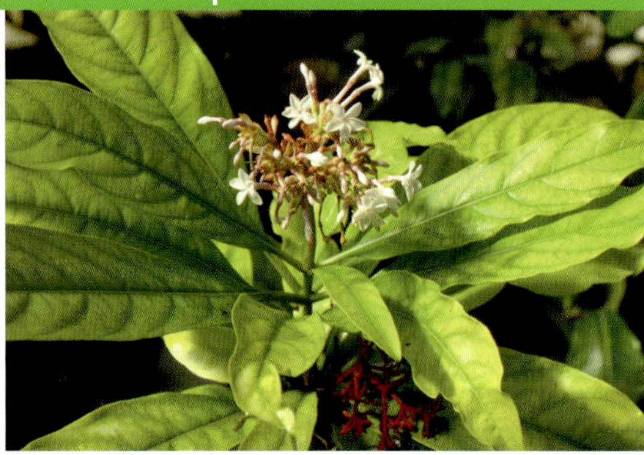

Botanischer Name: Rauwolfia serpentina (Schlangenwurz)
Familie: Apocynaceae
Verwendeter Pflanzenteil: getrocknete Wurzel

Vorkommen und Eigenschaften

Rauwolfia wächst als niedriger weißblühender Strauch bis zu 1 m hoch bevorzugt am Fuße des Himalayagebirges in Indien. Er ist immergrün und trägt seine Blätter etagenartig zu 3- bis 4-zähligen Wirteln angeordnet. Sie sind elliptisch bis lanzenförmig, weisen 8 bis 12 paarige Rippen auf. Auf der Oberseite sind sie kräftig grün, während ihre Unterseite auffällig blass ist. Der runde helle Stängel von Rauwolfia wird von einem doldenartigen Blütenstand gekrönt. Bei deren Verletzung tritt der latexähnliche giftige Milchsaft aus.

In Indien soll die Schlangenwurz seit Jahrhunderten als Heilmittel verwendet worden sein. Ihre Hauptanwendungsgebiete waren Schlangenbisse und Insektenstiche. Die Indikation Schlangebiss soll in Beziehung stehen zur angeblichen Signatur der Wurzel, die eine Schlangenform aufweist.

Wirksamkeiten aus anthroposophischer Sicht

Der pharmakologisch am besten charakterisierte Wirkstoff aus Rauwolfia ist das Reserpin. Es wirkt blutdrucksenkend und beruhigend.

Therapeutische Anwendungsgebiete

- Leichte Formen der Hypertonie, sympathikotone Regulationsstörungen
- Angst und Spannungszustände
- Bei arterieller Hypertonie essentieller Form ggf. mit *Hyoscyamus D6* in Komedikation

Gegenanzeigen: Depressionen, Ulkus-Krankheit, Phäochromozytom, Schwangerschaft Laktation. Interaktionen mit Digitalisglykosiden, Neuroleptika, Barbituraten!

Rauwolfia-serpentina-Präparate

Rauwolfia serpentina D1, D2, D3, D4*, D6 *Dil.*

* Apotheke an der Weleda, D

Dosierung und Anwendung

Dilutio: je nach Schwere der Symptome und der Konzentration (Potenzstufe) von 5 – 15 Tropfen dreimal täglich.

Rhus toxicodendron

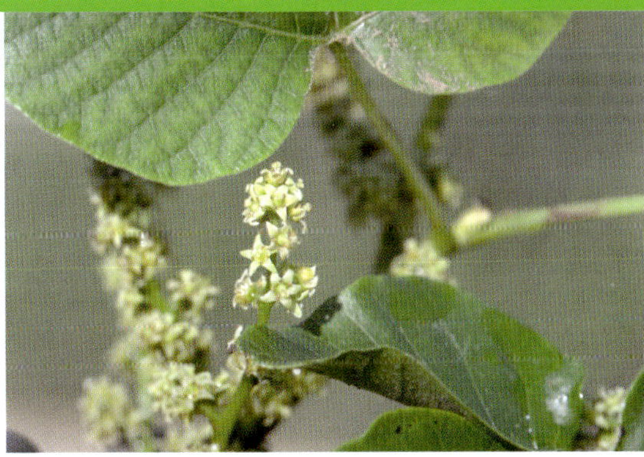

Botanischer Name: Toxicodendron quercifolium (Mich.) Green (Giftsumach)
Familie: Anacardiaceae
Verwendeter Pflanzenteil: frisches Blatt

Vorkommen und Eigenschaften

Wir könnten meinen, verschiedene Pflanzen vor uns zu haben, so stark variiert das Erscheinungsbild vom Giftsumach (Rhus toxicodendron). Wuchs, Form, Größe, Berandung und Behaarung der Blätter zeigen eine auffallende Erscheinungsvielfalt. Auch die Größe der Früchte fällt sehr unterschiedlich aus. Besonders auffällig ist die Verschiedenheit im Wuchs: mal aufrecht als mannshoher Strauch, mal als windende Liane

oder auch als dem Boden aufliegender Stamm. Seine Verwurzelungsfähigkeit ist dabei ungeheuerlich. Gestaltungsvielfalt und deutliche starre Verfestigungstendenz in Form der Wurzelkräfte sind im Blattbereich in eigenartiger Weise miteinander verwoben.
Die relativ zur Pflanze sehr großen langgestielten, schlaffen und trockenen, im Winde raschelnden dreizähligen Blätter bestimmen das Erscheinungsbild der Pflanze. Sie lassen Stamm, Blüte und Wurzel als unbedeutend erscheinen. Die starke Verwurzelung kann so als Reaktion auf die fließende Vielfalt im Blattbereich und als nachträgliche Herstellung einer neuen Erdverbundenheit verstanden werden.
Auf der Unterseite des kriechenden Sprosses treibt der Giftsumach fortlaufend Wurzeln in den trockenen Boden, den er bevorzugt. Als Liane kann er aus seinen Ästen efeuartig Wurzeln hervorsprossen lassen und sich so an Wänden und anderen Stämmen festhalten. Zu diesem Zweck bildet die Pflanze unterhalb der Sprossknoten in Reihen oder Rosetten angeordnete, luftwurzelartige Ausläufer. Sie können sich an den Stängeln bis weit nach oben dicht unterhalb der Blütenregion hinaufziehen, andererseits als Nebenwurzeln sekundär in die Erde hinaustreiben, wenn ein solcher Stängel in Bodennähe liegt.
Daneben verläuft die Wachstumsphase disproportioniert und verzerrt. Schon im Sommer werden die Laubblätter gelb bis tiefrot, gleichsam aufblühend in strahlender, fast greller Farbigkeit. Im Herbst verwelken und vertrocknen sie auffallend schnell, und wenn sie im Oktober zu Boden fallen, stehen die eigentlichen unscheinbaren weißen Blüten teilweise noch im Knospenzustand.

Wirksamkeiten aus anthroposophischer Sicht

Als Inhaltsstoff ist v. a. sein gelblich-weißer Milchsaft zu erwähnen, der sich an der Luft durch seinen Gerbstoffgehalt schwarz färbt und die bekannten schweren Hautreizungen hervorruft. Am giftigsten ist dieser Saft während des Blühens der Pflanze.
Der Giftsumach gehört als Anacardiacee ebenfalls wie Ruta, Colocynthis und Bryonia zu einer vorwiegend in den Tropen verbreiteten Familie; seine Heimat sind die wärmeren Gegenden der Ostküste Nordamerikas und Nordasiens. Therapeutische Ähnlichkeiten und Unterschiede bestehen insbesondere zu Ruta und Bryonia. Im Gegensatz zu Rhus tox, der die rheumatischen Beschwerden, die v. a. durch Bewegung gebessert werden, anspricht, wirkt Bryonia bei Beschwerden, die sich bei Ruhe bessern. Der Angriffspunkt von Rhus kann im Stoffwechselbereich gesehen werden, während derjenige von Bryonia mehr im Sinnesnervensystem zu liegen scheint (➤ Kap. Hysterie und Neurasthenie). Im gleichen Sinne wie Ruta graveolens wird Rhus toxicodendron bei Überanstrengung des Bewegungsapparates (Muskeln, Sehnen und Gelenke) eingesetzt.
Die zerfließende und wechselhafte Erscheinung der Pflanze kann als pflanzliches Gegenbild zu den wechselhaften rheumatischen, ziehend empfundenen Schmerzen gesehen werden. Der Patient, bei dem Rhus toxicodendron indiziert ist, hat fortwährend das Bedürfnis, sich zu bewegen, was sich als motorische Unruhe, Umherwälzen im Bett, ständiges Bewegen oder Reiben der betroffenen Extremität äußert. Erstarrend wirkende Formkräfte müssen ständig überwunden werden, was durch Rhus toxicodendron gefördert werden kann.

Therapeutische Anwendungsgebiete

- Chronische Formen des Muskel- und Gelenkrheumatismus, Torticollis, Lumbago, Myalgien
- Juckende bullöse Dermatitis und pustulöse Ekzeme, Pyodermien; Herpes zoster
- Ziehende Schmerzen, traumatisch, operativ oder entzündlich bedingt; Neuritiden Neuralgien, spondylotische Schmerzen; Ischialgie *(Colocynthis D4/Nux vomica D6/ Rhus tox. D12 aa)*
- Beschwerden durch Überanstrengung des Bewegungsapparates (Muskeln, Sehnen und Gelenke)
- Restless-legs-Syndrom *(Rhus tox. D4 – D6)*
- Modalitäten: Die Beschwerden sind dadurch charakterisiert, dass Bewegung, Reiben und Massieren und Wärme bessern

Rhus-toxicodendron-Präparate

Rhus toxicodendron D3*, D4*, D6, D10, D30 *Amp.;* D3, D4, D6, D10**, D12, D20**, D30 *Dil.;* D6, D30 *Glob.;* 5% *Ungt.*
Apis/Rhus toxicodendron comp. (Apis mellifica D2/Bryonia, Radix D3/Rhus tox., Fol. D4) *Amp.; Dil.*
Rhus toxicodendron/Belladonna comp. (Belladonna, Pl. tota D15/Eupatorium perfol., Herba D15/Rhododendron ferrug., Herba D15/Rhus tox., Fol. D15) *Dil.*

* Nur Weleda Schwäbisch Gmünd, D; ** Apotheke an der Weleda, D

Dosierung und Anwendung

- Ampullen: 2-mal wöchentlich bis täglich 1 ml s. c.
- Dilutio: 3-mal täglich 10 Tropfen
- Globuli: 3-mal täglich 10 – 15 Globuli
- Unguentum: 2-mal täglich dünn einreiben

Ruta graveolens

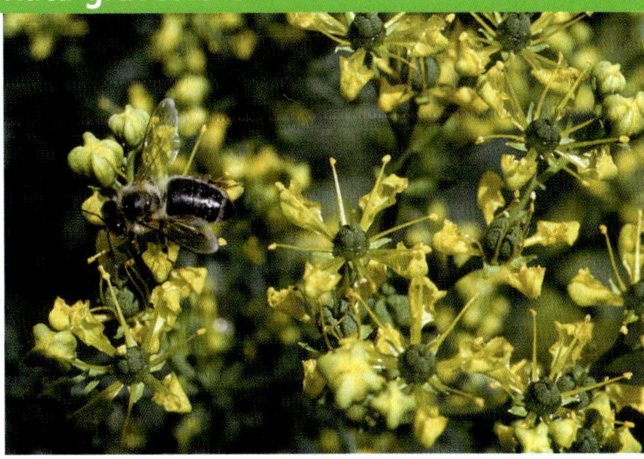

Botanischer Name: Ruta graveolens L. (Weinraute)
Familie: Rutaceae
Verwendeter Pflanzenteil: Kraut zu Beginn des Blühens

Vorkommen und Eigenschaften

Ruta graveolens wächst in der Wärme als kräftige, bis zu 1 m hohe Staude bevorzugt auf kalkigem Boden im Mittelmeergebiet. Ihre unteren Zweige sind verholzt und in der Erde besitzt sie einen verzweigten, holzigen Wurzelstock.
Die Bezeichnung graveolens weist auf den starken Geruch von Ruta graveolens (gravis stark und olere = riechen) hin. Sprosse und Blätter sind punktförmig mit Öldrüsen durchsetzt. Sie verleihen der Pflanze den starken aromatischen Geruch. Der scharfe Geruch der drüsigen kapuzenförmigen Kronblätter lockt speziell fäulnisliebende Fliegen an, während er Katzen, Mardern und Ratten, also ausgeprochenen Nerven-Sinnestieren, sowie Ameisen widerlich ist. Bleichgrüne Sprosse tragen die eigenartigen grau- bis blaugrünen, mehrfach in spatelförmige Blättchen gefiederten Laubblätter und die grüngelben Blüten in Form von Trugdolden. Die blaugrüne Farbe der Laubblätter beruht auf einer „Bereifung" mit einer Wachsschicht. Die Seitenblüten der Trugdolde sind nach der Vierheit, die Endblüten nach der Fünfheit gestaltet. Die Blätter schmecken ausgesprochen bitter. Als Frucht entsteht eine 4- bis 5-zipfelige Kapsel, die viele schwarzgraue, kantige Samen enthält.

Wirksamkeiten aus anthroposophischer Sicht

Die Ruta verbindet in sich vier sehr gegensätzliche Gruppen von Hauptwirkstoffen: die Cumarine, ätherische Öle, Alkaloide und Flavone. Die Cumarine mit ihren hautreizenden, allergisierenden, lichtsensibilisierenden und gerinnungshemmenden Eigenschaften repräsentieren zusammen mit den ätherischen Ölen das Sulfurprinzip der Pflanze. Die Flavone, v. a. das bedeutsame Rutin mit seinen membranstabilisierenden, gerinnungsfördernden und antiallergischen Eigenschaften stellt zusammen mit den Alkaloiden den Salpol der Pflanze dar.
Die Verholzung, die vom Wurzelstock erdhaft verfestigend auf den Stängel übergreift und die Vierheit der Gestaltung bis in die Seitenblüten der Trugdolde hinein bedingt, zeigt das deutliche Salprinzip dieser Pflanze an. Andererseits können wir in der starken Aromatisierung der Stängel und Blätter in Verbindung mit der Fünfheit der Endblüten eine ausgesprochen feurige sulfurische Komponente erkennen.
Terrestrisch Verharrendes und feurig Sulfurisches durchdringen sich gegenseitig in dieser Pflanze, wobei die letztere Komponente erst in der Endblüte die Gestaltung prägen kann. Dies kann als Signatur der therapeutischen Eigenschaften von Ruta graveolens angesehen werden. Das verwandelnde Eingreifen des Ichs in stockende Stoffwechsel- und Willensprozesse wird von ihr therapeutisch angesprochen. Auf der anderen Seite werden die gerinnungsfördernden, membranstabilisierenden und kapillarabdichtenden Eigenschaften der Pflanze therapeutisch im Sinne eines pflanzlichen „Calcium"-Wirkens gefördert.

Therapeutische Anwendungsgebiete

- Posttraumatisches Zervikalsyndrom, nach Schleudertrauma und anderen Distorsionen der HWS, Gelenkschmerzen, Distorsion v. a. des Handgelenkes, Tendosynovitis
- Kopfschmerzen und Augenschwäche nach Überanstrengung der Augen, Sehschwäche, Glaskörpertrübung, Macula-Degeneration, Katarakt *(Ruta graveolens D4 Augentropfen)*

- Amenorrhö, Dysmenorrhö
- Hämorrhoiden, Varizen, venöse Stase, Mastdarmprolaps bei Hämorrhoiden und atonischer Obstipation
- Frostbeulen *(Rutae graveolens 10% Ungt.)*

Ruta-graveolens-Präparate

Ruta graveolens D3 *Amp.;* D3 *Augentropfen* D1*, D2, D3, D4, D6 *Dil.;* 10% *Ungt.*

* Apotheke an der Weleda, D

Dosierung und Anwendung

- Ampullen: 2-mal wöchentlich bis zu 1-mal täglich 1 ml s.c.
- Augentropfen: 1-mal täglich bis 3-mal täglich 2 Tropfen ins Auge
- Dilutio: 3-mal täglich 10 bis 15 Tropfen
- Unguentum:1- bis 2-mal täglich dünn auftragen

Spigelia anthelmia

Botanischer Name: Spigelia anthelmia (L.) (Wurmkraut)
Familie: Loganiaceae
Verwendeter Pflanzenteil: getrocknetes Kraut

Vorkommen und Eigenschaften

Die einjährige Pflanze mit ovalen fiedernervigen Blättern ist in Westindien und im tropischen Amerika beheimatet. Ihre endständigen, rötlich-traubigen Blüten entspringen einem viergliedrigen Blattquirl. Auch ihr Stängel trägt vier Kanten. Die Pflanze ist nur im frischen Zustande sehr giftig, da das in ihr vorkommende Alkaloid sich sehr rasch zersetzt.
Die oberirdische Gestaltung bis zum obersten viergliedrigen Blattquirl ist von den Salkräften deutlich geprägt. Auf der anderen Seite wirken Sulfurkräfte in der Wurzel, die dieser eine gelb-rote Farbe verleihen und zahlreiche sulfurische Substanzen hier entstehen lassen u.a. Harze und Wachse.

Wirksamkeiten aus anthroposophischer Sicht

Blut- und Herzbewegung werden durch Spigelia in Einklang gebracht, wobei die Wirkung v.a. vom Sinnes-Nervensystem ausgeht. Hier wirkt es beruhigend.

Therapeutische Anwendungsgebiete

- Rheuma, rheumatische Streuung auf das Herz: Herzklopfen, Herzklappenfehler, Stenokardie; stechende reißende und einschießende Herzschmerzen
- Neuralgien, insbesondere Trigeminus-Neuralgie
- Migräne, Kopfschmerzen

Spigelia-anthelmia-Präparate
Spigelia anthelmia D3, D4, D6 *Dil.*

Dosierung und Anwendung

Dilutio: 3-mal täglich 10 – 15 Tropfen.

Urtica dioica

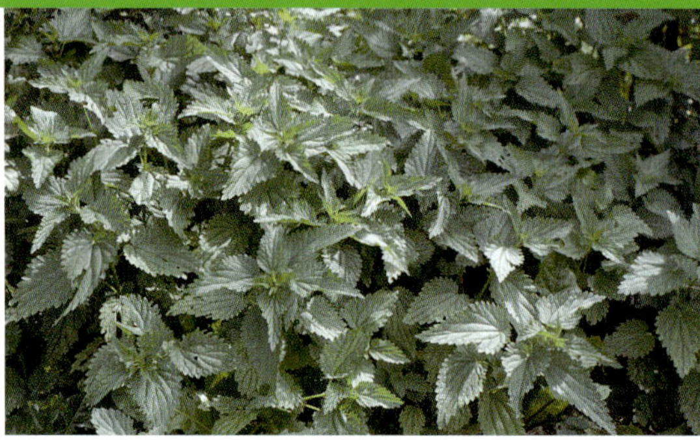

Botanischer Name: Urtica dioica L. (Große Brennnessel)
Familie: Urticaceae
Verwendeter Pflanzenteil: frische ganze Pflanze, getrocknetes Blatt

Vorkommen und Eigenschaften

Der feste Spross von *Urtica dioica* strebt senkrecht in die Höhe und bildet einen stark rhythmisch gestalteten mittleren Stängel-Blattbereich. Zur Blüte hin verwandeln sich die Sprosskräfte jedoch nicht deutlich ins Sulfurische; kein metamorphosierter Reifungsprozess in Form einer farbigen Blüte schließt nach oben das Wachstum der Pflanze ab. Der Blütenimpuls ist vielmehr tiefer in die Pflanze hineingezogen, wo er im Blattbereich in rhythmischen Wiederholungen in Form unscheinbarer Rispen erscheint. Er prägt aber auch in den Hauptwurzeln die gelbliche Farbe. Darüber hinaus findet diese sulfurische Durchdringung der Pflanze nicht ihren vollen Niederschlag in entsprechenden Substanzbildungen, wie z. B. in ätherischen Ölen oder Giftbildungen. Allein in der Bildung der Reizstoffe der peripheren Brennhaare, die durch Kalk und Kiesel zu starren Gebilden gestaltet sind, kann eine entsprechende Bildung gesehen werden.

Diese spezielle Art des Auftretens von sulfurisch geprägten Stoffen weist auf ein anderes, von der Wurzel stark heraufwirkendes Prinzip hin, das einem eigentlichen Giftbildungsprozess entgegensteht. Wie der sulfurische Bereich nach oben nicht klar ausgebildet ist, so weist auch die Wurzel nach unten keine deutliche salartige Prägung auf. Die Wurzel strebt nicht zum Erdmittelpunkt, sondern läuft v. a. flach oder schräg zur Erdoberfläche in zahlreichen feinen Wurzelbildungen aus. Der Prozess der Verhärtung und Verfestigung als Alkali- oder Wurzelprozess ist in Richtung der Blüte nach oben verlagert und prägt hier u. a. den festen, mit Fasern durchsetzten Stängel sowie die einfache Laubblatt- und Blütenblattstellung.

In Urtica dioica wird also der Sulfurprozess in Richtung der Wurzel zum Mineralischen hin verlagert, während das Alkali- und Calciumprinzip als Wurzelprozess in

Richtung der Blüte mehr ins Organische verwandelt erscheint. Somit stehen der Sulfurprozess auf der einen Seite und der Alkali- und Calciumprozess auf der anderen Seite im mittleren Blattbereich der Pflanze in einem entgegengesetzten Verhältnis zueinander – anders, als es ihren eigentlichen Qualitäten entspricht. In diesem ungewöhnlichen, polaren Kräfteverhältnis wirkt nach Steiner der hohe Eisengehalt der Pflanze vermittelnd.

Wirksamkeiten aus anthroposophischer Sicht

Als Heilmittel ruft Urtica dioica infolge ihrer merkuriellen Eisenprägung im menschlichen Organismus ordnende und regenerierende Reaktionen hervor. Die Pflanze spricht hierbei v. a. Funktionen an, die zur Beherrschung der Eisenprozesse im Stoffwechsel führen, welche die substanzielle Grundlage für die Willensimpulsierung sind. Durch das spezifische Zusammenwirken der polaren Kräfte fördert die Pflanze insgesamt den durchseelten, aufbauenden Nahrungsstrom.

Therapeutische Anwendungsgebiete

- Anämie, die nicht primär durch Eisenmangel, sondern durch mangelnde Beherrschung der Eisenprozesse bedingt ist; mangelhafte Substanzaufnahme (chronische Verdauungsschwäche und -störungen, Durchfall, Abmagerung) *(Anaemodoron®)*
- Verzögerte Rekonvaleszenz; Roborans für Schulkinder und Frauen, auch in der Schwangerschaft *(Urtica dioica Ferro culta)*
- Lang währende grippale Infekte oder andere Infekte *(Urtica dioica D3, D6)*
- Arterielle Hypotonie *(Solutio Ferri comp.)*
- Hämorrhoiden; Gewebeerschlaffung *(Solutio Ferri comp.)*

Urtica-dioica-Präparate

Monopräparate

Urtica dioica D1, D2, D3, D4**, D6, D12**, D30** *Dil.;* 20%, 50%* *Externum;* 50% *Pulvis;* 10% *Ungt.*

Urtica dioica Ferro culta ➤ unter vegetabilisierte Metalle

Kombinationspräparate

Anaemodoron® (Urtica dioica, Pl. tota rec./Fragaria vesca, Fructuanium rec./Mel) *Tropfen*

Solutio Ferri comp. (Kalium carb./Kalium-Eisen Tartrat/Sulfur/Trona/Weinsäure) D3, D6, D10* *Amp.;* D3, D4*, D6, D10, D12**, D15, D30** *Dil.*

Combudoron (Arnica/Urtica urens Gelatum) (Arnica montana, Pl. tota rec. 0,25 g, Urtica urens, Herba rec. 4,75 g, Ethanolum, Glycerol, Xantan, Aqua) *Gel, Spray* (➤ S. 567)

* Nur Weleda Schwäbisch Gmünd, D; ** Apotheke an der Weleda, D

Dosierung und Anwendung

- Ampullen: 2-mal wöchentlich bis täglich 1 ml s. c.
- Dilutio, Pulvis: 3-mal täglich 5 Tropfen bzw. eine Messerspitze vor dem Essen

4.18 Pflanzliche Typenheilmittel

Allgemeine Ausführungen ➤ Kap. 3.3.7

Anaemodoron® (Fragaria/Urtica) Tropfen

Komposition: 1 g Tropfflüssigkeit enthält: Extracta ethanolica ex: 300 mg Urtica dioica (große Brennnessel), Planta tota recens et 150 mg Fragaria vesca (Walderdbeere), Fructuarium recens/Mel (Honig) 50 mg. Hilfsstoffe: Aqua, Ethanolum, Saccharum

Eigenschaften und therapeutische Wirksamkeit

Die therapeutische Wirksamkeit von Fragaria vesca (Walderdbeere) beruht im Wesentlichen auf der Dynamik ihrer Eisen- und Kieselprozesse. Durch den Eisenprozess wirkt sie fördernd auf die Blutbildung. In Verbindung mit den Kieselkräften kann sich dieser Prozess bis in die Peripherie des Organismus gestaltend auswirken.
In Urtica dioica ist ebenfalls eine Eisendynamik prägend, daneben sind Schwefel und Alkalisalze weitere wirksame Komponenten Über die alkalischen Salze schafft die Brennnessel die Verbindung zum Nervensystem, während der Schwefel das Stoffwechselsystem anregt.
Mit Anaemodoron® wird somit der gesamte Organismus angesprochen, wobei jedoch der Blutbildungsprozess im Mittelpunkt steht.
Die Komposition von Anaemodoron® geht nachweislich nicht auf Steiner zurück, sondern ist vermutlich von Klinikärzten in Arlesheim und Stuttgart aufgrund von Vortragsäußerungen Steiners konzipiert worden.

Therapeutische Anwendungsgebiete

Anregung der Eisenverwertung bei (hypochromen) anämischen Zuständen, besonders da, wo mineralisches Eisen nicht vertragen wird.

Dosierung und Anwendung

3-mal täglich 10 – 15 Tropfen in etwas Wasser.

Cardiodoron® (Onopordon comp.) Tropfen

Komposition: 1 g Tropfflüssigkeit enthält: Extracta ethanolica ex: 25 mg Onopordum acanthium, Flos rec. et 25 mg Primula veris, Flos rec. et 1 mg Hyoscyamus, Herba rec. Hilfsstoffe: Aqua, Ethanolum

Eigenschaften und therapeutische Wirksamkeit

Das Verständnis der Komposition von Cardiodoron® setzt die Kenntnis der besonderen Funktionen des Herzens im menschlichen Organismus voraus, die über seine physiologischen Leistungen als Hohlmuskel hinausgehen.

Das Herz wirkt vermittelnd und wahrnehmend sowohl zwischen der oberen und unteren wie auch zwischen der zentralen und peripheren Organisation des Menschen. Dabei stellt das Herz den Menschen in das Weltgeschehen hinein und steht mit diesem in engster Beziehung. Die Herztätigkeit verbindet das Räumliche mit dem Zeitlichen im Ätherischen, das Vorstellungsmäßige mit dem Willen im Astralen und das Ich mit dem Du durch die Herzenswärme im Bereich des Geistigen. Dies sind drei Wesensaspekte der Herztätigkeit, die im Präparat durch die drei pflanzlichen Naturbilder angesprochen werden.

Die Polarität von oben und unten, d. h. von Himmel und Erde, wird von Primula und Hyoscyamus (Bilsenkraut) repräsentiert. Die Primel ragt mit ihrem Blütenstängel weit in den frühlingshaften, durchlichteten Umkreis hinein. Sie bleibt wohl mit ihrer Blattrosette am Boden gestaut, ihr Blütenstängel jedoch explodiert gleichsam am oberen Knotenpunkt in eine gelbe vielblütige Dolde. Damit stößt die Primel mit ihrer Blüte ganz in den sphärischen Umkreis hinein. Die Blütenregion der Primel reicht, wenn die Dynamik der Pflanze bildlich geschildert wird, sozusagen in den Himmel hinein. Sie verbindet damit Raum und Gegenraum und hat hierdurch eine besondere Beziehung zum Zeitlichen als Wesensaspekt des Ätherischen.

Das Bilsenkraut bleibt dagegen ganz irdisch in seiner Gestaltung. In die ätherischen Umkreiskräfte taucht es kaum ein. Das Obere ergreift es nicht, dagegen führt es in jedem Sprosselement eine Bewegung der Verinnerlichung durch. Es entsteht so eine Pflanze, die Ansatzpunkte zur Gestaltung von Rechts- und Linksseitigkeit, sowie von Vorne und Hinten zeigt – Gestaltungselemente also, die wir erst beim Tierreich ausgebildet finden. Auch substanzmäßig zeigt die Giftbildung an, dass überpflanzliche Kräfte hier vorzeitig aufgenommen wurden.

Während die Primel sich mit ihrem Blütenprozess und ihrer Blütenbildung in den sphärischen Lichtraum ganz hinein begibt, weist Bilsenkraut eine ganz andere Beziehung zum Licht auf. Die Blüten wenden sich vom Lichte weg. Vegetatives Wachstum und verfrühtes Blühen schieben sich beim Bilsenkraut fortwährend rhythmisch ineinander, wobei die Blütenbildung wiederholt vom Blattwachstum übergipfelt wird. Was sich hier in der Wachstumsdynamik ausdrückt, findet auch substanziell in der Giftbildung seinen Niederschlag. Die Erscheinung der Pflanze und ihre Giftsubstanzen weisen auf eine Wesenskonstitution hin, in der sich Kosmisch-Überpflanzliches mit dem unteren Vegetativen in deutlich rhythmischer Gestaltung verbindet und einprägt.

Die dritte Komponente in Cardiodoron®, Onopordon, die Eselsdistel, hat eine besondere Beziehung zur Wärme. Bei der Distel kann der irdische Substanzstrom eine große Pflanze aufbauen, und der von der Peripherie her wirkende Sonnenstrom prägt die stachlige und eingekerbte Erscheinung der Pflanze. Erde und Sonne, Finsternis und Licht sind bei dieser Pflanze Elemente, die sie zutiefst durchdringen, ohne dass sie dabei verschmelzen und sich gegenseitig umwandeln. Die Charakteristik der Distel führt zu dem Aspekt der verbindenden und einander respektierenden „Herzenswärme".

Zusammenfassend kann gesagt werden: die Primel-Geste spricht die Ätherisierung im zentralen Kreislauf an, diese wird wiederum überlagert und durchdrungen von der Astralität des Bilsenkrauts, wodurch im Herzen u. a. der Mut-Aspekt sich verstärkt, und schließlich wird die Funktion des Herzens im Sinne der „Herzlichkeit" als ein Aspekt der Ich-Organisation durch die Eselsdistel besonders angeregt.

Therapeutische Anwendungsgebiete

Cardiodoron® ist ein Herz-Kreislaufmittel auf breiter Basis mit großem therapeutischen Spektrum. Es ist angezeigt bei bestehender Kreislaufschwäche, besonders bei Jugendlichen, bei orthostatischer Labilität, bei Arrhythmien und als Basismedikation bei vielen speziellen Herztherapien; es hat zudem eine den Willen impulsierende Wirkung.

Dosierung und Anwendung

Tropfen: 3-mal täglich 15 – 20 Tropfen vor den Mahlzeiten – am besten in etwas warmem Wasser.

Choleodoron® (Chelidonium/Cucurma) Tropfen

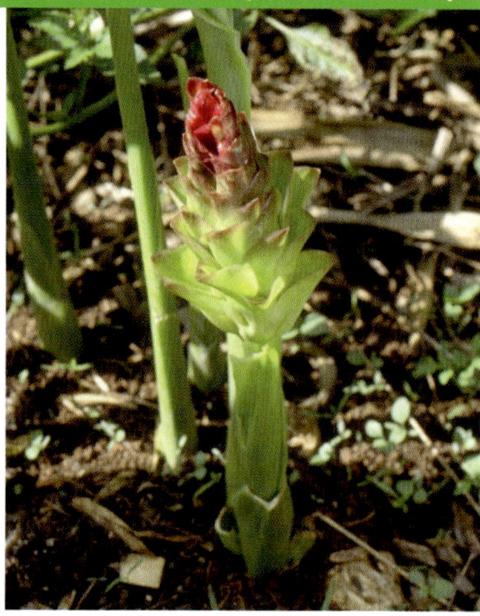

Komposition: 1 g Tropfflüssigkeit enthält: Extr. ethanol. ex.: 25 mg Chelidonium, Rhizoma rec. et 25 mg Curcuma, Rhizoma sicc., Hilfsstoffe: Ethanolum, Aqua

Choleodoron® enthält als Pflanzenbestandteile den getrockneten Chelidonium- und Curcumawurzelstock.

Eigenschaften und therapeutische Wirksamkeit

Chelidonium majus (Schöllkraut) wächst in einer eigentümlichen Periodik: vom Frühling bis zum Herbst wechseln Blütenbildung und Abblühen in einem ständigen Rhythmus ab. Die pflanzlichen Wachstums- und Lebenskräfte scheinen hier mit den abbauenden, aus der überpflanzlichen Sphäre hereinwirkenden Kräften in einem spezifisch rhythmisch hin- und herpendelnden Kräfteverhältnis zu stehen. Die Bildung des Milchsaftes, der zahlreiche Alkaloide enthält und der die ganze Pflanze – in ihrem oberen Teil als heller und in ihrer Wurzel als dunkelroter Saft – durchzieht, wird hiervon geprägt.
Auf die Gallenproduktion (Cholerese) und Gallenabsonderung (Cholekinese) wirkt die Zubereitung aus der Wurzel normalisierend, indem sie auf der einen Seite beide anregt und auf der anderen Seite einem zu starken Abbau ins Mineralische hin und damit einem Ausfallen mineralisierender Substanzen wie Cholesterin und Calcium entgegenwirkt.
Ihre intensive Kohlenhydratbildung und ihre besondere Beziehung zur Wärme, ausgedrückt durch ihre aromatischen Bestandteile, bedingen die besonderen Qualitäten der

tropischen Pflanze Curcuma. Wie Chelidonium hat sie cholagoge und choleretische Eigenschaften, doch weisen schon ihre Erscheinung und Inhaltsstoffe auf den ganz andersartigen, z. T. komplementären Charakter dieser Wirkung hin.
Die Komposition Choleodoron® ist daher ein umfassend wirkendes Heilmittel bei Gallenfunktionsstörungen mit Neigung zu Gallensteinbildungen.

Therapeutische Anwendungsgebiete

Störungen der Gallenfunktion, Gallestauung, Erkrankungen der Gallenwege; als Begleitbehandlung bei Lebererkrankungen.

Dosierung und Anwendung

2- bis 4-mal täglich 10 – 15 Tropfen, möglichst in warmer Flüssigkeit, in der Regel nach dem Essen einzunehmen; besonders wirksam bei kurmäßigem Gebrauch zusammen mit Hepatodoron®.

Digestodoron® (Aspidium/Salix comp.) Tropfen, Tabletten

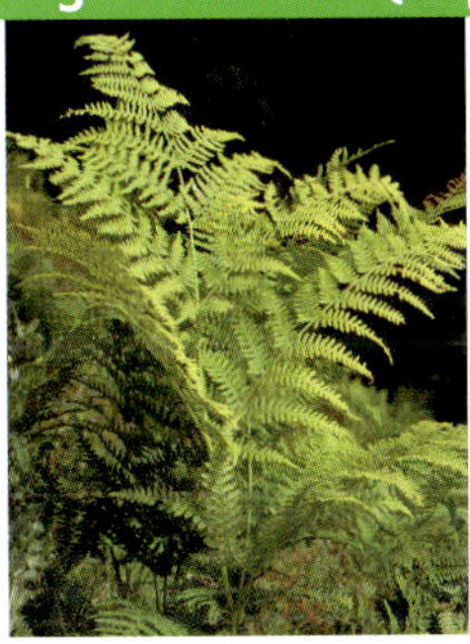

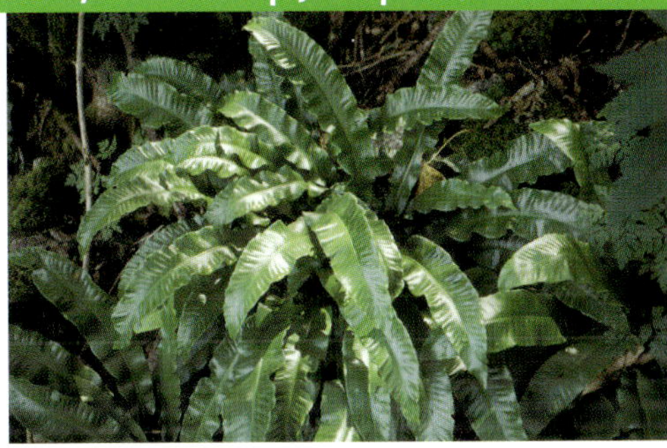

Digestorodon® enthält u. a. als Pflanzenbestandteile Blätter des Adlerfarns (Pteridium aquilinum) und Blätter des Hirschzungenfarns (Scolopendrium).

Digestodoron® ist aus folgenden Bestandteilen zusammengesetzt (➤ Tab. 4.1).

Tab. 4.1: Bestandteile der Heilmittelkomposition Digestodoron®. Neben den Tropfen als Ø (= 20%) ist Aspidium/Salix comp. weiterhin als Dilutio D3 verfügbar.

Präparat	Tropfen	Tablette
Aspidium filix-mas (Wurmfarn), Folium recens	4%	8 mg
Polypodium (Engelsüß), Folium recens	1%	2 mg
Pteridium aquilinum (Adlerfarn), Folium recens	4%	8 mg
Scolopendrium (Hirschzungenfarn), Folium recens	1%	2 mg
Salix alba (Silberweide), Folium recens	2%	4 mg
Salix purpurea (Purpurweide), Folium recens	2%	4 mg
Salix viminalis (Korbweide), Folium recens	4%	8 mg
Salix vitellina (Dotterweide), Folium recens	2%	4 mg
Excip.-ad Guttas-ad 200 mg		

Eigenschaften und therapeutische Wirksamkeit

In Digestodoron® liegen Auszüge der Blätter von je vier verschiedenen Farn- und Weidenarten zu einem Heilmittel verarbeitet vor. Das Präparat spricht die Verdauung in ihren Grundfunktionen an, wobei die Farnblätter den Abbau der Nahrungsstoffe und die Weidenblätter ihre Überführung in den Organismus unterstützen.

Kräfte der Farne können an ihrer Wachstumsgestik selber erkannt werden. Evolutiv tritt im Pflanzenreich mit den Farnen die Stängelbildung zum ersten Male auf und ermöglicht die um die mediane Hauptachse gegliederte links-rechtssymmetrische Blattgestalt. Hierdurch entsteht aus der bisher einheitlichen Raumgestalt der Pflanze die Zweiheit von zwei spiegelbildlichen Hälften in Form der Farnblätter. Die Bildegestik der Farne führt so den ursprünglich einheitlichen Raum der Pflanze in eine entgegengesetzt gerichtete Zweiheit über. Die sich hierin ausdrückenden pflanzlichen Kräfte des entzweienden Aufgliederns in entgegengesetzte Dimensionen entsprechen bestimmten Grundkräften des Abbaus im menschlichen Stoffwechsel, so z. B. bei der Verdauung der Nahrung. Der lateinische Name für Verdauung, die Digestio (lat. digere = ver-, zer-, abteilen) erinnert an die Überführung der Nahrung in zwei verschiedene Bereiche, nämlich in dem vom Organismus brauchbaren Teil und den unbrauchbaren Teil, der ausgeschieden wird. Durch die entsprechende Bildegestik der Farne sprechen sie als Heilmittel u. a. diesen Prozess im Menschen an.

Im Gegensatz zu den entzweienden Kräften der Farne beinhalten die Weiden die Kräfte des Vermittelns zwischen entgegengesetzten Bereichen. So heben sie z. B. die Gegensätzlichkeiten, wie sie in jedem Baum als Krone- und Stammprinzip herrschen, in einer bestimmten Weise auf. Während andere Bäume in ihren dem Lichte zugerichteten Teilen einer Entvitalisierung unterliegen, weisen die Weidenäste hier eine ausgesprochene Vitalität auf. Weidenruten erlauben als Stecklinge die Fortpflanzung des Baumes, weil die Zweige in der Erde selber Wurzel schlagen. Die Zweige der Weide weisen so Vitalitätskräfte auf, wie sie sonst allein im Wurzelbereich herrschen.

Die bevorzugten Standorte der Weide, nämlich an lichten Ufern von fließenden Bächen, deuten auch auf ihre vermittelnden Fähigkeiten. Sie nimmt hier eine Mittelstellung zwischen irdisch Festem, welches die äußere Form ermöglicht, und dem bewegten Wässrigen, welches als Lebenselement die Form ausfüllt, ein.

Die vermittelnden Kräfte der Weiden wirken mit ihren Blättern, wie sie in Digestodoron® vorliegen, auf die zentrale – die der Rinde mehr auf die periphere – Organisation im Menschen und sprechen hier polare Prozesse an. Sie unterstützen den Übergang der Nahrungsstoffe vom Inneren des Darmtraktes als noch qualitative Außenwelt in die durchlebte Innenwelt des Organismus als durchindividualisierte Eigenwelt.

Rhythmik entsteht im Zusammenwirken von Gegensätzen. Indem Digestodoron® gegensätzliche Kräfte bei der Verdauung anspricht, wirkt es auch insgesamt regulierend auf die Rhythmik des Verdauungstraktes, sei es die der Motilität oder die der Sekretion.

Therapeutische Anwendungsgebiete

Störungen der rhythmischen Tätigkeit des Magen-Darm-Traktes, sekretorischer wie motorischer Natur; Sodbrennen und chronischer Reizmagen, chronisch rezidivierende nervöse Diarrhö, funktionelle Obstipation sowie bei Wechselzuständen zwischen Durchfall und Verstopfung; Digestodoron® hat sich besonders beim Reizmagen leptosomer Patienten bewährt. Nervöse, neurasthenische und als sensibel zu bezeichnende Patienten sprechen v. a. gut auf das Präparat an.

Dosierung und Anwendung

Dreimal täglich 10 – 20 Tropfen, 1/4 Stunde vor den Mahlzeiten in etwas Wasser, kurmäßig über längere Zeit einnehmen; eine Tablette entspricht 10 Tropfen von Digestodoron® *(Aspidium/Salix comp.)* 20%. Aspidium/Salix comp. D3 hat sich bei Asthenikern allgemein sowie bei Obstipierten bewährt, während *Digestodoron®* Tropfen oder Tabletten bessere Resultate bei Diarrhö-Patienten zeigten.

Gencydo® (Citrus/Cydonia)

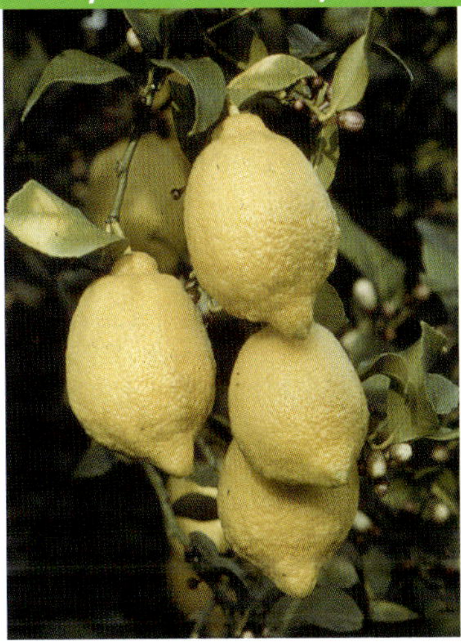

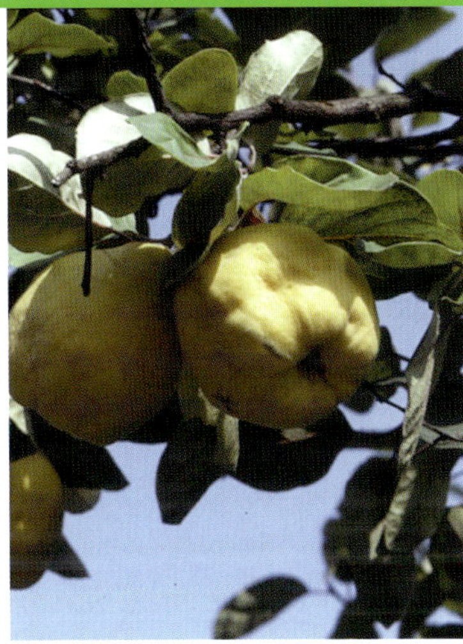

Gencydo® enthält als Pflanzenbestandteile Zitrone (Citrus limon) und Quitte (Cydonia oblonga) in besonderer Zubereitung.

Komposition

Ampullen 7%: 1 *Amp.;* 7% enthält Citrus limon, Succus 56 – 84 mg entspr. 4,55 mg Fruchtsäuren, berechnet als Citronensäure/wässriger Auszug aus Cydonia oblonga, Fructus rec. (1 : 2,1) 30 mg

Ampullen 5%: 1 *Amp.;* 5% enthält Citrus limon, Succus 40 – 60 mg entspr. 3,25 mg Fruchtsäuren, berechnet als Citronensäure/wässriger Auszug aus Cydonia oblonga, Fructus rec. (1 : 2,1) 30 mg

Ampullen 3%: 1 *Amp.;* 3% enthält Citrus limon, Succus 24 – 36 mg entspr. 1,95 mg Fruchtsäuren, berechnet als Citronensäure/wässriger Auszug aus Cydonia oblonga, Fructus rec. (1 : 2,1) 30 mg

Ampullen 1%: 1 *Amp.;* 1% enthält Citrus limon, Succus 8 – 12 mg entspr. 0,65 mg Fruchtsäuren, berechnet als Citronensäure/wässriger Auszug aus Cydonia oblonga, Fructus rec. (1 : 2,1) 30 mg

Ampullen 0,1%: 1 *Amp.;* 0,1% enthält Citrus limon, Succus 0,8 – 1,2 mg entspr. 0,065 mg Fruchtsäuren, berechnet als Citronensäure/wässriger Auszug aus Cydonia oblonga, Fructus rec. (1 : 2,1) 30 mg

Salbe*: 10 g enthält 2,00 – 4,67 g Citrus limon, Succus (Konz.), entsprechend 0,7 g Fruchtsäuren, berechnet als Citronensäure/0,3 g Glycerolauszug aus Cydonia oblonga, Fructus rec. (1 : 2,1)
Salbengrundlage: dickflüssiges Paraffin, Wollwachsalkohole, Glycerol 85%, gelbes Wachs, ethoxyliertes Wollwachs, Cetylstearylalkohol, gereinigtes Wasser
Augentropfen*: Citrus/Cydonia (Gencydo 0,1%) Augentropfen: 10 ml enthalten 8 – 12 mg Citrus limon, Succus, entsprechend 0,65 mg Fruchtsäuren, berechnet als Citronensäure/30 mg wässriger Auszug aus Cydonia oblonga, Fructus rec. (1 : 2,1)
Hilfsstoffe: Kaliumnitrat, Natriumhydroxid, Wasser für Injektionszwecke, oligodynamische Silberkonservierung
Nasenspray: Gencydo® Nasenspray 1% (Heuschnupfenspray): 10 ml enthalten Citrus limon, Succus 80 – 120 mg (entsprechend 6,5 mg Fruchtsäuren, berechnet als Citronensäure)/300 mg wässriger Auszug aus Cydonia oblonga, Fructus rec. (1 : 2,1)
Hilfsstoffe: Natriumchlorid, Wasser für Injektionszwecke

* Nur Weleda Schwäbisch Gmünd, D

Eigenschaften und therapeutische Wirksamkeit

Beim Heuschnupfen werden im Sinne der funktionellen Dreigliederung Sinnesprozesse nicht genügend von den polaren Stoffwechselkräften aufgefangen. Konstitutionelle Veranlagung hierfür sind eine zu starke „Nierenstrahlung" bei gleichzeitigem Überwiegen des Nervensinnespols. Dadurch beginnen die Sinnesprozesse, lokal an den Schleimhäuten der Nase und der Augen übermäßig vorzuherrschen und eine ausgesprochene Empfindlichkeit gegenüber Umwelteinflüssen entsteht. Im Frühling führt dies durch die starken Fremdeinflüsse der Pollen zu einer besonderen Belastung, auf die der Gesamtorganismus in Form des Heuschnupfens reagiert.
Die Entzündungsprozesse beim Heuschnupfen zeigen an, dass die Selbstbewahrungskräfte überempfindlich reagieren und nicht durch die übergeordneten, durchgestaltenden und abbauenden Kräfte voll erfasst werden. Die Symptome der wässrigen Sekretion sind der Ausdruck dafür, dass der Flüssigkeitsorganismus vom Gesamtorganismus nicht beherrscht wird.
Durch Gencydo® wird ein Gegenprozess zum Krankheitsgeschehen hervorgerufen. Es enthält den Fruchtsaft der Zitrone und einen Schleimzusatz der Cydonia in besonderer pharmazeutischer Zubereitung. Der Zitronenbaum, wie auch der Quittenbaum, stellt zum Heuschnupfen ein zugleich polarer wie auch verwandter Naturprozess dar. Wenn der Zitronenbaum blüht, duftet er intensiv über weite Strecken mit einem leicht süßlichen Aroma. Diesem Versprühen beim Blühen folgt das Zusammenziehen und die ausgeprägte Eigenraumbildung der Frucht, wobei das Flüssige als saurer Fruchtsaft bewahrt und gegen den Umkreis durch lederartige Schalen abgegrenzt wird. Dieser Naturprozess spricht in Form der Heilmittelzubereitung von Gencydo® v. a. die zentripetalen Bildetendenzen im Organismus an und reguliert damit das Verhältnis von Flüssigkeitsorganismus zum Gesamtorganismus. Die mineralischen Bestandteile der Zitronenfrucht sowie der Quittenfrucht regen die durchgestaltenden Ich-Kräfte an, wodurch die Entzündungsprozesse in die Heilphase überführt werden können.

Therapeutische Anwendungsgebiete

- Heuschnupfen
- Unterstützend zur Therapie von Asthma bronchiale
- Hörsturz
- Morbus Menière infolge zu starker Nierenstrahlung

Dosierung und Anwendung

Ampullen: die Injektionslösung wird s. c., im allgemeinen zwischen die Schulterblätter oder in den Nacken, gespritzt. Je nach Schwere des Falles wöchentlich 1 bis 2 Injektionen bis zu täglich eine der 1%igen Lösung. Bei ungenügender Wirkung kann auf die 3%igen oder 5%igen Ampullen übergegangen werden.

Als besonders wirksam hat sich auch die Inhalationsbehandlung mit Gencydo® erwiesen. Hierbei muss die Ampullenflüssigkeit in Tröpfchengröße von 1 µ und weniger zerstäubt werden. Etwa $^1/_3$ bis $^1/_2$ der 1%igen Lösung einer 1-ml-Ampulle wird bei der Inhalation, die möglichst früh morgens durchzuführen ist, eingeatmet. Je nach Schwere des Falles ist eine zweite Inhalationsbehandlung am selben Tag durchzuführen, auch kann bei ungenügender Wirkung auf die 3%ige Lösung übergewechselt werden.
In schweren Fällen und zur Langzeitprophylaxe sollte die Behandlung mit Gencydo® jeweils schon vor dem Ausbruch der Symptomatik, gewöhnlich im Januar/Februar, als vorbeugende Behandlung geschehen. Hierbei werden 2-mal wöchentlich je eine Injektion der 1%igen Lösung, bei insgesamt 8 – 16 Injektionen verabreicht.
Flüssigkeit und Salbe: bei Vorliegen der Symptome kann als unterstützende Maßnahme der systemischen Gencydo®-Behandlung das Präparat lokal als Pinselungsflüssigkeit und als Salbe angewendet werden. Die Nasenschleimhaut wird mit Hilfe eines Wattestäbchens oder mittels eines üblichen Zerstäubers mit der Pinselungsflüssigkeit mehrmals täglich benetzt. Jeweils im Anschluss an die Behandlung wird Gencydo®-Salbe tief in die Nase eingeführt.
Augentropfen: mehrmals täglich 1 Tropfen in beide Augen
Nasenspray: 2- bis 3-mal täglich 1 bis 2 Sprühstöße in jedes Nasenloch

Therapiehinweise

- Auf eiweißarme Kost und normale Darmtätigkeit wie z. B. regelmäßigen Stuhlgang ist zu achten. Bei einer Obstipation können *Digestodoron®* oder *Centaurium comp.* Tabletten verwendet werden
- Alkoholische Getränke sollen während der Behandlung vermieden werden
- Die Heuschnupfenbehandlung mit *Gencydo®* ist weiterhin durch eine Konstitutionsbehandlung zu unterstützen. Hierbei kann nach Angaben von Steiner:
  - den mehr hypochondrischen Patienten die Pulvermischung: *Plumbum metallicum praeparatum D14* 1 Teil/*Stannum metallicum praeparatum D14* 2 Teile
  - oder den mehr erethisch veranlagten Patienten die Pulvermischung: *Plumbum met. praep. D14* 2 Teile/*Stannum met. praep. D14* 1 Teil gegeben werden

- Bei Kindern und Jugendlichen muss wegen der tiefgreifenden Wirkung von Plumbum mit dieser Medikation vorsichtig vorgegangen werden, bzw. sind andere begleitende Therapien, wie z. B. *Kalium carbonicum D6, Argentum nitricum D20, Arsenicum album D10* oder *Quarz D20*, vorzuziehen
- Die 3%igen und 5%igen Injektionslösungen können bei der Injektion ein Brennen auslösen

Hepatodoron® (Fragaria/Vitis)

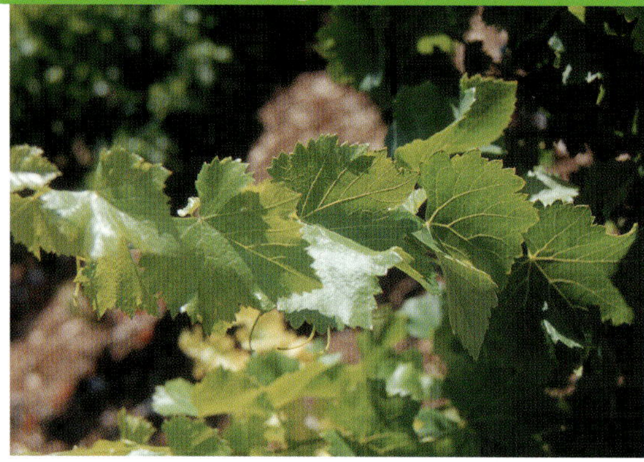

Komposition:
1 Tablette à 200 mg enthält: Fragaria vesca, Folium sicc. 40 mg/Vitis vinifera, Folium sicc. 40 mg
Hilfsstoffe: Lactosum monihydricum, Saccharum, Talcum, Tritici amylum

Hapatodoron® enthält neben den Blättern der Walderdbeere (Fragaria vesca) Blätter der Weinrebe (Vitis vinifera) in besonderer Zubereitung.

Eigenschaften und therapeutische Wirksamkeit

Zur Herstellung von Hepatodoron® werden die Blätter von Vitis vinifera (Weinrebe) und Fragaria vesca (Walderdbeere) in getrockneter und pulverisierter Form, also ohne Extraktion, verarbeitet. Durch die Austrocknung wird der besonders ausgeprägte Reifungsprozess der Blätter, der sich in der charakteristischen Zuckerbildung beider Pflanzen ausdrückt, weitergeführt. Bei der Walderdbeere bereiten die Blätter assimilativ den Zuckerreichtum der Früchte vor, während die Blätter der Weinrebe schon selbst einen auffallend hohen Gehalt an Zucker und zuckerverwandten Stoffen aufweisen.

Erdbeerblätter beinhalten weiterhin einen spezifischen Eisenprozess und einen zur Peripherie hindrängenden Kieselsäureprozess. Hier deutet sich eine gewisse Polarität zur Weinrebe an, wie sie auch am Habitus und an der Gestaltung beider Pflanzen ersichtlich ist. Während z. B. die Früchte als Nüsschen in die Peripherie der Scheinfrucht der Erdbeere verlagert werden, befindet sich der Same bei der Weinrebe inwendig, zentripetal in der Beere eingeschlossen.

Als Blattpräparat hat Hepatodoron® eine spezifische Beziehung zu rhythmischen Prozessen. Wie die Lebertätigkeit zwischen Stärke- und Zuckerbildung hin- und herschwingt, so zeigen auch die Blätter einen vergleichbaren Rhythmus zwischen beiden Stoffwechsellagen während der Tag- und Nachtphase.

Für die Verarbeitung der beiden Pflanzenteile für das Leberheilmittel hat Steiner ein

spezielles räumliches Ineinandermischen angegeben. Das Pulver der Weinbeerblätter soll von oben her in das zu einer dünnen Schicht horizontal ausgebreitete Pulver der Erdbeerblätter hineingestoßen und hineingerieben werden, bis eine gleichmäßige Verteilung entsteht.
Durch Hepatodoron® wird nicht nur eine einzelne Funktion der Leber angesprochen, sondern es wirkt in umfassender Weise auf ihre rhythmischen Aufbau- und Abbauprozesse.

Therapeutische Anwendungsgebiete

- Basismittel für die Lebertherapie, organische und funktionelle Lebererkrankungen, Anregung der assimilatorisch aufbauenden Funktion der Leber
- Auch zur Unterstützung der Therapie des varikösen Symptomenkomplexes; bei längerem Gebrauch auch regulierend auf die Darmtätigkeit (mild abführend)

Dosierung und Anwendung

Kurmäßig 2- bis 3-mal täglich 1 – 2 Tabletten vor dem Essen.

Iscador® (Viscum album fermentatum)

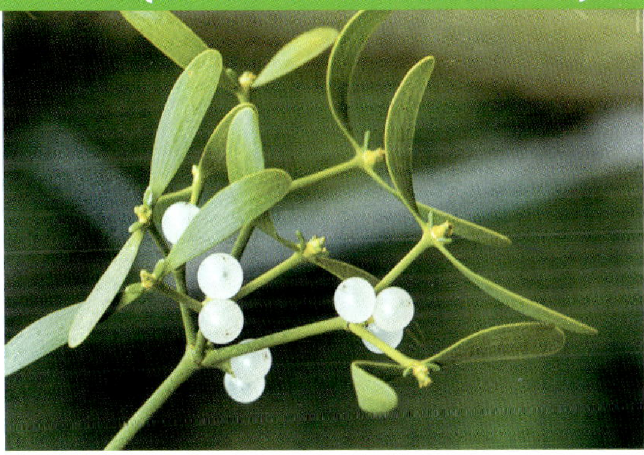

Allgemeine Ausführungen zur Misteltherapie ➤ Kap. 3.4

Iscador® wird aus der weißbeerigen Mistel (Viscum album) zubereitet.

Menodoron®

Komposition: 1 g Tropfflüssigkeit enthält Extracta aquosa resp. ethanolica ex: Majorana, Fructus sicc. 60 mg/Quercus, Cortex sicc. 50 mg/Millefolium, Flos sicc. 40 mg/ Capsella bursa pastoris, Herba sicc. 30 mg/Urtica dioica, Flos sicc. 20 mg
Hilfsstoffe: Aqua, Ethanolum

Eigenschaften und therapeutische Wirksamkeit

Die verschiedenen pflanzlichen Bestandteile des Menodoron® fügen sich zu einem Wirkungskomplex zusammen, der das Prozessuale des Menstruationsverlaufes aufgreift. Der Menstruationszyklus wird hierbei nicht nur als ein hormonelles Regelkreis-

geschehen verstanden, sondern darüber hinaus als ein Prozess, in dem die weibliche Wesenskonstitution prägend und bestimmend hineinwirkt. Dies geschieht v. a. über den Blutprozess, in dem die Ich-Organisation sowohl aufbauend wie auch abbauend in Verbindung mit den ihn untergeordneten Wesensgliedern in einem phasenhaften Wechselverhältnis wirkt.
Menodoron® hat zu den Prozessen im Blut eine besondere Beziehung, die den Menstruationszyklus bestimmen, indem jeder pflanzliche Bestandteil des Präparates eine Grundfunktion des Blutgeschehens in dieser Richtung darstellt. Urtica dioica beeinflusst die Eisendynamik des Blutes im Zusammenhang mit dem Rhythmus der Menstruation; Millefolium, mit seinem hohen Gehalt an Kalisalzen und mit einem ausgeprägten, jedoch beherrschten Schwefelprozess versehen, übt eine konsolidierende Wirkung auf den Blutprozess innerhalb des Stoffwechsels aus, was bei den zyklischen Menstruationsblutungen eine harmonisierende Rolle spielt; Capsella bursa pastoris wirkt hämostyptisch (blutstillend), Majorana regt die Durchwärmung an, und Quercus wirkt mit seinem Kalk und seiner adstringierenden Gerbsäure konsolidierend.

Therapeutische Anwendungsgebiete

Basistherapeutikum bei allen Anomalien des Menstruationszyklus, Menorrhagie, Dysmenorrhö und Rhythmusstörungen, besonders bei Jugendlichen und im Klimakterium.

Dosierung und Anwendung

Kurmäßig drei- bis fünfmal täglich 15 Tropfen in etwas Wasser; während der Periode aussetzen. Menodoron® ist trüb und vor Gebrauch umzuschütteln.

Plantago-Primula cum Hyoscyamo

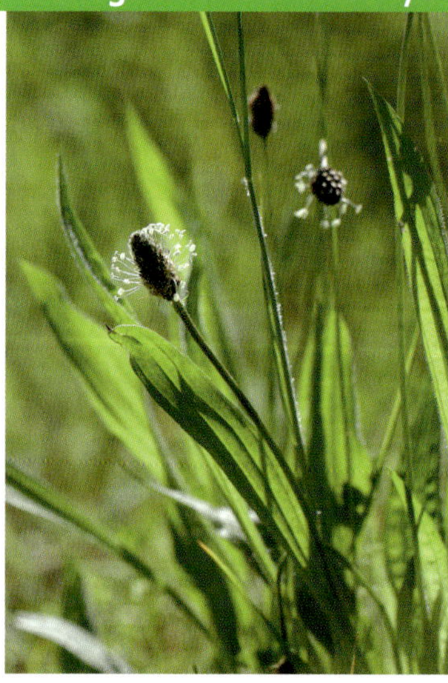

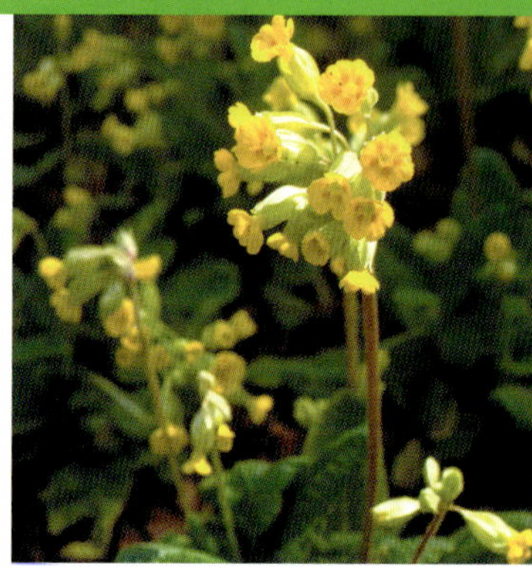

Präparat: *Plantago-Primula cum Hyoscyamo Amp., Dil.*
Komposition: 100 g enth. Hyoscyamus, Herba recens 0,1 g/Plantago lanceolata, Folium recens 2,5 g/Primula officinalis, Flos recens 2,5 g.
Herstellung: Von Steiner wurden Cardiodoron® und Plantago-Primula cum Hyoscyamo sowie auch Digestodoron® zusammen konzipiert. Plantago-Primula cum Hyoscyamo wird in gleicher Weise hergestellt wie Cardiodoron®. Während bei Cardiodoron® die Primel als Ausgangssubstanz genommen wird, ist es bei Plantago-Primula cum Hyoscyamo der Spitzwegerich. Bei beiden Präparaten werden die Ausgangssubstanzen mit verdünntem Hyoscyamus-Saft vermischt und auf 37 °C erwärmt. Danach wird bei der Herstellung von Plantago-Primula cum Hyoscyamo Präparation Primelsaft beigemischt; bei Cardiodoron® wird dagegen Eselsdistelsaft verwendet.

Eigenschaften und therapeutische Wirksamkeit

Der Wegerich weist in seiner Wachstumsgestik mit der Primel gewisse Ähnlichkeiten auf, aber auch deutliche Unterschiede. Bei beiden Pflanzen dringt der vegetative Spross zunächst nicht in den Lichtraum ein, sondern verharrt in der Erde – bei der Primel als Rhizom und beim Wegerich als ein an der Erdoberfläche gestauter Spross. Nach der Bildung einer Grundrosette der Blätter – bei beiden Pflanzen – dringt der Blütentrieb weit nach oben in den durchlichteten Raum ein. Während dann die Primel am obersten Knotenpunkt noch einmal eine Steigerung in eine etwas einseitig ausgerichtete, doldenartige Blütenkrone zeigt, bildet sich die Blüte beim Wegerich unscheinbar in Form der Ähre.
Damit weist die Blüte des Wegerichs eine Ähnlichkeit mit den Gräsern auf, z. B. mit den Getreidearten Roggen und Weizen. Das Verbleiben des Wegerichs in der scheinbaren Blütenlosigkeit ist umso erstaunlicher, als er mit dem Blütentrieb weit in die ätherischen Umkreiskräfte hineindringt und damit sich den Kräften, die eine ausgeprägte und farbige Blütenbildung ermöglichen, besonders aussetzt.
Das Fehlen einer farbigen Blütenentfaltung weist auf die bei ihm besonders wirkenden rein vegetativen Sonnenkräfte hin. Substanzmäßig drückt sich dies auch in der Festigkeit, ja im gewissen Sinne Mineralisierung von Blatt und Stängel aus, sowie in der Fähigkeit der Pflanze, überall zu wachsen und zu gedeihen.
Ähnlich wie das Getreide durch die Verinnerlichung des Sonnenhaften, unter Aufgabe des Blütenhaften, Grundlage für die tägliche Ernährung des Menschen bilden kann, so spricht der Wegerich in besonderer Weise den rein stoffwechselmäßigen Substanzstrom im Menschen an, der das Muskelleben nährt. Die Stoffwechselfunktionen des Muskels sind zunächst reine Willensimpulse. Damit aus ihnen Bewegungsabläufe entstehen können, muss die Vorstellung des Nerven-Sinnespols vom Herzen mit dem Gefühl der Sympathie empfangen und auf den Blutbahnen als Willensimpuls für die entsprechende Bewegung weitergeleitet werden. Hierzu steht Hyoscyamus in Beziehung. Begleitet werden muss der Ablauf durch innere Wahrnehmungsprozesse, damit eine harmonische Bewegung entstehen kann. Diese Sinnesfunktionen werden v. a. durch die Primel unterstützt, die auf der Ätherebene zwischen oberem und unterem Pol vermittelt.

Therapeutische Anwendungsgebiete

- Primäre und sekundäre Myopathien mit trophischen und tonischen Störungen, insbesondere im Kindes- und Adoleszentenalter
- Spasmen bei Multipler Sklerose
- Konstitutionelle Schwäche des Bewegungsapparats

Dosierung und Anwendung

- Ampullen: 2-mal wöchentlich bis zu 1-mal täglich 1 ml s. c.
- Dilutio: 3-mal täglich 5 – 10 Tropfen

4.19 Vegetabilisierte Metalle

Allgemeine Ausführungen ➤ Kap. 3.3.4

Aconitum

Präparat: *Aconitum napellus Plumbo cultum 0,1% Dil.*
Anwendungsgebiete: Beginn einer Bleibehandlung

Bryophyllum

Präparate:
- *Bryophyllum Argento cultum D2 (1%), D3 (0,1%) Dil.*
- *Bryophyllum Argento cultum Rh D2 (1%), D3 (0,1%) Amp.; D3 (0,1%) Dil. aq.*

Anwendungsgebiete: Einleitung einer Silberbehandlung nach Schockerlebnissen, Unruhen, Einschlafstörungen; das Präparat betont mehr die psychische Seite der Silbermedikation

Präparate:
- *Bryophyllum Mercurio cultum D2 (1%), D3 (0,1%) Dil.*
- *Bryophyllum Mercurio cultum Rh* D2, D3 Amp.; D3 Dil. aq.*

  * Nur Weleda Schwäbisch Gmünd, D

Anwendungsgebiete: Einleitung einer Quecksilberbehandlung; chronische Obstipation auf neurotischer Grundlage, Zwangserscheinungen

Chamomilla

Präparate:
- *Chamomilla Cupro culta, Radix D2 (1%), D3 (0,1%) Dil.*
- *Chamomilla Cupro culta, Radix Rh D2 (1%), D3 (0,1%) Amp.; D3 (0,1%) Dil. aq.*
- *Chamomilla Cupro culta, Radix Rh, ethanol. Decoctum 0,1% Glob.*

Anwendungsgebiete: Krampfzustände, Erregungszustände, epileptiforme Anfälle; gewisse Formen der Dysmenorrhö

Chelidonium

Präparate:
- *Chelidonium Ferro cultum D2 (1%), D3 (0,1%) Dil.*
- *Chelidonium Ferro cultum Rh D2 (1%), D3 (0,1%) Amp.; D3* Dil. aq.*

 * Nur Weleda Schwäbisch Gmünd, D

Anwendungsgebiete: Anregung des Eisenprozesses im Leber-Gallen-Gebiet; rezidivierende Gallenkoliken, Entlastung der Gallenfunktion, Aktivierung vom Stoffwechsel her; Eisen-Therapie der Depression

Cichorium

Präparate:
- *Cichorium Plumbo cultum D2 (1%), D3 (0,1%) Dil.*
- *Cichorium Plumbo cultum Rh D2 (1%) Amp.; D3 (0,1%) Dil. aq.*

Anwendungsgebiete: Beginn einer Bleibehandlung, z. B. zur Verstärkung des Abbaus, bei überschießendem Stoffwechsel

Präparate:
- *Cichorium Stanno cultum D2 (1%), D3 (0,1%) Dil.*
- *Cichorium Stanno cultum Rh D2 (1%), D3 (0,1%) Amp.; D3* Dil. aq.*
- *Cichorium Stanno cultum, Radix 1%, 0,1% Dil.*

 * Nur Weleda Schwäbisch Gmünd, D

Anwendungsgebiete: Bei Lebererkrankungen, besonders wenn der Prozess mehr zum Zerfließen neigt (seröses Anfangsstadium der Hepatitis, v. a. bei pastösen Typen); Leberstauungen, chronische Cholangitis

Equisetum

Präparate:
- *Equisetum arvense Silicea cultum D2 (1%), D3 (0,1%) Dil.*
- *Equisetum arvense Silicea cultum Rh D2 (1%), D3* (0,1%) Amp.; D3* Dil. aq.*

 * Nur Weleda Schwäbisch Gmünd, D

Anwendungsgebiete: Formung chronisch-entzündlicher Prozesse; bei Überempfindlichkeit der Schleimhäute (Heuschnupfen, vasomotorischer Schnupfen)

Hypericum

Präparate:
- *Hypericum Auro cultum D2 (1%), D3 (0,1%) Dil.*
- *Hypericum Auro cultum Rh D2 (1%), D3 (0,1%) Amp.; D3* Dil. aq.*

 * Nur Weleda Schwäbisch Gmünd, D

Anwendungsgebiete: Anfangstherapie bei jeder Depression (Injektion s. c. über der Leber); „energisierende Goldkomponente“

Melissa

Präparate:
- *Melissa Cupro culta D2 (1%), D3 (0,1%) Dil.*
- *Melissa Cupro culta Rh D2 (1%), D3* (0,1%) Amp.; D3* Dil. aq.*

  * Nur Weleda Schwäbisch Gmünd, D

Anwendungsgebiete: Pflanzliche Kupfertherapie bei Stauungen in der venösen Zirkulation; Durchwärmung des Abdomens; Spasmen im Abdominal- und Urogenitalbereich; gewisse Hypertonieformen

Nasturtium

Präparate:
- *Nasturtium Mercurio cultum D2 (1%), D3 (0,1%) Dil.*
- *Nasturtium Mercurio cultum Rh* D3 Dil. aq.*

  * Nur Weleda Schwäbisch Gmünd, D

Anwendungsgebiete: Einleitende Behandlung entzündlicher Prozesse im Darmgebiet, Colitis

Primula

Präparate:
- *Primula Auro culta D2* (1%), D3 (0,1%) Dil.*
- *Primula Auro culta Rh D3 (0,1%) Amp.; D3* Dil. aq.*

  * Nur Weleda Schwäbisch Gmünd, D

Anwendungsgebiete: Herzneurose, Stenokardie, Erschöpfung; „vitalisierende Goldkomponente"

Tabacum

Präparat:
- *Tabacum Cupro cultum Rh D3 (0,1%) Amp.; D3 (0,1%) Dil. aq.*

Anwendungsgebiete: Nervöse Krampfzustände, z. B. Asthma

Taraxacum

Präparate:
- *Taraxacum Stanno cultum D2 (1%), D3 (0,1%) Dil.*
- *Taraxacum Stanno cultum Rh D2 (1%), D3 (0,1%) Amp.; D3 (0,1%) Dil. aq.*

Anwendungsgebiete: Einleitung der Zinnbehandlung; degenerative Leberprozesse, chronische Hepatitis mit Übergang in Zirrhose; leberabhängige Ekzeme. Das Präparat, zunächst D2, wird s. c. über der Leber injiziert

Thuja

Präparate:
- *Thuja occidentalis Argento culta D3 (0,1%) Dil.*
- *Thuja occidentalis Argento culta Rh D3 (0,1%) Amp.; D3 (0,1%) Dil. aq.*

Anwendungsgebiete: Vitalisierende Silbertherapie; Aufbauschwäche, Stockung der Abscheidungsvorgänge, z. B. Oligo- und Hypomenorrhö, chronische Eiterungsprozesse; betont mehr die physische Seite der Silbermedikation

Urtica dioica

Präparate:
- *Urtica dioica Ferro culta D2 (1%), D3 (0,1%) Dil.*
- *Urtica dioica Ferro culta Rh D2 (1%), D3 (0,1%) Amp.; D3* Dil. aq.*

  * Nur Weleda Schwäbisch Gmünd, D

Anwendungsgebiete: Einleitung der Eisentherapie; Hypotonie, konstitutionelle Schwächezustände

Präparat:
- *Urtica dioica Ferro culta, Radix D2 (1%), D3 (0,1%) Dil.*

Anwendungsgebiete: Zwangskrankheiten

4.20 Kompositionen nach dem Modell von Heilpflanzen

Allgemeine Ausführungen ➤ Kap. 3.3.6

Alkali comp.

Mineralische Komposition als Nachbildung der Substanzprozesse von Kieselsäure und alkalischen Salzen in Cichorium intybus L.
- **Komposition aus:** (Ursubstanz: Kalium carb./Natrium carb. naturale (Trona)/ Quarz/Myrrha) D3, D6 Trituratio
- **Therapeutische Anwendungsgebiete:**
  - Zur Dauerbehandlung von Verdauungsschwäche, als unterstützendes Mittel bei Leber- und v. a. bei Gallenerkrankungen
  - Kurzdarmsyndrom
  - Unterstützendes Mittel bei Nervenerkrankungen, bei denen der zu starke Abbau von Seiten unverarbeiteter Sinneseindrücke durch einen zu schwachen Stoffwechselpol her nicht mehr aufgefangen werden kann
  - Antriebsschwäche, der Wille kann nicht in die Tat umgesetzt werden

Arnica, Planta tota D3/Solutio alkalina 0,2%

Bei der Solutio alkalina wird nicht eine bestimmte Heilpflanze, sondern es werden allgemeine Keimungs-, Reifungs- und Fruchtungsprozesse der Pflanzen auf anorganischer Ebene nachgebildet. Die Solutio alkalina dient als Medium und als komplementäre Heilmittelkomponente zur Arnika.

- **Komposition aus:** Arnica montana L., Planta tota recens, Fermentation/Salia Cineris vegetabilis (vegetabilische Aschensalze), spezielle Herstellungsart, Dilutio aquosa
- **Therapeutische Anwendungsgebiete:**
  - Zerebrale Durchblutungsstörungen, Schwindel bei älteren Menschen, Schlaganfall
  - Hörsturz
  - Postoperative Schmerzbekämpfung
  - Akute Zahnschmerzen
  - Traumen
  - Multiple Sklerose

Calcium silicicum comp.

Mineralische Komposition als Nachbildung der Substanzprozesse von Kieselsäure, Alkali- und Erdalkalisalzen, Gerbstoffen, gummi-, eiweiß- und kampferartigen Substanzen in Arnica montana L.

- **Komposition aus:** [Silikatschmelze (Quarz, Kalium carb., Calciumoxid) mit Arnica-Gummi/Arnicae mont. rad. aetherol./Querci roburi corticis extr. sicc./Camphora/Weizenkleber] D6, D20, D30* Ampullen; D6, D12, D20, D30** Dilutio; D4 Trituratio

  * Nur Weleda Schwäbisch Gmünd, D; ** Apotheke an der Weleda, D
- **Therapeutische Anwendungsgebiete:**
  - Fortsetzung und Stabilisierung der Therapie mit Arnica, Radix
  - Chronisch neuritische und neuralgische Prozesse, Läsionen mit Vernarbungen des ZNS, Commotio oder Contusio Cerebri, Arthrosis deformans, Multiple Sklerose

Kalium chloratum comp.

Mineralische Komposition als Nachbildung der Substanzprozesse von Pflanzenschleimstoffen, Eisen und Alkalisalzen in Pimpinella anisum L.

- **Komposition aus:** (Sylvin/Kalium phosph./Kalium sulf./Thenardit/Glacies Mariae/Ferrum phosph./Mucilago Lini seminis) D3, D6 Trituratio
- **Therapeutische Anwendungsgebiete:**
  - Entzündliche Prozesse des Blutes
  - Anregung von Absonderungsprozessen

Kalium sulfuricum comp.

Mineralische Komposition als Nachbildung der Substanzprozesse von Kalium und Natrium in Anagallis arvensis L.

- **Komposition aus:** (Kalium sulf./Natrium sulf./Mucilago Lini seminis) D3, D6 Trituratio
- **Therapeutische Anwendungsgebiete:**
  - Nervöse Magen-Darmbeschwerden durch zu starkes seelisches Wirken in diesem Bereich
  - Pankreasinsuffizienz, Meteorismus, gastroösophagealer Reflux bei Schwangerschaft mit distaler Refluxösophagitis

Solutio Ferri comp.

Mineralische Komposition als Nachbildung der Substanzprozesse von Schwefel, Eisen und verschiedenen Salzen in Urtica dioica L.

- **Komposition aus:** (Kalium carb./Kalium-Eisen-Tartrat/Sulfur/Trona/Weinsäure) D3, D6, D10* Ampullen; D3, D4*, D6, D10, D12**, D15, D20, D30** Dilutio

  * Nur Weleda Schwäbisch Gmünd, D; ** Apotheke an der Weleda, D
- **Therapeutische Anwendungsgebiete:**
  - Stagnieren des arteriellen und venösen Kreislaufes, Hämorrhoiden, Hypotonie, seelische Erschlaffung
  - Zur konstitutionellen Behandlung vasoneurotischer Störungen in Kombination mit Glandula suprarenalis
  - Trockene Maculadegeneration
  - Angstzustände

Solutio Sacchari comp.

Mineralische Komposition als Nachbildung der Substanzprozesse von Kieselsäure, Zucker und alkalischen Salzen in Chamomilla recutita (L.) Rauschert (Echte Kamille).

- **Komposition aus:** (Carbo Betulae/Kalium carb./Kalium-Eisen-Tartrat/Mel/Quarz/Trona) D6 Ampullen; D3, D4*, D6, D10, D12**, D15, D20, D30** Dilutio

  * Nur Weleda Schwäbisch Gmünd, D; ** Apotheke an der Weleda, D
- **Therapeutische Anwendungsgebiete:**
  - Unbeherrschte Stoffwechselprozesse, Meteorismus, Hypertonie, Krämpfe, feuchte Makula-Degeneration, Engwinkel-Glaukom
  - Klingeln in den Ohren

Solutio Siliceae comp.

Mineralische Komposition als Nachbildung der Substanzprozesse von Kieselsäure und schwefelsauren Salzen in Equisetum arvense L.

- **Komposition aus:** (Kalium carb./Marmor/Quarz/Sulfur/Trona) D6, D15 Ampullen; D3, D4*, D6, D10, D12, D15, D20**, D30 Dilutio

  * Nur Weleda Schwäbisch Gmünd, D; ** Apotheke an der Weleda, D

- **Therapeutische Anwendungsgebiete:**
  - Niereninsuffizienz, chronische Nephritis
  - Gesichtsekzeme
  - Arthrosis deformans
  - Tinnitus mit Geräuschüberempfindlichkeit
  - Nagelbildungsstörungen, Nagelmykosen, Dermatomykosen
  - Beginnende Involutionsosteoporose
  - Wirbelsäulensyndrome v. a. im HWE- und BWS-Bereich, Diskushernien
  - Iritis, Iridozyklitis
- **Dosierung und Anwendung:**
  - Ampullen: in der Regel 2- bis 3-mal wöchentlich 1 ml s. c.
  - Dilutio, Trituratio: 3-mal täglich vor dem Essen 5 – 10 Tropfen bzw. eine Messerspitze

5 Heilmittelporträts: Bäume

„Wenn wir ihn (den Baum) nämlich verständig anschauen, so können wir zunächst zum eigentlichen Pflanzlichen nur rechnen beim Baum dasjenige, was in dünnen Stängeln, in den grünen Blätterträgern, in Blüten, in Früchten herauswächst. Das wächst aus dem Baum heraus, wie die Krautpflanze aus der Erde wächst. Der Baum ist nämlich wirklich für dasjenige, was das an den Zweigen wächst, die Erde."

Rudolf Steiner (GA 324, Vortrag v. 15. 6. 1924)

Wie bereits im Kapitel „Heilpflanzen" ausgeführt, ist die therapeutische Wirksamkeit von Baumpräparaten unter anderen Gesichtspunkten zu verstehen als diejenige von Kräutern. Die Idee der Dreigliederung im Sinne des Salartigen, Merkurartigen und Sulfurartigen, die bei Kräutern für die Beschreibung ihrer therapeutischen Eigenschaften grundlegend ist, trifft so für Bäume nicht zu. Die therapeutische Wirksamkeit von Bäumen – wir sprechen hier vor allem von den Laubbäumen – versteht sich vielmehr unter dem Aspekt der Polarität von Stamm und Krone.

Prinzip des Baums aus anthroposophischer Sicht

Das Prinzip des Stammes beinhaltet auch die Wurzel, da er als eine Art Ausstülpung des Wurzelbereiches angesehen werden kann. Werden also Stammpräparate therapeutisch verwendet, repräsentieren sie die Wurzelkräfte. Daher erübrigt sich, von Bäumen spezifische Wurzelpräparate für die Therapie herzustellen. Auf der anderen Seite fasst das Prinzip der Krone in metamorphisierter Art Blatt und Blüte zusammen. Was beim Kraut der mittlere, merkurielle Bereich ist, nämlich der Blattbereich mit seinen Metamorphosen, erscheint beim Baum nach oben verdrängt, wobei ideell eine Umstülpung geschieht und nun Blüten und Blätter zusammen die Krone bilden. Die Blätter selbst weisen dementsprechend auch keine eigentliche Metamorphose mehr auf.

Stamm und Krone sind also die Polaritäten, aus denen die therapeutischen Beziehungen der Baumpräparate zum Menschen entwickelt werden. Wie lassen sich die beiden Polaritäten charakterisieren und so die prinzipiellen Wesensaspekte der Bäume für die Therapie erfassen?

- Wir erleben den eigentlichen Lebensquell des Baumes in seiner **Krone.** Sie entsteht jedes Jahr im Frühling neu und verleiht dem Baum immer wieder ein junges, frisches Aussehen. Sie ist der eigentliche Lebensquell des Baumes, sein Jungbrunnen. Hier steht der Baum mit dem kosmischen Kräften in Beziehung.
- Auf der anderen Seite erleben wir im **Stamm** des Baumes mit seiner mineralischen, starren und festen Gestalt das absterbende, dem Irdischen zugehörige, zugleich aber auch das dauerhafte Prinzip.

Nach Steiner ist die Lebendigkeit des Laubwerkes der Krone mit einem spiralig kreisenden Prozess der „Lebenssaftbildung“ verbunden. Durch ihn wirken die atmosphärischen Umkreiskräfte auf den Baum und ermöglichen sein an den Jahreslauf gebundenes Gedeihen. Der Lebenssaft steht in Verbindung mit dem Kambiumsaft, der unter dem Einfluss der kosmischen Sternensphäre steht. Ihr Zusammenwirken bildet – nach Steiner – die Harz- und Gummibildung als substanzgewordene Formkräfte des Baumes.

Prinzipien des Baums und menschlicher Organismus

Die Qualitäten der beiden Prinzipien von Stamm und Krone entsprechen der zentralen und der peripheren Organisation des Menschen.

- Die **zentrale Organisation** ist die des Stoffwechsels und durchzieht den Organismus mit Leben und Aufbaukräften. Sie ist mehr im unteren Pol des Menschen konzentriert.
- Die **periphere Organisation** wirkt dagegen durch Abbauprozesse und bedingt die Formkräfte. Sie ist schwerpunktmäßig im oberen Pol des Menschen wirksam, gestaltet aber den ganzen Menschen von der Peripherie her.

Der Baumstamm mit seinen mineralischen Kräften entspricht den abbauenden Kräften der peripheren Organisation des Menschen, während die Krone mit ihren Lebenskräften zu den aufbauenden Prozessen der zentralen Organisation in Beziehung steht.
In Beziehung zu der polaren Zweiheit von Stamm und Krone stellt der Mensch einen „umgestülpten“ Baum dar, wie er im Sinne der funktionellen Dreigliederung als eine „umgekehrte Pflanze“ angesehen werden kann.

Da die periphere Organisation die Abbauprozesse und die zentrale Organisation die Aufbauprozesse im Menschen bewirken, spielen sie bei der Aufnahme und Ausscheidung von Stoffen eine entscheidende Rolle. Sie ermöglichen dem Menschen, sich von der Umwelt abzuschließen und sich einen inneren Freiraum für das Seelisch-Geistige zu bewahren. Die Nierentätigkeit spielt hierbei eine entscheidende Rolle. Entsprechend zeigen viele Baumpräparate deutliche Wirkungen auf das Nierensystem.

Nadelbäume

Bei Nadelbäumen kann nicht von einem eigentlichen Kronenprinzip gesprochen werden (➤ oben). Hier ist, ideell gesehen, keine Umstülpung vom mittleren in den oberen Bereich und kein sphärisches Kronenprinzip erkennbar. Die Nadelbäume zeigen in ihrer ganzen Signatur primär eine Ausrichtung von oben nach unten bzw. von unten nach oben. Der Zentralspross prägt die ganze Erscheinung des Nadelbaumes, und die Zweige mit ihren Nadeln gliedern sich ihm an.
Die Nadeln zeigen keine Entfaltung in die Fläche, wie dies bei den Blättern der Laubbäume der Fall ist. Ihre Verbindung mit Luft und Sonne ist daher außerordentlich gering. Die Nadelbäume werden in ihrer Gestalt von Kräften beherrscht, die begrenzend und erstarrend wirken. Auf der anderen Seite bilden sie, gleichsam als Gegengewicht, ausgesprochene sulfurische Substanzen wie ätherische Öle und Harze. Die Harze weisen eine besondere Beziehung zur Geistgestalt des menschlichen physischen Leibes auf – sie sind Bewahrer kosmischer Gestaltungskräfte im Physischen. Sie wirken so vor allem auf die obere Sinnes-Organisation des Menschen. Die Nadelbäume stehen damit nicht wie die Laubbäume in Beziehung zur zentralen und peripherischen Organisation des Menschen, son-

dern zur ursprünglichen oben-unten Polarität seiner Leibesorganisation, nämlich zu seiner oberen Sinnes-Nervenorganisation und seiner unteren Stoffwechsel-Organisation. Dass die Nadelbäume die evolutiv älteren Bäume sind, steht hiermit im Einklang.

Einige Bäume sind bereits im Zusammenhang mit ihrer entsprechenden Pflanzenfamilie in Form einer Monographie im Kapitel Heilpflanzen (➤ Kap. 4.1 – 4.17) besprochen worden. Dies betrifft folgende Bäume: *Robinia pseudoacacia, Cytisus labarnum, Crataegus, Prunus spinosa* und *Pyrus-malus-Präparate.*

5.1 Laubbäume

Aesculus

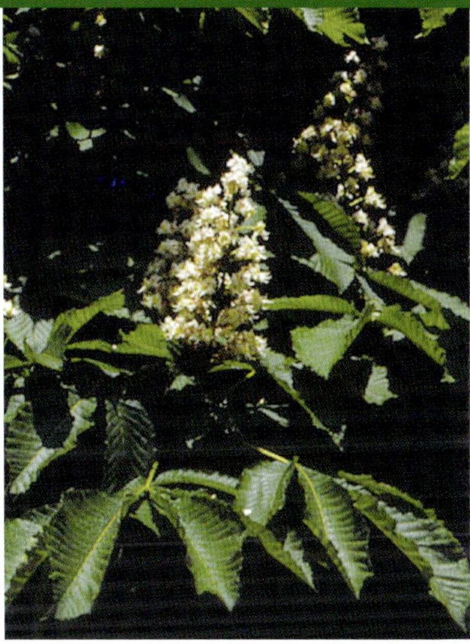

Botanischer Name: Aesculus hippocastanum L. (Rosskastanie)
Familie: Sapindaceae
Verwendeter Pflanzenteil: Rinde, Samen

Vorkommen und Eigenschaften

Irdische, substanzbildende Kräfte prägen die Rosskastanie so stark, dass ein mächtiger Stamm bis zu 5 m Umfang und eine prächtige, breite Krone entstehen. Die Raschwüchsigkeit, die Form der Krone, die Beschaffenheit der Blätter, alles zeigt die starken, quellend-vitalen Kräfte dieses Baumes an. Die dicken Äste des jungen Baumes sind nur Verlängerungen des Stammes. Die großen Blätter und die gewaltigen Samen (von Kartoffelgröße) sind ebenfalls Ausdruck der starken Fülle bildenden Tendenzen des Baumes. Auch die ausladende Blattform offenbart die außerordentlichen Substanzkräfte. Selbst in der Blütenbildung zeigt sich eine gewisse Massigkeit, nur wird sie hier ganz der Schwere enthoben.
Wenn der Baum blüht, so werden ihm kerzenförmige Blütenstände gleichsam aufgesetzt – sie repräsentieren einen kosmischen Einschlag, der hier, für einen Baum in ungewöhnlicher Art und Weise, als etwas Selbständiges aus der Krone herausleuchtet und so auf die besondere Lichtbeziehung dieses Baumes hinweist.

Wirksamkeiten aus anthroposophischer Sicht

Die übermächtig substanzbildenden Kräfte der Rosskastanie erklären sich aus einem wuchernden Chemismus. Um diesen zu begrenzen und zu ordnen, ist vor allem eine Substanz von Bedeutung, nämlich das Aesculin, nachweisbar in den Sprossspitzen und in der Rinde.

- **Aesculin** leitet den vom Wurzelbereich heraufwirkenden Chemismus in rein physische, mineralisierende Tendenzen über. Verbunden mit einer besonderen Lichtbeziehung wirkt es ausgesprochen strukturierend und verfestigend.
- In vergleichsweise sehr geringer Menge ist das Aesculin dagegen in den braunen, lederartigen Samenschalen enthalten; in dem Samen selber spielt das Aesculin keine Rolle mehr, hier treten **Saponine** in starker Konzentration auf. Die Saponine bewirken Auflösung, Verflüchtigung gleichsam als Ausgleich. Im menschlichen Organismus beeinflussen sie Prozesse, wo ätherische und astralische Organisation durch ihre Träger, Flüssigkeits- und Luftorganisation, rhythmisch zusammenwirken.

In der Therapie wirkt der Auszug aus der Rinde festigend und damit auch formend auf das Gewebe. Er unterstützt zum Beispiel u. a. die Mineralisierung der Zähne.
Die saponinhaltigen Zubereitungen aus dem Samen besitzen eine günstige Wirkung vor allem auf den venösen Blutkreislauf, wenn dieser zu stark den Schwerekräften unterliegt.

Therapeutische Anwendungsgebiete

- **Gefäßsystem:** Anregung und Durchstrukturierung des Flüssigkeitsorganismus, venöse Erkrankungen mit Ödembildung, nässende Ekzeme, Varizen; variköser Symptomenkomplex, Hämorrhoiden, Anitis, Fissura ani
- **Zähne:** Zahnkaries *(Aesculus, Cortex D50)*
- **Bewegungsapparat:** degenerative und chronische entzündliche Prozesse des Bewegungssystems; entzündliche Prozesse mit Stauungen im LWS-Bereich
- Lichtempfindlichkeit *(Aesculus D30/Lavandula D6 aa Augentropfen)*

Aesculus-Präparate

Monopräparate

Aesculus (Semen) 20% *Externum*

Kombinationspräparate

Aesculus, Cortex Ø (= D1), D2*, D3, D4*, D6, D12*, D20*, D30, D50 *Dil.;* 10% *Gel.;* 10% *Ungt.*
Aesculus, Cortex D30/Lavandula siccata D6 aa *Augentropfen*
Weleda Hämorrhoidal-Suppositorien (Aesculus, Cortex, sicc./Hamamelis, Fol. sicc./ Stibium met. praep.)

* Apotheke an der Weleda, D

Dosierung und Anwendung

- Ampullen: 2-mal wöchentlich bis zu 1-mal täglich 1 ml s. c.
- Augentropfen: 2-mal täglich 1 – 2 Tropfen in den Konjunktivalsack
- Äußerliche Flüssigkeit: 1 Esslöffel auf $^{1}/_{4}$ l Wasser zu Umschlägen oder zu Teilbädern
- Dilutio: 3-mal täglich 5 – 10 Tropfen
- Gelatum: 2-mal täglich
- Unguentum: mehrmals täglich dünn auftragen
- Suppositorien: 2-mal täglich – möglichst nach der Stuhlentleerung und vor dem Schlafengehen 1 Zäpfchen

Betula

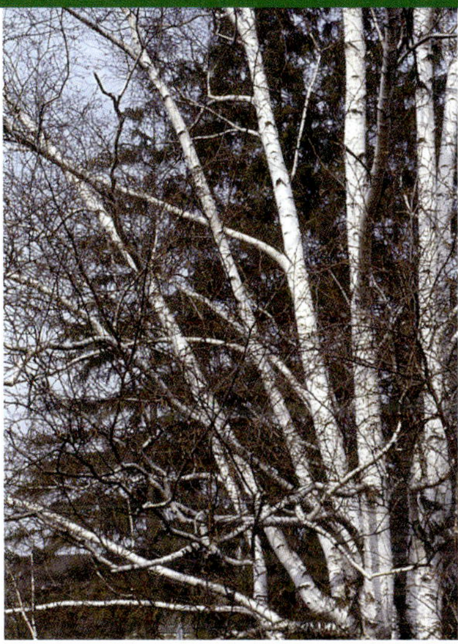

Botanischer Name: Betula pendula Roth (Sandbirke, Weißbirke) und Betula pubescens Ehrh. (Moorbirke) = Betula alba L.
Familie: Betulaceae
Verwendete Pflanzenteile: getrocknete Rinde, Blatt, Saft, Birkenteer

Vorkommen und Eigenschaften

Die bis zu 30 m hohe schlanke Birke verleiht mit ihrer weißen Rinde und den hängenden hellgrünen Blätterdach Heidelandschaften, Moore und Sumpfgebiete, aber auch trockene Bergheiden bis zu 2000 m Höhe einen belebenden, lichtvollen Aspekt. Nach oben hin bleibt die Birke immer jung. Die obersten Astenden verholzen nie ganz, sondern bleiben geschmeidig aufgelockert. An hängenden Zweigen sitzen die gestielten dreieckig-rhombischen Blätter mit gezähnten Rand. Die Birke ist – wie die Hasel – ein Frühblüher. Ihre männlichen Kätzchen werden schon im Vorjahr gebildet und stäuben bereits beim ersten warmen Frühlingswetter. Aus den hängenden Kätzchen verweht dann der Wind die feinen Pollenkörner auf die weiblichen Blütenkätzchen.
Die Birke gehört zu den durstigsten Bäumen. Bis zu etwas 70 Liter Wasser verdunstet sie am Tag, was sie durch ihren Saftstrom aus der Erde wieder ausgleichen muss. Wenn im Frühjahr die Stärkereserven des Stammes in Zuckerwasser umgewandelt werden,

kann man sie – noch vor der Blätterbildung – anbohren und der Birkensaft sprudelt heraus.

Wirksamkeiten aus anthroposophischer Sicht

Aufbau- und Abbauprozesse liegen als Grundkräfte sämtlichen Vorgängen des menschlichen Organismus in einem jeweils spezifischen und wechselhaften Verhältnis zugrunde. Ein Überwiegen der Abbauprozesse, wie es sich in der Regel in der Lebensphase des höheren Alters durch eine verstärkte Verinnerlichung der peripheren Organisation entwickelt, aber auch schon vorher in mehr krankhafter Form auftreten kann, führt zunächst zu Stauungen. Werden diese nicht richtig aufgefangen, so können Ablagerungen in dem Maße auftreten, dass sie Krankheiten, vor allem typische Alterskrankheiten, wie z. B. Rheuma, auslösen. Zu diesem Geschehen stellt die Birke ein polares wie auch verwandtes Pflanzenbild dar.

Schon in der Wurzel beginnend, werden – nach Steiner – im Säftestrom der Birke die plastischen (Steiner spricht von „eiweißbildenden") Prozesse von den gerüstbildenden (Steiner spricht von kalisalzbildenden) getrennt – was sonst bei keiner anderen Pflanze in diesem Ausmaß geschieht. Während die plastischen Kräfte („Eiweißprozesse") in den Birkenblättern konzentriert auftreten, nehmen die strukturbildenden Substanzen („Kalisalze") ihren Weg in die Rinde des Birkenstammes, wo sie abgelagert werden. Die Baumkrone erscheint so wie geläutert und zeigt ein immer jung erscheinendes, helldurchlichtetes Aussehen. Der Stamm der Birke dagegen glänzt durch seine weiße Rinde wie ausgeglühte Asche.

Entsprechend der Grundbeziehungen zwischen Baum und Mensch (➤ oben) können folgende Entsprechungen skizziert werden:

- Das **Blatt** der Birke hat eine besondere Beziehung zu entsprechenden Stoffwechselprozessen der unteren zentralen Organisation des Menschen. Therapeutisch können Blattpräparate der Birke hier Stauungen auffangen und die Ausscheidung von Abbauprodukten aus dem menschlichen Organismus fördern. So wird einer Gicht- oder Rheumaentstehung entgegengewirkt. Im pharmakologischen Sinne wirken die Blattpräparate diuretisch.
- Will der Arzt mehr die periphere Organisation des Menschen ansprechen, zu der vor allem das Sinnes-Nervensystem wie auch die Hautprozesse zählen, wird er pharmazeutische Zubereitungen der **Rinde** als entsprechend verwandte pflanzliche Natursubstanzen anwenden. Bei Hautausschlägen und/oder arteriosklerotischen Veränderungen im Sinnes-Nerven-Bereich infolge eines gestörten Ineinanderwirkens der peripheren und der zentralen Organisation sind die Rinden-Präparate therapeutisch indiziert.

Ein gestörtes Verhältnis zwischen zentraler und peripherer Organisation kann auch dazu führen, dass sich die Ich-Organisation nicht richtig zur Seelenorganisation verinnerlicht und diese wiederum sich zum Geistigen nicht voll auflichtet. Damit entwickelt sich im zentralen Stoffwechsel eine Vereinseitigung und Verselbständigung der organgestaltenden Kräfte, vor allem bei der Eiweißbildung. Diese Vereinseitigung ist im Tierreich physiologisch, im Menschen führt sie aber zu krankhaften Störungen, die sich im Luftorganismus zwischen Atmung und Niere auswirken.

Den entsprechenden Krankheiten wirkt die pharmazeutische Zubereitung der Birke entgegen, bei der der Kohlenstoff als zentraler eiweißgestaltender Prozess besonders herausgearbeitet wird. Dies geschieht durch die Verkohlung des Birkenholzes und führt zu dem Präparat *Carbo Betulae.* Der pharmazeutisch so ins Mineralische gesteigerte Birkenprozess fördert den Ausgleich zwischen abbauend-peripherer und aufbauend-zentraler Organisation.

Therapeutische Anwendungsgebiete

- **Bewegungsapparat:** Rheuma, Gicht *(Betula, Folium D1, D2; Weleda Birken aktiv)*
- Arteriosklerose *(Betula Cortex D1, D2; Betula, Folium D3)*
- **Haut:** trockene, rissige und psoriatische Ekzeme, Pruritus als atrophischer Vorgang im Senium bei dunkelhäutigen Menschen *(Betula, Cortex D1, D2)*
- Blähungen *(Carbo Betulae D1, D2; Carvon)*
- Ödeme *(Betula/Gummi Cerasi)*

Betula-Präparate

Monopräparate

Betula, Cortex D2, D3 *Amp.;* Ø (=D1), D2, D3, D4**, D6, D12**, D30** *Dil.;* D2, D3 *Trit.*

Betula, Folium D1, D2, D3, D6, D10** *Dil.*

Betula, Folium Rh D2, D3 *Amp.*

Carbo Betulae D6, D8, D12**, D15, D20, D30 *Amp.;* D6, D8, D10, D12**, D15, D20, D30 *Dil.;* 5% *Pulvis,* 5%; D3 *Tabl.;* D1*, D2*, D3, D4*, D6, D10*, D12, D20, D30* *Trit.*

Kombinationspräparate

Betula/Gummi Cerasi *Dil.*

Weleda Birken Aktiv *Elixier*

Carbo Betulae comp. (Birkenkohle comp.) (Antimonit D2 HAB/Carbo Betulae HAB/ Chamomilla, Radix, extr. sicc. D1) *Tabl.*

Carbo Betulae cum Methano D3, D6 *Trit.;* 1% *Ungt.*

Carbo Betulae/Sulfur D1 *Trit.* (in Deutschland: **Erysidoron® 2**)

Carvon® *Tabl.* (Carbo Betulae, Pulvis/Carum carvi, ätherol.)

* Nur Weleda Schwäbisch Gmünd, D; ** Apotheke an der Weleda, D

Dosierung und Anwendung

- Birkenelixier: 3-mal täglich 1 – 2 Teelöffel auf eine Tasse Wasser oder Mineralwasser während 6 – 8 Wochen am besten im Frühling
- Ampullen: 2-mal wöchentlich bis zu 1-mal täglich s. c.
- Dilutio, Pulvis, Tabletten: 3-mal täglich 5 – 10 (15) Tropfen bzw. 1 Messerspitze oder 1 – 2 Tabletten vor dem Essen; bei Blähungen Carbo Betulae oder Carvon®-Tabletten nach dem Essen und je nach Bedarf

Camphora

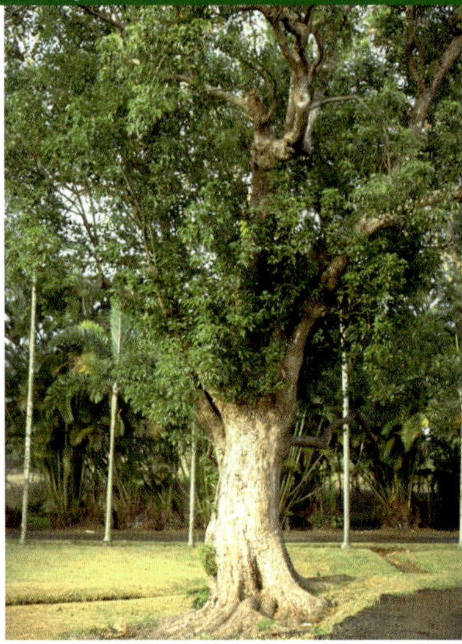

Botanischer Name: Cinnamomum camphora (L.) J.S. PRESL. (Kampferbaum)
Familie: Lauraceae
Verwendeter Pflanzenteil: Kampfer aus dem Holz

Vorkommen und Eigenschaften

Der Kampferbaum ist ein Baum der Extreme. Er erreicht die mächtige Höhe von bis zu 50 m und eine Dicke von 5 m. Dabei ist der Stamm knorrig und wiederholt verzweigt, unten oft deutlich übermäßig bauchig verdickt. Er kann 2000 Jahre alt werden. Seine immergrünen Blätter sind außerordentlich kohlenstoffhaltig.
Der ganze Baum zeigt also eine ausgesprochene Erdbeziehung, die ihn wie eine riesige Erdausstülpung gleich einem Gebirge erscheinen lässt. Auf der anderen Seite prägt ein sulfurischer Prozess nicht nur seine leuchtend roten Blüten, sondern auch die Art der Substanzbildung im Stamm. Unter der tropischen Hitze des Fernen Ostens, wo er beheimatet ist, in China, Japan, findet im Holz und in der Rinde des Kampferbaums eine intensive Bildung ätherischer Öle und des Kampferöls statt. Der Gehalt des Kampferöls ist in den unteren Stammabschnitten und in der Wurzel am höchsten, dort wo die Erdenkräfte am stärksten wirken.
Zur Gewinnung des Kampfers wird das Holz zu Spänen zerkleinert und einer Wasserdampfdestillation unterworfen. Die hierbei entweichenden Kampferdämpfe werden in einem gekühlten Gefäß aufgefangen und schlagen sich hier nieder, wobei sie dann zu einem weißen Pulver kristallisieren.

Wirksamkeiten aus anthroposophischer Sicht

Im Kampferbaum durchdringen sich also in extremer Weise **sulfurische** (Kronenprinzip) und **salinische Qualitäten** (Wurzelprinzip), wobei sie sich nicht gegenseitig ausgleichen, sondern vielmehr gegenseitig in ihren spezifischen Qualitäten noch zu steigern vermögen.
Kampfer wirkt auf die Herztätigkeit und den Kreislauf anregend; die Haut wird kräftig durchblutet.

Therapeutische Anwendungsgebiete

- **Kreislauf- und Gefäßsystem:** Periphere Durchblutungsstörungen, Hypotonie und Kreislaufschwäche *(Camphora D3, Camphora D4 Amp.)*
- **Nervensystem:** Neuralgien, Kupierung eines akuten Migräneanfalles *(Camphora D1 Dil per os, für Kinder nicht geeignet)*
- **Atemtrakt:**
  - Bronchitis, Grippe, Rhinitis, chronische rezidivierende Infektionen der unteren Atemwege, Begleittherapie bei Pneumonie
  - Kupierung eines beginnenden Infekts *(Camphora D3)*

Camphora-Präparate

Camphora D3, D4* *Amp.;* D1, D2**, D3, D4, D6**, D10 *Dil.*

* Nur Weleda Schwäbisch Gmünd, D; ** Apotheke an der Weleda, D

Dosierung und Anwendung

- Ampullen: 2-mal wöchentlich bis zu 1-mal täglich 1 ml s. c.
- Dilutio: 1- bis 3-mal täglich 5 – 10 Tropfen; D1 und D2 auf einem Stück Brot oder Zucker, D3 und D6 mit Wasser verdünnt
- Gegenanzeigen: D1 bis D3 bei Säuglingen und Kleinkindern bis 2 Jahren nicht anwenden

Caryophylli

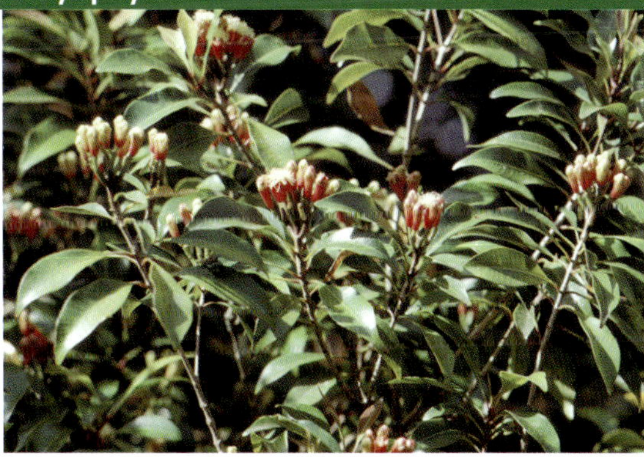

Botanischer Name: Syzygium aromaticum (L.) Merr. et L. M. Perry (Gewürznelkenbaum)
Familie: Myrtaceae
Verwendeter Pflanzenteil: getrocknete Blütenknospen, Gewürznelken

Der Nelkenbaum (Myrrhus caryophyllus) gedeiht auf den Inseln des indischen Ozeans. Er wird bis zu 20 m hoch und bildet eine dichte, immergrüne Krone von meist pyramidalem Wuchs, deren unterste Äste tief auf den Boden herabhängen. Von der gewellten Spreite der ledrigen, glänzenden, oberseitig sattgrünen Blätter werden die Strahlen der Tropensonne grell reflektiert. Bei hohem Sonnenstand glitzert der ganze Hain wie förmlich durchsetzt von unzähligen Lichtern.

Der Gewürznelkenbaum blüht im September mit vielen endständigen Trugdolden. Was wir als Gewürz kennen, sind die getrockneten Blütenknospen. Sie werden gesammelt, wenn der zunächst grünlich-weiße Kelch sich prächtig rot verfärbt hat, jedoch ehe das Hütchen der Kronblätter von den sulfurisch versprühenden Staubgefäßen abgeworfen wird. Die Blütenteile strotzen von eingebetteten Drüsen voll ätherischen Öls. Im nelkenartigen Geruch nehmen wir nicht nur das Flüchtige der ätherischen Öle, sondern auch das Schwere-Lastende wahr.

Wirksamkeiten aus anthroposophischer Sicht

Als reine Blütendroge wirkt die Gewürznelke auf die Stoffwechselregion. Sie unterstützt die Verdauungskräfte bei zu schweren bzw. zu „erdhaften" Speisen, d.h. sie aktiviert die Bereiche, in denen der Nahrungsabbau von den höheren menschlichen Wesensgliedern Ich und Astralleib stärker impulsiert werden muss.

Therapeutische Anwendungsgebiete

- **Verdauungstrakt:** Verstopfung, Verdauungsschwäche
- **Stoffwechsel:** unterstützend bei Diabetesbehandlung

Carophylli-Präparate

Monopräparat

Caryophylli* D1, D2, D3 *Dil.*

Kombinationspräparate

Absinthium/Caryophylli comp. (Absinth/Caryophyllum/Pimpinella anisum)

Spirtus Melissae comp. (in Deutschland: **Balsamischer Melissengeist**) ➤ S. 216

* Kein Weleda-Präparat

Dosierung und Anwendung

Dilutio: 3-mal täglich 5 – 10 Tropfen

China

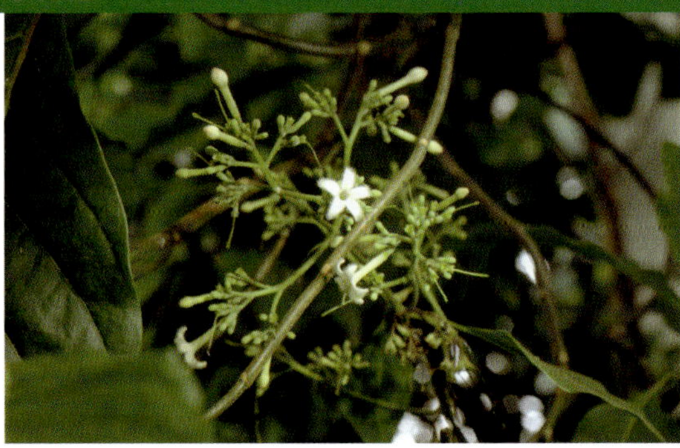

Botanischer Name: Cinchona pubescens VAHL. (Chinarindenbaum)
Familie: Rubiaceae
Verwendeter Pflanzenteil: getrocknete Rinde

Vorkommen und Eigenschaften

Der elegante bis zu 25 m hohe Chinarinden-Baum ist heimisch in Südamerika und wächst hauptsächlich in den mittleren Lagen der östlichen Anden. Hier treffen die tropische Hitze aus den Niederungen und die eisige Kälte von den Bergeshöhen, lange Regenzeiten und Trockenperioden, spärliches Licht und strahlender Sonnenschein chaotisch aufeinander. Dies alles prägt diesen Baum; er ist immergrün mit glänzenden, ledrigen Blättern, mit rotbrauner Rinde, steht vereinzelt und ragt teilweise über den Urwald mit einer dichten, aber uneinheitlichen Krone empor.

Der Chinabaum ist ein Verwandter des Kaffeestrauchs. Im Gegensatz zu diesem sendet er jedoch seine Blütenstände deutlich aus dem Blattwerk hinaus. Die ungestielten Blüten stehen in stattlichen Rispen zusammen. Sie haben einen purpurnen, becherförmigen Kelch und eine rötliche Krone. Die Frucht ist eine lange, beidseitig zugespitzte Kapsel.

Der aus den Wunden der Borke fließende Saft ist milchartig, färbt sich jedoch bald rot. Alkaloide sind in allen Teilen des Baumes vorhanden, am meisten in der Rinde und in den Wurzeln, weniger in den Blättern und nur gering in Blüten und Holz. Daneben besitzt der Baum einen hohen Gehalt an Gerbstoffen, der auch auf ein verstärktes Heranziehen von astralen Kräften hinweist.

Wirksamkeiten aus anthroposophischer Sicht

Therapeutisch wird die getrocknete Rinde junger Stämme und Äste verwendet. Sie ist innen glatt und rotbraun, riecht eigenartig und schmeckt sehr bitter und zusammenziehend.

Chinarinde wirkt als Heilmittel auf das Blut, das Nervensystem und die Verdauungsorgane; ihre Hauptangriffsorte sind Leber und Milz.

Die therapeutische Wirkung der Chinarinde gleicht die gestörte Wirkung der höheren Wesensglieder Astralleib und Ich im Stoffwechselbereich und in der Blutbildung aus. Hiermit ist häufig auch eine konsolidierende Wirkung auf das Sinnes-Nerven-System im oberen Bereich des Organismus verbunden, wo die Aktivitäten der höheren Wesensglieder durch ihr unregelmäßiges, verstärktes Eingreifen im unteren Pol abgeschwächt sind.

Therapeutische Anwendungsgebiete

- Anämie, Blutverluste, anämische Kopfschmerzen, anämischer und otogener Schwindel *(Chinetum arsenicosum D4)*
- Wechselfieber; Rekonvaleszenz nach schweren Infektionskrankheiten; kachektische Zustände *(Chinetum arsenicosum D4)*
- Cor nervosum, Arrhythmie, Kreislaufkollaps *(Chinetum arsenicosum D4 – China D4, D6)*
- Hyperthyreose *(Chinetum arsenicosum D4)*

China-Präparate

Monopräparate

China D3, D4, D6 *Dil.*
Chinetum arsenicosum D4 *Trit.*

Kombinationspräparat

Pertudoron® *Tropfen* (in Deutschland: **Pertudoron® 1**) ➤ S. 346

Dosierung und Anwendung

- Dilutio: 3-mal täglich 5 – 10 Tropfen bzw. 10 – 15 Tropfen bei Mischungen
- Pulvis: 3-mal täglich eine Messerspitze

Coffea

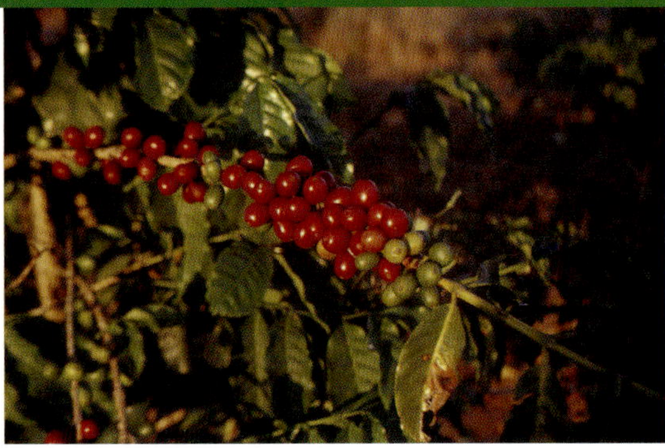

Botanischer Name: Coffea arabica L. (Kaffeestrauch)
Familie: Rubiaceae
Verwendeter Pflanzenteil: gerösteter Samen, Kohle

Vorkommen und Eigenschaften

Die Kaffeepflanze wächst z. T. noch wild im afrikanischen Hochland und wird heute in entsprechenden Klimazonen weltweit kultiviert. Sie ist ein etwa sechs Meter hoher immergrüner Baum. Ihr Stamm verzweigt sich sparrig und ist umgeben von einer pyramidenförmigen Krone, die als eine Blattumkleidung des Stammes bis zum Erdboden reicht. Die dicht wachsenden, großen, lederartigen, dunkelgrün glänzenden Blätter sind kreuzweise gegenständig angeordnet. Aus den Achseln dieser Blätter entspringen die schneeweißen, nach Orangenblüten oder Jasmin duftenden Blütenbüschel. Blüten und Blattwerk bilden eine Einheit, sind also nicht voneinander abgesetzt. Die Kaffeebohnen sitzen zu zweien in den kirschroten Fruchtbeeren.

Wirksamkeiten aus anthroposophischer Sicht

In der Familie der Labkraut- bzw. Krappgewächse (Rubiaceen), zu der neben dem Krapp, Labkraut und Waldmeister auch die Kaffeepflanze gehört, zeigt sich in ihrer Gestalt deutlich eine rhythmisierende Kraft. Diese rhythmisierende Kraft ist beim Kaffeebaum weniger an seiner Gestalt auszumachen als vielmehr prägend für seinen inneren Chemismus. Entsprechend regt der Kaffee z. B. als Getränk rhythmische Prozesse wie z. B. die peristaltische Darmbewegung sowie überhaupt die Ausscheidungsprozesse an. Anderseits wirkt er im oberen Pol auf die Denkprozesse belebend. Mit dieser polar sich entsprechenden Wirkung ist eine vermittelnde bei der Stimulierung der Herztätigkeit verbunden.

Therapeutische Anwendungsgebiete

- Schlaflosigkeit *(Coffea tosta D30, D60)*
- **Verdauungstrakt:**
  - Colitis, Dickdarmdivertikel *(Coffea tosta D6, D12, Carbo Coffeae D3)*
  - Intestinalmykosen, Blähungen, Durchfall *(Carbo Coffeae 100%, D3)*
- Ulcerös entzündliche Erkrankungen der Mundhöhle, Angina Plaut Vincent *(Carbo Coffeae 100%)*

Coffea-Präparate

Monopräparate

Coffea tosta Ø (=D1)*, D3*, D6, D12*, D30, D60 *Dil.*

Kombinationspräparate

Carbo Coffeae 100% *Pulvis;* D1*, D2*, D3, D6* *Trit.*
Cuprum sulfuricum comp. (Coffea tosta D1/Cuprum sulf. D2/Plumbum met. praep. D15) *Tabl.*

* Apotheke an der Weleda, D

Dosierung und Anwendung

- Ampullen: 2-mal wöchentlich bis zu 1-mal täglich 1 ml s. c.
- Dilutio: 3-mal täglich 5 – 10 Tropfen
- Pulvis: 3-mal täglich eine Messerspitze, auch zum Bestäuben von Entzündungen der Mundhöhle und des Rachens geeignet
- Tabletten: 3-mal täglich 1 – 2 Tabletten

Condurango

Botanischer Name: Marsdenia condurango RCHB. fil. (Kondurangostrauch)
Familie: Asclepiadaceae
Verwendeter Pflanzenteil: getrocknete Rinde

Vorkommen und Eigenschaften

Die an den Westhängen der südamerikanischen Kordilleren heimische Schlingpflanze Marsdenia condurango besitzt einen armdicken Stamm, samtartig behaarte Triebe und breite, eiförmige, samtige immergrüne Blätter. In den Blattachsen stehen in traubigen Rispen die Blüten mit glockenförmiger, gelber Blumenkrone. Blatt und Blütenbereich durchdringen sich also gegenseitig. Die 6 bis 7 cm langen Balgkapseln enthalten die mit einem Haarschopf versehenen Samen.

Wirksamkeiten aus anthroposophischer Sicht

Therapeutisch wird die getrocknete Rinde verwendet, die bitter schmeckende Glykoside enthält. Sie mildern spastische Zustände und Übererregbarkeit der Darmmotilität und steigern die Magensekretion. Günstige Wirkungen bei Tumorerkrankungen des Magens und der Speiseröhre werden berichtet. Die antitumorale Wirkung könnte auf den Glykosiden in der Rinde beruhen.

Therapeutische Anwendungsgebiete

- Anorexie
- Gastroduodenitis, Ulcus ventriculi
- Lippenrhagaden

Condurango-Präparate
Condurango D1, D2, D3 *Dil.*

Dosierung und Anwendung

Dilutio: 3-mal täglich 5 – 10 Tropfen

Eucalyptus

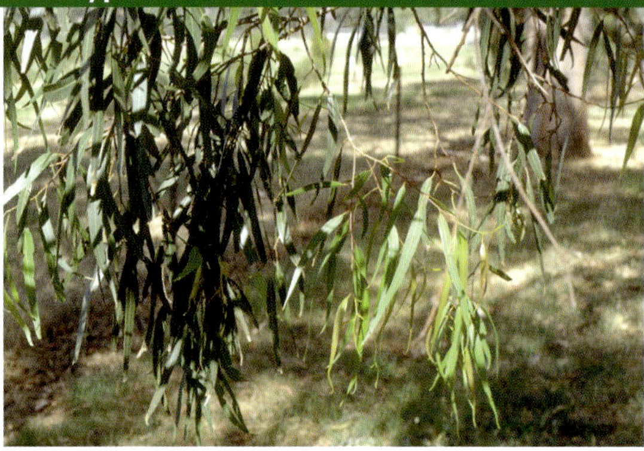

Botanischer Name: Eucalyptus globulus LABILL. (Blaugummibaum)
Familie: Myrtaceae
Verwendeter Pflanzenteil: getrocknetes Blatt, ätherisches Öl aus Blatt

Vorkommen und Eigenschaften

Die Heimat des Eucalyptus-Baums ist Australien, wo die unterschiedlichsten Eucalyptusarten das Landschaftsbild auf weite Strecken prägen. Auch in den subtropischen Gebieten des Mittelmeer-Raumes ist er heimisch geworden. Angepflanzt wurde er in diesen Gebieten vor allem zur Trockenlegung von sumpfigen Niederungen, um den Moskitos ihre Brutplätze zu entziehen. Obwohl er dem Boden große Mengen an Wasser entzieht, hält der Baum auch große Dürre und lange Trockenperioden aus.

Als einer der größten Laubbäume, die es gibt, ist er tief in der Erde verwurzelt, bildet einen hartholzigen Stamm und besitzt eine alles überragende, reich belaubte, zugleich aber aufgelockerte, uneinheitliche und kaum schattenspendende Krone. Die Rinde zeigt bei den verschiedenen Eucalyptusarten eine breit gefächerte Vielfalt von Ausgestaltungen. Bei Eucalyptus globulus ist sie glatt und wird abgestoßen, so dass der Stamm darunter fast weiß zum Vorschein kommt. Die jungen Blätter sind rund geformt, hartlaubig, dicht am Stängel aufsitzend. Später bilden sie einen Stiel, stellen ihre Breite in die Senkrechte und wachsen in der Spitze nach unten zu einer schlanken, sichelartigen Gestalt. Jede Gliederung fehlt dem Eucalyptusblatt.
Der Eucalyptus zählt zu den Myrtengewächsen. In der Gattung Eucalyptus weist diese Familie eine blütenblattlose, hölzerne Blütenknospe auf. Das irdische Verholzungsprinzip wirkt hier also bis in die Blütenbildung hinein. Beim Blühen schießt aus dieser „Holzknospe" ein Bündel feurig gelbrot ausstrahlender Staubgefäße hervor, einem Feuerwerk vergleichbar.

Wirksamkeiten aus anthroposophischer Sicht

Im Eucalyptus durchdringen sich mineralisierende Kräfte mit Vitalkräften, die in kurzer Zeit – er ist schnellwachsend – einen Riesenbaum entstehen lassen. Durchzogen wird der Baum dabei von besonderen Wärme- und Lichtqualitäten, was zu der reichen Bildung von ätherischen Ölen, besonders in den Blättern, führt.
Therapeutisch bewirken Eucalyptus-Präparate eine **Durchwärmung** des menschlichen Organismus. Bei katarrhalischen und entzündlichen Erkrankungen der Atmungsorgane bringt Eucalyptusöl Erleichterung. Entzündungswidrig und entquellend wirken Eucalyptus-Zubereitungen auch bei rheumatischen Erkrankungen. Die desinfizierende Wirkung des Eucalyptusöls macht seine Verwendung weiterhin für Mund- und Zahnpflege geeignet.

Therapeutische Anwendungsgebiete

- **Entzündungen:**
  - Entzündung auch mit Neigung zu eitriger Einschmelzung, z. B. bei Anginen, Abszessen, Panaritien, Furunkeln, Pleuritis, Arthritis, Periarthritis *(Eucalyptus comp., Paste)*; Mastitis *(Eucalyptus comp., Paste)*
- **Atemtrakt:** akute Entzündungen der Luftwege, Bronchitis, auch spastische und chronische Formen, Sinusitis
- Muskelrheumatismus *(Oleum aethereum Eucalypti comp.)*
- **Ableitende Harnwege:** Blasenschwäche *(Oleum aethereum Eucalypti 10%)*, akute und rezidivierende Zystitis *(Eucalyptus comp., Paste)*

Eucalyptus-Präparate

Monopräparate

Eucalyptus D5* *Amp.*; Ø (= D1)*, D2*, D3, D6* *Dil.*
Oleum aethereum Eucalypti 10% *Oleum*

Kombinationspräparate
Eucalyptus comp. (Belladonna, Pl. tota rec./Apis mellifica/Eucalypti aetherol.) Pasta
Infludoron® ➤ S. 276
Oleum aethereum Eucalypti comp. (Cuprum met. praep. D20/Eucalypti aetherol./Juniperi aetherol.) *Oleum*

* Nur Weleda Schwäbisch Gmünd, D; ** Apotheke an der Weleda, D

Dosierung und Anwendung

- Ampullen: 2-mal wöchentlich bis zu 1-mal täglich s. c.
- Dilutio: 3-mal täglich 5 – 10 Tropfen
- Oleum: 2-mal täglich einreiben
- Pasta: mehrmals täglich dünn z. B. über Nacht als warme Kompresse (Blasengegend) oder mehrmals täglich als warmer Wickel. über 30 bis 60 Minuten (Brust)

Hamamelis

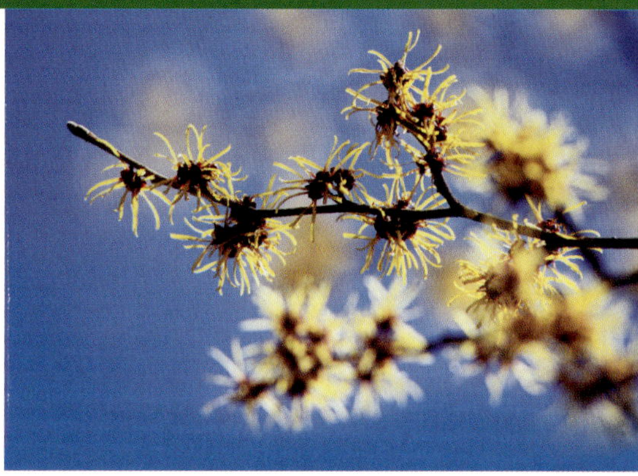

Botanischer Name: Hamamelis virginiana L. (Virginischer Zauberstrauch)
Familie: Hamamelidaceae
Verwendete Pflanzenteile: getrocknete Rinde, getrocknetes Blatt

Vorkommen und Eigenschaften

Hamamelis ist ein Busch-Strauch und nimmt somit eine Zwischenstellung zwischen Kraut und Baum ein. Es kommt hier zu keiner wirklichen Stammbildung. Seine verholzten Seitenzweige könnten von der Erscheinung her mit Seitenwurzeln verglichen werden. Entsprechend macht der Strauch den Eindruck, als wenn das Wurzelsystem umgekehrt nach oben gedrängt worden wäre. Verbunden hiermit ist ein verschobener Blühimpuls. Dieser wird zurückgehalten und setzt erst im Herbst und Winter ein, wenn der Strauch seine prächtig verfärbten Blätter abgeworfen hat. Der Höhepunkt des gelben Blühens wird also dann erreicht, wenn die übrige Natur in Winterruhe übergeht. So zeigt Hamamelis in ihrem Jahresrhythmus eine bemerkenswerte Selbstständigkeit gegenüber der Umwelt.
Die zahllosen vierzipfligen blassgelben Blüten verbreiten einen zarten Duft und bedecken alle Zweige. Im Frühsommer des folgenden Jahres reifen sie zu vierklappigen

Früchten heran, die bei trockenem Wetter plötzlich aufspringen und den Samen weit umherschleudern.

Wirksamkeiten aus anthroposophischer Sicht

Diese Eigenheit im Jahresrhythmus, ebenso wie die etwas harten, nicht leicht welkenden, gerbstoffreichen Blätter (auch die Rinde ist besonders gerbstoffreich) und die bei aller Wuchsfreudigkeit beherrschte, nicht üppig wuchernde Gestalt des Busches kann als Signatur auf die formgebenden, straffenden Eigenschaften hinweisen, die Hamamelis als Heilmittel entfaltet. Wird eine mildere, nicht adstringierende Wirkung gewünscht, dann kommt die Anwendung des Destillats der blühenden Zweige in Frage, das keine Gerbstoffkomponente enthält.

Therapeutische Anwendungsgebiete

- Blutungen, wie Myomblutungen, Tumorblutungen, Blutungen bei Karzinompatienten, atonische Genitalblutungen; verstärkte oder verlängerte Periodenblutung *(Hamamelis D3 Amp.; Hamamelis D1, D2, D3.; Hamamelis Tamponaden)*
- Hämorrhoiden *(Hamamelis 10% Supp., Hamamelis dest. 10%/Stibium 0,4% Ungt.)*
- **Haut:**
  - Verbrennungen, Ulcus cruris, Ekzeme *(Hamamelis dest. 10% Ungt.)*
  - Nässende Ekzeme *(Hamamelis 20%, äußerliche Flüssigkeit)*

Hamamelis-Präparate

Hamamelis* D3 *Amp.*
Hamamelis Ø (=D1), D2, D3, D4, D6 *Dil.;* D8 *Augentropfen*
Hamamelis, Folium 20% *Externum;* 5%*, 10% *Supp.;* 10% *Ungt.*
Hamamelis destillata 10%* *Supp.;* 10% *Ungt.*
Hamamelis destillata 10%/Stibium 0,4% *Ungt.*

* Nur Weleda Schwäbisch Gmünd, D

Dosierung und Anwendung

- Ampullen: 2-mal wöchentlich bis zu 1 mal täglich 1 ml s.c.
- Flüssigkeit: für Umschläge, Spülungen und Betupfung
- Dilutio: 3-mal täglich 5–10 Tropfen
- Suppositorien: 1- bis 2-mal täglich – möglichst nach der Stuhlentleerung und vor dem Schlafengehen – 1 Zäpfchen
- Unguentum: mehrmals täglich auftragen oder als Salbenverband

Ignatia

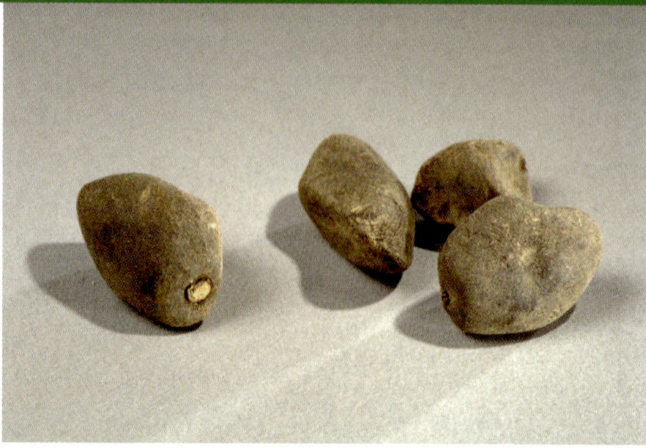

Botanischer Name: Strychnos ignatii BERGIUS (Ignatiastrauch)
Familie: Loganiaceae
Verwendeter Pflanzenteil: getrockneter Samen

Vorkommen und Eigenschaften

Der auf den Philippinen beheimatete Ignatia-Strauch ist eine dornenlose, immergrüne Kletterpflanze, die mit hakenförmigen, seitlich zusammengedrückten, holzigen Ranken bis in die höchsten Spitzen der Bäume klettert. Der Stamm dieser seltsamen Pflanze wird armdick, ihre Zweige sind gelbbraun und filzig behaart. Die Frucht ist eine 10 – 13 cm dicke, orangegelbe, hartschalige, vielsamige Beere, deren grauschwarze Samen 2 – 3 cm dick, unregelmäßig und sehr hart sind. Sie schmecken sehr bitter. Therapeutisch verwendet werden die getrockneten reifen Samen.

Wirksamkeiten aus anthroposophischer Sicht

Ignatia ähnelt in der therapeutischen Wirkung Nux vomica; beide haben eine Beziehung zum Verdauungssystem. Bei Ignatia ist die Wirkung auf die Psyche jedoch verstärkt. Vor allem die Beschwerden von Frauen und Kindern mit wechselhafter Stimmung, verbunden mit Gram, Kummer und Sorgen, können durch Ignatia gelindert oder geheilt werden.

Therapeutische Anwendungsgebiete

- Verdauungstrakt: Magen-Darmbeschwerden, wie spastische Zustände von Magen und Darm
- Globusgefühl
- Migräne
- Dysmenorrhö
- Psycho-vegetative Übererregbarkeit, Depression

Ignatia-Präparate

Ignatia D4, D5, D6, D12, D20*, D30 *Dil.*; D6, D30 *Glob.*

* Apotheke an der Weleda, D

Dosierung und Anwendung

- Ampullen: 2-mal wöchentlich bis zu 1-mal täglich 1 ml s.c.
- Dilutio: 3-mal täglich 5 – 10 Tropfen

Juglans regia

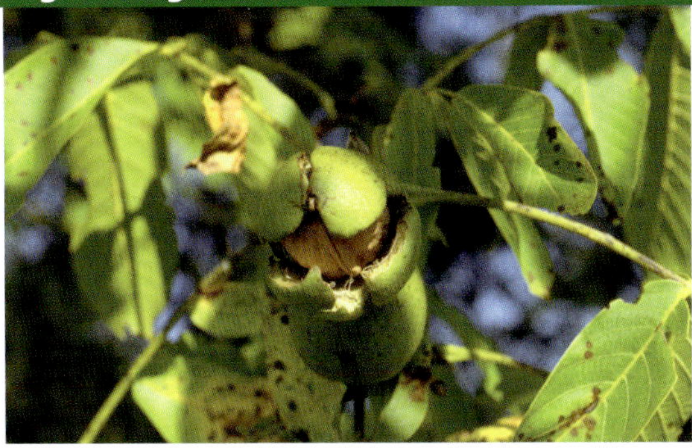

Botanischer Name: Juglans regia L. (Walnussbaum)
Familie: Juglandaceae
Verwendeter Pflanzenteil: getrocknete Blätter, Walnusshaut

Vorkommen und Eigenschaften

Den Walnussbaum erkennen wir an dem kräftigen Stamm mit festem, schwarzbraunem Holz, an der hellen, glatten Rinde – beim jungen Baum – und an der breiten, lockeren Krone mit stark rippigen, breitfiedrigen Blättern. Er erblüht mit Kätzchen – männliche Blüten –, die im letzten Jahr als Knospen angelegt wurden, und mit unscheinbaren, weiblichen, grüngelben Blütenständen an diesjährigen Sprosstrieben. Die Blütenbildung eilt der Blattbildung voraus. Bei der Blattentwicklung zeigt Juglans regia ein wundersames Farbenspiel. Über Schattierungen von goldenem Rot, sattem Braun, kräftigem Olivgrün bilden sich schließlich die dunkelgrünen Blätter.

- In auffälliger Weise vertreibt der Baum Insekten wie Käferfliegen, Ameisen und Mücken. Der Baum gibt auch Hemmstoffe ab, die verhindern, dass andere Pflanzen in seine Nähe gedeihen, die ihm Nährstoffe entziehen könnten.
- Ein intensiver Gerbstoffprozess durchzieht Blatt, Fruchtschale und Samenhaut. Beim Verreiben verströmen die Blätter jedoch einen aromatischen Duft.
- Auffällig sind die großen Früchte. Sie bilden eine unmittelbar dem Samen aufliegende fast steinharte Nussschale.

Wirksamkeiten aus anthroposophischer Sicht

In den Früchten drückt sich in besonderer Weise die Fähigkeit des Nussbaumes aus, das Erdenelement zu seiner eigenen Festigkeit sowie zu seiner Ab- und Eingrenzung voll zur Geltung zu bringen. Der Nussbaum zieht wohl das Astralische deutlich heran, verbindet sich aber mit diesem nicht in sulfurischer Weise, sondern durchzieht es mit dem Erdenelement, sodass eine dynamische Festigkeit und Derbheit entsteht.
Ähnlich wie die Eiche ist die Juglans regia ein wichtiges Heilmittel für Kinder und Frauen, bei denen der Astralleib nicht genügend formend bzw. unregelmäßig in rhythmischen Prozessen wirkt, wie z.B. der Atmung und Verdauung.

Therapeutische Anwendungsgebiete

- **Atemwege:** Asthma *(im Wechsel mit Veronica officinalis D2)*
- **Haut und Schleimhäute:** Ekzem, Skrofulose, Adenoide
- Rachitis
- **Verdauungstrakt:** Tonusschwäche des Darmtrakts, spastische Obstipation, spastisches Colon *(Carpellum Mali comp.)*

Juglans-regia-Präparate

Monopräparat

Juglans regia D1*, D3, D4**, D5, D6** *Dil.*

Kombinationspräparat

Carpellum Mali comp. (Juglans regia, Testa D4/Pyrus Malus, Carpellum D4) *Trit.*

* Nur Weleda Schwäbisch Gmünd, D; ** Apotheke an der Weleda, D

Dosierung und Anwendung

- Dilutio: 3-mal täglich 5 – 10 Tropfen; bei Asthma als Grundbehandlung wird *Juglans regia D1* am Morgen gegeben, am Abend dagegen *Veronica officinalis D2*
- Pulvis: 3-mal täglich 1 Messerspitze

Laurocerasus

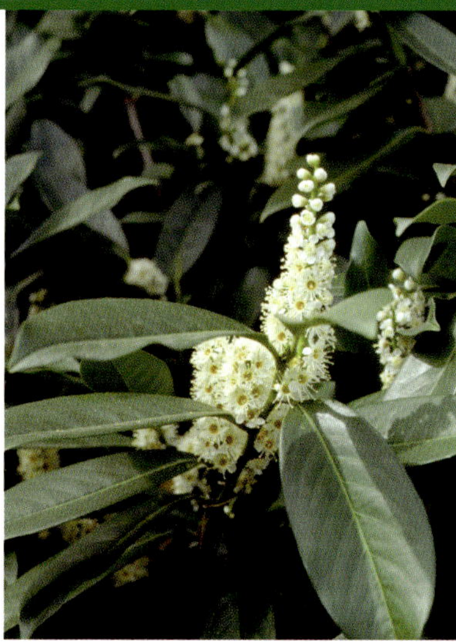

Botanischer Name: Prunus laurocerasus L. (Kirschlorbeer)
Familie: Rosaceae
Verwendeter Pflanzenteil: frisches Blatt

Vorkommen und Eigenschaften

Der immergrüne, bis über 6 m hohe Baum oder Strauch Prunus laurocerasus, gut erkennbar an seinen großen elliptischen, glänzenden Blättern, stammt aus den feuchtschattigen Wäldern Kleinasiens und des Balkans. Seine kleinen weißen Blüten stehen blattachselständig als Trauben und bilden nach dem Verblühen kleine schwarze Fruchtkirschen. Die Blüten verbreiten einen betäubenden, süßen Duft.

Der Baum zeichnet sich durch eine besondere Vitalität aus. Man braucht nur einen abgeschnittenen Zweig in die Erde zu stecken, schnell wurzelt er und wächst zum ansehnlichen Strauch heran. Kurz bevor im Frühjahr die frischen Triebe sprossen, summen die Bienen bereits in den Kirschlorbeerhecken. Sie saugen den süßen, klebrigen Saft auf, den die ledrigen Blätter auf der Unterseite ausschwitzen.

Wirksamkeiten aus anthroposophischer Sicht

Der bei sonstigen Prunusarten, besonders bei der Bittermandel, auf den Samen begrenzte Zyanprozess hat sich bei Laurocerasus in Knospe, Rinde und Blätter ergossen. Insbesondere die Blätter enthalten einen hohen Anteil und dienen daher der Herstellung des Heilmittels Laurocerasus.

Laurocerasus wirkt regulierend auf das Zusammenwirken von Herz- und Atmungsfunktionen. Unregelmäßigkeiten zwischen Herz und Atmung entstehen durch eine zu intensive Tätigkeit des Nerven-Sinnespols, der zu stark salartig auf den Organismus wirkt. Die besondere, mit dem Blausäureprozess verbundene Vitalität dieses Baumes vermag dem entgegenzuwirken.

Therapeutische Anwendungsgebiete

- Trockene Bronchitis, Bronchialasthma und Lungenemphysem; Hustenanfälle besonders gegen 3 Uhr morgens
- Flächige Zyanose der Gliedmaßen und des Gesichts
- Rechtsherzinsuffizienz

Laurocerasus-Präparate

Monopräparat

Laurocerasus D1, D2, D3 *Dil.*

Kombinationspräparat

Hustentropfen Doron® (Laurocerasi Aqua normata/Melissae Spiritus comp. ex: Melissa, Fol. rec./Myristica, Semen sicc./Cinnamomum, Cortex sicc./Angelica, Radix sicc./Coriandrum, Fructus sicc./Caryophyllus, Flos sicc./Limonis aetherol.) *Tropfen*

Dosierung und Anwendung

Dilutio: Erwachsene: 3- bis 5-mal täglich 15 – 30 Tropfen, Kinder: 3- bis 5-mal täglich 8 – 15 Tropfen, jeweils in genügend Wasser

Myristica sebifera

Botanischer Name: Virola sebifera AUBL. (Talgmuskatnussbaum)
Familie: Myristicaceae
Verwendeter Pflanzenteil: Saft aus verletzter Rinde

Vorkommen und Eigenschaften

Der immergrüne Baum Myristica sebifera ist im tropischen Amerika beheimatet. Er ist ein schlanker hoher Baum von bis zu 30 m Höhe. Die Äste des Baumes gehen quirlartig vom Stamm ab. Somit bildet Myristica in seiner Gestalt die Polarität von Stamm und Krone nur ansatzweise aus, was ihn jugendlich erscheinen lässt. Die verschiedenen Myristica-Arten sind schwierig voneinander zu unterscheiden, was auch darauf hindeutet, dass hier noch allgemeine undifferenzierte Gestaltungskräfte wirksam sind. Die Blüten stehen in Rispenform und entspringen den Ästen, ohne deren weiteres Sprossen damit abzuschließen. Aus den Blüten entwickeln sich fleischige, leuchtend rot eingekleidete Beerenkapseln mit nur einem Samen. Die Rinde ist am Stamm und an älteren Zweigen stark rissig, an jungen Zweigen fein behaart, glatt und dunkelbraun glänzend. Die Rinde enthält Alkaloide, die halluzinogen wirken. Die Blätter bilden in ihrem Schwammparenchym rötlich-schwarze harzähnliche Substanzen.

Wirksamkeiten aus anthroposophischer Sicht

Der frische, leuchtend rote Saft aus der verletzten Baumrinde wird therapeutisch verwendet. Myristica wird dort verordnet, wo eine Förderung des eitrigen Einschmelzens bzw. eine spontane Öffnung eines Abszesses erwünscht ist. Myristica sebifera wird daher als „homöopathisches Messer" bezeichnet. Das Präparat wirkt ähnlich wie Echinacea.

Therapeutische Anwendungsgebiete

- Entzündungen, besonders eitrige abszedierenden Formen: Pyodermie, Furunkel, Panaritien, beginnende Phlegmone, Abszesse, Lymphadenitis
- Tonsillarabszess, eitrige Sinusitis

Myristica-Präparate

Myristica sebifera D4 *Amp.;* D3, D4, D6* *Dil.*

* Apotheke an der Weleda, D

Dosierung und Anwendung

- Ampullen: 1- bis 3-mal wöchentlich bis 2-mal täglich 1 ml s. c.
- Dilutio: 3-mal täglich 5 – 10 Tropfen

Myrrha

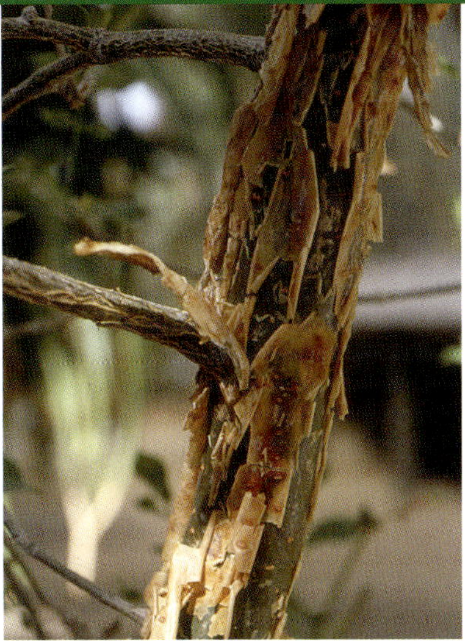

Botanischer Name: Commiphora molmol ENGL. (Myrrhenstrauch)
Familie: Burseraceae
Verwendeter Pflanzenteil: getrockneter Milchsaft

Vorkommen und Eigenschaften

In den Ländern, die an das südliche Rote Meer angrenzen, wächst der die Myrrhe liefernde Baumbusch. Hier ist er in den trockenen, heißen Steppen und Wüstengebieten auf mittleren Höhenlagen heimisch. Seine Standorte sind karg, unwirtlich, unterliegen langen Trockenperioden und sind der glühenden Sonnenhitze voll ausgesetzt. Der Myrrhenbaum wird nur wenige Meter hoch, ist kurzstämmig mit breit ausladenden Ästen. Sie ragen in regelmäßigem Zickzackwuchs gegen den Himmel. An jedem Knick sitzt ein spitzer Sprossdorn. Während der Trockenzeit wirkt der Baum äußerlich wie abgestorben und verkrüppelt. In der Regenzeit brechen jedoch kleine Blütchen und Blättchen hervor und zeugen von seiner inneren Lebendigkeit.
Insgesamt wirkt die Gestalt dieses Baumbusches zusammengezogen, verkümmert, dornig, an die Schlehe erinnernd. Der Myrrhenbaum zeichnet sich weiterhin durch eine zarte Borkenbildung aus. Häufig schilfert die Borke in silbrigen oder papierweißen Streifen von der rotbraunen oder saftig-grünen Rinde ab. Ein zarter, aromatischer Duft umweht den Strauch.

Wirksamkeiten aus anthroposophischer Sicht

Die in dieser Pflanzenfamilie sonst üppige Wuchshaftigkeit, die sie an anderen tropischen Standorten zeigt, ist beim Myrrhenbaum in innere Qualitäten verwandelt worden. Diese Kräfte staut er aber nicht in Sukkulenz zurück, sondern verwandelt sie in Gummiharz. Seine Beschaffenheit offenbart den **sulfurischen Verinnerlichungsprozess** des Strauchs. Vor allem bei Verletzungen der Rinde tritt das Gummiharz als dickflüssiges Sekret, einem Honig ähnlich, aus, das an der Luft zu Myrrhe erhärtet und von herumziehenden Sammlern abgeerntet wird.

Die Myrrhe weist desinfizierende, entzündungswidrige, pilzhemmende und zusammenziehende Eigenschaften auf und wird daher für viele Mundpflege-Präparate verwendet. Innerlich wirkt sie lösend bei Bronchialkatarrh mit reichlichem Schleim und führt bei längerer Anwendung konstitutionell zu einer Festigung.

Therapeutische Anwendungsgebiete

- **Zähne und Zahnfleisch:** Stomatitis, freiliegende Zahnhälse, Schleimhautaffektionen
- **Psyche:** Kontaktstörungen im Rahmen einer kindlichen Psychose vor der Pubertät *(Myrrha comp.)*
- Aufmerksamkeitsdefizit-/Hyperaktivitätsstörung (ADHS) bei kräftigen bis pastösen Kindern *(Myrrha comp D8/Belladonna Radix D10)*

Myrrha-Präparate

Monopräparat

Myrrha D6 *Dil.*

Kombinationspräparate

Myrrha comp. (Aurum met./Myrrha/Olibanum) D8, D10, D15, D20*, D30* *Dil.*
Myrrha comp. D8/Belladonna, Radix D10 aa* *Dil.*

* Nur Weleda Schwäbisch Gmünd, D

Dosierung und Anwendung

Dilutio: 3-mal täglich 5 – 10 Tropfen bzw. 10 – 15 Tropfen bei Mischungen

Nux vomica

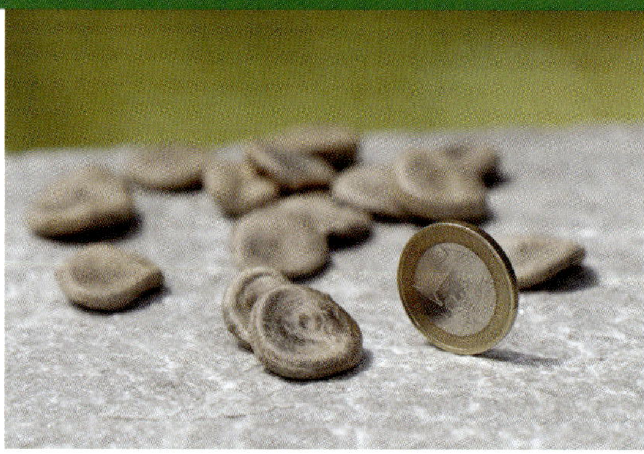

Botanischer Name: Strychnos nux vomica L. (Brechnussbaum, Strychninbaum)
Familie: Loganiaceae
Verwendeter Pflanzenteil: Same

Vorkommen und Eigenschaften

Nux vomica ist der Same des 10 bis 13 Meter hohen Brechnussbaumes, der im tropischen Indien, aber auch in Nordaustralien heimisch ist. Seine kahlen, breiten Blätter stehen kreuzgegenständig, und seine weißen, langröhrigen Blüten sind sprossendständig zu doldenartigen Blütenständen vereinigt.

Wirkungen aus anthroposophischer Sicht

Die therapeutische Wirkungsweise von Nux vomica erstreckt sich sowohl auf die Verdauung als auch auf das Sinnes-Nervensystem.

Wenn der mit Fremdvitalität behaftete Nahrungsstrom zu weit in den menschlichen Organismus eindringt, müssen die Kräfte der oberen Organisation des Menschen vermehrt im Stoffwechsel abbauend eingreifen. Sie werden so von ihrer eigentlichen Aufgabe bei der Wahrnehmung der Umwelt abgezogen. Sinneseindrücke können nicht mehr in angemessener Weise verarbeitet werden. Im Stoffwechselbereich werden nun andererseits Verdauungsprozesse bewusst als Schmerz erlebt.
Der sehr bittere, alkaloid- und glykosidhaltige, mit einem seiden-glänzenden Haarmantel umgebene Same von Nux vomica vermag als Heilmittelzubereitung das schmerzhafte Bewusstsein im Stoffwechselbereich unterdrücken, ohne die notwendigen Wahrnehmungsprozesse zur Überwindung des Fremdstofflichen zu stören.

Durch seine Bitterstoffe werden die Wahrnehmungsprozesse im Verdauungsbereich angesprochen, durch die Glykoside wird die Beziehung zum vegetativen und nozizeptiven Nervensystem hergestellt und durch die Alkaloide die Bewusstseinskräfte im Stoffwechselsystem gleichsam übernommen, so dass diese wieder im oberen Menschen ihre normale Tätigkeit aufnehmen können.

Therapeutische Anwendungsgebiete

- Überreiztheit, angiospastischer Kopfschmerz (Katzenjammer)
- Verdauungstrakt: Gastritis, Gastritis alcoholica, spastische Obstipation, Ulcus ventriculi et duodeni auf spastischer Grundlage *(Nux vomica D4, D6, Nux vomica comp.)*
- Dysmenorrhö
- Lumbago vor allem in Verbindung mit neurasthenischer Konstitution

Nux-vomica-Präparate

Monopräparat

Nux vomica D3*, D4, D6, D30 *Amp.;* Ø (= D1)*, D2*, D3, D4, D5, D6, D10, D12, D20, D30 *Dil.;* D3, D6, D10 *Glob.*

Kombinationspräparate

Nausyn® (Absinthium D3/Cocculus D3/Ipecacuanha D3/Nux vomica D9/Petrol. rectif. D7) *Tabl.**

Nux vomica comp. (Gentiana lutea, Radix D1/Nux moschata, Semen D4/Nux vomica, Semen D4 aa) *Dil.*

Cocculus comp. (Cocculus Fructus D4/Ipecacuanha, Radix, eth. Dec. D4/Nux vomica, Semen D10)

* Nur Weleda Schwäbisch Gmünd, D

Dosierung und Anwendung

- Ampullen: 2-mal wöchentlich bis zu 1-mal täglich s. c.
- Dilutio, Globuli: 3-mal täglich 5 – 10 (15) Tropfen bzw. 5 – 15 Globuli vor dem Essen

Olibanum

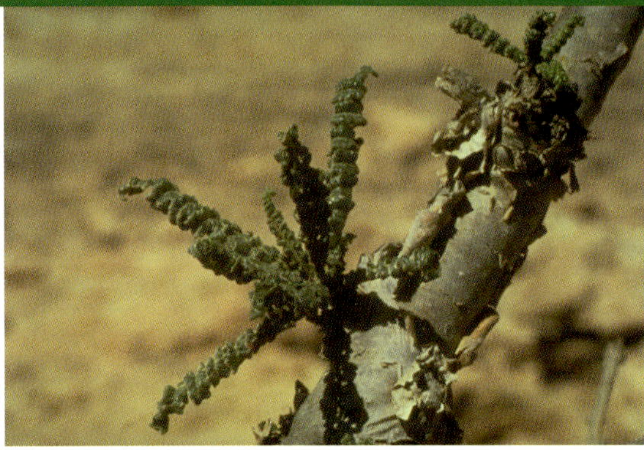

Botanischer Name: Boswellia ROXA. ex COLEBR. (Weihrauchbaum)
Familie: Burseraceae
Verwendeter Pflanzenteil: Harz (Weihrauch)

Vorkommen und Eigenschaften

Auf den sonnendurchglühten Berghängen des Somalilandes und Südarabiens wächst der zierliche, höchstens 6 m hohe Baum Boswellia, der in seinem Inneren die Weihrauchsubstanz bildet. In Höhen zwischen 500 und 1500 m vermag er auf außerordentlich mageren kalkigen Böden äußerste Hitze und Dürre zu überdauern. Der Weihrauchbaum erscheint in der Trockenzeit wie abgestorben, mit seinen kahlen Ästen bizarr zum Himmel aufragend. Die papierartige Rinde des Baumes lässt jedoch äußerste Lebendigkeit im Inneren des Baumstammes erahnen. Sie blättert, ähnlich wie bei den Myrrhe liefernden Bäumen, leicht ab und wird von innen her immer wieder ersetzt. Die Vitalität ist hier also so groß, dass keine feste mineralisierte Borke entsteht.
Während der Regenzeit brechen an den Ästen die gefiederte Blätter hervor, die an diejenigen der Esche erinnern, und es bilden sich kleine, zu Trauben vereinigte fünfblättrige weiße Blüten. Diese haben kein Aroma; die Pflanze hat ihren Duft ganz nach innen zurückgehalten und offenbart ihn erst im Weihrauch. Der bei Verletzung austretende helle, milchige Milchsaft besteht zu mehr als der Hälfte aus reinem Harz, im Restbestandteil aus Gummi und zu 5 Prozent aus ätherischen Ölen. In der eingedickten Weihrauchsubstanz liegen ätherisches Öl und Harz – als substanzgewordene kosmische Wärme- und Sonnenkräfte mit einem quellfähigen Schleim vereint als Gummiharz vor.

Wirksamkeiten aus anthroposophischer Sicht

Die menschliche Seele wird durch den Weihrauchduft in ihrem Ich-Bewusstsein angesprochen, indem sich in ihm das flüchtig Hingebungsvolle mit dem kräftig Würzigen in Harmonie verbindet. Weihrauch verstärkt die oberen Ätherströme im Menschen so,

dass sie in die unteren besser einwirken und Andacht und Opfergesinnung hervorrufen können. In den Erfahrungsheilkunden Asiens sind Boswellia-Präparate von großer Bedeutung bei einer Vielzahl von Indikationen. Insbesondere bei Hirntumoren finden sie zunehmend Verbreitung auch in der westlichen Medizin.
Als Heilmittel innerlich genommen, stabilisieren Olibanum-Präparate die **rhythmischen Funktionen,** z. B. von Herz und Kreislauf. Sie wirken, vom Bereich des Rhythmischen ausgehend, ebenfalls konsolidierend auf seelische Prozesse. Sie hemmen die vom oberen Pol ausgehenden Entzündungsimpulse.

Therapeutische Anwendungsgebiete

- Gelenke: Gicht, Rheuma, chronische Polyarthritis
- Zur seelischen Stabilisierung, z. B. bei Halluzinationen *(Olibanum D12, Olibanum comp.)*
- Zur Behandlung nervöser Herzpatienten *(Olibanum comp.)*
- Als „Schicksalswende-Hilfe" in schweren Krankheitssituationen, in der Begleitung Sterbender *(Olibanum comp.)*
- Bei Phantomschmerzen *(Olibanum comp./Succinum Räuchergranulat)*

Olibanum-Präparate

Monopräparat

Olibanum D12 *Dil.*

Kombinationspräparate

Myrrha comp. ➤ S. 406

Olibanum comp. (Aurum met. praep. D30/Myrrha D6/Olibanum D12) *Amp.; Dil.*

Dosierung und Anwendung

- Ampullen: 2-mal wöchentlich bis zu 1-mal täglich 1 ml s. c.
- Dilutio: 3-mal täglich 5 – 10 Tropfen bzw. 10 – 15 Tropfen bei Mischungen
- Räuchergranulat: zum Räuchern etwas Granulat auf glühende Räucherkohle streuen

Populus tremula

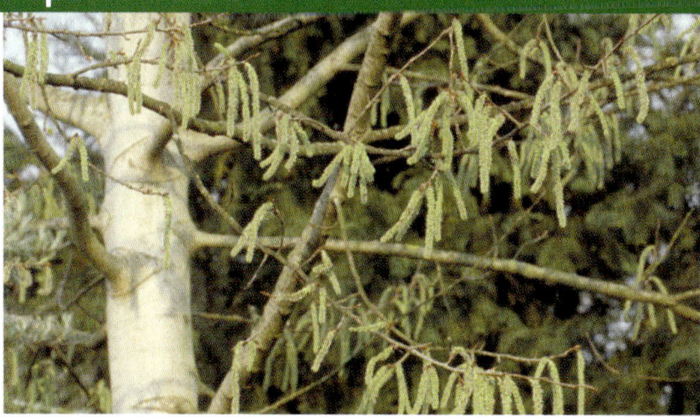

Botanischer Name: Populus tremula L. (Zitterpappel)
Familie: Saliaceae
Verwendeter Pflanzenteil: frische Rinde und frisches Blatt

Vorkommen und Eigenschaften

Populus tremula soll hier im Vergleich zur Weide charakterisiert werden. Beide Bäume gehören zur selben Familie und zeigen ähnliche Wesensaspekte, doch dies in recht unterschiedlicher Ausprägung. Pappel und Weide können in ihrem Verhältnis von Krone zum Stamm als die Steigerung der Birke angesehen werden. Im Vergleich zur Birke überwiegt bei beiden ein noch stärkeres und tieferes gegenseitiges Durchdringen von Kronen- und Stammprinzip. Bei beiden findet daher keine Mineralisierung des Holzes im Stamm statt. Bei Populus tremula bleiben sogar alle Holzzellen lebendig, und das Holz ist daher sehr weich. Auch ist bei beiden die Vitalität in den Ästen ungemindert, und sie können als Stecklinge fortgepflanzt werden. Weiterhin zeigen beide keine Differenzierung in farbige Blüten, sondern bilden nur Kätzchen.
Die äußere Erscheinung jedoch ist bei beiden Bäumen sehr unterschiedlich. Während bei der Weide die weiche Lebendigkeit im Kronen- und Astbereich zum Durchbiegen der Äste führt, unterstreichen die aufwärtsgerichteten Äste der Pappel ihre säulenartig nach oben gerichtete Erscheinung. Die Pappel ist der typische Alleenbaum, der immer in Gruppen auftritt und wie ein Gardesoldat die Straßen „bewacht". Die starre Aufgerichtetheit scheint das weiche, lebendige Innere dieses Baumes äußerlich in sein Gegenteil zu kompensieren. Auffällig sind hierbei die deutlich langgestielten Blätter, die beim leisesten Lufthauch „nervös" zittern und somit einen äußeren Kontrast zur starren Gestalt dieses Baumes bilden.

Wirksamkeiten aus anthroposophischer Sicht

Indem sich das Kronenprinzip der Pappel und der Weide mit seinen entdifferenzierenden Kräften nach innen zum Stamm hin wendet, das Wurzelprinzip mit seinen Vitalitätskräften dagegen in die Peripherie des Kronenprinzips dringt, liegen in beiden Bäumen Kräfteverhältnisse vor, die in der Therapie vor allem den älteren Menschen ansprechen.
Entsprechend den kompensatorischen starren Formkräften der Pappel ist ihre Grundbeziehung zum älteren Menschen anders ausgeprägt als bei der Weide oder der Birke. Die Pappel hat eine spezifische Beziehung zum männlichen älteren Patienten, wobei vor allem **Prostatahypertrophie** und **Blasenleiden** im Vordergrund stehen, sowie akute und chronische Zystitis, Blasenschwäche und Enuresis des älteren Menschen.

Therapeutische Anwendungsgebiete

- Prostatahypertrophie *(Populus tremula D2/Sebal serrulata D3/Solidago virgaurea D3 aa.)*
- Akute und chronische Zystitis sowie Enuresis des älteren Patienten

Populus-Präparate

Monopräparat

Populus tremula D1, D2, D3 *Dil.*

Dosierung und Anwendung

Dilutio: 3-mal täglich 5 – 10 Tropfen, bzw. 10 – 15 Tropfen bei Mischungen

Quebracho

Botanischer Name: Aspidosperma quebracho-blanco
Familie: Apocynaceae
Verwendeter Pflanzenteil: Rinde älterer Stämme

Vorkommen und Eigenschaften

Der Quebrachobaum ist heimisch in Argentinien, Brasilien und Bolivien und wächst 20 m in die Höhe, selten sogar bis zu 30 m. Sein Stamm erreicht einen Durchmesser bis zu 1,20 m. Mit seinen herabhängenden Ästen mag er an eine Weide erinnern, im Gegensatz zu ihr ist sein helles Holz aber außerordentlich hart. Der ältere Stamm trägt eine dicke Borke, die zahlreiche in Längsrichtung verlaufende tiefe Furchen aufweist. Dadurch erscheint die Baumrinde von grobwulstigen Strängen besetzt. In dieser zerfurchten Borke siedeln zahlreiche Insekten und andere Tiere. Der Geschmack der Rinde ist intensiv bitter, an Chinarinde erinnernd, ein Geruch dagegen fehlt. Die Blätter stehen gegenständig oder zu dreien wirtelig dicht gedrängt an den Ästen. Sie sind immergrün, lederartig länglich-lanzettförmig. Ihre Ränder und ihr Mittelnerv sind dagegen leuchtend gelb und vereinigen sich in eine bis zu 1 cm lange harte Stachelspitze. Das Laubwerk wird achsel- oder endständig von einer Fülle von Trugdolden gekrönt, die einzelnen gelben Blüten bleiben klein (2 cm Länge). Eine eigroße Balgkapsel wird als Frucht entwickelt.

Wirksamkeiten aus anthroposophischer Sicht

Beim Quebrachobaum ist aufgrund des stark ausgebildeten Stammprinzips das Holz außerordentlich hart. Gleichwohl wirkt dieses Prinzip nur mäßig in das Kronenprinzip hinein, denn hier bleiben die Äste schmiegsam und hängen herab wie bei einer Trauerweide. Gelbe leicht herausgesetzte Trugdolden können sich bilden. Die zum Heilmittel verarbeitete Rinde ist gerbstoffreich und enthält Indolalkaloide und Yohimbin. Der Gerbstoffreichtum und die Alkaloide deuten an, dass hier ein deutlicher Astralisierungsprozess den Baum ergreift.
Therapeutisch kann daher die Rinde bei unregelmäßiger Tätigkeit des Astralleibs eingesetzt werden. Die Unregelmäßigkeit ist aus Sicht der Anthroposophie Folge des übermäßigen Eingreifens der oberen peripheren Organisation und führt zu Asthmaerkrankungen und spastischer Bronchitis. Aber auch im Stoffwechselbereich kann diese Unregelmäßigkeit auftreten, die sich als Verdauungs- und Leberschwäche sowie allgemeiner Inappetenz äußert.

Therapeutische Anwendungsgebiete

- Expektorierend und das Atemzentrum anregend, Dyspnoe, Asthma cardiale, Asthma bronchiale, Emphysem
- Herzschwäche

Quebracho-Präparate
Quebracho* D30 *Amp.*
* Nur Weleda Schwäbisch Gmünd, D

Dosierung und Anwendung

Ampullen: 2-mal wöchentlich bis zu 1-mal täglich 1 ml s. c.

Quercus

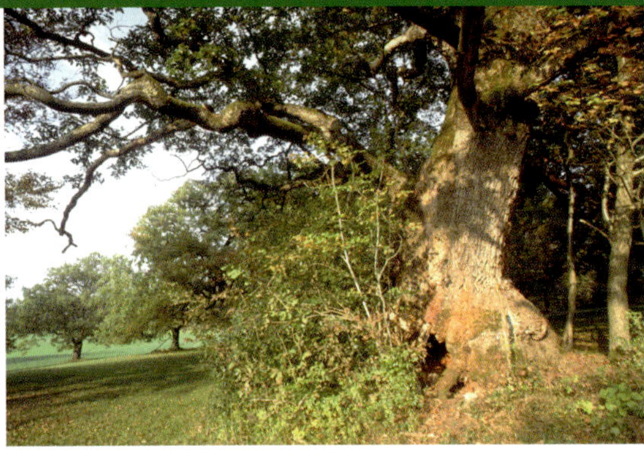

Botanischer Name: Quercus ruber L. (Stieleiche) und Quercus petrae (MATTUSCHKA) LIEBL. (Traubeneiche, Wintereiche)
Familie: Fagaceae
Verwendeter Pflanzenteil: Rinde

Die Eiche wächst langsam und immer ganz verholzend. Es scheint, als müsste sie sich gegen einen starken Druck, der von oben wirkt, stemmen. Der Stamm der Eiche entwickelt sich dabei massiv, wuchtig, fest, zerfurcht, und die Äste sind vielfach zackig gewinkelt. Die Festigkeit und Zähigkeit dringt bis in die Blätter hinein, die die charakteristischen runden Ausbuchtungen aufweisen und selbst im Winter als rostfarbene Blätter nicht vom Baum fallen. Während bei der Birke das Kernholz fehlt, bildet sich in der Eiche massiv dieses harte, abgestorbene, fast mineralische Holz.

Betrachten wir die Eiche unter dem allgemeinen Aspekt ihrer kosmisch-irdischen Beziehungen. Bei der Eiche durchdringt der irdische Strom, der zur Erstarrung und festen Form führt, den ganzen Baum bis in die Blätter hinein, so dass selbst diese fest werden und im Winter am Baum hängen bleiben. Der irdische Strom bedingt also die Festigkeit, Dauerhaftigkeit und die deutliche Ausbildung des Kernholzes. Der hohe Kalk- und Gerbstoffgehalt der Eichenpräparate sind der entsprechende substanzielle Niederschlag. Bei der Eiche bedeutet die Betonung des Stammprinzips, dass hier die Eigenraumbildung – und nicht Umweltoffenheit, wie bei der Birke – im Vordergrund steht.

Wirkungen aus anthroposophischer Sicht

Eichenpräparate werden aus anthroposophischer Sicht eingesetzt, um die seelische Eigenraumbildung anzuregen. Dies ist vor allem bei Kindern der Fall, wo die seelisch-geistige Wesenheit sich erst ihren Eigenraum in der Körperlichkeit schafft und so den Körper erst mit ihrer Wesenheit durchdringen muss. Eichenpräparate unterstützen die

Ich-Organisation und den Astralleib, das Physische gestaltend und formend zu durchdringen und gleichzeitig auf die plastisch-ätherischen Kräfte dämpfend einzuwirken. Verharrt das Kind zu stark mit seinem Wesen in der seelisch-geistigen Welt, in der es sich noch beheimatet fühlt, dann wird seine Körperlichkeit nicht genügend mit Eigenkräften durchdrungen, und es können verschiedene Krankheitsformen auftreten, wie z. B. Ekzeme, allergische Erkrankungen, Asthma oder Rachitis.

Therapeutische Anwendungsgebiete

- **Allergische Diathese:** Asthmabehandlung (morgens 10 Tropfen *Quercus D1*, abends 10 Tropfen *Veronica D1)*, allergische Zustände *(Quercus D10 Amp.)*
- Thyreotoxikose *(Quercus D10 Amp.)*
- **Haut und Drüsen:**
  - Feuchte Ekzeme, nässende Neurodermitiden *(Quercus 20%, Externum)*
  - Übermäßiges Schwitzen *(Quercus D1)*
- Rachitis-Prophylaxe *(Conchae/Quercus comp. S. u. K.* zusammen mit *Apatit/Phosphorus comp. S. u. K.;* Bad mit *Quercus 20% Externum)*
- Zum Abstillen *(Quercus 20% Externum* – Umschläge der Brüste)
- Hämorrhoiden *(Quercus D6 Dil.; Quercus 10%, Ungt.; Quercus 20%, Externum für Sitzbäder)*

Quercus-Präparate

Monopräparat

Quercus Ø (= D1), D2, D3, D4**, D6, D10, D12** *Dil.;* 20% *Externum;* 1%* *Supp.;* 5%*, 10% *Ungt.*

Kombinationspräparate

Weleda Aufbaukalk 2 (Conchae D1, Quercus D3)

Conchae/Quercus comp. S (Conchae D10/Quercus, Extr. sicc. D4/Stannum met. praep. D10) *Trit.*

Conchae/Quercus comp. K (Conchae D6/Quercus, Extr. sicc. D6) *Trit.*

Menodoron® (Majorana, Fructus sicc./Quercus, Cortex sicc./Millefolium, Flos sicc./Capsella bursa-pastoris, Herba sicc./Urtica dioica, Flos sicc.) *Tropfen*

* Nur Weleda Schwäbisch Gmünd, D; ** Apotheke an der Weleda, D

Dosierung und Anwendung

- Ampullen: 2- bis 3-mal wöchentlich bis zu 1-mal täglich 1 ml s. c.
- Dilutio: 3-mal täglich 5 – 10 Tropfen bzw. 10 – 15 Tropfen
- Äußerliche Flüssigkeit: 2 – 3 Esslöffel auf ein Vollbad, für Teilbäder entsprechend weniger, für Umschläge, Spülungen und Betupfung 1 Esslöffel auf 1/2 Liter Wasser
- Trituratio: abends 1 Messerspitze voll
- Tropfen *(Menodoron):* 3-mal täglich 10 – 15 Tropfen
- Unguentum: mehrmals täglich dünn

Sabal serrulata

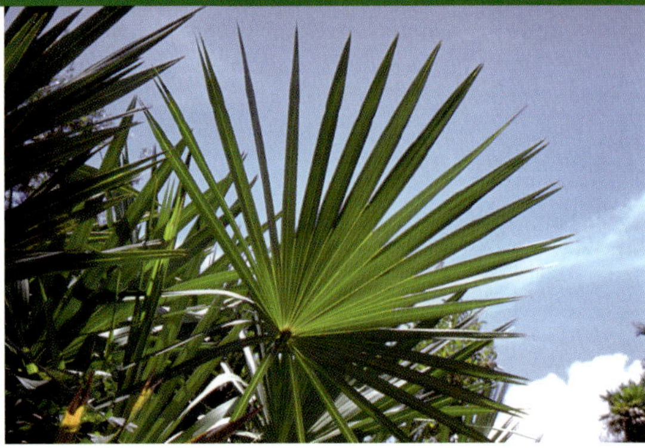

Botanischer Name: Serenoa repens (BARTR.) SMALL (Zwergpalme, Sägepalme)
Familie: Arecaceae
Verwendeter Pflanzenteil: frische Früchte

Vorkommen und Eigenschaften

Der Palmentypus entwickelt sich ganz aus dem Blattelement heraus und ist einerseits den Farnbäumen, andererseits den Liliengewächsen vergleichbar. Nur hat bei den Palmen das Blatt seine Weichheit und Wandlungsfähigkeit verloren und ist vollkommen in der Form erstarrt. Die Blattstümpfe verholzen und bilden nach dem Absterben der Blattflächen den Stamm des Baumes. Während die Pflanze nach unten verholzt, bildet sie nach oben immer wieder neue Blätter. Licht- und Wärmekräfte einerseits und substanzverfestigende und stammbildende Formkräfte andererseits prägen somit das Wachstum der Palme. Dabei wachsen die Palmen von der Erde weg der Sonne entgegen.
Anders verhält es sich bei der einzigen Palme, die therapeutisch verwendet wird, der Sägepalme. Sie ist heimisch an den atlantischen Küstengegenden im Süden der USA und wächst hier mit einem kriechenden Rhizom in der Erde, aber auch auf der Erde. Nach oben dem Lichte entgegen entspringen 18- bis 24-fach fächerförmig segmentierte Blätter. Teilweise können sich auch Kurzstämme bilden, sodass die Sägepalme eine Höhe bis zu 3 m und höher erreichen kann. Die Blattstiele sind charakteristischerweise stachelig. Ihre kurzen axillären Blütenstände sind dicht behaart und rispig verzweigt. Zunächst süß, dann scharf brennend schmecken die etwa 3 cm großen tiefpurpurnen Früchte im reifen Zustand.

Wirksamkeiten aus anthroposophischer Sicht

Die Palmen zeigen keine Überastralisierung und enthalten daher auch keine Giftstoffe. Sie dienen vor allem als Nähr- und Nutzpflanzen. So ist es auch bei der Sägepalme. Die reifen Früchte dienen Tieren als kalorienreiche Nahrung. Sie bewirken Fleisch- und Fettansatz wie auch eine Steigerung der Kräfte.
Mit den Palmen trat in der Evolution vermutlich zum ersten Mal das Pflanzenreich in einer harten durchstrukturierten verholzten Gestaltung auf. Die Palmen führen den Kohlenstoff in feste erdenschwere Verbindungen über und richten gleichzeitig ihre pflanzliche Gestaltung von der Erde zur Sonne und Wärme hin aus. Die Sägepalme macht hierbei eine gewisse Ausnahme. Sie bleibt den Erdenkräften weitgehend verhaf-

tet und kann den Kohlenstoff erst mit dem Ansatz der Blatt- und Blütenbildung dem Licht entgegengestalten. Das Ringen zwischen fester erdverbundener Gestaltung und gleichseitiger Sonne- und Wärmeausrichtung ist bei der Sägepalme deutlich erkennbar. Dies kann als ihre Signatur angesehen werden, die auf ihre therapeutische Anwendungsmöglichkeiten deutet. Wenn der ältere Mensch körperlich zu physisch-fest wird und sein Elastizität verliert, kann die Frucht der Sägepalme gerade im Bereiche der geschlechterspezifischen Organgestaltung, also vor allem im Urogenitaltrakt, zu dem viele Bäumpräparate eine spezifische Beziehung aufweisen, therapeutisch wirken.

Therapeutische Anwendungsgebiete

- Urogenitalsystem: Prostatahypertrophie, Zystitis, Dysurie, Enuresis
- Bronchitis

Sabal-serrulata-Präparate

Sabal serrulatum Ø (= 33%), D1, D2, D3, D4*, D6 *Dil.*

* Apotheke an der Weleda, D

Dosierung und Anwendung

Dilutio: 3-mal täglich 5 – 10 Tropfen

Sarsaparilla

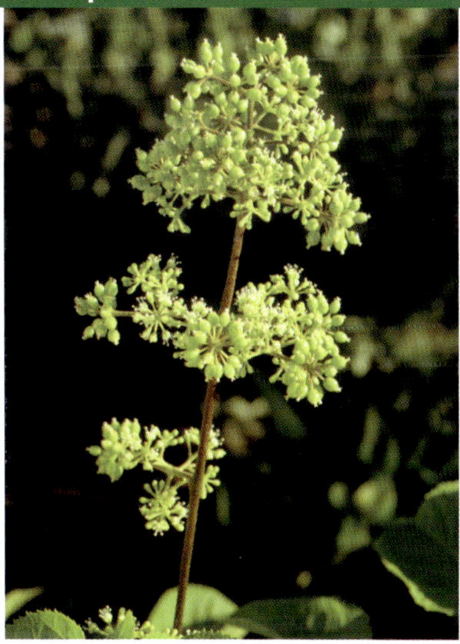

Botanischer Name: Smilax regelii KILL. et C. W. Morton (Sarsaparilla)
Familie: Smilacaceae
Verwendeter Pflanzenteil: getrocknetes Holz der Wurzel

Vorkommen und Eigenschaften

Sarsaparilla ist ein immergrüner Strauch, der im tropischen Mittelamerika beheimatet ist. Er ist ein ungewöhnlicher Typus einer einkeimblättrigen Pflanze. Wie ein überdimensionierter Weinstock und ganz untypisch für eine Verwandte der Liliaceen rankt er sich bis zu 15 m Höhe empor. Ihr bis armdicker Stängel ist kantig, gelblich-grün, knotig und mit Stacheln besetzt. Ihre Blätter sind netzartig, setzen wechselständig in zwei Reihen am Stängel an. In ihren Blattachseln bildet sie gelbgrüne Trugdolden, aus deren Blüten große, kugelig rote Beeren hervorgehen. Blatt- und Blütenbereich durchdringen sich also in auffälliger Weise.
Nach unten treibt Sarsaparilla einen mächtigen Wurzelstock mit mehreren Meter langen Wurzeln meist in sumpfigen Grund. Der Wurzelstock enthält bis zu 3% Steroidsaponine, dazu fettes Öl, Harz und Zucker, in den Blättern findet sich u. a. Kampferöl. Die getrocknete Wurzel wird therapeutisch verwendet.

Wirksamkeiten aus anthroposophischer Sicht

Sarsaparilla zeigt als Liliacee durch seine reiche Blatt- und Sprossentfaltung, durch Ranken und Hinaufwinden eine auffällige merkurielle Gestaltung. Auch die mächtige Rhizombildung ist für eine Liliacee außergewöhnlich. Gleichwohl öffnet sich die Pflanze hierdurch nicht voll dem Wirken des Erdreiches, vielmehr grenzt sie es hier durch die Bildung zahlreicher sulfurischer und merkurieller Substanzen ab. Der hier z. B. ausgeprägte Saponinprozess weist merkurielle Eigenschaften auf und regt therapeutisch im Menschen die gegenseitige Durchdringung von Wasser- und Luftorganismus an. Die zum Heilmittel verarbeitete Wurzel führt daher u. a. zu einer vermehrten Harnausscheidung, wirkt schweißtreibend und blutreinigend. Das Präparat wird bei Rheuma, Gicht und Hauterkrankungen eingesetzt, also wenn im Organismus Stockungen, Stauungen und Ausfällungen auftreten, die zu Entzündungen führen.

Therapeutische Anwendungsgebiete

- **Bewegungsapparat:** Gicht, Muskel- und Gelenkrheumatismus
- **Haut:** juckende Dermatopathien, Psoriasis, Hautausschläge mit Pustel-, Quaddel- und Pappelbildungen
- **Urogenitalsystem:** Zystopyelitis, Zystitis, Nephritis; Antisyphiliticum
- Schweiß- und harntreibend
- Amalgamausleitung

Hinweis: Während der Schwangerschaft und Stillzeit nicht anwenden.

Sarsaparilla-Präparate

Sarsaparilla D2, D3 *Dil.*

Dosierung und Anwendung

Dilutio: 3-mal täglich. 5 – 10 Tropfen

Sambucus nigra

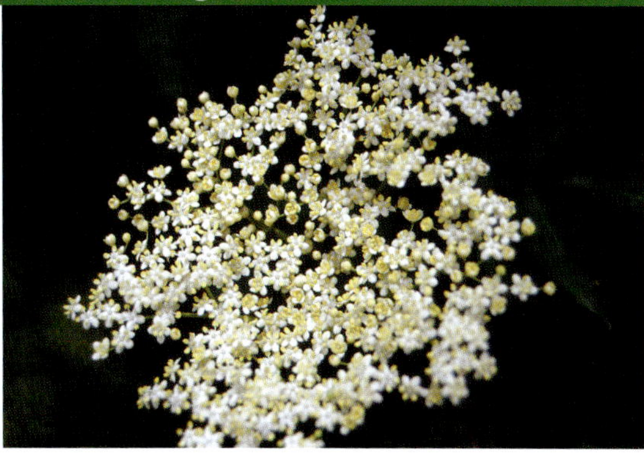

Botanischer Name: Sambucus nigra L. (Schwarzer Holunder)
Familie: Adoxaceae
Verwendete Pflanzenteile: frische Blüte, frisches Blatt, Mark

Vorkommen und Eigenschaften

Sambucus nigra ist ein strauchartiger Baum mit auffallend prächtigen, schirmförmigen Trugdolden. Wenn ein Kraut eine Trug- oder eine echte Dolde bildet, so zeigt es dadurch sein ungewöhnlich tiefes Eindringen in den Gegenraum an. Geschieht diese Blütenbildung zudem bei einem Baumstrauch, wie bei Sambucus nigra, dann ist sie ein Zeichen für eine nochmalige Steigerung des auffälligen Blütenimpulses. Sambucus nigra zeigt damit Eigenschaften, die sonst in dieser Pracht bei heimischen Bäumen nicht angetroffen werden.

Beim Holunder wirkt also der vegetative Trieb tief in den Blütenstand hinein. Im Frühsommer öffnen sich die unzähligen kleinen weißen Blütchen und hüllen den Strauch in eine fast betäubende, schweflig-süßliche Duftwolke ein. Dies weist auf zwei wesentliche Komponenten der Blüte hin, nämlich auf Schwefel und ätherische Öle. In doppelter Weise, nämlich gestaltungs- wie substanzmäßig, öffnet sich also der Holunder im Blüten- und im Fruchtbereich kosmischen Einflüssen.
Auch bildet der Holunder kein richtiges Holz. Das Mark des einjährigen, vegetativen Sprosses ist so gebaut, wie wir es von den markerfüllten Sprossen der Monokotyledonen, z. B. der Binsen, kennen. Der Holunder zeigt also auch selbst beim Holz das Hereinwirken der hohlraumbildenden Umkreiskräfte, die wohl zu einer Entvitalisierung führen, aber nicht zu einer Mineralisierung: das Holundermark ist ein lufterfülltes, trockenes, totes Gewebe; alles Saftige, Lebendige ist nach außen an die Oberfläche gedrängt.

Wirksamkeiten aus anthroposophischer Sicht

Entsprechend dieser Signatur wirken Holunderpräparate, als Heilmittel genommen, im menschlichen Organismus von innen zur Peripherie ableitend, schweißtreibend und generell die Ausscheidung fördernd. Sie sind daher besonders bei verhärtenden Krankheitstendenzen, wie Rheumatismus, Gicht, Sklerose, aber auch bei allergischen Erkrankungen, wie Heuschnupfen oder Ekzemen, indiziert. Während die Blüten und Früchte von Sambucus nigra eher in Richtung vermehrter Ausscheidung wirken, werden Zubereitungen des Marks bevorzugt bei überschießenden Reaktionen, z. B. bei allergischen oder entzündlichen Prozessen, eingesetzt.

Therapeutische Anwendungsgebiete

- Abnorme Schweißbildung (unterdrückte oder übermäßige)
- Klimakterische Störungen *(Flores Sambuci comp.)*
- **Atemwege:** Schnupfen (bei verstopfter Nase vor allem nachts), Sinusitis *(Sambucus nigra D3)*
- **Entzündungen** subakuter Art: Furunkulose, rheumatische Affektionen, Arthrosen, Ekzeme *(Flores Sambuci comp.)*
- **Allergische Diathese:** allergische Reaktionen, Heuschnupfen, Ekzeme *(Flores Sambuci comp.)*

Sambucus-nigra-Präparate

Monopräparate

Sambucus nigra D3, D4, D6 *Dil.*
Sambucus nigra, Flos, D3 *Glob.*
Sambucus nigra, Medulla 5%, D3 *Dil.*

Kombinationspräparat

Flores Sambuci comp. (Resina Laricis D4/Sambucus nigra, Flos D2/Sambucus nigra, Medulla D3) *Amp.; Dil.*

Dosierung und Anwendung

- Ampullen: 2-mal wöchentlich bis zu 1-mal täglich 1 ml s. c.
- Dilutio: 3-mal täglich 5 – 10 Tropfen bzw. 10 – 15 Tropfen bei Mischungen
- Globuli: 3-mal täglich 3 – 10 Globuli

Sassafras

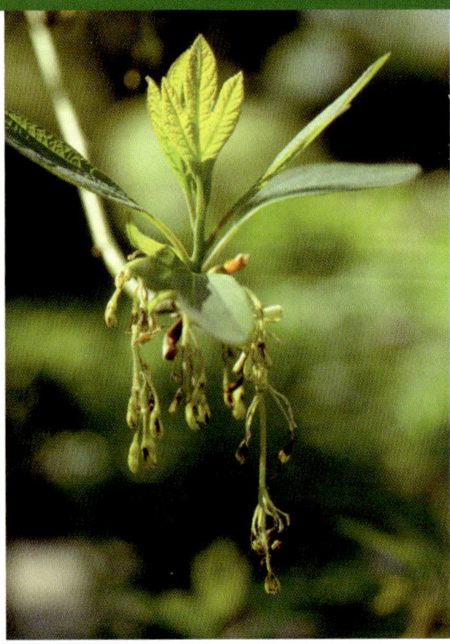

Botanischer Name: Sassafras albidum (Nutt.) (Fenchelholzbaum, Lorbeerbaum)
Familie: Lauraceae
Verwendeter Pflanzenteil: getrocknetes Holz der Wurzel

Vorkommen und Eigenschaften

Der bis zu 6–8 m hohe Strauch oder bis zu 20 m hohe Baum – einige Quellen geben sogar 30 m an – Sassafras wächst in Nordamerika von Kanada bis Florida. Er ist durch und durch aromatisiert und selbst in der Wurzel und insbesondere in der Wurzelrinde tritt ein hoher Gehalt an ätherischen Ölen auf. Ihres angenehmen Aromas wegen wurde die Sassafraswurzelrinde schon lange von den Eingeborenen Nordamerikas als Kaumittel und als Zusatz zu erfrischenden Getränken verwendet. Aber auch als Heilmittel gegen verschiedene Erkrankungen, besonders als Blutreinigungsmittel, stand sie bei den Indianern in hohem Ansehen.

Der Baum erblüht, bevor die Blätter erscheinen. Die kleinen gelblichen Blüten stehen zu Doldentrauben zusammen. Aus ihnen entstehen eiförmige Steinfrüchte, so groß wie eine Erbse, auf verdicktem fleischigem Stiel. Die wechselständigen Blätter sind gestielt und variieren sehr in Größe und Gestalt am selben Baum. Kein Blatt gleicht dem anderen. Manche sind ganzrandig, andere weisen an der Spitze 1 bis 3 Lappen auf. Das Holz ist weich, etwas schwammig, glänzend, rötlich bis blassbräunlich.

Wirksamkeiten aus anthroposophischer Sicht

Die Sassafras-Wurzelrinde enthält 6–9% ätherisches Öl. Es reizt in stärkeren Dosen die Nieren und hat eine phosphorartige Giftwirkung. So kann der Baum insgesamt als stark sulfurisch bzw. phosphorisch bezeichnet werden, bei dem das Verhältnis zwischen dem Sal- und Sulfurpol zum Sulfurpol hin verschoben ist. Entsprechend ist seine therapeutische Wirkung: im Innen-Außenverhältnis wirkt er formauflösend und ausscheidungsfördernd.

Therapeutische Anwendungsgebiete

- Schweiß- und harntreibend, als Blutreinigungsmittel
- **Haut:** Dermatopathien, Pickeln, Pusteln, unreine Haut, Psoriasis
- **Vergiftungen:** Quecksilber und Bleivergiftungen
- **Bewegungsapparat:** Rheuma, Gicht

Sasafras-Präparate

Sassafras D3 *Dil.*

Dosierung und Anwendung

Dilutio: dreimal täglich 5 bis Tropfen

Strophanthus

Botanischer Name: Strophanthus kombé Oliv. (Strophanthus)
Familie: Apocynaceae
Verwendeter Pflanzenteil: fettes Öl aus dem Samen

Vorkommen und Eigenschaften

Die tropische Pflanze Strophanthus kombé windet sich spiralig um Baumstämme, vom schattigen Urwaldgrund bis in die höchsten Baumwipfel, um dort im vollen Lichte zu erblühen. In den auffallend langen Blütenzipfeln klingt ihre spiralige Drehung aus. Der rhythmische mittlere Blattbereich von Strophanthus wird in reicher Fülle von immergrünen, gegenständigen Blättern von Knoten zu Knoten gebildet, die ohne jegliche Metamorphose zur Blütenregion hin hervorsprießen. Substanziell ist die Bildung eines giftigen Milchsaftes in Strophanthus bedeutsam.
In der Samenbildung befreit sich der Strophanthus-Strauch fast ganz aus der irdischen Schwerekraft: An luftigen Haarschirmen hängend, verlassen die ölreichen Samen im Schwebeflug die langgestreckten Fruchtkapseln. In Oleum Strophanthi, als Capsulae oder Dilutio, liegt das Öl des Strophanthus-Samens für die therapeutische Anwendung bei Herz- und Kreislauferkrankung vor.

Wirksamkeiten aus anthroposophischer Sicht

Die Beziehung zum Herzen, die nach Steiner der Pflanzenteil Same an sich aufweist, wird durch die alleinige Verwendung seines fetten, nicht-giftigen Öles in bestimmter Richtung verstärkt. Während ätherische Öle auf die Kreislaufrhythmik in der Peripherie des Organismus anregend und zugleich harmonisierend wirken, beeinflusst das fette Öl des Strophanthus kombé das Zentralorgan des Blutkreislaufes, das **Herz.**

Die Phänomene, dass fette Öle gleichsam Licht und Wärme in sich speichern, die sie dann bei ihrer Verbrennung freigeben, und dass sie, auf Wasser gegossen, Wellen glätten, können als Signaturen der zwei Wirkungsrichtungen des Strophanthus-Öls gesehen werden.

Es wirkt einerseits auf das Herz innerlich durchwärmend und durchlichtend und andererseits beruhigend und abschirmend, z. B. gegenüber nervösen Überforderungen von Seiten des vegetativen Nervensystems.

Therapeutische Anwendungsgebiete

- Herzinsuffizienz, Kurzatmigkeit, Arrhythmie, Bradykardie, Koronarspasmen infolge nervlicher Überbelastung durch Dauerstress
- Herzinfarkt-Prophylaxe

Strophanthus-Präparate

Strophanthus kombe D6 *Amp.;* D3*, D4**, D6 *Dil.*
Oleum Strophanthi forte *Kapseln*

* Nur Weleda Schwäbisch Gmünd, D; ** Apotheke an der Weleda, D

Dosierung und Anwendung

- Kapseln: 3-mal täglich 1 – 2 Kapseln
- Dilutio: 3-mal täglich ca. 5 bis 10 Tropfen

5.2 Nadelbäume

Juniperus communis

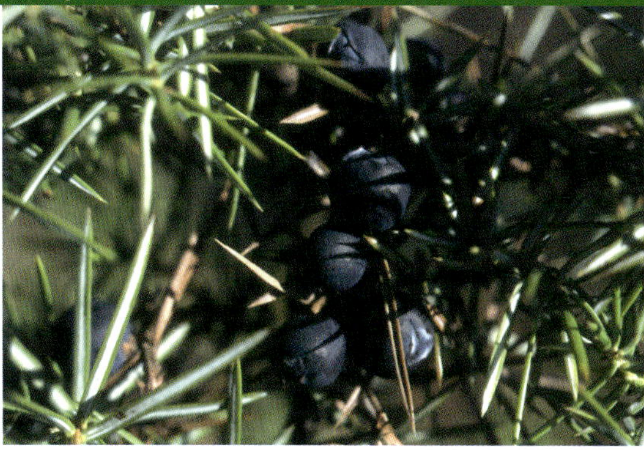

Botanischer Name: Juniperus communis L. (Wacholder)
Familie: Cupressaceae
Verwendeter Pflanzenteil: getrocknete Früchte

Vorkommen und Eigenschaften

Der Wachholder wächst langsam – er braucht Jahrzehnte, bis er Baumhöhe erreicht. Auch die Früchtebildung geht nur schrittweise voran. Im ersten Jahr blüht der Wacholder und die Bestäubung findet statt, im zweiten Jahr grünen die Früchte und im dritten Jahr reifen sie. Die Früchte der immergrünen Koniferen sind eigentlich keine Beeren, sondern fleischig gewordene Fruchtblätter.
Die blaubereiften, starren, spitzigen Nadeln des Wacholders können die größte Trockenheit ohne Schaden ertragen. Ihre Starrheit verdanken die Nadeln der reichlich eingelagerten Kieselsäure.
Die Nadelbäume werden unter geisteswissenschaftlich-kosmogonischen Aspekten der Saturnsphäre zugeordnet, so auch Juniperus communis. Der Saturncharakter kann an Juniperus communis deutlich aufgezeigt werden. Entsprechend dem individuellen Charakter dieser Sphäre wächst der Wacholder vorwiegend als Einzelbaum mit jeweils individueller Ausprägung. Von allen Seiten kann er das Licht empfangen. Alles an ihm ist fein zusammengezogen, und er bildet in sich zahlreiche feurige Substanzen, die als Ausdruck seines inneren saturnischen Feuers angesehen werden können.

Wirksamkeiten aus anthroposophischer Sicht

Der Baum ist mit sulfurischen Substanzen durchzogen, besonders würzig sind die braunvioletten Fruchtbeeren. Sie enthalten reichlich ätherische Öle, viele Terpene, Invertzucker, Flavonoiden, Gerbstoffen, Harz und Wachs.
Das innere Feuer des Wacholders kann von außen auch an seiner säulenartig hochstrebenden Gestalt erlebt werden. Der Baum ist ohne eigentlichen Stamm, dieser wird

durch aufstrebende Vielästigkeit ersetzt, die die aufstrebende Impulsivität deutlich zum Ausdruck bringt und die verharrenden Wachstumskräfte des Baumes kontrastiert.
Als Heilmittel wirkt Juniperus communis ausgesprochen belebend auf den Stoffwechsel und anregend auf die **Nieren-Ausscheidung.** Entsprechend seines saturnischen Charakters wirkt er mehr bei den erstarrenden Formkräften des älteren Menschen und spricht auch die physische Geistgestalt des Menschen an, z. B. bei Phantomschmerzen.

Therapeutische Anwendungsgebiete

- Rheumatische Erkrankungen
- Neuralgische Schmerzzustände
- Phantomschmerzen *(Olibanum comp./Succinum)*

Juniperus-communis-Präparate

Monopräparat

Juniperus communis* D1, D2 *Dil.*

Kombinationspräparat

Olibanum comp./Succinum* Räuchergranulat

* Keine Weleda Präparate

Dosierung und Anwendung

- Dilutio: 3-mal täglich 5–10 Tropfen
- Spiritus: 2-mal täglich betroffene Bereiche einreiben
- Räuchergranulat: zum Räuchern etwas Granulat auf glühende Räucherkohle streuen

Kreosotum

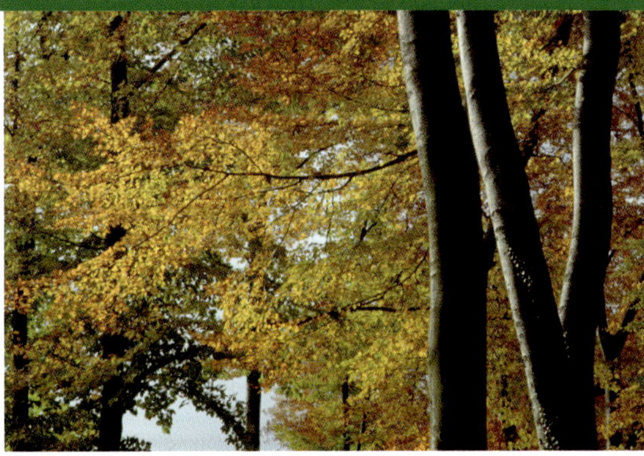

Botanischer Name: Fagus sylvaticus (Rotbuche)
Familie: Fagaceae
Verwendeter Pflanzenteil: Buchenholz, Destillat aus Buchenholz-Teer

Aus dem Buchenholz wird durch trockene Destillation zunächst der Buchenholz-Teer und hieraus das Kreosotum als Öl gewonnen. Kreosotum ist farblos, nicht brennbar, es hat einen penetranten Geruch und brennenden Geschmack.

Wirksamkeiten aus anthroposophischer Sicht

Kreosotum ist aufgrund seiner Herstellung und Zusammensetzung der Holzkohle verwandt, jedoch in seinen Eigenschaften bedeutend sulfurischer. Die sulfurische Prägung ist aber auch hier – wie bei der Holzkohle – nicht ganz zu Ende geführt, sondern liegt in verhaltener Form vor.
Therapeutisch wird es bei Neigungen zu Entzündungen eingesetzt, die durch Fäulnisbakterien hervorgerufen werden, zudem bei Geschwüren, malignen Entartungen und bei Blutungen. Bei diesen Krankheiten steht häufig eine Kachexie im Mittelpunkt, und charakteristischerweise sind die Absonderungen des Patienten stinkend und scharf ätzend.

Therapeutische Anwendungsgebiete

- Haut und Schleimhaut: chronisch entzündliche Vorgänge an Haut und Schleimhäuten mit Störungen der Absonderung, z. B. chronische Ekzeme, Fluor vaginalis, ulzeröser Substanzdefekt der Vaginalschleimhaut, Pruritus diabeticus, Pruritus senilis, Gangrän
- Chronische Bronchitis

Kreosotum-Präparate

Kreosotum* D6 *Amp.;* D4, D6 *Dil.*

* Homöopathisches Präparat

Dosierung und Anwendung

- Ampullen: 2-mal wöchentlich bis zu 1-mal täglich 1 ml s. c.
- Dilutio: 3-mal täglich 5 – 10 Tropfen

Resina laricis

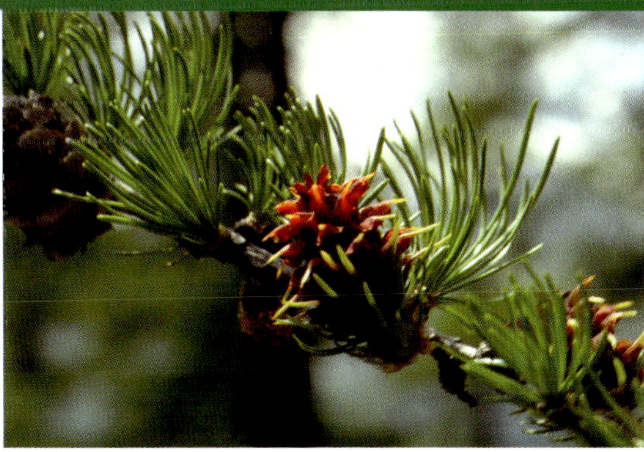

Botanischer Name: Larix decidua MILL. (Lärche)
Familie: Pinaceae
Verwendeter Pflanzenteil: Balsam aus dem Stamm

Vorkommen und Eigenschaften

Die Lärche folgt – im Gegensatz zu anderen Nadelbäumen – dem Rhythmus des Jahres: sie ergrünt mit ihren Nadeln im Frühjahr und wirft sie im Herbst vergilbt wieder ab. Diese für einen Nadelbaum ungewöhnliche Lichtbeziehung äußert sich auch in ihrer Vorliebe für Standorte in lichten Bergeshöhen, wo sie mit ihren hellgrünen Nadeln den Eindruck eines besonders durchlichteten Baumes auf uns macht.
Während die Lärche mit ihren Nadeln eine für Nadelgewächse ungewöhnliche, wechselhafte Lebendigkeit zeigt, bildet ihr Stamm ein besonders dauerhaftes fast unvergängliches Holz. Dies ist u. a. durch das hier entstehende konservierende Lärchenharz bedingt.
Therapeutisch ist weniger die Bildung von ätherischen Ölen in den Nadeln der Lärche von Bedeutung als vielmehr diejenige des Harzes im Stamm.

Nach Steiner bildet sich der Harz aus dem so genannten Lebenssaft des Baumes, der von der kosmisch zugewandten Lebendigkeit der Peripherie aus hinab in den Stamm wirkt und hier zusammen mit dem Kambiumsaft den Harz als sulfurische Substanz entstehen lässt. In ihm haben gleichsam die geistigen Formkräfte des Baumes Substanz angenommen.

Wirksamkeiten aus anthroposophischer Sicht

Der klare, dickflüssige Harzsaft der Rinde und der äußeren Holzpartien wird therapeutisch verwendet um die Sinnessphäre anzusprechen. Dies bezieht sich nicht nur auf bewusste Sinnestätigkeit, sondern auch auf die feinen inneren, unbewussten Wahrnehmungsprozesse, die den ganzen Organismus durchwirken. Wenn die Stoffwechseltätigkeit zu stark in die Sinnestätigkeit der Peripherie eindringen kann und hier zu Entzündungen führt, kann Resina laricis die Nervensinnestätigkeit und ihre formenden Kräfte unterstützen und stärken.

Therapeutische Anwendungsgebiete

- **Haut:** Neigung zu reaktiven Verhärtungen und Ablagerungen, z. B. Störungen der Trophik und Durchblutung der Haut, Dermatomykosen, Furunkulose, Psoriasis *(Flores Sambuci comp.)*
- **Auge:** degenerative Augenerkrankungen, z. B. Netzhautdegeneration, Katarakt; allgemein zur Kräftigung des Auges bei Ermüdung und Überanstrengung
- **Atemwege:** katarrhalische Erkrankungen der Luftwege; Heuschnupfen *(Flores Sambuci comp; Absinthium D1/Resina Laricis D3* – asthenischer Typus*)*
- Diabetes mellitus *(Absinthium D1/Resina Laricis D3)*

Resina-laricis-Präparate

Monopräparat

Resina laricis D5 *Amp.;* D1, D3, D4, D5, D6, D10; D12*, D30* *Dil.;* 5% *Ungt.*

Kombinationspräparate

Resina laricis comp. (Ananassa, Succus D5/Resina Laricis D5) *Augentropfen*
Resina laricis comp. (Ananassa, Fruct. Rec./Lavandulae aetherol./Resina Laricis) *Gel., Ungt.*

Absinthium D1/Resina Laricis D3 aa *Dil.*
Flores Sambuci comp. (Resina Laricis D4/Sambucus nigra, Flos D2/Sambucus nigra, Medulla D3) *Amp.; Dil.*
Resina Laricis D6/Retina D4 aa *Amp.*

* Apotheke an der Weleda, D

Dosierung und Anwendung

- Ampullen: 2-mal wöchentlich bis zu 1-mal täglich 1 ml s. c.
- Dilutio: 3-mal täglich 5 – 10 Tropfen bzw. 10 – 15 Tropfen bei Mischungen
- Externum: für Umschläge, Spülungen und Betupfung
- Gelatum: 2-mal täglich auftragen
- Unguentum: mehrmals täglich dünn

Sabina

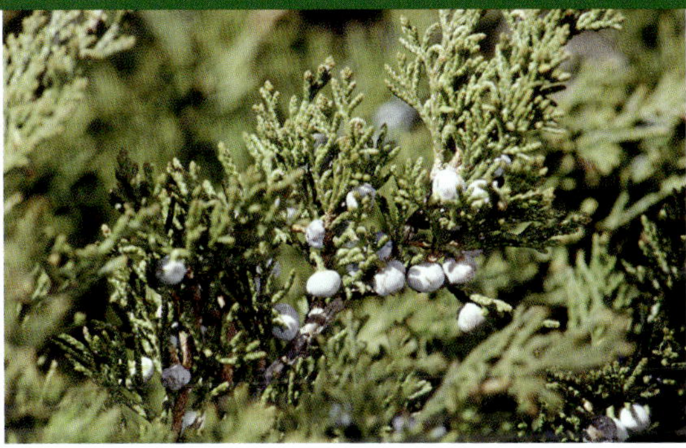

Botanischer Name: Juniperus sabina L. (Sadebaum)
Familie: Cupressaceae
Verwendeter Pflanzenteil: frische Triebspitzen

Vorkommen und Eigenschaften

Der Zypressentypus betont normalerweise das Senkrechte, Aufwärtsstrebende. Von diesem Typus weicht die Zypressenart Juniperus sabina vollkommen ab. Der 1,5 bis 3 m hohe Strauch oder Baum hat einen liegenden Stamm oder nur zahlreiche, liegende Äste und eine unregelmäßige, buschige Krone. Auch die Blätter sind nicht zu Nadeln zusammengezogen wie bei Juniperus communis, sondern schuppig an die Zweige gepresst, an Thujablätter erinnernd. Zerreibt man die Blätter, so riechen sie unangenehm trotz der zedernholzartigen Beinote.

Wirksamkeiten aus anthroposophischer Sicht

Therapeutisch werden die frisch beblätterten Zweigspitzen verwendet, die im April/Mai gesammelt werden. Als Heilmittel zubereitet, regen sie – innerlich genommen – den **Wärmeorganismus** im Bereich der Unterleibsorgane an. Wie viele andere Baumpräparate zeigt also auch Sabina eine deutliche Wirksamkeit auf die **Urogenitalregion.**

Therapeutische Anwendungsgebiete

- Menorrhagien und drohender Abort *(Sabina D4)*
- Gicht *(Colchicum D3/Sabina D4 aa)*

Sabina-Präparate

Monopräparate
Sabina D3, D4 *Dil.*
Colchicum D3/Sabina D4 aa *Dil.*

Dosierung und Anwendung

Dilutio: 3-mal täglich 5 – 10 Tropfen bzw. 10 – 15 Tropfen bei Mischungen

Thuja

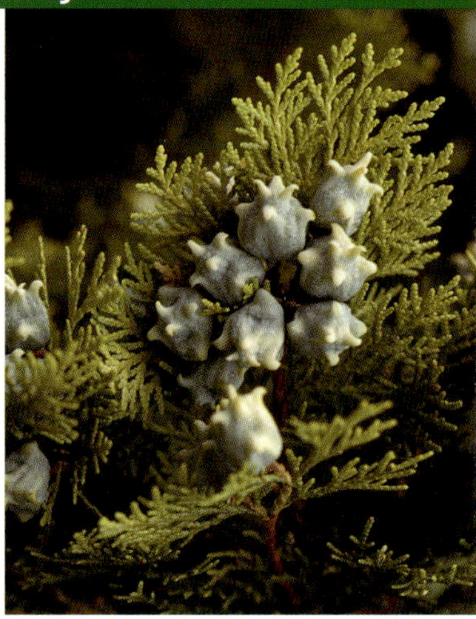

Botanischer Name: Thuja occidentalis L. (Lebensbaum)
Familie: Cupressaceae
Verwendeter Pflanzenteil: junge Triebe

Vorkommen und Eigenschaften

Thuja bildet im Gegensatz zu den verwandten Nadelbaumgewächsen keine Nadeln, sondern entwickelt flache, wie primitive Farnwedel aussehende, aufgefiederte Nadelschuppen. Auch die Zweigenden werden der Verholzung entzogen und nehmen Blattcharakter an.

Während andere Nadelhölzer ihre innere Wärmequalität durch ätherische Öle betonen, steigert Thuja sie zu Kampfer und kampferartigen ätherischen Ölen und damit ins Feurig-Scharfe. Begleitet wird dieser Feuerprozess von einem Schleimreichtum und von einer allgemeinen formauflösenden Vitalität. Durch ihre wuchernde Lebenskraft kompensiert Thuja die überformenden Kräfte der Nadelholzfamilie. In dieser Fähigkeit sind ihre therapeutischen Eigenschaften zu sehen.

Wirksamkeiten aus anthroposophischer Sicht

Die pharmazeutische Zubereitung von Thuja wird therapeutisch genutzt, wenn der Organismus Fremdsubstanzen nicht genügend aufzulösen vermag und diese so mit ihren fremden Ätherqualitäten zu tief in den Organismus eindringen. Die Fremdsubstanzen können als Nahrungsstoffe, durch Impfungen oder Infektionen in den Organismus gelangen und bleiben dann mit ihrer für den Organismus fremden Ätherqualitäten behaftet. Auch eine körpereigene Substanz kann Fremdcharakter, d. h. eine nicht durchindividualisierte Ätherqualität entwickeln. Dies führt zu proliferativen Wucherungen wie Papillomen, Warzen, Kondylomen oder Polypen. Entzündungen können als Abwehrreaktionen des Organismus gegenüber den Substanzen mit nicht-durchindividualisierten Ätherqualitäten auftreten.

Thuja fördert durch seine wuchernde Lebenskraft die Auflösung der Fremdsubstanzen. Indem es hierbei die Empfindungsprozesse des Organismus anregt, wird einerseits der seelische Bereich belebt, und andererseits werden die unbewussten Wahrnehmungsprozesse gegenüber Fremdsubstanzen im Stoffwechsel gesteigert.

Therapeutische Anwendungsgebiete

- Insbesondere bei pastöser Konstitution: entzündliche Prozesse im Verdauungstrakt, Muskelsystem, in den Gelenken sowie bei Haut- und Sinnesorganen
- Proliferative Prozesse wie Warzen, Papillome, Kondylome, Ranula (Mundbodenzysten)
- Anregung der Aufnahmefähigkeit im seelischen Bereich

Thuja-Präparate

Monopräparate

Thuja Rh D6, D30 *Amp.;* D3*, D6 Dil. *aq.*

Thuja Ø (= 33%), D1, D3, D4, D6, D10, D12, D15, D20, D30 *Dil.;* 20% *Externum;* D6, D10, D30 *Glob.;* D6 *Trit.;* 10% *Ungt.*

Thuja Argento culta 0,1% *Amp.;* 0,1% *Dil.;* 0,1% *Dil. aq.*

Kombinationspräparate

Thuja comp. N (Argentum met. D3/Mercurius vivus nat. D6/Thuja occ., Sum. D6) *Trit.*

* Nur Weleda Schwäbisch Gmünd, D

Dosierung und Anwendung

- Ampullen: 2-mal wöchentlich bis zu 1-mal täglich s. c.
- Dilutio: 3-mal täglich 5 – 10 (15) Tropfen
- Globuli: 3-mal täglich 3 – 10 Globuli
- Trituratio: 3-mal täglich 1 Messerspitze voll
- Unguentum: 2-mal täglich dünn einreiben

6 Heilmittelporträts: Tiersubstanzen

„Sehen Sie, die Alten haben nicht umsonst den Tierkreis „Tierkreis" genannt. Der ist zwölfgliedrig, verteilt gewissermaßen sein gesamtes Sein auf zwölf einzelne Teile. Diese Kräfte, die aus dem Kosmos, von dem Tierkreis kommen, die gestalten sich eben aus in den Tieren."

Rudolf Steiner (GA 230, Vortrag v. 21. 10. 1923)

Auch das Tierreich liefert wie die Metalle, die Mineralien und die Pflanzen zahlreiche Heilsubstanzen, die in der anthroposophischen Medizin wie in allen anderen traditionellen medizinischen Richtungen therapeutisch angewandt werden. Ihre spezifischen therapeutischen Eigenschaften sollen hier dargestellt werden.

Heilkundlich bedeutsame Unterschiede zwischen Pflanze und Tier

Um die therapeutische Wirksamkeit der Heilmittel aus dem Tierreich besser zu verstehen, charakterisieren wir einige wichtige Unterschiede zwischen Pflanze und Tier. Die Pflanze fungiert gleichsam als Mittler zwischen Himmel und Erde. In ihrer Dreigliederung von Blüte, Blatt- und Wurzelbereich zeigt sie uns anschaulich ihre Mittlerfunktion an. Durch ihre Gestaltveränderungen in Abhängigkeit vom Tages- und Jahreslauf und anderen Umweltverhältnissen wie Wetter, Sonnenlicht und Bodenverhältnissen äußert sie ihre Lebendigkeit. Jede Pflanzenart zeigt hierbei ihre spezifischen Eigenheiten. In der Art und Weise, wie die Pflanze sich in der Polarität von Kosmos und Erde gestaltet, offenbart sie sozusagen ihre Bestimmung auf Erden.

Ganz anders sind die Verhältnisse beim Tier: es ist ein Wesen mit einer seelischen Innenwelt. Es führt ein Eigenleben und reagiert auf die Umwelt aus seinem Inneren heraus. Durch die Verinnerlichung erlangt das Tier – im Gegensatz zur Pflanze – in seiner Gestalt eine gewisse Unabhängigkeit gegenüber den direkten kosmischen Einflüssen; seine Gestalt bleibt vom Jahreslauf unbeeinflusst und wird im Wesentlichen bis zum Tode bewahrt. Das zeitliche Geschehen wird beim Tier mit dem Element der Beständigkeit durchwoben. So ergibt sich dasjenige, was wir als seine Konstitution bezeichnen können. Der Wandel und das Verharrende sind in der Konstitution aufs innigste ineinander verknüpft.

Was wir bei der Pflanze als ihre Bestimmung bezeichnet haben, tritt beim Tier nun in verwandelter Form als sein Schicksal auf. Die Bestimmung der Pflanze ergibt ihre Signatur, die zum therapeutischen Verständnis ihrer Heileigenschaften hinführt, das Schicksalhafte des Tieres äußert sich durch seine Wesenseigenschaften, an denen wir Hinweise für die Heileigenschaften der entsprechenden Tierarzneien entdecken können. Die Wesensäußerungen des Tieres zeigen verwandtschaftliche Beziehungen zum Menschen und diese sind für unser therapeutisches Verständnis von Bedeutung.

Das Tierheilmittel wirkt therapeutisch v. a. auf konstitutionelle Aspekte des Menschen. Dieser Bereich gestaltet den physischen Leib mit und lässt hierbei u. a. eine bestimmte Temperamentsprägung entstehen.

Heilmittel tierischen Ursprungs haben daher eine besondere Beziehung zum Ätherleib des Menschen, der eng mit dem physischen Leib verbunden ist. Dies äußert sich in ihren homöopathischen Arzneimittelbildern z. B. durch die auffälligen Raum- und Zeitsymptome: Der Patient irrt sich in Orten, über- oder unterschätzt Entfernungen, die Zeit vergeht für ihn unverhältnismäßig schnell oder langsam, die Beschwerden zeigen häufig eine Periodizität.

Tierkreiskräfte und das Tierreich

In früheren Zeiten wusste man, dass der Mensch und das Tier von Tierkreiskräften, u. a. in ihrem Körperbau und ihrer Konstitution geprägt seien. Danach beeinflussen die Kräfte der zwölf Tierkreiszeichen die Gestalt des Menschen und des Tieres, und zwar jedes Tierkreiszeichen eine bestimmte Region vom Kopf bis zu den Füßen. In der Anthroposophie wird dieses alte Wissen wieder aufgegriffen und in einem nachvollziehbaren Zusammenhang neu entwickelt.

Rudolf Steiner ordnete bestimmte Tiergruppen den zwölf Tierkreiskräften zu. Sofern die 12 Gruppen Tiere beinhalten, die therapeutisch verwendet werden, sind diese in dem Schema aufgeführt.

Zwei Gruppen unterscheiden sich prinzipiell im Tierkreis und die entsprechenden Arzneitiere weisen auch unterschiedliche Eigenschaften auf:

- **Tiergruppen** der **linken Hälfte des Tierkreises:** die linke Seite mit den sieben Tiergruppen weist ausgeprägte Gemeinsamkeiten untereinander auf, sie enthält viele Arzneitiere wie Corallium und Spongia, die Mollusken Sepia, Murex und Conchae sowie eine große Anzahl von Gliedertieren (Apis, Formica u. v. m.), zu denen die wichtigsten und am häufigsten verwendeten Arzneitiere gehören. Der für das Tierreich charakteristische Prozess der Verinnerlichung erfasst bei den Tiergruppen in der linken Hälfte allein den Sinnesbereich; sie zeigen somit eine sehr einseitige Entwicklung. Von einer eigentlichen seelischen Verinnerlichung kann hier noch nicht die Rede sein. Die sinnesmäßige Verinnerlichung erreicht bei den Gliedertieren ihren Höhepunkt. Sie können höchst empfindlich auf Sinneseindrücke reagieren, ohne dass dabei seelisches Innenleben beteiligt wäre. Die Gliederfüßler können unter diesem Aspekt als offene reine Sinnestiere bezeichnet werden.
- **Tiergruppen** der **rechten Seite des Tierkreises:** die rechte Seite ist sehr heterogen zusammengesetzt und beinhaltet fünf Gruppen, von denen die Fische (Fel Piscis), die Amphibien (Bufo rana), die Reptilien (Lachesis, Crotalus, Naja und Vipera berus) und die Säugetiere (Ambra, Mephitis, Organpräparate) Arzneisubstanzen liefern. Obwohl die Sinnesdifferenzierung sich gegenüber der linken Seite noch weiter steigert und dann bei den Säugetieren ihren Höhepunkt erreicht, geschieht dies nicht mehr allein in einer direkten unmittelbaren Beziehung zur Umwelt. Der seelische Eigenraum entsteht, und damit bildet sich eine Abgeschlossenheit gegenüber der Umwelt, wie sie für die höheren Tiere charakteristisch ist. Hier ist also mit der weiteren Entwicklung der Sinne auch eine Verinnerlichung des Seelischen verbunden. Sinnes- und Seelenwelt korrespondieren miteinander und beeinflussen sich gegenseitig.

Wirksamkeiten auf den Menschen

Beide Gruppen von Tieren unterscheiden sich also deutlich voneinander und somit auch die entsprechenden Arzneitiere in ihrer Wirksamkeit:

- Die Arzneitiere der linken Hälfte wirken mehr auf das Verhältnis des Patienten zu den aus der Peripherie hereinwirkenden Kräften, z. B. den Durchlichtungs- und Formkräften. So kann einer zu starken Umkreisbezogenheit z. B. beim Kind mit

Conchae entgegengewirkt oder eine zu starke Verfestigungs- und Deformationstendenz z. B. beim Rheumatiker mit Apis oder Formica gelindert werden.
- Die Arzneitiere der rechten Seite sprechen dagegen mehr das individuelle Wesensverhältnis zwischen Seelisch-Geistigem und Körperlichem innerhalb des Organismus an.

Verwendete Ausgangssubstanzen

Nicht nur die Zugehörigkeit zu einer bestimmten Tiergruppe aus dem Tierkreis weist auf eine bestimmte therapeutische Eigenschaft hin, sondern auch die Art der Substanz, die vom Tier verwendet wird, spielt für die therapeutische Wirkung eine entscheidende Rolle. Die für die Therapie verwendeten Tiersubstanzen können in drei Gruppen eingeteilt werden:
1. Drüsensekrete
2. Mineralische Substanzen
3. Organsubstanzen

Die meisten in der Therapie verwendeten tierischen Substanzen sind Drüsensekrete. Es sind vorwiegend Giftdrüsensekrete, wie z. B. Ameisen- oder Bienengift.

Drüsensekrete

Die allgemeine Bedeutung der Drüsen können wir uns anhand ihrer Funktion im Menschen vergegenwärtigen.
- Die **endokrinen Drüsen** des Menschen sind gleichsam Kraftzentren für die normale Ausgestaltung der menschlichen Form. Sie bedingen nicht nur die männliche oder weibliche Konstitution, sondern auch die Wachstumsentwicklung und damit die Ausbildung der Proportionen des menschlichen Körpers sowie zahlreiche seiner entscheidenden Grundfunktionen. Hier zeigt sich klar die Beziehung der Drüsen zu den grundlegenden konstitutionellen Aspekten des menschlichen Körpers.
- Die **exkretorischen Drüsen** des Menschen wirken dagegen v. a. in der Verdauung, wo sie die Nahrung, die für den Organismus zunächst Fremdartiges darstellt, zerstören und auflösen.

Die Drüsentätigkeit wirkt also einerseits formend nach innen und andererseits auflösend auf dasjenige, was vom Organismus von außen aufgenommen werden soll. Sie ermöglicht die Selbstgestaltung des Eigenraumes und seine Abgrenzung gegenüber der Umwelt.

Im Gegensatz zur Drüsentätigkeit des Menschen scheidet das Tier seine Drüsensubstanzen, die arzneilich verwendet werden, ganz nach außen in die Umwelt ab. Dies trifft v. a. für die Drüsensekrete der linken Tierkreishälfte zu. Das Ausmaß dieser Tätigkeit mag uns erstaunen. Offensichtlich hat die Außenwelt für diese Tiere eine andere Bedeutung als für den menschlichen Organismus. Während der Mensch durch seine Drüsentätigkeit seinen Eigenraum innerhalb seines Körpers gestaltet, müssen die Arzneitiere ihre Eigentätigkeit gegenüber der Umwelt durch die Drüsensekretion nach außen bewahren. Die Umkreiskräfte wirken also noch stärker auf die Tiere ein als beim Menschen. Durch die nach außen abgeschiedenen Drüsensubstanzen halten diese Tiere das Gleichgewicht zwischen innen und außen aufrecht.

Mineralische Substanzen

Die tierischen Kalksubstanzen werden nach außen als Abgrenzung zur Umwelt (Conchae) oder nach innen (Corallium) zur Behauptung der eigenen Standhaftigkeit gegenüber der Umwelt gebildet. Beim Krebs (Lapis cancri) wird sogar der Kalkprozess zeitweise ganz nach innen verlagert und damit die äußere Abgrenzung ins Innere, gewissermaßen ins Seelenhafte, überführt.

Die Kalksubstanzen tierischen Ursprungs stehen also jeweils als substanzielles Resultat im Spannungsfeld von Innen- und Außenkräften. Als Heilmittel zubereitet, wirken sie auf konstitutionelle Aspekte, die von der Polarität von innen und außen, also nicht im Sinne der bereits erwähnten funktionellen Dreigliederung, geprägt sind.

Organsubstanzen

Die höheren Säugetiere liefern uns Organpräparate als Arzneimittel. Sie stehen dem Menschen am nächsten und ihre Organpräparate können daher direkt auf die entsprechenden menschlichen Organe wirken. Entsprechend der Beziehung der Arzneisubstanzen zum Ätherbereich, können die Organsubstanzen v.a. bei degenerativen Prozessen therapeutisch verwendet werden, wo sie aufbauend wirken.

Organpräparate wirken spezifisch auf die Bildekräfte und können daher u.a. auch dort Kräfte anregen, wo die höheren Wesensglieder funktionell nicht direkt tätig sind, wie z.B. im Nervengewebe oder z.T. auch Knorpelgewebe.

6.1 Homöopathische Arzneimittelbilder tierischer Substanzen

Die Störungen auf der konstitutionell-ätherischen Ebene wurden bereits erwähnt. Mit diesen gehen im Arzneimittelbild bestimmte seelisch-geistige Motive einher. Diese beinhalten u.a. insbesondere Probleme zwischen männlichen und weiblichen Aspekten der Seele wie auch real in der Partnerschaftsbeziehung und den hiermit verbundenen Ängsten, Aggressionen, Verdrängungen, Projektionen, Sexualitätsstörungen und Verletzlichkeiten. Erinnern wir uns, dass in den Arzneimittelbildern bei den Metallen die Aspekte der Leistung, des Verzichtes und der Überwindung, bei den Mineralien die Frage der Identität, wie z.B. im Erleben der Polarität von Geist und Körper oder derjenigen von Schein und Sein, bei den Kräutern die Funktionalität und Entwicklung im Sinne der funktionellen Dreigliederung, bei den Bäumen die Verinnerlichung und Heraussetzung im Vordergrund stehen, dann wird das spezifisch Neue der tierischen Heilmittel deutlich.

Diese Einführung in die Heilmittel tierischen Ursprungs kann nur allgemeine Hinweise geben und soll als Rahmendarstellung für die folgenden Monographien dienen.

Ambra

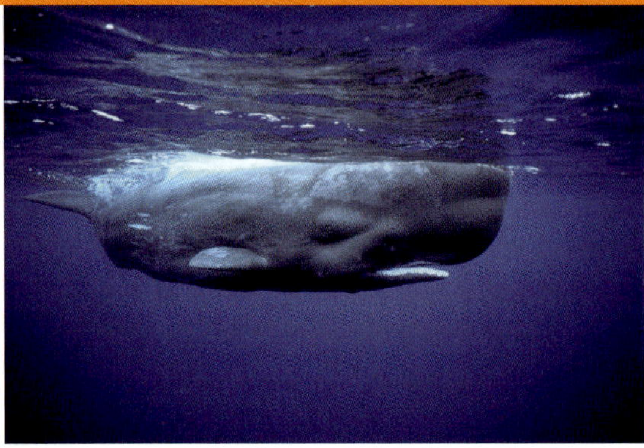

Zoologischer Name:
Physeter macrocephalus L. (Pottwal)
Tierstamm/Klasse:
Wirbeltiere/Säuger
Verwendeter Teil:
Eingeweideausscheidung

Merkmale und Eigenschaften

Säugetiere sind eigentlich nicht für das Leben im Meerwasser bestimmt und doch kehrten die größten Säugetiere, und damit auch der Pottwal – das zweitgrößte der Säugetiere, lediglich der Blauwal übertrifft ihn noch an Größe –, wieder ins Wasser zurück und wählte es als sein Lebenselement. In die Geborgenheit des Meeres zog es ihn zurück, wo er vom Wässrigen getragen wird und schweben kann, ohne die körperliche Schwere erleben zu müssen. Er hat sich dem Wasser wieder angepasst, so dass er auf dem Lande nicht mehr lebensfähig ist. Dem Luftelement bleibt er als Säugetier jedoch verbunden, indem er regelmäßig auftauchen muss, um Luft zu holen. Dabei ist er durch seine charakteristische fünf bis acht Meter große Blaswolke (da er nur ein linkes Atemloch hat, bläst er schräg nach links vorne) sofort erkennbar.
Die Form des Pottwals und dabei v. a. das Verhältnis zwischen Kopf und übriger Körpergröße erinnern unmittelbar an einen riesigen menschlichen Embryo. Der Kopf macht einen Drittel der ganzen Körperlänge aus. Er ist massig, vierkantig, blockartig, doch gut abgerundet und fällt durch die besondere Ausbildung der Stirnpartie auf. Die Kopfform ist aber nicht durch den Schädel so bedingt, der selbst nur sehr klein ist, sondern durch ein massiges Polster auf dem Vorderkopf. Die Größe des Kopfes steht in einem ungewöhnlichen Verhältnis zu dem kleinen, eingebuchteten Schädel und der geringen Gehirnmasse. Der Kopf ist dank der Ölmasse der leichteste Körperteil und muss beim Tauchen durch Muskelkraft nach unten gebracht werden.

Wirksamkeiten aus anthroposophischer Sicht

Die therapeutische Beziehung des Pottwals zum Menschen beruht auf seinem geheimnisvollen Ausscheidungsprodukt, der sogenannten **Ambra.** Diese Substanz findet sich gelegentlich im Enddarm des Pottwales – bei 1 % der Tiere – als tiefschwarze, rundliche Konkremente, die im frischen Zustand unangenehm riechen, dann aber an der Luft einen feinen angenehm süßlichen Geruch entwickeln. Häufig schwimmen auch Ambrabrocken frei im Meere. Man nimmt an, dass es sich bei der Ambrabildung um eine pathologische Sekretionstätigkeit der Galle in Verbindung mit abnormen Darmprozessen handelt. Dabei sollen auch Reizungen der Darmwände durch die Hornkiefer der

Cephalopoden, die dem Pottwal fast ausschließlich als Nahrung dienen, eine wesentliche Rolle spielen. Um die größeren Tintenfischarten erreichen zu können, muss der Pottwal in größere Meerestiefen, bis zu 1000 m, hinabtauchen.

Ambra hat eine ganz besondere Beziehung zu unserem Geruchssinn. Es ist daher in der Parfümerie ein begehrter Riechstoff. Das Riechhirn ist der älteste Teil des Endhirns. Die niedrigsten Wirbeltiere besitzen überhaupt nur ein Riechhirn. Im Laufe der Evolution wird dieser Teil des Endhirns immer kleiner und unbedeutender, verschwindet beim Menschen unter dem mächtig ausgebildeten Großhirn. Der Riechnerv ist der einzige Hirnnerv mit einem direkten Zugang zur Außenwelt. Mit dem Geruchsinn sind wir mit der Außenwelt unmittelbar verbunden, sie dringt durch ihn in uns hinein. Wie kein anderer Sinn verbindet der Geruchsinn in uns Wahrnehmung mit Gefühl, sodass wir hier alles ausgesprochen subjektiv empfinden. Wir bewegen uns hier an der Grenze zwischen Bewussten und Unbewussten, zwischen vegetativen Prozessen und Vorstellung.

Nach Steiner repräsentiert der Wal jedoch den Geschmackssinn, d. h. die ganze Organisation dieses Tieres ist auf den Geschmackssinn hin gestaltet; Wale besitzen keinen Geruchsinn, anlagemäßig fehlt bei ihnen der Riechlappen im Gehirn. Nun bildet gerade der Pottwal unter bestimmten Umständen die Substanz Ambra, die ganz unseren Geruchsinn anspricht. Wir können in ihr den Ansatz einer Metamorphose der Kräfte sehen, die den Geschmackssinn in den Riechsinn überführen und damit die Wahrnehmung mit dem Bewusstwerden des Seelischen direkt verbinden.
Ambra ist entsprechend u. a. ein Heilmittel bei Erkrankungen, die durch Einbrüche in die seelische Eigensphäre und Überforderungen in diesem Bereich entstehen. Der Patient kann sich nicht abgrenzen, alle Eindrücke werden überdeutlich empfunden und seine Sinneswahrnehmungen sind überfordert. Triebhafte wie auch vegetativ-emotionale Prozesse können zu stark in das Bewusstsein hineinwirken und führen zu Unruhe, Schlaflosigkeit oder Depression.

Therapeutische Anwendungsgebiete

Insbesondere bei melancholischem Temperament sowie bei ausgeprägter Empfindlichkeit gegenüber Gerüchen und Musik ist Ambra angezeigt zur Behandlung folgender Befindlichkeitsstörungen:
- Einschlafstörungen infolge von Gedankendrang, Depressionen
- Menschenscheu, Platzangst, Hysterie
- Sexuelle Erregungszustände
- Schwerhörigkeit, Schwachsichtigkeit, Schwindel
- Gedächtnisschwäche

Ambra-Präparate

Monopräparat
Ambra* *Dil.* D3, D4, D5, D6, D30
* Homöopathisches Präparat, nicht im Weleda Sortiment

Dosierung und Anwendung

Dilutio: 3-mal täglich 10 – 15 Tropfen, bei höheren Potenzen seltener

Apis mellifica

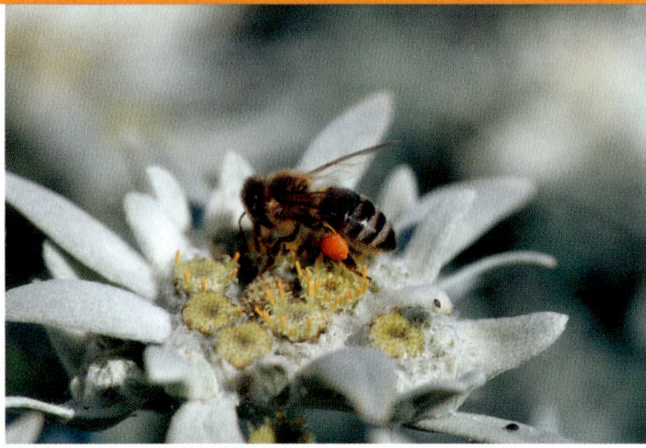

Zoologischer Name: Apis mellifera (Honigbiene)
Familie: Apidae
Tierstamm/Klasse: Gliedertiere/ Insekten
Verwendeter Teil: aus dem ganzen Tier gewonnener Arzneiextrakt

Merkmale und Eigenschaften

Die einzelne Biene ist nur scheinbar ein vollständiges Tier. Sie ist für sich allein lebensunfähig und nur ein Teil einer höheren Organisation, nämlich derjenigen des gesamten Bienenstockes. Die einzelnen Funktionen wie Fortpflanzung, Aufzucht, Nahrungssuche, Wachsbereitung sind auf spezielle Einzeltiere verteilt. Z. B. hat die sogenannte Königin eigentlich nur Fortpflanzungsfunktionen.
Im Leben der Bienen und damit auch in der Organisationsform des Bienenvolkes nehmen Wärme und Licht eine zentrale Bedeutung ein. Betrachten wir zunächst ihre Beziehung zum Licht. Die Tätigkeiten der einzelnen Funktionsglieder des Bienenvolkes sind in sehr differenzierter Art nach dem Licht ausgerichtet. Ihr Orientierungssinn basiert auf der Wahrnehmung des Sonnenstandes und des Lichtes. Die Biene sieht selbst polarisiertes Licht. Deswegen kann sie sich auch dann orientieren, wenn der Himmel bedeckt ist. Wenn wir Pollen und Nektar der Pflanzen als substanzialisiertes Licht ansehen, dann bedeutet das Einsammeln dieser Substanzen durch die Biene ein Anhäufen von Licht, welches dann in Form des Honigs noch konzentriert wird.
Wenden wir uns nun dem Wärmeaspekt zu. Innerhalb der staatenbildenden Insekten verfügen die Bienen über weitere einzigartige Fähigkeiten wie die Wachsbildung und den Wabenbau nach streng mathematischen Gesetzmäßigkeiten. Das Wachs schwitzen die Bienen aus, wobei sie sich traubenförmig aneinanderhängen. Wachs ist das klassische Produkt, um Kerzen ein anhaltendes Brennen zu ermöglichen. Wachs kann als gespeichertes und substanzialisiertes „wärmendes Feuer“ angesehen werden. Die Biene geht so gesehen mit der Wärme stoffwechselmäßig um, indem sie sie in Form des Wachses substanziell ausscheiden kann. Der Wärmeaspekt spielt im Bienenvolk eine weitere besondere Rolle. Im Winter behält der Bienenstock eine gleich bleibende Temperatur aufrecht und nimmt somit eine homöotherme Lebensweise, wie sie erst bei den Säugetieren auftritt, in einer gewissen Weise auf der Insektenstufe – auf der Stufe der Kaltblütler – voraus.

Wirksamkeiten aus anthroposophischer Sicht

In ihrer Lebensweise ist die Biene einerseits zum Wärmeprozess als ihr organisatorisches Zentrum im Bienenstock und anderseits zum Lichtprozess als ihre periphere Lebensquelle ausgerichtet. Diese spezifische doppelte Beziehung weist auf einige therapeutische Eigenschaften der Biene hin. Wird dem Menschen Bienengift therapeutisch beigefügt, so regt dies die Organisationskraft im Menschen an, die die Durchdringung von Wärme mit Lichtprozessen ermöglicht. Hierbei kann die Ich-Organisation leibgestaltend wirken.
Bei rheumatischen Erkrankungen und bei Neuralgien, wo ursächlich durch eine Schwächung des Wärmeorganismus Stauprozesse auftreten und infolge mangelhafter innerer Durchlichtungskräfte die Wahrnehmungsprozesse zur Umwelt sowie zum eigenen Zentrum gestört sind, kann entsprechend Apis D3 oder D2 als Heilmittel eingesetzt werden. Hierdurch werden die Wärmeprozesse vom Blut aus angeregt, und durch die Verbindung mit den Durchlichtungskräften werden die feinen Wahrnehmungsprozesse wieder belebt. Die Verbindung zwischen Peripherie und Zentrum kann wiederhergestellt werden. Damit klingen die Entzündungsprozesse und Schmerzen ab.
Je nach Kombination kann die Wirkung von Apis differenzierter therapeutisch genutzt werden. Die Wirkung von Apis wird z. B. durch die Schleimstoffe von Levisticum unterstützt, indem diese vom Stoffwechsel her die Verbindung zu den Umkreiskräften anregen.

Therapeutische Anwendungsgebiete

- **Haut:**
  - Insektenstich mit Ödem, Erythema *(Apis mellifica D30)*
  - Akute und subakute Entzündungen der Haut und der Schleimhäute, entzündliche Ödeme (Quinke Ödem) *(Apis mellifica D30 Amp.)*
  - Erysipel, Urticaria, beginnende Phlegmone, Furunkel
- **Infekte:**
  - Angina, Scharlach, Grippeotitis, Scharlachnephritis
  - Fieber, durstlos, frühes Stadium *(Apis mellifica D3, Belladonna D6)*
- **Sucht und Abhängigkeit:** Trunksucht *(Apis mellifica D6* oder tiefer*)*
- **Bewegungsapparat:** Muskelrheumatismus, Lumbago, Myogelosen, Myalgien, Ischialgie, Neuralgien, Neuritis
- **Nervensystem:** Multiple Sklerose *(Apis mellifica D30 Amp.)*
- **Homöopathisches Arzneimittelbild:** Patient will nicht in die Sonne, verträgt keine Wärme, Kälte erleichtert, will nicht berührt werden, starke Eifersucht, durstlos

Kontraindikationen: Insektenallergie

Apis-Präparate

Monopräparat

Apis mellifica D3, D6, D10, D20, D30 *Amp.;* D3 *Augentropfen;* D3, D4*, D6, D10, D12, D15, D20, D30, D50** *Dil.;* D6, D30 *Glob.;* 1% *Ungt.*

Kombinationspräparate

Apis D3/Belladonna D3 aa *Amp.; Dil.; Glob.*, (in Deutschland: Erysidoron® 1)
ApisD6/Belladonna D6 aa *Dil.; Glob.*
Apis D3/Bryonia D3 aa *Amp.*
Apis cum Levistico D3 *Amp.*
Apis/Rhus toxicodendron *Amp.; Dil.*
Weleda Bolus-Gurgelpulver (Apis mellifica/Belladonna, Pl. tota rec./Eucalyptus, Fol. sicc.)

* Nur Weleda Schwäbisch Gmünd, D; ** Apotheke an der Weleda, D

Dosierung und Anwendung

- Augentropfen: 2-mal täglich 1 bis 2 Tropfen in den Konjunktivalsack geben
- Ampullen: 3-mal wöchentlich je 1 ml s. c. in die Herdgegend, in hartnäckigen Fällen empfiehlt sich, zu *Apis cum Levistico D3* überzugehen
- Dilution: 3-mal täglich 10-15 Tropfen
- Globuli: 3-mal täglich 5 Globuli

Aranea diadema und Mygale avicularis

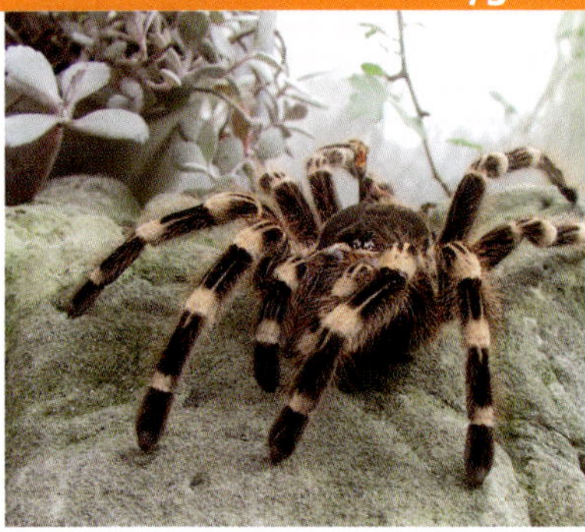

Aranea diadema
Zoologischer Name: Araneus diadematus Clerk (Kreuzspinne)
Tierstamm/Klasse: Gliedertiere/Spinnentiere
Verwendeter Bestandteil: ganzes Tier

Mygale avicularis
Zoologischer Name: Avicularia avicularia L. (Vogelspinne)
Tierstamm/Klasse: Gliedertiere/Spinnentiere
Verwendeter Teil: ganzes Tier

Merkmale und Eigenschaften

Der Anblick von Spinnen löst bei vielen Menschen Angst und Widerwillen aus. Instinktiv wird hierbei etwas Wesentliches der Spinnen wahrgenommen, auch wenn dies in der Regel nicht bewusst, sondern nur als Reaktion erlebt wird.
Bei der Spinne setzen im Kopfbereich vier dünne, überdimensionale Beinpaare an. Dies ist für uns vollkommen ungewohnt, denn bei den Insekten entspringen die Beine dem mittleren Segment, während sie bei den Säugetieren wie auch beim Menschen im Abdominalbereich ansetzen Der Ansatzpunkt am Kopf weist darauf hin, dass die Spinnenbeine im Grunde nicht dem Stoffwechselbereich zugehörige Gliedmaßen, sondern nach außen gerichtete Sinnesorgane sind. Die Fortbewegung der Spinne ist daher in keiner Weise vergleichbar mit den willensmäßig gesteuerten Bewegungen der

höheren Tiere. Bei den Spinnen ergreifen sie das Umfeld als reines Sinnesorgan. Die Bewegungen der Spinnen wirken entsprechend nicht rhythmisch oder harmonisch, sondern abrupt, tastend, seelenlos, ja roboterhaft.
So wie das Auge in den Raum hinaussieht und auf Lichtreflexe automatisch reagiert, so tastet sich die Spinne mit ihrer enormen Empfindlichkeit auf Erschütterungen in den Raum vor. Liegt kein Reiz vor, bewegt sich die Spinne auch nicht. Sie kann monatelang in absoluter Ruhe verharren, um plötzlich, wenn ihr Netz vibriert, hervorzuschießen. Dieser plötzliche Bewegungsimpuls beruht nicht auf einer inneren, irgendwie gearteten seelischen Regung oder Erregung, sondern ist als eine rein sinnesmäßige Reaktion anzusehen.
Die seelenlose Bewegungsart der Spinnen erscheint uns darum befremdlich, weil Gliedmaßenbewegungen ansonsten immer etwas Seelenmäßiges beinhalten. Beim Menschen z. B. verschwindet der Willensimpuls aus dem Bewusstsein sozusagen über „die Schwelle des Herzens" ins rein Geistige, um dann verbunden mit seelischen Impulsen als Raumesbewegung zu erscheinen. Bei der Spinne dagegen ist der „Willensimpuls" direkt mit dem Sinnesmäßigen verbunden, daher ergreift die Bewegung den Umkreis roboterhaft, also ohne eigene Seelenhaftigkeit.

Unter dem Aspekt der funktionellen Dreigliederung können wir die Spinnen als reine Sinnes-Nerventiere betrachten. Die jetzige Gestalt der Spinnen ist durch diese einseitige Ausprägung der Form- und Verhärtungsprozess des Sinnes-Nervensystems bedingt. Ein auflösender, verwandelnder und ausgleichender Stoffwechselpol ist bei ihr nicht zur Ausbildung gekommen und damit auch keine eigentliche Beziehung zum Irdischen entstanden. Der Sinn, den die Spinnen in meisterhafter Hypertrophie entwickelt haben, ist der Tastsinn. Nur dieser ermöglicht es ihnen, Verbindung mit dem Irdischen aufzunehmen. Mit diesem Sinn können sie das Irdische in seiner äußeren Form und Bewegung wahrnehmen, die Substanz selber können sie aber so in ihrem Wesen nicht erfassen und damit auch nicht verwandeln. Ihre Wahrnehmung der Welt begrenzt sich somit allein auf das Äußere.

Das herausgesetzte Spinnennetz hat in seiner fast vollkommenen Form Organcharakter und somit eine Beziehung zur Astralwelt. Auch die Verdauung ist bei der Spinne teilweise aus dem Organismus herausgesetzt, indem das Tier Verdauungssekrete in seine Beute einspritzt und diese so außerhalb des Körpers vorverdaut.

Wirksamkeiten aus anthroposophischer Sicht

Insgesamt befindet sich das eigentlich Wesenhafte der Spinne außerhalb ihrer selbst. Die Spinne stellt damit als Naturprozess einen Zustand dar, wo das Seelische keine richtige Vermittlung zwischen dem Körperlichen und den Nervenfunktionen erbringen kann. Dies äußert sich beim Patienten in den verschiedenen Formen von motorischen Störungen, z. B. bei bestimmten Lähmungen mit Taubheitsgefühl. Wenn durch eine Degeneration der Nerven die Gliedmaßen nicht mehr in richtiger Weise wahrgenommen werden können und daher der Wille nicht richtig eingreifen kann, können Spinnenpräparate therapeutisch indiziert sein. Aber auch bei Krankheitsbildern, bei denen das Willensmäßige direkt mit den Sinnen zusammen unkontrolliert wirkt und z. B. zu Kaufzwang oder auch beziehungsloser Sexualität führt, kann Aranea diadema als Heilmittel wirken.
Greift z. B. das Seelische nicht genügend in die Unterleibsorgane ein, dann kommt es zur Menorrhagie, weil das Ich nun direkt abbauend tätig sein kann und damit die Gebärmutter eigentlich immer Periode hat.

Auch bei der Krebserkrankung greift das Nervliche direkt erregend in den Stoffwechsel der Epithelzellen ein und vermittelnde merkurielle Prozesse werden ausgeschaltet. Steiner hat Mygale avicularis zusammen mit Iscador® für bestimmte Fälle der Krebsbehandlung empfohlen.

Therapeutische Anwendungsgebiete von Aranea diadema

- **Bewegungsapparat:** Muskelkrämpfe, Muskelatrophie *(Aranea diadema D6)*
- **Nervensystem:**
  - Morbus Parkinson, Parästhesien, Kribbelparästhesien *(Aranea diadema D6)*
  - Brachialgia paraesthetica nocturna, Neuralgien, Neuritiden. Polyneuropathie
- **Geschlechtsorgane:**
  - Menorrhagie, klimakterische Blutungen, Kraurosis vulvae *(Aranea diadema D10)*
  - Beziehungslose Sexualität *(Aranea diadema D6)*
- **Gefäßsystem:**
  - Periphere Durchblutungsstörungen, beginnende Zerebralsklerose
  - Erschöpfungsdepression durch Erlahmung des Seelischen *(Aranea diadema D6 Amp.)*
- **Modalitäten:** Beschwerden mit Periodizität, mit Kältegefühl, mit Verschlimmerung durch Nässe, mit Verlangen nach Tabakrauchen

Therapeutische Anwendungsgebiete von Mygale avicularis

- **Nervensystem:**
  - Paresen, Parästhesien, motorische Unruhe, choreaähnliche Bilder, unwillkürliche Bewegungen, z. B. Tics, Singultus, Muskelkrämpfe *(Mygale comp.)*
  - Athetose, Hyperkinesen *(Mygale comp.)*
- **Tumorerkrankungen:** unterstützend bei der Krebsbehandlung, v. a. bei Plattenepithelkarzinomen, z. B. Zungenkarzinom *(Mygale avicularis D6* mit Iscador® vom Nadelbaum, z. B. *Iscador® A)*

Aranea- und Mygale-Präparate

Monopräparate

Aranea diadema D6, D10* *Amp.;* D6 *Dil.*

Mygale avicularis D6 *Dil.*

Kombinationspräparat

Mygale comp.* (Agaricus D3/Aranea avicularis D4/Stramonium D2/Mygale avicularis D4) *Dil.*

* Nur Weleda Schwäbisch Gmünd, D

Dosierung und Anwendung

- Ampullen: 2-mal wöchentlich bis zu 1-mal täglich 1 ml s. c.
- Dilutio: 3-mal täglich 5 – 10 Tropfen

Bufo rana

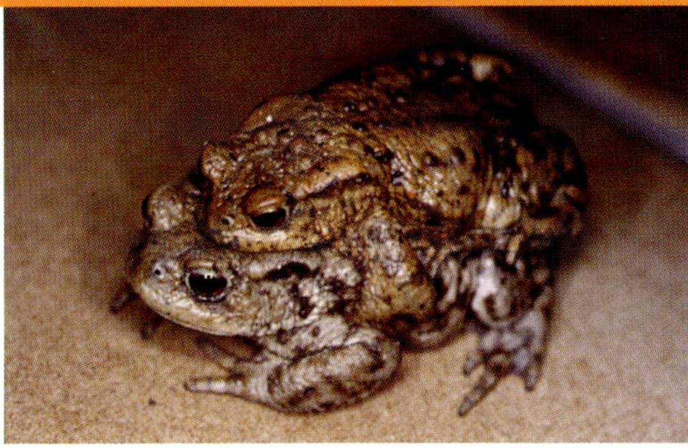

Zoologischer Name:
Bufo rana L. (Erdkröte)
Tierstamm/Klasse:
Wirbeltiere/ Amphibien
Verwendeter Teil:
Kopf – Rücken – Drüsen

Merkmale und Eigenschaften

Während der Anblick der Spinnen Furcht hervorruft, empfinden wir gegenüber den Fröschen und Kröten mehr Ekel und Widerwillen. Bei den Spinnen, die evolutiv ursprünglich auch Wassertiere waren, sind alle Funktionen vom Sinnes-Nervenpol des Tieres geprägt und entsprechend automaten-roboterhaft. Bei den Fröschen und Kröten dagegen bestimmt der Bauchpol alle Funktionen des Organismus. Das ganze Tier stellt im Grunde einen Bauch dar, der die Brust mit einschließt und auch den Kopf nicht davon absetzt. Die Bewegungen der Kröten sind nicht roboterhaft wie bei Spinnen, sondern plump, impulsiv, schwerfällig.

Da der Kröte im Sinne der funktionellen Dreigliederung ein eigentlicher Kopf-Sinnespol fehlt, sind bei ihr auch keine entsprechenden Sinnesfunktionen der Haut anzutreffen. Die Haut ist wie ein Stoffwechselorgan gestaltet und gleicht einer umgestülpten Darmschleimhaut; sie ist immer feucht, mit holokrinen Schleimdrüsen besetzt und vermag Luft und Flüssigkeit aufzunehmen. Neben den Schleimstoffen werden hier Steranderivate gebildet, wie das Bufotoxin, das den Glykosiden von Scilla maritima und Helleborus ähnelt. Weiterhin treten hier Adrenalin und Noradrenalin sowie Serotonin auf.

Auch die Brust ist wie ein Verdauungsorgan organisiert. Da die Frösche und Kröten keine Rippen haben, kann sich ihre Brust auch nicht ausdehnen, sondern sie müssen für die Einatmung Luft schlucken. Was bei den höheren Säugetieren als rhythmische Atmungstätigkeit erfolgt, geschieht hier also wie eine Art Verdauungsprozess.

Der Stoffwechsel-Gliedmaßen-Pol ist für das Seelische die Quelle der Sympathie im Organismus, die normalerweise durch die Antipathiekräfte des Kopfpols im Gleichgewicht gehalten wird. Durch die einseitige Ausprägung des Stoffwechselpols steigern sich bei den Kröten die Sympathiekräfte zu obsessiven Funktionen. Dagegen empfinden wir Widerwillen, weil wir an ihnen mehr oder weniger bewusst bestimmte Schattenseiten unseres Selbst erleben.

Die Frösche und Kröten zeigen das eigenartige Phänomen der Lebensverwandlung vom Wassertier zum Landtier. Sie beginnen ihre Entwicklung als Wassertier, als Kaulquappe, und verwandeln sich dann zum Landtier. In dem Moment der Verwandlung werden die Atmungsorgane hereingenommen, und die Lunge entsteht. Zum ersten Mal können Seelenregungen durch Laute nach außen in den Luftraum offenbart werden. Weiterhin entstehen Beine, die der Kröte eine sprunghafte Fortbewegung auf festem Boden ermöglichen.

Als spezifisches Charakteristikum weisen die männlichen Tiere von Bufo rana, der Erdkröte, einen Hermaphrodismus auf: Das männliche Tier beginnt seine Entwicklung als Weibchen. Bei der Paarung kann das Männchen nicht zwischen den Geschlechtern unterscheiden, und erst das Ausprobieren zeigt ihm, ob er auf ein Weibchen gestoßen ist. In diesem Falle hält er es dann mehrere Tage umklammert.

Die Glieder führen aber nicht nur diesen obsessiven Umklammerungsreflex aus, den wir als Ausdruck eines einseitigen sympathischen Impulses ansehen, sondern sie können auch zur sprunghaften Fortbewegung und zur Flucht dienen. Hierfür ist die Entwicklung eines antipathischen Elements im Sinnes-Nervensystem nötig. Erst das Zusammenspiel von sympathischen und antipathischen Elementen ermöglicht eine zielgerichtete Bewegung, die mehr als ein unwillkürlicher Reflex ist. Durch seine Fortbewegungsart offenbaren der Frosch und die Kröte, dass ihre weitgehend einseitig ins Obsessive ausgerichtete Lebensorganisation auch antipathische Aktivitäten entwickeln kann.

Wirksamkeiten aus anthroposophischer Sicht

Insgesamt kann Bufo rana als Naturbild für Krankheiten angesehen werden, bei denen der Stoffwechsel zu stark auf sich zentriert bleibt und nicht von den antipathischen Kräften des Vorstellungslebens ausgeglichen wird. Das Seelisch-Geistige des Menschen ist zu stark den Bedürfnissen des Stoffwechsels unterworfen. Bufo rana stellt das entsprechende Naturbild hierfür dar und kann als Heilmittel entsprechend eingesetzt werden.

Therapeutische Anwendungsgebiete

- **Psychische Störungen:** Sexualneurose
- **Herz:** Angina pectoris, Altersherz
- **Haut und Hautdrüsen:** Dyshydrosis, Schweißhypersekretion, Furunkulose, Interdigitalmykose, entzündliche Hautaffektionen
- **Nervensystem:** epilepsieartige Anfälle
- **Verdauungstrakt:** Colitis ulcerosa, Morbus Crohn, Darmpolypen, Krebsprophylaxe und -behandlung, insbesondere bei Kolon- und Rektumkarzinomen

Bufo-rana-Präparate

Monopräparat

Bufo rana D6, D30* *Dil.*

* Apotheke an der Weleda, D

Dosierung und Anwendung

- Ampullen: 2-mal wöchentlich bis zu 1-mal täglich 1 ml s. c.
- Dilutio: 3-mal täglich 5 – 10 Tropfen

Cantharis

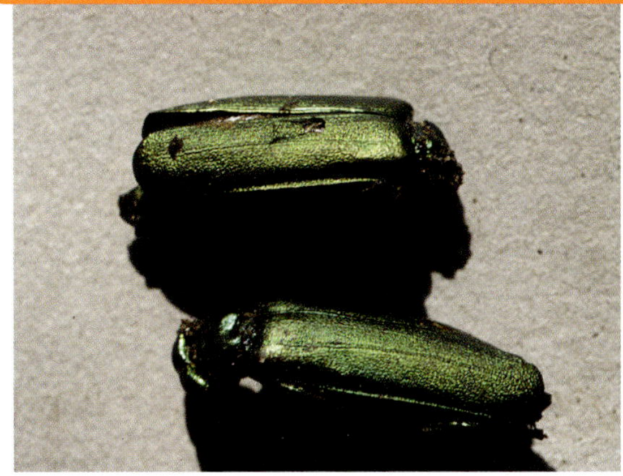

Zoologischer Name: Lytta vesicatoria (L.)
Familie: Meloidae/ Ölkäfer (Spanische Fliege)
Tierstamm/Klasse: Gliedertiere/ Insekten
Verwendeter Teil: Animal totum siccum (getrocknetes ganzes Tier)

Merkmale und Eigenschaften

Mit seinem metallisch glänzenden, grün fein ausziselierten Körper erscheint der 8 bis 21 mm lange schlanke Käfer Cantharis (Spanische Fliege) wie für Dauerhaftigkeit geschaffen zu sein. Der Entwicklungsweg des Käfers ist jedoch von zahlreichen kompletten Gestaltveränderungen und noch zahlreicheren Häutungen geprägt. 3 bis 4 sehr unterschiedliche Larvenformen durchläuft er. Die aus den Eiern schlüpfende erste Larvenform lässt sich von Wildbienen in deren Erdnest tragen, oder sucht dieses Nest selbständig auf. Nach einer kurzen fleischfressenden Phase häutet sie sich hier zum zweiten Larvenstadium mit einer gänzlich anderen Gestalt. Diese Larve lebt von Pflanzenkost, die die Wirtsbiene für ihre eigene Nachzucht angefertigt hat. Ohne die Gestalt zu verändern, häutet sie sich zwei weitere Male. Schließlich verlässt sie das Nest, gräbt sich in die Erde ein und häutet sich dort zu einer Scheinpuppe, die den Winter überdauert. Im Frühjahr findet wieder eine Häutung und Gestaltverwandlung statt und nur wenige Tage später häutet sie sich noch einmal zur Puppe, aus der dann der fertige Käfer sich häutet.

Ein äußerst umständlicher Entwicklungsweg mit ständig neuen Ansätzen, verbunden mit Auflösung und Verwandelung der Körpergrenzen. Auch bei Gefahr versucht der Käfer, seine Körpergrenzen in spezieller Weise aufzulösen. Er presst dann nämlich gelbe Hämolymphe aus verschiedenen Körperregionen, etwa den Beingelenken, oder er würgt Verdauungssäfte aus dem Mund. Beide sind hautreizend und stark cantharidinhaltig. Weiterhin kann die Absonderung auch des üblen Geruches wegen als ein Überschreiten der eigenen Grenzen verstanden werden, der ihn so vor anderen Insekten zu schützen scheint.

Der Käfer lebt in Gebüschen an warmen Orten im Mittelmeergebiet. Mitte Juni fliegt er und kann bei massenhaftem Auftreten junge Eschen und Ölbaumgewächse kahl fressen.

Wirksamkeiten aus anthroposophischer Sicht

Die körperlichen Grenzüberschreitungen durch Häutungen und Metamorphosen können als Signatur die therapeutische Richtung von Cantharis andeuten. Seit altersher bis heute wird Cantharis als äußerliches blasenziehendes Mittel angewandt. Hierdurch wird gleichsam eine lokale Häutung durchgeführt. Die Wirkung von Cantharis ist v. a. auf die Haut und auf die Harnwege gerichtet. Brennende und schneidende Schmerzen begleiten die Beschwerden, bei denen Cantharis indiziert sein kann. Bei der Harnblasenentzündung tritt der brennende Schmerz v. a. am Blasenhals auf während des Urinlassens und nachher.

Therapeutische Anwendungsgebiete

- **Urogenitalsystem:** Nephritis, Zystitis, Urethritis, Prostatitis
- **Seröse Häute:** Entzündungen der viszeralen Häute, z. B. bei Pleuritis, Perikarditis
- **Haut:**
  - Dermatitis, Ekzeme
  - Akute Verbrühungen und Verbrennungen 2. Grades *(Cantharis D4 – D6)*
  - Herpes labialis, rezidivierend *(Cantharis D10*, im Intervall mit *D30)*
- **Verdauungstrakt:** Entzündungen im Magen-Darm-Bereich (Gastroenteritis) *(Cantharis D6)*

Cantharis-Präparate

Monopräparat

Cantharis D2, D3, D4, D6, D10, D12*, D20*, D30* *Dil.*

Kombinationspräparat

Berberis, Fructus D3/Cantharis D4 aa *Dil.*

* Apotheke an der Weleda, D

Dosierung und Anwendung

- Ampullen: 2-mal wöchentlich bis zu 1-mal täglich 1 Ampulle
- Dilutio: im akuten Falle alle 30 Minuten bis stdl. 5 Tropfen D4 – D6. Anwendung ergänzend zu *Combudoron®*

Coccus cacti

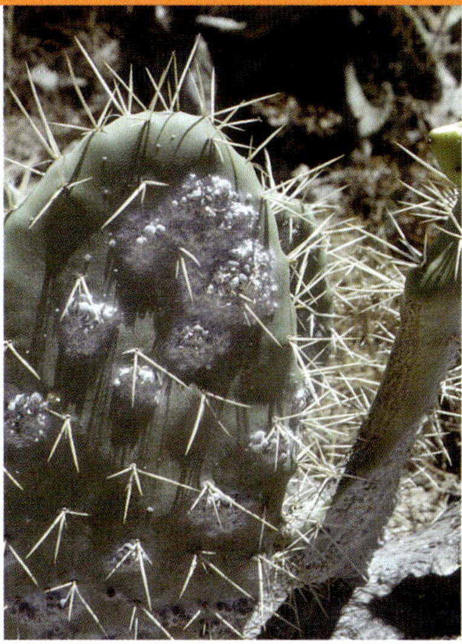

Zoologischer Name: Dactylopius coccus Costa oder cacti (Cocchenille-Laus)
Tierstamm/Klasse: Gliedertiere/ Insekten
Verwendeter Teil: getrocknetes ganzes weibliches Tier

Merkmale und Eigenschaften

Im Gegensatz zu anderen Insekten wie Flöhen oder Mücken hat die für den Menschen harmlose Cochenille-Laus aus der Unterordnung der Schildläuse eine beachtliche Bedeutung als Arzneimittel erlangt. Cochenille wird aus dem getrockneten Körper weiblicher Insekten, die auf verschiedenen Kakteen in Mexiko und Peru leben, hergestellt. Der Name Schildlaus rührt von der schildförmigen weißen mehligen Wachsschicht her, die das Weibchen an ihrer Oberfläche ausscheidet, um die abgelegten Eier damit zu schützen.

Die markante Verschiedenheit zwischen Männchen und Weibchen ist charakteristisch für die Schildlaus. Die hell karminrot gefärbten Männchen sind typisch geflügelte Insekten, jedoch fehlt ihnen ein Saugrüssel. Sie können keine Nahrung aufnehmen. Das bedeutend größere flügellose Weibchen ist ein – einem Insekt völlig unähnlich gewordener – unbeweglicher Schmarotzer, der auf bestimmten Kakteen fest verhaftet lebt und hier einen dichten grauweißen Überzug, die Wachswolle, bildet. Wegen ihrer großen Ähnlichkeit mit einem pflanzlichen Gebilde wurde bis in die Neuzeit hinein die Schildlaus als ein pflanzliches Produkt, meist als Beeren, angesehen, bis 1725 durch einen Gerichtsbeschluss die tierische Natur der Cochenille-Laus festgelegt wurde.

Während also die anderen Insekten wie Apis und Formica, die wir als Heilmittel verwenden, uns durch ihre enorm hochstehende soziale Organisationsform imponieren, finden wir bei der weiblichen Cochenille-Laus eine Regression zum Pflanzenreich hin zurück. Damit rückt sie in die Nähe von Corallium rubrum und Spongia, zu denen therapeutische Parallelen bestehen.

In ihrer Entwicklung bleibt das Weibchen dem Larvenstadium verhaftet und bildet auf dieser Stufe ihre Geschlechtsreife vorzeitig aus. Jedes Weibchen legt mehrere tausend Eier. So entstehen jährlich drei, ausnahmsweise auch bis fünf Generationen. Die Entwicklung einer Generation dauert etwa 3 – 4 Monate. Die Brut wird in der Wachswolle

abgesetzt. Die beweglichen Larven setzen sich dann auch auf dem Feigenkaktus fest und werden nach weiteren Häutungen bereits nach 2 Wochen geschlechtsreif.
Besonders zu erwähnen ist der karminrote Farbstoff, den die ungeflügelten Weibchen bilden. Der rote Farbstoff (Carmin) ist eine komplizierte Verbindung der Carminsäure mit Aluminium, Calcium und einer eiweißartigen Substanz. Wegen dieses scharlachroten Farbstoffes besaß die Cochenillelaus früher größere wirtschaftliche Bedeutung und wurde in tropischen Gegenden erwerbsmäßig kultiviert. Der Farbstoff trat früher in Konkurrenz zu dem Farbstoff von Murex und wird heute noch in verschiedenen Lebensmitteln verwendet.
Coccus cacti saugt den Pflanzensaft der Kakteen in sich hinein und führt ihn in ihre Astralität über. Dabei verwandelt sie den Saft zu ihrem karminroten Farbstoff. Im gewissen Sinne wird somit die gestaute Ätherkraft des Kaktus erlöst und in farbig leuchtende tierische Astralität metamorphosiert. Dieser Verwandlungsprozess wird als die therapeutische Signatur von Coccus cacti angesehen.

Wirksamkeiten aus anthroposophischer Sicht

Coccus cacti ist therapeutisch indiziert, wenn im Menschen Stauungen im Ätherischen auftreten, die sich in Astralität auflösen sollten. Solche Stauungen treten häufig im Lungengebiet auf, wo das Ätherische ständig vom Astralischen ergriffen und verwandelt wird, wie auch in der Niere, wo der ätherische Flüssigkeitsstrom durchastralisiert wird, d. h. sich teilweise kontinuierlich in astralische Kräfte metamorphosiert. Beide Organsysteme stehen daher im Vordergrund der Anwendungsgebiete von Coccus cacti.

Therapeutische Anwendungsgebiete

- **Atemwege und Lungen:** Keuchhusten, Auswürgen von fadenziehendem, zähem Schleim beim Husten, chronische Bronchitis mit zähem, fadenziehendem Schleim
- **Nieren und ableitende Harnwege:** Nephrolithiasis, wirksam nur bei saurem Harn, Phosphat- und Oxalatsteinen, chronische Zystopyelitis

Coccus-cacti-Präparate

Monopräparat

Coccus Cacti* D2, D3, D4 *Dil.*

Kombinationspräparat

Pertudoron® 1 (Belladonna D3/China, eth. Dec. D3/Coccus cacti D3/Ipecacuanha, eth. Dec. D3/Veratrum album, eth. Dec. D3/Mephitis putorius D5/Drosera D1)

* Homöopathisches Präparat, nicht im Weleda-Sortiment

Dosierung und Anwendung

Dilutio: 3-mal täglich 10 – 15 Tropfen

Conchae

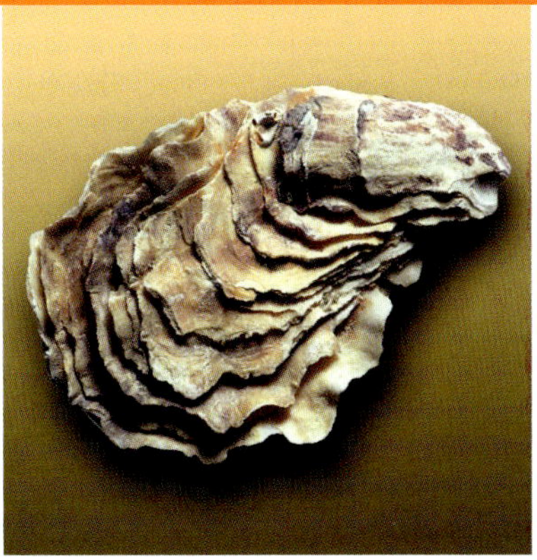

Zoologischer Name: Calcium carbonicum naturale (natürliches Calciumcarbonat) der Ostrea edulis L. (Auster)
Tierstamm/Klasse: Weichtiere/Muscheln
Verwendeter Teil: Schalen

Merkmale und Eigenschaften

Aus ihrem weichen, eiweißreichen Leib sondert die Auster kohlensauren Kalk in die Peripherie schichtenweise und zweiseitig ab. Hierdurch bildet sie ihre zwei festen Muschelschalen als schützendes Außenskelett. Der ursprünglich im tierischen Eiweiß der Auster fein verteilte und gelöste Kalk wird so aus dieser lebendigen Substanz in die harte, mineralisierte und damit entvitalisierte Form des Kalksalzes der Außenschalen überführt.

Wirksamkeiten aus anthroposophischer Sicht

Die Auster kann als Naturbild für bestimmte pathologische Abgrenzungsprozesse des Menschen gesehen werden. Diese treten besonders während intensiver Entwicklungs- und Umbruchsphasen auf. Z. B. in der intensiven Wachstumsphase des Kindes tritt sie durch ein Ungleichgewicht zwischen formend-abgrenzenden und aufbauenden Kräften auf. In der frühen Wachstumsphase herrschen die Sinnes-Nerven-Prozesse gegenüber den Stoffwechsel- und rhythmischen Prozessen nicht nur in der oberen Organisation, sondern im ganzen Organismus vor; dieser ist somit in einem gewissen Sinne insgesamt als Sinnesorgan tätig und ist so Umwelteinflüssen unmittelbar ausgesetzt.

Bestehen in der unteren Organisation überschüssige seelisch-geistige Kräfte, können diese zu stark in die zentrifugale Sinnestätigkeit aufgehen. Wenn zudem die vom Kopf aus gestaltenden und verfestigenden Kräfte zu schwach wirken, dann neigt der Organismus zu Krankheitsreaktionen, die z. B. als exsudative Diathese oder Lymphatismus bezeichnet werden. Das Kind bleibt mit den gestaltenden seelisch-geistigen Kräften der oberen Organisation zu stark in der geistigen Welt verhaftet. Gleichzeitig ist es mit den mehr unbewusst wahrnehmenden Kräften seiner unteren Organisation zu stark mit der Umwelt verbunden.

Conchae wirkt als polarer sowie auch zugleich als entsprechender Naturprozess den zentrifugalen Lockerungstendenzen der unteren Organisation entgegen und hilft dem Organismus, sich nach außen hin abzugrenzen. Conchae übernimmt auf der einen Seite die zu starken zentrifugalen Kräfte und wirkt auf der anderen Seite als entvitali-

siertes Kalksalz direkt verfestigend und gestaltend. Als ursprünglich tierische Substanz hat sie eine besondere Beziehung zur unteren, zentralen Organisation, in der sich ihre Kräfte entfalten können.
Aber nicht nur beim Kinde, sondern auch beim Erwachsenen können im Stoffwechselbereich überschüssige seelisch-geistige Kräfte wirksam werden, z. B. als frei gewordene Kräfte infolge von Organinvolutionen im Klimakterium. Hier wirkt Conchae ebenfalls ausgleichend zwischen oberer und unterer Organisation.

Therapeutische Anwendungsgebiete

- **Prophylaxe:** Vorbeugend bei Kraniotabes, Rachitis
- **Begleitbehandlung:**
  - Unterstützend bei Lymphatismus, exsudativer Diathese; Tonsillenhypertrophie, Milchschorf
  - Unterstützend bei Epilepsie
- Schlafstörungen
- Klimakterische Beschwerden

Conchae-Präparate

Monopräparat

Conchae D7, D10, D30 *Amp.;* D6, D8, D10, D12, D20, D30 *Dil.;* 50%, 5% *Pulvis;* 5%, D6 *Tabl.;* D1*, D2*, D3, D4, D6, D10, D12*, D15, D20, D30 *Trit.*

Kombinationspräparate

Aufbaukalk 2 ➤ S. 413

Conchae/Quercus comp. S, Conchae/Quercus comp. K (➤ unter Calcium)

Bryophyllum D5/Conchae D7 aa *Amp.*

* Nur Weleda Schwäbisch Gmünd, D

Dosierung und Anwendung

- Ampullen: 2-mal wöchentlich bis zu 1-mal täglich je 1 ml s. c.
- Dilutio, Pulvis, Trituratio:
  - 3-mal täglich und häufiger 5 – 10 Tropfen bzw. eine Messerspitze
  - Hohe Potenzen 1-mal täglich und seltener (Dosierung von Conchae/Quercus comp. S und K ➤ unter Calcium)

Corallium rubrum

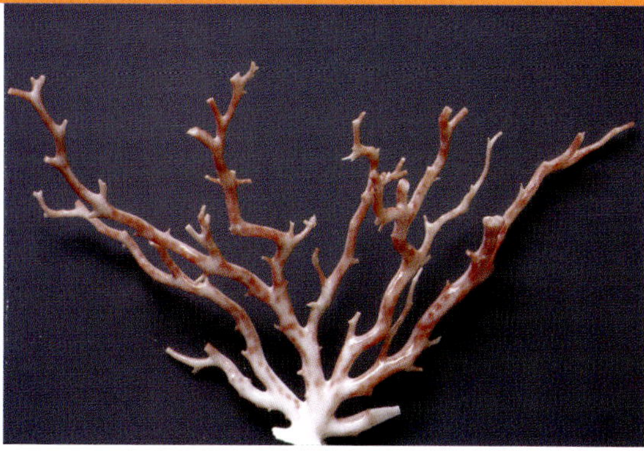

Zoologischer Name:
Corallium rubrum L. (rote Koralle, Edelkoralle)
Tierstamm/Klasse:
Nesseltiere/ Blumentiere
Verwendeter Teil:
Skelett

Merkmale und Eigenschaften

Corallium rubrum gehört zu den Blumentieren, die wiederum zu Polypen und Hohltieren gezählt werden. Während noch bei Spongia das feste Skelettgerüst aus Chitin, einer eiweißartigen Substanz, besteht, bildet das Korallentier ein Kalkgerüst, das ihm wie eine Festung dient.
Der Kalk ist hier zum ersten Mal aus der im Meer gelösten Form dem tierischen Eiweiß so eingegliedert worden, dass er als starre, tote Grundlage dienen kann. Das saum- oder strauchartige Achsenskelett aus hell- oder dunkelrot gefärbtem Kalk ist so Träger für die unzähligen Kolonien weißer Polypen, die wie selbständige Blüten in der weichen roten Rinde des Korallenbäumchens sitzen. Dies sind die eigentlichen Lebewesen, die in jahrzehntelanger Tätigkeit das pflanzenartige Gebilde aufbauen. Obwohl dieses Gebilde wie eine Pflanze aussieht, zeigt es viele Charakteristika eines tierischen Organismus.
Die Korallentierchen bauen ihre Gebilde immer im rechten Winkel auf ihrem Untergrund auf. In ihrer Ausrichtung kümmern sich nicht um unten und oben, um Sonne und Erdmittelpunkt. Sie haben, wie überhaupt Tiere, ihr Zentrum ansatzweise in sich selbst. In kilometerlangen Banken, in riesigen Atollen haben die Lebensvorgänge des kleinen Polypen den großen Meeresgrund gestaltet und damit einen Ort und eine Heimstätte für viele andere Lebewesen geschaffen. Corallium rubrum selber bildet jedoch nur kleinere Bänke.
Die Vermehrung der Korallentiere kann geschlechtlich wie ungeschlechtlich erfolgen, und im Falle der geschlechtlichen Vermehrung kann die Koralle einen neuen Standort bestimmen.

Wirksamkeiten aus anthroposophischer Sicht

Ähnlich wie Spongia weist auch die Koralle das Motiv des evolutiv urfernen, ineinander und entgegengesetzten Wirkens zwischen Ätherischem und Astralischem auf. Das wuchernde Ätherisch-Pflanzliche wird durchdrungen von abbauenden, astralisch-tierhaften Kräften und lässt die „Tierpflanzenlandschaften“ entstehen. Wie Spongia ist auch Corallium ein Naturbild für ein neues, gegenseitiges, noch wenig differenziertes

Zusammenwirken und Durchdringen des Ätherleibes mit dem Astralleib. Damit spricht die Koralle im Menschen den Bereich an, wo Luftorganismus (Astralleib) und Wasserorganismus (Ätherleib) innigst ineinander wirken und ständig um ein Gleichgewicht ringen müssen. Dies ist der Bereich des Atemtraktes. Ist das Gleichgewicht durch das Überwiegen des Ätherischen und durch „Verhakung" des Astralischen gestört, kann es zu verschiedensten Erkrankungen kommen, wie Keuchhusten, Krampfhusten, Stockschnupfen, häufig verbunden mit einer Schleimstraße an der Rachenhinterwand, bei denen Corallium therapeutisch einsetzbar ist.
Die andere Wirkungsrichtung von Corallium zielt auf die Blutgerinnung. Sind hier die Albuminisierungskräfte zu stark und verzögern dadurch die Blutgerinnung, kann Corallium als Heilmittel die abbauenden und strukturierenden Kräfte bei der Blutgerinnung unterstützen.

Therapeutische Anwendungsgebiete

- **Atemwege und Lungen:**
  - Nasenbluten *(Corallium rubrum D6/Stibium met. praep. D6)*
  - Asthma bronchiale, Keuchhusten, Reizhusten, Krampfhusten, Stockschnupfen *(Corallium rubrum D3, D6)*
- Diarrhö *(Corallium rubrum D6/Stibium met. praep. D6)*
- Myom *(Corallium rubrum D6/Stibium met. praep. D6)*
- Urtikaria *(Corallium rubrum D6)*

Corallium-Präparate

Monopräparat

Corallium rubrum D3, D4*, D6 *Trit.*

Kombinationspräparate

Corallium rubrum D6/Stibium D6 aa (100 g enth. Corrallium rubrum D6 0,5 g/Stibium met. praep. D6 0,5 g) *Amp.*

Corallium rubrum D6/Stibium D6 aa (100 g enth. Corrallium rubrum D6, 50 g/Stibium met. praep. D6 50 g) *Trit.*

* Apotheke an der Weleda, D

Dosierung und Anwendung

Trituratio: 3-mal täglich eine Messerspitze

Formica

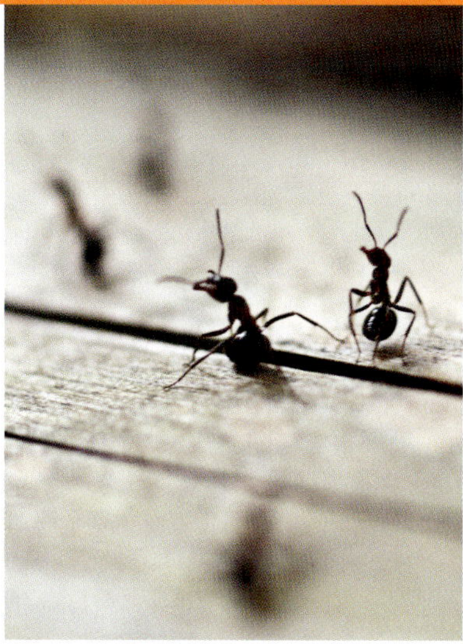

Zoologischer Name: Formica rufa L. (rote Waldameise)
Tierstamm/Klasse: Gliedertiere/ Insekten
Verwendeter Teil: für Formica ganzes Tier; für Acidum Formicae Ameisensäure vom lebenden Tier

Merkmale und Eigenschaften

Ameisen sind weltweit verbreitet und leben unter extremsten Bedingungen. Sie haben sich aber in der Regel ideal an ihr Umfeld angepasst, wobei ihnen ihre außerordentliche Fortpflanzungsquote und hohe Stufe an Sozialbildung zu Hilfe kommen. Ihre Sozialstruktur besteht aus einem Kastensystem mit fruchtbaren Weibchen (Königin), fruchtbare Männchen und unfruchtbaren Weibchen (Arbeiterinnen sowie Soldatinnen). Wie die Bienen und Wespen gehören auch die Ameisen zu den Hautflüglern. Sie haben sich aber ganz dem Leben auf der Erde angepasst. Nur für den Hochzeitflug, der wenige Stunden dauert, erlangen die Weibchen bzw. die Jungköniginnen und die Männchen Flügel. Während die Männchen nach der Paarung absterben, werfen die Jungköniginnen die Flügel ab. Von nun ab leben sie mit ihren Arbeiterinnen in einem Erdnest, das teils unter-, teils oberirdisch angelegt ist.
In der Natur verhindert die Waldameise, dass der Wald von Forstschädlingen zerfressen wird, indem sie große Mengen an Waldschädlingen sowie deren Larven und Raupen vertilgen. Sie ermöglichen zudem, dass der Wald eine grüne Oase bleibt und sorgen für einen ausgeglichenen lebendigen Naturkreislauf im Wald.
Im menschlichen Organismus übt die Ameisensäure eine vergleichbare Tätigkeit aus. Sie fängt die abbauend-zerstörerischen Prozesse auf und führt sie wieder in den aufbauenden Stoffwechsel zurück. Wo Seelisches und damit Bewusstseinsentfaltung sich im Organismus geltend macht und die ihr zugrunde liegenden Abbau- und Entzündungstendenzen bedingt, bewirkt die Ameisensäure deren Auflösung und Ausgleich. So wird die Bildung von Ablagerungen vermieden.
Die Ameisensäure wird vom lebenden Tier gewonnen.

Wirksamkeiten aus anthroposophischer Sicht

Ist die Ameisensäure im Organismus physiologisch zu schwach vertreten, so erreichen die Stoffwechselendprodukte einen Zustand und Umfang, dass sie wie Fremdkörper im Organismus wirken und zu primär degenerativen-entzündlichen Erkrankungen führen, letztendlich gegebenenfalls auch zu Geschwulstbildungen.
Formica in potenzierter Form ist dann als Heilmittel indiziert, wenn die abbauend-zerstörerischen Prozesse durch feine Entzündungen in die Tätigkeit der Ich-Organisation integriert werden sollen. Je nachdem, ob die Anwendung von Formica auf die Ich-Organisation über die Haut – als Bad oder als Salbe – oder direkt über den Stoffwechsel durch innerliche Einnahme oder Injektion erfolgt, wird die Wirkung unterschiedlich sein. Die äußerliche Anwendung von Formica fördert die nach innen gerichteten abbauenden Kräfte der Ich-Organisation. Sie ist besonders wirksam bei Entzündungsprozessen, die konstitutionell mit Fettleibigkeit verbunden sind. Dagegen wirkt die innerliche Anwendung, sei es oral oder als Injektion bei reaktiven Entzündungsprozessen, die mit Abbauprozessen, Erschöpfungszuständen und Magerkeit einhergehen.

Therapeutische Anwendungsgebiete

- **Bewegungsapparat:**
  - Chronische degenerative Gelenkerkrankungen, auch an der Wirbelsäule, Arthrosis deformans, Osteochondrosen, *(Formica D3 – D6, Arnica/Formica comp., Arnica comp/Formica, Equisetum arvense D15/Formica D10* Amp.*)*
  - Rheumatische Affektionen der Muskeln, Myalgien *(Formica D3 – D6, Arnica comp/Formica, Arnica/Formica comp.* Amp.*)*
- **Nervensystem:**
  - Neuritiden, Ischialgie *(Formica D3/Formica D15* Amp.*)*
  - Parkinson-Krankheit *(Formica 5% Ext., Formica D30* Amp.*)*
- **Onkologie:**
  - Zur Unterstützung der Karzinomtherapie *(Formica D2, D4, Vitis comp.)*
  - Tumorschmerzen *(Formica D3/Formica D15* Amp.*)*
  - Tumorfieber *(Formica D3* Amp.*)*
- **Infekte und Infektionskrankheiten:**
  - Grippe *(Formica D6)*
  - Chronifizierte Prozesse der oberen und unteren Atemwege z. B. Sinusitis, Bronchitis *(Formica D6)*
  - Pertussis mit Stockungen im Krankheitsverlauf *(Formica D30* Amp.*)*
- **Stoffwechsel:** Hyperurikämie *(Formica D3)*
- **Haut:**
  - Nässende Ekzeme, Urticaria, Psoriasis, Milchschorf der Kinder, Juckreiz *(Acidum Formicae D6)*
  - Sklerodermie *(Formica D6 – D20)*
  - Pupura Schönlein-Henoch *(Formica 5% Ext.* als Bad*)*

Formica-Präparate

Monopräparate

Formica D3, D4, D6, D8, D10, D12, D15, D20, D30 *Amp.;* Ø (= D1), D2, D3, D4, D5, D6, D8, D10, D12, D15, D20, D30 *Dil.;* 5% *Externum,* D4 *Augentropfen* 5%, 1% *Ungt.*
Formica D3/Formica D15 aa *Amp.*
Acidum Formicae D6, D10, D30 *Amp.* (➤ auch unter Acida)

Kombinationspräparate

Arnica/Formica comp. (Arnica, Pl. tota Rh D20/Betula Cortex D2/Formica D6) *Amp.*
Arnica comp./Formica (Formica/Arnica Flos sicc. /Betula, Fol. Sicc./Calendula, Herba sicc./Lavandula aetherol./Rosmarini aetherol.) *Oleum*
Equisetum arvense D15/ Formica D10 *Amp.; Dil.*
Vitis comp. (Calcarea formicia D2/Fragaria vesca, Folium/Stibium met. praep. D5/ Vitis vinifera, Folium) *Tabl.*

Dosierung und Anwendung

- Ampullen: 3-mal wöchentlich s.c. an der betroffenen Körperstelle injizieren, je nachdem in Gelenknähe. Bei Arthrosis deformans und Spondylosen: z. B. *Formica D15* im Wechsel mit *Equisetum arvense Rh D15* jeweils 1-mal wöchentlich je 1 ml s. c.
- Dilutio:
  - Hohe Potenzen 1-mal täglich 5 – 10 Tropfen
  - Tiefe Potenzen 3-mal täglich und bei Bedarf häufiger 3 – 10 Tropfen
- Externum: 1- bis 2-mal wöchentlich auf ein Vollbad 1 – 2 Esslöffel

Lachesis muta/Naja tripudians/Crotalus terrificus/Vipera berus

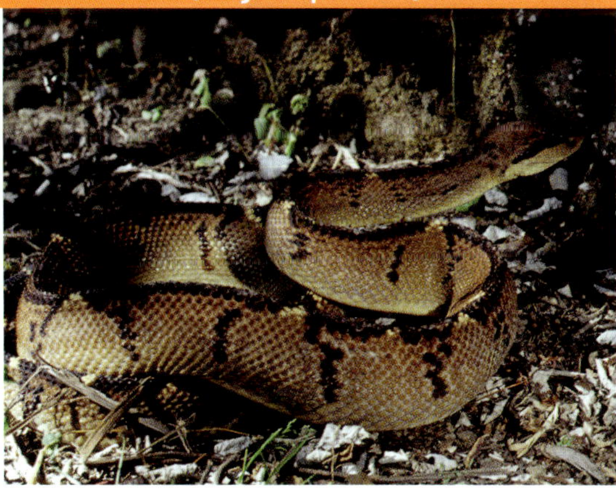

Lachesis Muta
Zoologischer Name: Lachesis muta L. (Buschmeister, Stumme Klapperschlange)
Tierstamm/Klasse: Wirbeltiere/Reptilien
Verwendeter Teil: Sekret der Giftdrüsen

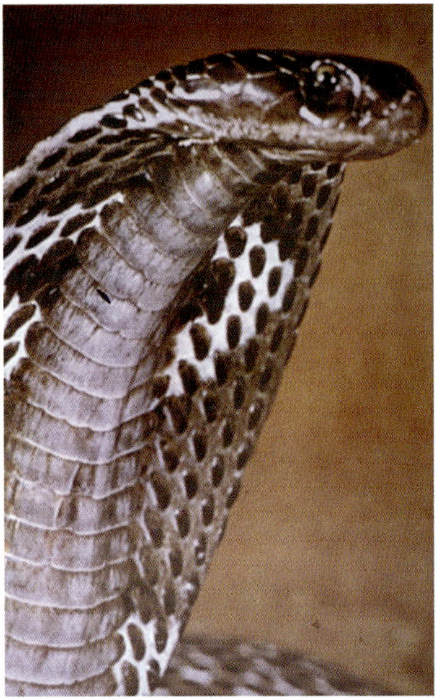

Naja naja
Zoologischer Name: Naja naja L. (Brillenschlange)
Tierstamm/Klasse: Wirbeltiere/ Reptilien
Verwendeter Teil: Sekret der Giftdrüsen

Crotalus terrificus
Zoologischer Name: Crotalus durissus ssp. terrificus Laurenti (Südamerikanische Klapperschlange)
Tierstamm/Klasse: Wirbeltiere/Reptilien
Verwendeter Bestandteil: Sekret der Giftdrüsen

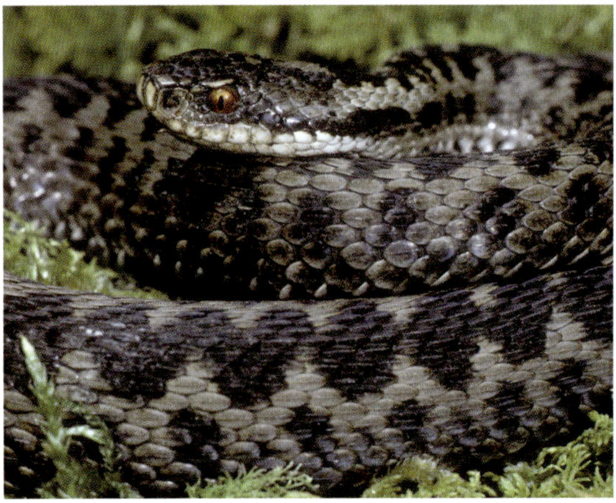

Vipera berus
Zoologischer Name: Vipera berus L. (Kreuzotter)
Tierstamm/Klasse: Wirbeltiere/Reptilien
Verwendeter Teil: Sekret der Giftdrüsen

Merkmale und Eigenschaften

Gegenüber einer Schlange empfindet der Mensch Furcht und Widerwillen, selbst wenn er sich durch sie nicht direkt bedroht fühlt. Diese Empfindung soll hier für das Verständnis der therapeutischen Aspekte des Tieres näher ergründet werden.
Da Schlangen keine Gliedmaßen besitzen, müssen sie sich mit dem ganzen Körper ringelnd am Boden fortbewegen. Versuchen wir diesen Aspekt in seiner Beziehung zum Menschen näher zu verstehen: Der Impuls zur Gliedmaßentätigkeit geht beim Menschen von der Bewusstseinsorganisation aus, dem Nervensystems, taucht aber

auch in das Blut ein und geht über das Herz als Grenzorgan hin zu den Gliedmaßen. Eine Verbindung zur Geistigkeit des Umkreises geschieht hierbei. Im Sinne der funktionellen Dreigliederung taucht das Ich – beim Tier das Gruppen-Ich – durch die Tätigkeit der Gliedmaßen in die Geistigkeit der Welt ein. Erst jetzt kann eine willkürliche Muskelbewegung in voller Harmonie zur Umwelt durchgeführt werden (➤ auch Monographie zu Plantago-Primula cum Hyoscyamo).

Das Fehlen der Gliedmaßen bei der Schlange bedeutet entsprechend – womit bei der Schlange evtl. auch der Verlust ihres Gehörs einhergeht –, dass sie bei ihrer Fortbewegung nicht voll in die Geistigkeit der Welt eintauchen kann; ihre Rumpfbewegung bleibt so irdisch-begierdenhaft. Dies empfinden wir als unheimlich und bedrohend, auch wenn uns die eigentlichen Gründe dieser Empfindung nicht bewusst werden.

Mit dem Fehlen der Gliedmaßen geht die metamere Gestaltung der Schlange einher. Die Schlange zeigt also in der Gestaltung keine Wandlung oder Entwicklung, wie dies bei anderen Reptilien, bei den Insekten und überhaupt im höheren Tierreich der Fall ist. Im Sinne der Dreigliederung fehlen hier somit nicht nur die Gliedmaßen, sondern im Grunde auch der Brust- und Kopfbereich; der ganze Körper der Schlange stellt allein einen Verdauungsschlauch dar, der mit einem eigenen und selbstständigen Nervensystem versehen ist.

In der Evolution des Tierreiches wird bei den Schlangen der Rückennervenstrang zum ersten Male ganz von den Wirbelknochen umgeben. Das Sinnes-Nervensystem als zentrales Nervensystem, welches Spiegelorgan des Geistigen im Organismus darstellt, wird so in den Organismus fest eingeschlossen und hat damit seine volle Verbindung zur allgemeinen Geistigkeit verloren.

Zum Aufspüren und Verfolgen der Beutetiere bedienen sich die Schlangen ihres hervorragenden Geruchssinns. Die Grubenottern, zu denen auch Lachesis gehört, haben zusätzlich noch das Grubenorgan, einen Hohlraum zwischen Nase und Augen, der zur Wahrnehmung der von den Beutetieren ausgehenden Wärmestrahlung dient. Das Mittelohr, welches allen Schlangen fehlt, lebt so bei den Grubenottern als Organ für die Wärmeempfindung wieder auf.

Wirksamkeiten aus anthroposophischer Sicht

Aufgrund dieser kurzen Hinweise können wir nun die Schlange als ein Wesen ansehen, das in seiner Beziehung zur allgemeinen Geistigkeit eine Unterbrechung erlitten hat; sie hat sich von ihrem geistigen Urgrund abgesondert. Für die Entwicklung des Bewusstseins in der Evolution ist dies ein Scheidepunkt von weittragender Bedeutung. Indem die Schlange sich aus der allgemeinen Geistigkeit herauslöst, verkörpert sie in der Evolution den ersten Schritt eines Weges, der im individuellen Bewusstsein des Menschen seinen Endpunkt findet.

Bei diesem Evolutionsschritt spielt ein bestimmter Stoffwechselprozess der Schlange eine entscheidende Rolle, der auch beim Menschen von Bedeutung ist, jedoch nicht bei den höheren Tieren. Die Schlangen scheiden als Endprodukt der Verdauung praktisch reine Harnsäure aus, aber keinen Harnstoff. Die höheren Tiere dagegen können die Harnsäure abbauen; damit wird ihre Ausfällung als Harnsäurekristalle verhindert, was zur Gicht führen würde. Nur der Mensch kann sie nicht ohne weiteres in seinem Stoffwechsel umsetzen; er braucht sie vielmehr bis zu einem gewissen Grade, um logisch, gegenständlich denken zu können. Die Harnsäure ist für den Menschen eine Grund-

lage im Organismus, um durch das Denken in konkreter begrifflicher Weise ins Geistige eintauchen zu können. Veranlagt werden die physiologischen Voraussetzungen hierfür in der Evolution bereits auf der niedrigen Tierstufe der Schlangen.
Beherrscht das Ich im Organismus den Harnsäureprozess nicht richtig, kann es z. B. zu Aufgeregtheit oder zu Gedankenflut mit Geschwätzigkeit kommen. Dies ist ein weiteres homöopathisches Leitsymptom im Arzneimittelbild von Lachesis.
Lachesis ist dann ein Heilmittel, wenn bestimmte Erlebnisse fixiert werden und vom Ich nicht durch Selbsterkenntnis verarbeitet werden können. Diese seelische Stauung verursacht ein Beengungsgefühl. Auch im Klimakterium, wenn bisher organgebundene seelische Kräfte frei werden und noch nicht von der Ich-Organisation ganz aufgefangen werden können, fördert Lachesis den Vorgang der Wandlung. Überall dort, wo Seelisches im Sinne einer Selbsterkenntnis aufgearbeitet werden muss, wirkt Lachesis unterstützend. Bei der Aufarbeitung dieser Konflikte zwischen niederem und höherem Selbst muss das Niedere gleichsam als alte Hülle abgestoßen werden, womit das höhere Ich frei wird und wieder voll gestaltend wirken kann. Die mit der Aufarbeitung verbundene Selbsterkenntnis fällt gerade dem Lachesis-Patienten schwer, weil sein Seelisches besonders einer Eigengesetzlichkeit unterworfen ist.
Weiterhin erscheint eine besondere Wärmeempfindlichkeit als Leitsymptom im Arzneimittelbild von Lachesis, d. h. die Beschwerden werden durch Wärme verschlimmert.

Therapeutische Anwendungsgebiete

- **Nervensystem:**
  - Multiple Sklerose *(Naja tripudians D30, Crotalus terrificus D30)*
  - Lähmungen, Apoplex, besonders der rechten Seite *(Crotalus terrificus D30 Amp.)*
  - Dementielle Erscheinungen *(Crotalus terrificus D30 Amp.)*
  - Prävention von Re-Insulten und von vaskulären Komplikationen bei Schlaganfall *(Naja comp.)*
  - Migräne *(Lachesis D30)*
  - Zervikalmigräne *(Crotalus terrificus D30)*
  - Trigeminusneuralgie *(Naja tripudians D10)*
  - Morbus Parkinson *(Crotalus terrificus D30)*
  - Intercostalneuralgie *(Crotalus terrificus D30, Lachesis D12)*
- **Hauterkrankungen:** schuppende Hauterkrankungen, besonders der Unterschenkel *(Crotalus terrificus D30 Amp.)*
- **Bewegungsapparat:**
  - Brachialgia paraesthetica nocturna, Karpaltunnelsyndrom, Lumbalgien *(Crotalus terrificus D30 Amp.)*
  - Akute Schmerzzustände v. a. im Bereich der Wirbelsäulenmuskulatur z. B. HWS-Schleudertrauma *(Naja comp.)*
  - Myalgien *(Vipera berus D12)*
  - Gliederschmerzen *(Vipera berus D12)*
- **Herz-Kreislauf-System:**
  - Herzinfarkt *(Naja tripudians D30)*
  - Angina pectoris *(Naja tripudians D30)*
  - Cor pulmonale *(Naja tripudiens D10)*
  - Hypertonie *(Naja tripudians D30, Chamomillla D2/Lachesis D6)*

- Ulcus cruris *(Vipera D12)*
- Beinthrombosen, Thrombophlebitis *(Vipera berus D12, Lachesis D6 – D12)*
- **Urogenitaltrakt:**
  - Zystitis, Zystopyelitis *(Lachesis D30)*
  - Klimakterische Beschwerden *(Lachesis D12)*
- **Infekte und Infektionskrankheiten:**
  - Hochfiebrige Infektionskrankheiten wie z. B. purulente Angina *(Lachesis D12 – D30* s. c. ggf. i. v., evtl. mit *Argentum D30)*
  - Hochakute Tonsillopharyngitis, Retropharyngealabszess *(Lachesis D12* zusammen mit *Vespa crabro D6* s. c. ggf. i. v.*)*
- **Traumata:** Blutungen (Niere, Darm) *(Lachesis D12)*

Insbesondere für die Anwendung von Lachesis sind folgende Leitsymptome wahlanzeigend: Beengung; Linksseitigkeit, Geschwätzigkeit; schlimmer durch Wärme.

Schlangengift-Präparate

Monopräparate

Lachesis D6, D8*, D10*, D12, D15*, D20, D30 *Amp.;* D6, D8, D10, D12, D15, D20, D30 *Dil.*; D6, D10, D30 *Glob.*

Naja tripudians* D10, D30 *Amp.*

Crotalus terrificus D30 *Amp.;* D10 *Dil.*

Vipera berus D12 *Amp.*

Kombinationspräparat

Naja comp. (Crotalus terrificus D20/Lachesis D12/Naja tripudians D10/Vipera berus D30) *Amp.; Dil.**

* Nur Weleda Schwäbisch Gmünd, D

Dosierung und Anwendung

Bei Schlangenpräparaten sollte die Potenz in der Regel nicht unter D8 liegen, sondern bevorzugt ab D12 und höher.

- Ampullen: 2-mal wöchentlich bis 2-mal täglich 1 ml s. c.
- Dilutio: 3-mal täglich 5 – 10 Tropfen bzw. 10 – 15 Tropfen bei Mischungen
- Globuli: 3-mal täglich 3 – 5 Globuli

Nebenwirkung: Sollte bei der Einnahme von Naja comp. in Einzelfällen Epistaxis auftreten, ist die Dosis zu reduzieren.

Murex

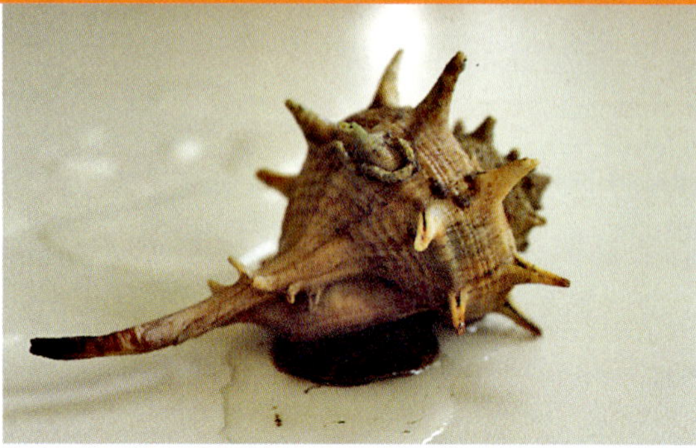

Zoologischer Name:
Murex purpurea (Purpurschnecke)

Tierstamm/Klasse:
Weichtiere/ Schnecken

Verwendeter Teil:
Sekret der Farbdrüse

Merkmale und Eigenschaften

Zum besseren Verständnis der therapeutischen Wirkung von Murex wird dieses Präparat zusammen mit Conchae und Sepia officinalis betrachtet. Alle drei Präparate stammen von wirbellosen Tieren, die zur Gruppe der Mollusken, der Weichtiere, gezählt werden. Diese Tiergruppe ist in ihrer Lebensweise an das Wasser gebunden und kann auf eine urferne Entwicklungsgeschichte zurückblicken. Die drei medizinischen Repräsentanten der Mollusken sind Metamorphosen in drei verschiedene Richtungen des Typus des wirbellosen Weichtieres.

Bei der Schalenbildung z. B. steht Murex in der Mitte zwischen Conchae und Sepia. Conchae ist zweiseitig, den Weichkörper ganz umfassend und einschließend beschalt. Außer der Symmetrie weist die Schalung keine geometrische Ausgestaltung aus, sondern bleibt in der Form roh. Den Gegensatz hierzu bildet der Tintenfisch, Sepia officinalis, der den Schalenkörper in sich zurückgezogen hat und somit äußerlich schalenlos erscheint. Murex weist in seiner Mittelstellung eine einseitige Beschalung auf, die asymmetrisch und exakt geometrisch in gewundener Schneckenform gestaltet ist.

Der Kopf mit Mund und Augen ist bei Murex deutlich vom Schalenkörper abgesetzt, wenn er auch in ihn zurückgezogen werden kann. Der Eingeweidesack befindet sich immer in der gewundenen Schale, die ihn so in Form hält. Jedes Organ ist gemäß seiner Rangstufe höher oder tiefer auf den Spiraltouren gebildet. Dies erinnert uns an die Verbindung von höheren und niedrigeren Zentren des Gehirns höherer Tiere. Die physische Organisation ist hier auf den Eingeweidesack als ihre Krönung hingeordnet – wie die menschliche auf sein Haupt. Die Begattungsorgane der Schnecke sind durch die Drehung nach vorne hin verlagert, als bildeten sie einen zweiten höheren Mund neben dem ersten. Der völlige Mangel einer Segmentierung – als Merkmal der Brustregion – unterstreicht noch diese Erhebung der Bauchorgane auf das Kopfniveau, was bei den höheren Tieren durch die dazwischen tretende rhythmische Organisation ständig verhindert wird.

Der bewegliche und äußerst muskulöse Schneckenfuß leckt sich wie eine Zunge auf der Unterlage entlang, so dass auch die Fortbewegung als eine Stoffwechseltätigkeit im Kopfbereich angesehen werden kann. Hierbei ist der Gegensatz zwischen der beweglichen Gestalt und dem wunderbar regelmäßigen und in sich geschlossenen Bau des Gehäuses bemerkenswert.

Das auffälligste Organ der Purpurschnecke ist ihre „Schleimdrüse", die unterhalb der Kiemen sitzt. Sie sondert einen hellen, weißlichen Schleim ab, der sich verändert, wenn die Sonne darauf scheint. Er verfärbt sich bis orange und purpurviolett und ist, auf Stoff aufgetragen, durch kein Mittel wieder zu beseitigen. Bei der Verfärbung entweichen ihm unangenehme, durchdringende, knoblauchähnliche Düfte. Dieses Drüsensekret wird zum Heilmittel verarbeitet.

Wirksamkeiten aus anthroposophischer Sicht

Innerhalb der Mollusken bilden die Schnecken und damit auch Murex das Darm- und Sexualsystem am stärksten aus. Im Arzneimittelbild steht die weibliche Sexualsymptomatik ganz im Vordergrund.

Therapeutische Anwendungsgebiete

Die Symptome der weiblichen Sexualorgane treten am stärksten hervor. Murex ist besonders passend für nervöse, lebhafte Frauen mit folgenden Symptomen:

- Krampfartige Schmerzen im Unterleib
- Abwärtsdrang des Uterus, Menorrhagien, Fluor albus, sexuelle Überempfindlichkeit
- Angst, Gedankenverwirrung, leichte Delirien

Murex-Präparate

Monopräparat

Murex* D6 *Dil.*

* Homöopathische Präparat, nicht im Weleda Sortiment

Dosierung und Anwendung

Dilutio: 3-mal täglich 5 – 10 Tropfen

Sepia

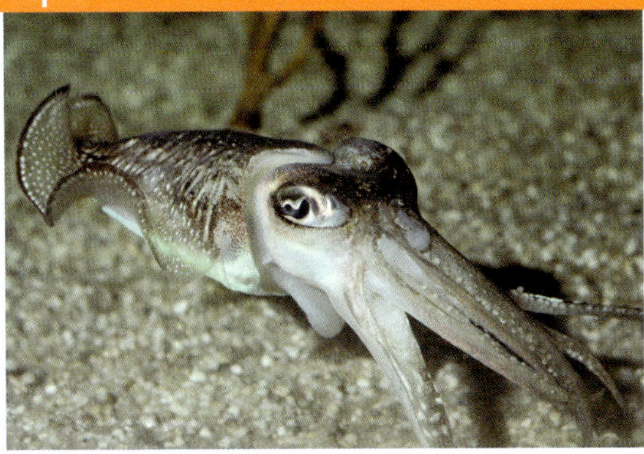

Zoologischer Name: Sepia officinalis L. (Tintenfisch)

Tierstamm/Klasse: Weichtiere/Kopffüßer

Verwendeter Teil: Inhalt des Tintenbeutels

Merkmale und Eigenschaften

Der Tintenfisch gehört als „Kopffüßler“ zusammen mit den Schnecken und Muscheln zu den Mollusken, den Weichtieren. Ihnen fehlt ein Innenskelett, dafür bilden sie ein Außenskelett, die Schale. Beim Tintenfisch ist es in charakteristischer Weise stark reduziert und schirmt das Tier nicht nach außen ab, wie bei den Schnecken und Muscheln, sondern ist durch eine vom Mantel ausgehende Hautfalte überwachsen und so nachträglich in den Organismus hereingenommen worden.
Statt der organischen Introversion der Schnecken und Muscheln weisen die Tintenfische also eine weiche organische Extraversion auf. Der Mantel ist ein charakteristisches Organ beim Tintenfisch, der nach hinten und unten geschlagen ist und so zu einem Sack verwächst.
Die Leistungsfähigkeit der Sinnesorgane und besonders die der Augen ist v. a. beim Tintenfisch auffällig hochstehend und sogar mit denen der höheren Wirbeltiere durchaus vergleichbar. Das Tintenfischauge erfasst das gesamte Wahrnehmungsfeld klar, es fixiert nicht und weist auch keinen „blinden Fleck“ auf.
Trotz aller funktioneller Ähnlichkeit wird das Weichtierauge jedoch auf einem ganz anderen Wege gebildet als das der Säugetiere, denn dem Tintenfisch fehlt das zentrale Nervensystem. Aus diesem Grunde reagiert der ganze Tintenfisch wie ein Auge, denn seine Wahrnehmungen werden direkt in seine Körperfunktionen übergeleitet; die Funktionen des Tieres können so als ein reagierendes Auge angesehen werden. Dasjenige, was bei den höheren Tieren vom Auge zum Zentralnervensystem geleitet wird und hier zu einem Bewusstsein der sinnlichen Welt führt, bleibt beim Tintenfisch organisch gebunden und ist damit immer mit direkten Reaktionen, sei es in der Bewegung der Tentakeln, des Muskelschlauches oder/und des Farbenspieles der Haut verbunden. So wie die Pupille des Säugetieres sofort auf Lichtverhältnisse reagiert, so drückt sich beim Tintenfisch die Gesamtwahrnehmung seiner Umwelt direkt in seinen Körperfunktionen aus. Was in der Ätherorganisation des Kopfes beim Menschen als Wahrnehmungserlebnisse bewusst wird, verläuft beim Tintenfisch in rein organisch-funktioneller Art. Der Tintenfisch ist ein Naturbild dessen, was übersinnlich beim Menschen in der Ätherorganisation des Kopfes abläuft.
Ein weiterer charakteristischer Wesenszug dieses Tieres ist die Bildung eines schwarzen Farbstoffes in einem speziellen Organ. Der Tintenfisch scheidet ihn bei der Flucht ins Wasser aus, das er für seine Fortbewegung durch einen Trichter ausstößt. Bei der Flucht verschwindet das Tier so in einer schwarzen Wolke. Hierbei schwimmt der Tintenfisch immer rückwärts, zieht sich gleichsam in seinen eigenen Schatten zurück. So verbirgt er sich für die Umwelt, sieht nun aber auch selber nur noch schwarz.

Wirksamkeiten aus anthroposophischer Sicht

Das eigenartige Verhalten des Tintenfisches, in seinen eigenen Farbstoff im Dunkeln rückwärts zu verschwinden, kann als Naturbild für Krankheitsaspekte des Sepia-Patienten angesehen werden. Häufig hat dieser mit seinen eigenen seelischen Schattenseiten zu kämpfen. Er besitzt seelisch keinen blinden Fleck, so wie das Tintenfischauge organisch keinen besitzt. Daher realisiert er seine eigenen Unzulänglichkeiten wie auch diejenigen seiner Mitmenschen in gesteigerter Schärfe. Im zwischenmenschlichen Bereich ergeben sich hierdurch für ihn zahlreiche Probleme. Seine Wahrnehmungen und Empfindungen werden vom Ich nicht in einen Urteilsprozess integriert, sondern wirken im Astralleib so stark, dass sie in ihm verhaftet bleiben. Der Sepia-Patient wird zu sensitiv, reizbar und entwickelt z. B. ein ablehnendes Verhalten seinen Mitmenschen gegenüber. Organisch können hierbei verschiedene Arten von Stauungen, Erschlaffungen, Frostigkeit und entsprechenden Gegenreaktionen einhergehen.

Therapeutische Anwendungsgebiete

- **Herz-Kreislauf-System:** Varizen, kapillare Stasen, Stauung im kleinen Becken
- **Verdauungstrakt:** Hämorrhoiden, Obstipation
- **Urogenitaltrakt:**
  - Uterusprolaps, Enteroptosis, Ptosis; Senkungsbeschwerden mit dem Gefühl des drohenden Gebärmuttervorfalles *(Sepia D6 – D12)*
  - Cervicitis, Adnexitis
  - Wallungen, Hitzewallungen, Schweiß, klagend-leidende Verstimmungen *(Sepia comp.)*
- **Haut:** Ekzem, Herpes, Urticaria, Akne, Hyperhidrosis, Chloasma gravidarum
- **Bewegungsapparat und Stoffwechsel:** Arthritis, Uraturie, harnsaure Diathese

Sepia-Präparate

Monopräparate

Sepia gruneris D4*, D6, D10, D12, D20*, D30 *Dil.*

Sepia officinalis D30, D6, D30 *Glob.*

Kombinationspräparat

Sepia comp. (Conchae D8/Ignatia, Semen D5/Sepia D5) *Dil.*

* Apotheke an der Weleda, D

Dosierung und Anwendung

- Dilutio: 3-mal täglich 10 – 15 Tropfen oder seltener
- Globuli: 3-mal täglich 3 – 5 Globuli oder seltener

Spongia tosta

Zoologischer Name: Euspongia officinalis L. (Meerschwamm)
Tierstamm/Klasse: Schwämme/Hornkieselschwämme
Verwendeter Teil: geröstetes Skelett

Merkmale und Eigenschaften

Schwämme sind so einfach in ihrer Organisation gebaut, dass sie uns nicht wie tierische Lebewesen, sondern wie Meerespflanzen anmuten. Ihre Entwicklung zeigt jedoch, dass sie Seelenhaftes beinhalten. Ihre Entwicklung beginnt mit der das Ei verlassenden Flimmerlarve, die ein kugeliges Gebilde ist und sich mit nach außen gerichteten Wimpern fortbewegt. Nachdem die Larve einige Zeit im Wasser geschwärmt hat, setzt sie sich mit ihrem Vorderpol auf einer Unterlage fest und beginnt mit der Einstülpung (Gastrulation). Die Gastrulation tritt damit hier im Tierreich zum ersten Male auf. Es entstehen so zwei „Keimblätter". Die bewimperten Zellen, die vorher einen Teil der Oberfläche der Larve bildeten, gelangen durch ihre Einstülpung nach innen und bewirken im angewachsenen, festsitzenden Schwamm einen inneren Flüssigkeitsstrom, der Ernährung und Atmung ermöglicht.

Der Wasserstrom wird von Schwämmen durch viele kleine Poren in feinster Verteilung aufgenommen, in dem größeren Innenraum gesammelt und schließlich durch einen einzigen großen Porus wieder ausgeatmet. Die Organe der ehemaligen Fortbewegung dienen also jetzt den inneren Stoffwechselprozessen. Verglichen mit der Flimmerlarve hat der Schwamm zwar seine äußere Beweglichkeit verloren und wurde zu einem pflanzenähnlichen, wachsenden und sich verzweigenden Gebilde. Durch die innere Beweglichkeit gewann er jedoch eine Art rhythmisches System, welches Einsaugen und Ausstoßen von Wasser und hiermit pulsierende Ernährung und Atmung als Einheit ermöglicht. Der Schwamm erlangt so eine Stufe tierischen Seins zwischen äußerer Ruhe und innerer Beweglichkeit.

Indem das Wasser den Schwamm durchströmt, das Äußere stets ein Inneres, das Innere stets ein Äußeres bleibt, ist das „Bewusstsein" des Schwamms in tief traumhafter Weise mit dem ganzen Meer verwoben. Der ganze Ozean ist somit in die Lebensweise des Schwamms einbezogen: Innen- und Außenwelt sind noch nicht voneinander klar getrennt. Das tief traumhafte Ein- und Ausatmen hat zu den entsprechenden Prozessen im Menschen eine Beziehung, die am Anfang seiner Entwicklung stehen.

Wirksamkeiten aus anthroposophischer Sicht

Die Gerüstsubstanz des Heilschwammes besteht weder aus Kalk noch aus Kiesel, sondern aus Spongin, einer Chitinart, ganz ähnlich der Substanz der Krebs- und Insektenpanzer. Da Spongin relativ viel Jod enthält, ist das Arzneimittelbild von Spongia tosta wesentlich bestimmt durch den Jodgehalt. Prozesse des Ein- und Ausatmens, sei es in der Atmung selber, sei es in der Diastole und Systole des Herzens oder überhaupt inneres Beleben und äußeres Absterben, wie es von der Schilddrüse vermittelt wird, werden daher durch Spongia angesprochen. Wenn die Prozesse in die eine oder andere Richtung entgleisen, kann Spongia tosta gleichsam als ruhender ausgleichender Pol den Krankheitsprozess abnehmen und wieder normalisieren.

Therapeutische Anwendungsgebiete

Spongia tosta hilft aus Sicht der anthroposophischen Medizin insbesondere bei Eingliederungsstörungen der Empfindungsorganisation, v. a. im Bereich der Luftwege (z. B. Bronchialasthma) und der Schilddrüse (z. B. Struma), auch mit hormoneller Dysfunktion. Es ist angezeigt bei folgenden Störungen:

- Entzündlichen, insbesondere spastischen Atemwegserkrankungen wie Pseudo-Krupp
- Vegetative Dystonie
- Klimakterisches Syndrom
- Pavor nocturnus
- Struma

Spongia-Präparate

Spongia tosta Ø (= D1)**, D2, D3, D4, D6, D12, D30* *Dil.;* D6 *Glob.;* D2**, D3, D6 *Trit.*
Bryonia D3/**Spongia tosta** D3 aa. *Dil.*
Bryonia/Spongia comp.* (Apis D3/Belladonna D3/Bryonia D3/Spongia D3) *Dil.*
Chelidonium/Colchicum/Spongia *Ungt.*

* Nur Weleda Schwäbisch Gmünd, D; ** Apotheke an der Weleda, D

Dosierung und Anwendung

- Dilutio: 1- bis 3-mal täglich 5 – 10 Tropfen (bei Mischungen 10 – 15 Tropfen), bei akuten Fällen von Pseudo-Krupp bis viertelstündlich 2 – 5 Tropfen
- Trituratio: 1- bis 3-mal täglich 1 Messerspitze Pulver
- Unguentum: mehrmals täglich dünn auftragen

Vespa crabro

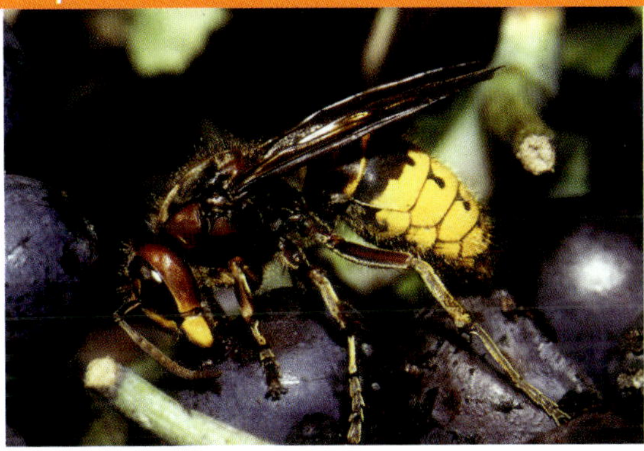

Zoologischer Name: Vespa crabro L. (Hornisse)
Familie: Vespidae
Tierstamm/Klasse: Gliedertiere/ Insekten
Verwendeter Teil: ganzes Tier

Merkmale und Eigenschaften

Die Hornissen werden mit den Bienen und Ameisen den Hautflüglern zugeordnet, wobei die Hornissen wesensmäßig zwischen diesen beiden Tiergruppen einzustufen sind. Während einerseits die Bienen ihr Leben ganz nach dem Licht und der Wärme ausrichten, andererseits die Ameisen sich ganz mit dem Erdelement verbinden, bilden die Hornissen hierzu eine Zwischenstufe.
Die Hornissen ernähren sich weniger vom Nektar der Blüten als vielmehr von anderen Insekten, die sie erlegen. Auch bauen sie ihre Wabennester nicht aus Wachs, sondern aus Papier, welches sie aus Holz herstellen. Jedoch zeigt die sechseckige Wabenform, dass die Hornissen ebenfalls wie die Bienen eine Beziehung zu den Kräften der Peripherie und des Lichts haben. Diese Beziehungen weisen die Ameisen nicht mehr auf, die auch nachts im Dunkeln ihre Aktivität entfalten. Das Herausgehen aus der Sonnen- und Wärmesphäre, wobei jedoch noch eine Verbindung hierzu bewahrt wird, weist auf die therapeutischen Eigenschaften von Vespa crabro hin.

Wirksamkeiten aus anthroposophischer Sicht

Als Heilmittel wirkt Vespa crabro dort, wo Blut- und Nervenprozesse sich im Gleichgewicht halten bzw. das Gleichgewicht verloren haben. Während Apis vom Blut aus wirkt und Formica den zu starken Nervenprozessen entgegenwirkt, nimmt Vespa crabro hier eine Mittelstellung ein. Vespa crabro wirkt auf Sehnen, Bänder, überhaupt auf das Bindegewebe, wo Wärmeprozesse nicht genügend hinwirken (was umgekehrt gerade die Indikation für Apis ist) und sich infolgedessen Verfestigungen bilden, die zur Chronizität neigen. Diese Verfestigungen gehen aber nicht so weit, dass es zur Ausfällung aus dem Lebendigen kommt (dies wäre wieder eine Formica-Indikation); sie werden noch vom Bildekräfteleib durchwirkt, aber die Gestaltungs- und Formkräfte wirken zu schwach. Die stagnierenden Entzündungsprozesse im Bindegewebe, die häufig zu reaktiver Verhärtung führen, sind Indikationen für Vespa crabro.
Vespa crabo eignet sich aus anthroposophischer Sichte zur Anregung der Wärmeorganisation bei Verhärtungsprozessen des Bindegewebes, der Gelenke und der Haut sowie bei entzündlichen Erkrankungen im Kopfbereich.

Therapeutische Anwendungsgebiete

- **Haut:** Narbenbildung, Keloide, Atherom, Lipom, Hämangiom, Warzen, Naevus vasculosus
- **Bewegungsapparat:** Dupuytren-Kontraktur, Tendinosen, Arthrosen
- Ovarialzysten
- Chronische Sinusitis

Vespa-crabro-Präparate

Vespa crabro D3, D4, D6, D10*, D20* *Amp.;* D3, D4, D6 *Dil.* 1% *Ungt.*
Flores Tritici comp. (Formica parva D6/Triticum vulg., Flos D12/Vespa vulg. D6) *Amp.; Dil.**

* Nur Weleda Schwäbisch Gmünd, D; ** Apotheke an der Weleda, D

Dosierung und Anwendung

- Ampullen: 2-mal wöchentlich bis zu 1-mal täglich 1 ml s.c.
- Dilutio: 3-mal täglich 5 – 10 Tropfen
- Unguentum: 1- bis 2-mal täglich einreiben oder als Salbenverband

6.2 Potenzierte Organpräparate

Wie bereits in der Einleitung zu den Tiersubstanzen ausgeführt, stehen die Organpräparate, da sie von höheren Säugetieren stammen, dem Menschen von allen Heilmitteln am nächsten. Sie können daher direkt auf die entsprechenden Organe wirken.
Die tierische Substanz weist über den Bildekräfteleib der Pflanzen hinaus eine innerliche Durchdringung mit seelischen Kräften auf, die ihrer Eiweißstruktur ein spezifisches Gepräge verleiht. Die tierische Substanz muss daher, wenn sie vom menschlichen Organismus aufgenommen und hier in individuelle Substanz umgewandelt wird, zuerst von den ihr noch anhaftenden lebendigen und astralen Strukturen befreit und bis auf die Mineralstufe abgebaut werden. Dies geschieht in der zentralen Stoffwechselorganisation. Durch diesen Abbau werden v. a. die Bildekräfte des menschlichen Organismus angesprochen, wobei je nach Art der Tiersubstanz, d. h. je nach Organ, spezifische ätherische Kräftewirkungen entstehen, die auf das entsprechende Organ im Organismus wirken.

Wirksamkeiten aus anthroposophischer Sicht

Aufgrund dieses Verständnisses können folgende therapeutische Wirkweisen für potenzierte Organpräparate als Heilmittel angegeben werden:

- Organpräparate können wegen ihrer organotropen Wirkungsrichtungen in Verbindung mit anderen Präparaten als **Leitsubstanzen** dienen, um gezielt einen bestimmten Organ- oder Funktionsbereich anzusprechen.
- Organpräparate wirken auf die **untere, zentrale Organisation** im Menschen und regen hier als entsprechende Präparate die funktionelle Drüsentätigkeit in Verbindung mit Formgestaltungen an.
- Organpräparate wirken spezifisch auf die **Bildekräfte** und können daher auch dort Kräfte anregen, wo die höheren Wesensglieder funktionell nicht direkt tätig sind, wie z. B. im Nervengewebe oder z. T. auch Knorpelgewebe.

Therapeutische Anwendungsgebiete

Es ergeben sich damit v. a. zwei Anwendungsgebiete für potenzierte Organpräparate.

- Sie können indiziert sein bei Organerkrankungen mit lokaler **hypoergischer Reaktionslage,** wie bei chronisch-degenerativen Erkrankungen und Nervenerkrankungen. Häufig werden die entsprechenden Organpräparate mit pflanzlichen oder mineralischen Präparaten kombiniert, was bei den folgenden Präparatempfehlungen zu berücksichtigen ist.
- Wegen ihrer direkten Wirkung auf den zentralen Menschen können Organpräparate angewendet werden bei **Stoffwechselstörungen** in Verbindung mit Gestaltungsprozessen. Hier sind v. a. die Drüsenpräparate indiziert.

Dosierung und Anwendung

- Injektionspräparate 2-mal wöchentlich s. c.
- Tropfen (Dilutio): 3-mal jeweils 5 – 15 Tropfen

Aurum D10/Cor D4 aa

- **Zusammensetzung:** 1 ml enthält: Aurum met praep. D10 0,5 g/Cor D4 0,5 g
- **Darreichungsform:** Ampullen
- **Anwendungsgebiete:** zur Basisbehandlung degenerativ-entzündlicher Herzerkrankungen

Corpus-vitreum-Stannum D4 (aa)

- **Zusammensetzung:** 1 g Ursubstanz enthält: Corpus vitreum 0,8 g/Stannum hydroxydatum 0,2 g
- **Darreichungsform:** Ampullen, Augentropfen
- **Anwendungsgebiet:** Glaukom

Corpus vitreum D6/Succinum D10 aa

- **Zusammensetzung:** 10 g enthalten: Corpus vitreum D6 5 g/Succinum D10 5 g
- **Darreichungsform:** Ampullen, Augentropfen (Corpus vitreum D6/Succinum D6 aa Augentropfen)
- **Anwendungsgebiete:** sklerotische Glaskörpertrübung, Glaukom

Cuprum-Ren D4, D6,

- **Zusammensetzung:** 1 g Ursubstanz enthält: Tetraminkupfer(II)-sulfat 0,17 g/Ren 0,83 g
- **Darreichungsform:** (D4, D6) Ampullen
- **Anwendungsgebiete:** chronische Nephritis, Asthma bronchiale; Schizophrenie; Depression

Glandula suprarenalis

- **Erläuterung:** Bos taurus L. (Hausrind), Glandula suprarenalis (Nebenniere)
- **Darreichungsform:** D8 Ampullen; D6 Dilutio
- **Anwendungsgebiete:** Erschöpfungszustände; Asthma bronchiale; Vitiligo

Glandula thyreoidea

- **Zusammensetzung:** Ovies aries (Hausschaf) Glandula thyreoidea (Schilddrüse)
- **Darreichungsform:** D4, D6*, D12*, D20**, D30*, D60* Dilutio
- **Anwendungsgebiet:** Schilddrüsenfunktionsstörung

* Nur Weleda Schwäbisch Gmünd, D; ** Apotheke an der Weleda, D

Hepar-Magnesium

- **Zusammensetzung:** 1 g Ursubstanz enthält: Hepar Bovis 0,6 g/Magnesium hydroxydatum 04 g
- **Darreichungsform:** D4, D6*, D10 Ampullen, D4 Dilutio
- **Anwendungsgebiete:** endogene Depression, Erschöpfungsdepression bei Fettleber, Zirrhose, Aszites

* Nur Weleda Schwäbisch Gmünd, D

Hepar-Stannum

- **Zusammensetzung:** 1 g Ursubstanz enthält: Hepar Bovis 0,8 g/Stannum hydroxydatum 0,2 g
- **Darreichungsform:** D4, D6* Ampullen, D4 Dilutio
- **Anwendungsgebiete:** Basismittel für die Lebertherapie, besonders bei Fettleber, Zirrhose, Aszites

* Nur Weleda Schwäbisch Gmünd, D

Hypophysis

- **Zusammensetzung:** Bos taurus L. (Hausrind) Hypophysis (Hypophyse, Hirnanhang)
- **Darreichungsform:** D8 Ampullen; D6, D12*, D30* Dilutio
- **Anwendungsgebiete:** Wachstumsstörungen, Rachitis, Hydrozephalus, Kryptorchismus (hierbei zunächst Epiphysis D6 (Wala), 6 Wochen, anschließend Hypophysis D6, 6 Wochen, Hypophysis D12, 3 Wochen, Hypophysis D30, 1 Woche)

Die Hypophyse wirkt formativ über die Bildekräfte und ist deshalb z. B. bei Rachitis, aber auch grundsätzlich bei Wachstumsstörungen, z. B. Minderwuchs oder Adipositas, angezeigt. Die Wirkungsrichtung der Hypophysis ist auf den zentralen Menschen ausgerichtet. Im Gegensatz hierzu steht die Wirkung der Epiphyse, die den peripherischen Menschen anspricht und daher auch die Wirkung von Hypophysis ergänzen kann.

* Apotheke an der Weleda, D

Lamina/Retina comp.

- **Zusammensetzung:** 1 ml enthält: Fasciculus opticus D10 0,33 g/Lamina quadrigemina D10 0,33 g/Retina (et Chorioidea) D10 0,33 g
- **Darreichungsform:** Ampullen
- **Anwendungsgebiet:** Optikusatrophie

Mandragora D6/Meniscus Genus D6 aa*

- **Zusammensetzung:** 1 ml enthält: Mandragora, Radix D6 0,5 g/Meniscus Genus D6 0,5 g
- **Darreichungsform:** Ampullen
- **Anwendungsgebiete:** chronische Gelenkerkrankungen, v. a. Gonarthrose

* Nur Weleda Schwäbisch Gmünd, D

Ovarium

- **Zusammensetzung:** Bos taurus L. (Hausrind), Ovarium (Eierstock)
- **Darreichungsform:** D5, D6 Dilutio
- **Anwendungsgebiete:** Amenorrhö, klimakterische Beschwerden

Pankreas

- **Zusammensetzung:** Bos taurus L. (Hausrind), Pankreas (Bauchspeicheldrüse)
- **Darreichungsform:** D5, D6, D10*, D30* Dilutio
- **Anwendungsgebiet:** Albuminurie; zur Unterstützung der exokrinen Pankreasfunktion

* Apotheke an der Weleda, D

- **Kombinationspräparat:** Basilikum comp. N (Basilicum, Herba rec./Carbo Betulae D6/Carum carvi, Fructus, eth. Dec. D1/Cichorium, Pl. tota, eth. Dec. D1/Cochlearia off., Herba D1/Pankreas vituli (Bos taurus) D5/Platinum naturale D10/Saccharum tostum)

Pulmo

- **Zusammensetzung:** Bos taurus L. (Hausrind), Pulmo (Lunge)
- **Darreichungsform:** D8 Ampullen; D6 Dilutio
- **Anwendungsgebiet:** Phobien

Resina laricis D6/Retina D4 aa

- **Zusammensetzung:** 1 ml enthält: Resina Laricis D6 0,5 g/Retina (et Chorioidea) D4 0,5 g
- **Darreichungsform:** Ampullen
- **Anwendungsgebiete:** Chorioiditis, Netzhautnarben, Makuladegeneration

7 Heilmittelporträts: Metalle, mineralische Substanzen, Säuren und Aschen

7.1 Heilmittelporträts: die sieben Hauptmetalle

„Es ist also so, dass der Mensch zu allen Metallen, auch zu denjenigen, von denen die grobe Physiologie nicht spricht, seine Beziehung hat. Die Kenntnis dieser Beziehungen ist die Grundlage für eine wirkliche, echte, wahre Therapie. Und intim unterrichten über die Beziehungen der Metalle zum Menschen kann nur die Sprache, welche die poetische Sprache der Metalle in der Erde ist."
Rudolf Steiner (GA 232, Vortrag v. 30. 11. 1923)

Die Metalle nehmen als Heilmittel in der anthroposophischen Medizin eine zentrale Rolle ein. Hierbei handelt es sich v. a. um die sieben Haupt- bzw. sogenannten Planetenmetalle – Plumbum, Stannum, Ferrum, Aurum, Cuprum, Mercurius, Argentum – und ihre Verbindungen. Die Zusammenhänge zwischen diesen Metallen, bestimmten Planeten und Organen waren bereits im Altertum bekannt. Sie sind von Steiner in umfassender Weise und insbesondere in ihrer therapeutischen Bedeutung am Anfang des 20. Jahrhunderts neu dargestellt worden (➤ Tab. 7.1). Noch heute weisen gewisse gebräuchliche Begriffe auf diese Zusammenhänge hin, z. B. wird eine Bleivergiftung häufig auch „Saturnismus" genannt, und „Merkur" bezeichnet sowohl den Planeten als auch das Metall.

Tab. 7.1: Die Entsprechungen zwischen Hauptplanet, Metall und Organ. Von alters her werden zwischen den sogenannten Hauptplaneten, bestimmten Metallen und Organen im menschlichen Organismus Zusammenhänge gesehen, die therapeutisch in der Metalltherapie genutzt werden

Planet	Metall	Organ
Saturn	Blei	Milz
Jupiter	Zinn	Leber
Mars	Eisen	Galle
Sonne	Gold	Herz
Venus	Kupfer	Niere
Merkur	Quecksilber	Lunge
Mond	Silber	Gehirn

Zum besseren Verständnis der Wirksamkeit der Metalle im Menschen muss noch auf einen eher ungewöhnlichen Aspekt der menschlichen Leibesentstehung hingewiesen werden. Auf dem Wege zur Inkarnation durchzieht die geistige Individualität des Menschen vorgeburtlich die Planetensphären. Wenn sich also das Ich „auf den Weg zur Erde" begibt, um sich hier mit bestimmten Erbanlagen zu verbinden, durchlebt es als erstes die Saturn-Sphäre. Der Saturn ist so für das sich verkörpernde Menschenwesen

das Tor, durch welches es in den Planetenbereich der Erde eintritt. Wenn das Ich sich mit den Wesenheiten der Saturn-Sphäre verbinden kann, dann nimmt es bestimmte Gesetzmäßigkeiten für die Bildung seiner Organe und ihrer Funktionsfähigkeiten auf. Hierdurch werden auch gewisse Seelenveranlagungen, z. B. bestimmte Charakterzüge, organisch vorgebildet. Entsprechendes geschieht für das sich inkarnierende Geistwesen dann in der Jupiter-, Mars-, Sonnen-, Venus-, Merkur- und Mond-Sphäre.
Beim Durchschreiten der Planetensphären zur Erde hin nimmt also das Ich die jeweiligen charakteristischen Qualitäten der sieben Planetensphären in sich auf, wobei es sich in unterschiedlicher Weise entsprechend seinen spezifischen, schicksalsmäßig zwingenden Gegebenheiten mit ihnen verbinden kann und muss. Die Kenntnis dieser Beziehungen ist von wesentlicher Bedeutung für das Verständnis der Arzneimittelbilder der Metalle, wie sie in den folgenden Monographien dargelegt sind.

Insgesamt ergeben sich aus diesen Einflüssen die Kräfte für die Organbildungen und ihrer Funktionen sowie für die Charakterveranlagung.

Plumbum (Blei)

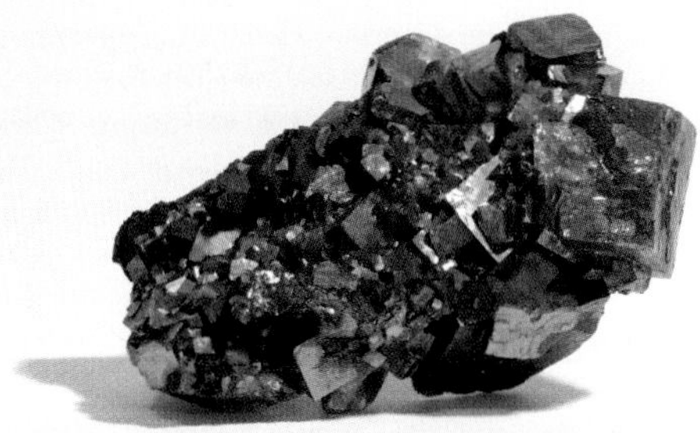

Pharmazeutische Bezeichnung: Plumbum metallicum praeparatum (metallisches, speziell verarbeitetes Blei, Plumbum)

Vorkommen und Eigenschaften

Gediegen kommt Blei in der Natur kaum vor. Bleiglanz, also die Verbindung von Blei mit Schwefel, ist das wichtigste Bleierz und v. a. im Kalk zu finden.
Blei in reiner Form zeigt – außer der Schwere – keine typischen metallischen Eigenschaften. So vermag es Licht nur schlecht zu reflektieren, Wärme und Elektrizität kaum zu leiten und besitzt nur eine geringe Elastizität. Diese „Schwächen" sind jedoch nur die Kehrseiten seiner besonderen nützlichen Eigenschaften. Durch seine Trägheit bringt Blei beinahe alle Einflüsse zum Erstarren, in ihm stockt die Bewegung im Raum. Jede Einwirkung wird im Blei als Abdruck festgehalten und bewahrt. Hiermit verbunden sind seine begrenzenden, isolierenden und beschützenden Eigenschaften. So lassen sich z. B. recht aggressive Substanzen wie Schwefelsäure und Flusssäure in Bleigefäßen aufbewahren. Bleifarben schützen Metalle vor dem Rosten. Ferner ist die innere Leuchtkraft des Bleis bedeutsam für ein Verständnis seiner Wesenseigenschaften. In verschiedenen Verbindungen offenbart Blei diese Qualität, indem es Farben, v. a. dem

Weiß, Leuchtkraft und Deckglanz verleiht. Diese Qualitäten können auch Hinweise geben auf die Wirkungen des Bleiprozesses im Menschen.

Erste Phase des Bleiprozesses

In der Erkenntnistätigkeit ermöglicht die Bleidynamik das abstrakte wissenschaftliche Denken. So entstehen unter ihrer Wirksamkeit begrifflich definierte Gedanken. Eindrücke und Erlebnisse werden in abstrahierten Vorstellungen, sozusagen in geronnener Form, im Bewusstsein erfasst und können damit auch als Erinnerungen bewahrt werden.

Die Bleiprozesse sind in jeder Phase des menschlichen Seins unentbehrlich und führen bei zu schwacher oder einseitiger Entwicklung zu bestimmten Krankheitserscheinungen. Im Seelischen zeigen sich entsprechende Störungen: Der Patient verliert sich entweder in abstrakten, starrsinnigen Vorstellungen oder zeigt ungenügende Reife und Abgrenzung sowie mangelhaftes Selbstbewusstsein. Hier kann dann Blei in potenzierter Form als Heilmittel eingesetzt werden. Es spricht die Ich-Organisation im Menschen entweder in Richtung einer Selbstbewusstseinsentfaltung oder einer begrenzenden, konturenbildenden und abbauenden Funktion an. Mit dem Abbau bis zur Mineralisierung im Knochen einerseits und der leibfreien Gedankenbildung im Nerven-Sinnessystem andererseits ist die Bleitätigkeit noch nicht abgeschlossen, sondern nur die erste Phase seines Wirkens. Sie schlägt nun in eine zweite um.

Zweite Phase des Bleiprozesses

Die Umkehrung des Bleiprozesses findet in der Blutbildung im Knochenmark statt. Hier geschieht seine Wiederbelebung, ja eine Art Auferstehung. V. a. die Erythropoese, die Bildung der roten Blutzellen, die dem Organismus seine pulsierende Lebendigkeit mit ermöglichen, verläuft geschützt innerhalb des Knochens als dem am weitestgehend abgestorbenen Gewebe des Organismus. Das Absterbende, Mineralisierende des Bleiprozesses schlägt somit im Knochenmark in eine Verlebendigung des Organismus um. Hier ist der „Jungbrunnen des Organismus", aber wiederum von vornherein verknüpft mit dem Todesprozess, den die kernlosen roten Zellen in sich tragen und damit voll mit dem zeitlichen Lebensstrom behaftet sind. Ist dieser zweite Bleiprozess gestört, dann können z. B. entsprechende Anämie- oder Hypertonieformen auftreten, häufig verbunden mit mangelhafter innerer Wärme. Die Erythrozyten verlieren ihre irdisch körperliche Gestalt in der Milz; diese ist das andere spezifische Organ für die Bleiwirkung.

Dritte Phase des Bleiprozesses

Hier erreicht der Bleiprozess seinen Endpunkt im Organismus und vergeistigt sich ganz im Willensbereich. Dabei bildet sich der eigentliche Quell der Begeisterungsfähigkeit. Das begriffliche intellektuelle Denken kann nun ideell durchgeistigt und damit der Abstraktionsprozess im Denken vom Ich durchlebt, gleichsam durchfeuert und überwunden werden. Mit diesem geistigen Durchwärmungsprozess ist auf der Stoffwechselebene die spezifische Milztätigkeit verbunden. Die Milz passt die aufgenommenen Nahrungsstoffe dem Stoffwechsel an und individualisiert sie so. Hierbei schickt die Milz der Leber Energie zu, so dass hier insbesondere der Fettstoffwechsel intensiviert wird.

Bei Störungen in dieser dritten Phase der Bleidynamik kann es z. B. zu Depressionen, Vereinsamung oder Fanatismus, im körperlichen Bereich zu ausgeprägten arteriosklerotischen Prozessen sowie zu Allergien, insbesondere Nahrungsmittelallergien kommen.

Der Bleiprozess ist so insgesamt durch drei Phasen charakterisiert worden: Die erste Phase führte zur räumlichen Erstarrung im Knochen, die zweite zur Verlebendigung im Blut, und die dritte ermöglicht die Begeisterung in der Gedanken- und Ideenwelt.

Ausgeglichene Bleiprozesse

Für physiologische Bleiprozesse kann das entsprechende Gesundheitsprofil wie folgt skizziert werden.

- **Geistig-seelischer Bereich:**
  - Melancholische Charakterzüge; „In-sich-Geschlossensein"
  - Tiefsinn, Gerechtigkeitssinn, gutes Gedächtnis, abstraktes Denken
  - Prinzipientreue, gründliches Handeln; lebt nach seinen Überzeugungen
  - Begeisterungsfähig, inneres Feuer
- **Funktionell-prozessualer Bereich:**
  - Einheitlichen Eigenraum schaffend
  - Erstarrung bzw. Ersterben in dem Raum und Wiederbelebung
- **Organbereich:** Ossifikation und Blutbildung, Sterbeprozess im Raum und Wärmeprozess im zeitlichen Blutstrom

Bei einseitigen Bleiprozessen sind anthroposophische Heilmittel mit Plumbum (➤ therapeutische Anwendungsgebiete) angezeigt.

Wirksamkeiten aus anthroposophischer Sicht

Im menschlichen Organismus wirkt Blei nicht substanziell, sondern nur prozessual und dies in physiologischer Weise z. T. über die Kalzium-Funktionen. Kalzium ist hier sozusagen sein Stellvertreter. Mit dem Bleiprozess sind zwei scheinbar nicht zusammenhängende Funktionen verbunden, nämlich die zentripetale Formung mit ihrer abbauenden Tendenz auf der einen Seite und das selbständige Eigenbewusstsein sowie die Bewusstseinsentfaltung auf der anderen Seite. Nach beiden Seiten kann mit entsprechenden Blei-Präparaten gewirkt werden.

Der zentripetale Formprozess bedingt die Verhärtung und schließlich die Mineralisierung im Organismus. Im Gesunden führt dies zur Ossifikation, im Pathologischen zur Sklerosierung.

Dieser Abbau- und Sterbeprozess bildet andererseits die physiologische Grundlage für das seelische Erlebnis des Isoliertseins. Er lässt Kräfte freiwerden, die ein Selbstbewusstsein - Ich-Bewusstsein - und damit eine individuelle Bewusstseinsentfaltung überhaupt erst ermöglichen.

Therapeutische Anwendungsgebiete

Schwache, mangelhafte Bleiprozesse

- **Geistig-seelischer Bereich:**
  - Mangelhafte Reife, ungenügende seelische Abgrenzung, keine Distanz
  - Infantilität, Süchte, Trunksucht *(Minium D4, D6)*; mangelndes Selbstbewusstsein, kein Selbstvertrauen; Erregungszustände *(Plumbum chloratum D4 – D6)*
- **Funktionell-prozessualer Bereich** (ungenügend abgeschirmter Eigenraum bei mangelhafter innerer Wärme):
  - Spasmus; Adipositas *(Plumbum D6 – D8)*
  - Epilepsie *(Plumbum D6)*

- Krämpfe, Koliken *(Plumbum aceticum D3 – D6)*
- Chronische, spastische Obstipation *(Plumbum met. praep. D10)*
- Chronische Polyarthritis *(Plumbum met. praep. D6, Cerussit D6)*
- **Funktionell-prozessualer Bereich** (zu schwache Mineralisation):
  - Rachitis, Osteomalazie *(Galenit D6, Plumbum met. praep. D10)*
  - Arthrose, Gicht, rheumatische Gelenkbeschwerden *(Galenit D4)*
  - Adipositas *(Plumbum met. praep. D6, D8)*
  - Bänderschwäche; Pruritus senilis *(Plumbum silicicum D10)*
  - Sensibilitätsstörungen *(Plumbum chloratum D6)*
- **Organbereich:**
  - Leukämie *(Galenit D6, Plumbum met. praep. D10)*
  - Mangelhafte Ossifikation, Osteoporose, Osteomalazie *(Galenit D6)*
  - Osteogenesis imperfecta *(Plumbum silicicum D10, Cerussit D8)*

Gesteigerte oder einseitige Bleiprozesse

- **Geistig-seelischer Bereich** (unbewegliches, abstraktes egozentrisches Seelenleben, starrsinnig, nachtragend):
  - Rechthaberei, Fanatismus, Zwangsvorstellungen *(Plumbum D30)*
  - Vergesslichkeit, Zerstreutheit *(Scleron)*
  - Autismus *(Plumbum silicicum D20)*
  - Vereinsamung/Depression, Hypochondrie *(Plumbum D20)*
  - Perverse Instinkte *(Plumbum silicicum D20)*
  - Demenz *(Plumbum D30)*
- **Funktionell-prozessualer Bereich** (zu starke Erstarrung und Verfestigung im Eigenraum bei zerstörerischer innerer Wärme, Entzündungen und Formverlust durch innere Wärme):
  - Allergien, insbesondere Nahrungsmittelallergien *(Plumbum 0,4% Ungt.)*
  - Autoaggressionserkrankungen, Entzündungen *(Plumbum D14 – D20)*
  - Blähungen und Obstipation *(Cichorium Plumbo cultum D3)*
  - Blutungen *(Plumbum D30)*
  - Claudicatio intermittens, blasser Bluthochdruck *(Plumbum mellitum D20)*
  - Hydrosis; Aphonie, Stimmritzenkrampf, kindliche Aphasie *(Plumbum D30)*
  - Krämpfe, Epilepsie *(Plumbum D20)*
  - Magerkeit, Mattigkeit mit trockener, faltiger Haut *(Plumbum D14 – D30)*
  - Schlaflosigkeit *(Plumbum D20)*
  - Ulcus cruris, Hautulcerationen *(Cinis Capsella comp.)*
- **Funktionell-prozessualer Bereich** (zu starke oder dislozierte Mineralisation):
  - Arteriosklerose, Sklerose *(Plumbum mellitum D20)*
  - Arthrosis deformans, Bandscheibendegeneration *(Plumbum silicicum D20)*
  - Herzinfarkt, Angiospasmen *(Plumbum mellitum D12)*
  - Macula-Degeneration *(Galenit/Retina comp. WALA)*
  - Neuropathie *(Plumbum met. praep. D30)*
  - Sklerodermie *(Plumbum D20, Plumbum silicicum D20)*
  - Tinnitus *(Plumbum mellitum D20)*
- **Organbereich:**
  - Craniotabes *(Plumbum 0,4% Ungt.)*
  - Morbus Paget, Sudeck Syndrom *(Plumbum silicicum D20)*

- Nahrungsmittelallergie *(Plumbum 0,4% Ungt.)*
- Scheuermann Krankheit, Schlatter-Krankheit, Perthes-Krankheit *(Cerussit D20, Plumbum 0,4% Ungt.), (Pyromorphit D8)*

Plumbum-Präparate

Monopräparate (Blei und Bleiverbindungen)

Aconitum napellus Plumbo cultum 0,1% *Dil.*
Cerussit (Bleikarbonat) D8, D20 *Amp.;* D8, D20 *Dil.;* D4**, D6 *Trit.*
Cichorium Plumbo cultum 1% *Amp.;* 1%, 0,1% *Dil.*
Plumbum met. praep. D6, D8, D10, D20, D30 *Amp.;* D6, D8, D10, D12, D14, D15, D20, D30 Dil.; D6, D8, D10, D12, D14, D20, D30 *Trit.;* 1%, 0,4%, 0,1%, 0,02% *Trit. Ungt.*
Plumbum aceticum D6 *Amp.;* D3, D4 *Dil.*
Plumbum chloratum D3 *Amp.;* D4, D6 *Dil.*
Plumbum jodatum 5% *Ungt.*
Plumbum mellitum D6**, D10**, D12, D20, D30 *Amp.;* D8, D10, D12, D15, D20, D30 *Dil.;* D6, D8, D10, D12, D15, D20, D30 *Trit.;* D12 *Tabl.* (Scleron*)
Plumbum silicum D10**, D15*, D20, D30** *Amp.;* D6*, D8, D10, D12, D20, D30 *Dil.;* D6, D12, D20 *Trit.*
Pyromorphit (Bleichlorphosphat) D8 *Amp.*
Scleron* (Plumbum mellitum D12) *Tabl.*
Galenit (Bleisulfid) D10* *Amp.;* D4, D6 *Trit.*
Minium (Bleioxid) D3, D4, D5, D6 *Trit.*

Kombinationspräparat

Cinis capsellae comp. N*** (Cinis ex: Absinthii herba/Capsellae bursae-pastoris herba/Plantaginis lanc. Fol. et Tartarus/Acetum Rosae/Cerussa (Plumbum carb. nat.)/ Cuprum sulf./Ferrum sulf./Halit) *Ungt.*

* Nur Weleda Schwäbisch Gmünd, D; ** Apotheke an der Weleda, D; *** Nur Weleda Arlesheim, CH

Dosierung und Anwendung

Wegen der außerordentlich tief greifenden Wirkung von potenzierten Bleipräparaten darf eine Bleimedikation, besonders in tieferen Potenzen, nur mit Vorsicht und zeitlich begrenzt gegeben werden. Dies trifft insbesondere auch für die Salbenanwendung zu.

- Ampullen: 2-mal wöchentlich bis zu 1-mal täglich 1 ml s. c.
- Dilutio, Pulvis:
  - Tiefe Potenzen: 3-mal täglich 5 – 10 Tropfen bzw. 1 Messerspitze
  - Hohe Potenzen: 1-mal täglich 5 – 10 Tropfen bzw. 1 Messerspitze
- Globuli: Erwachsene 3-mal täglich 3 – 5 Globuli, Kinder 3-mal täglich 1 – 3 Globuli
- Tabletten (Scleron): 3-mal täglich 1 Tablette
- Unguentum: 1 – 3-mal wöchentlich dünn auftragen. Bei Nahrungsmittelallergie auf die Milzregion

Stannum (Zinn)

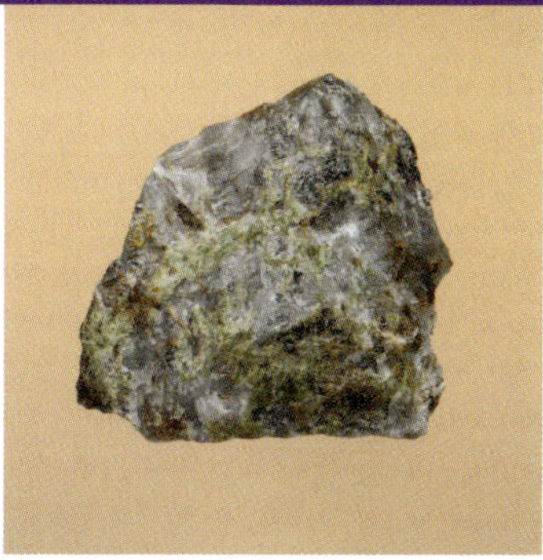

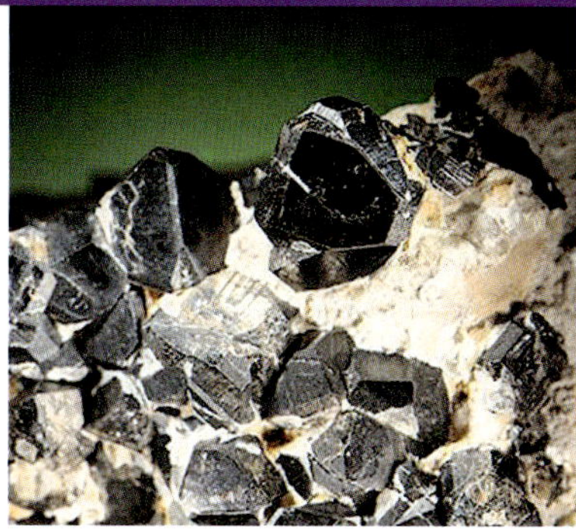

Pharmazeutische Bezeichnung: Stannum metallicum praeparatum (metallisches, speziell verarbeitetes Zinn; links: Arandisit, rechts: Kassiterit)

Vorkommen und Eigenschaften

Stannum kommt in der Natur nur selten gediegen vor, dagegen findet man es v. a. in gebundener Form als Zinnstein (Arandisit und Kassiterit) sowie als Zinnkies. Das silbrig-weiß glänzendes Metall weist zwei charakteristische Eigenschaften auf: Es ist einerseits leicht verformbar, dehnbar und lässt sich gut auswalzen bzw. gießen, andererseits zeigt es eine merkwürdige innere Geformtheit und Sprödigkeit. Verbiegt man einen Zinnstab, lässt sich das sogenannte „Zinngeschrei" vernehmen, denn Zinn hat eine kristalline Struktur, und beim Verbiegen entsteht durch Verschieben der Kristalle dieses sonderbare Geräusch.
Zinn reagiert auf Wärme oder Kälte in spezieller Weise. Wenn Zinn abgekühlt wird, geht es ab ca. 13 °C in einen amorphen Zustand über, wobei es unter Beulenbildung, ein Vorgang der als „Zinnpest" bezeichnet wird, zu Pulver zerfallen kann. Beim Erhitzen geht Zinn andererseits bei ca. 160 °C von der tetragonalen Kristallstruktur in eine rhombische, härtere über. Dann tritt es bereits bei 232 °C in die flüssige Phase ein und verbleibt in dieser extrem lang (bis über 2000 °C).

Erste Phase des Zinnprozesses

Die plastische Zinntätigkeit wirkt besonders stark in allen Knorpel-, Binde- und Stützgeweben sowie insbesondere in den serösen Häuten. Hier schafft sie ein Gleichgewicht zwischen Flüssigem und Festem, wobei sie die Konturen entsprechend den abrundenden Formen des Kopfbildeprinzips plastiziert, so als ob das Himmelsgewölbe nachgebildet werden sollte. Bei Störungen in dieser Phase, wenn die Gestaltung zwischen Flüssigem und Festem aus dem Gleichgewicht geraten ist, kann Zinn als Heilmittel indiziert sein. Die beiden Abweichungsmöglichkeiten bei Verlust des Gleichgewichtes können sich unter verschiedenen Krankheitsbildern zeigen: Die Pleuritis sicca oder die Pleuritis exsudativa weisen z. B. auf entsprechende Störungen hin. Weiterhin fallen hierunter auch die Gelenkerkrankungen der Arthritis wie auch Arthrosis deformans, sowie Schlottergelenke und überhaupt Bindegewebsschwäche.

Zweite Phase des Zinnprozesses

Die kosmische Verwobenheit der organischen Gestaltungs- und Organisationskräfte des Zinnprozesses erlaubt noch keine individuelle Kraftentfaltung. Hierzu muss er mit seinem dynamischen Wirken in die chemische Feinstofflichkeit der Leber umschlagen. Die Leber wird so zum zweiten Ort des Wirkens für den Stannumprozess, und die verschiedenen chemischen Abläufe werden durch ihn hier weisheitsvoll geordnet und gelenkt. Er ermöglicht ein enges Neben- und Ineinander ohne Chaos. Dieser Stoffwechsel ermöglicht wiederum die Kraftentfaltung, die dann z. B. dem Muskelsystem für die individuellen Bewegungen zur Verfügung steht. Der Mensch kann nun mit seinen Gliedern in der Umwelt tätig eingreifen.
Durch die Bewegung der Gliedmaßen wird auf die Gehirntätigkeit zurückgewirkt und damit werden Erkenntnisprozesse angeregt. Das, was beim ersten Zinnprozess im Vorderhirn weisheitsvoll gestaltet wurde, kann nun mit Gedanken und Selbsterkenntnissen durchlebt werden. Somit beinhaltet der Zinnprozess die Polarität von kosmischer Gestaltung, d. h. die Verwandlung von Licht in Form, und die individuelle Kraftentwicklung. In diesem ausgeglichenen Kräftefeld entsteht auch die durchseelte Bewegung.

Dritte Phase des Zinnprozesses

Durch die Bewegung wird, wie erwähnt, wieder auf die geistige Tätigkeit des Gehirns zurückgewirkt und das Denken verlebendigt. Hiermit ist die dritte Phase des Stannumprozesses erreicht. Es entwickeln sich im Seelischen polare Qualitäten – Spiritualität und praktische Zugewandtheit zum Irdischen. Diese Kräfte fordern das Ich heraus, in seinen Gedanken und Abwägungen zu einem ausgewogenen Urteil zu kommen. Hierbei wird zwischen links und rechts, zwischen intuitiver und intellektueller Seite Harmonie entwickelt.

Ausgeglichene Zinnprozesse

Für physiologische Zinnprozesse kann das entsprechende Gesundheitsprofil wie folgt skizziert werden.

- **Geistig-seelischer Bereich:** ausgeglichenes, maßvolles Gemüt; seelisches Gleichgewicht, abwägendes Denken und Fühlen; umsichtiges Handeln, weisheitswirkende Tätigkeit
- **Funktionell-prozessualer Bereich:**
  - Kosmische periphere Gestaltungskräfte wandeln sich in Stoffwechselkräfte um und ermöglichen die fließende Bewegung; Verhältnis von Plastik und Tonus, von Form und Leben; Durstregulation
  - Stoffwechselchemie; Gleichgewicht zwischen Festem und Flüssigem
  - Lenkung der aufbauenden Stoffwechselprozesse der Leber; Wasserregulation
  - Regulation des Quellens und Entquellens
- **Organbereich:** Leber, seröse Häute, Zentralnervensystem, Muskulatur

Bei einseitigen Zinnprozessen sind anthroposophische Heilmittel mit Stannum (➤ therapeutische Anwendungsgebiete) angezeigt.

Wirksamkeiten aus anthroposophischer Sicht

Im menschlichen Organismus umfasst das Wirkungsfeld der Zinndynamik die Organbildungen, welche sich aus dem Flüssigkeitsorganismus zum Festen hin organisieren. Sie ermöglicht auch die Durchgestaltung des menschlichen Gehirns. Das Nervenleben wird im Großhirn durch die Kräfte des Stannumprozesses organisiert, differenziert und die Gehirnzentren in weisheitsvoller Zusammengehörigkeit und Ausgewogenheit ausgebildet. Schwächen und Einseitigkeiten in diesem Prozess führen zu bestimmten Erkrankungen wie z. B. dem Hydrozephalus.

Bei Störungen in dieser zweiten Phase wird Zinn sowohl als Heilmittel bei überschießender ätherischer Verselbständigung wie bei mangelhafter Kraftentfaltung eingesetzt. Solche Erkrankungen sind z. B. Allergien oder allgemeine Schwäche und Erschlaffung des Muskelsystems, aber auch die verschiedenen Krankheitsbilder der Leber und hiermit in Verbindung stehende Hautkrankheiten.
Erkrankungen in der dritten Phase können sich z. B. als Schizophrenie oder als entsprechende Erregungszustände mit motorischer Unrast äußern. Zinn kann auch hier, wo das Ich zwischen den polaren Aspekten seiner seelischen Doppelnatur die Einheit bewahren muss, als Heilmittel eingesetzt werden.

Therapeutische Anwendungsgebiete

Schwache, mangelhafte Zinnprozesse

- **Geistig-seelischer Bereich** (Lebenssucht, Rücksichtslosigkeit, Anmaßung, Herrschsucht, Hochstapelei):
  - Prunksucht, Jähzorn, manische Erregung *(Stannum met. D3 – D6, Arandisit D6)*
  - Hepatogene Depression *(Hepar-Stannum D4, Stannum met. D6 – D12)*
  - Konzentrationsschwäche kleinköpfiger Kinder *(Stannum met. praep. D8)*
- **Funktionell-prozessualer Bereich** (Dysplastik, Stauung bei zu schwachem Tonus, mangelhafte Umwandlung, Verflüssigung):
  - Adipositas *(Stannum met. praep. D10 – 5%)*
  - Arthritis *(Stannum met. D3)*
  - Arthrosis deformans *(Stannum met. 5% Ungt.)*
  - Bindegewebsschwäche, Uterusprolaps, Ergüsse, Hydrozele, Hydrops *(Stannum met. praep. D8)*
  - Bronchitis, Emphysem *(Stannum D8)*
  - Hüftdysplasie *(Stannum D10)*
  - Megacolon *(Stannum D6)*
  - Ovarialzysten *(Mixtura Stanni comp.)*
  - Schlottergelenke *(Stannum met. D6)*
  - Serositis, Pleuritis, Pericarditis *(Stannum D10)*
- **Funktionell-prozessualer Bereich** (mangelhafte Stoffwechselchemie, Adynamie): Myasthenie, seelische und körperliche Schwäche, progressive Muskelatrophie, Erschlaffung *(Stannum met. D3 – D6)*
- **Organbereich:**
  - Migräne, Grippekopfschmerz *(Stannum mellitum D6)*
  - Hepatopathie, hepatogenes Ekzem, Aszites *(Stannum met. praep. D8)*
  - Hepatitis *(Stannum met. (praep.) D6 – D8)*

Gesteigerte oder einseitige Zinnprozesse

- **Geistig-seelischer Bereich** (Lebensangst, Willenshemmung):
  - Entscheidungsunfähig, mutlos, menschenscheu, hypochondrisch *(Taraxacum Stanno cultum 1%)*
  - Denkschwäche verträumter, großköpfiger Kinder *(Stannum met. praep. D15 – D20)*
  - Depression *(Arandisit D15)*
  - Halluzinationen, Visionen *(Stannum met. praep. D15)*
  - Hepatogene Schizophrenie *(Arandisit D15)*
  - Zyklothymie *(Arandisit D15)*

- **Funktionell-prozessualer Bereich** (einseitige Umwandlung der peripheren Gestaltungskräfte bei zu starkem Tonus und Vertrocknungstendenz, zu starke Konturenbildung):
  - Glaukom *(Stannum met. praep. D20, Stannum D8/Succinum D6 aa Augentropfen)*
  - Hepatitis *(Taraxacum Stanno cultum 1%)*
  - Leberzirrhose *(Cichorium Stanno cultum 1%, Stannum met. praep. D20)*
  - Lumbago *(Stannum met. praep. D20)*
  - Multiple Sklerose *(Stannum 5% Ungt.; Stannum mellitum D20)*
  - Neurodermitis, Lichen ruber planus, Schrunden, Risse *(Stannum met. praep. D20, D30, Taraxacum Stanno cultum 1%)*
  - Scharlach *(Kassiterit, äußerl. Flüssigkeit 0,1%)*
- **Funktionell-prozessualer Bereich** (überschießende Stoffwechselchemie):
  - Allergie *(Stannum met. praep. D14, D20)*
  - Spannungszustände, Epilepsie *(Stannum met. praep. D20, Arandisit D15, Stannum 0,4% Ungt.; Taraxacum Stanno cultum 1%)*
- **Organbereich:**
  - Hydrozephalus *(Stannum met. praep. D20)*
  - Hirnödem *(Stannum met. praep. D20 – D30)*
  - Leberzirrhose *(Taraxacum Stanno cultum 1%, Stannum D20, Hepar-Stannum D4)*
  - Migräne, Wetterfühligkeit *(Stannum met. praep. D20 – D30)*
  - Neuralgien, Trigeminusneuralgie, Neuritis *(Stannum met. praep. D20 – D30)*

Stannum-Präparate

Monopräparate

Arandisit (Zinnsilikat) D6, D15, D30 *Amp.;* D10, D15, D20 *Dil.;* D6, D12**, D20**, D30** *Trit.*

Cichorium Stanno cultum 1%, 0,1% *Dil.*

Cichorium Stanno cultum Rh D2 (1%), D3 (0,1%) *Amp.*

Cichorium Stanno cultum, Radix 1%, 0,1% *Dil.*

Kassiterit (Zinnoxid) D10* *Amp.;* 0,1% *Externum,* D3, D6, D10** *Trit.*

Stannum mellitum D6, D12, D20 *Trit.;* D20* *Amp.*

Stannum met. D6 *Dil.;* 0,4% *Gel.;* 5% *Pulvis;* D2**, D3, D4**, D6 *Trit.;* 5%, 1%, 0,4%, 0,1% *Ungt.*

Stannum met. praep. D8, D10, D12, D20, D30 *Amp.;* D8, D10, D12, D14, D20, D30 *Dil.,* D8 *Augentropfen;* D8, D10, D12, D14, D15, D20 *Trit.;* D7 *Salbe**

Taraxacum Stanno cultum 1%, 0,1% *Dil.*

Taraxacum Stanno cultum Rh D2 (1%), D3 (0,1%) *Amp.;* D3 (0,1%) *Dil. aq.*

Kombinationspräparate

Hepar-Stannum D4, D6* *Amp.;* D4 *Dil.*

Mixtura Stanni comp. (100 g: Acidum nitricum 0,33 g/Alumen 0,1 g/Cuprum 0,0002g/Stannum 0,2 g) *Dil.*

Stannum comp. (Apatit D6/Aurum met. praep. D15/Stannum met. praep. D10) *Trit.*

Stannum D8/Succinum D8 aa *Augentropfen*

Weleda Stannum-Metallspiegelfolie***

* Nur Weleda Schwäbisch Gmünd, D; ** Apotheke an der Weleda, D; *** Nur Weleda Arlesheim, CH

Dosierung und Anwendung

Durch die Wechselwirkungen und die entsprechende Wechselhaftigkeit der Beschwerden ist die Potenzwahl bei Stannum eine außerordentlich schwierige und scheinbar voller Widersprüche.

- Ein Stocken des Zinnprozesses bei seiner Verwandlung von Licht in Form, also in der ersten Phase seines Wirkens, kann ein hypochondrisch-depressives Verhalten verursachen. Der Zinnprozess wirkt nicht genügend zur Leber hinunter, und somit wird der Stoffwechsel hier nicht genügend impulsiert. Dies wiederum bewirkt Kraftlosigkeit in den Gliedern und Willenshemmung. Die Glieder bewegen sich nicht richtig, und von ihrer Tätigkeit geht kein genügender geistiger Impuls zur Verlebendigung des Denkens im oberen Pol zurück. Die Denktätigkeit vertrocknet, obwohl der Zinnprozess hier sehr stark wirkt.
- Ein äußerlich vergleichbarer Stimmungszustand kann aber auch auftreten, wenn der Zinnprozess zu schnell hinunterwirkt und sich mit dem Stoffwechsel verbindet. Hierdurch verliert der Stoffwechselbereich seinen kosmischen Bezug, und die entsprechenden Formkräfte wirken nun ungenügend. Es treten verschiedene Entzündungen und Formstörungen auf. Auch die Leber kann in diesem Fall Funktionsstörungen aufweisen. Dadurch ist ebenfalls keine richtige Impulsierung der Gliedmaßenbewegung möglich, was wiederum auf das Bewusstsein zurückwirkt. Es kommt zu einer gewissen Austrocknung der Denktätigkeit und einer depressiven Verstimmung. In diesem Falle wäre eine tiefe Potenz von Stannum indiziert, während im ersteren Falle eher eine höhere Potenz in Frage käme.

Die folgenden Potenzempfehlungen geben diese Wechselwirkungen nicht wieder, und in der therapeutischen Situation muss die Unterscheidung von Hoch- und Tiefpotenzen von Stannum differenzierter gehandhabt werden, als in dem folgenden Schema angegeben ist.

- Ampullen: 2-mal wöchentlich bis zu 1-mal täglich 1 ml s. c.
- Augentropfen: morgens und abends 1 – 2 Tropfen in den Bindehautsack
- Flüssigkeit für Umschläge und Kompressen
- Dilutio, Pulvis:
  - Tiefe Potenzen: 3-mal täglich 5 – 10 Tropfen bzw. 1 Messerspitze
  - Hohe Potenzen: 1-mal täglich 5 – 10 Tropfen bzw. 1 Messerspitze
- Gelatum, Unguentum: 2-mal täglich auftragen
- Metallspiegelfolie: 1 ca. handtellergroßes Stück 1-mal täglich auflegen

Ferrum (Eisen)

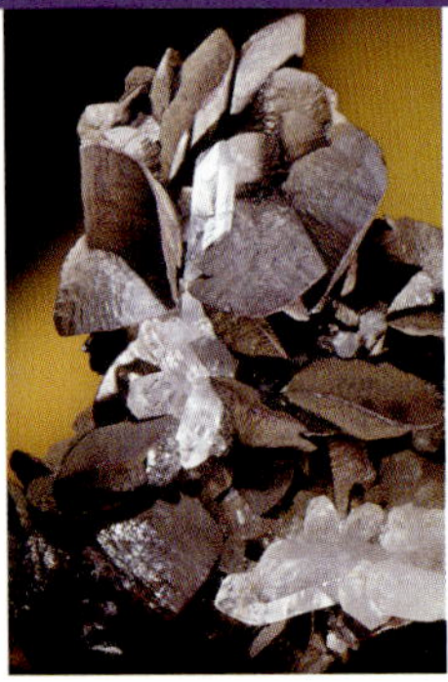

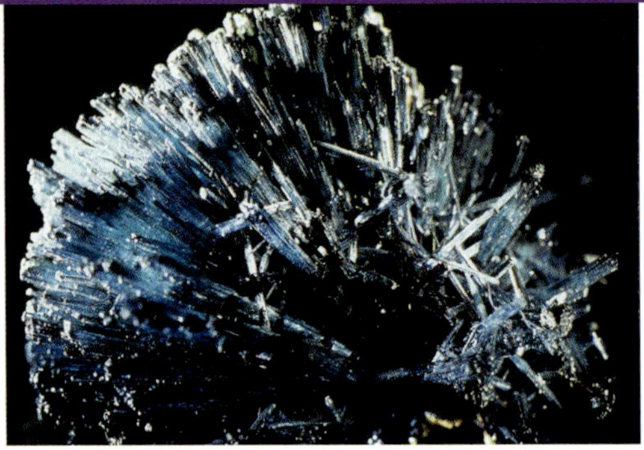

Pharmazeutische Bezeichnung: Ferrum metallicum praeparatum (metallisches, speziell verarbeitetes Eisen; links: Siderit, rechts: Vivianit)

Vorkommen und Eigenschaften

Eisen ist in allen Gesteinsarten vertreten; es ist das auf Erden am häufigsten vorkommende Metall. Reines Eisen findet sich jedoch nicht in der Natur, sondern muss technisch erarbeitet werden. Es ist ein silber-weißes, weiches, zu feinstem Draht oder Blech ausdehnbares Metall. Als dünnes Blech ist es so schlaff wie Papier. Jedoch schon kleine Zusätze von anderen Elementen modifizieren die Eigenschaften des Eisens. V. a. die Verbindungen mit Kohlenstoff bedingen seine bekannten Qualitäten und machen es fast edel. Durch Kohlenstoff wird Eisen stahlhart und kann als Material für Werkzeuge und Maschinen – auch Waffen – gebraucht werden. Eisen ermöglicht so dem Menschen, seine Umwelt zu bearbeiten und neu zu gestalten. Mit dem Wesen des Eisens ist die Kraftentfaltung zur Gestaltung der Umwelt, aber auch zu Gewalt und Unterjochung der Mitmenschen verbunden.
Im Unterschied zu den übrigen Metallen kommt Eisen im menschlichen Organismus in beträchtlichen Mengen (ca. 5 g) vor, wo es eine wichtige physiologische Rolle einnimmt. Diese soll aber hier nicht behandelt werden, sondern vielmehr das prozessuale Wirken des Eisens im Organismus.

Erste Phase des Eisenprozesses

Das Blut, und hier v. a. die arterielle Kreislauf-Impulsierung, ist der Ort des Wirkens der Eisendynamik. In der arteriellen Blutbewegung bewirkt er u. a. eine ausgeglichene Dynamik zwischen Beschleunigung und Hemmung, zwischen Leichte und Schwere. Vom Blut aus durchstrahlt der Eisenprozess den ganzen Organismus und ermöglicht, dass Geist und Seele die Leibessubstanzen durchdringen und zu ihrem Instrument machen können. Hierbei kommt es zu charakteristischen Stau- und Umwandlungsprozessen.

Zweite Phase des Eisenprozesses

Im Stoffwechselbereich wird der Eisenprozess gestaut, und zwar in den Leber-Gallenfunktionen, wobei er einerseits die Kräfte der Eiweißbildung mitgestaltet und andererseits die Gallebildung fördert. Die Galle stellt sich dem Ernährungsstrom entgegen. Sie durchdringt dabei nicht nur die aufgenommene Nahrung, sondern entkleidet sie auch ihrer Eigenheiten. Bei der Gallebildung in der Leber werden die Eisenkräfte freigesetzt und geben die Grundlage ab für die Entfaltung des freien Willens. In ihrer gesteigerten Ausprägung bedingen sie das cholerische Temperament. Polar zur Eisentätigkeit im Stoffwechselbereich findet eine entsprechende Impulsierung im Kopfbereich, d. h. im Sinnes-Nervensystem, statt. Der Stoffwechsel des Nervensystems wird dadurch belebt.

Dritte Phase des Eisenprozesses

Der Eisenprozess erfährt seine volle Vergeistigung im Kehlkopforgan. Hier gestaltet er durch Stauprozesse die hinausströmende Luft zur Sprache und damit zum Träger und Vermittler der individuellen menschlichen Geistigkeit. Der Kehlkopf ist somit neben dem Gallesystem ein weiteres spezifisches Eisenorgan im menschlichen Organismus.

Die Dynamik des Eisens in ihren drei Phasen – Beschleunigen, Stauen, Umwandeln – zeigt sich auch in der physiologisch-biographischen Entwicklung eines jeden Menschen. In der Embryonalzeit, bei der Geburt und beim Gehen lernen sowie um das dritte, das neunte und das vierzehnte Lebensjahr herum treten besondere Umwandlungsphasen auf, die eng mit den Eisenfunktionen verbunden sind.

Ausgeglichene Eisenprozesse

Für physiologische Eisenprozesse kann das entsprechende Gesundheitsprofil wie folgt skizziert werden.

- **Geistig-seelischer Bereich:**
  - Vollblütige, kräftige Feuernatur
  - Praktischer, realistischer Verstand
  - Eigenständiges und zielgerichtetes Handeln
  - Sich behaupten, beherrschen und durchsetzen können; Rednergabe
  - Heißblütiges Gemüt; eiserner Wille
- **Funktionell-prozessualer Bereich:**
  - Durchsetzung der seelischen Dynamik in zielgerichtete, gelenkte Aktivität zur Behauptung des Raumes
  - Sprechen; Durchblutung
  - Bewegung
  - In der Stauung umwandelnd, neu ordnend und gestaltend
- **Organbereich:**
  - Galle, Kehlkopf
  - Blutkreislauf; Wärmeorganisation
  - Blutbildung

Bei einseitigen Eisenprozessen sind anthroposophische Heilmittel mit Ferrum (➤ therapeutische Anwendungsgebiete) angezeigt.

Wirksamkeiten aus anthroposophischer Sicht

Fasst man aus therapeutischer Sicht die Wirkung des Eisenprozesses zusammen, so ergeben sich folgende Anwendungsgebiete.

- Im **oberen Menschen** sind es die vom Nervensystem ausgehenden Krankheitstendenzen, die als „Eiweiß-Zerfallsprozesse" immer neu durch die Eisentätigkeit geheilt werden müssen. Hierunter fallen degenerative Nervenkrankheiten mit Lähmungen wie z. B. die Multiple Sklerose.
- Im **mittleren Menschen** ist es das Blut selbst, welches durch das direkte Hereinwirken der Ich-Organisation in seiner Struktur erkrankt und daher einer dauernden Heilung durch das Eisen bedarf. Hierzu zählen v. a. die verschiedenen Formen der Anämie, bei denen Eisenpräparate therapeutisch angezeigt sind.

- Im **unteren Menschen** sind es die albuminisierenden Kräfte, die durch eine übermäßige Aktivität in den betreffenden Organen, ausgelöst u. U. durch zu langen Schlaf, wuchernd geworden sind und die Gegenwirkung des Eisens bei der Durchstrukturierung des Eiweißes notwendig machen. Dies betrifft insbesondere Erkrankungen, wo die albuminisierenden Kräfte übermäßig in das rhythmische System hineinwirken und zu einer Verschleimung führen, was sich als Bronchitis, Laryngitis oder grippaler Infekt äußern kann.

Im seelischen Bereich – im Denken, Fühlen und Wollen – sind drei entsprechende Fähigkeiten mit dem Eisenprozess verbunden, bei deren Störungen entsprechende Eisenpräparate indiziert sein können:

- Im **Denken** ermöglicht er Wachheit, Geistesgegenwart und gefestigtes Selbstbewusstsein.
- Im **Fühlen** bedingt der ausgeglichene Eisenprozess die Beherrschung von Leidenschaften und verhindert haltloses Mitgerissenwerden.
- Im **Wollen** schließlich bildet er die Grundlage zum Sich-Durchsetzen und zur Selbstverwirklichung; d. h. er ermöglicht das kraftvolle Eingreifen in die Umwelt und ihre Gestaltung nach eigenen Vorstellungen.

Therapeutische Anwendungsgebiete

Schwache, mangelhafte Eisenprozesse

- **Geistig-seelischer Bereich** (kein Selbstvertrauen, erschöpfter, aschfahler Chlorotiker, überforderter, furchtsamer Schwächling):
  - Angst, angstvolle Depression, Phobien *(Cerit D6, Skorodit D6, Ferrum/Acidum cholacicum aa D3)*
  - Nervöse depressive Erschöpfungszustände *(Ferrum sidereum D6, Berthierit D6, Levico D6)*
  - Willenlos, antriebslos, cholagene Depression, Konzentrationsschwäche *(Ferrum arsenicosum D6, Ferrum/Acidum cholacicum aa D3)*
- **Funktionell-prozessualer Bereich** (zu schwache Dynamik der inneren Bewegung zur Behauptung des Raums):
  - Hypotonie *(Sol. Ferri comp. D3, D6)*
  - Kreislauflabilität mit Blutandrang zum Kopf, Gefäßerethismus *(Ferrum met. praep. D6)*
  - Periumbilikale Schmerzen im Kindesalter 9. Lj. sowie überhaupt „Bauchschmerzen" und Müdigkeit bei seelischer Belastung um das 9 – 12 Lj. *(Siderit D6, Ferrum pomatum D3, Ferrum citricum D6)*
  - Rekonvalenszenz z. B. nach Pneumonie *(Ferrum rosatum/Graphites)*
  - Schwindelanfälle *(Ferrum hydroxydatum D8)*
  - Stottern *(Pyrit D3)*
- **Funktionell-prozessualer Bereich** (Assimilation und Stauung ohne genügende Gestaltung, überschießende Eiweißprozesse):
  - „Inkarnationsprobleme" in der Pubertät *(Ferrum praeparatum comp., Ferrum chloratum comp., Ferrum sesquichloratum D6)*
  - Bronchitis, Laryngitis *(Pyrit D3, Ferrum phosphoricum D6 – D8)*
  - Gelenkrheumatismus *(Hämatit D6)*
  - Gestörte Nahrungsverwertung *(Ferrum sidereum D10/Pankreas D6 aa)*
  - Grippe *(Ferrum phosphoricum D6)*

- Lungentuberkulose, exsud. *(Ferrum phosphoricum D6, Ferrum chloratum comp.)*
- Migräne *(Biodoron/Kephalodoron®, Ferrum sidereum comp.)*
- Varizen, Hämorrhoiden *(Hämatit D6, Skorodit D10)*
- **Organbereich:**
  - Cholepathie, Acholie, Cholezystitis *(Chelidonium Ferro cultum 5%)*
  - Eisenmangelanämie *(Hämatit D6)*
  - Schwangerschaftsanämie *(Ferrum pomatum D1, Ferrum ustum comp., Biodoron/ Ferrum-Quarz 150 mg)*

Gesteigerte oder einseitige Eisenprozesse

- **Geistig-seelischer Bereich** (Selbstüberschätzung, tollkühner Draufgänger):
  - Größenwahn, illusionärer Wahn *(Cinis Urticae Ferro cultae D3)*
  - Hysterie, Jähzorn, Tobsucht, Aggressivität *(Katoptrit D20)*
  - Managerkrankheit/Zeitnot *(Katoptrit D20)*
  - Phobien *(Cinis Urticae Ferro culta D6, D3)*
- **Funktionell-prozessualer Bereich** (überschießende Dynamik der inneren, in den Raum gerichteten Bewegung):
  - Apoplexie, Hypertonie *(Ferrum hydroxydatum D20)*
  - Degenerative Erkrankungen des Nervensystems: Lähmungen, Multiple Sklerose *(Skorodit 20, Katoptrit D20)*
  - Menière-Krankheit *(Ferrum sidereum D20, Ferrum hydroxydatum D20)*
- **Funktionell-prozessualer Bereich** (mangelhafte Assimilation bei zu starker Gestaltung):
  - Allergie *(Ferrum sidereum D20)*
  - Asthma mit starker Verschleimung *(Nontronit D15)*
  - Enzephalitis, Meningismus *(Ferrum sidereum D20)*
  - Pemphigus *(Urtica dioica Ferro culta 1%)*
  - Pruritus, Urtikaria *(Ferrum met. praep. D20)*
- **Organbereich:** keine Angaben

Ferrum-Präparate

Monopräparate

Berthierit** D6 *Trit.*
Cerit (Cer-Calcium-Eisen-Silikat) D6 *Trit.*
Chelidonium Ferro cultum 1%, 0,1% *Dil.*
Chelidonium Ferro cultum Rh D2 (1%), D3 (0,1%) *Amp.;* D3 *Dil.*
Cinis Urticae Ferro cultae D6 *Amp.;* D3 *Trit.*
Ferrum met. D3, D4, *Trit.;* 5%, 0,4% *Ungt.*
Ferrum met. praep. D6, D8, D10, D20, D30 *Amp.;* D6, D8, D10, D12, D15, D20, D30 *Dil.;* D6, D8, D10, D12*, D15*, D20, D30* *Trit./Salbe*
Ferrum citricum D4, D6, D10 *Dil.*
Ferrum hydroxydatum D6, D20* *Amp.;* D6, D8, D20** *Dil.;* 5% *Pulvis;* D2*, D3*, D4*, D6* *Trit.*
Ferrum phosphoricum D6, D8 *Amp.;* D6 *Tabl.;* D3**, D4, D6, D12** *Trit.*
Ferrum pomatum D1, D3 *Dil.*
Ferrum sesquichloratum D3, D6, D12** *Dil.*

Ferrum sidereum (Meteoreisen) D6, D8, D10, D12, D20 *Amp.;* D6, D8, D10, D12, D15, D20 *Dil.;* D20 *Tabl.;* D3, D6, D8, D10, D12*, D20, D30** *Trit.*
Ferrum rosatum D3, D4, D6 *Dil.*
Ferrum ustum (Eisenoxid) D3 *Trit.*
Hämatit D3, D4**, D6 *Trit.*
Katoptrit (Eisen-Manganantimonsilikat) D20 *Amp.*
Levico D3, D6 *Amp.;* D1, D3, D4, D6, D10 *Dil.;* D3 *Glob.*
Nontronit (Eisensilikat) D15 *Amp.;* D3, D4, D6, D12, D20* *Trit.*
Pyrit (Eisendisulfid) D8, D15** *Amp.;* D6 *Glob.;* D3 *Tabl.;* D2*, D3, D6, D8, D12, D15**, D20 *Trit.;* 5% *Ungt.*
Siderit (Eisencarbonat) D6 *Dil.;* D1, D2*, D3, D4*, D6, D8, D10**, D12** *Trit.*
Skorodit (Eisenarsenat) D6, D8, D10, D20, D30 *Amp.;* D6, D8, D10, D12, D15, D20, D30 *Dil.;* D6, D10 *Glob.;* D4, D6, D8, D10 *Trit.*
Urtica dioica Ferro culta 1%, 0,1% *Dil.*
Urtica dioica Ferro culta Rh D2 (1%), D3 (0,1%) *Amp.*
Urtica dioica Ferro culta, Radix 1%, 0,1% *Dil.*
Vivianit (Eisenphosphat) D6, D8, D10* *Amp.;* D3*, D4*, D6, D8, D10, D12 *Dil.;* D4, D6, D8**, D10**, D12** *Trit.*

Kombinationspräparate
Biodoron® (Kephalodoron®) 5%, 0,1% *Tabl.*
Biodoron® 150 mg Kapseln (in Deutschland: **Ferrum-Quarz-Kapseln*** 150 mg)
Ferrum/Acidum cholalicum aa D3 *Trit.*
Ferrum chloratum comp. (Ferrum sesquichloratum D2/Graphites D14) *Dil.*
Infludoron® (Ferrum phosphoricum comp.) *Glob.*
Ferrum phosphoricum D6, D8 *Amp.;* D6 *Tabl.;* D4, D6 *Trit.*
Ferrum praeparatum comp. (Apatit D10/Ferrum met. praep. D8/Ferrum sesquichloratum) *Dil.*
Ferrum rosatum/Graphites* (Ferrum rosatum D2/Ferrum sidereum D1/Graphites D14/) *Dil.*
Ferrum sidereum comp. (Ferrum sidereum D8/Quarz D20/Sulfur D6) *Amp.; Dil.*
Ferrum sidereum D10/Pankreas D6 aa *Amp.*
Ferrum ustum comp. (Ferrum ustum D3/Nontronit D3/Pimpinella anisum, Fructus siccus/Urtica dioica, Herba D4) *Trit.*
Solutio Ferri comp. (Kalium carbonicum/Kalium-Eisen-Tartrat/Sulfur/Trona/Weinsäure) D3, D6, D10* *Amp.;* D3, D4*, D6, D10, D15 *Dil.*
Weleda Ferrum Metallspiegelfolie***

* Nur Weleda Schwäbisch Gmünd, D; ** Apotheke an der Weleda, D; *** Nur Weleda Arlesheim, CH

Dosierung und Anwendung

- Ampullen: 2-mal wöchentlich bis zu 1-mal täglich 1 ml s. c.
- Dilutio, Pulvis, Tabletten:
  - Tiefe Potenzen: 3-mal täglich 5 – 10 Tropfen bzw. 1 Messerspitze bzw. 1 – 2 Tabletten
  - Hohe Potenzen: 1-mal täglich 5 – 10 Tropfen, bzw. 1 Messerspitze bzw. 1 Tablette oder seltener

- Globuli:
  - Tiefe Potenzen: für Erwachsene 3-mal täglich 3 – 5 Globuli, für Kinder 1 – 3 Globuli
  - Hohe Potenzen: seltener und in geringeren Dosen
- Kapseln: täglich 1 – 2 Kapseln
- Unguentum: 2-mal täglich auftragen
- Metallspiegelfolie: 1 ca. handtellergroßes Stück 1-mal täglich auflegen

Aurum (Gold)

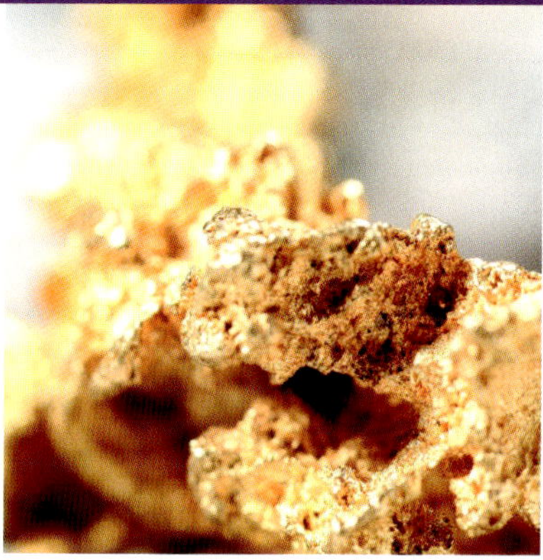

Pharmazeutische Bezeichnung:
Aurum metallicum praeparatum (metallisches, speziell verarbeitetes Gold)

Vorkommen und Eigenschaften

Außer Kalk und Salz weisen fast alle Gesteine Gold in feinster Verteilung auf. Selbst im Meerwasser liegt Gold in stabiler gleichsam homöopathischer Verdünnung vor. Die hauptsächlichen Fundstätten für Gold sind: Südafrika, Kalifornien, Alaska, Mexiko, Australien, Kanada, Russland, Ungarn, Siebenbürgen.
Von allen Metallen ruht das Gold am stärksten in sich selbst, getragen von stofflicher Schwere und selbstgenügsamer Beständigkeit. Die Schwere drückt sich aus im hohen spezifischen Gewicht – Gold ist fast doppelt so schwer wie Blei – und die Beständigkeit im edlen Charakter des Metalls. Dabei ist Gold nicht hart und widerstandsfähig, sondern es besitzt eine enorme Geschmeidigkeit und Schmiegsamkeit sowie eine unvorstellbare Dehnbarkeit.
In diesen drei Eigenschaften äußern sich drei prinzipielle Aspekte des Goldes: Der edle Charakter weist auf den kosmischen Ursprung hin, die Schwere dagegen auf die erdhaft-materielle Seite, dazwischen stellt die Weichheit und Dehnbarkeit ein mittleres verbindendes Element dar. Diese Dreiheit zeigt Gold aber als Einheit in seiner Erscheinungsform und nicht, wie andere Metalle, erst in verschiedenen Formzuständen, Verbindungen oder auch Bedingungen. Das leuchtend gelbe Gold kann somit als ein Metall angesehen werden, in dem sich Geistig-Kosmisches und Irdisch-Materielles vollkommen gegenseitig durchdringen.
Die Dynamik und Spezifität der umfassenden Mittelstellung des Goldes ist an seinen Farbphänomenen erlebbar. Dünn gehämmertes Blattgold erscheint im Durchlicht grün. In kolloidaler Lösung nimmt Gold eine grünblaue, violettblaue bis rötliche Farbe

an. Höhere Verdünnungen ergeben eine Steigerung dieser Farbphänomene zur Farbe der Pfirsichblüte und zum Purpur. Somit kann am Farbspektrum des Goldes der ganze Farbenkreis in seiner aktiven Seite erlebt werden. In den Farberscheinungen – vom warmen Goldgelb über Grün, Blaurot bis zum Inkarnat und der Steigerung im Purpur – ist in den verschiedenen Stufen die Dynamik einer Durchdringung der Materie, der Finsternis mit Licht als einem aktiven Geschehen enthalten. Nur das reine Blau als passive Farbe tritt in diesem Farbenkreis nicht auf.

Erste Phase des Goldprozesses

Die erste Phase des Goldprozesses wirkt vom Herzen als Zentrum zur Peripherie hin. Im Physiologischen bewirkt dieser Prozess die Blutfülle und die rege warme Stoffwechseltätigkeit des Aurum-Menschen; er bedingt in seiner vollen Ausprägung eine vollblütige, lebenskräftige Konstitution. Der Aurum-Mensch ist voller Tatendrang, sein Seelenleben ist ganz nach außen gerichtet, die Umwelt ergreifend, wobei er sich selber als Mittel- und Drehpunkt erlebt. Er unternimmt alles, um Stellungen und Funktionen einnehmen zu können, die diesem Selbstgefühl entsprechen. Da diese Seelenbedürfnisse aber mit der irdischen Seite des Goldes verbunden sind, wird der Aurum-Mensch auch seine Funktion bzw. Stellung mit dem Erwerb von materiellen Gütern verbinden.

Ist nun die erste Goldphase gestört oder einseitig entwickelt, kann es zu Hypotonien, Herzrhythmusstörungen, leichten Depressionen oder Erregungszuständen kommen.

Zweite Phase des Goldprozesses

Der erste, zentrifugale Goldprozess findet in der Peripherie sein Ziel und wird hier in einen zweiten, zentripetalen, umgewandelt. Jetzt wird v. a. die spirituelle Seite des Goldes wirksam. Infolge dieser Umkehrung empfindet sich der Aurum-Mensch nicht mehr als Mittelpunkt, sondern als Teil eines Ganzen; er erlebt sich nun sozusagen von der Peripherie her. Dadurch kann sein bisheriges Selbstverständnis grundlegend erschüttert werden, und tiefgreifende Wandlungen sind möglich.

Ist diese zweite Aurum-Phase beispielsweise zu schwach oder einseitig ausgebildet, kann die Umkehrung als entwicklungsbedingter Schwellenübertritt nicht frei vollzogen werden. Es entwickeln sich in der Folge u. U. tiefgreifende Gefühle des Versagens, akute Angstzustände, Herzgefäßverengungen, Hypertonien, Herzrhythmusstörungen oder tiefe Depressionen.

Dritte Phase des Goldprozesses

Die dritte Phase wird erreicht, wenn der zentripetale Aurumprozess wiederum zur Peripherie umschlägt und damit der erste und zweite Prozess überlagert und zusammen erlebt werden. Hierbei wird der Aurum-Mensch sich seiner Umwelt neu bewusst, was zugleich ein neues erweitertes Selbstbewusstsein entstehen lässt. Es entwickeln sich besondere Fähigkeiten im sozialen Bereich, da der Aurum-Mensch zu seiner Engagiertheit nun Güte und Herzenswärme errungen hat. Im Physiologischen wirkt dieser Aurumprozess von der Blutbildung im Knochenmark bis zur Peripherie der Haut durchwärmend und harmonisierend.

Ist die dritte Aurum-Phase gestört, kann es z. B. zu entsprechend bedingten Anämien, Hauterkrankungen oder sklerotisch-rheumatischen Krankheiten kommen. Das Selbstgefühl ist in solchem Fall zu stark in eine körperlich-physische Beengtheit eingebunden, wodurch Angst oder Depressionen auftreten, oder nach der anderen Seite zu einer seelischen Haltlosigkeit führen, die Erregungszustände auslösen.

Ausgeglichene Goldprozesse

Für physiologische Goldprozesse kann das entsprechende Gesundheitsprofil wie folgt skizziert werden.

- **Geistig-seelischer Bereich:**
  - Vitaler, vollblütiger sozial engagierter Pykniker
  - Impulsive Charakterzüge
  - Idealismus, Zuversicht, mutig, herzlich, enthusiastisch
- **Funktionell-prozessualer Bereich:**
  - Ausdehnung – Zusammenziehung, Diastole – Systole
  - Funktionelles Gleichgewicht und innere Mitte schaffend
  - Materialisation und Spiritualisation, verfestigend und auflösend
  - Auf- und Abbau im Gleichgewicht
- **Organbereich:** Herz, Kreislauf; Geschlechtsorgane

Bei einseitigen Goldprozessen sind anthroposophische Heilmittel mit Aurum (➤ therapeutische Anwendungsgebiete) angezeigt.

Wirksamkeiten aus anthroposophischer Sicht

An den Eigenschaften des Goldes kann auch die Golddynamik, wie sie im Menschen wirkt, nachvollzogen werden. Sie ist es, die es dem Organismus ermöglicht, eine umfassende Mittelstellung zwischen den in ihm wirkenden Sphären des Irdischen und des Kosmischen einzunehmen. Der Goldprozess fördert die Durchdringung des Erdenhaft-Finsteren mit dem Lichthaft-Leichten. Die Polaritäten der Golddynamik sind im Wesentlichen dieselben, wie sie in den **Herzfunktionen** zum Ausdruck kommen. Im Goldprozess sind die Polaritäten ineinander verwoben, beim Herzen erleben wir sie als funktionelles Geschehen in der rhythmisch geordneten Folge von Systole und Diastole. Zwischen diesen funktionellen Polaritäten von Zusammenziehung und Ausdehnung, Stauung und Beschleunigung hält die Goldtätigkeit das Gleichgewicht, das vom Ich aus bewahrt bzw. ständig neu entwickelt werden muss. Das Herz in seiner umfassenden Mittel- und Vermittlungs- wie auch Gleichgewichtsstellung zwischen oberer und unterer sowie zwischen zentraler und peripherer Organisation basiert auf der Golddynamik im Menschen. Hierbei sind alle vier Seinsebenen unmittelbar miteinbezogen.

Therapeutische Anwendungsgebiete

Schwache, mangelhafte Goldprozesse

- **Geistig-seelischer Bereich** (seelische Lockerung durch zu starke Extravertiertheit):
  Angstzustände mit Unruhe, Lebensängste *(Aurum met. praep. D12 – D15; Aurum D10 3Teile/Stibium D8 2 Teile)*
  - Expansionsdrang, Euphorie *(Aurum met. (praep.) D4 – D6)*
  - Jähzorn *(Aurum met. (praep.) D4 – D6)*
  - Manie, Erregungszustände, Tobsucht *(Aurum met. praep. D6 – D10)*
  - Psychotische Syndrome *(Aurum D10 3Teile/Stibium D8 2Teile)*
- **Funktionell-prozessualer Bereich** (Verlust der inneren Mitte):
  - Basedow-Krankheit *(Aurum met. praep. D10)*
  - Herzklopfen, Herzangst, Extrasystole, Tachykardie, Arrhythmie *(Aurum D10 3 Teile/Stibium D8 2 Teile; Aurum /Hyoscyamus comp.)*
  - Schwindel, Ohnmachten Bewusstseinstrübungen, Hypotonie und venöse Stauungen *(Aurum met. praep. D6 – D10)*
  - Vegetative Kreislaufstörungen *(Aurum met. praep. D10)*
  - Wetterfühligkeit *(Aurum/Hyoscyamus comp.)*

- **Funktionell-prozessualer Bereich** (hitzige Hypertrophie, zu stark lösend, auflösend):
  - Aortitis *(Aurum met. praep. D15)*
  - Blutfülle der Haut, Erythem *(Aurum met. praep. D6 – D10)*
  - Chronische Entzündungen der Schleimhäute der Drüsen und der Genitalien *(Aurum met. praep. D6 – D10)*
  - Infektiöse Hepatitis und Leberzirrhose *(Aurum met. praep. D6)*
  - Übelkeit mit Unruhe *(Aurum/Hyoscyamus comp.)*
- **Organbereich:**
  - Abortus imminens *(Aurum met. praep. D6, D10)*
  - Genitalhypoplasie, chronische Entzündungen der Genitale *(Aurum met. praep. D6, D8)*

Gesteigerte oder einseitige Goldprozesse

- **Geistig-seelischer Bereich** (Seelische Verdunkelung durch zu starke Verhaftung am räumlich begrenzten Materiellen bei Egozentrik):
  - Autismus *(Myrrha comp.)*
  - Beengung, Klaustrophobie *(Hypericum Auro cultum 0,1 %)*
  - Suizidgefahr *(Aurum met. praep. D20 – D30)*
  - Zwangsneurosen mit Selbstvorwürfen, Angst, endogene Depressionen *(Aurum met. praep. D15 – D30, Mercurius auratus D15)*
- **Funktionell-prozessualer Bereich** (Erstarren der inneren Mitte, Beengung Verfestigung):
  - Abendliche Unruhe mit Herzsensationen und Schlafstörungen *(Aurum/Lavandula comp.)*
  - Akutes Erythem seelischer Genese *(Primula Auro culta 0,1 %, Hypericum Auro cultum 0,1 %)*
  - Herzinfarkt, Hypertonie mit Plethora *(Aurum met. praep. D20 – D30)*
  - Stauungsniere, chronische Nephritis *(Aurum met. praep. D15)*
  - Stenokardie, Angina pectoris *(Aurum met. praep. D30, Aurum/Lavandula comp.)*
- **Funktionell-prozessualer Bereich** (hitzige Destruktion, gesteigerter Abbau, Verfestigung, Verhärtung):
  - Acne rosacea *(Aurum met. praep. D5 Ungt.)*
  - Autoaggressionserkrankungen, Lupus vulgaris *(Aurum met. praep. D15, Aurum met. praep. D5 Ungt.)*
  - Chronische Arthritiden, v. a. Hand- und Sprunggelenke *(Aurum met. praep. D4 Ungt.)*
  - Karditis, Arteriitis, Sklerose *(Aurum met. praep. D20/Betula Cortex D2)*
  - Multiple Sklerose *(Aurum met. praep. D30)*
  - Sonnenallergie *(Aurum met. praep. D30)*
  - Trockene juckende Ekzeme, schuppende Keratosen, Erythema nodosum, *(Aurum met. praep. D15 – D30)*
  - Zysten und Fibrome der Thyreoidea, der Mamma und der Genitale *(Aurum met. praep. D20 – D30)*
- **Organbereich:**
  - Benigne Genital-Tumoren (Fibroma Uteri, Myom), *(Aurum met. praep. D20 – D30)*
  - Knochenmetastasen *(Aurum met. praep. D20 – D30)*

- Myodegeneratio cordis *(Aurum met. praep. D20 – D30)*
- Prostatahypertrophie *(Aurum met. praep. D20 – D30)*
- Vorzeitige Wehen *(Aurum/Lavandula comp.)*

Aurum-Präparate

Monopräparate

Aurum metallicum D4 *Trit.*
Aurum metallicum praeparatum D6, D10, D12, D15, D20, D30 *Amp.;* D6, D8, D10, D12, D15, D20, D30 *Dil.;* D6, D10 *Tabl.;* D6, D8, D10, D12, D15, D20, D30 *Trit.;* 0,1 %, D4 *Ungt.*
Hypericum Auro cultum 1 %, 0,1 % *Dil.*
Hypericum Auro cultum Rh D2 (1 %), D3 (0,1 %) *Amp.*
Mercurius auratus D15 *Amp.;* D6 *Trit.*
Primula Auro culta 1 %**, 0,1 % *Dil.*
Primula Auro culta Rh D2**, D3 (0,1 %) *Amp.*

Kombinationspräparate

Arnica, Planta tota D15/Aurum D10 aa *Amp.*
Aurum/Belladonna comp. (Aurum met. praep. D10/Belladonna, Pl. tota Rh D10/ Hyoscyamus, Pl. tota Rh D10) *Amp.; Dil.*
Aurum D10/Cor D4 aa *Amp.*
Aurum D30/Equisetum arvense D20 aa *Amp.*
Aurum D10/Ferrum sidereum D10 aa *Amp.*
Aurum D30/Plumbum D20 aa *Amp.*
Aurum D10 3 Teile/Stibium D8 2 Teile *Amp.*
Aurum D10/Strophanthus kombé D6 aa *Amp.*
Aurum/Hyoscyamus comp. (Aurum met praep. D10/Hyoscyamus, Pl. tota Rh D5/ Stibium met. praep. D6) *Amp.; Dil.*
Aurum/Lavandula comp. (Aurum met. praep. D4/Lavandulae aetherol./Rosae damascenae et centifoliae) *Ungt.*
Aurum naturale D10/Prunus spinosa, Summitates D5 aa *Amp.*
Myrrha comp. (Aurum met praep. D2/Myrrha/Olibanum D2) D8, D10, D15, D20*, D30* *Dil.;* D6 *Trit.*
Weleda Aurum Metallspiegelfolie***

* Nur Weleda Schwäbisch Gmünd, D; ** Apotheke an der Weleda, D; *** Nur Weleda Arlesheim, CH

Dosierung und Anwendung

- Ampullen: 2-mal wöchentlich bis zu 1-mal täglich 1 ml s. c.
- Dilutio, Pulvis, Tabletten:
  - Tiefe Potenzen: 3-mal täglich 5 – 10 Tropfen, bzw.1 Messerspitze, bzw. 1 Tablette
  - Hohe Potenzen: 1-mal täglich 5 – 10 Tropfen, bzw. 1 Messerspitze, bzw. 1 Tablette oder seltener
- Unguentum: 2-mal täglich auftragen
- Metallspiegelfolie: 1 ca. handtellergroßes Stück 1-mal täglich auflegen

Cuprum (Kupfer)

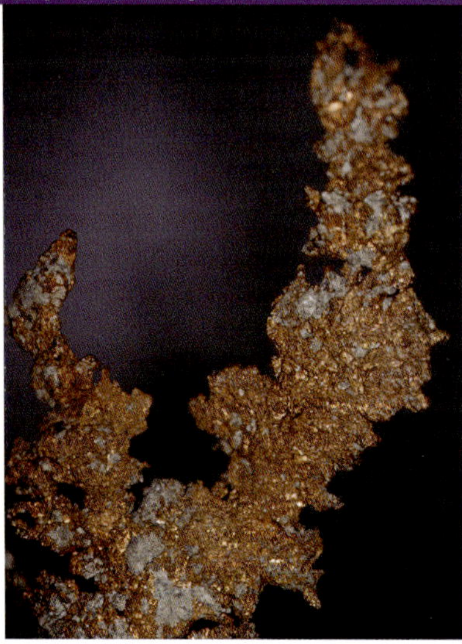

Pharmazeutische Bezeichnung:
Cuprum metallicum praeparatum (metallisches, speziell verarbeitetes Kupfer)

Vorkommen und Eigenschaften

Die wichtigsten Kupfererze sind Schwefelverbindungen. Sie finden sich mit Vorliebe in den tiefliegenden quarzarmen, sogenannte basischen „Ergussgesteinen". Das wichtigste und am meisten verbreitete Kupfererz ist der Kupferkies, ein Kupfer-Eisen-Sulfid.
Das reine Kupfer erkennen wir an seiner warmen rötlichen Farbe. In früheren Zeiten wurden Spiegel v. a. aus Kupfer hergestellt, indem man es polierte; jeder, der in einen solchen Spiegel schaute, sah sich im schönen, rosigen Kupferglanz gespiegelt. Auch die Kupfermineralien bestechen uns durch ihre Leuchtkraft und Vielfarbigkeit: blau, grün, rot und auch purpurn strahlen die Kupfererze. Diese Farbenvielfalt steht im Zusammenhang mit dem Wassergehalt der Kupfererze, denn diese tragen das Wasser in organisierter Form in sich. Die löslichen Kupfersalze, welche die wunderbaren blauen und grünen Kristalle bilden, wie z. B. das Kupfersulfat, enthalten bis zu 35% Wasser. Wird das Wasser durch Erhitzen verdampft, so verschwinden auch die Farben und ebenso die Kristallform.
Neben der Farbigkeit sind die Fähigkeit zur Verwandlung und jene, Verbindungen eingehen zu können, wesentliche Eigenschaften des Kupfers.

Erste Phase des Kupferprozesses

Die erste Phase des Kupferprozesses öffnet im Menschen in gewissem Sinne das Organische, damit höhere geistig-seelische Impulse innerhalb dieser Sphäre vermehrt substanzaufbauend eingreifen können. Damit diese aber nicht letztlich zu einer „Entselbstung" des Organismus führen (wodurch u. a. eine Neigung zu Krämpfen ausgelöst würde), muss der aufbauende Kupferprozess umschlagen. Dies geschieht in der Niere, in welche die Kupfertätigkeit in ihrer zweiten Wirkensphase lenkend beim Abbau und bei der Ausscheidung mit eingreift.

Zweite Phase des Kupferprozesses

Die Niere ist das „Kupferorgan" im menschlichen Organismus. Hier wird der lebendig gewordene Ernährungsstrom durchseelt, während das Nicht-Brauchbare u. a. in mineralische Substanz umgewandelt und ausgeschieden wird. Es entsteht unter dem Einfluss der Kupfersphäre im Nieren- und Nebennierensystem eine rein dynamische Kraftentfaltung, die sogenannte **„Nierenstrahlung".** Diese durchdringt den Aufbaustoffwechsel mit innerer Wärme und Licht, so dass der Organismus nicht nur durchastralisiert, sondern auch bis in die Peripherie durchgeistigt werden kann. Hierbei entsteht der richtige Tonus im Organismus.

Die Niere scheidet Stickstoff vereint mit Kohlensäure in Form von Harnstoff aus, wodurch sie in veränderter Form bestimmte Aspekte der Leber- und der Lungentätigkeit zusammenfasst. Die Lebertätigkeit – insofern sie das dem Organismus Fremde, ja z. T. Feindliche der Nahrungsstoffe überwindet und in eine für ihn brauchbare „Innenwelt" verwandelt – und die Lungentätigkeit – insofern sie die Außenwelt, den Sauerstoff, direkt und unverwandelt in den Organismus überleitet – beinhalten zwei polare Qualitäten, die in der Niere harmonisiert werden müssen. Übermäßige Belastungen bzw. ungenügende Funktionen eines dieser drei Organe können sich in einem anderen kompensatorisch als Krankheit äußern. So kann Asthma durch eine Überbeanspruchung des Nieren-Nebennierensystems, das nephrotische Syndrom durch eine ungenügende Lebertätigkeit bedingt sein.

Dritte Phase des Kupferprozesses

Neben dem Nieren-Nebennierensystem fungiert im oberen Organismus die Schilddrüse als zweites Angriffsorgan des Kupfers. Während der Kehlkopf als Eisenorgan die Überwindung der physischen Leiblichkeit in der Sprache zu vollbringen vermag, hängt der Kupferprozess über die Funktion der Schilddrüse mit der Gestaltung der physischen Leiblichkeit zusammen. Die Schilddrüsentätigkeit bestimmt einerseits den Grad der inneren Wärme und damit die Umschmelzungsprozesse im Stoffwechsel und andererseits das Absterben der physischen Leiblichkeit in der Körperperipherie. Die stoffwechselmäßige Eigengesetzlichkeit des physischen Körpers wird so überwunden, und die Leibesform kann zum Gefäß für eine übergeordnete Geistigkeit werden. Die Leibesfunktionen treten hierdurch in einen höheren Daseinsplan über. Dies beinhaltet die dritte Phase des Kupfers, und hier erreicht der Prozess nun seinen Endpunkt. Bei Störungen in dieser Phase tritt v. a. eine Überfunktion der Schilddrüse als Erkrankung auf.

Ausgeglichene Kupferprozesse

Für physiologische Kupferprozesse kann das entsprechende Gesundheitsprofil wie folgt skizziert werden.

- **Geistig-seelischer Bereich:**
  - Liebend, hingebungsvoll, sorgfältig, haushälterisch, anmutig, taktvoll
  - Umsorgen und pflegen anderer, altruistisch einfühlsam
  - Sehnsuchtsvoll
  - Sanguinische Charakterzüge
  - Analoges bildhaftes Denken
  - Raum- und Schönheitssinn
- **Funktionell-prozessualer Bereich:**
  - Gestaltung von Raum und Hülle zur Aufnahme des Höheren, Heilsamen – Schönen, Vollendeten
  - Ernährung, Assimilation, Sekretion und Exkretion
  - Wachstum
- **Organbereich:** Niere, Schilddrüse, Lunge, Leber

Bei einseitigen Kupferprozessen sind anthroposophische Heilmittel mit Cuprum (➤ therapeutische Anwendungsgebiete) angezeigt.

Wirksamkeiten aus anthroposophischer Sicht

Höchste Kupferwerte treten im Menschen v. a. in den Phasen auf, in denen eine erhöhte Aufbau- und Stoffwechseltätigkeit stattfindet, wie z. B. in der frühkindlichen Entwicklung und in der Schwangerschaft. Hierbei wirkt die Kupfersphäre durch ihre einhüllenden Eigenschaften aktiv anregend auf die Wärmeorganisation und stimuliert damit ihre aufbauenden Funktionen. Doch treten auch bei bestimmten Erkrankungen, wie z. B. bei Krebs oder spezifischen Leberkrankheiten, häufig erhöhte Serum-Kupferwerte auf. Das Kupferwirken entfaltet sich v. a. in der Tiefe des Stoffwechsels in Verbindung mit dem Lymph- und Venensystem, wo es in das Wässrige organisierend hineinwirkt. Auch zu den strukturierenden Aufbauprozessen des Eiweißstoffwechsels besitzt es eine besondere Beziehung.

Im Seelischen entspricht der aufbauenden Kupfertätigkeit die Fähigkeit zu Hingabe, Liebe und Sehnsucht, dem abbauenden Prozess entsprechen Leidensfähigkeit und Läuterungswille. Ist die Kupfersphäre in diesen Bereichen gestört, können z. B. seelische Kälte, Gleichgültigkeit, Narzissmus oder auch Suchtprobleme die Folge sein. In der dritten Phase wird ermöglicht, dass sich die Seele selbstlos dem Göttlich-Geistigen öffnen kann, womit der Astralleib sich dem Ich unterordnet. Dadurch erwachsen der Seele Kräfte der Andacht, Duldsamkeit, Opferbereitschaft. Im Denken entsteht die Fähigkeit, Geistiges durch Analogie zu erfassen. Bei Erkrankungen in dieser Phase tritt z. B. ein gesteigertes Eigenwirken des Astralleibes auf mit entsprechenden Erregungs- und Spannungszuständen, wobei dann geeignete Kupfer-Präparate therapeutisch eingesetzt werden können.

Therapeutische Anwendungsgebiete

Schwache, mangelhafte Kupferprozesse

- **Geistig-seelischer Bereich** (Leibesangst, Seelenkälte, Apathie, Stumpfsinn):
  - Infantilismus, Phobien *(Cuprum met. praep. D6)*
  - Stottern *(Cuprum aceticum D3 – D6)*
  - Depression *(Cuprum met. praep. D6)*
- **Funktionell-prozessualer Bereich** (ungenügende Hüllen- und Grenzbildung, mangelhafte Innenraumbildung):
  - Basedow *(Cuprit D3, Chalkosin D3)*
  - Enteritis *(Cuprum sulfuricum comp,)*
  - Epilepsie *(Dioptas D6)*
  - Grimassieren, Kopfwackeln, Muskelzucken, Ticks *(Cuprum aceticum D3)*
  - Ptose, Ösophagusdivertikel *(Cuprum sulfuricum D6)*
  - Spasmophilie *(Cuprum aceticum D3 – D6)*
  - Tachykardie *(Cuprit D6)*
  - Varizen, Hämorrhoiden, Varikosis, Stauung *(Cuprum met. praep. D6/Urtica dioica D3 aa)*
  - Vegetative Dystonie *(Malachit D6)*
- **Funktionell-prozessualer Bereich** (zu starke „Einscheidung“):
  - Allergie, Urtikaria *(Chalkopyrit D6)*

- Allergische Enteropathie *(Dioptas D6)*
- Fettsucht, Gicht, Ekzem *(Cuprum met. praep. D8)*
- **Organbereich:**
  - Basedow *(Cuprit D3, Chalkosin D3)*
  - Hypothyreose, Struma *(Olivenit D8)*
  - Nephrose *(Olivenit D6)*
  - Schrumpfniere *(Olivenit D6, D8)*
  - Urämie *(Olivenit D10)*

Gesteigerte oder einseitige Kupferprozesse

- **Geistig-seelischer Bereich** (Leibessucht, Seelenfieber, Patient erliegt seiner emotionalen Wunschnatur):
  - Narzissmus, Autismus, Schizophrenie, schizophrene Halluzinationen *(Dioptas D20)*
  - Kleptomanie *(Cuprum met. praep. D30)*
  - Hysterie *(Cuprum met. praep. 0,4% Ungt.)*
  - Erregung bei Hypertonie *(Chamomilla Cupro culta 1%)*
  - Affektlabilität *(Melissa Cupro culta Rh D2)*
- **Funktionell-prozessualer Bereich** (überschießende Hüllen- und Grenzbildung, Beeinträchtigung des Innenraums):
  - Asthma bronchiale, spastische Bronchitis *(Tabacum Cupro cultum 0,1%)*
  - Epilepsie *(Cuprum met. praep. D20/Chamomilla, Radix D3 – D30, Dioptas D20)*
  - Hypertonie *(Chamomilla Cupro culta 1%)*
  - Krampf, Dystonie, Pylorospasmus *(Chamomilla Cupro culta 1%, Cuprum 0,4% Ungt.)*
  - Migräne *(Cuprum met. praep. D20/Chamomilla, Radix D30)*
  - Nephrogene Hypertonie *(Olivenit D30)*
  - Obstipation *(Cuprum 0,4% Ungt.)*
  - Wadenkrampf *(Cuprum met. praep. D30)*
- **Funktionell-prozessualer Bereich** (zu starke Ausscheidung):
  - Alopezie, Verdauungs- und Resorptionsstörung *(Melissa Cupro culta 1%)*
  - Erschöpfung bei Apathie, Hypotonie, Frieren *(Melissa Cupro culta 1%)*
  - Kachexie *(Cuprum met. praep. D15)*
  - Vitiligo *(Cuprum met. praep. 0,4% Ungt.)*
- **Organbereich:** Nephritis, Schrumpfniere *(Cuprum met. praep. 0,4% Ungt.)*

Cuprum-Präparate

Monopräparate

Cuprum met. praep. D6, D8, D10, D20, D30 *Amp.;* D6, D8, D10, D15, D20, D30 *Dil.;* D6, D8, D12, D20*, D30* *Trit.;* 5%, 3%, 0,4%, 0,1% *Ungt.;* 0,4% *Oleum**

Cuprit (Kupferoxid) D6*, D8** *Amp.;* D6 *Dil.;* D2, D3, D4, D6, D10**, D12**, D20**, D30** *Trit.*

Chalkopyrit (Kupfereisensulfid) D6 *Trit.*

Chalkosin (Kupfersulfid) D3, D4, D6, D10** *Trit.*

Chamomilla Cupro culta, Radix 1%, 0,1% *Dil.*

Chamomilla Cupro culta, Radix Rh D2 (1%), D3 (0,1%) *Amp.;* D3 (0,1%) *Dil. aq.*

Chamomilla Cupro culta, Radix 0,1% *Glob.*

Cuprum aceticum D3 **(Pertudoron 2),** D4, D5, D6 *Dil.;* D4 *Amp.**
Cuprum citricum 0,4%, 0,1% *Ungt.*
Cuprum sulfuricum D4*, D6 *Amp.;* D3, D4, D6 *Dil.;* 20% *Externum*
Dioptas (Kupfersilikat) D6*, D20, D30 *Amp.;* D8 *Augentropfen;* D10 *Dil.;* D6 *Trit.*
Malachit (Kupferkarbonat) D6 *Dil.;* D4, D5, D6, D8 *Trit.*
Melissa Cupro culta 1%, 0,1% *Dil.*
Melissa Cupro culta Rh D2 (1%), D3* (0,1%) *Amp.*
Olivenit (Kupferarsenat) D6, D8 *Amp.;* D4*, D6, D8, D10, D12**, D20**, D30** *Dil.;* D4, D6, D8 *Trit.*
Phosphorochalcit (Kupferphosphat) D6 *Trit.*
Tabacum Cupro cultum Rh D3 (0,1%) *Amp.;* D3 (0,1%) Dil. *aq.*

Kombinationspräparate
Cupro-Stibium D6* *Amp.;* D6 *Trit.*
Cuprum aceticum D4/Zincum valerianicum D4* *Dil.*
Cuprum aceticum D5/Zincum valerianicum D5* *Amp.*
Cuprum-Ren D4, D6 *Amp.*
Cuprum/Tabacum* *Ungt.*
Weleda Cuprum Metallspiegelfolie***

* Nur Weleda Schwäbisch Gmünd, D; ** Apotheke an der Weleda, D; *** Nur Weleda Arlesheim, CH

Dosierung und Anwendung

- Ampullen: 2-mal wöchentlich bis zu 1-mal täglich 1 ml s. c.
- Augentropfen: morgens und abends 1 – 2 Tropfen in den Bindehautsack geben
- Flüssigkeit: als Badezusatz: 1 – 2 Esslöffel pro Vollbad
- Dilutio, Dilutio aquosa, Pulvis:
  - Tiefe Potenzen: 3-mal täglich 5 – 10 Tropfen bzw. 1 Messerspitze
  - Hohe Potenzen: 1-mal täglich 5 – 10 Tropfen bzw. 1 Messerspitze oder seltener
- Globuli: Erwachsene 3-mal täglich 3 – 5 Globuli, Kinder 3-mal täglich 1 – 3 Globuli
- Suppositorien: 1- bis 2-mal täglich
- Unguentum: 2-mal täglich auftragen oder als Salbenverband anwenden
- Metallspiegelfolie: 1 ca. handtellergroßes Stück 1-mal täglich auflegen

Mercurius vivus naturalis (Quecksilber)

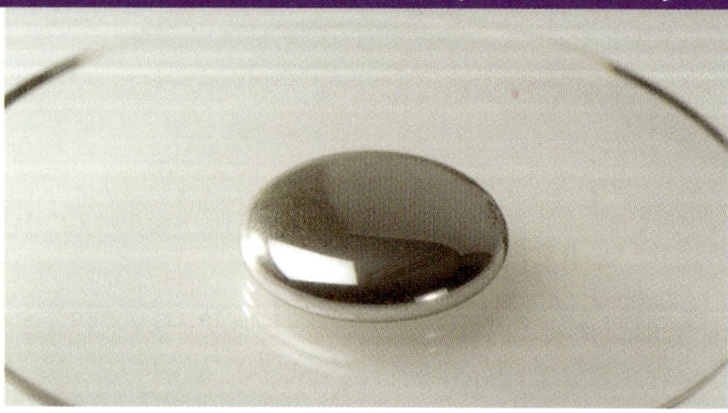

Deutsche Bezeichnung: Gediegenes Quecksilber

Vorkommen und Eigenschaften

Das reine gediegene Metall Quecksilber findet sich in der Natur als sogenanntes „Jungfernquecksilber" in den größten Tiefen der Zinnoberlagerstätten, in feinsten Tröpfchen ins Gestein zersprengt. In kleinen Mengen liegt es dort in der für ein Metall ungewöhnlichen flüssigen Form vor.
Von alters her gilt der Merkurprozess als Repräsentant der vermittelnden und verbindenden Kräfte. Durch die Fähigkeit, in seinen Eigenschaften Extreme zu vereinigen, kann Quecksilber eine solche Mittelstellung einnehmen.
Die besondere Beweglichkeit des flüssigen Quecksilbers zeigt sich in den beiden konträren Phänomenen: beim Zerfallen einerseits zerspringt und zerstäubt das Metall sofort, andererseits bildet es gleichzeitig abrundende, einschließende Kugelformen. Der Merkurprozess trägt zwei Seiten in sich: er löst Geformtes und verleiht Aufgelöstem wieder Form. So kann Quecksilber andere Metalle in sich lösen, wie Wasser Salz löst. Ebenso kann es sich aber auch mit vielen Metallen zu festen Amalgamen verbinden. Quecksilber führt auf Grund seiner gegensätzlichen Eigenschaften gleichsam ein Doppelleben.

Erste Phase des Merkurprozesses

Innerhalb der Selbstheit im Menschen vermittelt der Merkurprozess z. B. den Übergang zwischen den aus dem Vergangenen wirkenden Vorstellungskräften des Kopfes und den auf das Gegenwärtige und insbesondere das Zukünftige ausgerichteten Kräften des übrigen Körpers. Der organische Wirkort der Merkurtätigkeit ist hierbei der Bereich der Halslymphdrüsen. Werden die gegensätzlichen Kräfte nicht ineinander überführt und ausgeglichen, kann sich dies u. a. organisch als entsprechende Halslymphdrüsenentzündung (Mercurius-Angina) äußern.
Eine andere, mittlere Schicht der Merkurdynamik umfasst das Verbindende zwischen Selbst- und Fremdheit. Die Lymphe ist das Organ der Offenheit wie auch der Selbstheit, also der Begegnung und der Abwehr. Während das Blut alles Fremde sofort abwehrt, nimmt die Lymphe das Fremde zunächst in sich auf, bevor es abgegrenzt wird. Sie ist, so gesehen, ein Sinnesorgan für das Fremde. So spielt das Lymphsystem bei der Hereinnahme und Auseinandersetzung der Nahrungsmittel, die für den Organismus zunächst als fremd gelten, eine wichtige Rolle. Die Merkursphäre ermöglicht auch bei diesen Körperfunktionen die Begegnung mit dem Fremden, dessen Wahrnehmung, Austausch und Abgrenzung.
Im Seelischen entsteht in der Begegnung mit dem Fremden die Sicherheit der Selbstempfindung. Bei Störungen des Merkurprozesses kann es z. B. zu Autoaggressionskrankheiten kommen, weil zwischen Selbst- und Fremdheit im Organismus nicht sicher unterschieden werden kann. Es können auch allgemein Lymphdrüsenschwellungen oder Geschwülste auftreten infolge einer Überforderung in diesem Bereich.

Zweite Phase des Merkurprozesses

Seinen Umschlagspunkt im unteren Stoffwechselpol erreicht der Merkurprozess v. a. in den Schleimhäuten und Lymphdrüsen des Dickdarms. Hier vermittelt er zwischen den geistbefreienden Sulfur- und den geistbindenden Salprozessen, wodurch das Ich – in unbewusster Weise – seine Selbstheit und seinen Selbstwert zwischen Körperlichkeit und Geistigkeit erlebt. Wird hier der Merkurprozess nicht im Gleichgewicht gehalten, so äußert sich dies z. B. in Form einer Dickdarmentzündung mit chronischen Durchfällen.

Dritte Phase des Merkurprozesses

In der dritten Phase wird der Merkurprozess, der hierbei seinen Wirkort in der Lunge hat, wieder in einen umfassenden kosmischen Zusammenhang gestellt. In der Lunge erreicht die Merkurtätigkeit ihren Endpunkt. Indem der Mensch atmet, verbindet er sich mit der Umwelt in Sympathie und Antipathie, im Geben und Nehmen. Der Merkurprozess ermöglicht die Vielfalt des seelischen Erlebens in Beziehung zur Erde. Der erste Atemzug trennt den Menschen von seinem mütterlichen Zusammenhang und macht ihn zu einem irdischen Sonderwesen. Hierbei wird der Mensch jedoch zugleich in einen neuen kosmischen Zusammenhang gestellt. Die Zahl der Atemzüge eines Menschen pro Tag – ca. 26 000 – entspricht der Zahl der Jahre, die der Frühlingspunkt der Sonne braucht, um einmal den Tierkreis (Ekliptik) zu durchwandern (Platonisches Weltenjahr). Somit wird die Eigenwesenheit des Menschen im Ansatz in der Lungentätigkeit wieder überwunden und das Ich in einen umfassenden, kosmischen Zusammenhang gestellt. Die Atemtätigkeit ist in uns der Wegbereiter und Vorläufer einer spirituell-kosmischen neuen Ich-Werdung.

Ausgeglichene Mercuriusprozesse

Für physiologische Mercuriusprozesse kann das entsprechende Gesundheitsprofil wie folgt skizziert werden.

- **Geistig-seelischer Bereich:**
  - Beweglicher, sanguinischer schlanker Merkurtyp; intelligenter, kombinierender Verstand
  - Extravertiertes Gemüt; vermittelndes Handeln, seelische Begegnungsfähigkeit
  - Humor; Wandlungsfähigkeit; Festigkeit
  - „In-Sich-Ruhen"
- **Funktionell-prozessualer Bereich:**
  - Säftezirkulation (Lymphe)
  - Wandlung und Vermittlung durch plastisches Gestalten sich begegnender Strömungen
  - Selbst- und Fremderkenntnis
  - Austausch
  - Binden und auflösen; nach innen gestalten, nach außen absondern und lösen
  - Durch Wandlung Geistiges offenbaren
  - Schwellenfunktion ausüben
- **Organbereich:** Lunge, Drüsen, Schleimhäute

Bei einseitigen Mercuriusprozessen sind anthroposophische Heilmittel mit Mercurius (➤ therapeutische Anwendungsgebiete) angezeigt.

Wirksamkeiten aus anthroposophischer Sicht

Im menschlichen Organismus ist der Merkurprozess v. a. dort tätig, wo keine festen Bahnen bestehen, nämlich im Lymphsystem. Hier bewirkt der strömende, fließende, zwischen Auflösung und Bindung hin und her pendelnde Merkurprozess, dass gegensätzliche Kräfte ineinander überführt werden können. Dies bezieht sich nicht nur auf Prozesse innerhalb der Selbstheit im Organismus, sondern auch zwischen Selbst- und Fremdheit, zwischen Innen- und Außenwelt sowie zwischen individueller und kosmischer Geistigkeit.

An diese drei Wirkensrichtungen der Merkurtätigkeit sind entsprechende Qualitäten im Seelischen gebunden.

- Im **oberen Menschen** ermöglicht die Merkursphäre die Verlebendigung festgefahrener Vorstellungen und macht das Denken beweglich und wandlungsfähig.
- Im **mittleren Menschen** ermöglicht sie die Fähigkeit für seelische Begegnungen und verleiht die Kraft zu vermitteln.

- Im **unteren Menschen** bewirkt sie Festigkeit, ein ausgeglichenes Selbstwertgefühl und ein In-Sich-Ruhen; sie wirkt hier der Weltflucht als einem willensmäßigen Erlösungsstreben entgegen.

Sind diese Prozesse gestört, können geeignete Mercurius-Präparate therapeutisch indiziert sein.

Therapeutische Anwendungsgebiete

Schwache, mangelhafte Merkurprozesse

- **Geistig-seelischer Bereich** (Trägheit, phlegmatisch, lymphatischer, adenoider Patient): „Klebrigkeit", Zwangsneurose, Zwangsvorstellungen, Zwangshandlungen, krankhafte Egozentrik, Stumpfheit, Schwerfälligkeit *(Mercurius vivus nat. D6)*
- **Funktionell-prozessualer Bereich** (zu träge Säftezirkulation, statt Austausch Täuschung, Fremdes wird nicht erkannt und nicht ausgeschieden):
  - Ödeme, Stauung, Lymphangitis *(Mercurius bijodatus D4, Mercurius vivus nat. D6)*
  - Lymphödem *(Mercurius vivus nat. D8)*
  - Tachykardie, Hitzekollaps *(Mercurius vivus nat. D10)*
  - Nephrose *(Mercurius vivus nat. D6)*
  - Mumps *(Mercurius vivus nat. D8)*
- **Funktionell-prozessualer Bereich** (ungenügend bindend und nach innen gestaltend, zu stark auflösend):
  - Hypersekretion, Entzündung, Schleimhautentzündungen der Mundhöhle, Nasenhöhlen und des Colons *(Mercurius sol. D6, Mercurius vivus nat. D6, Mercurius vivus comp.)*
  - Stomatitis aphthosa *(Mercurius cyanatus D4)*
  - Laryngitis *(Zinnober D6)*
  - Sinusitis *(Zinnober D6, Mercurius solubilis D4)*
  - Hepatitis *(Mercurius solubilis D6)*
  - Colitis *(Mercurius cyanatus D4, Mercurius sublimatus corrosivus D6)*
  - Cholezystitis *(Mercurius vivus nat. D6)*
  - Nephritis *(Mercurius sublimatus corrosivus D4 – D6)*
- **Organbereich:**
  - Lymphangitis *(Mercurius bijodatus D4)*
  - Diphtherie, Lymphknotenschwellung, Mumps *(Mercurius vivus nat. D8)*

Gesteigerte oder einseitige Merkurprozesse

- **Geistig-seelischer Bereich** (Unruhe, Erregtheit, zappeliger, hastiger, zerstreuter Neurastheniker):
  - Hysterie, Manie *(Bryophyllum Mercurio cultum 1%)*
  - Illusionäre Vorstellungen, Depression bei Zwangsneurosen *(Mercurius auratus D15)*
  - Logorrhö, Erethismus mercurialis *(Bryophyllum Mercurio cultum 1%)*
- **Funktionell-prozessualer Bereich** (zu bewegte Säftezirkulation, Fremdes wird abgewehrt, Austausch oder Vermittlung findet nicht statt):
  - Allergien *(Nasturtium Mercurio cultum 0,1%)*
  - Herzinsuffizienz, Asthma cardiale *(Mercurius vivus nat. D15 – D30)*
  - Kongestive Kopfschmerzen *(Mercurius vivus nat. D20 – D30)*
  - Lymphogranulomatose *(Mercurius vivus nat. D15 – D30)*

- **Funktionell-prozessualer Bereich** (zu stark bindend, Hypertrophie der Zellen):
  - Colitis *(Nasturtium Mercurio cultum 0,1%)*
  - Fibrom, Myom; Prostata-Hypertrophie *(Mercurius auratus D15* evtl. in Kombination mit *Helleborus praeparatus 1%)*
  - Papillom, Mastopathie, Adenom *(Mercurius vivus nat. D15 – D30)*
- **Organbereich:** Lymphogranulomatose, Hodgkin-Erkrankung *(Mercurius vivus nat. D15 – D30)*

Mercurius-Präparate

Monopräparate

Mercurius vivus naturalis D6, D8, D12*, D15, D30 *Amp.;* D6, D8, D10, D12, D15, D20, D30 *Dil.;* D6 *Glob.;* D6 *Tabl.*, D6, D8, D10, D12, D15, D30**, D30* *Trit.;* D5, D14 *Ungt.*
Bryophyllum Mercurio cultum D2*, D3* *Amp.;* 1%, 0,1% *Dil.*
Mercurius auratus D15 *Amp.;* D6 *Trit.*
Mercurius bijodatus** D4, D6, *Trit.*
Mercurius cyanatus D4, D5, D12** *Dil.*
Mercurius solubilis Hahnemanni (Quecksilberamidonitrat) D6, D8**, D12, D15 *Dil.;* D4**, D6, D12** *Trit.*
Mercurius sublimatus corrosivus** D4, D6, D12, D30 *Dil.*
Nasturtium Mercurio cultum 1%, 0,1% *Dil.*
Zinnober D6, D20 *Tabl.;* D5, D6, D12, D20 *Trit.*

Kombinationspräparate

Mercurius vivus comp. (Mercurius vivus naturalis D6/Nasturtium, Herba sicc./Stannum met. praep D14) *Tabl.*
Pyrit/Zinnober *Tabl.*
Thuja comp. (Argentum met. D3/Mercurius vivus nat. D6/Thuja occ., Summ. D6) *Trit.*

* Nur Weleda Schwäbisch Gmünd, D; ** Apotheke an der Weleda, D

Dosierung und Anwendung

- Ampullen: 2-mal wöchentlich bis zu 1-mal täglich 1 ml s. c.
- Dilutio, Pulvis, Tabletten:
  - Tiefe Potenzen: 3-mal täglich 5 – 10 Tropfen bzw. 1 Messerspitze bzw. 1 Tablette, nicht länger als 14 Tage verordnen
  - Hohe Potenzen: 1-mal täglich 5 – 10 Tropfen bzw. 1 Messerspitze bzw. 1 Tablette oder seltener
- Globuli:
  - Tiefe Potenzen: für Erwachsene 3-mal täglich 3 – 5 Globuli, für Kinder 1 – 3 Globuli
  - Hohe Potenzen: seltener und in geringeren Dosen
- Unguentum: 2-mal täglich auftragen

Argentum (Silber)

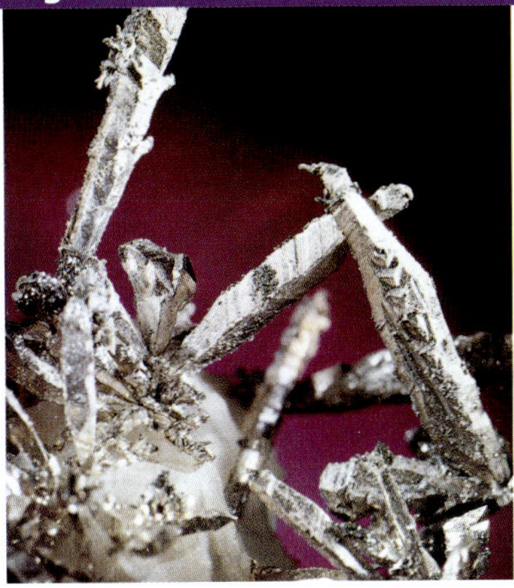

Pharmazeutische Bezeichnung:
Argentum metallicum praeparatum (metallisches, speziell verarbeitetes Silber)

Vorkommen und Eigenschaften

Das Silber wird in der Natur nur selten in rein gediegenem Zustand gefunden. In dieser Form zeigt es zierliche moos- oder farnkrautähnliche Gestalten. Reine Silbererze sind ebenfalls selten. Meist kommt Silber in Verbindung mit anderen Erzen vor, wie Bleiglanz und Kupfererze schwefliger Natur. Das meiste Silber der Welt findet sich jedoch im Meerwasser, allerdings in außerordentlicher Verdünnung.
Silber hat eine einzigartige Beziehung zum Sonnenlicht, das es unverfälscht reflektiert. Das reine polierte Metall besitzt einen hellen Glanz und vermag wie kein anderes Metall die Umwelt getreu widerzuspiegeln; daher ist Silber auch das ideale Material für die Herstellung von Spiegeln. In Verbindung mit Halogenen bewahrt das Silber Lichteindrücke und bildet damit die Grundlage der Photographie. Es ermöglicht ein Abbilden der Wirklichkeit, wie sie in einem bestimmten Moment äußerlich erfasst werden kann, und hält so das Vergangene fest. Aber nicht nur der Augenblick wird durch Silber äußerlich getreu festgehalten, es ermöglicht auch seine endlose Vervielfältigung in Bildform.

Erste Phase des Silberprozesses

Diese erste Phase des Silberwirkens kann als ständiger Werde- und Aufbauprozess charakterisiert werden und spielt v. a. beim Kind eine große Rolle. Die Silberkräfte strahlen von den Genitalorganen zentrifugal zu den Grenzen des Organismus, der Haut und den Schleimhäuten, sowie zum Gehirn und wirken dabei aufbauend. Diese sind – neben den Reproduktionsorganen – die spezifischen Wirkorte des Silbers. Hier findet jeweils der Umschlag statt und beginnt die nächste Phase der Silbertätigkeit.
Störungen in dieser Phase können sich sehr verschieden äußern, z. B. als Erschöpfungs- und Schwächezustände, als Ausdehnungsgefühl im Kopf, als Geschwülste. Konstitutionell sind solche Krankheiten öfters mit einem unförmig-schwammigen oder asthenischen Körperbau verbunden. Psychisch dominiert häufig das Gefühl, immer in Eile zu sein und nie fertig zu werden oder ein verträumtes Verhalten ohne Zeitgefühl.

Zweite Phase des Silberprozesses

Der ewige Bildungsstrom wird an den Grenzen des Organismus in der Zeit angehalten, in eine Differenzierung und damit in einen Absterbeprozess übergeleitet. In der Haut und in den Schleimhäuten geht unter dem Einfluss des Silberprozesses eine Quellschicht unerschöpflicher Zellgenerationen in eine blutleere, z. T. verhornende Epithelschicht mit ständig ersterbenden Zellen über. Speziell zu den Magenschleimhäuten und zum Kehlkopf hat Silber eine enge Beziehung.

Auch im Gehirn wird der fortlaufende Werdeprozess des Silbers angehalten und in das jeweils aktuelle Bewusstseinsbild umgewandelt. Bei seiner Differenzierung nach individuellen Gegebenheiten entsteht dabei das reflektierende Bildbewusstsein. Auch dieses ist eine Hülle, zwar nicht physischer, sondern geistiger Art, in welche das Ich seine unbewussten Inhalte hineinprojiziert. Das Bildbewusstsein dient somit dem Ich als Spiegel. Äußere Eindrücke verschmelzen hier mit inneren, aus dem Stoffwechsel frei werdenden Kräften und lassen unter dem Einfluss des Silberprozesses die individuellen Bewusstseinsinhalte in Bildform entstehen. Hierzu gehört v. a. die Phantasie.

Zu den Krankheitsbildern der zweiten Phase der Silbertätigkeit gehören Schleimhautentzündungen wie z. B. Gastritis, Hautabszesse, vegetative Dystonie, Dysmenorrhö oder Amenorrhö. Psychisch kann einerseits eine visionäre Veranlagung mit Neigung zu Halluzinationen oder andererseits Phantasielosigkeit sowie intellektuelle Frühreife bei Kindern auftreten.

Dritte Phase des Silberprozesses

Durch die Entwicklung der Fantasie wird nun die dritte Phase der Silbertätigkeit eingeleitet. Sie wirkt von der Peripherie aus auf das Innere, auf **Blut** und **Drüsen.** Die Fantasiekräfte regen das Ich an, in die Seelendynamik moralisch lenkend einzugreifen, sodass eine „moralische Fantasie" sich entwickelt. Das eigentliche Instrument des Ich, das Blut, wird hierbei in richtiger Weise durchwärmt, die Drüsen zu gesunder Tätigkeit angeregt, was wiederum wesentlich zur Befreiung **schöpferischer Kräfte** beiträgt. Wie durch den Bleiprozess die ideelle Durchdringung der Gedanken und damit die Begeisterungsfähigkeit ermöglicht werden kann, so durch den Silberprozess die Entwicklung genialer schöpferischer Fähigkeiten.

Den **Erkrankungen** der **dritten Phase,** bei welchen Argentum als Heilmittel angezeigt ist, können z. B. Fieber oder innerlicher Schock, Zuckerunverträglichkeit, Schädigungen des roten Blutbildes usw. zugeordnet werden. Im seelischen Bereich können Angst und Zwangsvorstellungen auftreten mit Verlust aller schöpferischen Fähigkeiten oder schaffenden Kräfte.

Ausgeglichene Silberprozesse

Für physiologische Silberprozesse kann das entsprechende Gesundheitsprofil wie folgt skizziert werden.

- **Geistig-seelischer Bereich:**
  - Fantasievoll, moralische Fantasie
  - Selbständiges Denken
  - Gemütvoll, fürsorgliches Gemüt, gesunder Familiensinn, warme Mütterlichkeit
  - Schaffende Fähigkeiten
- **Funktionell-prozessualer Bereich:**
  - „Abbildung", Formbildung
  - Fördert Regeneration und körperliche Erholung
  - Regulation und Gestaltung des Wasserorganismus
  - Aufbau- und Abscheidungsprozesse im Gleichgewicht
  - Absonderung und Differenzierung, Strukturierung aufbauender Stoffwechselprozesse

- **Organbereich:**
  - Reproduktionsorgane
  - Zentrales Nervensystem
  - Schleimhäute; Haut, Kehlkopf

Bei einseitigen Silberprozessen sind anthroposophische Heilmittel mit Argentum (➤ therapeutische Anwendungsgebiete) angezeigt.

Wirksamkeiten aus anthroposophischer Sicht

Beim Menschen bewirkt die Silberdynamik die Regeneration und Reproduktion der Zellen und des Organismus. In der **Reproduktion** wirkt der mit der Silbersphäre verbundene Vererbungsstrom, der danach strebt, unendlich oft denselben Menschentypus hervorzubringen. Das Vergangene wird so in den Nachfahren typusmäßig bewahrt.
Auf einer anderen Ebene wirken die gleichen Kräfte in der eigenen Regeneration. Jeder Organismus muss regelmäßige Phasen der Regeneration durchmachen, um die Ermüdungserscheinungen und verbrauchte Kräfte auszugleichen. Hieran ist der Silberprozess wesentlich beteiligt. Während des Schlafes ermöglicht er dem Ich, sein eigentliches, ideelles Urbild im Kosmos wahrzunehmen, sich neu daran zu orientieren. Dies ermöglicht die leibliche Erholung. Der Silberprozess bewirkt hierbei den plastischen Aufbau des Organismus.

Therapeutische Anwendungsgebiete

Schwache, mangelhafte Silberprozesse

- **Geistig-seelischer Bereich** (mangelhafte moralische Phantasie und intellektuelle seelische Vertrocknung, Phantasielosigkeit):
  - Hastiges Wesen, „immer in Eile", Angst, Zwangsvorstellungen *(Argentum met. praep. D6)*
  - Intellektuelle Frühreife (meist kleinköpfiger Kinder), – seelische Vertrocknung, Depression *(Argentit D6, Argentum met. praep. D6)*
  - Somnambulismus, hysterogene psychische Verstimmung, Ausdehnungsgefühl des Kopfes *(Argentum met. praep. D6)*
- **Funktionell-prozessualer Bereich** (in den Stoffwechselbereich verlagerter (Silber-) Nerven-Sinnesprozess bei zu schwachem Aufbau in der Stoffwechseltätigkeit):
  - Kachexie *(Argentit D6, Argentum nitricum D4)*
  - Magenneurose, Gastritis, Ulcus ventriculi *(Argentum met. praep. D6, Argentum nitricum D6)*
  - Ptose des Magen-Darm-Trakts *(Argentum met. praep. D6)*
  - Schlafstörungen *(Argentum D8/Hyoscyamus D3 aa)*
  - Schock *(Argentum met. praep. D6, Argentit D6)*
  - Vegetative Dystonie, allgemeine vegetative Erregbarkeit *(Argentum met. praep. D6, Argentum nitricum D6)*
  - Zuckerunverträglichkeit *(Argentum met. praep. D6)*
- **Funktionell-prozessualer Bereich** (mangelhafte Gestaltung und Differenzierung):
  - Akute Entzündungen, Furunkeln, Panaritien, Abszesse, Phlegmone *(Argentum met. praep. D6, Argentit D4 – D6)*
  - Angst, Unruhe und Durst, verbunden mit Adipositas *(Argentum arsenicosum D6)*

- Diarrhö/Obstipation Colitis ulcerosa *(Argentum nitricum D4, D6)*
- Sinusitis, Stomatitis *(Argentum nitricum D4, D6)*
- Urethritis, Zystitis, Pyelitis *(Argentum nitricum D6)*
- **Organbereich:**
  - Dysmenorrhö, Amenorrhö, Uterushypoplasie *(Argentit D6)*
  - Fluor vaginalis *(Argentum met. praep. D6)*
  - Konzeptionsschwäche, Sterilität, habitueller Abort *(Argentum met. praep. D6)*

Gesteigerte oder einseitige Silberprozesse

- **Geistig-seelischer Bereich** (Leben in einer illusionären Bilder- und Scheinwelt z. B. Medien-/Glamourwelt, Playboywelt):
  - Lockerungszustand *(Argentum met. praep. D20 – D30)*
  - Phantomgefühl *(Argentum D12 – D30)*
  - Schwangerschaftspsychose, klimakterische Psychosen *(Argentum met. praep. D20)*
  - Unruhiges, hastiges Wesen *(Bryophyllum Argento cultum 0,1 %)*
  - Vegetative Labilität *(Bryophyllum Argento cultum 0,1 %).*
  - Visionäre Veranlagung, Halluzinationen, endogene Psychosen, Hysterie *(Dyskrasit D20, Bryophyllum Argento cultum 0,1 %)*
- **Funktionell-prozessualer Bereich** (Überschießen des Silberprozesses im Stoffwechselbereich bei zu schwachem Wirken des Sinnes-Nervensystems):
  - Adipositas *(Argentum met. praep. D30)*
  - Enuresis *(Argentum met. praep. 0,4 % Ungt.)*
  - Epilepsie *(Argentum met. praep. D20 – D30)*
  - Hitzewallungen im Klimakterium *(Dyskrasit D20)*
  - Linksmigräne, die allmählich beginnt und plötzlich abklingt, neurasthenische Migräne *(Argentum met. praep. D20)*
- **Funktionell-prozessualer Bereich** (zu starker Abbau und zu starke Abscheidungen):
  - Chronische Entzündungen, Eiterungen *(Argentum met. praep. D20 – D30)*
  - Fieber, Sepsis *(Argentum met. praep. D20, Argentum D30/Echinacea D6 aa)*
  - Lochialstauungen *(Argentum met. praep. D20)*
  - Paradontose, Alveolarpyorrhoe *(Argentum nitricum D20 – D30)*
  - Vorbeugend bei Impfschäden *(Thuja occidentalis Argento culta 01 %).*
- **Organbereich:**
  - Aphonie, Laryngitis *(Argentum met. praep. D30)*
  - Neuralgie im Kopfbereich *(Argentum met. praep. D20)*

Argentum-Präparate

Monopräparate

Argentum metallicum D3**, D4, D5** *Trit.*

Argentum met. praep. D6, D8, D10, D12, D20, D30 *Amp.;* D6, D8, D10, D12, D15, D20, D30 *Dil.;* 0,4 % *Gel.;* 0,4 % *Supp.;* D6 *Tabl.;* D6, D8, D10*, D12*, D20, D30 *Trit.;* 0,4 %, 0,1 % *Ungt.;* 0,4 % *Vaginaltabl.*

Argentit D6, D10* *Amp.;* D6, D8*, D12, D20*, D30* *Dil.;* D4, D6 *Trit.*

Argentum arsenicosum D6 *Trit.*

Argentum nitricum D6, D20, D30 *Amp.;* D4, D6, D12, D20, D30 *Dil.;* D4 *Augentropfen*
Bryophyllum Argento cultum 1%, 0,1% *Dil.*
Bryophyllum Argento cultum Rh D2 (1%), D3 (0,1%) *Amp.;* D3 (0,1%) *Dil. aq.*
Dyskrasit (Antimonsilber) D6, D20 *Amp.;* D30 *Dil.;* D6 *Trit.*
Pyrargyrit (Antimonsilbersulfid)** D4, D6, *Trit.*
Thuja occidentalis Argento culta 0,1% *Dil.*
Thuja occidentalis Argento culta Rh D3 (0,1%) *Amp.;* D3 (0,1%) *Dil. aq.*

Kombinationspräparate
Argentum/Berberis comp. (Argentum met. praep. D20/Berberis, Fruct. Rh D3/Quarz D12) *Amp.; Dil.*
Argentum D30/Carbo Betulae D30 aa *Amp.*
Argentum D30/Echinacea D6 aa *Amp.*
Argentum D8/Hyoscyamus D3 aa *Amp.*
Chamomilla comp. (Argentum met praep. D19/Belladonna, Pl. tota D3/Chamomilla, Radix D2/Echinacea ang. Ø/Echinacea purp. Ø/Papaver somniferum, Fruct. immaturi D3) *Supp.*
Thuja comp. (Argentum met. D3/Mercurius vivus nat. D6/Thuja occ., Summ. D6) *Trit.*
Weleda Argentum Metallspiegelfolie***

* Nur Weleda Schwäbisch Gmünd, D; ** Apotheke an der Weleda, D *** Nur Weleda Arlesheim, CH

Dosierung und Anwendung

- Ampullen: 2-mal wöchentlich bis zu 1-mal täglich 1 ml s. c.
- Dilutio, Dilutio aquosa, Pulvis, Tabletten:
  - Tiefe Potenzen: 3-mal täglich 5 – 10 Tropfen bzw. 1 Messerspitze bzw. 1 Tablette
  - Hohe Potenzen: 1-mal täglich 5 – 10 Tropfen bzw. 1 Messerspitze bzw. 1 Tablette oder seltener
- Tablettae vaginalis: 1- bis 2-mal täglich einführen
- Gelatum, Unguentum: 2mal täglich auftragen
- Metallspiegelfolie: 1 ca. handtellergroßes Stück 1-mal täglich auflegen

7.2 Heilmittelporträts: mineralische Substanzen

Alumina (Tonerde)

Deutsche Bezeichnung: Tonerde und Tonmineralien

Vorkommen und Eigenschaften

Wie am Quarz die Erscheinungsformen und Eigenschaften des Kieseligen sowie an den Kalkformen wie Conchae, Marmor jene des Kalkigen beschrieben werden können, so betrachten wir hier die Tonerde als charakteristisch für das Tonige. Die Erscheinungsformen des Tonigen in der Natur weisen auf eine besondere Wandlungsfähigkeit hin. Das Tonige tritt sowohl als schwere, fruchtbare, sogenannte „gemeine" Erde auf, wie auch als lichtdurchlässiger, funkelnder Kristall, beispielsweise als Jaspis oder Topas. Damit zeigt das Tonige einerseits Fähigkeiten des Kalkes, wie raumausfüllende schwere Erdverbindungen einzugehen, und andererseits solche des Kiesels, wie die Bildung leuchtender Kristalle.

Eine spezifische Eigenschaft des Tons ist seine Plastizität, die man sich z. B. beim Töpfern zunutze macht. Damit der Ton schmiegsam und gestaltbar wird, bedarf es des Wassers. In der Hitze erlangt er dann die feste dauerhafte Form z. B. eines Gefäßes. In dieser Form kann er andere Substanzen aufnehmen, ohne eine Verbindung mit ihnen einzugehen.

Die Beziehung des Tonigen zum Wasser, das seine Plastizität ermöglicht, und zu Luft und Feuer, durch welche es seine feste Gestalt erlangt, weist auf seine Doppelnatur. Chemisch gesehen ist Tonerde amphoterer Natur, das heißt, sie kann sowohl eine Säure wie auch eine Base bilden. Das Tonige vereinigt Polaritäten, und zwar im Hinblick auf einen Verwandlungsweg vom Niederen, Ungeformten, zum Höheren, Geformten.

Formerhaltende Dynamik des Tonigen

Diese prozessualen Eigenschaften des Tonigen können Hinweise für sein Wirken als Heilmittel geben. Der Mensch wird in seiner Entwicklung, die sich zwischen den Polaritäten der Formerhaltung und Wesensverwandlung bewegt, durch Tonerdepräparate angesprochen.

Erleidet das Körperliche einen teilweisen Formverlust durch verstärkte zentrifugale bzw. erhöhte lokale Wärmeprozesse, wie dies bei Entzündungen, Infektionen, Quetschungen, auch Insektenstichen, der Fall ist, wirkt Tonerde, äußerlich angewandt, regenerierend.

Herrscht jedoch der polare Krankheitsprozess vor, indem das Körperliche zu stark physisch wird, sozusagen in seiner Form erstarrt und austrocknet, kann die innerliche Verabreichung von Aluminiumverbindungen indiziert sein.

Prozessuale Eigenschaften des Tonigen

Im seelischen Bereich nimmt der Aluminaprozess eine entsprechende Mittelstellung ein. Hier verantwortet er die Umwandlung von Vorstellungen in Willenstätigkeiten. Grundlage der Vorstellungen ist das Nervensystem, während die Willenstätigkeit eng mit dem Blut verbunden ist. Vorstellungen haben auf Grund ihres Bildcharakters nur einen projektiven Wert für das Identitätserlebnis. In der Willenstätigkeit andererseits verbinden wir uns direkt mit der Umwelt und der eigenen Körperlichkeit. Das Identitätserlebnis ist hierbei auf das Zukünftige gerichtet. Die aktuelle Identität kann daher erst in dem Spannungsfeld beider Pole, der Vorstellung und der Willenstätigkeit entstehen. Die Vorstellung färbt unsere Seelenhaltung in distanzierter vorwiegend antipathischer Weise zur Umwelt, die Willenskraft verbindet die Seele in sympathischer Weise zur Umwelt.

Ausgeglichene Aluminaprozesse

Für physiologische Aluminaprozesse kann das entsprechende Gesundheitsprofil wie folgt skizziert werden.

- **Geistig-seelischer Bereich:**
- Vorstellung kann sich in Willensimpulse umwandeln
- Antipathischer und sympathischer Seelenpol sind im Gleichgewicht und erlauben ein ausgeglichenes Identitätserleben
- Das Wollen wird denkend durchdrungen und hat sozialen Charakter

- **Funktionell-prozessualer Bereich:**
  - Willensimpulsierung im Stoffwechselbereich: vermittelt zwischen Nerventätigkeit und Blutprozessen, d. h. lässt Nervenprozesse sich in Blutprozesse als funktionelle Willensimpulse verwandeln
  - Plastizierendes Element
  - Richtiger Tonus im Herz-Kreislaufbereich
  - „Entvegetabilisierung" der Stoffwechselprozesse
  - Vermittelt zwischen chemischem Äther und Wärmeäther
- **Organbereich:** dem Erdenelement zuzuordnende Konstitution

Bei einseitigen Aluminaprozessen sind anthroposophische Heilmittel aus Alumina (➤ therapeutische Anwendungsgebiete) angezeigt.

Wirksamkeiten aus anthroposophischer Sicht

Wie beim Töpfern der Ton oder Lehm sich mit den Elementen des Wassers, der Luft und des Feuers verbindet, um als Gefäß zur Aufbewahrung und Frischhaltung von Nahrungsmitteln zu dienen, so darf – als Metapher – auch die leibliche Menschwerdung als eine Verbindung der vier Elemente verstanden werden, die zum Gefäß oder Träger für die geistig-seelische Wesenheit eines Menschen wird.

Bei krankhaften Störungen in der Alumina-Dynamik können einerseits die Vorstellungen nicht richtig in den Willen umgesetzt werden. Sie bleiben z. B. als Zwangsvorstellungen, fixe Ideen bestehen, wobei diese entsprechend ihrem antipathischen Grundcharakter immer extrem negative, unheilvolle Aspekte beinhalten. Auch eine mangelnde Begriffsbildung kann mit dem gestörten Aluminaprozess zusammenhängen, da der Bildcharakter der Vorstellungen sich nicht oder nur schwer auflösen lässt und eine begriffliche Umwandlung nicht oder nur ungenügend erfolgt. Der – unbewusste – Willensbereich wird entsprechend zu wenig impulsiert, was sich in funktionellen Stoffwechselstörungen wie Atonie, Konstipation, aber auch als Ataxien und Paresien äußert. Die motorischen Störungen sind nach Steiner hierbei nicht im Sinne der gestörten Funktion motorischer Nerven zu verstehen, sondern als eine gestörte innere Wahrnehmungsfähigkeit in Zusammenhang mit den Blutprozessen. Daneben kann u. U. die Willenstätigkeit in ungenügender Weise vom Vorstellungsdenken durchdrungen sein. Das Wollen wird hierbei zuwenig gedanklich gelenkt und bekommt daher mit dem Gewollten einen zu starken sympathischen Bezug. Der Wille bleibt so auf seine Triebhaftigkeit und Selbstbezogenheit beschränkt und weist keinen sozialen Bezug auf. Das Herz fungiert als zentrales Organ für die Umwandlung von Vorstellungen in Willensfunktionen. Bei Störungen im Aluminaprozess können entsprechend auch Herzerkrankungen mit zu schwachem Tonus auftreten.

Konstitutionell bewirkt der gestörte Aluminaprozess bzw. das Überwiegen des Vorstellungsdenkens eine „Austrocknung" der Lebensprozesse. Die Schleimhäute werden trocken; es kann z. B. zu einer Sinusitis kommen, oder Gebärmutterentzündungen mit Sterilität können auftreten. Äußerlich erscheint der Patient durch diese Vertrocknung vorzeitig gealtert. Bei Kindern kann eine Alumina-Konstitution mit einem altklugen Verhalten verbunden sein.

Therapeutische Anwendungsgebiete

Alumina-Präparate kommen zur Anwendung bei **gesteigerten, geschwächten** oder **einseitigen Aluminaprozessen** (zu physiologischen Aluminaprozessen ➤ Kasten „Ausgeglichene Aluminaprozesse").

- **Geistig-seelischer Bereich** (Identität ist nicht mehr voll erlebbar, Identitätsverwirrung, Zwangsvorstellungen): fixe Ideen, schwere Begriffsfindung, depressive Stimmungen; Gefühl eines ständigen Gehetztseins *(Alumina D30*)*
- **Funktionell-prozessualer Bereich** (Wasser entfällt den Lebensprozessen, die daher vertrocknen):
  - Anosmie *(Jaspis D20)*
  - Atonien, Konstipation mit trockenen Stühlen *(Alumina* D4)*
  - Entzündungen, Prellungen, Verstauchungen *(Kaolinit 0,1%* äußerlich*)*
  - Heiserkeit der Sänger und Redner, Reizhusten bei trockenen Schleimhäuten bzw. mit Globusgefühl *(Alumen chromicum D4)*
  - Herzstörungen mit schwachem Tonus *(Kaolinit 0,1%* im Wechsel mit *Orthoklas 0,1%,* äußerlich*)*
  - Insektenstiche *(Kaolinit 0,1%* äußerlich*)*
  - Lähmungen, Ataxien, Schwindel *(Alumina* D30)*
  - Morbus Bechterew, Exostosen, Dupuytren-Kontraktur *(Lava D4, D6)*
  - Ödeme *(Lapis sectilis D3)*
  - Ovarialzysten *(Mixtura Stanni comp.)*
  - Sklerotische trockene Krankheitsprozesse, inbesondere im Senium, Sinusitis *(Alumen chromicum D4)*
  - Sterilität, mangelhafte Aufbaukräfte, trockene Schleimhäute *(Alumen/Berberis comp.)*
  - Verkrüppelung der Nägel *(Gneis D4)*
- **Organbereich:** mager, schwach, leicht fröstelnd, mit schwachem Hautturgor, trockener Haut, evtl. vorzeitig gealtertes Aussehen

* Homöopathisches Präparat

Alumina-Präparate

Monopräparate

Alumen D3, D15 *Dil.*
Alumen chromicum* D4, D6** *Trit.*
Gneis D3, D4, D6, D10**, D20** *Trit.*
Jaspis** D6, D10, D20 *Dil.*
Kaolinit*** (Aluminiumsilicat) 0,1% *Externum*
Lapis sectilis (Tonschiefer) D3 *Trit.*
Lava** D3, D4, D6 *Trit.*
Orthoklas** (Kaliumaluminiumsilicat) 0,1% *Externum,* D6 *Trit.*

Kombinationspräparate

Alumen/Berberis comp.* (Alumen D3/Berberis Fructus D3/Helleberus niger D3) *Dil.*
Mixtura Stanni comp. (Acidum nitricum/Alumen/Cuprum/Stannum) *Dil.*

* Nur Weleda Schwäbisch Gmünd, D; ** Apotheke an der Weleda, D; *** Nur Weleda Arlesheim, CH

Dosierung und Anwendung

- Ampullen: 1-mal täglich bis 2-mal wöchentlich oder seltener 1 ml s. c.
- Dilutio, Pulvis:

– Tiefe Potenzen: 3-mal täglich 5 – 10 Tropfen bzw. 1 Messerspitze
– Hohe Potenzen: 1-mal täglich oder seltener
- Flüssigkeit: im Verhältnis 1:10 verdünnt (1 Teelöffelin $^1/_2$ l Wasser) für Umschläge und Kompressen, bei Herzkompressen z. B. *Kaolinit 0,1%* am Morgen und *Orthoklas 0,1%* am Abend anwenden

Ammonium carbonicum (Ammoniumcarbonat)

Deutsche Bezeichnung: Ammoniumcarbonat

Vorkommen und Eigenschaften

Ammoniumsalze – wie z. B. Ammoniumcarbonat, früher auch Hirschornsalz genannt, weil es aus dem Hirschgeweih durch trockene Destillation gewonnen wurde – weisen als Salze paradoxerweise sulfurische Qualitäten auf. Zwei im Grunde sich ausschließende Prinzipien – das Salartige und das Sulfurartige wirken gleichzeitig in den Ammoniumsalzen. So z. B. verflüchtigt sich das scheinbar fest geformte Salz Ammoniumcarbonat wie ein ätherisches Öl schon bei Zimmertemperatur. Sein Geruch ist stechend scharf und wirkt abrupt weckend über die Sinnesorgane.

Phase der Spannung

Die teilweisen widersprüchlichen Wirkungen von Ammonium carbonicum rufen ein spezielles Spannungsverhältnis zwischen oberen und unteren Pol des Menschen hervor. Hierdurch wird der Kreislauf angeregt und v. a. im Bronchialbereich sekretionsfördernd, expektorierend gewirkt. Die Wirkungen im Bereiche der Atmung und des Kreislaufes, also im mittleren rhythmischen Bereich, sind somit Reaktionen auf das veränderte Ineinanderwirken der oberen und unteren Organisation, auf welche Ammonium carbonicum als Heilmittel primär wirkt.

Phase des Widerspruchs

Auf der anderen Seite führt der gestörte Ammonium-carbonicum-Prozess im oberen Pol zu einem widersprüchlichen seelisch-geistigen Verhalten. So z. B. kann eine Abneigung gegen das andere Geschlecht bestehen bzw. überhaupt eine Abneigung gegenüber der Sexualität. Die eigene geschlechtliche Rolle wird negiert.
In diesem Zusammenhang ist wichtig zu wissen, dass der Stickstoff – ein wesentlicher Bestandteil in Ammonium carbonicum – nach Steiner die Aufgabe hat, zwischen dem Seelisch-Geistigen des Menschen und dem Seelisch-Geistigen des Kosmos zu vermitteln. Dies wiederum ist besonders bedeutungsvoll während des Schlafs, wo beide Welten teilweise verschmelzen und der Stickstoff hierbei prozessual eine entscheidende Rolle spielt. Ist dieser Prozess gestört, dann entsteht ein tiefgreifender Vertrauensverlust gegenüber Mitmenschen und der Welt. Hier kann Ammonium carbonicum als Heilmittel indiziert sein.

Wirksamkeiten aus anthroposophischer Sicht

Wie die Eigenschaften von Ammonium carbonicum paradox sind, so ist es auch seine Wirkungsweise im Organismus. Das Salz übt Sulfurwirkungen im Salpol aus, d. h. es wirkt auf das Sinnesnervensystem belebend und errregend. Dies aber nicht im Sinne

der Hingabe an Sinneseindrücke oder des Verlierens in seine eigenen Gedanken, sondern als Stärkung der geistigen Selbstbehauptung. Im Stoffwechselsystem wirkt es ebenfalls einerseits eher sulfurisch, indem es Stoffwechselprozesse anregt. Andererseits wirkt es hier alkalisierend und ermöglicht bei der Verdauung eine vollständige Auflösung der Nahrungstoffe und ihre Hereinnahme in den Organismus. Ammonium carbonicum ist daher als Heilmittel indiziert, wenn die alkalisierenden Kräfte im Organismus ungenügend sind, oder einseitig wirken, und daran anschließend ebenfalls die gestaltenden Kräfte der Leber und der Milz gestört sind. Dies äußert sich in einem Entgleiten des Stoffwechsels in Richtung Azidose und Verschlackung. Die Absonderungen des Organismus werden scharf und ätzend. Hiermit verbunden ist ein allgemeiner Schwächezustand. Schließlich kann dies zu einer korpulenten, hydrogenoiden Konstitution führen oder mit dieser verbunden sein. Besonders nachts, wenn die Stoffwechselkräfte am stärksten ungestaltet nach oben dringen, können sich daher die Krankheitssymptome verschlimmern.
In der Leber und Milztätigkeit werden die Nahrungsstoffe neu eingehüllt und auf einer individualisierten Ebene wieder strukturiert. Die formgebenden Salzeigenschaften des Ammonium carbonicum unterstützen dies.
Störungen im komplexen Ammonium-carbonicum-Prozess im Organismus können auf zahlreichen Ebenen und Organen zu Krankheiten führen.

Therapeutische Anwendungsgebiete

- **Geistig-seelischer Bereich:**
  - Übellaunigkeit, weinerlich-depressive Verstimmung bei misstrauischen Frauen
  - Verwirrt, häufiges Verschreiben, Verrechnen
  - Widersprüchliches Verhalten, hysterische Abneigung bei Frauen gegenüber Männern, Abneigung gegenüber der Sexualität
- **Funktionell-prozessualer Bereich:**
  - Adynamische Zustände mit Fieber, mangelnde Reaktionskraft, Hämorrhoidalstauung, Nasenbluten, Aufwachen um 3 Uhr morgens
  - Erstickungsgefühl, Bronchialasthma, Schwäche, Kreislaufschwäche, Kollapsneigung, Ohnmachtsanfälle
- **Organischer Bereich:**
  - Laryngitis, Bronchitis, reichliche Schleimabsonderungen, Neigungen zu Blutungen an den Schleimhäuten
  - Rhinitis, Sinusitis, Heuschnupfen, allergische Schleimhautreaktionen, trockener Stockschnupfen, Nasenbluten morgens
  - Scharlach
- **Konstitution/Temperament:**
  - Blass, phlegmatisch, korpulent-fett, schlaffe und kraftlose Frauen
  - Frostigkeit, Körper- und Gliederkühle, empfindlich gegen Kälte
- **Modalitäten:**
  - Verschlimmerung durch Kälte, Nässe, kaltes Wasser
  - Verschlimmerung des trockenen Reizhustens durch Anstrengung und Eintreten in warmes Zimmer
  - Nächtliche Verschlimmerung gegen 3 Uhr, besonders der akuten Atmungs- und Kollapssymptome

Ammonium-carbonicum-Präparate
Ammonium carbonicum D3, D6 *Dil.*

Dosierung und Anwendung

Dilutio: 3-mal täglich 5 – 10 Tropfen

Arsenicum album (Weißes Arsenik)

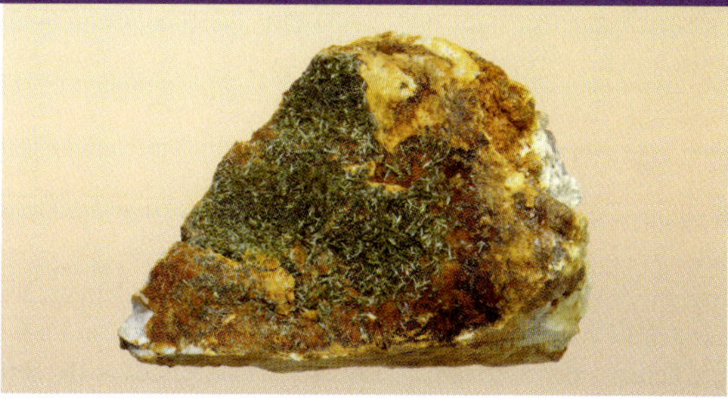

Chemische Bezeichnung: Arsentrioxid (Hüttenrauch, Olivenit)

Vorkommen und Eigenschaften

Gediegen kommt metallisches Arsen nur vereinzelt als Scherbenkobalt in Bleierzgängen vor, aber häufiger tritt es in der Natur in Verbindung mit Schwefel als Auripigment, Realgar, Arsenkies, Arsenkobaltglanz auf. Darüber hinaus findet sich Arsen regelmäßig in wechselnder Menge im Erdreich, in verschiedenen Eisen-Arsenwässern wie Levico und Roncegno, sowie auch im Regen- und im Meerwasser.
Arsenicum album, das in der Therapie verwendet wird, ist Arsentrioxid (Arsenik); es entsteht durch Verbrennen von Arsen an der Luft. Das weiße geschmacklose Pulver löst sich nur geringfügig in Wasser und schwimmt größtenteils wie Mehl auf ihm.
Arsen zeigt keine richtigen Metalleigenschaften. Es ist spröde (Scherbenkobalt) oder liegt als mehliges Pulver vor. Beim Erhitzen geht Arsen direkt in einen gelben Dampfzustand über ohne vorhergehende Verflüssigung. Durch schnelles Abkühlen des Arsendampfes entsteht die nichtmetallische Modifikation, das gelbe Arsen, welches in seinen Eigenschaften sehr dem weißen Phosphor ähnelt. Es trägt in sich die Neigung zu einer staubigen Auflösung. Arsen steht also an der Schwelle zwischen Metallen und Nichtmetallen.
In Mensch und Tier ist Arsen ein lebensnotwendiges Spurenelement, dessen Rolle aufgrund der schweren Nachweisbarkeit im lebenden Organismus anhand bisher vorliegender Untersuchungen nur vorläufig abgeschätzt werden kann.

Erste Wirkungsrichtung des Arsenprozesses

Das verstärkte Eintauchen des Astralleibes in den physischen Leib, in die Körperlichkeit, wird von Steiner auch als ein Arsenisieren bezeichnet. Das Durchdringen des Körperlichen mit dem Astralleib (Empfindungsleib) bedingt das Zurückdrängen

und Konturierung der Vitalität des Stoffwechsels. Insbesondere zur Zeit der Pubertät geschieht dies umbruchartig. In physiologischer Weise findet dies regelmäßig, jedoch in bedeutend geringerem Ausmaß, in der Tages- und Nachtrhythmik statt. Das unmittelbare Eintauchen der eigenen Geistigkeit in die Körperlichkeit kann unbewusst in der Seele als eine Bedrohung des Selbst oder sogar als eine Art von Selbstverlust erlebt werden. Dabei erleidet die Seele in ihrer Tiefe eine Art Todeserlebnis und entsprechend die Angst vor dem Tod. Diese Angst prägt und bestimmt das Verhalten eines Menschen, dessen Arsendynamik gestört ist. Dem Betroffenen ist die eigentliche Ursache der Angst in der Regel nicht bewusst. Auch der gesunde Mensch verspürt diese Todesahnung bis zu einem gewissen Grade, er kann sie aber in seinem Seelenleben wieder durch andere Erlebnisse ausgleichen.
Besonders nachts, wenn der Astralleib sich aus der oberen Organisation herauszieht, wirkt der Arsenprozess umso intensiver in der unteren.

Zweite Wirkungsrichtung des Arsenprozesses

Die aus der nächtlichen intensiveren Verbindung des Astralleibes mit der unteren Organisation resultierenden Kälteprozesse könnten zu einer Erstarrung des Organismus führen, wenn nicht die zweite Wirkungsrichtung des Arsenprozesses dem entgegenwirken würde. Diese regt über den Fettstoffwechsel die Wärmeprozesse im Organismus an. Sie lenkt – nach Steiner – den Fettstoffwechsel derart, dass gerade soviel Fett umgesetzt wird, als für den Energiebedarf des Stoffwechsels notwendig ist und durch die Ich-Organisation in Wärmevorgänge überführt werden kann. Die Ich-Organisation kann somit auch im Schlaf ihre Verbindung mit den Stoffwechselprozessen bewahren, und es findet daher auch in dieser Phase kein unbewusster Prozess der Auslöschung der Ich-Organisation im Körperlichen statt.

Ausgeglichene Arsenprozesse

Für physiologische Arsenprozesse kann das entsprechende Gesundheitsprofil wie folgt skizziert werden.

- **Geistig-seelischer Bereich:** Lebhaft, beweglich, reger Gedankenfluss, schöpferische, weiterführende Phantasie, Ordnungsliebe, Pünktlichkeit
- **Funktionell-prozessualer Bereich:**
  - Astralisieren des Organismus, die Wirkung des Astralleibes im Stoffwechselsystem verstärkend
  - Tonisierung des Organismus, Erhöhung der Spannkraft; wirken gegen zu starkes „Wuchern der Organe“
  - Verhindern des „Ranzig-Werdens“ des Fettes im Organismus
  - Regulierung des Gleichgewichts zwischen Fettablagerung und Fettabbau
  - Bewirken der richtigen Durchwärmung des Organismus
- **Organbereich:** keine spezifischen Organbeziehungen
- **Konstitutioneller Bereich:** vital, kräftig, frisches blühendes Aussehen, grazil und beweglich

Bei einseitigen Arsenprozessen sind anthroposophische Heilmittel mit Arsenicum album bei Arsenverbindung (➤ therapeutische Anwendungsgebiete) angezeigt.

Wirksamkeiten aus anthroposophischer Sicht

Im menschlichen Organismus verstärkt Arsen die astralischen Impulse. Steiner spricht von einem „Arsenisieren“ als einem normalen Prozess im menschlichen Organismus, der den Astralleib stärker in den physischen Leib eindringen lässt. Hierdurch wirkt der Arsenprozess entgegengesetzt dem Ätherleib, und zwischen beiden – Astralleib und Ätherleib – muss sich ständig ein dynamisches Gleichgewicht bilden. Dieses kann unterschiedliche Verhältnisse aufweisen, besonders während der Tag- und Nachtphase des Organismus. Das Gleichgewicht muss sich in rhythmischer Periodik immer wieder neu einpendeln.

Der erste Arsenprozess tendiert zur Selbstauslöschung der Ich-Organisation im Körperlichen, während der zweite ihre Funktionen im Stoffwechsel weiterhin ermöglicht. Diese beiden Prozesse finden auf der Ebene der geschlechtlichen Entwicklung ihren Ausgleich und ihren Endpunkt. Hier strebt der Organismus – im Seelischen wie im Physiologischen und Körperlichen – durch die Vereinigung mit dem Gegengeschlecht zur Selbstaufgabe wie auch zur Selbstbestätigung. Der Arsenprozess geht hierbei im Flüssigkeitsorganismus auf.

Je nachdem, welche Seinsebenen betroffen sind, äußern sich Einseitigkeiten und Störungen der Arsentätigkeit in unterschiedlicher Weise:

Wirkt diese z. B. im Wasserorganismus zu schwach, kann es zu einer zu starken Vitalisierung des Stoffwechsels kommen, was sich z. B. in einer chronischen Diarrhö auswirkt oder im Seelischen auch zu einer Bewusstseinsdämpfung führt. Weiterhin kann ein zu schwacher Arsenprozess zu einer fettigen Degeneration der inneren Organe und/oder zur Bildung von übermäßigen unkontrollierten Wärmeherden führen.

Bei einem zu starken Arsenprozess dagegen wird das Seelische zu sehr in den Leib hineingezwungen – Todesängste und Unruhezustände sind die Folge. Sinken diese Ängste in den funktionellen Bereich hinunter, so können sie sich z. B. als Asthma äußern. Auf die Dauer führt ein zu starker Arsenprozess zu Abmagerung, Austrocknung, Kältegefühl, wobei die einzelnen Beschwerden in charakteristischer Weise mit dem Gefühl des Brennens verbunden sind. Hier sind arsenhaltige Arzneimittel indiziert.

Therapeutische Anwendungsgebiete

Arsen-Präparate kommen zur Anwendung bei **gesteigerten, geschwächten** oder **einseitigen Arsenprozessen** (zu physiologischen Arsenprozessen ➤ Kasten „Ausgeglichene Arsenprozesse“).

- **Geistig-seelischer Bereich:**
  - Unruhig, von Angst (bis zu Todesangst getrieben, insbesonders nächtliche Angstzustände, „Sterbesituation“ *(Arsenicum album D30)*
  - Gespenstersehen, sowohl bei Tag wie bei Nacht, Wahnideen, Selbstmordgedanken, Schizophrenie *(Arsenicum album D6)*
  - Depressionen *(Skorodit D10, Arsenicum album D30)*
- **Funktionell-prozessualer Bereich:**
  - Anämie *(Chinetum arsenicosum D4)*
  - Asthma *(Realgar D10, D30, Stibium arsenicosum D8 Amp.)*
  - Cor nervosum *(Skorodit D10)*
  - Degeneration der Nerven *(Skorodit D30)*
  - Dermatosen, Dermatiden, Ekzeme, Psoriasis *(Arsenicum album D6 – D30)*
  - Entkräftung, Abmagerung *(Arsenicum album D6 – D30)*
  - Entzündungsherde mit Gefühl von Brennen *(Arsenicum album D6)*
  - Fettige Degeneration in allen Organen, Hyperlipidämie *(Arsenicum album D6)*
  - Grippale Infekte, auch Neuralgien *(Gelsemium/Bryonia comp.)*
  - Hypertonie *(Arsenicum album D30)*
  - Katarrhalische oder nervöse Darmstörungen, Diarrhö, Gastroenteritis *(Arsenicum album D6, Stibium arsenicosum D8)*

  - Lichen ruber planus *(Stibium arsenicosum D6)*
  - Nephritis *(Olivenit D6)*
  - Schlafstörungen *(Arsenicum album D4, D6)*
  - Schwere nässende brennende Neurodermatis des Erwachsenen *(Stibium arsenicosum D8)*
  - Thyreotoxikose *(Chinetum arsenicosum D4, Olivenit D6)*
  - Übermäßiges Schlafbedürfnis *(Pharmakolith D6)*
  - Wetterfühligkeit *(Skorodit D30)*
- **Organbereich:** keine spezifischen Organbeziehungen
- **Konstitutioneller Bereich:** schwach, kraftlos, graublasses ausgetrocknetes Aussehen, Haut unlebendig und trocken, Abmagerung, „Mumifizierung" der Organe *(Arsenicum album D6 – D30)*

Arsenicum-album-Präparate

Arsenicum album D6, D12, D20, D30 *Amp.;* D4, D6, D10, D12, D15, D20, D30 *Dil.;* D6, D30 *Glob.;* D4, D6 *Trit.*
Chinetum arsenicosum D4 *Trit.*
Levico D3, D6 *Amp.;* D1, D2*, D3, D4, D6, D10 *Dil.;* D3 *Glob.*
Olivenit D6, D8 *Amp.;* D6, D8, D10, D12**, D20**, D30** *Dil.;* D4, D6, D8
Pharmakolith (Calciumarsenat) D4, D6 *Trit.*
Realgar (Arsensulfid) D8*, D10, D30 *Amp.;* D10 *Trit.*
Skorodit (Eisen(III)-arsenat) D6, D8, D10, D20, D30 *Amp.;* D6, D8, D10, D12, D15, D20, D30 Dil.; D6, D10 *Glob.;* D4, D6, D8, D10 *Trit.*
Stibium arsenicosum D8, D15, D30 *Amp.;* D8, D10, D12**, D15 *Dil.;* D6, D10 *Trit.*

* Nur Weleda Schwäbisch Gmünd, D; ** Apotheke an der Weleda, D

Dosierung und Anwendung

- Ampullen: 2- bis 3-mal wöchentlich bis zu 1-mal täglich 1 ml s. c.
- Dilutio, Pulvis:
  - Tiefe Potenzen: 3-mal täglich 5 – 10 Tropfen bzw. 1 Messerspitze
  - Hohe Potenzen: 1-mal täglich oder seltener, 5 – 10 Tropfen bzw. 1 Messerspitze
- Unguentum: 1- bis 2-mal täglich einreiben

Barium

Deutsche Bezeichnung: Barium (Erdalkalimetall)

Vorkommen und Eigenschaften

Wegen seiner hohen Reaktivität kommt Barium in der Natur nicht elementar, sondern nur in Verbindungen vor. Barium wird v. a. in den Mineralien Baryt (oder Schwerspat, kristallisiertes Bariumsulfat) und Witherit (Bariumcarbonat) gefunden und meist aus Baryt gewonnen. Abbauwürdige Vorkommen von Bariumverbindungen gibt es weltweit. Barium ist ein festes paramagnetisches Erdalkalimetall, das in einem kubisch-raumzentrierten Gitter kristallisiert. Es reagiert heftiger als die meisten anderen Erdalkali-

metalle mit Wasser und mit Sauerstoff und löst sich leicht in fast allen Säuren – eine Ausnahme bildet konzentrierte Schwefelsäure, da die Bildung einer Sulfatschicht die Reaktion stoppt. Wegen seiner hohen Reaktivität wird es unter Schutzflüssigkeit aufbewahrt. Die silberweiße metallische Farbe des elementaren Bariums wird an der Luft schnell mattgrau, weil sich eine Oxidschicht bildet. Da diese Oxidschicht nur dünn ist, kann sich Barium in feuchter Luft selber entzünden.
Barium und seine wasserlöslichen Verbindungen sind giftig für Pflanzen, Tier und Mensch. Dagegen sind die Zieralgen (Desmidiaceae), eine Familie von einzelligen, etwa einen Millimeter großen Grünalgen (Chlorphyta), die in kalten nährstoffarmen Süßgewässern, insbesondere in Hochmooren gedeihen, für ihr Wachstum auf Barium angewiesen. Sie entziehen es selektiv dem Wasser, selbst bei verschwindend geringer Konzentration.

Wirksamkeiten aus anthroposophischer Sicht

Für die therapeutische Anwendung von Barium ist bedeutsam, dass es einerseits zu Calcium und andererseits zu Blei besondere Beziehungen aufweist. Barium glänzt wie das Metall Calcium silberweiß, v. a. aber in seinen Verbindungen erinnert Barium an Calcium. Andererseits ist Barium so giftig wie Blei. Anstelle von Blei kann auch Barium zur Herstellung von weißer Leucht- bzw. Deckfarbe verwendet werden. Charakteristischerweise zeigen beide Metalle eine starke Absorption von Röntgenstrahlen.
In Übereinstimmung hiermit erinnern wesentliche therapeutische Anwendungsgebiete der Bariumverbindungen stark an die Arzneimittelbilder von Calcium und Blei. Das Calcium-Arzneimittelbild zeigt deutliche Übereinstimmungen mit der Wirkung von Barium-Präparaten beim Kind, das Arzneimittelbild von Blei mit jenen von Barium-Heilmitteln beim älteren Menschen. Allerdings besteht bei aller Ähnlichkeit der Indikationsbereiche ein Charakteristikum für Barium: die starke Zurückgebliebenheit der geistigen Entwicklung.
Steiner hat Barium in Verbindung mit der Pankreastätigkeit gebracht. Dabei hinge Barium besonders damit zusammen, dass „wir uns wohl fühlen in der Verdauung". Dass das „Barium-Kind" nicht spielen will und der ältere „Barium-Mensch" zu Missmut und Nörgelsucht neigt, mag unter diesem Aspekt durch ein „Unwohlsein in der Verdauung" begründet sein.

Therapeutische Anwendungsgebiete

- **Kinder:**
  Körperlich und geistig zurückgebliebene Kinder, lernen langsam, lernen spät gehen, scheu, Nägelbeißen, Lymphatismus
  - Adenoide Wucherungen, Tonsillenhypertrophie *(Barium comp., Witherit D6, Barium jodatum D6)*
  - Mumps *(Barium citricum D4)*
- **Erwachsene:**
  - Altes Aussehen; Unaufgeschlossenheit; Verlust des Selbstvertrauens
  - Pankreatitis *(Witherit D6)*
- **Im Alter:**
  - Prostatavergrößerung, Arteriosklerose, früher Katarakt *(Witherit D6)*
  - Früher Verlust des Gehörs, Bradykardie, Hypertonie

Barium-Präparate

Monopräparate

Witherit (Barium carbonat) D3*, D4, D6 *Trit.*
Barium jodatum* D3, D4, D6 *Dil.*
Barium citricum D6 *Dil.;* D3, D4, D6 *Trit.*

Kombinationspräparat

Barium comp. (Barium citricum D3/Berberis, Radix D3/Conchae D10/Zinnober D6) *Trit.*

* Apotheke an der Weleda, D

Dosierung und Anwendung

- Ampullen: 2-mal wöchentlich bis zu 1-mal täglich 1 ml s. c.
- Dilutio, Pulvis: 3-mal täglich 5 – 10 Tropfen bzw. 1 Messerspitze

Bismutum (Wismut)

Deutsche Bezeichnung: Wismut

Vorkommen und Eigenschaften

Als Erz kommt Wismut nur in sehr geringer Menge in der Erdrinde vor. Es findet sich v. a. als Wismutglanz oder Wismutocker oder auch in gediegener Form. Häufig tritt es zusammen mit Blei auf. So wird es auch aus den mexikanischen Bleierzen gewonnen.
Wismut weist v. a. mit den zwei Metallen Blei und Antimon Ähnlichkeiten auf. Es ist wie Antimon diamagnetisch, meidet also das magnetische Feld und stößt in der Nachbarschaft eines solchen sogar die Elektrizität zurück. Da Antimon wiederum in seiner therapeutischen Wirksamkeit zu zahlreichen anderen Metallen, so z. B. zu Quecksilber und Silber, in enger Beziehung steht, lassen sich auch Ähnlichkeiten zu Quecksilber und Silber im Arzneimittelbild von Wismut wiederfinden.
Wismut ist wie Blei ein verhältnismäßig weiches, bei niedriger Temperatur schmelzendes Metall und absorbiert Röntgenstrahlen sehr stark. Charakteristisch für Wismut ist ferner seine Eigenschaft, mit Blei und Zinn eine Legierung bilden zu können, die einen so niedrigen Schmelzpunkt hat, dass sie bereits in warmem Wasser schmilzt.

Wirksamkeiten aus anthroposophischer Sicht

Als Heilmittel erweist sich Wismut überall dort als wirksam, wo der Organismus seine Abgrenzung gegenüber der Außenwelt aufrechterhalten muss. Dies trifft ebenfalls zu gegenüber der „inneren Außenwelt", nämlich dem Magen-Darmkanal. Auf der anderen Seite hilft Wismut, die Erdenschwere, die Neigung zu Abkapselung und Verhärtung zu überwinden.

Therapeutische Anwendungsgebiete

- Ulcus ventriculi et duodeni, Gastritis, Colitis *(Bismutum D6)*
- Ekzeme, Hyperkeratosen, Warzen *(Bismutum/Stibium Ungt.)*

Bismutum-Präparate

Monopräparat

Bismutum met. praep. D6 *Trit.*

Kombinationspräparate

Bismutum/Graphites/Stibium *Ungt.*
Bismutum/Graphites comp.* *Trit.*
Bismutum/Hyoscyamus aa *Ungt.*
Bismutum/Stibium *Ungt.*

* Nur Weleda Schwäbisch Gmünd, D

Dosierung und Anwendung

- Dilutio, Pulvis: 3-mal täglich 5 – 10 Tropfen bzw. 1 Messerspitze
- Äußerlich: 1- bis 2-mal täglich einreiben, bei Ekzemen als Salbenverband

Calcium

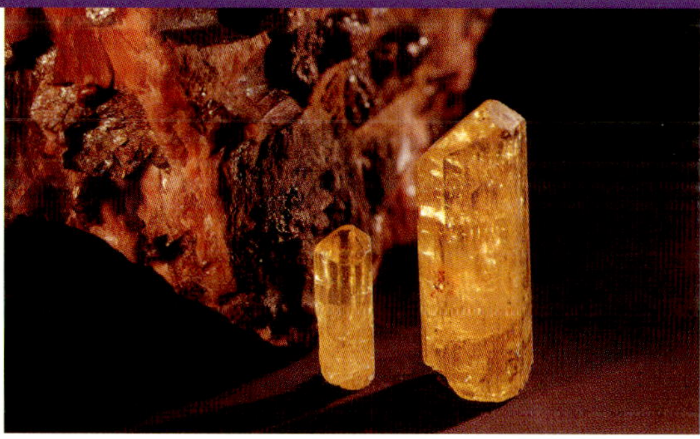

Deutsche Bezeichnung: Calcium (Erdalkalimetall; oben: Apatit, unten: Marmor)

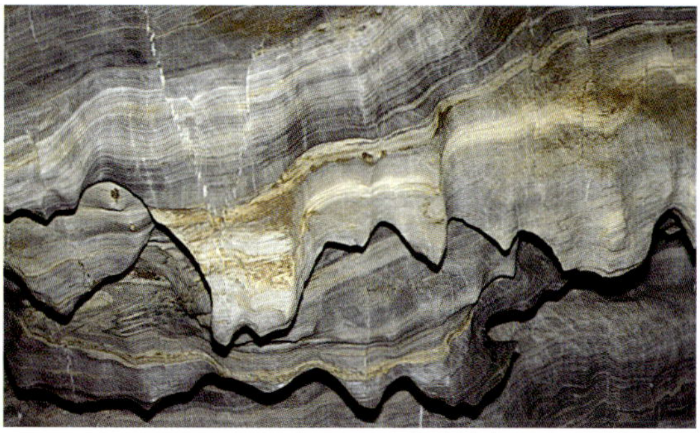

Vorkommen und Eigenschaften

Kalk, die Verbindung von Calcium mit Sauerstoff, dient hier der Darstellung des Elements Calcium.

Kalk bildet – zusammen mit Kiesel – den festen „Leib" der Erde; ein bedeutender Teil der Erdrinde besteht aus Kalkböden und Kalkgebirgen. Paläogeologisch stammt Kalk immer von tierischen Lebewesen, ist aus ihren Absonderungen entstanden und gehört zu den Sedimentgesteinen. Bei seiner Ablagerung spielen also die Gesetze des Lebendigen, verbunden mit den Gesetzen der Schwere, eine entscheidende Rolle.

Bei den Pflanzen wird Kalk v.a. in der Rinde abgelagert. So enthält die Asche der Eichenrinde über 90% Kalk. Insgesamt tritt jedoch die Substanz Kalk bei der Pflanze weniger in Erscheinung als das Element Silicium (Kiesel). Kalk spielt eine überragende Rolle in der Gestaltbildung bei Tier und Menschen. Was bei der Pflanze Oberfläche ist, verinnerlicht sich hier unter der Einwirkung des Kalks. Kalk fördert die Gastrulation und legt damit die Grundlage dafür, dass Tier und Mensch als eigenständige Wesen im Irdischen existieren können. Die Kalkkräfte tragen somit Wesentliches zur Bildung eines Seelenlebens bei.

Wirkungen im Sinnes-Nervensystem

Zum besseren Verständnis werden wir hier die Dynamik von Calcium im Vergleich zu derjenigen des Phosphors schildern. Während Phosphor nach oben, zum Kopfe hin, den Substanzstrom erwärmt, ihm innere Lebendigkeit verleiht und ihn schließlich vergeistigt, führt Calcium die geistigen Bewusstseinsprozesse hinein in den Bereich des Irdisch-Festen. Nüchternes, humorloses, pragmatisches Denken wird so möglich. Eindrücke werden durch Calcium dauerhaft im Bewusstsein festgehalten. Verbunden hiermit ist ein Kälteprozess – Calcium treibt den Wärmeäther aus dem Nerven-Sinnespol hinaus –, und eine entsprechende Erstarrung und Verfestigung, bis zur Mineralisierung z.B. der Schädelknochen, ist die Folge. Hierbei nimmt Calcium die physiologische Stellvertreterfunktion des Bleiprozesses ein.

Wirkungen im rhythmischen System

Im rhythmischen Herz-Lungen-Bereich unterstützt Phosphor die Einatmung, während Calcium die Ausatmung bewirkt. Dadurch wird eine zu starke Verbindung mit der Luft vermieden und innerliche Verbrennungsprozesse gedrosselt. Wäre die Ausatmung gehemmt, beispielsweise als Folge eines ungenügenden Einwirkens des kohlensauren Kalkes, dann würde „die Brust zu eng" – wir würden uns bedrängt fühlen und bekämen es mit der Angst zu tun.

Wirkungen im Stoffwechselsystem

Im Stoffwechselpol, wo durch Phosphor die Verbrennung unterhalten wird, treibt der Kalkprozess die kosmischen Einwirkungen hinaus. Dadurch ermöglicht er dem Menschen, sich in diesem Bereich innerlich zu organisieren, so dass eine in sich gefestigte Gestalt entsteht. Der Astralleib kann gestaltend ins Physische hineinwirken. Die Eiweißstoffe werden in eine Form überführt, und über die Anregung der Wasserausscheidung wird die Angriffsfläche für das direkte Einwirken kosmischer Kräfte verringert.

Die Kontraktionskraft der Muskeln (v.a. quer gestreifte und Herzmuskulatur) hängt vom Calcium ab. Physiologisch bestimmt die Calcium-Dynamik die Befriedigung von Durst und Hunger. Im Seelischen steigert sie das Streben nach Besitz.

Ausgeglichene Calciumprozesse

Für physiologische Calciumprozesse kann das entsprechende Gesundheitsprofil wie folgt skizziert werden.

- **Geistig-seelischer Bereich:** Mathematisch kühles, verstandesmäßiges Denken, gutes Gedächtnis, willensbedingte Ausdauer, Initiative
- **Funktionell-prozessualer Bereich:**
  - Regulieren die Verbindung von Astralleib mit dem physischen Leib als Gegenkraft zu den Phosphorprozessen
  - „Entanimalisierung" des Organismus
  - Im Kopfpol werden die Wärmekräfte ausgetrieben, im rhythmischen Bereich wird die Ausatmung verstärkt und im Stoffwechselsystem die Wasserausscheidung angeregt
  - Verleihen dem Organismus Spannkraft und Erregbarkeit
  - Verstärken die Hunger- und Durstgefühle
  - Fördern die Festigkeit und das „In-sich-Organisieren" der Gewebe, beeinflussen die feste Eiweißbildung
  - Ätherische Wucherkräfte werden zurückgedämmt
  - Harmonisieren zwischen Ernährungsstrom und Gestaltungskräften
- **Konstitution:** Blonde, wohlgestaltete, geistig wache und fantasievolle Kinder

Bei einseitigen Calciumprozessen sind anthroposophische Heilmittel mit Calcium bzw. dessen Verbindungen (➤ therapeutische Anwendungsgebiete) angezeigt.

Wirksamkeiten aus anthroposophischer Sicht

Aus dem Ringen zwischen Kalzium und Phosphor entsteht als Ausgleich der phosphorsaure Kalk. Er wirkt in gewissem Sinne dem Calciumcarbonat entgegengesetzt, indem er zentripetal kosmische Gestaltungskräfte im Organismus wirksam werden lässt. Als Apatit schafft er im Physischen (Knochengerüst) ein stabiles Gleichgewicht und die Grundlage für die Ich-Organisation, so dass sich diese im Denken beispielsweise mathematische Gesetzmäßigkeiten der Welt bewusst machen kann.

Insgesamt verleihen die Calciumprozesse dem Ineinanderwirken der verschiedenen Wesensebenen des menschlichen Organismus Geschlossenheit und Festigkeit, in sich wie auch gegenüber der Außenwelt. Im Seelischen ermöglicht der Kalziumprozess der Ich-Organisation, die eigene animalische Seite der Menschennatur zu überwinden und in ihr eine höhere objektive Geistigkeit in Form des logisch-mathematischen Denkens aufleben zu lassen.

Während also im Denk- und Wahrnehmungspol die Calciumsphäre die gute Erinnerungsfähigkeit und eine kalte, trockene, selbstzufriedene Seelenhaltung bedingt, verhält es sich im Stoffwechselpol anders. Die hier sozusagen „eingeschlossenen" Organkräfte tragen in sich das Verlangen nach neuen Substanzen. Die irdischen Kräfte des kohlensauren Kalkes, verwandt dem Wesenhaften des Tierreichs, äußern sich vom Stoffwechselbereich her als Erregbarkeit und Begehren. Hier ist Calcium stark mit der Willenssphäre verbunden.

Bei einem Ungleichgewicht der beiden Calciumsphären mangelt einerseits die innere Gestaltungskraft. Ist dieser Prozess z. B. im Epithelgewebe gestört, verlieren die Zellen ihren gestaltenden Zusammenhang, verselbstständigen sich und beginnen adenoid zu wuchern. Letztendlich kann das Epithelgewebe auch bösartig entarten. Im Bindegewebe wird das Eiweiß nicht genügend in die feste Form gebracht, und es kommt zu vermehrter Wasseransammlung in den Geweben. Der Stoffwechsel wird träge und die Ausscheidung unzureichend. Lymphatismus, Ekzeme und ähnliche Krankheitserscheinungen treten auf.

Auf der anderen Seite zeigen sich im Denken und Fühlen ungenügende Wachheit, ungenügende Begriffsbildung und zu wenig nüchternes Denken. Dies kann sich z. B. in Maßlosigkeit z. B. bei den eigenen Besitzansprüchen äußern. Aber auch Angst und Furcht können die Seele ergreifen.

Therapeutische Anwendungsgebiete

Calcium-Präparate kommen zur Anwendung bei **gesteigerten, geschwächten** oder **einseitigen Calciumprozessen** (zu physiologischen Calciumprozessen ➤ Kasten „Ausgeglichene Calciumprozesse").

- **Geistig-seelischer Bereich:**
  - Nervöse Übererregbarkeit *(Conchae D3, D6)*
  - Geistig träge, ohne Initiative, leicht ermüdbar bei geistiger Anstrengung *(Apatit D6 – D30)*
  - Angst- und Furchtzustände, z. B. im Dunkeln, vor dem Alleinsein, vor einem Misserfolg usw. *(Conchae D6 – D30)*
  - Prämenstruelle Depression *(Conchae D6)*
- **Funktionell-prozessualer Bereich:**
  - Adenoide Wucherungen *(Conchae D6, D12)*
  - Adipositas *(Conchae D30)*
  - Appetitlosigkeit verbunden mit Unruhe bei Kindern *(Apatit D12)*
  - Asthma, Allergien, Dermatiden Ekzeme, Urtikaria *(Conchae D6 – D30)*
  - Bindegewebsschwäche *(Fluorit D6, D12)*
  - Blutungsneigung, Blutungen *(Marmor D6, Corallium rubrum D6)*
  - Eiterungen *(Hepar sulfuris D6)*
  - Entkalkungsprozesse im Knochen, Sudeck-Syndrom *(Calcium metallicum D6)*
  - Epilepsie *(Conchae D6 – D30)*
  - Gallenblasendyskinesien, Blähungen, Diarrhö *(Conchae D6)*
  - Glaukom *(Cissus-Ossa D6)*
  - Incontinentia urinae *(Causticum D6)*
  - Klimakteriumsbeschwerden allgemeiner Natur *(Conchae 5%, D6)*
  - Krämpfe *(Pharmakolith D6)*
  - Kraniotabes *(Conchae D30)*
  - Läsionen mit Vernarbungen des ZNS *(Calcium silicicum comp. D20)*
  - Metrorrhagie, übermäßige Periodenblutung *(Glacies Mariae D6)*
  - Nierensteine *(Lapis Cancri-Silex D15, Renodoron)*
  - Rachitis-Prophylaxe *(Apatit/Phosphorus comp. S und K, Conchae/Quercus comp. S und K)*
  - Schlaflosigkeit *(Conchae 5%, D30)*
  - Schwindelanfälle *(Conchae D6)*
  - Störungen der normalen Absonderungsprozesse, übermäßiges Schwitzen *(Conchae D6)*
  - Morbus Bechterew, Kariesprophylaxe *(Fluorit D6)*
  - Tonisierung der erschöpften Herzmuskulatur, muskuläre Schwäche und Erschöpfung des älteren Menschen, paravertebrale Muskelschwäche *(Pharmakolith D6)*
  - Unterernährung *(Weleda Aufbaukalk 1 + 2)*
  - Unverträglichkeit von Milch bei Kindern *(Conchae D30)*

- **Organbereich:**
  - Asthenischer Habitus *(Apatit D6 – D30)*
  - Lymphatische, blasse Konstitution, gedunsenes, pastöses Gewebe, übermäßig großköpfig *(Conchae D12 – D30)*

Calcium-Präparate

Monopräparate

Calcium (metallicum oxydatum) D6 *Trit.*
Apatit (Calciumfluorphosphat) D8, D30 *Dil.;* D3, D4*, D6, D8*, D10*, D12*, D20*, D30* *Trit.*
Fluorit (Calciumfluorid) D6, D10* *Amp.;* D6 *Tabl.;* D3*, D4, D6, D8, D10*, D12 *Trit.;* 10% *Ungt.*
Glacies Mariae** (Calciumsulfat) D3, D6 *Trit.*
Hepar sulfuris (Kalkschwefelleber) D6*, D30* *Amp.;* D6, D8, D10, D12, D20, D30** *Dil.;* D6, D10 *Glob.;* D3, D4, D6 *Trit.*
Conchae D7, D10, D30 *Amp.;* D6, D8, D10, D12, D20, D30 *Dil.;* 50%, 5% *Pulvis,* 5%, D6 *Tabl.;* D1*, D2*, D3, D4, D6, D10, D12*, D15, D20, D30 *Trit.*
Corallium rubrum D3, D6 *Trit.*
Marmor (Calciumcarbonat) D6 *Trit.*
Pharmakolith (Calciumarsenat) D4, D6 *Trit.*

Kombinationspräparate

Apatit/Phosphorus comp. S (Apatit D8/Phosphorus D6) *Dil.*
Apatit/Phosphorus comp. K (Apatit D8/Cucurbita, Flos D4/Ferrum sidereum D20/Phosphorus D6) *Dil.*
Calcium silicicum comp. (nach dem Modell von Arnica Radix) D6, D20, D30* *Amp.;* D6, D12, D20 *Dil.;* D4 *Trit.*
Causticum Hahnemanni D3, D4, D6, D12 *Dil.*
Cissus-Ossa D6* *Amp.;* D3, D6 *Trit.*
Conchae/Quercus comp. S (Conchae D10/Quercus, extr. sicc. D4/Stannum met. praep. D10) *Trit.*
Conchae/Quercus comp. K (Conchae D6/Quercus, extr. sicc. D6) *Trit.*
Lapis Cancri-Silex D15 (Renodoron®) *Tabl.*
Weleda Aufbaukalk 1 + 2 (ABK 1: Apatit D5/Cucurbita, Flos rec. D2; ABK 2: Conchae D1/Quercus, Cortex D3) *Pulver*

* Nur Weleda Schwäbisch Gmünd, D; ** Apotheke an der Weleda, D

Dosierung und Anwendung

- Ampullen: 2-mal wöchentlich bis zu 1-mal täglich 1 ml s.c.
- Dilutio, Pulvis, Tabletten:
  - Tiefe Potenzen: 3-mal täglich 5 – 10 Tropfen bzw. 1 Messerspitze bzw. 1 Tablette
  - Hohe Potenzen: 1-mal täglich oder seltener, 5 – 10 Tropfen bzw. 1 Messerspitze bzw. 1 Tablette
- Unguentum: 2-mal täglich (besonders abends) Einreibungen des Unterleibs

Cobaltum (Kobalt)

Pharmazeutische Bezeichnung: Cobaltum metallicum (Kobalt)

Vorkommen und Eigenschaften

Als Metall gehört Kobalt zur Eisengruppe und ist hinsichtlich Dichte, Härte und Schmelzpunkt dem Eisen ähnlich. Es besitzt einen schönen silberweißen Glanz, der einen Stich ins Bläuliche aufweist. Die verschiedenen Kobaltverbindungen weisen einen Reichtum an Farben auf. Am bekanntesten ist das Kobaltblau, welches durch seine Tiefe und Erhabenheit beeindruckt. Diese Vielfalt der Farben deutet auf eine andere Seite des Metalls, nämlich seine innere Verwandtschaft zum Kupfer; seinem Wesen nach steht Kobalt zwischen Kupfer und Eisen.
Im menschlichen Organismus zählt Kobalt zu den Spurenelementen – es ist für ihn lebensnotwendig. Dies gilt auch für viele Tiere. Im Vitamin B_{12} ist Kobalt als wesentlicher Faktor enthalten.

Wirksamkeiten aus anthroposophischer Sicht

Kobalt wirkt im Organismus im doppelten Sinn: Einerseits bereitet es dem Eisen das notwendige Wirkungsfeld vor. Es ermöglicht so eine tiefere Eisenwirkung im Organismus, v. a. bei der Strukturierung des Eiweißes und bei der Blutbildung. Anderseits ermöglicht es hierbei durch seine innere Verwandtschaft mit dem Kupfer eine stärkere Öffnung der Eisensphäre gegenüber dem Kosmischen.
Im Arzneimittelbild von Kobalt finden sich daher immer Aspekte, die sowohl auf die Kupfersphäre als auch die Eisensphäre hinweisen.

Therapeutische Anwendungsgebiete

- **Blut:**
  - Polyglobulie *(Cobaltum met. D30)*
  - Sekundäre Anämie, Anämia perniciosa, Vitamin-B_{12}-Unverträglichkeit *(Cobaltum met. D6)*
  - Unterstützend in der Leukämie-Behandlung *(Cobaltum met. D6)*
- **Kreislauf- und Gefäßsystem:** Hypertonie, Schwindel, Sklerose *(Cobaltum met. D30)*
- **Stoffwechsel:** Diabetes *(Cobaltum met. D6)*

Cobaltum-Präparate

Cobaltum metallicum D6*, D30 *Amp.;* D6 *Trit.*

* Nur Weleda Schwäbisch Gmünd, D

Dosierung und Anwendung

- Ampullen: 2-mal wöchentlich bis zu 1-mal täglich 1 ml s. c.
- Dilutio, Pulvis:
  - Tiefe Potenzen: 3-mal täglich 5 – 10 Tropfen bzw. 1 Messerspitze
  - Hohe Potenzen: 1-mal täglich oder seltener, 5 – 10 Tropfen bzw. 1 Messerspitze

Fluor-Verbindungen

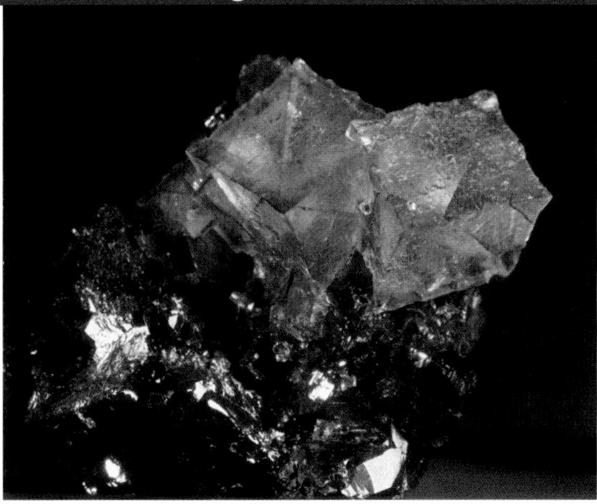

Deutsche Bezeichnung: Fluor (Halogen)

Vorkommen und Eigenschaften

Wie kaum eine andere Substanz verbindet sich Fluor begierig und heftig mit anderen Elementen. Mit Wasserstoff z. B. verbindet es sich noch im Dunkeln bei – 210 °C unter Flammenbildung und u. U. explosionsartigen Erscheinungen. Aus seinen Verbindungen ist Fluor dann kaum mehr zu lösen. Fluor strebt gleichsam mit kosmischer Urgewalt danach, sich mit allen irdischen Stoffen zu verbinden, um hierbei möglichst festen Erdencharakter anzunehmen. Fluor kann als Vermittler zwischen Substanzbildung und den irdischen Zentralkräften, die das festigende mineralisierende Prinzip vom Zentrum aus bewirken, angesehen werden.
Auf der anderen Seite verrät Fluor selbst in seiner ganz erdgebundenen Form, wie dem in dunkelvioletten Würfeln kristallisierten Mineral Flussspat, noch etwas von seiner eigentlichen kosmischen Lichtnatur, indem es fluoresziert. Auf seine Lichtnatur weist auch seine kristalline Gestalt hin.

Ausgeglichene Fluorprozesse

Für physiologische Fluorprozesse kann das entsprechende Gesundheitsprofil wie folgt skizziert werden.

- **Geistig-seelischer Bereich:** Auf Materielles bezogenes, begrifflich intellektuelles Denken
- **Funktionell-prozessualer Bereich:**
  - Richtiges Spannungsverhältnis im Stoffwechselbereich; Gleichgewicht zwischen Vitalität und Durchseelung im Stoffwechselbereich; vermitteln das Hereinwirken astralischer Kräfte in den Ätherleib
  - Fördern die beseelte Bewegung und Geschicklichkeit

- **Organbereich:**
  - Zahnbildung mit festem Schmelz
  - Feste Knochenbildung
- **Konstitution:**
  - Festes Gewebe
  - Formend, abrundend, plastizierend

Bei einseitigen Fluorprozessen sind anthroposophische Heilmittel mit Fluor und seinen Verbindungen (➤ therapeutische Anwendungsgebiete) angezeigt.

Wirksamkeiten aus anthroposophischer Sicht

Die festigenden-mineralisierenden sowie gestaltenden Kräfte finden sich bei der therapeutischen Anwendung der Fluor-Präparate wieder. Im menschlichen Organismus reguliert der Fluorprozess – mit anderen Elementen zusammen, v. a. mit Magnesium – das ausgeglichene Verhältnis zwischen direkt gebundenen und freien Ätherkräften. Im oberen Organismus wirken die vom Stoffwechsel gelösten Ätherkräfte, während sie im unteren im Stoffwechsel gebunden bleiben. Dass jedoch im oberen Organismus die Ätherkräfte sich nicht vollkommen frei gestalten und umgekehrt im unteren Pol nicht vollständig mit dem Stoffwechsel verschmelzen, ist der Wirkung des Fluors zu verdanken. Bleibt dieses labile Gleichgewicht gewahrt, fördert der Fluorprozess z. B. festes Bindegewebe und eine gesunde Zahnbildung, im Nerven-Sinnessystem dagegen ein „normales“ Denk- und Begriffsbildungsvermögen. Durch die innere Lichtnatur der Substanz wirkt sie hierbei immer auch gestaltend-plastizierend.

Ist der Fluorprozess einseitig oder zu schwach ausgeprägt, können Bindegewebsschwäche, Karies, Bänderschwäche, schlaffe, faltige Haut oder Organsenkungen auftreten. Im Denken bildet sich eine Intellektualität aus, die Kreatives, Intuitives verdrängt und verkümmern lässt. Hierdurch entsteht eine materialistische Einstellung.

Therapeutische Anwendungsgebiete

Fluor-Präparate kommen zur Anwendung bei **gesteigerten, geschwächten** oder **einseitigen Fluorprozessen** (zu physiologischen Fluorprozessen ➤ Kasten „Ausgeglichene Fluorprozesse“).

- **Geistig-seelischer Bereich:**
  - Kaum geistige Interessen, unschöpferisch, dumpf oder bloß intellektuell, vergesslich, mangelndes Konzentrationsvermögen, Oberflächlichkeit, Abneigung gegen den eigenen Beruf bzw. die zu leistende Arbeit *(Acidum hydrofluoricum D6)**
  - Starke Intellektualität bei Kindern *(Acidum hydrofluoricum D30*)*
- **Funktionell-prozessualer Bereich:**
  - Entzündliche Druckstellen und Blutungsneigung des Zahnfleisches *(Ratanhia comp., Ratanhia Mundwasser, Zahnfleischbalsam)*
  - Geschmacksverlust nach Grippe *(Topas D20)*
  - Tinnitus *(Topas D20)*
  - Überbordende Vitalität, übermäßiges Kraftgefühl, verstärkte Muskelleistung, „Heißblütigkeit“, Neigung zu Nasenbluten bei Jugendlichen *(Fluorit D12)*
  - Venenstauungen, Krampfadern, Hämorrhoiden, Senkungsbeschwerden, Durchfall *(Fluorit D6)*

- **Organbereich:**
  - Leicht brechende Nägel, Hyperkeratose *(Fluorit comp.)*
  - Morbus Paget *(Fluorit D15)*
  - Neigung zu Karies *(Apatit D6)*
  - Neigung zu (Spontan-)Frakturen, Exostosen, Osteoporose, Osteomalazie *(Fluorit D4, D6)*
- **Konstitution:**
  - Bindegewebsschwäche *(Fluorit D4 - D12)*
  - Kleinkinder hell wach, Neigung zum Schwitzen am Kopf, Schlafunruhe *(Apatit D30)*
  - Ovarialzysten, Fibrome, Mastopathia zystica, Mammadysplasien *(Fluorit D8 - D12)*
  - Senkungsbeschwerden, insbesondere bei Kindern im Vorschulalter *(Fluorit D6)*

* Homöopathische Präparate

Fluor-Präparate

Apatit (Kalziumfluorphosphat) D8, D30 *Dil.;* D3, D6, D20** *Trit.*
Fluorit (Flussspat) D6, D10* *Amp.;* D6 *Tabl.,* D3*, D4, D6, D8, D12 *Trit.;* 10% *Ungt.*
Topas (Aluminiumfluorsilicat) D20 *Dil.*

* Nur Weleda Schwäbisch Gmünd, D; ** Apotheke an der Weleda, D

Dosierung und Anwendung

- Ampullen: 2-mal wöchentlich bis zu 1-mal täglich 1 ml s. c.
- Dilutio, Pulvis, Tabletten: 3-mal täglich 5 – 10 Tropfen, bzw. 1 Messerspitze bzw. 1 Tablette

Graphites (Kohlenstoff)

Deutsche Bezeichnung: natürlicher kristalliner Kohlenstoff

Vorkommen und Eigenschaften

An den Charakteristika der zwei Modifikationen des Kohlenstoffs, Diamant und Graphit, soll ein Verständnis für die therapeutischen Eigenschaften des Heilmittels Graphites entwickelt werden.
Der **Graphit** kristallisiert hexagonal blättrig oder tafelig. Er ist undurchsichtig, schwarz, sehr weich und wesentlich leichter als der Diamant. Er strahlt das Licht nicht zurück, sondern „verschluckt" es vollständig, allenfalls wandelt er es in Wärme um.
Der **Diamant** ist chemisch reiner, dreifach in sich gebundener Kohlenstoff und unter den verschiedenen Modifikationen die schwerste. Er besitzt von allen Stoffen die größte Härte. Seine Faszination übt er durch seine hohe Lichtbrechung aus. Auf Grund seiner Kristallstruktur verdichtet der Diamant das Licht in sich so stark, dass eine Spannung entsteht, die den Glanz und das Feuer dieses Edelsteines bedingt. Er ist also in seinen Eigenschaften dem Graphit vollkommen entgegengesetzt.

Wirksamkeiten aus anthroposophischer Sicht

Wenn Licht für klares Bewusstsein steht, Härte und Schwere für gestaltende Verdichtung, können wir den Diamanten und damit überhaupt den Kohlenstoff als Naturbild für entsprechende menschliche Prozesse ansehen. Der Diamant macht als Naturbild deutlich, dass die feste Gestaltbildung des Menschen mit einem lichthaften Bewusstsein in Verbindung steht.
Erdgeschichtlich betrachtet liegt der Ursprung des Diamanten – nach Steiner – im alten Sonnenzustand, derjenige des Graphit im alten nachfolgenden Mondenzustand, während die Steinkohle als jüngste Kohlenstoffmodifikation erst auf der Erde entstanden ist. Dank seiner Plastizität bildet der Kohlenstoff einerseits eine Grundlage für die leibliche feste Gestaltung, andererseits ermöglicht er das lichthafte Bewusstsein im Körper. Der Körper und das menschliche Bewusstsein sind – nach Steiner – durch den Prozess der originären Lichtbildung im Menschen miteinander verbunden.
Wenn bei einem Patienten der Prozess der verdichtenden Gestaltung und des klaren wachen Bewusstseins gestört ist, kann Graphit als der entsprechende Naturprozess indiziert sein. Da diese Gestaltungskräfte eng mit der Schilddrüsenfunktion verbunden sind, weist dieses Krankheitsbild eine Verwandtschaft mit der Hypothyreose auf.

Therapeutische Anwendungsgebiete

- **Haut und Schleimhäute:**
  - Anregung der Form- und Stoffwechselprozesse, z. B. bei chronischen Entzündungen und trophischen Störungen der Haut, des Hautschleimhautüberganges, der Schleimhäute, trockene Ekzeme, besonders interdigital mit Schrundenbildung, Rhagaden und Fissuren, schlecht heilende Wunden mit venöser Durchblutungsstörung *(Graphites 0,4% Ungt.; Graphites D6)*
  - Chronisches trockenes Vulva-Ekzem, zirkumskripte Sklerodermie *(Graphites 0,4% Ungt.)*
- **Atemtrakt:** Bronchitis *(Ferrum rosatum D3/Graphit D15)*
- **Bewegungsapparat:** degenerative und verhärtende Prozesse im Bereich des Bewegungsapparates, Narbenbeschwerden, Keloide *(Graphites D6 – D30, Graphites 0,4% Ungt.)*
- Als **Roborans** und in der Rekonvaleszenz bei Jugendlichen *(Ferrum rosatum D3/Graphites D15)*
- Ulcus ventriculi et duodeni, Gastritis, Colitis *(Bismutum/Graphites comp.)*
- Allgemeine **Aufbauschwäche** *(Graphites D6 – D30, Ferrum rosatum D3/Graphites D15)*

Graphites-Präparate

Monopräparat

Graphites D6, D10, D12 D15, D20, D30 *Dil.;* D4, D6, D12*, D20*, D30** *Trit.;* 0,4% *Ungt.*

Kombinationspräparat

Ferrum rosatum D3/Graphites D15 *Dil.*

* Nur Weleda Schwäbisch Gmünd, D; ** Apotheke an der Weleda, D

Dosierung und Anwendung

- Ampullen: 2-mal wöchentlich bis zu 1-mal täglich 1 ml s. c.
- Dilutio, Pulvis:
  - Tiefe Potenzen: 3-mal täglich 5 – 10 Tropfen bzw. 1 Messerspitze
  - Hohe Potenzen: 1-mal täglich 5 – 10 Tropfen bzw. 1 Messerspitze oder seltener
- Unguentum: 1- bis 2-mal täglich einreiben

Halit und andere Natrium-Verbindungen

Pharmazeutische Bezeichnung: Halit (Steinsalz)

Vorkommen und Eigenschaften

Am Kochsalz bzw. Steinsalz wollen wir den Natrium-Prozess und damit die therapeutischen Eigenschaften der verschiedenen Natrium-Verbindungen charakterisieren. Es erscheint zunächst paradox, Kochsalz als Heilmittel einzusetzen, wenn es gleichzeitig Bestandteil der täglichen Nahrung ist und deshalb beträchtliche Mengen bereits mit dem Essen aufgenommen werden.

Die Eigenheiten des Salzes können mit folgenden Phänomenen charakterisiert werden: Kochsalz bildet kleine weiße oder größere farblose, transparente Kristalle, v. a. in Kubusform. Das Charakteristische dieser Kristalle ist, dass sie sich bis zu einer bestimmten Menge im Wasser in Ionen auflösen. So verschwindet die Form, und Kochsalz wird eins mit der Umgebung. Andererseits offenbart das Salz jetzt sein eigentliches Wesen – es verleiht dem Wasser Geschmack. In Nahrungsmitteln aufgelöst, ermöglicht Salz ihnen ihre eigene besondere Geschmacksnote. Bei Abkühlung oder Verdunstung des Wassers verdichtet sich das Salz wieder zu seiner physischen, sichtbaren Form.

Besonders bedeutsam ist weiterhin, dass Kochsalz in der Ernährung das einzige Salz ist, welches als mineralisches Element so vom Organismus aufgenommen wird. Alle anderen Elemente, Verbindungen und Salze nimmt der Mensch in Verbindung mit organischen Nahrungsbestandteilen auf, die aus Pflanze und Tier gewonnen werden.

Substanz und Prozess

Zahlreiche ärztliche Erfahrungen zum therapeutischen Einsatz von Natrium-Verbindungen zeigen, dass beim Kochsalz zwischen der Substanz und dem prozessualen Geschehen unterschieden werden muss. Die physiologische Wirkung ist durch die Substanz bedingt, die ausgesprochen therapeutische hingegen durch das Prozessuale, das durch die besondere pharmazeutische Verarbeitung des Potenzierens ermöglicht wird. In einzelnen Fällen wird die gewünschte Wirkung auch durch gezielte äußere Anwendungen, wie z. B. Bäder, erreicht.

Salzprozesse in der Dynamik zwischen Körper und Geist

Im Menschen beeinflusst der Salzprozess den dynamischen Spannungszustand zwischen Körper einerseits und Bewusstsein (Geist) andererseits. Der Körper als irdischer Aspekt des Menschen umfasst das Feste, Begrenzte, Isolierte und Mineralisierte. Bewusstsein und Denken dagegen beinhalten das Regsame, Bewegliche, Sich-Verwandelnde, „Sich-immer-wieder-Auflösende". Im Denken wird der Mensch sich seiner selbst als Geistwesen bewusst und besitzt die Fähigkeit zur Selbsterkenntnis, wodurch

er sich ich-bewusst entwickeln und über die ihm vorgegebene Natur erheben kann. Hier wird ihm seine Identität bewusst.
Das menschliche Ich verbindet die geschilderten polaren Kräfte von Körper und Bewusstsein zu einer Einheit. Hierbei spielt der Salzprozess eine wichtige Rolle und nimmt deswegen sowohl für die Prozesse im Kopfpol (Denkprozesse) wie im Stoffwechselpol (Funktionen von Schilddrüse, Hypophyse, Niere, Nebenniere und Leber) eine zentrale Stellung ein.
Als generelles Konstitutionsmittel wirkt Halit umfassend auf alle vier Wesensebenen ein, wobei je nach Entwicklungsphase im Lebenslauf bestimmte Krankheitsprozesse bevorzugt beeinflusst werden.

Ausgeglichene Halitprozesse

Für physiologische Halitprozesse kann das entsprechende Gesundheitsprofil wie folgt skizziert werden.

- **Geistig-seelischer Bereich:**
  - Klare Denkfähigkeit, Sinneswachheit, zugleich einfühlsam und bewusst distanziert
  - Fähig zum aktiven Verarbeiten von Problemen, zeigt Entwicklungs- und Reifungsprozesse, eine antimaterialistische Einstellung sowie Innerlichkeit
- **Funktionell-prozessualer Bereich:**
  - Verbinden in richtiger Weise das Seelisch-Geistige mit dem Körperlichen
  - Ein zu starkes Wirken des Seelisch-Geistigen im unteren Menschen wird zum oberen Menschen gelenkt und in Bewusstseinsprozessen absorbiert
  - Verbinden in richtiger Weise, Auflösungs- und Wiedergestaltungsprozesse tragen zur Festigkeit der Gewebe bei
- **Konstitutioneller Bereich:**
  - Wach, vital
  - Schlanker und fester Körperbau
  - Hellhäutig

Bei einseitigen Halitprozessen sind anthroposophische Heilmittel mit Natrium und seinen Verbindungen (➤ therapeutische Anwendungsgebiete) angezeigt.

Wirksamkeiten aus anthroposophischer Sicht

Bei einem nicht ausgeglichenen Salzprozess kann das Erlebnis der Einheit gestört sein, indem beispielsweise das Körperliche als ausgesprochene Polarität zur individuellen Geistigkeit erlebt wird. Der Körper wird aus dem Erlebnis der Identität ausgeschlossen. Dann kann es je nach Entwicklung und Reife zu den verschiedensten körperlichen und seelischen Erkrankungen sowie geistigen Behinderungen kommen. Dies äußert sich u. U. in der Pubertät in einer Negierung der Körperlichkeit und infolgedessen als Pubertätsmagersucht. Hierbei können hochpotenzierte Kochsalz-Präparate therapeutisch eingesetzt werden. Im Alter dagegen kann die ungenügende Verbindungskraft des Geistigen mit dem Körperlichen zu Verhärtungen wie Rheuma und Sklerose führen. Auch in diesen Fällen können Salzpräparate als Heilmittel hilfreich sein.
Dazu kommt, dass der Mensch – wenn die Polarität nicht durch eine gesunde Salzdynamik ausgeglichen wird – dazu neigt, sein ganzes Seelenleben einseitig allein vom Denken geprägt zu erleben. Da das Seelenleben im Denken prinzipiell der Vergangenheit verhaftet ist, können dann auch bestimmte vergangene Erlebnisse u. U. nicht verarbeitet werden und immer noch das gegenwärtige Verhalten bestimmen. Bei aus der Vergangenheit stammenden seelischen Verletzungen kann Salz in potenzierter Form als Heilmittel indiziert sein. Es unterstützt die Aufarbeitung und Bewältigung seelischer Traumata.

Therapeutische Anwendungsgebiete

Halit-Präparate kommen zur Anwendung bei **gesteigerten, geschwächten** oder **einseitigen Halitprozessen** (zu physiologischen Halitprozessen ➤ Kasten „Ausgeglichene Halitprozesse").

- **Geistig-seelischer Bereich:**
  - Schwachsinn, Phantastereien hingegeben, Altklugheit bei Kindern *(Halit D6 – D30, Bäder mit Steinsalz*)*
  - Zwangsvorstellungen, Kleptomanie *(Abreibungen mit Meersalz*)*
  - Neigung zu depressiven Verstimmungen, Verschlossenheit, Undurchschaubarkeit *(Halit D6 – D30)*
  - Magersucht, Fresssucht *(Halit D30)*
  - Seelische Verletzungen können nicht verarbeitet werden, nachtragend *(Halit D30)*
- **Funktionell-prozessualer Bereich:**
  - Erschöpfungszustände *(Aqua Maris D3/Prunus spinosa D5)*
  - Nervöse Herzbeschwerden, vegetative Dystonie *(Halit D6 – D30)*
  - Neigung zu Asthma bei Feuchtigkeitsempfindlichkeit v. a. bei Kindern, eitriger Rhinitis und Sinusitis, v. a. bei Kindern *(Thenardit D6)*
  - Zappeligkeit, Enuresis *(Abreibungen mit Meersalz*)*
  - Ernährungsstörungen, Nahrungsverweigerung, Milchintoleranz bei Kindern *(Halit D30)*
  - Verstopfung *(Halit D6, D6)*
  - Mangelnde Libido, verzögerte Geschlechtsreife, Anosmie *(Halit D30)*
  - Leberstörungen, Nierenbeschwerden, Urtikaria, Ödeme *(Halit D6)*
  - Akne, seborrhoische Ekzeme, Dyshidrosen *(Halit D6)*
  - Amenorrhö, Pubertätsmagersucht *(Halit D30)*
  - Rheumatismus, Verhärtungsprozesse *(Halit 40% Ungt.)*
  - Rachitis *(Bäder mit Meersalz*)*
  - Hyperthyreose *(Halit D6 – D30)*
  - Tuberkulose *(Halit 40% Ungt.)*
  - Adipositas *(Bäder mit Meersalz*)*
  - Hautwunden *(Cinis Capsellae comp. N)*
- **Konstitutioneller Bereich:** mangelnde Vitalität, Blässe, allgemeine Neurasthenie, großköpfige blasse Kinder mit übermäßiger Fantasie *(Halit D6 – D30, Aqua Maris D3)*

Halit-Präparate

Monopräparate

Aqua Maris D3 *Dil.*

Aqua Maris D3/Prunus spinosa, Summitates D5 aa *Amp.; Dil.*

Halit D30* *Amp.;* D6, D10, D12**, D20, D30 *Dil.;* 40% *Ungt.*

Thenardit (Natrium sulfuricum naturale) D3**, D6, D12** *Dil.*

Kombinationspräparat

Cinis Capsella comp. N*** (Cinis ex: Absinthii herba/Capsellae bursae-pastoris herba/Plantaginis lanc. Fol. et Tartarus/Acetum Rosae/Cerussa (Plumbum carb. nat.)/Cuprum sulf./Ferrum sulf./Halit) *Ungt.*

* Nur Weleda Schwäbisch Gmünd, D; ** Apotheke an der Weleda, D; *** Nur Weleda Arlesheim, CH

Dosierung und Anwendung

- Ampullen: 2-mal wöchentlich bis zu 1-mal täglich 1 ml s.c.
- Dilutio:
  - Tiefe Potenzen: 3-mal täglich 5 – 10 Tropfen
  - Hohe Potenzen: 1-mal täglich oder seltener 5 – 10 Tropfen
- Unguentum: 2-mal täglich einreiben

Jodum (Jod)

Deutsche Bezeichnung: Jod (Halogen)

Vorkommen und Eigenschaften

Jod ist das schwerste Element der Halogenreihe. Es ist eine dunkle, metallisch glänzende Substanz, die an der Luft bei Erwärmung ohne flüssige Zwischenphase verdampft und in ein Gas von prächtiger, tiefvioletter Farbe übergeht. In natürlicher Weise kommt Jod als Mineral im Gestein nicht vor, sondern immer in Verbindung mit Wasser, v.a. mit Meerwasser. Dort konzentrieren es einige Pflanzen und Tiere in ihrem Organismus, beispielsweise Fucus und Spongia, und sie können entsprechend therapeutisch verwendet werden. In Verbindung mit Chilesalpeter findet man es auch auf dem Festlande, und zwar in öden, lebensfeindlichen Wüsten. Es sind dies fossile Reste prähistorischer Lebewesen.
Jod bildet leicht Säuren und wirkt in gelöstem, dissoziiertem Zustand als Säure. Säuren repräsentieren Qualitäten, die u.a. bestimmte Aspekte des Astralen im Menschen ansprechen. Jod gehört aber auch zu den Salzbildnern (= Halogene), die sich gerne mit einem Metall zu etwas Festgefügtem, Geformtem verbinden. Eine weitere charakteristische und bemerkenswerte Eigenschaft des Jods ist, dass es Licht absorbiert – deswegen wird es auch als „Lichtdieb" bezeichnet.

Wirksamkeiten aus anthroposophischer Sicht

Im menschlichen Organismus enthält die Schilddrüse besonders viel Jod, wo es wichtige Aufgaben erfüllt. Die Schilddrüse steuert die Umsetzung von Nahrung in Energie, die für den Unterhalt der **Stoffwechselaktivitäten,** aber auch für das Erbringen **seelisch-geistiger Aktivitäten** zur Verfügung stehen muss. Dass hiermit auch Form- und damit Lichtkräfte in Verbindung stehen, zeigen die Krankheitsbilder infolge von Schilddrüsenfunktionsstörungen. Bei Vorhandensein von zu viel Jod bzw. bei einer Überfunktion der Schilddrüse findet ein Sich-Verzehren und damit „Austrocknen" des Organismus statt, beim gegenteiligen Zustand sind Wachstums- und Entwicklungsverzögerungen zu beobachten, dazu eine Art „Aufquellens" des Organismus.
Jod scheint sich somit zwischen den durchformenden, kristallisierenden Lichtkräften, die auf geistiger Ebene auch die Gedankenklarheit fördern, und den quellenden, zerfließenden Stoffwechselprozessen zu stellen. Bei Überwiegen der einen oder anderen Seite kann Jodum als Heilmittel indiziert sein.

Therapeutische Anwendungsgebiete

- **Schilddrüse:** Struma *(Kalium jodatum D4, Glandula Thyreoidea D4, Fucus vesiculosus D3, D6)*
- **Haut und Schleimhäute:** akute und chronische Entzündungen der Haut wie Acne vulgaris, Furunkulose, Ekzem, lichtabhängige Dermatosen und Entzündungen der Schleimhäute, z. B. Sinusitis und Rhinitis, festsitzender Husten *(Kalium jodatum D4)*
- **Gefäße:** Arteriosklerose *(Kalium jodatum D4, Fucus vesiculosus D2)*
- **Stoffwechsel:** Gicht *(Plumbum jodatum 5% Ungt.)*, Adipositas *(Fucus vesiculosus D6)*
- **Gegenanzeigen:** bis D6, Hyperthyreose, Schilddrüsenadenom, toxisches Adenom

Jodum-Präparate

Kalium jodatum D2, D4 D6, D12** *Dil.*
Plumbum jodatum 5% *Ungt.*
Fucus vesiculosus D1, D2, D3, D6 *Dil.*
Glandula thyreoidea D4, D6*, D12*, D30*, D60* *Dil.*

* Nur Weleda Schwäbisch Gmünd, D; ** Apotheke an der Weleda, D

Dosierung und Anwendung

- Ampullen: 2-mal wöchentlich bis zu 1-mal täglich 1 ml s. c.
- Dilutio:
  - Tiefe Potenzen: 3-mal täglich 5 – 10 Tropfen
  - Hohe Potenzen: 1-mal täglich 5 – 10 Tropfen oder seltener
- Unguentum: 1- bis 2-mal täglich einreiben

Kalium-Verbindungen

Deutsche Bezeichnung: Kalium und Kalium-Verbindungen (Alkalimetalle)

Vorkommen und Eigenschaften

Als reines Metall kommt Kalium in der Natur nicht vor, sondern nur in Form von Laugen und Salzen. In der Erdrinde tritt es im Gestein, oft im Granit als Kalifeldspat oder Kaliglimmer auf. Bedeutsam für die Kaligewinnung sind die Kalisalzlager. Im Meerwasser ist Kalium, im Gegensatz zu Natrium, nur in kleiner Menge vorhanden.
Kalium als reines Metall ist so weich, dass es mit dem Messer geschnitten werden kann. Wird es ins Wasser geworfen, entsteht unter heftiger Reaktion die Kalilauge. In konzentrierter Form ist sie dickflüssig; schmeckt man sie auf der Zunge, so fühlt diese sich wie gequollen an. Unter Wärmezufuhr bildet die Kalilauge mit Ölen oder Fetten Seifen, wird sie dagegen mit Säuren vereint, bildet sie Salze als Ausfällung. Sind die gegensätzlichen Tendenzen von Kalium – zur Ausdehnung als Quellung einerseits und zur Salzbildung und Verfestigung andererseits – im Gleichgewicht, kommt es zur geordneten Substanzbildung durch Assimilation, wie sie für die Pflanzenwelt charakteristisch ist. Kalium ist für Pflanzen außerordentlich bedeutungsvoll. Diese nehmen es in Form von

Salzen mit den Wurzeln aus dem Boden auf. Es hält das kolloidale Protoplasma in der Pflanze in einem Zustand der Quellung, außerdem fördert es die Gerüstbildung in der Pflanze.

Im tierischen und im menschlichen Organismus versieht Kalium eine entsprechende Funktion. Es ist eines der wichtigsten Elemente für den Zellhaushalt – das im Körper vorhandene Kalium findet sich zu 96% intrazellulär (außer im Innenohr).

Phase der Substanzbildung und Wärmebindung

Der Hauptwirkensbereich der Kaliumdyamik liegt in der Leber, wo sie Wärme und Licht endotherm bindet. Der Kaliumprozess verläuft dabei v. a. intrazellulär und führt zur Substanzbildung wie Glykogen und zur Kräfteverinnerlichung. Kalium ist also eng mit den aufbauenden Kohlenstoffprozessen verbunden. Durch sie wird in der Leber der Kohlenstoff ins Laugenhafte und damit in einen reaktiven physiologischen Zustand überführt. Der „laugige" Kohlenstoff öffnet sich den Wirkungen des Licht- und Wärme-Äthers, wodurch hier die Aufbauprozesse stattfinden können. Diese mehr vegetative Phase des Kaliumprozesses herrscht v. a. nachts vor. Bei Krankheitsstörungen in dieser Phase treten daher nächtliche Verschlimmerungen auf.

Phase der Gestaltung und „Entvegetabilsierung"

Von der Leber aus organisiert die Kaliumdynamik den Wasserhaushalt mit. Indem Kalium – nicht nur in der Leber, sondern in ganzen Organismus – über die Zellmembran hin in Beziehung zu Cl-Ionen tritt und einen elektrischen Spannungszustand hervorruft, greift der Astralleib und die Ich-Organisation vermehrt ein. Dabei werden die vegetativ-assimilativen Stoffwechselprozesse überwunden und „entpflanzlicht" und eine Grundlage für die wache menschliche Empfindlichkeit und das Bewusstsein gebildet. Es entsteht der richtige Gewebetonus. Wirkt dieser Prozess zu stark, kommt es zur Austrocknung.

Ausgeglichene Kaliumprozesse

Für physiologische Kaliumprozesse kann das entsprechende Gesundheitsprofil wie folgt skizziert werden.

- **Geistig-seelischer Bereich:**
  - Ermöglichen das Eingreifen des Astralleibes und der Ich-Organisation in den aufbauenden Substanzstrom zum Sinnes-Nervensystem hin, wodurch eine Grundlage für ein waches, bewegliches Bewusstsein gebildet wird
- **Funktionell-prozessualer Bereich:**
  - Organisieren den Wasserorganismus so, dass von innen die Wirkungen des Astralleibs im Stoffwechselgeschehen aufgenommen werden können: es entsteht der richtige Tonus im Organismus
  - Absonderungen im Stoffwechsel werden reguliert
  - Der Wasserorganismus wird vom Ätherleib durchorganisiert und verlebendigt.
  - Der Kohlenstoff wird aktiviert und kann als Gerüstbildner bei der Bildung von organischer Substanz verwendet werden.
- **Konstitutioneller Bereich:** kräftiger Habitus, Spannkraft

Bei einseitigen Kaliumprozessen sind anthroposophische Heilmittel mit Kalium und seinen Verbindungen (➤ therapeutische Anwendungsgebiete) angezeigt.

Wirksamkeiten aus anthroposophischer Sicht

Kalium carbonicum entfaltet als Heilmittel seine Wirksamkeit nach zwei Richtungen. Bei mangelnder Substanzbildung und Energiebindung, die zu Schwäche und Frostig-

keit führt, unterstützt es u. a. die kohlenstoffaufbauenden Tätigkeiten der Leber. V. a. nachts fördert es hier als Katalysator den intrazellulären Glykogenaufbau. Dieser Prozess kann gestört sein und setzt sich dann kompensatorisch zu stark in das Tagesgeschehen fort. Es kommt dann tagsüber zu einem Vorherrschen des Vegetativen und eine Erschlaffung findet im ganzen Organismus statt. Es stellt sich eine Hypotonie ein. Leichte Ödeme können auftreten.
Physiologischerweise muss die vegetative vagotone Phase des Schlafens tagsüber von den höheren Wesensglieder konturiert und verdichtet werden. Dabei wird die gebundene Energie in Wärme und willensmäßige Stoffwechseltätigkeit überführt.
Mit der richtigen Wachheit ist die zweite Phase des Kaliumprozesses verbunden. Treten hierbei Störungen auf, kommt es ebenfalls zur leichten Ödembildung. Weiterhin können z. B. Obstipation, Kreuzschmerzen, Herzrhythmusstörungen auftreten.
Kalium phosphoricum – als in gewissem Sinne im Vergleich zu Kalium carbonicum stärker „durchlichtete" Substanz – führt verstärkt das Ich in den wässrig aufbauenden Strom ein. Besonders wenn der Astralleib zu stark über das Sinnes-Nervensystem wirkt, vermag Kalium phosphoricum, wie überhaupt die Alkalien, entlastend zu wirken.

Therapeutische Anwendungsgebiete

Kalium-Präparate kommen zur Anwendung bei **gesteigerten, geschwächten** oder **einseitigen Kaliumprozessen** (zu physiologischen Kaliumprozessen ➤ Kasten „Ausgeglichene Kaliumprozesse").

- **Geistig-seelischer Bereich:**
  - Angst, Mutlosigkeit, Schwarz-Weiß-Sehen, depressive Gemütsstimmung, Platzangst, Schreckhaftigkeit, Lampenfieber, Prüfungsangst, Reizbarkeit, hastiges Wesen, Weinerlichkeit *(Kalium phosphoricum D6, Kalium phosphoricum comp., Kalium bichromicum D6, Kalium carbonicum D6)*
  - Unbeweglichkeit im Denken, erschwertes Denken, schlechtes Gedächtnis, Konzentrationsschwäche *(Kalium carbonicum D6)*
- **Funktionell-prozessualer Bereich:**
  - Adenoide Wucherungen *(Kalium phosphoricum D6)*
  - Allgemeine Schwäche *(Kalium carbonicum D6)*
  - Angina pectoris *(Kalium carbonicum D4, D6)*
  - Asthma bronchiale *(Kalium jodatum D4)*
  - Bettnässen *(Kalium carbonicum D6, Kalium phosphoricum D6)*
  - Chronische katarrhalische Entzündungen der Schleimhäute im Kopfbereich wie Sinusitis, Tonsillitis, Konjunktivitis *(Kalium bichromicum D6)*
  - Hepatopathien *(Kalium carbonicum D6)*
  - Husten, besonders zwischen 3 und 5 Uhr nachts, mit zähem fadenziehenden Auswurf *(Kalium bichromicum D6)*
  - Ischias in der Gravidität *(Kalium carbonicum D6, Kalium bichromicum D4)*
  - Migräne *(Kalium sulfuratum 30%,* äußerl. Flüssigkeit, für Umschläge*)*
  - Ödeme, Hydrops *(Kalium carbonicum D4, D6, D10, Kalium aceticum comp. D3, D6)*
  - Psoriasis, Acne rosacea *(Kalium carbonicum D6)*
  - Regulierung der Harnabsonderung *(Kalium/Teucrium comp.)*
  - Rheuma, Arthrosis deformans *(Kalium carbonicum D6, Kalium sulfuratum 30%,* äußerl. Flüssigkeit, als Badezusatz*)*

- Schlaflosigkeit *(Kalium carbonicum D6, Kalium sulfuratum 30%,* äußerl. Flüssigkeit, für Bäder*)*
- Thrombophlebitis *(Kalium chloratum comp. D6)*
- Ulcus ventriculi *(Kalium bichromicum D6, Kalium aceticum comp. D3)*
- Verstärkter Durst oder Durstlosigkeit *(Kalium bichromicum D6, Kalium carbonicum D6)*

- **Organbereich:**
  - Neurasthenische Schwächezustände *(Kalium phosphoricum D6)*
  - Tonusschwäche, Habitus aufgeschwemmt, frostig-blass, Kinder pastös und zu ruhig *(Kalium carbonicum D4)*

Kalium-Präparate

Monopräparate

Kalium phosphoricum D3, D6, D12 *Dil.;* D6 *Tabl.;* D3**, D12** *Dil.*
Kalium jodatum D2, D4, D6, D12** *Dil.*
Kalium bichromicum D4, D6, D10, D12** *Dil.*
Kalium carbonicum D6, D10, D30 *Amp.;* D3, D4*, D6, D10, D30 *Dil.;* D6 *Trit.*
Kalium sulfuratum 10% *Externum*
Orthoklas (natürliches Kaliumaluminiumsilikat) 0,1% *Externum,* D6 *Trit.*

Kombinationspräparate

Kalium aceticum comp. (Kalium carb./Acetum vini dest./Antimonit/Crocus sativus/ Corallium rubrum) D6 *Amp.;* D6, D10 *Dil.;* 1% *Supp.;* D2, D3, D4, D5, D6, D8**, D10**, D12**, D20** *Trit.;* 1% *Ungt.*
Kalium chloratum comp. (Sylvin/Kalium phosph./Kalium sulf./Thenardit/Glacies Mariae/Ferrum phosph./Mucilago Lini seminis) D3, D6 *Trit.*
Kalium phosphoricum comp. (Neurodoron®) (Aurum met. praep. D10/Kalium phosph. D6/Ferrum-Quarz D2) *Tabl.*
Kalium sulfuricum comp. (Kalium sulf./Natrium sulf./Mucilago Lini seminis) D3, D6 *Trit.*
Kalium/Teucrium comp. (Kalium carb. D5/Kalium sulf. D5/Scordium (Teucrium scordium), Herba D5) *Dil.*

* Nur Weleda Schwäbisch Gmünd, D; ** Apotheke an der Weleda, D

Dosierung und Anwendung

- Ampullen: 2-mal wöchentlich bis zu 1-mal täglich 1 ml s. c.
- Dilutio, Pulvis, Tabletten:
  - Tiefe Potenzen: 3-mal täglich 5 – 10 Tropfen bzw. 1 Messerspitze bzw. 1 Tablette
  - Hohe Potenzen: 1-mal täglich oder seltener, 5 – 10 Tropfen bzw. 1 Messerspitze bzw. 1 Tablette
  - Flüssigkeit: als Badezusatz: 1 – 2 Esslöffel auf ein Vollbad
- Gelatum, Unguentum: 1- bis 2-mal täglich auftragen
- Suppositorien: 1- bis 2-mal täglich einführen

- Karies *(Kieserit D6, D20; Chlorophyllum 1% Ungt.)*
  - Migräne, Koliken, Krämpfe, krampfhafte Dysmenorrhö *(Magnesit D3, D4)*
  - Multiple Sklerose, Arteriosklerose, Lähmungen *(Magnesium phosphoricumD6)*
  - Muskelverspannungen *(Magnesium phosphoricum D6)*
  - Neuralgien, Trigeminusneuralgie *(Magnesit D3, D4 Magnesit D3, D4; Magnesium phosphoricum D6)*
  - Pektanginöse Anfälle, Stenokardie *(Magnesium phosphoricum D3, D6, Magnesium phosphoricum D6/Tabacum D10 aa)*
  - Prostatahypertrophie *(Magnesium phosphoricum D6)*
  - Schlaflosigkeit ab ca. 3 Uhr morgens *(Magnesium phosphoricum D6)*
  - Schlaflosigkeit *(Magnesium phosphoricum D6)*
  - Verzögertes Zahnen *(Kieserit D6, D10, Chlorophyllum 1% Ungt.)*
- **Organbereich:**
  - Allgemeine Frostigkeit, schlaffes Gewebe, blasse Hautfarbe *(Magnesit D6, D12, Magnesium phosphoricum D6)*
  - Verzögertes Wachstum bei Kindern *(Magnesium phosphoricum D6)*

Magnesium-Präparate

Monopräparate

Chlorophyllinium 10%, 1% D1 *Ungt.* (Chlorophyllinium D1 *Ugt.***)
Chrysolith D12, D30 *Amp.;* D6, D8, D10*, D12, D20, D30 *Trit.;* D4 *Ungt.*
Kieserit D3, D6, D10, D12**, D20 *Dil.*
Magnesit D8, D10, D12, D20 *Dil.;* 5% *Pulvis;* D2, D3, D4, D5, D6 *Trit.*
Magnesium met. 5% *Pulvis*
Magnesium phosphoricum D6 *Tabl.;* D3, D4, D6 *Trit.;* D6 *Amp.**
Magnesium phosphoricum acidum D6, D8*, D30* *Amp.;* D3, D4, D6, D10, D12**, D20, D30** *Dil.*

Kombinationspräparate

Chrysolith comp. (Chrysolith D30/Resina Laricis D30/Retina D30) *Amp.*
Hepar-Magnesium D4 *Amp.;* D4, D6*, D10 10 ml-*Amp.;* D4 *Dil.*
Magnesium phosphoricum acidum/Tabacum *Amp.*

* Nur Weleda Schwäbisch Gmünd, D; ** Apotheke an der Weleda, D

Dosierung und Anwendung

- Ampullen: 2-mal wöchentlich bis zu 1-mal täglich 1 ml s.c.
- Dilutio, Pulvis:
  - Tiefe Potenzen: 3-mal täglich 5 – 10 Tropfen bzw. 1 Messerspitze
  - Hohe Potenzen: 1-mal täglich oder seltener, 5 – 10 Tropfen bzw. 1 Messerspitze
- Unguentum: abends den Unterleib einreiben

Phosphorus (Phosphor)

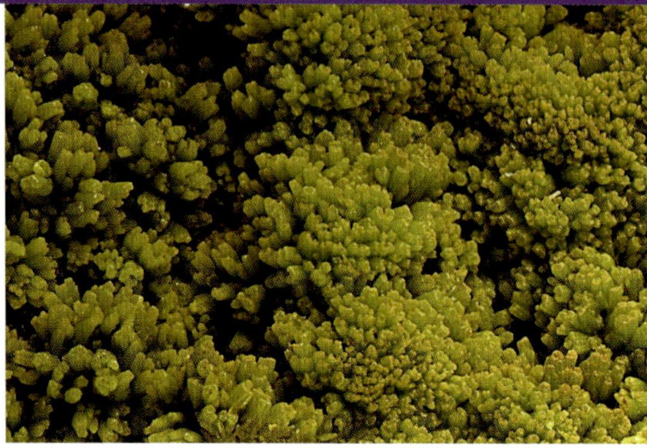

Deutsche Bezeichnung: weiße Modifikation des Phosphors (Pyromorphit)

Vorkommen und Eigenschaften

Phosphor tritt in drei Modifikationen auf: als weißer, violetter und schwarzer Phosphor. Therapeutisch wird der weiße Phosphor verwendet. Er ist eine höchst aktive Substanz und von großer Giftigkeit. Im Dunkeln leuchtet er, und an der Luft entzündet er sich von selber. Unter Wasser gehalten, bleibt er jedoch inaktiv. Er kann nur in Schwefelkohlenstoff gelöst werden.

Dynamik des Phosphorprozesses im Menschen

Im menschlichen Organismus findet sich Phosphor in den Nervenzellen und damit v. a. im Gehirn, ferner im Eiweiß, wo er als Energiespeicher wirkt, im Blut (an Calcium gebunden), in der genetischen Erbsubstanz, im Skelett und in den Zähnen (hier ebenfalls an Calcium gebunden). Seine bedeutende Rolle im Organismus beruht darauf, dass er Wärme und v. a. Licht in sich trägt und diese als Trägersubstanzen dem Ich für dessen Aufgaben im Organismus zur Verfügung stellt. Hierbei spielt einerseits die Substanz Phosphor selber eine wesentliche Rolle, daneben aber ebenso ihre dynamischen Kräfte, die nicht direkt an die Substanz gebunden sind.
Im Menschen verläuft die Phosphor-Dynamik in zwei entgegengesetzten Richtungen, nach unten (zentripetal) und nach oben (zentrifugal).

Zentripetale Wirkung

Bei der nach unten, zentripetalen Wirkung führt Phosphor das Ich stufenweise in das Physische des Körpers hinein und wirkt hierbei verbrennend, mineralisierend. Den zur Mineralisierung führenden Weg des Phosphors nannte Steiner den Phosphorisierungsprozess des Organismus. Um hierbei im Organismus ein Gleichgewicht zwischen Entzündungshemmung und Verbrennung zu halten, wird Phosphor bis zur mineralischen Form des Knochens materialisiert. Im Knochen schließlich kann das Ich durch den Phosphor einen mineralischen Abdruck seiner Geistigkeit gestalten, wobei das Astralische und das Ätherische ganz verdrängt worden sind.

Zentrifugale Wirkung

In der nach oben gerichteten, zentrifugalen Wirkrichtung hin zum Sinnes-Nervenpol verleiht Phosphor den Wahrnehmungs- und Gedankenprozessen Selbstbewusstheit. Die zweite Phosphordynamik verläuft also umgekehrt; sie führt von der Materie aus über das Seelische ins Geistige. Dieser Weg überwindet die Schwere und steigt als ätherischer Strom auf in die Leichte – er ist auch mit unserer Aufrichtekraft verbunden. Diese Kraft wirkt auch im warmen pulsierenden Arterienstrom zum Kopfe hin. Im Seelisch-Geistigen lässt sie uns des im Menschen verinnerlichten kosmischen Lichtes bewusst werden. Er verbindet die Gedanken- und Sinneskräfte mit dem Selbstbewusstsein und verstärkt dabei auch unser Selbstgefühl. Die Wahrnehmung der Umwelt und die Gedankenwelt werden durch ihn willensmäßig mit der Selbstheit verbunden und so gelenkt.

Ausgeglichene Phosphorprozesse

Für physiologische Phosphorprozesse kann das entsprechende Gesundheitsprofil wie folgt skizziert werden.

Geistig-seelischer Bereich: sensibel, feinfühlig, extravertiert, fantasievoll, gesundes Selbstbewusstsein, optimistisch

Funktionell-prozessualer Bereich:

- Richtiges Lösen und Binden der höheren Wesensglieder im oberen und unteren Menschen; richtiger Tag- und Nachtrhythmus bzw. von Wachen und Schlafen
- Solider Wärmeorganismus, aufbauende und abbauende Stoffwechselprozesse im Gleichgewicht

Konstitutioneller Bereich: leptosome Konstitution; blond, hell, durchscheinende Haut

Bei einseitigen Phosphorprozessen sind anthroposophische Heilmittel mit Phosphor und seinen Verbindungen (➤ therapeutische Anwendungsgebiete) angezeigt.

Wirksamkeiten aus anthroposophischer Sicht

Der dynamische Phosphorprozess verändert ständig die Verhältnisse der Wesensglieder untereinander. Die Dynamik des Phosphors muss daher vom Ich aus in jedem Moment ausgeglichen werden. Hierbei zeigen sich je nach Alter deutliche Unterschiede. Besonders im jüngeren Lebensalter kann er vom Ich nicht immer ganz beherrscht werden. Nur gleichsam in statu nascendi können unter bestimmten Umständen kleine Mengen von Phosphor frei werden, die einen momentanen, jedoch normalerweise sofort wieder aufgefangenen Gleichgewichtsverlust bedingen, dabei andererseits besondere Bewusstseinskräfte ermöglichen. Beim Phosphorprozess muss also zwischen den polaren Verhältnissen im oberen und unteren Menschen deutlich unterschieden werden.

Im **Stoffwechselpol** verstärkt Phosphor die Eingliederung der Ich-Organisation. Geschieht dies nicht richtig, dann können die verschiedensten Formen von entzündlichen Prozessen auftreten.

Im **Nerven-Sinnessystem** bewirkt der Phosphorprozess die Lösung der Ich-Kräfte und des Astralleibes von der physiologischen Grundlage und ermöglicht das wache Selbst- und Tagesbewusstsein, aber auch die Selbstbezogenheit. Ist dieser Prozess gestört, können Dämmerzustände, Ideenflucht, Hellsichtigkeit, Nervosität u. a. auftreten.

Therapeutische Anwendungsgebiete

Phosphor-Präparate kommen zur Anwendung bei **gesteigerten, geschwächten** oder **einseitigen Phosphorprozessen** (zu physiologischen Phosphorprozessen ➤ Kasten „Ausgeglichene Phosphorprozesse").

- **Geistig-seelischer Bereich** (Wahrnehmungs- und Gedankenprozesse zu stark selbstbezogen bzw. vom Ich nicht mehr kontrollierbar):
  - Egozentrik *(Phosphorus D6 – D30)*
  - Manie, Ideenflucht, Lampenfieber, euphorisch *(Phosphorus D30)*
  - Nervosität, Konzentrationsschwäche, Tobsucht *(Phosphorus D30)*
  - Neurasthene endogene Depressionen *(Phosphorus D6)*
  - Angst, Furcht, Zwangsvorstellungen aus dem Sexualbereich *(Phosphorus D6, D12, D30)*
  - Hellsichtigkeit, Größenwahn bei mangelhafter Selbstbewusstheit *(Phosphorus D30)*
- **Funktionell-prozessualer Bereich:**
  - Angina pectoris *(Phosphorus D12)*
  - Basedow *(Phosphorus D20)*
  - Chronische Polyarthritis, Rheuma, Arthrosis deformans, Lumbalgie *(Phosphorus oleosum 0,1%, Phosphorus D6, Phosphorus 0,05 mg Kapseln)*
  - Erschöpfungszustände *(Kalium phosphoricum D6, Acidum phosphoricum D6)*
  - Jugendlicher Diabetes *(Phosphorus D6)*
  - Katarrhe, Bronchitis, Pneumonie *(Phosphorus D5/Tartarus stibiatus D3)*
  - Kraniotabes *(Phosphorus D30)*
  - Leberzirrhose, Leberatrophie, fettige Leberdegeneration, fettige Nierendegeneration *(Phosphorus D6 – D30)*
  - Nasenbluten *(Phosphorus D12, D30)*
  - Pavor nocturnus, Nachtwandeln, Bettnässen *(Phosphorus D30)*
  - Rachitis *(Phosphorus D6)*
  - Schlafstörungen (morgens *Phosphorus D6*, abends *Phosphorus D30* oder morgens *Phosphorus D6/Malva 5%*, abends *Phosphorus D25/Malva 5%*)
  - Schwindel *(Phosphorus D30)*
  - Tachykardie, Arrhythmien *(Phosphorus D10, D20)*
  - Tuberkulose *(Phosphorus D5)*
  - Zyklusstörungen bei Frauen in der 2. Zyklushälfte z. B. Schmier- u. Zwischenblutungen *(Melissa/Phosphorus comp.)*
- **Organbereich:**
  - Hyperopie *(Phosphorus D5)*
  - Optikus-Neuritis *(Phosphorus D30)*
  - Osteomalazie, Osteoporose *(Phosphorus 0,05 mg Kapseln)*
  - Rachitis-Prophylaxe *(Apatit/Phophorus comp. S oder K)*
  - Retinablutungen *(Phosphorus D10)*
  - Strabismus, Chorioiditis *(Phosphorus D10)*
  - Sudeck'sche Atrophie *(Phosphorus D10)*
- **Konstitutioneller Bereich:**
  - Erschöpfungsneigung *(Acidum phosphoricum D4, Kalium phosphoricum D6)*
  - Haltungsschäden, Blutungen, Unterhautblutungen *(Phosphorus D12)*

Phosphorus-Präparate

Monopräparate

Phosphorus D8, D10, D15, D20, D30 *Amp.;* 0,05 mg *Kapseln;* D4, D5, D6, D8, D10, D12, D15, D20, D25, D30 *Dil.;* 0,1% *Öl*
Acidum phosphoricum D3, D4*, D6 *Dil.;* (➤ auch unter Acida)
Apatit (Calciumfluorphosphat) D8, D30 *Dil.;* D3, D4*, D6, D8*, D10*, D12*, D20**, D30* *Trit.*
Ferrum phosphoricum D6, D8 *Amp.;* D6 *Tabl.;* D4, D6 *Trit.*
Kalium phosphoricum D3, D6, D12 *Dil.;* D6 *Tabl.*
Magnesium phosphoricum D6 *Tabl.;* D3, D4, D6 *Trit.*
Magnesium phosphoricum acidum D6, D8*, D30* *Amp.;* D3, D4, D6, D10, D20 *Dil.*
Pyromorphit (Bleichlorphosphat) D8 *Amp.*
Vivianit (Eisenphosphat) D6, D8, D10* *Amp.;* D6, D8, D10, D12 Dil.; D3*, D4, D6 *Trit.*

Kombinationspräparate

Apatit/Phosphorus comp. S (Apatit D8/Phosphorus D6) *Dil.*
Apatit/Phosphorus comp. K (Apatit D8/Cucurbita, Flos D4/Ferrum sidereum D20/ Phosphorus D6) *Dil.*
Ferrum phosphoricum comp. (Infludoron®) (Aconitum nap. D4/Bryonia/D1/Eucalyptus D1/Eupatorium perfol. D1/Ferrum phosph. D6/Sabadilla D1) *Glob.*
Infludo® (Aconitum nap. D3/Bryonia D2/Eucalyptus D2/Eupatorium perfol. D2/ Phosphorus D4/Sabadilla D3) *Tropfen*
Melissa/Phosphorus comp.* *Dil.*
Phosphorus D6/Malva 5% *Dil.*
Phosphorus D25/Malva 5% *Dil.*
Phosphorus D5/Tartarus stibiatus D3 *Dil., Glob.* (in Deutschland: **Pneumodoron 2)**

* Nur Weleda Schwäbisch Gmünd, D; ** Apotheke an der Weleda, D

Dosierung und Anwendung

Insbesondere freier Phosphor in niedriger Potenz wirkt allgemein belebend und aufweckend und sollte daher nicht abends eingenommen werden.

- Ampullen: 2- bis 3-mal wöchentlich bis zu 1-mal täglich 1 ml s. c.
- Dilutio, Pulvis:
  - Tiefe Potenzen: 2 bis 3-mal täglich 5 – 10 Tropfen bzw. 1 Messerspitze
    Hohe Potenzen: 1-mal täglich oder seltener, 5 – 10 Tropfen bzw. 1 Messerspitze
- Capsulae: 1-mal täglich 1 Kapsel (am besten vor dem Frühstück)
- Phosphorus 0,1% Oleosum: kann sowohl innerlich (2-mal täglich 1 Tropfen auf einem Esslöffel Wasser oder auf einem Zuckerwürfel) genommen als auch äußerlich angewendet werden (2- bis 3-mal täglich mit einigen Tropfen das betroffene Gelenk einreiben)

Platinum naturale

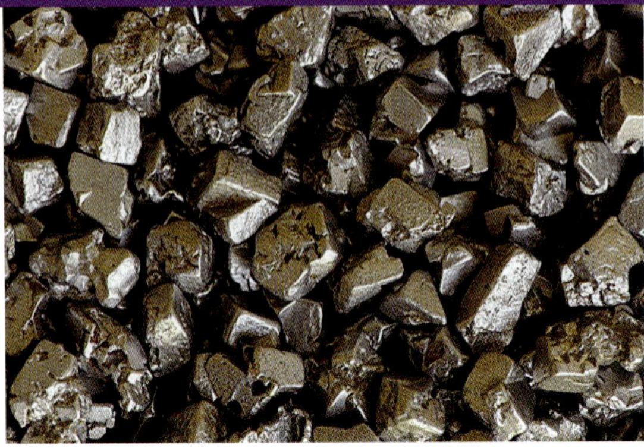

Deutsche Bezeichnung:
gediegenes Platin (Platin)

Vorkommen und Eigenschaften

Platin wurde nach seinen silbernen Glanz so benannt; sein Name ist von dem spanischen Wort Plata, das heißt „Silber", abgeleitet. In der Erde kommt es gediegen, in Mineralien verbunden mit anderen Metallen (besonders in Nickelerzen) oder als eigenes Mineral, Sperrylith ($PtAs_2$) vor. Wegen seines Edelmetallcharakters wird Platin v. a. für Schmuck verwendet, aber auch für Implantate in der Chirurgie. Seine hervorragenden Eigenschaften sind seine Unangreifbarkeit für chemische Agenzien und seine Wirkung als Katalysator.
Die Natur des Edelmetalls Platin ist vollkommen anderer Art als die des Goldes. Gold hat ein warmes edles Leuchten, während Platin den Eindruck einer kalten Pracht hervorruft. Platin ist jedoch trotz seines kalten Erscheinungsbildes und seiner Unberührbarkeit ein exzellenter Katalysator. Es löst bei anderen Stoffen Reaktionen aus, ohne selbst zu reagieren oder sich irgendwie zu beteiligen.

Wirksamkeiten aus anthroposophischer Sicht

Im Arzneimittelbild des Platins stehen zwei Entsprechungen im Vordergrund: Platin besitzt eine ausgesprochene Wirkung einerseits auf das Nervensystem und andererseits auf die Geschlechtsorgane. Stark gesteigerte Erregbarkeit des Nervensystems mit Neigung zu Paroxysmen und extreme Erhöhung des Spannungszustands der Geschlechtsorgane stehen im Mittelpunkt des homöopathischen Arzneimittelbildes von Platin.
Ein gefestigtes Selbstwertgefühl entsteht in der ausgeglichenen Dynamik zwischen den beiden polaren Bereichen des menschlichen Organismus. Ist dies nicht der Fall, entstehen z. B. Krankheiten, wie sie im Arzneimittelbild von Platin zu finden sind. Einerseits zeigt der Patient z. B. eine scharfzüngige Intellektualität bei hochmütigem, selbstbewusstem Verhalten und andererseits eine verselbständigte, losgelöste Sexualität. Die gefühlsmäßige Mitte bleibt unentwickelt, was zu Depressionen und Hypochondrie oder, kompensatorisch, zu Arroganz und Kälte führen kann. Auch abrupter Stimmungswechsel zwischen diesen beiden Zuständen kann auftreten. Hier zeigt sich eine gewisse Ähnlichkeit zum Arzneimittelbild von Aurum, nur besitzt der Aurum-Mensch

Wärme und Impulsivität, während beim Platintyp Gefühlskälte und hysterische Ausbrüche im Erscheinungsbild vorherrschen.
Nach Steiner löst Platin den Menschen aus dem Kosmos heraus und weist zusammen mit Barium Beziehungen zur Bauchspeicheldrüse auf. Der Vergleich zum Gold liegt auch hier nahe: Aurum ermöglicht die Verbindung zum Kosmos und hat eine Beziehung zum Herzen. Wir können dies so interpretieren, dass beim Platin-Patienten die kosmische Verwobenheit seines Wesens verloren gegangen ist, was zu einer sich steigernden Spannung im Organismus führt. Dies ruft die verschiedenen Formen der Erregung, auch im Stoffwechselbereich hervor. Bei entsprechenden Beschwerden und Krankheiten kann dann ein potenziertes Platinpräparat indiziert sein.

Therapeutische Anwendungsgebiete

- **Seelisches Verhalten:** hochmütiges Wesen, Angst, psychisch starke Stimmungswechsel
- **Zentrales und peripheres Nervensystem:** gesteigerte Nervenerregbarkeit, Paroxysmen, Neuralgien, Parästhesien, Anästhesien, Globus hystericus
- **Geschlechtsorgane:** Nymphomanie, Myomblutungen, Ovarialneuralgie, Menses zu früh und profus, Menorrhagie, Dysmenorrhö, Fluor albus
- **Stoffwechsel:** exokrine Pankreasinsuffizienz *(Platinum naturale D8)*

Platinum-Präparate

Platinum naturale D8, D12 *Dil.*

Dosierung und Anwendung

Dilutio 3-mal täglich 5 – 10 Tropfen

Quarz

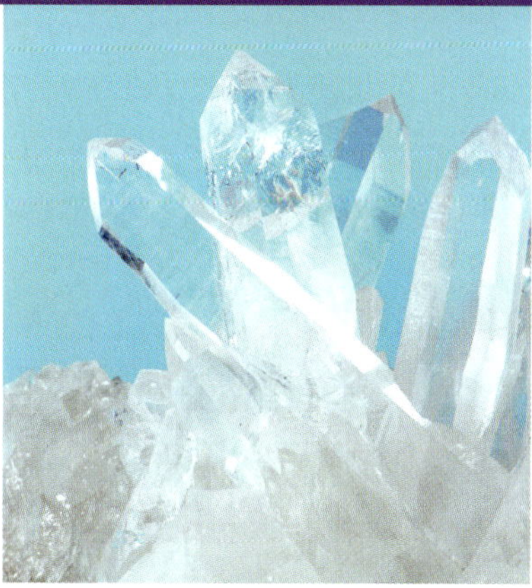

Deutsche Bezeichnung: natürliche kristallisierte Kieselsäure (Siliciumdioxid, Quarz)

Vorkommen und Eigenschaften

Kieselsäure ist, neben dem Sauerstoff, das am weitesten verbreiteste Element in der Erdrinde. Sie kommt in vielen Farben und Formen vor, z. B. in Gestalt von Feldspat, Glimmer und Quarz. Silikathaltige Gesteine bilden etwa 87% der Erdkruste; ein Großteil der Gebirge besteht aus Silikaten, die dennoch insgesamt als „Skelett" der Erde nicht mehr als eine dünne Kruste ausmachen. Unter dieser Kruste strömen die flüssigen Silikate, das sogenannte Magma, das als „Erdlymphe" betrachtet werden kann. Als Eruptivgesteine brechen die Silikate in Vulkanen durch die Erdkruste, und aus dem erstarrten Schmelzfluss ist z. B. der Granit entstanden.

Der Kiesel ist viel härter als Glas und zeigt doch paradoxerweise eine charakteristische starke Hinneigung und eine innere Verwandtschaft zum wässrigen Element. Mit dem Wasser bildet er eine kolloidale Lösung, die sich im Gleichgewicht befindet zwischen Hydrosol und Hydrogel. Kieselsäure kann erstaunlich viel Wasser aufnehmen, wobei dieses strukturiert wird, so dass es Gestalt annimmt.

Die Kieselsäure offenbart, besonders als Quarz, ihre Wesensverwandtschaft mit dem Licht. Der Quarzkristall ist vom Licht so stark geprägt, dass er dafür ganz durchlässig ist. Auch die Sechseckstruktur der Quarzkristalle weist auf kosmische Lichtkräfte hin. Wie sich das Strahlige des Sonnenlichtes in einem Fluten vom Zentrum zur Peripherie ausdrückt, so bewirkt der Kieselsäureprozess dort, wo er im Pflanzen- und im Tierreich wirkt, das strahlige Bauprinzip (z. B. in Gräsern, Radiolarien).

Im menschlichen Organismus ist Kieselsäure in allen Geweben zu finden; die kieselsäurereichsten Organe sind Haut, Nägel, Haare, aber auch das Bindegewebe.

Zentrifugaler Kieselsäureprozess

Die zentrifugale Kieselsäuredynamik bewirkt, dass die Nahrungsstoffe vom Stoffwechselpol in richtiger Weise bis zum Kopf, den Sinnesorganen und der Haut gelangen können. Mit dem peripheren zentrifugalen Kieselsäureprozess ist aber auch die Formung und Gestaltung des Organismus verbunden, wobei die Kieselsäure dem inneren Wachstum, dem Stoffwechsel, überhaupt den gesamten vitalen Wucherkräften die nötigen Grenzen setzt. Für den Gesamtorganismus wird so nach außen die Haut und nach innen das Knochenskelett als Grenze gebildet – hier geht die Lebendigkeit des Organismus in Leblosigkeit über.

Zentripetaler Kieselsäureprozess

Der zentripetale Kieselsäureprozess durchströmt von den Sinnesorganen her den ganzen Organismus. Würde dieser Prozess – von der körperlicher Begrenzung unabhängig – allein wirken, könnte das Seelisch-Geistige des Menschen das Einssein mit dem Kosmischen erlangen. Die Kieselsäuredynamik lässt das Geistige der Welt uneingeschränkt in den Organismus eindringen.

Im Stoffwechselbereich verhindert diese Kieselsäuredynamik die Bildung von Fremdstoffen bzw. das Eindringen vom Ich nicht durchdrungener Substanzen wie z. B. bei Rheuma und Gicht, oder wie es auch bei allergischen Erkrankungen der Fall sein kann.

Ausgeglichene Quarzprozesse

Für physiologische Quarzprozesse kann das entsprechende Gesundheitsprofil wie folgt skizziert werden.

- **Geistig-seelischer Bereich:**
  - Seelisches „In-sich-Ruhen", Gleichgewicht zwischen Mitempfinden und Distanziertsein
  - Selbstsicherheit, waches Wahrnehmen und Denken

- **Funktionell-prozessualer Bereich:**
  - Ermöglichen, das richtige Verhältnis zwischen Ich und Astralleib herzustellen
  - Ich-Organisation vermag den Organismus vollkommen zu durchdringen und zu durchwärmen
  - Grenzbildend nach außen (Haut) und nach innen (Knochen)
  - Ich-Organisation kann den ganzen Organismus durchdringen und Fremdstoffbildungen verhindern bzw. auflösen
- **Organbereich:** Sinnes-Nerven-System, Haut, Bindegewebe
- **Konstitution:** feine, grazile, aber durchgestaltete, feste Konstitution

Bei einseitigen Quarzprozessen sind anthroposophische Heilmittel mit Quarz und seinen Verbindungen (➤ therapeutische Anwendungsgebiete) angezeigt.

Wirksamkeiten aus anthroposophischer Sicht

Befinden sich die polaren Kieselprozesse im Gleichgewicht, dann ist der menschliche Organismus so gestaltet, dass er Träger des Geistes, d. h. kosmischer Lichtkräfte auf der Erde sein kann. Im besten Falle kann die Ich-Organisation den physischen Leib vollkommen durchdringen und mit der geistigen Umwelt in Übereinstimmung bringen.
Die Kieselsäure bildet die physische Grundlage für die Wirksamkeit der Ich-Organisation, welche leibdurchgestaltend wirkt und einen geistigen Innenraum ermöglicht.
Die Kieselsäuredynamik verläuft im Spannungsfeld zweier Polaritäten. Im Physischen einerseits wirkt sie abgrenzend und eigenraumschaffend, im Seelisch-Geistigen andererseits dagegen entfaltend und verbindend.
Störungen in der Kieselsäuredynamik äußern sich in Erkrankungen bei der Grenzbildung sowohl nach innen wie auch nach außen. Hiermit verbunden ist ein unvollständiger Wahrnehmungsprozess nach innen und/oder nach außen, der vom Unbewussten ins Bewusstsein hineinreicht und zu verschiedenen Krankheitsbildern führen kann.

Therapeutische Anwendungsgebiete

Quarz-Präparate kommen zur Anwendung bei **gesteigerten, geschwächten** oder **einseitigen Quarzprozessen** (zu physiologischen Quarzprozessen ➤ Kasten „Ausgeglichene Quarzprozesse").

- **Geistig-seelischer Bereich:**
  - Mangel an Selbstvertrauen, Lebensüberdruss, kein fester persönlicher Standpunkt, übermäßige Nachgiebigkeit, die jedoch in unbeherrschten Zorn und Aggressivität umschlagen kann *(Quarz D6 – D30)*
  - Nervosität, unfähig zur Willenskonzentration *(Quarz D30)*
  - Pedantisch, kleinlich *(Quarz D6 – D30)*
  - Schlafsucht *(Quarz D30)*
  - Unkonzentrierte Schulkinder, Intelligenzschwierigkeiten bei Jugendlichen *(Equisetum limosum/Rubellit D30)*
- **Funktionell-prozessualer Bereich:**
  - Epilepsie *(Quarz D12 – D30)*
  - Funktionelle Störungen im Sinnesbereich nach Grippe: Geschmack *(Topas D20)*, Schwindelanfälle *(Quarz D30)*
  - Leichte Ermüdbarkeit *(Quarz D6 – D30)*
  - Meteorismus, Verstopfung, Durchfall nach Milchgenuss *(Quarz D12, D20)*
  - Migräne *(Quarz D30)*
  - Neigung zu Unterkühlungen *(Quarz D30)*

- Schlaf- bzw. Müdigkeitsattacken *(Quarz D30)*
- Übel riechende Schweißausbrüche *(Quarz D30)*
- **Nerven-Sinnes-Organe:** Meningitis, Neuritis, Neuralgie *(Quarz D30)*
  - Konjunktivitis, Keratitis, Myopien *(Quarz D6 – D30)*
  - Kopfgrippe *(Quarz D20, D30)*
  - Macula-Degeneration *(Chrysolith D12, D30, Chrysolith comp.)*
  - Otitis *(Quarz D6 – D30, Onyx D12)*
  - Otogener Schwindel *(Onyx D20)*
- **Haut und Schleimhäute:**
  - Akute Panaritien *(Gneis D4)*
  - Erysipel *(Quarz D30)*
  - Haarausfall *(Quarz D20)*
  - Mykose, Akne, Furunkel, Nagelgeschwüre, nässende Ekzeme, Neurodermitis *(Quarz D10 – 30)*
  - Parodontose *(Quarz D30/Resina Laricis D5 aa, Quarz D20)*
- **Allergische Erkrankungen:** Heuschnupfen *(Quarz D30/Resina Laricis D5 aa)*
- **Autoimmunkrankheiten:** *(Quarz D30/Resina Laricis D5 aa, Quarz D12)*
- **Bindegewebsverhärtungen und -entzündungen:** Fistelbildung, z. B. Analfistel, Narbenkeloide, Fibrome, Gicht, Knochendeformationen, Morbus Bechterew, Rachitis, Osteomyelitis *(Quarz 10, D12)*
  - Achillodynie, Plantarfasciitis, Tendinosen *(Quarz D60 Amp. s. c. focusnahe 1-mal mtl.)*
- **Konstitution:** kümmerliche, dystrophische Kinder mit „Froschbauch" und greisenhaftem Aussehen

Quarz-Präparate

Monopräparate

Quarz D6, D10, D12, D20, D30, D60 *Amp.;* D8 *Augentropfen;* D6, D8, D10, D12, D20, D30, D60* *Dil.;* 5% *Gel.*, D6, D15, D30 *Glob.;* 1% *Oleum*, 50% *Pulvis,* D6, D12, D20 *Tabl.;* D1, D2, D3, D4, D5, D6, D10, D12, D15, D20, D30 *Trit.;* 5% *Ungt.*
Chrysolith D12, D30 *Amp.;* D6, D8, D12, D20, D30 *Trit.;* D4 *Ungt.*
Dioptas D6*, D20, D30 *Amp.;* D8 *Augentropfen;* D10 *Dil.;* D6 *Trit.*
Gneis D3, D4, D6, D10**, D20** *Trit.*
Nontronit D15 *Amp.;* D3, D4, D6, D12 *Trit.*
Topas D20 *Dil.*
Onyx D20* *Amp.;* D6, D12, D20, D30* *Trit.*

Kombinationspräparate

Biodoron® (Kephalodoron®) 5%, 0,1% *Tabl.*
Biodoron® 150 mg *Kapseln* (**Ferrum-Quarz**-Kapseln 150 mg)
Chrysolith comp. (Chrysolith D30/Resina Laricis D30/Retina D30) *Amp.*
Equisetum limosum-Rubellit D6, D30 *Dil.*
Plumbum silicicum D10, D20, D30* *Amp.;* D8, D10, D12, D20, D30 *Dil.;* D6, D12, D20 *Trit.*
Quarz D30/Resina Laricis D5 aa* *Amp.*
Wecesin® *Puder, Externum*

* Nur Weleda Schwäbisch Gmünd, D; ** Apotheke an der Weleda, D

Dosierung und Anwendung

- Ampullen: 2-mal wöchentlich bis zu 1-mal täglich 1 ml s. c., bei hohen Potenzen eher seltener; Wirkung abwarten/beobachten
- Augentropfen: morgens und abends 1 – 2 Tropfen in den Augenbindehautsack geben
- Dilutio, Pulvis, Tabletten:
  - Tiefe Potenzen: 3-mal täglich 5 – 10 Tropfen bzw. 1 Messerspitze bzw. 1 Tablette
  - Hohe Potenzen: 1-mal täglich oder seltener, 5 – 10 Tropfen bzw. 1 Messerspitze bzw. 1 Tablette
- Kapseln: morgens 1 Kapsel auf nüchternen Magen einnehmen

Stibium (Antimon)

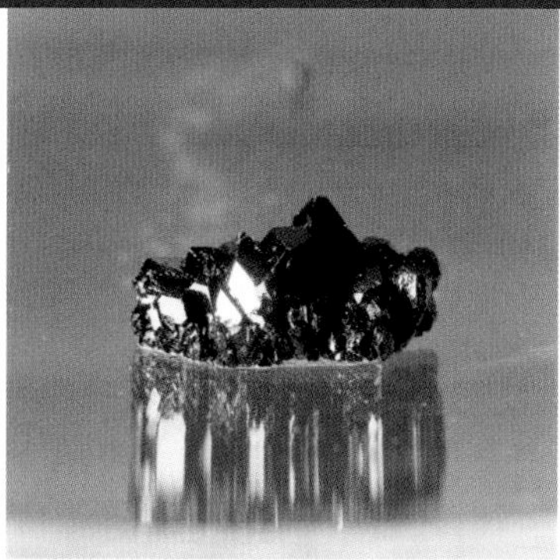

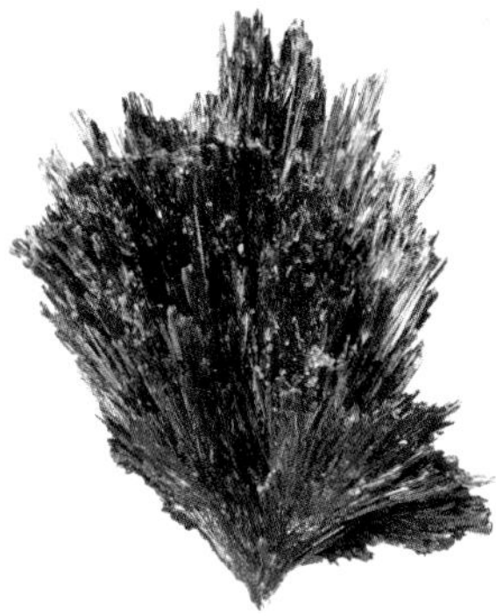

Pharmazeutische Bezeichnung: Stibium metallicum praeparatum (metallisches, speziell verarbeitetes Stibium; links: Stibium, rechts: Antimonit)

Vorkommen und Eigenschaften

In der Natur kommt Stibium, auch als Antimon bezeichnet, v. a. als Antimonit – eine Schwefelverbindung des Stibiums – vor, welches die auffällig „spießige" Gestalt eines Büschels zeigt. Dieses linienförmig von der Erde wegstrebende Büschel deutet an, dass das Mineral sich den Kräften des Umkreises einordnet. Die besondere Empfänglichkeit für Umkreiskräfte drückt sich auch in seiner Beziehung zum Pflanzenreich aus, v. a. zur Weinrebe, mit deren Weinsäure Stibium die therapeutisch wichtige Verbindung des Tartrats eingeht. Ein Hereinwirken von pflanzenhaften Bildekräften zeigt der Antimonrauch, wenn er sich als „Antimonblume" niederschlägt.
Zum einen hat Stibium typische Eigenschaften eines Metalls und zeigt metallischen Glanz, Legierfähigkeit sowie eine Farbigkeit in verschiedenen Verbindungen. Insbesondere erinnern seine Farbigkeit an Kupfer, sein Glanz und v. a. die Spiegelbildung an Silber und die Fähigkeit, Legierungen zu bilden, an Quecksilber. Zum anderen weist Stibium ausgesprochene nicht-metallische Eigenschaften auf wie Sprödigkeit, diamagnetisches Verhalten und Widerstand gegenüber der Elektrizität. Eine besondere Beziehung besitzt es zu Gold, dessen Unreinheiten es auf sich zu nehmen vermag und damit den Edelmetallcharakter des Goldes noch erhöht. Diese Eigenschaft hat viele Alchemisten fasziniert.

Stibium kann wohl als physiologisches Agens im menschlichen Organismus nicht nachgewiesen werden, doch spielt es als Heilmittel bei zahlreichen Krankheiten eine bedeutsame Rolle.

Strukturierende Wirkung

Die strukturierenden Kräfte des Stibiums weisen zum menschlichen Blut eine besondere Beziehung auf. Die weisheitsvolle Steuerung der Gerinnungskräfte des Blutes erfolgt durch das Ich vermittels der Antimondynamik. Sitibium kann daher therapeutisch bei Gerinnungsstörungen und Blutungsneigungen eingesetzt werden.
Mit seiner von innen heraus organisierenden und strukturierenden Kraft hat Antimon nicht nur eine Beziehung zur Substanzformung, sondern auch zu den ordnenden Kräften des unbewussten Seelenlebens. Hier ermöglicht die Stibiumdynamik dem Ich, geistige Wahrnehmungen zu ergreifen und zu einem Bild gerinnen zu lassen. In der Stoffwechselregion entspricht diesem Geschehen die Willensbildung.

Vermittelnde Wirkung

Der Stibiumprozess vermittelt zwischen Denken und Wollen, wodurch ein zielstrebiges, tatkräftiges Verhalten sich entwickeln kann.
Ist dieses Gleichgewicht zugunsten der Willenskräfte übermäßig verschoben, äußert sich diese Störung auf der unbewussten funktionellen Ebene, z. B. in Form einer Diarrhö. In diesen Fällen strebt die innerliche Verabreichung von Stibium z. B. als D8 die Wiederherstellung des Gleichgewichts zwischen oberer und unterer Organisation an.
Bleiben dagegen die Seelenkräfte nur der oberen peripheren Organisation verhaftet, dann bekommen die wahrnehmenden Prozesse zu stark die Überhand. Sie stehen so der Verwandlung in Willensimpulse für die untere Organisation nicht mehr zur Verfügung. Als Folge können ekzematöse Ausschläge auftreten. Dieser Erkrankung wirkt die äußerliche Anwendung von Stibium, z. B. als Salbenauflage, entgegen.

Wirksamkeiten aus anthroposophischer Sicht

Nach Steiner repräsentiert Antimon das Zusammenwirken der untersonnigen Planeten, wenn diese sich gegenseitig in ihren Eigenheiten neutralisieren. Entsprechend umfassend sind auch die therapeutischen Wirkungen von Antimon. Als Heilmittel fördert es die Organisation der aufbauenden Stoffwechselprozesse, indem es die strukturierenden Kräfte des Bildekräfteleibes (Ätherleibes) mit den seelisch-geistigen Organisationskräften verbindet. Dabei wirkt die Antimondynamik ausgleichend zwischen den unteren zentralen und der hierzu **oberen** peripheren Organisation des Organismus.
Diese Wirkung wird noch von einer anderen Eigenschaft des Antimons unterstützt. Antimon reagiert auf Kräftewirkungen der Umwelt und verinnerlicht sie in seiner Gestalt. Eine vergleichbare Wirkung übt Antimon als Heilmittel im Organismus aus. Unterliegen organische Prozesse zu stark den äußeren Einflüssen und entfremdet sich dadurch ein Organ dem Gesamtorganismus, so fängt der Antimonprozess diese Fremdeinflüsse auf, indem er sie verinnerlicht und der Durchgestaltung des Gesamtprozesses zuführt.
Nach Steiner sind äußere Anwendungen von Stibium eher bei willensschwachen indiziert, innere dagegen mehr bei willensstarken Patienten.

Ausgeglichene Stibiumprozesse

Für physiologische Stibiumprozesse kann das entsprechende Gesundheitsprofil wie folgt skizziert werden.

- **Geistig-seelischer Bereich:**
  - Zielstrebig, tatkräftig, konzentriert, „bewusster Wille"
  - Denken und Wollen im Gleichgewicht
  - Verdrießlich, reizbar, grantig, unmutig
- **Funktionell-prozessualer Bereich:**
  - Richtiger Rhythmus bei allen Herz-Kreislauf- wie auch Atmungsfunktionen
  - Ausgeglichenes Zusammenwirken zwischen oberem und unterem Pol sowie zwischen Astralleib und Ätherleib
  - Strukturierung des Eiweißes und Durchgestaltung der Organe, v. a. von Haut, Blut, Bronchien, Verdauungstrakt
  - „Antimonisierend" gegenüber den „albuminisierenden" Stoffwechselprozessen
  - Wirkung als „Ich-Phantom" im Organismus

Bei einseitigen Stibiumprozessen sind anthroposophische Heilmittel mit Stibium bzw. dessen Verbindungen (➤ therapeutische Anwendungsgebiete) angezeigt.

Therapeutische Anwendungsgebiete

Stibium-Präparate kommen zur Anwendung bei **gesteigerten, geschwächten** oder **einseitigen Stibiumprozessen** (zu physiologischen Stibiumprozessen ➤ Kasten „Ausgeglichene Stibiumprozesse").

- **Geistig-seelischer Bereich** (verdrießlich, reizbar, grantig, unmutig):
  - Willensschwäche bei Kindern *(Stibium met. praep. 0,4% Ungt.;* in Magengegend*)*
  - Hysterie, Manie *(Stibium met. praep. D6, Aurum met. praep. D6/Stibium met. praep. D6 aa)*
  - Halluzinationen, Schizophrenie *(Stibium met. praep. D6)*
  - Zwangsvorstellungen aus dem Sexualbereich *(Stibium met. praep. D6, D20)*
  - Depressionen, Apathie, Angst *(Stibium arsenicosum D8)*
- **Funktionell-prozessualer Bereich:**
- **Haut:**
  - Ekzem, Akne vulgaris *(Stibium met. praep. 0,4% Ungt.; Antimonit 0,4% Ungt.)*
  - Lichen ruber planus *(Stibium arsenicosum D6)*
  - Pruritus senilis *(Antimonit D6)*
  - Pruritus vulvae *(Antimonit D6)*
  - Psoriasis *(Antimonit 0,4% Ungt.)*
  - Rhagaden *(Antimonit D6)*
  - Schwere nässend brennende Neurodermitis des Erwachsenen *(Stibium arsenicosum D8 Amp.)*
  - Sklerodermie *(Antimonit 0,4% Ungt.; Stibium met. praep. 0,4% Ungt.)*
  - Ulcus cruris *(Antimonit 0,4% Ungt.)*
  - Warzen *(Bismutum/Stibium aa Ungt.; 0,4%)*
  - Nabel- und Wundpflege (Wecesin®)
- **Blut:**
  - Blutungsneigungen, wie Nasenbluten, diffuse Schleimhautblutungen, Menorrhagien *(Marmor D6/Stibium D6 aa Amp.)*
  - Hämophilie *(Stibium met. praep. D6, D20, D30)*
  - Hämorrhagien *(Stibium met. praep. D6 Inj.,* auch 10 ml i. v.*)*
  - Icterus neonatorum *(Stibium met. praep. 0,4% Ungt.)*

- **Bronchialsystem:**
  - Bronchitis *(Tartarus stibiatus D6, Stibium sulfuratum aurantiacum D4)*
  - Emphysem *(Stibium sulfuratum aurantiacum D6)*
  - Obstruktive Bronchitis *(Stibium arsenicosum D8)*
- **Verdauungstrakt:**
  - Appendizitis *(Stibium arsenicosum D8, Antimonit D6)*
  - Blutende Colitis ulcerosa *(Stibium met. praep. D6)*
  - Cholezystitis *(Antimonit D6)*
  - Colitis ulcerosa mit Diarrhö *(Stibium arsenicosum D8, Stibium met. praep. D8)*
  - Divertikulitis *(Pyrargyrit D6)*
  - Fissura ani *(Stibium met. praep. 0,4% Supp.)*
  - Stomatitis, Gastritis, Ulcus ventriculi et duodeni *(Stibium met. praep. D6)*
- **Genitalorgane:**
  - Blutungen *(Marmor D6/Stibium D6 aa, Antimonit 0,4% Ungt.)*
  - Kolpitis, Salpingitis *(Pyrargyrit D6)*
- **Nervensystem:** Nervendegeneration, Multiple Sklerose *(Katoptrit D20)*
- **Organbereich/Konstitutioneller Bereich:**
  - Allgemeine Beziehung zum Blutsystem und damit zu einer Vielzahl von Organen
  - Neurasthenie: neurasthenisch bedingte Erschöpfungszustände *(Berthierit D6)*

Stibium-Präparate

Monopräparate

Antimonit D6, D8, D10, D20, D30 *Amp.;* D6, D8, D10, D12, D20, D30 *Dil.;* D3, D4, D6 *Trit.;* 0,4% *Creme**; 0,1% *Ungt.***; 0,4% *Gel***

Stibium metallicum 5% *Ungt.*

Stibium met. praep. D6, D8, D10, D20, D30; D6 (10 ml) *Amp.;* D6, D8, D10, D12, D15, D20, D30 *Dil.;* 0,4% *Supp.**; D6 *Tabl.;* D3 bis D6, D8, D10, D12, D15, D20, D30 *Trit.;* 0,4%, 0,1% *Ungt.*

Berthierit* D6 *Trit.*

Dyskrasit D6, D20 *Amp.;* D30 *Dil.;* D6 *Trit.*

Katoptrit D20 *Amp.*

Pyrargyrit* D4, D6 *Trit.*

Stibium arsenicosum D8, D15, D30 *Amp.;* D8, D10, D15 *Dil.;* D6, D10 *Trit.*

Stibium sulfuratum aurantiacum D3, D4, D6, D10* *Trit.*

Tartarus stibiatus D4 *Amp.;* D3, D4, D5, D6, D10 Dil.; D3, D4, D6 *Trit.*

Kombinationspräparate

Antimonit/Anisum *Ungt.*

Antimonit/Belladonna comp. (in D.: **Pulvis stomachicus cum Belladonna**) (Antimonit D3/Belladonna, D3/Bismutum subnitr. D5/Chamomilla, D3) *Pulvis*

Antimonit Belladonna comp. 4T/Carbo Chamomillae D3 1T (Carbo Chamomillae D3/Antimonit D3/Belladonna, Pl. tota D3/Bismutum subnitr. D5/Chamomilla, D3) *Pulvis*

Antimonit/Belladonna comp./Malachit D4 aa (Malachit D4 aa/Antimonit D3/Belladonna, Pl. tota D3/Bismutum subnitr. D5/Chamomilla, Pl. tota D3) *Pulvis*

Antimonit/Echinacea comp.* Antimonit D6/Apis mellifica D6/Argentum met. praep. D30/Astragalus exsc., Flos./Fol./Sem. D3/Echinacea ang. Ø/Tuba uterina bovis D6) *Dil.*

Aurum D10 3 Teile/Stibium D8 2 Teile *Amp.*
Cichorium comp. (Cichorium, Pl. tota, D3/Sanicula europ., Pl. tota D6/Stibium met. praep. D8/ Stomachus D6) *Dil.*
Cupro-Stibium D6* *Amp.;* D6 *Trit.*
Kalium aceticum comp. (➤ Heilmittelporträt)
Marmor D6/ Stibium D6 aa *Amp.; Trit.*
Weleda Hämorrhoidal-Suppositorien (Aesculus, Cortex sicc. 20 mg/Hamamelis, Folium sicc. 10 mg/Stibium met. praep. 8 mg)
Wecesin® *Puder, Externum*

* Nur Weleda Schwäbisch Gmünd, D; ** Apotheke an der Weleda, D

Dosierung und Anwendung

Bei den Stibium-Präparaten werden seltener Hochpotenzen verwendet als bei den Hauptmetall-Heilmitteln. Entscheidender als die unterschiedliche Wirkung von Hoch- und Tiefpotenzen scheint jene von innerlicher und äußerlicher Anwendung zu sein.

- Ampullen: 2-mal wöchentlich bis zu 1-mal täglich, nach Bedarf auch häufiger, 1 ml s. c., 10 ml-Ampullen i. v., bei Bedarf wiederholen
- Dilutio, Pulvis: 3-mal täglich 5 – 10 Tropfen bzw. 1 Messerspitze
- Unguentum: 2-mal täglich einreiben bzw. dünn auftragen
- Unguentum findet häufig auch als Salbenverband Verwendung. Von Vorteil ist eine längere Anwendung unter Luftabschluss (Okklusivverband).

Sulfur

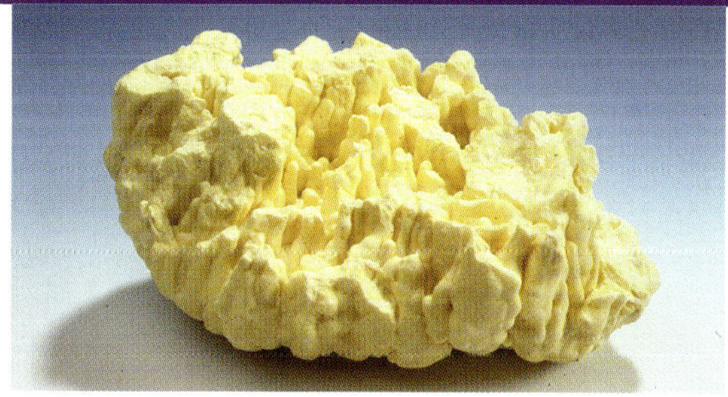

Deutsche Bezeichnung:
gereinigter natürlicher Schwefel (Sulfur)

Vorkommen und Eigenschaften

In der Erde findet sich Schwefel sowohl in reiner wie auch in gebundener Form, oftmals im Verein mit Metallen. Schwefel ist ein äußerst wandlungsfähiges Element. Bei normaler Zimmertemperatur ist er als sogenannter rhombischer Schwefel gelb, geruchlos, geschmacklos, derb, spröde und kristallin. Bei zunehmender Erwärmung verwandelt er sich bei 95,5 °C in eine hellgelbe bewegliche Flüssigkeit, die sich bei weiter steigender Temperatur dunkelbraun färbt. Parallel mit der steigenden Temperatur wird Schwefel allmählich zähflüssig, so dass er bei einer Temperatur von 220 °C nicht mehr aus dem

umgestülpten Gefäß fließt. Bei einem weiteren Temperaturanstieg vermindert sich jedoch die Zähigkeit wieder (wobei aber die dunkle Farbe bestehen bleibt), um dann bei 444,6 °C unter Bildung rotbrauner Dämpfe zum Sieden zu kommen. Die unerwarteten Veränderungen des Sulfurs bei seiner Erwärmung zeigen, dass er nur widerwillig seine Wärme abzugeben bereit ist; er ist offensichtlich bestrebt, seine Wärmereserven zu behalten.
Beim Abkühlen der Schwefeldämpfe bildet sich ein feines blassgelbes Pulver, die sogenannte Schwefelblume. Unterwirft man diese Substanz einer Ammoniakwaschung, so werden die gröbsten Verunreinigungen entfernt, wodurch das grobdisperse Sulfur puratum entsteht – die Ausgangssubstanz für die Potenzierung bei der Herstellung des homöopathischen Präparates Sulfur.
Der Schwefel stellt eine Energiezusammenballung dar, die plötzlich an einem Überschuss an Energie explodieren kann wie ein Vulkan. So tritt Schwefel öfters da auf, wo ein übersichtlicher, geordneter Zustand in Chaos überzugehen droht.
Der Mensch nimmt Schwefel mit den Eiweißen der Nahrung auf. Nach dem tief greifenden Umbau im Organismus tritt er wieder als Bestandteil beinahe aller Eiweißkörper auf, jetzt aber in individualisierter Form.

Phase des ersten Sulfurprozesses

Die erste Phase des Sulfurprozesses beinhaltet die Verbrennungsvorgänge im Stoffwechsel, durch welche geordnete organische Substanz tiefgreifend abgebaut und in den Zustand des Chaos überführt wird. Die hierbei freiwerdende Energie durchglüht den ganzen Organismus.
Auf der seelischen Ebene ist mit dem ersten Sulfurprozess das körperliche Selbstbewusstsein verbunden, überhaupt in übersteigerter Form die substanzielle Besitzergreifung der Umwelt.

Phase des zweiten Sulfurprozesses

Die zweite Phase der Sulfurdynamik verläuft entgegengesetzt. Nun wird die chaotisierte Substanz wieder gestaltet. Hierbei verlebendigt sich der Kohlenstoff durch Sulfur so, dass er sich mit Stickstoff, Sauerstoff und Wasserstoff zum individuellen Eiweiß zu verbinden vermag. Geistige Umkreiskräfte greifen gestaltend mit ein. Sulfur bewirkt, dass das Geistige in die Eiweißbildung sozusagen „eingesaugt“ wird. (Beim Phosphor bewirkt dieser Prozess die Freisetzung des Geistigen aus der Substanz.)
Auf der seelischen Ebene wird während des zweiten Prozesses mehr die Tiefe der Gedankenwelt als eine universelle Geistigkeit erlebt. Auch die Gedächtnisbildung spielt in diesen Bereich mit hinein.

Ausgeglichene Sulfurprozesse

Für physiologische Sulfurprozesse kann das Gesundheitsprofil wie folgt skizziert werden.

- **Geistig-seelischer Bereich:**
  - Belesen, interessiert, „neugierig“, unternehmerisch
  - Sprachbegabt, gutes Gedächtnis
  - Forschertyp, tiefer philosophischer Denker
- **Funktionell-prozessualer Bereich:**
  - Festigung der ätherischen Tätigkeit gegenüber der astralischen
  - Astralischer Leib und Ich einerseits und physischer und ätherischer Leib andererseits verbinden und lösen sich im richtigen Tag-Nacht-Rhythmus
  - Gesunder Eiweiß-Aufbau und -Abbau
  - Förderung des Verarbeitens innerer Wärme
  - Unterstützen Entgiftungsfunktionen der Leber, v. a. im Bereich des Eiweißstoffwechsels

- **Organbereich:** Haut und Schleimhäute
- **Konstitution:**
  - Hagere und plethorische Konstitution
  - Blond, gelegentlich rothaarig

Bei einseitigen Sulfurprozessen sind anthroposophische Heilmittel mit Sulfur und seinen Verbindungen (➤ therapeutische Anwendungsgebiete) angezeigt.

Wirksamkeiten aus anthroposophischer Sicht

Zum Verständnis der therapeutischen Wirksamkeitsbereiche des Sulfurs müssen die physiologisch-substanziellen und die prozessual-dynamischen Wirkungen ähnlich wie auch beim Phosphor unterschieden werden. Im Vergleich zu Phosphor sind bei Sulfur die Wirkungsrichtungen jedoch umgekehrt. Seine substanzielle Wirkung ist auflösend, Energie freisetzend, aus der Tiefe des Stoffwechsels zentripetal zur Peripherie hingerichtet, die prozessual-dynamische dagegen formend, geistbindend und zentripetal tätig.
Der Sulfurprozess im Organismus kann in vielfältiger Weise gestört sein, wobei dann die entsprechenden Sulfurheilmittel therapeutisch eingesetzt werden können.
Wenn der erstgenannte Prozess unharmonisch bzw. zu stark wirkt, reichen die Wärmeprozesse nicht von der Tiefe des Stoffwechsels bis zur Peripherie (Folge: dauernd kalte Extremitäten), oder sie wirken in der Peripherie zu stark (Folge: vermehrtes Hitzegefühl, Entzündungen und Ekzeme der Haut). Auf der seelischen Ebene betreffen Störungen das Selbstbewusstsein im Sinne eines „Habenwollens", d. h. das Bewusstsein, das sich mit der Körperlichkeit identifizieren sollte, ist unausgeglichen. Dies kann zu einer Vernachlässigung des Körperlichen, des Aussehens usw. führen oder aber in einem übermäßig gesteigerten Besitzdenken sich steigern. Bei einer Unausgeglichenheit des zweiten Prozesses kann sich das Denken in den eigenen Tiefen verlieren und abkapseln und somit der Realitätsbezug verloren gehen. Im Extremfall können Zwangsgedanken, Depressionen und Unruhezustände auftreten.
Es kann aber auch der zweite Prozess in einer Weise gestört sein, dass die Gestaltungskraft des Astralleibes zu stark auf den physischen Leib einwirkt, so dass es zu Ablagerungen im Stoffwechselbereich, zu Austrocknung, einem Gefühl des Brennens und zu Juckreiz kommen kann.

Therapeutische Anwendungsgebiete

Sulfurpräparate kommen zur Anwendung bei **gesteigerten, geschwächten** oder **einseitigen Sulfurprozessen** (zu physiologischen Sulfurprozessen ➤ Kasten „Ausgeglichene Sulfurprozesse").

- **Geistig-seelischer Bereich** (versponnen, weltfremd, zerstreut, vergesslich, neigt zu religiöser Schwärmerei):
  Zwangsvorstellungen, z. B. paranoide Depressionen, Erregungszustände *(Sulfur D6 – D30)*
- **Funktionell-prozessualer Bereich** (astralischer Leib wirkt zu stark auf den physischen Körper):
  - Epilepsie, Krämpfe *(Sulfur D25)*
  - Erkrankungen der Haut und der Schleimhäute mit Brennen bzw. Jucken: Acne juvenilis, Ekzeme, Furunkulose, Skrofulose, Pyodermie *(Sulfur D6 – D30)*
  - Gastroenteritis, Dyspepsie, Sodbrennen *(Sulfur D6 – D15)*
  - Migräne *(Sulfur D6)*

- Multiple Sklerose *(Acidum sulfuricum D3)*
- Schlafstörungen (morgens: *Phosphorus D25,* abends: *Sulfur D25)*
- Stoffwechselträgheit *(Sulfur D30)*
- Subakute und chronische Katarrhe der oberen Luftwege *(Pyrit D3, Pyrit/Zinnober Tabl.)*
- Venöse Stauungen in der unteren Körperhälfte, Varizen, Hämorrhoiden *(Sulfur D6)*
- **Organbereich:** ➤ prozessualer Bereich
- **Konstitution:**
  - Albinismus (*Pyrit D2* oder *Pyrit-Pulver* als Pflaster zwischen die Schulterblätter)
  - Lasche Körperhaltung, unangenehmer Körpergeruch *(Sulfur D12)*
  - Reaktionsträgheit *(Sulfur D30)*

Sulfur-Präparate

Monopräparate

Acidum sulfuricum D2, D3, D4**, D6**, D12**, D20**, D30** *Dil.*
Chalkopyrit (nat. Kupfereisensulfid) D6 *Trit.*
Cuprum sulfuricum D4*, D6 *Amp.;* D3, D4, D6 *Dil.;* 20% *Externum*
Galenit (nat. Bleisulfid) D8 *Dil.;* D6 *Trit.*
Hepar sulfuris D6, D8, D10, D12, D20 *Dil.;* D6, D10 *Glob.;* D3, D4, D6 *Trit.*
Kalium sulfuratum 10% *Externum*
Pyrargyrit* (nat. Antimonsulfid) D4, D6 *Trit.*
Pyrit (nat. Eisendisulfid) D8 *Amp.;* D6 *Glob.;* D3 *Tabl.;* D2*, D3, D6, D8, D12, D20 *Trit.;* 5% *Ungt.*
Realgar D10, D30 *Amp.;* D10 *Trit.*
Sulfur D6, D30 *Amp.;* D4, D6, D8, D10, D12, D15, D20, D25, D30 *Dil.;* D2, D3, D4, D6 *Trit.;* 10% *Ungt.*
Sulfur selenosum* D4, D6 *Trit.*
Thenardit (nat. Natriumsulfat) D6 *Dil.*

Kombinationspräparate

Carbo Betulae/Sulfur D1 *Trit.* (in Deutschland: **Erysidoron 2**)
Cuprum sulfuricum comp. (Coffea tosta, D1/Cuprum sulf. D2/Plumbum met. praep. D15) *Tabl.*
Equisetum cum Sulfure tostum D6 *Amp.;* D8, D12 *Dil.;* D3, D4, D6 *Trit.*
Pyrit/Zinnober *Tabl.*

* Nur Weleda Schwäbisch Gmünd, D; ** Apotheke an der Weleda, D

Dosierung und Anwendung

- Ampullen: 1-mal täglich bis 2-mal wöchentlich oder seltener 1 ml s. c.
- Dilutio, Pulvis, Tabletten:
  - Tiefe Potenzen: 3-mal täglich 5 – 10 Tropfen bzw. 1 Messerspitze bzw. 1 Tablette
  - Hohe Potenzen: 1-mal täglich oder seltener, 5 – 10 Tropfen bzw. 1 Messerspitze bzw. 1 Tablette
- Flüssigkeit: als Badezusatz 1 – 2 Esslöffel auf ein Vollbad
- Globuli: Erwachsene 3-mal täglich 3 – 5 Globuli, Kinder 1 – 3 Globuli

Zincum

Pharmazeutisch Bezeichnung: Zincum metallicum praeparatum (metallisches, speziell verarbeitetes Zink)

Vorkommen und Eigenschaften

In der Natur kommt Zink als Metall praktisch nicht vor, dagegen tritt es in verschiedenen mineralischen Verbindungen auf, wie z. B. als Zinkblende, Kohlengalmei und Kieselgalmei. Das reine Metall muss erst technisch durch Destillation gewonnen werden. Es ist ein bläuliches, ziemlich weiches, aber auch sprödes Metall von blättrig-kristallinischem Gefüge. In seinem Aussehen und seiner Dichte ist es dem Zinn ähnlich. Seine leichte Verdampfbarkeit erinnert an diejenige des Quecksilbers. In anderen Eigenschaften ähnelt Zink wiederum Blei und Eisen.
Das Verzinken verleiht dem Eisen eine beständige Oberfläche, die nicht mehr rosten kann. Zink umgibt Eisen mit einer Art Hülle, die es unangreifbar macht für irdische Verwandlungen, das Eisen wird so veredelt. Andererseits ist Zink selber sehr unedel, weshalb es z. B. in Zink-Kohle-Batterien eingesetzt werden kann. Zink ist so zerfallsbereit, dass frisch hergestellter Zinkstaub mit Wasser u. U. explosionsartig Wasserstoff freisetzen kann.
Zink zeigt besondere Lichterscheinungen, die auf eine ungewöhnliche Seite dieses Metalls hinweisen. Ein großer Teil der Zinkmineralien fluoresziert deutlich und zwar in unterschiedlichsten Farben: orange, dunkelviolett, gelbgrün und dunkelorange. Zinksulfid, einmal dem Tageslicht ausgesetzt und hiermit gesättigt, leuchtet dann im Dunkeln stundenlang gelb-grün weiter. Diese Leuchten ohne Wärme entspricht rein salinischen Licht-Qualitäten ohne sulfurische Dynamik.

Zinkprozess im Stoffwechsel

Zink spielt als Spurenelement in mehr als 200 Enzymen des menschlichen Organismus eine zentrale Rolle. Es ist wesentlich beteiligt in den Regulationsvorgängen der Entwicklung, des Wachstums und der Reifung des Menschen. Die Gestaltungskräfte des Eiweißes sind auf Zink angewiesen. So spielte es bereits in der Embryologie, wie auch in der Wundheilung aber auch in spezifischer Weise bei der Tumorbildung eine wichtige Rolle. Zu erwähnen ist zudem seine Rolle in der Pankreastätigkeit im Kohlenhydratstoffwechsel (Insulin) sowie im Kohlensäurestoffwechsel bei der Elimination der Kohlensäure.

Die Rolle von Licht und Wärme beim Zinkprozess

Über die Pankreastätigkeit ist Zink eng mit dem Wärmeorganismus verbunden und durch seine Funktion bei der Kohlensäure-Elimination mit der Regulierung des wachen Ich-Bewusstseins. Der Wärmeorganismus ist das Instrument der Ich-Organisation im Stoffwechselbereich, also im Sulfurischen, das wache Ich-Bewusstsein dagegen beinhaltet Lichtqualitäten und salinische Kristallisationskräfte.

Wirksamkeiten aus anthroposophischer Sicht

Bei Zink kann eine extreme Spannung zwischen sulfurischer Umwandlungskraft und salinischer Formbeharrlichkeit festgestellt werden. Beide Eigenschaften stehen wie Antipoden zueinander.
Diese doppelte Wirkungsrichtung ermöglicht einerseits der Ich-Organisation über die Wärmeorganisation im Stoffwechsel umsetzend und abbauend zu wirken, sowie auch individuell gestaltend einzugreifen, andererseits überindividuelle Geist- und Lichtkräfte als Salprozesse im Bewusstsein mit zu ermöglichen. Zink bildet im Stoffwechselpol gleichsam einen Schutzwall und eine Abschirmung gegenüber dem unmittelbaren Einwirken von bewusstseinsverwandten Ich-Prozessen.
Umgekehrt bewahrt es den Nervensinnespol vor zerstörerischen Sulfurkräften wie z. B. Autoimmunprozessen. Die mit dem Wärmeorganismus verbundene Ich-Organisation kann so ungestört im Körperlichen tätig sein, da die abbauenden Bewusstseinskräfte vom Stoffwechsel ferngehalten werden, andererseits kann der Kopfpol mit seinen salinischen Kräften formbewahrend wirken und als reines Sinnes- und Bewusstseinsorgan tätig sein. Werden diese besonderen Verhältnisse gestört, wie es durch das Gift bei einem Schlangenbiss mit seinem hohen Zinkgehalt eintritt, dann sind sowohl der Nervensinnespol wie auch der Stoffwechselpol betroffen. Das Opfer verliert bald sein Bewusstsein und die Stoffwechselprozesse werden zerstörerisch-auflösend tätig.
Entsprechend sind Zink-Präparate dort indiziert, wo sulfurische Umbaudynamik und salinische Formkräfte in besondere Weise zusammenwirken müssen, wie bei der Wundheilung oder in der Embryonalentwicklung.
Sollten entzündliche Stoffwechselprozesse zu stark in das Nerven-Sinnessystem hineinwirken, wie bei der Multiplen Sklerose, kann hier wiederum Zink die reinen Licht- und Formqualitäten, also die salinischen Kräfte des Kopfpols stärken und die selbstzerstörerischen Stoffwechselprozesse zurückdrängen. In ähnlicher Weise unterstützt es auch bei bestimmten entzündlichen Augenerkrankungen die salinische Natur dieses Sinnesorgans.
Wenn andererseits die abbauenden Bewusstseinskräfte zu stark in den sulfurischen Pol eingreifen und hier zu Krampf, Zittern, Unruhezustände, Epilepsie führen, schirmt Zink in tiefen Potenzen den Stoffwechselpol gegenüber den zu starken Einflüssen des Sinnesnervenpols ab.
Therapeutisch werden potenzierte Zincum-Präparate eingesetzt, wenn auf der körperlichen Ebene zu starke Bewusstseinsprozesse auftreten und die Impulsierung der Lebensprozesse über den Wärmeorganismus gestört ist. Hier kommt die geistbindende Salseite des Zincums zum Tragen. Charakteristischerweise gehören hierzu Krankheiten, deren Beschwerden durch Alkoholgenuss verschlimmert werden, denn dieser wirkt wiederum geistbefreiend im Stoffwechselbereich.

Therapeutische Anwendungsgebiete

- **Nervensystem:**
  - Bewegungsunruhe, Chorea minor, Ticks, Stereotypien *(Zincum met. (praep.) D4, D6, Cuprum aceticum D4/Zincum valerianicum D4 aa)*
  - Zerebraler Reiz, Meningismus, Neurasthenie, Hypochondrie, Epilepsie; Neuralgien, Ischialgie *(Zincum met. praep. D30)*
  - Multiple Sklerose, Muskelspasmen (u.a. Zinksalbe in die Scheitelgegend oder

Stirn, gleichzeitig Cuprum 0,4% Ungt. auf die Fußsohle und innerlich Acidum sulfuricum D2 Dil.; *Zincum met. praep. D6*).
  - Nervöse Magen-Darmstörungen, Schlaflosigkeit bei nervöser Übererregbarkeit *(Zincum valerianicum D4)*
- **Geschlechtsorgane:** Dysmenorrhö
- **Venen:** Varizen, Beinkrämpfe *(Zincum valerianicum D4)*
- **Haut:** unterdrückte Ekzeme *(Zincum metallicum 1% Ungt.)*

Zincum-Präparate

Monopräparate

Zincum metallicum D3, D4, D5** *Trit.*; 0,1%** 1% *Ungt.*
Zincum met. praep. D10, D15, D20**, D30** Dil. D6 *Trit.*
Zincum valerianicum D4 *Amp.*; D3, D4, D5, D6, D12, D30** *Dil.*

Kombinationspräparate

Cuprum aceticum D4/Zincum valerianicum D4 *Dil.*
Cuprum aceticum D5/Zincum valerianicum D5 aa* *Amp.*
Weleda Fieberbläschen-Salbe (Zinci oxidum/Thymi aetheroleum/Menthae piperitae aetheroleum)

* Nur Weleda Schwäbisch Gmünd, D; ** Apotheke an der Weleda, D

Dosierung und Anwendung

- Ampullen: 2- bis 3-mal wöchentlich bis zu 1-mal täglich je 1 ml s. c.
- Dilutio, Pulvis: 1- bis 3-mal täglich 5 – 20 Tropfen bzw. 1 Messerspitze
- Unguentum: 1- bis 2-mal täglich dünn auftragen

7.3 Heilmittelporträts: Säuren und Aschen

Acida (Säuren)

Vorkommen und Eigenschaften

Säuren entstehen durch Oxidation von Nichtmetallen, die sowohl anorganischer wie auch organischer Natur sein können, und sind in ihren Eigenschaften durch sie geprägt. Es sollen erst kurz die anorganischen Nichtmetalle charakterisiert werden.

Wirksamkeiten aus anthroposophischer Sicht

Nach Steiner wirken die anorganischen Nichtmetalle im menschlichen Organismus u. a. als „Plastiker", die einen gestaltenden, abrundenden Einfluss ausüben. Die strahlige Wirkung der Metalle wird von den Nichtmetallen im Organismus gestaut und aufgefangen.
Nach der Umwandlung in Säuren ist jedoch der kosmische Charakter der Nichtmetalle verändert – er erhält durch die Oxidation, durch das Irdischwerden eine zielgerichtete, vorwärtsdrängende Wirkung, ja Aggressivität. Steiner führt weiter aus, dass die Säuren im menschlichen Organismus jene Kräfte ansprechen, die von hinten nach vorne

wirken. Nach vorne sind v.a. die Sinne wie auch der Wille gerichtet. Zwischen diesen Bereichen wirken die Säuren vermittelnd, indem sie den Astralleib beleben und in Bewegung bringen. Das mit den Sinnen Aufgenommene kann dadurch verstärkt in entsprechende Willensimpulse umgewandelt werden.

Dabei zeigen die verschiedenen Säuren unterschiedliche Wirkungsrichtungen. Die sogenannten **„blassen Säuren"** – so bezeichnet, weil sie insbesondere bei Patienten wirken, die ein blasses Aussehen aufweisen – sprechen v.a. den Sinnes- und Bewusstseinspol an. Dies sind die Säuren:

- **Acidum phosphoricum (Phosphorsäure)**
- **Acidum hydrochloricum (Salzsäure)**
- **Acidum nitricum (Salpetersäure)**

Die **„roten Säuren"** dagegen – sie werden so genannt wegen des vitalen Aussehens der betreffenden Patienten – haben insbesondere eine Beziehung zum Willens- und Stoffwechselpol. Die drei Säuren

- **Acidum formicae (Ameisensäure)**
- **Acidum sulfuricum (Schwefelsäure)**
- **und Acidum hydrofluoricum (Flusssäure)**

fallen hierunter.

Auf welche Organsysteme und Funktionsbereiche die Säuren im Einzelnen wirken, wird durch das jeweilige Nichtmetall bestimmt. Im folgenden Abschnitt sind die Hauptrichtungen in der therapeutischen Anwendung der einzelnen Säuren aufgeführt.

Acidum-Präparate

Monopräparate

Acidum Formicae D6, D10, D30 *Amp.*
Acidum hydrochloricum D2*, D3, D4*, D6* *Dil.*
Acidum lacticum D3 *Amp.*
Acidum nitricum D3*, D4*, D6, D12*, D20*, D30* *Dil.*
Acidum phosphoricum D3, D4, D6, D8*, D12*, D20*, D30* *Dil.*
Acidum sulfuricum D2, D3, D6*, D12*, D20*, D30* *Dil.*

Kombinationspräparat

Ferrum/Acidum cholacicum aa D3 *Trit.*

* Apotheke an der Weleda, D

Therapeutische Anwendungsgebiete

- *Acidum Formicae:* allergische Hauterscheinungen, kindliches Bronchialasthma, Carditis rheumatica, rheumatische Beschwerden der Muskeln; Besserung durch Wärme und Druck
- *Acidum hydrochloricum:* Anregung der Verdauungstätigkeit im Magen
- *Acidum lacticum:* zur Erhöhung der Reaktionsfähigkeit, z.B. bei ungenügender Temperatur
- *Acidum nitricum:* Schleimhautentzündungen, Geschwüre; Fissura ani, Ekzeme hinter den Ohren; Nierenfunktion wird intensiviert
- *Acidum phosphoricum:* neurasthenische Erschöpfung

- *Acidum sulfuricum:* Erkrankungen von Bronchien, Magen, Gelenken, Gefäßnerven, Geschlechtsorganen, Multiple Sklerose, Hämorrhoiden
- *Ferrum/Acidum cholacicum D4:* Willensschwäche, hepatogene Depressionen

Dosierung und Anwendung

- Ampullen: 2-mal wöchentlich bis zu 1-mal täglich 1 ml s. c.
- Dilutio, Pulvis:
  - Tiefe Potenzen: 3-mal täglich 5 – 10 Tropfen bzw. 1 Messerspitze
  - Hohe Potenzen: 1-mal täglich 5 – 10 Tropfen bzw. 1 Messerspitze, evtl. auch seltener

Cinis (Asche verschiedener Ausgangssubstanzen)

Deutsche Bezeichnung: Aschenpräparate

Vorkommen und Eigenschaften

Bei der Veraschung einer Pflanze verbrennen zunächst alle ihre flüchtigen Bestandteile. Dann wird der Rest geglüht, bis jegliche Lichtentwicklung aufhört und die Masse als „blasse" Asche im Tiegel übrig bleibt. Ein Schmelzen der Masse wird dabei möglichst vermieden. Je länger und je höher das Pflanzenmaterial erhitzt wurde, desto weißer sieht die Asche aus und desto alkalischer schmeckt sie. Einige Pflanzen halten den Kohlenstoff sehr fest, andere geben ihn wieder leicht von sich. In der Asche liegen einerseits einige Elemente wie Fe, Cu, Mn, Si_20 u. a. in unlöslicher oder schwer löslicher Form vor, anderseits kann ein anderer Teil der Metalle und Mineralien wie Kalium, Natrium, Calcium und Magnesium durch Säuren als Salz in Lösung gebracht werden. Die Zusammensetzung der Asche ist für jede Pflanze spezifisch.
Die Aschenbildung ist der letzte, äußerste Endpunkt der Veräußerungsstufen der Pflanze bei der trockenen Wärmeanwendung. Unter kräftiger Luftzufuhr wird dabei die organische Substanz der Pflanze verbrannt: alle Wärme und alles Licht, die beim Wachsen und Reifen der Pflanze verstofflicht wurden, werden wieder frei. Durch die Veraschung wird sozusagen der Ausatmungsprozess bis an sein Ende geführt. Es verbleibt so im Vergleich zur ursprünglichen Gestalt der Pflanze nur ein Häufchen Asche. Es ist alles gleichsam ausgeatmet worden.

Wirksamkeiten aus anthroposophischer Sicht

Wie im Pflanzenreich die äußerste Entfaltung über die Blüten- und Fruchtbildung schließlich im Herbst zur Verinnerlichung im Samen führt und dies einen Endpunkt des Pflanzenaufbaues und Reifens darstellt, so können wir die Pflanzenasche als Endpunkt einer Veräußerungsreihe ansehen; beide Wege stehen in umgekehrter Richtung zueinander – dort Endpunkt des Aufbaues, hier Endpunkt des Abbaues. Unter diesem Aspekt stellt die Asche den Gegenpol zum Samen dar. Wie aus dem Samen wieder eine neue Pflanze entstehen kann, wenn sie die richtigen Voraussetzungen hierzu findet, so wird auch die Asche, wenn sie als Heilmittel auf entsprechende Kräfte im menschlichen Organismus trifft, Regenerationskräfte ansprechen. Ihre Fähigkeit, die Kräfte des entäußerten Lichtes und der Wärme im Organismus wieder heranzuholen und dadurch zu einem organischen Neubeginn zu führen, ist in der mythologischen Gestalt des der Asche entsteigenden Vogel Phoenix verbildlicht: ein uraltes Symbol der Auferstehungskräfte oder Erneuerungskräfte.

Es stellt sich die Frage, ob Aschen therapeutisch den Mineralien bzw. Metallen oder den Pflanzen gleichzustellen sind. Zunächst fällt ihre Verwandtschaft mit den Heilmittelkompositionen nach einem Pflanzenmodell auf. Beide Präparationen sind durch eine sogenannte Entvegetabilisierung entstanden und Alkalien spielen in ihnen eine zentrale Rolle. Beide Präparationen wirken daher v. a. auf Prozesse, die mit der Niere im Zusammenhang stehen. Im Gegensatz zu den Heilmittelkompositionen enthalten die Aschen keine organischen „Bindemittel", wie sie bei der Herstellung der Heilmittelkompositionen verwendet werden. Die Aschen sind also ganz metallischer bzw. mineralische Natur und daher mehr diesem Bereich therapeutisch zuzuordnen. Als entvegetabilisierte Pflanzensubstanzen sprechen sie die Nieren in ihrer belebenden – entkrampfenden Funktion an, als reine Mineralien und Metalle die Ich-Organisation in ihrem integrativem Wirken im seelischen Bereiche. Über die Nieren wirken sie u. a. auf den Ausatmungsprozess der Lunge.

Im 17. Jahrhundert waren Aschenpräparate unter dem Namen Salia herbarum (Alkali herbarum) offizinell. Sie wurden damals als regulierende Mittel für Darm- und Nierenfunktionen eingesetzt.

Therapeutische Anwendungsgebiete

- *Cinis Arnicae D3, D6, D8:* Einschlafstörungen, Zwangsvorstellungen, Verfolgungsgefühle
- *Cinis Capsella comp. N:* Schürfwunden, Ulcus cruris, Oberhautdefekte der älteren Menschen, Tumorulcerationen
- *Cinis Equiseti arvensis D3:* Autonephritiden, Niereninsuffizienz, Asthma
- *Cinis Glechomatis D3, D6:* depressives Verhalten, Zwangsvorstellungen, Schlaflosigkeit, Einschlafstörungen; Pleuresien, Emphysem-Bronchitis, Bronchiektasien, Asthma bronchiale
- *Cinis Quercus D3:* unspezifische entzündliche Durchfallerkrankungen
- *Cinis Tabaci D3, D6, D8, D20:* obstruktive Atemnot, Reizhusten, asthmoide Bronchitis, Asthma, zwanghaftes Verhalten, starke Blähungen
- *Cinis Tabaci comp.:* Schwangerschaftsgestose, vegetative Dystonie
- *Cinis Teucrium scorodoniae D3, D6:* Zwangsneurosen
- *Cinis Urticae ferro cultae D6:* Maculadegeneration; Phobien, illusionärer Wahn, Zwangskrankheiten
- *Cinis Veronicea officinalis D3:* Bronchitis, Lungenemphsem
- *Cissus - Ossa D3, D6:* Glaukom
- *Cinis Belladonnae D3:* Durchschlafstörungen, Aufschrecken im Schlaf, „Morgenmuffel"

Cinis-Präparate

Cinis Arnicae D8, D20** *Dil.;* D3, D6 *Trit.*
Cinis Belladonnae D3, D6** *Trit.*
Cinis Capsella comp. N* (Cinis ex: Absinthii herba/Capsellae bursae-pastoris herba/ Plantaginis lanc. Fol. et Tartarus/Acetum Rosae/Cerussa (Plumbum carb. nat.)/Cuprum sulf./Ferrum sulf./Halit) *Ungt.*
Cinis Equiseti arvensis D3, D4*, D6* *Trit.*
Cinis Glechomatis D3, D6 *Trit.*
Cinis Ossis D3, D6 *Trit.*
Cinis Quercus D3 *Trit.*
Cinis Tabaci D6, D20 *Amp.;* D8 *Dil.;* D3 *Trit.*
Cinis Teucrium scorodoniae D3, D6 *Trit.*
Cinis Urticae ferro cultae D6 *Amp.;* D3 *Trit.*
Cinis Veronicea officinalis D3 *Trit.*
Cissus – Ossa D3, D6 *Trit.* (Cissus gongylodes, Radix aeria/Ossa avium)

* Nur Weleda Arlesheim, CH; ** Apotheke an der Weleda, D

Anwendung und Dosierung

- Ampullen: 2-mal wöchentlich bis zu 1-mal täglich je 1 ml s. c.
- Dilutio, Pulvis: tiefe Potenzen: 3-mal täglich je 5 – 10 Tropfen bzw. 1 Messerspitze

7.4 Typenheilmittel mit mineralischen Komponenten

Biodoron® (Kephalodoron®)

Komposition

Biodoron® 0,1%: 1 Tablette 0,1% enthält: Biodoron® 100% 0,2 mg (corresp.: Ferrum sulfuricum anhydr. 0,07 mg [resp. Ferrum 0,03 mg] et Quarz 0,03 mg; praep. spec. cum melle
Hilfsstoffe: Lactosum monohydricum, Talcum, Tritici amylum
Biodoron® 5%: 1 Tablette 5% enthält: Biodoron® 100% 10 mg (corresp.: Ferrum sulfuricum anhydr. 4 mg [resp. Ferrum 1,3 mg] et Quarz 1,6 mg; praep. spec. cum melle
Hilfsstoffe: Lactosum monohydricum, Talcum, Tritici amylum
Biodoron® 150 mg: 1 Kapsel 150 mg enthält: 150 mg Ferrum-Quarz 100% (Ursubstanz praep. spec. cum melle) corresp. Ferrosi sulfas heptahydricus 97 – 117 mg (Ferrum 20 – 23 mg) et Quarz 24 – 29 mg.
Hilfsstoffe: Calcii behenas, Cellulosi pulvis, Gelatina, Guar, Lactosum monohydricum, Colori E 150 (Caramel) et E 172 (Eisenoxidschwarz)

Eigenschaften und therapeutische Wirksamkeit

Bei der Herstellung von Biodoron® wird Honig in Eisensulfat hineingerührt, wobei eine zähe Masse entsteht. Hierzu wird erhitzter Weißwein und danach geglühter Quarz, ebenfalls in einem bestimmten Verhältnis, gegeben. Durch gute Durchmischung bildet sich nun eine dünnflüssige Masse. Sie wird in einem abgeschlossenen Raum bei 37 °C getrocknet und alles Wässrige abdestilliert. Nach dem Erkalten liegt eine hellgraue, spröde und harte Masse vor. Sie hat einen herben, brotartig-aromatischen Geruch. Als Biodoron® 100% wird sie zu Tabletten und Kapseln weiterverarbeitet.

Bei bestimmten Migräneformen, wie z. B. insbesondere bei der klassischen Migräne, ist die funktionelle Dreigliederung in dem Sinne gestört, dass Stoffwechselprozesse vom unteren Pol, dem Stoffwechsel-Gliedmaßensystem, zu stark ins Sinnes-Nervensystem, den oberen Pol, hineinwirken. Hierdurch entsteht die funktionelle Störung, die sich als Migräne äußert.

Biodoron® wirkt der unregelmäßigen Verlagerung in der funktionellen Dreigliederung des Migränepatienten entgegen. Nach Steiner bewirkt Biodoron® Folgendes: durch seine Eisenkomponente fängt Biodoron® die zu starken Stoffwechselprozesse auf und führt sie in den Blutrhythmus über, wobei v. a. das Prozessuale des Eisens wirkt. Diese Wirkung wird vom Schwefel unterstützt und weitergeführt, indem er den aus der Stoffwechselorganisation hervorgehenden rhythmischen Blutstrom verlebendigt und zum Lungenprozess hinführt. Die Kieselsäure wirkt direkt auf die Nerven-Sinnestätigkeit anregend. Hierbei spricht sie v. a. die Funktionen der weißen Gehirnsubstanz im Mittelhirn an, wodurch die Ich-Organisation stärker in diesem Gebiet wirken kann und eine zusammenfassende Sinnestätigkeit sowie ein normales Vorstellen wieder möglich wird.

Durch die Entsprechung vom oberen, mittleren und unteren Menschen wirken Eisen und Schwefel in Biodoron® nicht nur allgemein auf das Zusammenwirken der Wesensglieder, sondern auch spezifisch im Funktionsbereich des Gehirns. Das Eisen wirkt auf die Funktionen der grauen Gehirnsubstanz regulierend, indem es hier die gestörten rhythmischen Prozesse normalisiert. Der Schwefel beeinflusst entsprechend seiner Beziehung zur Verdauung Stoffwechselprozesse im Großhirn und reguliert sie.

Therapeutische Anwendungsgebiete

Anfallsartige Kopfschmerzformen, v. a. bei der klassischen Migräne. Bei nervösen Erschöpfungszuständen, chronischer Überreiztheit der Sinnesorgane; postcommotionellen Beschwerden.

Dosierung und Anwendung

- *Biodoron® 0,1%* Tabletten: zur prophylaktischen Behandlung werden täglich etwa 3-mal eine Tablette bis alle 2 Stunden eine Tablette 0,1%, je nach Bedarf, eingenommen. Bei Kindern genügt gewöhnlich 3-mal täglich eine Tablette vor den Mahlzeiten. Die Tabletten nicht im Mund zergehen lassen, sondern unzerkaut schlucken
- *Biodoron® 5%* Tabletten: zur prophylaktischen Behandlung werden morgens nüchtern und abends jeweils eine Tablette Biodoron (5%) eingenommen. Bei drohendem Anfall oder während des Anfalls ist die Dosierung auf 3 – 5 Tabletten, die jeweils in halbstündigen Abständen eingenommen werden, zu erhöhen. Tabletten nicht im Mund zergehen lassen, sondern unzerkaut schlucken

- *Biodoron® 150 mg* Kapseln: zur prophylaktischen Behandlung genügt gewöhnlich die Einnahme von 1-mal täglich einer Kapsel. Bei drohendem Migräneanfall bzw. während des Migräneanfalles kann die Tagesdosis auf 7 bis 10 Kapseln gesteigert werden, wobei unter Umständen jeweils eine Kapsel unzerkaut mit Flüssigkeit (Wasser, Mineralwasser oder leichtem Tee) in halbstündigen Abständen eingenommen wird

Spezielle Hinweise

- Bei Kindern genügt in der Regel die Einnahme der Biodoron® 0,1% Tabletten. Sie eignen sich ebenfalls für magenempfindliche Personen, bei denen die 5%igen Biodoron®-Tabletten Magenbeschwerden auslösen.
- Wegen des relativ hohen Eisengehaltes der Biodoron 150 mg-Kapseln ist bei Patienten mit Eisenspeicherkrankheiten (Hämosiderose) Vorsicht geboten.
- Je 1/2 Stunde vor und nach der Einnahme der Biodoron®-Tabletten oder Kapseln ist die Einnahme von Schwarztee oder Kaffee wegen ihres hohen Gerbstoffgehalts zu vermeiden.
- Biodoron® eignet sich zur Einnahme während der Schwangerschaft und bei schwangerschaftsassoziierter Anämie, evtl. zusammen mit Anaemodoron®.
- Haltbarkeit: die Biodoron® 5% Tabletten können ein leicht braun gesprenkeltes Aussehen aufweisen, was aber keinen Einfluss auf die Wirksamkeit des Präparates hat.

Kalium aceticum comp.

Kalium-aceticum-Präparate

Kalium aceticum comp. (Kalium carbonicum/Acetum vini dest./Antimonit/Crocus sativus/Corallium rubrum) D6 *Amp.;* D6, D8*, D10, D12*, D20*, D30* *Dil.;* 1% *Supp.;* D2, D3, D4, D5, D6 *Trit.*

Kombinationspräparate mit Kalium acet. comp.

Anagallis/Malachit comp. (Anagallis arv., Herba Rh D3/Chamomilla recutita, Flos Rh D3/Malachit D6/Kalium aceticum comp. D6) *Amp.*

Anagallis/Malachit comp. (Anagallis, eth. Inf. D3/Chamomilla, Flos D3/Malachit D6/Kalium aceticum comp. D6) *Dil.*

Chamomilla/Malachit comp. (Chamomilla, Radix, eth. Dec. D3/Kalium aceticum comp. D6/Malachit D6/Tabacum, Fol. D10) *Amp.; Dil.*

* Apotheke an der Weleda, D

Eigenschaften und therapeutische Wirksamkeit

Der Pharmazeut beginnt die Herstellung von Kalium aceticum comp. mit Weinstein (Kaliumtartrat), den er verbrennt, auslaugt und eindampft, so dass Weinsteinsalz (Kaliumcarbonat) entsteht. Nun löst er dieses Salz in Essig. Nach seiner Abdestillation bleibt als Salz Kaliumacetat zurück. Es wird mit Antimonit oder Flores Antimonii zu einer Masse geglüht. Diese durchtränkt er mit einer Tinktur von Safran. Danach fügt er wiederholt Weingeist zu und destilliert das Ganze immer wieder ab. Am Schluss zeigt die Präparation keine Färbung mehr auf. Der Safran ist also wieder herausgezogen worden. Als weiterer Schritt kommt Korallen-Pulver und Spiritus dazu. Eine Erwärmung, bis sich nichts mehr verändert, schließt die Herstellung ab. Als Heilmittel dient der Rückstand.

Der Schlüssel zum Verständnis des Präparates liegt beim Antimon (= Stibium). Nach Paracelsus ist die Heilkraft des Antimon das „Arcanum" der Form. Ähnlich heißt es bei Steiner: Antimon ist mit den Gestaltungskräften des Menschen verwandt. Diese haben sich erst spät in der Entwicklungsgeschichte mit dem Menschen verbunden, und zwar gegen Ende der in der Geisteswissenschaft Steiners als „Atlantis" genannten Erdepoche. (weitere Ausführungen hierzu bei Steiner: „Aus der Akasha Chronik" GA11, Band 616). Erst in dieser Zeit hat der Mensch seine gestaltete, fest strukturierte physische Organisation erhalten, so wie er sie heute noch aufweist. Bei dieser Leibesverfestigung und Gestaltung spielten die Formkräfte, die prozessual auch dem Stibium zugrunde liegen, eine entscheidende Rolle.

Um diese Kräfte für die Heilmittelherstellung neu zu aktivieren, bzw. um die Korrespondenz zu den entsprechenden Formkräften herzustellen, wird pharmazeutisch die Umformung des Stibiums als gegebene Merkur-Qualität in die Salqualität über sechs Stufen durchgeführt, wie oben beschrieben wurde. In der Sprache der Spagyriker wurden die Schritte als Mortificatio, Putrefactio, Conjunctio, Animatio, Purefactio und Fixatio bezeichnet.

Die Verwandlung des Stibiums aus seiner Merkur-Natur in eine irdische Salqualität erfolgt also nicht nach chemischen Gesichtspunkten, sondern nach evolutiv-geistigen Gesetzmäßigkeiten, wie sie früher von bestimmten Menschen intuitiv erfasst werden konnten und wie sie von der Geistesforschung Steiners bestätigt wurden.

Wie sich die Phylogenese in der Ontogenese des einzelnen Menschen wiederholt, so haben auch die angesprochenen Aspekte bei der individuellen Entwicklung des Menschen eine Bedeutung. Mit der Geburt wiederholt sich bei jedem Menschen die Phase der definitiven Leibgestaltung.

Kalium aceticum comp. stellt ein umfassendes Präparat dar, welches krankhafte Prozesse der Ich-Organisation im Zusammenhang mit der Leibgestaltung anspricht. Im Blutgeschehen bildet es gleichsam ein Phantom der Ich-Organisation, wodurch diese entlastet wird und wieder regulierend bei der Formgestaltung wirken sowie sich im Sinnes-Nervensystem wieder frei der Umwelt zuwenden kann.

Wenn der Organismus eines Patienten dazu tendiert, teilweise „ins Vorgeburtliche zurückzufallen", indem er das Wässrige nicht richtig vom Luftmäßigen zu trennen vermag und z. B. Ödeme auftreten, kann Kalium aceticum comp. als Heilmittel indiziert sein. Da eine stabile Form des Organismus Grundlage für eine sichere Urteilskraft, überhaupt für klares Fühlen und zielgerichtetes Denken ist, können bereits bei feinen Störungen in diesem Bereich Gemütserkrankungen auftreten, wie z. B. bestimmte Depressionen. Auch hier kann Kalium aceticum comp. therapeutisch eingesetzt werden.

Therapeutische Anwendungsgebiete

- Störungen des venösen Kreislaufs wie periphere Kreislaufschwäche, Varizen, Hämorrhoiden, Ödeme der Unterschenkel und Knöchel
- Magen-Darmstörungen mit Neigung zu Ulcus und Ulcus selbst, Menstruationsstörungen
- Depressionszustände im Klimakterium

- Das Mittel kommt bei einzelnen der erwähnten Störungen auch als Begleitbehandlung anderer Therapien in Betracht

Dosierung und Anwendung

- Ampullen: in der Regel D6 s. c. 2- bis 3-mal wöchentlich
- Dilutio: 3-mal täglich 5 – 10 Tropfen
- Trituratio: meist als D3 oder D4, 2- bis 3-mal täglich eine Messerspitze
- Gelatum: 0,4%, entweder allein oder zur Unterstützung sonstiger Anwendungen, lokal, insbesondere bei gestörter Blutzirkulation, peripheren Blutstockungen mit chronischen Ekzemen, auch am Kopf, z. B. bei Haarwurzelschwäche, 2- bis 3-mal wöchentlich 1 cm Gelatumstrang oder mehr einreiben
- Suppositorien: 1 Suppositorium abends

Lapis-Cancri-Silex (Renodoron®)

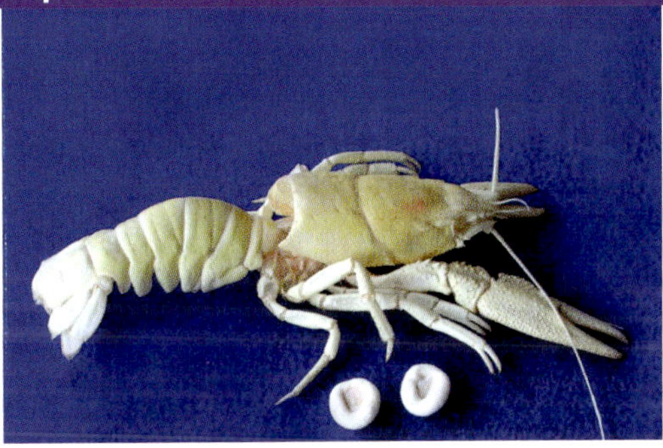

Zoologischer Name: Astacus astacus, Linneus (europäischer Fluss- oder Edelkrebs)
Tierstamm/Klasse: Gliederfüßer/Zehnfußkrebse
Verwendeter Teil: Magensteine (Gastrolithen, Krebsaugen, Krebssteine, Lapis cancri)

- **Präparat:** *Lapis-Cancri-Silex (Renodoron®)* D15 Tabletten
- **Herstellung:** bei der Herstellung von Renodoron® werden die Krebssteine (Lapides cancrorum, „Krebsaugen“ bzw. Gastrolithen) des Flusskrebses, unter feiner Verpulverung mit Flintstein (Silex) verarbeitet.

Die Krebssteine bilden sich als zeitweilige Inkrustationen von Calciumcarbonat in der Magenwand des Flusskrebses. Der Flintstein ist ein natürlicher Kieselstein, der aber nicht in kristalliner Form vorliegt, sondern in Gelform. Bei der pharmazeutischen Verarbeitung beider Komponenten bilden die schleimartigen Kittstoffe der Krebssteine das Bindemittel für die Vermengung.

Eigenschaften und therapeutische Wirksamkeit

Die Bildung der Krebssteine im Flusskrebs stellt in ihrer Signatur ein Gegenbild zum pathologischen Kalkbildeprozess der Nierensteine im Menschen dar. Im Lapis cancri ist die intensive Dynamik des Kalkstoffwechsels hinsichtlich der Steinbildung im Parenchym zur Substanz geronnen. In der Potenz D15 wirkt dieser Prozess andererseits der Nierensteinbildung entgegen.
Der Flintstein ist eine kugelförmige Ausscheidung von Kleinstlebewesen, den sogenannten Kieselschwämmen. Er hat sich im kalkigen Milieu der erdgeschichtlichen

Kreidezeit zu Steinkonkretationen geformt. Dieser Prozess kann in seiner Signatur auf die Beziehung des Flintsteines zur Konkrementbildung in der Niere hin gedeutet werden. Seine weiße Verwitterungsrinde entsteht durch Wasserverlust. In der vorliegenden Opalform ist der Kiesel verwandt mit dem Kiesel von Equisetum. Beide weisen eine innige Beziehung zu den Wahrnehmungsprozessen der Niere auf. In der Potenz D15, wie sie in Renodoron® vorliegt, wirkt der Flintstein regulierend auf die inneren Wahrnehmungsvorgänge der Niere, die im Unbewussten ablaufen. Hierdurch kann die Nierenorganisation wieder ihr Gleichgewicht zwischen den ausscheidenden und konzentrierenden Prozessen auf der einen Seite und den noch in Lösung haltenden Prozessen auf der anderen Seite finden.

Therapeutische Anwendungsgebiete

Störungen der Nierentätigkeit, insbesondere bei Neigung zu Stein- und Grießbildung.

Dosierung und Anwendung

2- bis 3-mal täglich 1 – 2 Tabletten über längere Zeit einnehmen.

Plumbum mellitum D12 (in Deutschland: Scleron®)

Präparat: *Plumbum mellitum (Scleron®)* D12 Tabletten

Eigenschaften und therapeutische Wirksamkeit

Im Menschen wirkt die Bleifunktionalität über den Calcium-Stoffwechsel als zentripetaler Mineralisierungsprozess von seinem oberen Pol zum Knochensystem hin. Sie bewirkt auf der einen Seite die begrenzende Durchgestaltung des Organismus, und auf der anderen Seite erlaubt sie die Entfaltung des Selbstbewusstseins und der Gedächtnisbildung. Verlagert sich dagegen der Bleiprozess einseitig in den unteren Menschen, in das Stoffwechsel-Gliedmaßen-System, so entgleiten die Abbauprozesse der Ich-Organisation. Sie können nun nicht mehr richtig vom oberen Pol her gestaltet werden. Es entstehen Abbauprodukte, u. a. Calcium-Eiweißverbindungen, die weder richtig durchgestaltet noch ausgeschieden werden können, sondern z. B. im Gefäßsystem abgelagert werden. Dieser Prozess führt zur Arteriosklerose.

Auf die prozessuale Affinität von Sklerose und Blei deutet auch das homöopathische Arzneimittelbild, welches Sklerose-ähnliche Erscheinungen aufweist.

Blei in therapeutischer Dosis, d. h. in der Zubereitung, in der nur seine Prozessualität wirkt, wie es z. B. in der Potenz D12 in Scleron® vorliegt, ermöglicht dem Organismus, die Abbauvorgänge in Zusammenhang mit dem Calcium wieder physiologisch in die Führung der Ich-Organisation zurückzuführen.

Die spezielle Zubereitung des Bleis mit Honig und Rohrzucker unterstützt die spezifische Wirkung des dynamisierten Metalls. Während Rohrzucker die Ich-Organisation allgemein anspricht, lenkt der Honig die Wirkung von Scleron® in das Stoffwechselsystem, insbesondere zum Nierensystem und regt von hier aus ebenfalls den Astralleib mit seinen formbewahrenden Kräften an. Dadurch wird die bei der Arteriosklerose zu starke Verkalkung durch die Bleiprozesse aufgefangen. Der Krankheitsprozess wird in gewisser Weise von Scleron® übernommen, und die höheren Wesensglieder können sich von den gestörten Abbauprozessen wieder frei machen und den Gesamtorganismus in normaler Weise durchdringen. Die Ich-Organisation kann sich nun wieder dem oberen Menschen zuwenden und damit die Kontrolle über den Abbau im Organismus zurückgewinnen.

Therapeutische Anwendungsgebiete

- Beginnende Skleroseerscheinungen, besonders im Kopfbereich, wie arteriosklerotische Schwindel oder Ohrensausen
- Nachlassen des Gedächtnisses, Konzentrationsschwäche
- Psychische Einengung

Dosierung und Anwendung

Zur Prophylaxe kurmäßig 2-mal 1 Tablette über 3 Monate, dann einen Monat Pause. Bei bereits bestehender Sklerose werden die höheren Potenzen D20 oder D30 (Rezepturbezeichnung: *Plumbum mellitum D20* oder *D30, Dilutio, Trituratio* oder Ampullen) verwendet, vorzugsweise als Injektion.

Anhang

Präparate zur äußeren Anwendung

Flüssige Zubereitungen

Aesculus

Aesculus, Semen 20% Externum, Zusammensetzung: Aesculus hippocastanum L. (Rosskastanie), Semen recens (frischer Samen mit brauner Schale)

- **Anwendungsgebiete:** Varizen, Hämorrhoiden, Ulcus cruris, Thrombophlebitis, rheumatischer Formenkreis so wie alle Krankheitsprozesse, die auf Ödembildung und mangelhafte Kapillarresistenz zurückgehen
- **Anwendungsart:** 1 Teelöffel auf eine Tasse warmes Wasser zu Umschlägen, 2 Esslöffel auf ein Vollbad

Arnica

Monopräparat

Arnica-Essenz, Weleda, Zusammensetzung: 100 g enthalten: Extr. ex Arnica, Planta tota 20 g, Ethanol.
Anwendungsgebiete und Anwendungsart: ➤ Monographien zu Arnica

Kombinationspräparate

Arnica/Urtica urens Konzentrat, Zusammensetzung: 100 g enthalten: Extr. Arnica Planta tota recens 2,5 g et Urtica urens 47,5 g, Ethanol.
Anwendungsgebiete und Anwendungsart: ➤ Monographien zu Arnica

Combudoron®, Spray: 100 g enthalten: Extr. ex Arnica, Planta tota recens 0,5 g, Urtica urens, Herba recens 9,5 g, Ethanol.
In Deutschland: *Combudoron® Flüssigkeit:* 10 g enthalten: Extr. ex Arnica montana, Planta tota 0,5 g, Urtica urens, Herba 9,5 g.
Anwendungsgebiete und Anwendungsart: ➤ Monographien zu Arnica S. 260/Urtica

Berberis

Berberis, Fructus 20% Externum, Zusammensetzung: Berberis vulgaris L. (Sauerdorn), Fructus recens (frische Frucht, Beere)

- **Anwendungsgebiete:** Schwächezustände, nervöse Erschöpfung, Ermüdbarkeit
- **Anwendungsart:** 2 Esslöffel auf ein Vollbad

Borago

Borago 20%, Zusammensetzung: Borago officinalis L. (Borretsch), Folium recens (frisches Blatt)

- **Anwendungsgebiet:** Thrombophlebitis
- **Anwendungsart:** 2 Esslöffel auf eine Tasse warmes Wasser zu Umschlägen

Calamus

Calamus 20% Externum, Zusammensetzung: Acorus calamus L. (Kalmus), Rhizoma siccum (getrockneter Wurzelstock)

- **Anwendungsgebiete:** Hautheilende Wirkung, bei rheumatischen Krankheitszuständen, kräftigend und Drüsen anregend, fördert die Durchblutung; bei Rachitis, bei konstitutioneller Unterentwicklung, als Kinderbad
- **Anwendungsart:** 2 Esslöffel auf ein Vollbad, 2 Teelöffel auf eine Tasse warmes Wasser zu Umschlägen

Calendula

Monopräparate

Calendula 20% Externum, Zusammensetzung: Calendula officinalis L. (Ringelblume), Herba recens (frisches blühendes Kraut)

- **Anwendungsgebiete:** Entzündungen der Haut und des Unterhautgewebes; Abszesse, Phlegmone, Panaritium, Ulcus cruris
- **Anwendungsart:** 2 Teelöffel auf eine Tasse warmes Wasser zu Umschlägen, 2 Esslöffel auf ein Vollbad

Kombinationspräparate

Calendula-Bad, Zusammensetzung: wässrige Auszüge aus Calamus, Calendula und Thymus serpyllum; Kochsalz; Prunus spinosa; Oleum aetherea; Kieselsäure; Xanthan

- **Anwendungsgebiete:** Pflegepräparat zur Vorbeugung von Wundsein, speziell für sehr zarte Haut und als Kinderbad geeignet
- **Anwendungsart:** 1 – 2 Esslöffel voll auf ein Vollbad bei Erwachsenen, bei Kindern 1 Teelöffel

Calendula 20%/Echinacea 1% Externum, Zusammensetzung: Calendula, Herba recens 20%, Echinacea, Planta tota recens 1%, Excip. ad Solutionem

- **Anwendungsgebiete:** eitrige Sinusitiden
- **Anwendungsart:** zu Spülungen 1 : 10 mit physiologischer Kochsalzlösung verdünnen

Calendula-Schüttelmixtur Externum, Zusammensetzung: Calendula, Herba recens 3,5 g/Echinacea, Planta tota recens 0,7 g/Sulfur 1 g/Zincum oxydatum 1 g/Excip. ad 100 g

- **Anwendungsgebiete:** subakutes Ekzem, Epidermitis
- **Anwendungsart:** 2 Teelöffel auf eine Tasse Wasser zu Umschlägen

Cuprum sulfuricum

Cuprum sulfuricum 20% Externum, Zusammensetzung: Kupfer(II)-sulfat

- **Anwendungsgebiete:** bei Erregungszuständen, Hypertonie, periphere Durchblutungsstörungen und Nierenkrankheiten
- **Anwendungsart:** als ansteigende Arm- und heiße Fußbäder bei Hypertonie, peripheren und arteriellen Durchblutungsstörungen; 1 – 2 Esslöffel auf ein Vollbad, ca. 1 Esslöffel auf Teilbäder

Echinacea

Echinacea 20% Externum, Zusammensetzung: Echinacea angustifolia DC (schmalblättriger Sonnenhut), Planta tota recens (frische blühende Pflanze)

- **Anwendungsgebiete:** entzündliche Prozesse
- **Anwendungsart:** 2 Teelöffel auf 1 Tasse Wasser zu Umschlägen

Edeltanne

Edeltannen Erholungsbad (Edeltannen-Bademilch), Weleda, Zusammensetzung: Abies alba, Oleum; Picea excelsa, Oleum; Potassiumolivat; Aqua

- **Anwendungsgebiete:** Pflegepräparat zur Hebung des Wohlbefindens, besonders nach körperlichen Anstrengungen; wirkt ausgleichend
- **Anwendungsart:** 2 Esslöffel auf ein Vollbad

Equisetum

Equisetum arvense 10% Externum, Zusammensetzung: Equisetum arvense L. (Ackerschachtelhalm), Herba sicca (getrockneter steriler, grüner Spross)

- **Anwendungsgebiete:** entzündungsdämpfend, kapillarabdichtend, gewebestraffend, anregende Wirkung auf die Diurese, bei schlecht heilenden Wunden, bei chronischen Ekzemen
- **Anwendungsart:** 2 Teelöffel auf eine Tasse warmes Wasser zu Nierenkompressen und Umschlägen; 2 Esslöffel auf ein Vollbad

Heublumen

Gramen, Flos 20% Externum, Zusammensetzung: Gramen, Flos siccus (getrocknete Blütenstände verschiedener Gräser, Heublumen-Badezusatz)

- **Anwendungsgebiete:** krampflösend, beseitigt Gewebestauungen, anregend, belebend, allgemein stärkend, hyperämisierend, erweichende Wirkung, gegen Rheumaleiden
- **Anwendungsart:** 2 Teelöffel auf eine Tasse heißes Wasser zu Wickeln und Auflagen; 2 Esslöffel auf ein Vollbad

Hamamelis

Hamamelis, Folium 20% Externum, Zusammensetzung: Hamamelis virginiana L. (Vir ginischer Zauberstrauch), Folium siccum (getrocknetes Blatt)

- **Anwendungsgebiete:** gewebestraffend, bei Hämorrhoiden, Varizen, Ulcus cruris
- **Anwendungsart:** 2 Teelöffel auf eine Tasse warmes Wasser zu Umschlägen, 1 Esslöffel auf ein heißes Sitzbad

Kalium sulfuratum

Kalium sulfuratum 30% Externum, Zusammensetzung: Kalium sulfuratum crudum; Gemisch von Kaliumsulfid, -polysulfiden, -thiosulfat und geringen Mengen -sulfat

- **Anwendungsgebiete:** allgemeine Anregung der Stoffwechselreaktionslage, Verbesserung der Hautdurchblutung und Hautresistenz gegenüber exogenen und endogenen Reizen; bei rheumatischen Erkrankungen sowie chronisch-entzündlichen Veränderungen des Organ- und Skelettsystems; zur Unterstützung der Rachitistherapie; als Kinderbad

- **Anwendungsart:** 2 Esslöffel auf eine Tasse heißes Wasser zu Umschlägen, 2 Esslöffel auf ein heißes Vollbad, 1 Teelöffel auf ein Kinderbad; Badedauer: 5 Minuten

Kastanie

Kastanien Entlastungsbad (Kastanien-Badezusatz), Weleda, Zusammensetzung: Auszüge aus getrockneter Kastanienrinde, Schachtelhalm und Arnica; Xanthan, Kochsalz, Natriumcarbonat, Wasser, Alkohol, natürliche ätherische Öle.

- **Anwendungsgebiete:** Pflegepräparat, kräftigt die Hautfunktionen, stärkt und belebt das Gewebe
- **Anwendungsart:** 2 Esslöffel auf ein Vollbad

Lavendel

Lavendel Entspannungsbad (Lavendel-Badezusatz), Weleda, Zusammensetzung: Lavendelöl, Grundseife aus Olivenöl, Fettsäureglyzerid, Wasser

- **Anwendungsgebiete:** Pflegepräparat, wirkt beruhigend, vor dem Schlafengehen anzuwenden
- **Anwendungsart:** 2 Esslöffel auf ein Vollbad

Melilotus officinalis

Melilotus officinalis 20% Externum, Zusammensetzung: Melilotus officinalis [L.] Lam. (Steinklee), Herba recens (frisches blühendes Kraut)

- **Anwendungsgebiete:** wirkt auf Störungen im venösen Gebiet erweichend, entzündungshemmend und schmerzstillend
- **Anwendungsart:** 1 Teelöffel auf eine Tasse heißes Wasser zu Umschlägen

Mercurialis perennis

Mercurialis perennis 20% Externum, Zusammensetzung: Mercurialis perennis L. (Bingelkraut), Planta tota recens (frische blühende Pflanze)

- **Anwendungsgebiete:** Geschwüre, Furunkel, Entzündungen
- **Anwendungsart:** 2 Teelöffel auf eine Tasse warmes Wasser zu Umschlägen

Orthoklas

Orthoklas 0,1% Externum, Zusammensetzung: natürliches Kaliumaluminiumsilicat, Kalifeldspat

- **Anwendungsgebiete:** Entzündungen, Quetschungen, abends als Herzkompresse
- **Anwendungsart:** 2 Teelöffel auf eine Tasse lauwarmes Wasser (ca. 30 °C) für die Herzkompresse und kühles Wasser für andere Umschläge

Oxalis

Oxalis 20% Externum, Zusammensetzung: Oxalis acetosella L. (Waldsauerklee), Folium recens (frisches Blatt)
- **Anwendungsgebiete:** Stoffwechselschwäche, Spasmen im Gallen- und Nieren-Blasen-Bereich
- **Anwendungsart:** 2 Teelöffel auf eine Tasse warmes (maximal 39 °C) Wasser zu Umschlägen oder Kompressen
- 2 Esslöffel auf ein Vollbad

Prunus spinosa

Prunus spinosa, Fructus, 80% Externum, (Prunus-Bad), Zusammensetzung: 100 g 80% enthalten: Prunus spinosa (Schlehdorn), Fructus (Frucht), Succus 80 g
- **Anwendungsgebiete:** zur Anregung der Vitalität
- **Anwendungsart:** 2 Esslöffel auf eine Tasse warmes Wasser zu Umschlägen; Hinweis: nach Anbruch beschränkt haltbar; 2 Teelöffel auf ein Vollbad

Quercus

Quercus 20% Externum, Zusammensetzung: Quercus robur L. (Stieleiche) und Quercus petraea, Liebl. (Traubeneiche, Wintereiche), Cortex siccus (getrocknete Rinde)
- **Anwendungsgebiete:** zur oberflächlichen Wundbehandlung, zur Heilung von Fissuren und Rhagaden, ferner zur Behandlung von Hämorrhoiden
- **Anwendungsart:** 2 Teelöffel auf eine Tasse warmes Wasser zu Umschlägen; 2 Esslöffel auf ein Vollbad; 1 Teelöffel auf ein heißes Sitzbad

Rosmarin

Rosmarin-Aktivierungsbad (Rosmarin-Bademilch), Weleda, Zusammensetzung: Rosmarinöl, Grundseife aus Olivenöl, Mischung ätherischer Öle, Wasser.
- **Anwendungsgebiete:** Stoffwechselschwäche, besonders bei Diabetes mellitus durchblutungsfördernd
- **Anwendungsart:**
  - 2 Esslöffel auf ein Vollbad (vormittags)
  - 1–2 Teelöffel auf 1 Liter Wasser zu Waschungen (morgens)
  - $^1/_2$–1 Teelöffel auf eine Tasse lauwarmes Wasser zu Brust-, Leib- und Wadenwickeln

Thuja occidentalis

Thuja 20% Externum, Zusammensetzung: Thuja occidentalis L. (Lebensbaum), Summitates recentes (frische junge Triebspitzen)
- **Anwendungsgebiete:** Entzündungen der Haut; bei Neigung zu Eiterungen, Pyodermien, Otitis, Cystopyelitis
- **Anwendungsart:** 2 Teelöffel auf eine Tasse warmes Wasser zu Umschlägen; 2 Esslöffel auf ein Vollbad

Urtica dioica

Urtica dioica 20% Externum, Zusammensetzung: Urtica dioica L. (Große Brennnessel), Planta tota recens (frische ganze Pflanze)

- **Anwendungsgebiete:** Hautblasen, Nesselsucht, Pemphigus, Erythema nodosum, Psoriasis, gestörter Wärmeorganismus
- **Anwendungsart:** 2 Esslöffel auf ein Vollbad

Salben, Gele, Lotionen, Metallfolien, Öle, Pulver

Aconitum

Monopräparat

Aconitum napellus 5% Emplastrum, 5% Oleum, Zusammensetzung: Aconitum napellus L. (Eisenhut), Planta tota recens (frische Pflanze zu Beginn des Blühens)

- **Anwendungsgebiete:** zur Unterstützung der lokalen Gestaltungskräfte; bei Überbein, Nervenschmerzen
- **Anwendungsart:** 1- bis 2-mal täglich auftragen

Kombinationspräparat

Aconitum/Nicotiana comp. Oleum, Zusammensetzung: Aconitum Napellus, Tuber 5%/ Tabacum, Folium 10%/Oleum aethereum Rosmarini 10% aa

- **Anwendungsgebiete:** Die Gestaltungskräfte des Aconitum werden ergänzt durch die Formkräfte des Tabacum und durch die auf die Wärmeorganisation anregend wirkenden Kräfte des Rosmarinöls; bei Deformationen der Wirbelsäule
- **Anwendungsart:** 1- bis 2-mal täglich auftragen

Amygdalae amarae

Amygdalae amarae 15% Unguentum, Zusammensetzung: Prunus dulcis var. amara (DC.) (Bittermandelbaum), Samen, bittere Mandeln

- **Anwendungsgebiete:** Brustdrüsenschwellung; klimakterische Brustdrüsenschmerzen; Mastodynie
- **Anwendungsart:** einmal täglich auf die Brüste auftragen

Antimon

Monopräparat

Antimonit 5%, 0,4% Unguentum, Zusammensetzung: Stibium sulfuratum nigrum naturale (Grauspießglanz = natürliches Antimon[III]-sulfid)

- **Anwendungsgebiete:** zur Anregung der peripheren Ich-Tätigkeit und der inneren, feinen Organatmungstätigkeit; bei Ekzemen
- **Anwendungsart:** 1-mal täglich betroffene Bezirke einreiben

Kombinationspräparat

- *Antimonit/Anisum Unguentum,* Zusammensetzung: Antimonit, magnetisiert 2%/ Oleum aethereum Anisi 1%/Pimpinella Anisum, Fructus siccus 1%/Excip. ad Ungt.

- **Anwendungsgebiete:** Anissamen und Anisöl regen den Organismus in seiner feinen Sinnestätigkeit an und machen ihn empfänglicher für die durchorganisierenden Kräfte des Antimonit; bei Magenbeschwerden, bei Ptose, bei Präkanzerose
- **Anwendungsart:** 2- bis 3-mal wöchentlich in der Magengegend auftragen

Apis mellifica

Apis mellifica 1% Unguentum, Zusammensetzung: 100 g enthalten: Extract. glycerol. ex: Apis mellifica (Honigbiene, ganzes Tier) 1 g

- **Anwendungsgebiete:** regt innere Wärme- und innere Durchlichtungsprozesse an; bei Rheuma
- **Anwendungsart:** 1- bis 2-mal täglich einreiben

Archangelica

Archangelica 10%; Oleum, 5% Unguentum, Zusammensetzung: Angelica archangelica L. (Engelwurz), Oleum: Radix sicca (getrocknete Wurzel), Ölauszug; Ungt.: Radix recens (frische Wurzel)

- **Anwendungsgebiete:** Drüsenschwellung, Mumps, Tonsillitis, Lymphstauungen
- **Anwendungsart:** 1- bis 2-mal täglich auftragen; auch als Salbenlappen verwendbar

Argentum

Monopräparate

Argentum, Metallspiegelfolie, hergestellt als silberbeschichtete Folie/Metallspiegel mit aufgesteppter Baumwolle

- **Anwendungsgebiete:** Blasenschwäche, Zystitis, Enuresis; Sterilität, Amenorrhö, Genitalentzündungen; Hauterkrankungen, Ernährungsstörungen der Haut, Ulcus cruris, Furunkulose, Schweißdrüsenabszesse; Mondsucht
- **Anwendungsart:** besteppte Seite der Folie auf die Haut legen, Anwendungsdauer und -häufigkeit muss individuell bestimmt werden.

Argentum 0,4% Unguentum, Zusammensetzung: Argentum met. praep.

- **Anwendungsgebiete:** fördert vom unteren Pol aus das plastizierende Wirken der Ich-Organisation im Flüssigkeitsorganismus; bei Blasenschwäche, bei pastöser Konstitution
- **Anwendungsart:** auf den Unterbauch über Nacht einwirken lassen

Kombinationspräparat

Argentum/Stibium aa 0,4% Unguentum, Zusammensetzung: Argentum met. praep. 0,2%/Stibium met. praep. 0,2%/Excip. ad Ungt.

- **Anwendungsgebiete:** die im Flüssigkeitsorganismus durchgestaltenden Kräfte des Argentum werden ergänzt von den durchorganisierenden des Stibiums; bei Darmreizungen, Entzündungen
- **Anwendungsart:** 2- bis 3-mal wöchentlich über Nacht auf den Bauch einwirken lassen

Arnica

Monopräparat

Arnica-Salbe, Weleda, Zusammensetzung: 100 g enthalten: Extractum ethanol ex: Arnica Planta tota recens 20 g, Arachidis Oleum, Adeps Lanae, Cera flava, Cera flava hydrolysata.
Anwendungsgebiete und Anwendungsart: ➤ Monographie zu Arnica

Kombinationspräparate

Arnica comp. Unguentum fettarm, Zusammensetzung: Aconitum napellus [Eisenhut], Planta tota rec. 1%/Arnica [Arnika], Planta tota rec. 3,5%/Betula [Birke], Folium rec. 2%/Mandragora [Alraune], Radix sicca 0,3%/Oleum aethereum Rosmarini [Rosmarin] 1%/Excip. ad Ungt.

- **Anwendungsgebiete:** rheumatische Schmerzen
- **Anwendungsart:** 1- bis 2-mal täglich einreiben

Arnica comp./Apis Unguentum, Zusammensetzung: Aconitum napellus [Eisenhut], Planta tota rec. 1%/Apis [Honigbiene] 1%/Arnica [Arnika], Planta tota rec. 3,5%/Betula [Birke], Folium recens 2%/Mandragora [Alraune], Radix sicca. 0,3%/Oleum aethereum Rosmarini [Rosmarin] 1%/Excip. ad Ungt.

- **Anwendungsgebiete:** rheumatischer Formenkreis; Neuritis
- **Anwendungsart:** 1- bis 2-mal täglich einreiben

Arnica comp./Cuprum Oleum, Zusammensetzung: Cuprum met. praep. 0,001%/Weleda Massageöl mit Arnica (Arnica, Flos; Betula [Birke], Folium; Oleum aethereum Lavandulae [Lavendel]; Oleum aethereum Rosmarini [Rosmarin]; Oleum vegetabile)/ Excip. q. s.

- **Anwendungsgebiete:** durch die Kupferkomponente weist das Präparat auch eine entkrampfende Wirkung auf; bei Myogelosen, Lumbago
- **Anwendungsart:** 1- bis 2-mal täglich einreiben

Arnica comp./Formica Unguentum Zusammensetzung: Aconitum napellus [Eisenhut], Planta tota rec. 1%/Arnica [Arnika], Planta tota rec. 3,5%/Betula [Birke], Folium rec. 2%/Formica [Ameise] 1%/Mandragora [Alraune], Radix sicca. 0,3%/Oleum aethereum Rosmarini [Rosmarin] 1%/Excip. ad Ungt.

- **Anwendungsgebiete:** durch Formica bekommt das Präparat eine auflösende Komponente; rheumatischer Formenkreis; Arthrosen; Neuritis
- **Anwendungsart:** 1- bis 2-mal täglich einreiben

Arnica/Symphytum comp. Unguentum, Zusammensetzung: Arnica comp., Ungt./Mandragora [Alraune], Radix, 1%, Ungt./Resina Laricis [Lärchenharz] 5%, Ungt./Symphytum [Beinwell], Radix 10%, Ungt. aa

- **Anwendungsgebiete:** Arthrosis deformans, Gelenkrheuma
- **Anwendungsart:** 1- bis 2-mal täglich einreiben

Combudoron® Gel (Arnica/Urtica urens Gelatum), Zusammensetzung: 100 g enthalten: Arnica montana, Planta tota recens 0,25 g, Urtica urens, Herba recens 4,75 g, Ethanolum, Glycerol, Xantan, Aqua.

Combudoron® Unguentum, Zusammensetzung: 100 g enthalten: Extr. ex Arnica, Planta tota recens 0,25 g, Urticaria urens, Herba recens 4,75 g, Ethanol, Adeps Lanea, Alcoholes adipis lanae, Arachidis Oleum, Cera flava, Lanette.
- **Anwendungsgebiete:** leichte Verbrennungen, Sonnenbrand, Insektenstiche
- **Anwendungsart:** 1- bis 2-mal täglich einreiben

Aurum

Monopräparate
Aurum, Metallspiegelfolie, hergestellt als goldbeschichtete Folie/Metallspiegel mit aufgesteppter Baumwolle
- **Anwendungsgebiete:** Depressive Zustände, Ängstlichkeit
- **Anwendungsart:** auf dem Sonnengeflecht mit der besteppten Seite für kurze Zeit auflegen. Anwendungsdauer und -häufigkeit muss individuell bestimmt werden

Aurum D5 Unguentum, Zusammensetzung: 100 g enthalten: Aurum met. praep. D4 10 g.
- **Anwendungsgebiete:** funktionelle Herzbeschwerden, Erythema nodosum, Lupus vulgaris
- **Anwendungsart:** Herzgegend oder betroffene Bezirke einreiben

Kombinationspräparat
Aurum D5/Oleum aethereum Lavandulae 1% Unguentum, Zusammensetzung: Aurum met. praep. D4 10%/Oleum aetherum Lavandulae 1%/Excip. ad Ungt.
- **Anwendungsgebiete:** Herzneurose, Herzklopfen, Herzangst
- **Anwendungsart:** Herzgegend 1- bis 2-mal täglich einreiben

Berberis

Monopräparat
Berberis 10% Unguentum, Zusammensetzung: Berberis vulgaris L. (Sauerdon), Fructus rec. (frische Frucht)
- **Anwendungsgebiete:** Die Frucht des Sauerdorns hat ausgesprochen vitalisierende Eigenschaften mit besonderer Beziehung zum Nieren-Blasen-System und Uterus sowie zur Region des Nasen- und Stirnhöhlenbereichs; Sinusitis
- **Anwendungsart:** täglich 1- bis 2mal einreiben

Kombinationspräparat
Berberis 10%/Cochlearia Armoracia 10% Unguentum, Zusammensetzung: Berberis vulgaris L. [Sauerdorn], Fructus rec., Rh/Cochlearia armoracia [Meerrettich], Radix
- **Anwendungsgebiete:** Die sulfurisch reizenden Eigenschaften der Meerrettich-Wurzel ermöglichen eine tiefere Wirkung des Sauerdorns; bei Sinusitis, Stockungen im Nasen-Stirnhöhlenbereich
- **Anwendungsart:** 1-mal täglich im Stirn- oder Kieferhöhlenbereich leicht einreiben

Bismutum

Kombinationspräparate

Bismutum/Graphit/Stibium aa 0,4% Unguentum, Zusammensetzung: Bismutum met. 0,13%/Graphit 0,13%/Stibium met. praep. 0,13%/Excip. ad Ungt.

- **Anwendungsgebiete:** Chronische Entzündungs- und Eiterungsprozesse
- **Anwendungsart:** täglich einreiben

Bismutum 2%/Hyoscyamus 5% aa Unguentum, Zusammensetzung: Bismutum met. 2%/Hyoscyamus, Herba, Rh 5% aa

- **Anwendungsgebiete:** Durchblutungsstörungen, Angiopathien
- **Anwendungsart:** täglich 2-mal einreiben

Borago

Borago 5% Unguentum, Zusammensetzung: Borago officinalis L. (Borretsch) [Borretsch], Folium (Blatt)

- **Anwendungsgebiete:** Thrombophlebitis, zur Nachbehandlung
- **Anwendungsart:** einmal täglich auftragen oder als Salbenlappen nachts anwenden, evtl. im Wechsel mit Borago-Umschlägen

Calendula

Calendula 10% Gelatum, 10% Oleum, 10% Unguentum, 10% Unguentum fettarm, Zusammensetzung: Calendula officinalis L. (Ringelblume) Gel., Ungt. und Ungt. fettarm: frisches blühendes Kraut; Oleum: getrocknete Blüte mit Hüllkelch

- **Anwendungsgebiete:** wirkt wundreinigend; bei Eiterungen, Furunkeln, offenen Wunden mit Neigung zur Eiterbildung, Ulcus cruris, Pruritus
- **Anwendungsart:** 1- bis 2-mal täglich auftragen

Carex arenaria

Carex arenaria 5% Unguentum, Zusammensetzung: Carex arenaria L. (Sandsegge), Rhizoma (getrockneter Wurzelstock mit Wurzeln)

- **Anwendungsgebiete:** bei Sinusitis
- **Anwendungsart:** 1- bis 2-mal täglich im Stirn- oder Kieferhöhlenbereich einreiben

Allium cepa

Cepa 10% Unguentum, Zusammensetzung: Allium cepa L. (Küchenzwiebel, Zwiebellauch), Bulbus recens (frische Zwiebel)

- **Anwendungsgebiete:** Otitis; Hernia; Gelenkentzündungen, rheumatische Beschwerden
- **Anwendungsart:** 1- bis 2-mal täglich einreiben

Chelidonium

Chelidonium/Colchicum/Spongia Unguentum, Zusammensetzung: Chelidonium [Schöllkraut], Flos recens, Digestio 0,1%/Colchicum [Herbstzeitlose], Spongia tosta [Meerschwamm] 1%/Excip. ad Unguentum

- **Anwendungsgebiete:** Struma, Schilddrüsenunterfunktion
- **Anwendungsart:** als Salbenlappen über Nacht einwirken lassen

Chelidonium/Colchicum/Quercus Unguentum, Zusammensetzung: Chelidonium [Schöllkraut], Flos rec. 0,1%/Colchicum [Herbstzeitlose], Tuber rec. 1%/Quercus [Eiche], Cortex sicca 5%/Excip. ad Ungt.

- **Anwendungsgebiete:** Struma, Hyperthyreose
- **Anwendungsart:** als Salbenlappen über Nacht einwirken lassen

Cinis

Cinis Capsellae comp. N Unguentum,* Zusammensetzung: Blei 0,04%/Eisen 0,04%/Kalium 0,06%/Kupfer 0,03%/Natrium 0,002%/Chlorid 0,02%/Sulfat 0,12%/Excip. ad Ungt.*

- **Anwendungsgebiete:** zur Wundbehandlung bei gestörter Trophik
- **Anwendungsart:** 1- bis 2-mal täglich auftragen

* Nur Weleda Arlesheim, CH

Cochlearia armoracia

Cochlearia armoracia 10% Unguentum, Zusammensetzung: Armoracia rusticana PH. GÄRTN. (Merrettich), Radix recens (frische Wurzel)

- **Anwendungsgebiete:** Sinusitis; zur Anregung der Wärmeorganisation in der Peripherie
- **Anwendungsart:** einmal täglich dünn auftragen

Conium maculatum

Conium maculatum 5% Unguentum, gewonnen aus dem Kraut des Schierlings Conium maculatum L., Herba

- **Anwendungsgebiete:** Mastopathia cystica
- **Anwendungsart:** 1- bis 2-mal täglich einreiben oder als Salbenverband anwenden

Cuprum

Monopräparate

Cuprum, Metallspiegelfolie, hergestellt als kupferbeschichtete Folie/Metallspiegel mit aufgesteppter Baumwolle

- **Anwendungsgebiete:** Krämpfe oder Ptosis im Verdauungstrakt, Cardiospasmus, Pylorospasmus, Magenkrämpfe; Durchblutungs- und Durchwärmungsstörungen der Niere; Rückenverspannungen, Kreuzschmerzen; Brachialgia nocturna
- **Anwendungsart:** besteppte Seite auf die Haut auflegen, Anwendungsdauer und Häufigkeit muss individuell bestimmt werden

Cuprum 0,4% Unguentum, Zusammensetzung: Cuprum met. praep.

- **Anwendungsgebiete:** Die feinere innere Strahlung des Kupfers wirkt einhüllend auf die Wärmeorganisation und damit entkrampfend und aufbauend; Blähungen, Brachialgia nocturna, Magenkrämpfe, Pylorospasmus, Nierenbeschwerden, Unterernährung
- **Anwendungsart:** betroffene Region 1- bis 2-mal täglich einreiben; bei Unterernährung auf Unterleib am Abend einreiben oder als Salbenlappen anwenden

Kombinationspräparate

Cuprum 0,1%/Hyoscyamus D6 aa Unguentum, Zusammensetzung: Cuprum met. praep. 0,1%; Ungt./Hyoscyamus [Bilsenkraut], Herba, Rh D6; Ungt. aa

- **Anwendungsgebiete:** Durchblutungsstörungen
- **Anwendungsart:** 1- bis 2-mal täglich einreiben

Cuprum citricum 0,4% Unguentum, Zusammensetzung: Kupfer[II]-citrat

- **Anwendungsgebiete:** zur Anregung eines zu schwachen oder gestörten Aufbaustoffwechsels; bei venösen Stauungen der Beine
- **Anwendungsart:** Fußsohlen, Waden, Kniekehlen, Nieren oder Lendengegend je nach erwünschter Wirkung 2- bis 3-mal wöchentlich einreiben

Dulcamara

Dulcamara/Lysimachia Gelatum, Unguentum, Zusammensetzung 100 g enthalten: Dulcamara, Flos recens 5 g, Lysimachia nummularia, Herba recens 5 g

- **Anwendungsgebiete:** Ekzeme, Milchschorf, zur Unterstützung von Dermatodoron®
- **Anwendungsart:** 2-mal tägl. betroffene Hautgebiete dünn einreiben

Echinacea

Echinacea 5% Unguentum, Zusammensetzung: Echinacea purpurea L. (Roter Sonnenhut), Planta tota recens (frische blühende Pflanze)

- **Anwendungsgebiete:** Die abwehrenden Selbstkräfte anregend
- **Anwendungsart:** 1- bis 2-mal täglich einreiben

Ferrum

Ferrum, Metallspiegelfolie, hergestellt als eisenbeschichtete Folie/Metallspiegel mit aufgesteppter Baumwolle

- **Anwendungsgebiete:** Leber- und Gallenfunktionsstörungen, insbesondere bei Cholangitis; bei hypochromer Anämie, Mastoiditis; bei Willenshemmung und Selbstunsicherheit
- **Anwendungsart:** besteppte Seite auf die Haut auflegen. Anwendungshäufigkeit und -dauer muss individuell bestimmt werden

Kombinationspräparat

Ferrum 0,4% Unguentum, Zusammensetzung: Ferrum metallicum

- **Anwendungsgebiete:** Cholangitis
- **Anwendungsart:** 2- bis 3-mal über Nacht im Leberbereich einwirken lassen

Fluorit

Fluorit 10% Unguentum, Zusammensetzung: natürliches Calciumfluorit
- **Anwendungsgebiete:** Bindegewebsschwäche
- **Anwendungsart:** 1- bis 2-mal täglich einreiben

Formica

Formica 5% Unguentum, Zusammensetzung: Formica rufa L. (Rote Waldameise), Animal totum (ganzes Tier)
- **Anwendungsgebiete:** Rheuma, Arthrose
- **Anwendungsart:** 1- bis 2-mal täglich einreiben

Graphit

Graphit 0,4% Unguentum, Zusammensetzung: natürlicher kristalliner Kohlenstoff
- **Anwendungsgebiete:** Akne, Kraurosis vulvae, Ekzeme
- **Anwendungsart:** 1- bis 2-mal täglich auftragen

Hamamelis

Monopräparate

Hamamelis, Folium 10% Unguentum, Zusammensetzung: Hamamelis virginiana L. (Virginischer Zauberstrauch), Folium siccum (getrocknetes Blatt)
- **Anwendungsgebiete:** Hämorrhoiden, Fissura ani
- **Anwendungsart:** 1- bis 2-mal täglich einreiben

Hamamelis destillata 10% Unguentum, Zusammensetzung: Hamamelis virginiana L. (Virginischer Zauberstrauch), Summitates recentes, Destillat (1 : 1) (aus frischen blühenden Zweigen)
- **Anwendungsgebiete:** Verbrennungen, Pruritus, Varizen, Phlebitis, Ulcus cruris
- **Anwendungsart:** 1- bis 2-mal täglich einreiben

Kombinationspräparat

Hamamelis destillata 10%/Stibium 0,4% Unguentum, Zusammensetzung: Hamamelis destillata 10%/Stibium met. praep. 0,4%/Excip. ad Ungt.
- **Anwendungsgebiete:** Hämorrhoiden, Ekzeme, Rhagaden
- **Anwendungsart:** 1- bis 2-mal täglich auftragen

Heilsalbe, Weleda

Heilsalbe, Weleda, Zusammensetzung: Calendula (Ringelblume), Herba recens 3%, Mercurialis perennis (Bingelkraut), Planta tota recens 5%, Morrhuae Oleum 5%, Balsamicum peruvianum (Perubalsma) 0,7%, Excip. ad Ungt.
- **Anwendungsgebiete:** allgemein bei Hautwunden
- **Anwendungsart:** 1- bis 2-mal täglich auftragen

Hypericum

Hypericum 30% Oleum, Zusammensetzung: Hypericum perforatum L. (Johanniskraut), Flos (Blüten)
- **Anwendungsgebiete:** Hämorrhoiden, Fissura ani, Herzneurose, Enuresis nocturna
- **Anwendungsart:** 1- bis 2-mal täglich einreiben

Kalium aceticum comp.

Kalium aceticum comp. 1% Unguentum, Zusammensetzung: Kalium carbonicum, Acetum vini, Antimonit, Crocus sativus und Corallium rubrum, Excip. ad Ungt.
- **Anwendungsgebiete:** Chronische Ekzeme, bei Stauungen, periphere Kreislaufstörungen, Haarwurzelschwäche, bei Durchblutungsstörungen
- **Anwendungsart:** 2- bis 3-mal wöchentlich ein bohnengroßes Stück einreiben

Levisticum

Levisticum 10% Oleum, Zusammensetzung: Levisticum officinale W. D. J. KOCH (Liebstöckel), Radix recens (frische Wurzel)
- **Anwendungsgebiete:** Otitis
- **Anwendungsart:** 1- bis 2-mal täglich ölgetränkte Watte in den Gehörgang einführen

Majoran

Majorana/Melissa Unguentum, Zusammensetzung: Majorankraut und Melissenblättern, Herba sicca 5%/Melissa, Folium siccum 5%/Excip. ad Ungt.
- **Anwendungsgebiete:** Spezifisch durchwärmend und belebend im gynäkologischen Bereich; bei Endometritis; Fluor vaginalis, Kolpitis, Sterilität
- **Anwendungsart:** Unterbauch 1- bis 2-mal täglich einreiben

Mandragora

Mandragora 5% Unguentum, Zusammensetzung: Mandragora officinarum L. (Alraune), Radix sicca (getrocknete Wurzel)
- **Anwendungsgebiete:** Gicht, Rheuma
- **Anwendungsart:** 1- bis 2-mal täglich einreiben

Mercurialis

Mercurialis perennis 10% Unguentum, Zusammensetzung: Mercurialis perennis L. (Bingelkraut), Planta tota recens (frische blühende Pflanze)
- **Anwendungsgebiete:** Wunden, Eiterungen, Rhagaden, Furunkulose, Sinusitiden
- **Anwendungsart:** 1- bis 2-mal täglich auftragen im Hautbereich um Nase und Augen

Mercurius

Mercurius vivus naturalis D6 Unguentum, Zusammensetzung: Hydragyrum naturale (gediegenes Quecksilber, Jungfernquecksilber)

- **Anwendungsgebiete:** Eiterungen
- **Anwendungsart:** 1- bis 2-mal täglich auftragen

Millefolium

Millefolium 10% Unguentum, Zusammensetzung: Achillea millefolium L. (Schafgarbe), Herba (blühendes Kraut)

- **Anwendungsgebiete:** Hämorrhoiden, Fissura ani
- **Anwendungsart:** 1- bis 2-mal täglich einreiben

Präparate auf Oleumbasis

Monopräparat (Eucalypti)

Oleum aethereum Eucalypti 10% Oleum, 10% Unguentum, Zusammensetzung: Eucalyptus globulus LABILL. (Blaugummibaum, Fieberbaum), ätherisches Öl aus dem Blatt

- **Anwendungsgebiete:** Bronchitis
- **Anwendungsart:** am Abend einreiben

Kombinationspräparat (Eucalypti)

Oleum aethereum Eucalypti comp. Oleum Zusammensetzung: Cuprum met. praep. D20/Oleum aethereum Eucalypti 1%/Oleum aethereum Juniperi Baccae 2% aa [Excip.: Oleum vegetabile].

- **Anwendungsgebiete:** Bronchitis, Muskelrheumatismus
- **Anwendungsart:** am Abend einreiben

Monopräparate (Lavandulae, Rosmarini)

Oleum aethereum Lavandulae 10% Oleum, Zusammensetzung: Lavandula angustifolia MILL. (echter Lavendel), ätherisches Öl aus der Blüte

- **Anwendungsgebiete:** bei Ohnmachtsneigung, Schlaflosigkeit, Überarbeitung; wirkt ausgleichend und lösend
- **Anwendungsart:** 1- bis 2-mal täglich in der Herzgegend einreiben, auch als Brust-Wickel $^{1}/_{2}$ Stunde täglich anwendbar

Oleum aethereum Rosmarini 10%, Oleum, 10% Unguentum, Zusammensetzung: Rosmarinus officinalis L. (Rosmarin), ätherisches Öl aus dem Blatt

- **Anwendungsgebiete:** den Wärmeorganismus ansprechend
- **Anwendung:** 1- bis 2-mal täglich die Gliedmaßen einreiben

Kombinationspräparat (Oleum lactagogum)

Oleum lactagogum, Zusammensetzung: Oleum aethereum Carvi 10%/Weleda Massageöl mit Arnica [Arnica, Flos; Betula, Folium; Oleum aethereum Lavandulae; Oleum aethereum Rosmarini; Oleum vegetabile] 90%

- **Anwendungsgebiete:** Zur Anregung der Milchbildung
- **Anwendung:** Unter leichter Massage Brüste (außer Warze) nach dem Stillen einreiben

Oxalis

Oxalis 30% Gelatum, 10% Unguentum, 20% Externum, Zusammensetzung: Oxalis acetosella L. (Waldsauerklee), Folium recens (frisches Blatt)

- **Anwendungsgebiete:** Cholelithiasis, vegetative Dystonie, Dysmenorrhö, Obstipation
- **Anwendungsart:** am Abend den Bauch einreiben

Phosphorus

Phosphorus 0,1% Oleosum, Zusammensetzung: weiße Modifikation des Phosphors

- **Anwendungsgebiete:** Arthrose
- **Anwendungsart:** 2- bis 3-mal täglich betroffene Gelenke einreiben

Plantago lanceolata

Plantago lanceolatum 10% Unguentum, Zusammensetzung: Plantago lanceolata L. (Spitzwegerich), Folium recens (frisches Blatt)

- **Anwendungsgebiete:** Bronchitis
- **Anwendungsart:** Brust am Abend einreiben

Plumbum

Plumbum 0,4% Unguentum, Zusammensetzung: Plumbum metallicum

- **Anwendungsgebiete:** rachitische Symptome, bei überschießender wässriger Konstitution; Perthes-Krankheit
- **Anwendungsart:** Einreibung am Hinterkopf wöchentlich 2- bis 3-mal während 2 Wochen; wegen der tief greifenden Wirkung genügen in der Regel wenige Anwendungen

Polygonatum officinale

Polygonatum officinale 5% Unguentum, Zusammensetzung: Polygonatum odoratum (MILL.) DRUCE (Salamonsiegel), Rhizoma recens (frischer Wurzelstock mit Wurzeln)

- **Anwendungsgebiete:** Keloide, Labiensynechie, Narbenkontrakturen, Phimose, Sehnenverhärtungen und Sehnenknoten, Verruca vulgaris
- **Anwendungsart:** 1- bis 2-mal täglich lokal auftragen, evtl. einmassieren; bei Phimose 1-mal täglich abends z. B. mit Wattestäbchen auftragen, dabei Vorhaut zart so weit wie möglich zurückziehen. Die Verklebungen lösen sich im Laufe von 4 bis 6 Wochen

Quarz

Quarz 1% Oleum, 5% Unguentum, Zusammensetzung: natürliche kristallisierte Kieselsäure (Siliciumdioxid)

- **Anwendungsgebiete:** Bei chronischen Eiterungen, bei Mittelohreiterungen; vasomotorischer Rhinitis
- **Anwendungsart:** 1- bis 2-mal täglich Öl in den Gehörgang einträufeln; Salbe: 1- bis

2-mal täglich die betreffenden Hautbereiche einreiben; bei vasomotorischer Rhinitis: Nasengegend einreiben

Resina Laricis

Monopräparat

Resina Laricis 5% Unguentum, Zusammensetzung: Larix decidua MILL. (Lärche), Balsam aus dem Stamm (Lärchenharz, Lärchenterpentin)

- **Anwendungsgebiete:** unterstützt die Sehfunktionen des Auges
- **Anwendungsart:** wie Resina Laricis comp.

Kombinationspräparat

Resina Laricis comp. Emulsio, Gelatum, Unguentum, Zusammensetzung: Emulsio und Ungt.: Ananassa, Fructus 5%/Resina Laricis 5% [Lärchenharz]/Oleum aethereum Lavandulae 1%/Excip. ad Emulsionem sive Ungt. – Gel.: Ananassa, Fructus 5%/Resina Laricis 2%/Oleum aethereum Lavandulae 1%/Excip. ad Gel.

- **Anwendungsgebiete:** zur allgemeinen Kräftigung des Auges bei Ermüdung, nach stärkerer Anstrengung und einseitiger Beanspruchung
- **Anwendungsart:** abends oder zusätzlich auch morgens die Emulsion, das Gelat oder die Salbe in der Augenumgebung dünn auftragen; nicht ins Auge selber, d.h. auf die Bindehaut, auftragen, da sonst Reizungen entstehen

Rheumasalbe, Weleda

Arnica comp./Apis (alte Bezeichnung Rheumasalbe), Zusammensetzung: Aconitum napellus [Eisenhut], Planta tota rec. 1%/Arnica [Arnika], Planta tota rec. 3,5%/Betula [Birke], Folium rec. 2%/Mandragora [Alraune], Radix sicca 0,3%/Apis mellifica 1 g/ Oleum aethereum Rosmarini 1%/Excip. ad Ungt.

- **Anwendungsgebiete:** Arthritis, Arthrosen, Ischias, Muskelrheumatismus, Gicht, Hexenschuss, Neuralgien, Prellungen, Muskel- und Bänderzerrungen, Frostschäden
- **Anwendungsart:** 1- bis 2-mal täglich die schmerzende Stelle einreiben

Rhus toxicodendron

Rhus Toxicodendron 5% Unguentum, Zusammensetzung: Toxicodendron quercifolium (MICHX.) GREENE (Giftsumach), Folium recens (frisches Blatt)

- **Anwendungsgebiete:** Arthrosis deformans
- **Anwendungsart:** 1- bis 2-mal täglich einreiben

Ruta graveolens

Ruta graveolens 10% Unguentum, Zusammensetzung: Ruta graveolens L. (Weinraute), Herba recens (frisches Kraut zu Beginn des Blühens)

- **Anwendungsgebiete:** durchblutungsfördernd; Arthrosis; Folgen von Traumen
- **Anwendungsart:** 1- bis 2-mal täglich einreiben

Stannum

Stannum Metallspiegelfolie, hergestellt als zinnbeschichtete Folie/Metallspiegel mit aufgesteppter Baumwolle

- **Anwendungsgebiete:** chronisch degenerativ-entzündliche Gelenkerkrankungen, Arthrosis deformans, Hüftgelenkdysplasie
- **Anwendungsart:** besteppte Seite auf die Haut aufleben, z. B. über der Lebergegend, nur begrenzte Zeit jeweils anwenden. Anwendungsdauer und Häufigkeit muss individuell bestimmt werden

Stannum 5%, 0,4% Unguentum, Zusammensetzung: Stannum metallicum

- **Anwendungsgebiete:** zur Durchgestaltung von Deformationen an knorpeligen Organen, bei Arthrosis deformans
- **Anwendungsart:** 2- bis 3-mal wöchentlich auftragen oder als Salbenverband einwirken lassen

Stibium

Stibium 0,4% Unguentum, Zusammensetzung: Stibium metallicum praeparatum

- **Anwendungsgebiete:** bei trockenen und feuchten Ekzemen (ohne Stauung); bei Menstruationsunregelmäßigkeiten
- **Anwendungsart:** 1- bis 2-mal täglich ein haselnussgroßes Stück einreiben oder über Nacht als Salbenverband einwirken lassen

Symphytum

Symphytum 5% Unguentum, 10% Gelatum, Zusammensetzung: Symphytum officinale L. (Beinwellwurzel), Radix recens (frische Wurzel)

- **Anwendungsgebiete:** durchgestaltend und regenerationsanregend mit besonderer Beziehung zu Knochen, Periost und Bändern
- **Anwendungsart:** 1- bis 2-mal täglich einreiben

Urtica dioica

Urtica dioica 10% Unguentum, Zusammensetzung: Urtica dioica L. (Große Brennnessel), Planta tota recens (frische ganze Pflanze)

- **Anwendungsgebiete:** Psoriasis, Brandwunden, Urtikaria
- **Anwendungsart:** 1- bis 2-mal täglich auftragen

Vespa crabro

Vespa Crabro 1% Unguentum, Zusammensetzung: Vespa crabro L. (Hornisse), Animal totum (ganzes Tier)

- **Anwendungsgebiete:** Zur Narbenbehandlung
- **Anwendungsart:** 1- bis 2-mal täglich auftragen

Venadoron® Gel (in Deutschland: *Weleda Hauttonikum,* alte Bezeichnung Lotio Pruni comp), Zusammensetzung: 1 g Gel enthält: Hamamelidis aqua 42,5 mg, Kupfersulfat 3,8 mg, Arnica, Planta tota Ethanol Extr. 12,5 mg, Lappa major, Radix recens Ethanol

Extr. 12,5 mg, Iris germanica, Rhizoma sicca 5 mg, Prunus spin, Summitates recens Ethanol. Extr. 5 mg, Citrus medica, Fructus Ethanol. Extr. 61,5 mg, Limonis, Oleum aethereol. 4,5 mg, Siliciumdioxid 5 mg, (Hauttonikum in Deutschland ohne Lappa major und Kupfersulfat)

- **Anwendungsgebiete:** venöse Durchblutungsstörungen, Stauungen und Ödeme; zur Durchblutungsförderung und Anregung des Stoffwechsels der Haut, z. B. bei Durchliegen; Krampfadern, müde Beine und Schweregefühl der Gliedmaßen; auch in der Schwangerschaft
- **Anwendungsart:** 1–2 mal täglich auf Beine und Arme unter leichtem Massieren herzwärts auftragen, bei Krampfadern ohne Massieren; nach der Anwendung Beine wenn möglich hochlagern. Bei Langzeitkranken die aufliegenden Hauptpartien 1–2 mal täglich leicht einreiben

Viscum mali

Viscum Mali 10% Unguentum, Zusammensetzung: Viscum Mali (Apfelbaummistel), Herba recens (frische Pflanze)

- **Anwendungsgebiete:** Hautwucherung, Keloide, Röntgenschäden, Frostschäden, Mastodynie
- **Anwendungsart:** 2- bis 3-mal wöchentlich bis täglich 2-mal auftragen

Viscum pini

Viscum Pini 5% Unguentum, Zusammensetzung: Viscum Pini (Kiefermistel), Herba recens (frische Pflanze)

- **Anwendungsgebiete:** Hautwucherungen, Mastopathia zystica
- **Anwendungsart:** 2- bis 3-mal wöchentlich bis täglich 2-mal auftragen

Wecesin® Pulver, Zusammensetzung: 10 g enthalten: Arnica, Planta tota recens 0,5 g, Calendula 0,5 g, Echinacea purpurea 0,088 g, Echinacea 0,3 g, Quarz 0,01 g, Stibium met. praep. 0,01 g

- **Anwendungsgebiete:** oberflächliche, feuchte, abtrocknende Wunden und Ekzeme, Nabelpflege bei Neugeborenen
- **Anwendungsart:** zur Nabelpflege 3-mal täglich dünn auftragen; zur Wundbehandlung 1- bis 2-mal täglich

Wecesin® Salbe, Zusammensetzung: 10 g enthalten: Arnica, Planta tota recens 0,675 g, Calendula 0,287 g, Echinacea purpurea 0,35 g, Quarz 0,01 g, Stibium met. praep. 0,01 g

- **Anwendungsgebiete:** Ulzerationen, Fissuren, Ekzeme, Verätzungen, Verbrennungen
- **Anwendungsart:** 1- bis 2-mal täglich auftragen

Zincum

Zincum 1% Unguentum, Zusammensetzung: Zincum metallicum

- **Anwendungsgebiete:** Multiple Sklerose
- **Anwendungsart:** abendliche Stirneinreibungen, zusätzlich Fußsohlen mit Cuprum 0,4% Ungt. einreiben und innerliche Einnahme von Acidum sulfuricum D3 Dil.

Literaturverzeichnis

Das folgende Verzeichnis beinhaltet eine Auswahl der benutzten Literatur.

Grundlegende Aspekte und Übersichtswerke zur anthroposophisch orientierten Medizin

Arendt A et al. (Hrsg.): Vademecum Anthroposophischer Heilmittel. Herausgeber: Gesellschaft anthroposophischer Ärzte in Deutschland und Medizinische Sektion der Freien Hochschule für Geisteswissenschaft, Dornach. Suppl. von „Der Merkurstab", Berlin, 2008

Biesantz H: Rudolf Steiners Anthroposophie als Geisteswissenschaft. Weleda, Korrespondenzblätter für Ärzte, Nr. 88, 1975, S. 3–16

Bühler W: Der Leib als Instrument der Seele in Gesundheit und Krankheit. Verlag Freies Geistesleben, Stuttgart 1990

Büttner G/Hensel H u. a.: Biologische Medizin. Grundlagen ihrer Wirksamkeit. Verlag für Medizin Dr. E. Fisch, Heidelberg 1977

Bott V: Anthroposophische Medizin – eine Möglichkeit, die Heilkunst zu erweitern. Verlag Karl F. Haug, Heidelberg 1987

Bott V/Schramm HM: Mensch und Heilmittel. Novalis Verlag, Schaffhausen 1992

Cloos W: Menschengemäße Heilmittel. Verlag Die Kommenden, Freiburg 1971

Daems WF: Streifzüge durch die Medizin- und Pharmaziegeschichte. Verlag am Goetheanum, Dornach 2001

Daems WF: Sal-Merkur-Sulfur bei Paracelsus. Weleda Schriftenreihe Nr. 14 Schwäbisch Gmünd/Arlesheim 1988

Deggeller L: Anthroposophische Medizin – Zeittypische Krankheitsbilder. Verlag am Goetheanum, Dornach 2005

Fintelmann V: Intuitive Medizin – Einführung in eine anthroposophisch ergänzte Medizin. Hippokrates Verlag, Stuttgart 2000

Hauschka R: Substanzlehre. Verlag Vittorio Klostermann, Frankfurt a. M. 1946

Holtzapfel W: Im Kraftfeld der Organe – Leber, Lunge, Niere und Herz. Verlag am Goetheanum, Dornach 1990

Holtzapfel W: Medizin und Mysterien. Verlag am Goetheanum, Dornach 1984

Husemann F/Wolff O (Hrsg.): Das Bild des Menschen als Grundlage der Heilkunst. Entwurf einer geisteswissenschaftlichen Medizin, Bd. 1: Zur Anatomie und Physiologie; Bd. 2: Zur allgemeinen Pathologie und Therapie; Bd. 3: Zur speziellen Pathologie und Therapie. Verlag Freies Geistesleben, Stuttgart 1986

Jachens L: Hautkrankheiten ganzheitlich heilen. Der Ratgeber aus anthroposophischer Sicht. Aethera im Verlag Freies Geistesleben u. Urachhaus GmbH, Stuttgart 1999

Kienle GS, Kiene H, Albonico H-U: Anthroposophische Medizin in der klinischen Forschung. Schattauer Verlag Stuttgart 2006

Koob O: Gesundheit, Krankheit, Heilung – Grundbegriffe einer menschengemäßen Heilkunst in der Anthroposophie Rudolf Steiners. Verlag Freies Geistesleben, Stuttgart 1974

Koob O: Wenn die Organe sprechen könnten – Grundlagen der leiblich-seelischen Gesundheit. Verlag Johannes M. Mayer, Stuttgart 2005

Overstolz A: Dokumentation anthroposophisch-medizinischer Zeitschriften 1926–1994. Verlag am Goetheanum, Dornach 1995

Reinhard J/Baumann A: Unerhörtes aus der Medizin. Hallwag Verlag, Bern u. Stuttgart 1989

Siber H: Patientenratgeber Anthroposophische Medizin. Facultas Universitätsverlag, Wien 1995

Sieweke H: Anthroposophische Medizin. Philosophisch-Anthroposophischer Verlag, Dornach 1982

Sieweke H: Gesundheit und Krankheit als Verwirklichungsformen menschlichen Daseins. Philosophisch-Anthroposophischer Verlag, Dornach 1967

Soldner G, Stellmann HM: Individuelle Pädiatrie – Leibliche, seelische und geistige Aspekte in Diagnostik und Beratung – Anthroposophisch-homöopathische Therapie. Wissenschaftliche Verlagsgesellschaft, Stuttgart 2007

Steiner R: Geisteswissenschaft und Medizin. Zwanzig Vorträge für Ärzte und Medizinstudierende, Dornach 1920, Erster Ärztekurs, GA 312; Rudolf Steiner-Verlag, Dornach, 6. Aufl. 1985

Steiner R: Geisteswissenschaftliche Gesichtspunkte zur Therapie. Neun Vorträge für Ärzte und Medizinstudierende, Dornach 1921, Zweiter Ärztekurs, GA 313; Rudolf Steiner-Verlag, Dornach, 4. Aufl. 1984

Steiner R: Physiologisch-Therapeutisches auf Grundlage der Geisteswissenschaft. Zur Therapie und Hygiene. Zwölf Vorträge, Dornach und Stuttgart 1920, 1922 bis 1924. GA 314; Rudolf Steiner-Verlag, Dornach, 3. Aufl. 1989

Steiner R: Anthroposophische Menschenerkenntnis und Medizin. Elf öffentliche Vorträge 1923 und 1924. GA 319; Rudolf Steiner-Verlag, Dornach, 2. Aufl. 1982

Steiner R/I Wegman, I: Grundlegendes für eine Erweiterung der Heilkunst nach geisteswissenschaftlichen Erkenntnissen. GA 27; Rudolf Steiner-Verlag, Dornach, 1984

Van Heek-van Tellingen C (Hrsg.) Vademecum methodische Arbeitsansätze zur Anthroposophischen Medizin. Herausgegeben von der Med. Sektion am Goetheanum, Dornach 2002

Vogel HH: Beiträge zu einer medizinischen Menschenkunde, Bd. 1; 2 Teile. Verlag Karl F. Haug, Heidelberg 1984

Wolff O: Anthroposophisch orientierte Medizin und ihre Heilmittel. Verlag Freies Geistesleben, Stuttgart 1987

Heilmittelportäts: Heilpflanzen

Adams G/Whicher O: Die Pflanze in Raum und Gegenraum. Verlag Freies Geistesleben, Stuttgart 1979

Bockemühl J: Lebenszusammenhänge erkennen, erleben und gestalten. Verlag am Goetheanum, Dornach 1980

Bockemühl J: Sterbende Wälder – eine Bewußtseinsfrage. Verlag am Goetheanum, Dornach 1984

Bockemühl J (Hrsg.): Erscheinungsformen des Ätherischen. Verlag Freies Geistesleben, Stuttgart 1977

Bockemühl J: Ein Leitfaden zur Heilpflanzenerkenntnis Bd. I–III, Verlag am Goetheanum, Dornach 2003

Göbel T: Die Pflanzenidee als Organon angewandt auf die Rosenverwandten Europas. Tycho Brahe Verlag, Niefern-Öschelbronn 1988

Grohmann G: Botanische Beiträge und Erläuterungen. Novalis Verlag, Freiburg 1945
Grohmann G: Botanik. Verlag Emil Weises Buchhandlung, Dresden 1933
Grohmann G: Die Pflanze. Novalis Verlag, Freiburg 1951
Grohmann G: Die Pflanze als Lichtsinnesorgan der Erde. Verlag Freies Geistesleben, Stuttgart 1981
Grohmann G: Metamorphosen im Pflanzenreich. Verlag Emil Weises Buchandlung, Dresden 1935
Julius FH u. Kranich EM: Bäume und Planeten. Verlag Freies Geistesleben, Stuttgart 1985
Kranich EM: Die Formensprache der Pflanze. Verlag Freies Geistesleben, Stuttgart 1976
Madaus G: Lehrbuch der biologischen Heilmittel, Bd. 1, 2 u. 3. Georg Thieme Verlag, Leipzig 1938
Martin M: Die Pflanze zwischen Erde und Kosmos. Novalis Verlag, Schaffhausen 1980
Pelikan W: Heilpflanzenkunde, Bd. 1, 2 u. 3. Verlag am Goetheanum, Dornach 1962, 1978 u. 1980
Rissmann R: Evolution der Pflanze. Verlag Freies Geistesleben, Stuttgart 1969
Simonis W Chr: Medizinisch-botanische Wesensdarstellungen einzelner Heilpflanzen, Bd. 1, 2 u. 3. Novalis Verlag, Schaffhausen 1981, 1981 u. 1983
Simonis W Chr: Die einkeimblättrigen Heilpflanzen. Karl F. Haug Verlag, Ulm 1965
Simonis W Chr.: Die niederen Heilpflanzen. Karl F. Haug Verlag, Heidelberg 1970
Simonis W Chr: Die unbekannte Heilpflanze. Klostermann Verlag, Frankfurt 1955
Walter H: Die Pflanzenwelt. Natura Verlag, Arlesheim 1971
Wilkens J: Misteltherapie – differenzierte Anwendung der Mistel nach Wirtsbäumen. Sonntag Verlag, Stuttgart 2006

Heilmittelporträts: Tiersubstanzen

Martini M/Rabe H/Upham R: Schlangengift und Insektengifte. Karl F. Haug Verlag, Ulm 1953
Poppelbaum H: Tier-Wesenskunde. Philosophisch-Anthroposophischer Verlag am Goetheanum, Dornach 1954
Schindler H/Frank H: Tiere in Pharmazie und Medizin. Hippokrates Verlag, Stuttgart 1961
Simonis W: Arzneitiere. Verlag Freies Geistesleben, Stuttgart 1962
Werr J: Tierzucht und Tiermedizin. Schriftenreihe Lebendige Erde, Stuttgart 1953

Heilmittelporträts: Metalle, mineralische Substanzen, Säuren und Aschen

Bott V: Anthroposophische Medizin. Planeten und Metalle, Bd. 2, Verlag Karl F. Haug, Heidelberg 1987
Glöckler M/Zech R (Hrsg.): Heilmittel für typische Krankheiten nach Angaben von Rudolf Steiner. Verlag am Goetheanum, Dornach 1995
Lievegoed B: Der Mensch an der Schwelle. Biographische Krisen und Entwicklungsmöglichkeiten. Verlag Freies Geistesleben, Stuttgart 1986
Mees LFC: Lebende Metalle. Verlag J. Ch. Mellinger, Stuttgart 1983

Pelikan W: Sieben Metalle. Verlag am Goetheanum, Dornach 1981
Schramm HM: Märchen und Heilmittel. Novalis Verlag, Schaffhausen 1993
Schramm, H.M: Metalle und Mineralien in der Therapie. Novalis Verlag, Schaffhausen 1991
Selawry, A: Metall-Funktionstypen in Psychologie und Medizin. Verlag K.F. Haug, Heidelberg 1985
Uecker DM: Metalle in der ganzheitlichen Therapie – Konstitutionstypen, Indikationen, Mittel. Sonntag Verlag, Stuttgart 2008
Walter H: Die sieben Hauptmetalle. Philosophisch-Anthroposophischer Verlag, Dornach 1966

Heilmittelporträts: Heilmittel für typische Krankheiten nach Angaben Rudolf Steiners

Glöckler M/Zech R (Hrsg.): Heilmittel für typische Krankheiten nach Angaben Rudolf Steiners. Verlag am Goetheanum, Dornach 1995
Wolff O: Heilmittel für typische Krankheiten. Zu den von Rudolf Steiner methodisch neu konzipierten Heilmitteln. Verlag Freies Geistesleben, Stuttgart 1990

Register

A

B

E

F

I

J

K

L

M

N

O

P

Q

R

S

T

U

Klinikadressen

Klinikadressen in der Schweiz

Ita Wegman Klinik
Innere Medizin: Onkologie, Kardiologie, Psychiatrie und Psychotherapie, Psychosomatik, Rehabilitation, Kinderheilkunde, Geburtshilfe, Neurologie
Pfeffingerweg 1, 4144 Arlesheim
Tel.: +41 61 705 71 11, www.wegmanklinik.ch

Lukas Klinik Onkologische Spezialklinik
Brachmattstr. 19, 4144 Arlesheim
Tel.: +41 61 706 71 71, www.lukasklinik.ch

Paracelsus-Spital Richterswil
Innere Medizin: Onkologie, Gastroenterologie, Pneumologie, Chirurgie, Frauenheilkunde, Geburtshilfe, Urologie
Bergstr. 16, 8805 Richterswil
Tel.: +41 44 787 21 21, www.paracelsus-spital.ch

Casa di Cura Andrea Cristoforo
Via Collinetta 25, 6612 Ascona
Tel.: +41 91 786 96 00, www.casadicura.ch

Regionalspital Emmental AG – Abteilung Komplementärmedizin
Dorfbergstr. 10, 3550 Langnau i. E.
Tel.: +41 34 421 31 31, www.rs-e.ch

Ospidal Engiadina Bassa – Abteilung Komplementärmedizin
Via Ospidal 280, 7550 Scuol
Tel.: +41 81 861 10 00, www.ospidal-scuol.ch

Klinikadressen in Deutschland

Akutkrankenhäuser

Filderklinik – Anthroposophische Medizin: Akut- und Ganzheitsmedizin
Zusätzlich: Kinderheilkunde und Kinderpsychiatrie, Neonatologie, Chirurgie, Innere Medizin, Psychosomatik und Psychotherapie
Im Haberschlai 7, 70794 Filderstadt
Tel.: +49 711 77 03 0, www.filderklinik.de

Gemeinschaftskrankenhaus Havelhöhe – Klinik für Anthroposophische Medizin
Zusätzlich: Psychosomatik, Pneumologie, Palliativmedizin, Chirurgie, Innere Medizin, Sozialpädiatrie, Drogentherapie
Kladower Damm 221, 14089 Berlin
Tel.: +49 30 36 50 10, www.havelhoehe.de

Gemeinschaftskrankenhaus Herdecke
Zusätzlich: Kinderheilkunde, Psychiatrie für Kinder, Jugendliche und Erwachsene, Psychosomatik, Früh-Rehabilitation, Neurologie, Neurochirurgie, Abteilung für Querschnittsgelähmte
Gerhard-Kienle-Weg 4, 58313 Herdecke
Tel.: +49 2 33 06 20, www.gemeinschaftskrankenhaus.de

Kliniken und Abteilungen für Innere Medizin in Deutschland

Klinik Öschelbronn
Krankenhaus für Innere Medizin
Onkologie, Tagesklinik, Palliativmedizin
Am Eichhof 30, 75223 Niefern-Öschelbronn
Tel.: +49 7 23 36 80, www.klinik-oeschelbronn.de

Paracelsus-Zentrum für Anthroposophische Medizin
Onkologie, Kardiologie, Gastroenterologie
Burghaldenweg 60, 75378 Bad Liebenzell-Unterlengenhardt
Tel.: +49 70 52 92 50, www.paracelsus-krankenhaus.de

Abteilung Innere und Anthroposophische Medizin im Asklepios Westklinikum Hamburg
Suurheid 20, 22559 Hamburg
Tel.: +49 40 81 91 23 00, www.asklepios-westklinikum.de

Belegklinik für Homöotherapie am Klinikum Heidenheim/Brenz
Herz-Kreislauf-, Lungen- und Magen-Darm-Erkrankungen, Rheuma, Onkologie, neurolog., urolog., gynäkolog., orthopäd., chirurg., psychiatr. Krankheitsbilder, Erschöpfungskrankheiten
Schlosshaustr. 100, 89522 Heidenheim
Tel.: +49 73 21 33 25 02 oder 33 23 81, www.kliniken-heidenheim.de

Fachkliniken für Psychiatrie und Neurologie, für Psychosomatik und Psychotherapeutische Medizin
Friedrich-Husemann-Klinik – Fachklinik für Psychiatrie und Psychotherapie
Friedrich-Husemann-Weg 8, 79256 Buchenbach bei Freiburg
Tel.: +49 76 61 39 20, www.friedrich-husemann-klinik.de

Krankenhaus Lahnhöhe – Überregionales Zentrum für Psychosomatische Medizin und Ganzheitliche Heilkunde
Gastroenterologie, Psychiatrie, Psychotherapie, Psychosomatik, Neurologie, Psychotraumatologie, Homöopathie/Naturheilverfahren
Am Kurpark 1, 56112 Lahnstein
Tel.: +49 26 21 91 50, www.lahnhoehe-psychosomatik.de

Rehabilitations- und Kurkliniken in Deutschland

Alexander von Humboldt Klinik – Geriatrisches Rehabilitationszentrum Bad Steben
Dr. Gebhardt-Steuer-Str. 24, 95138 Bad Steben
Tel.: + 49 92 88 92 04 00, www.humboldtklinik.de

Haus am Stalten – Sanatorium für Allgemeinmedizin und Anthroposophische Medizin
Staltenweg 25, 79585 Steinen-Endenburg
Tel.: + 49 7 62 99 10 90, www.stalten.de

Reha-Klinik Schloss Hamborn
Tumornachsorge, Mutter-Kind-Abteilung Tumornachsorge, Krankheiten des Stütz- und Bewegungsapparates, somatoforme Störungen
33178 Borchen
Tel.: + 49 5 25 13 88 60, www.schlosshamborn.de

Sonneneck Reha-Klinik für Psychosomatik und anthroposophisch erweiterte Heilkunde
Kandernerstr. 18, 70410 Badenweiler
Tel.: + 49 76 32 75 20, www.sanatorium-sonneneck.de

Alpenhof – Mutter-und-Kind-Kurheim
Breitensteinweg 6, 87549 Kranzegg
Tel.: + 49 83 27 92 30, www.alpenhof-kranzegg.de

Darmstädter Impuls GmbH – Zentrum für Anthroposophische Medizin und Therapie
Dieburger Str. 31 c, 64287 Darmstadt
Tel.: + 49 6 15 11 59 00 18, www.darmstaedter-impuls.de

Klinikadresse in Italien

Casa di Salute Raphael, Roncegno – Kur- und Thermalzentrum (Allgemeinmedizin)
Piazza de Giovanni 4, 38050 Roncegno (Trento)
Tel.: +39 4 61 77 20 00, www.casaraphael.com

Klinikadresse in Schweden

Vidarkliniken
Innere Medizin: Onkologie, Psychosomatik, Rehabilitation, Palliative Medizin
Ytterjärna, 15391 Järna
Tel.: + 46 85 15 09 00, www.vidarkliniken.se

Klinikadressen in England

Park Attwood Clinic – Integrative Klinik für
Anthroposophische Medizin
Trimpley Lane, Bewdly, Worcestershire DY12 1RE
Tel.: +44 12 99 86 14 44, www.parkattwood.org

The Raphael Medical Center
Hollanden Park
Coldharbour Lane, Hildenborough, Tonbridge
Kent, TN11 9LE
Tel.: +44 17 32 83 39 24, www.raphaelmedicalcentre.co.uk

Weiterführende Informationen zur anthroposophischen Medizin

Schweiz

Patienten

anthrosana – Verein für anthroposophisch erweitertes Heilwesen, www.anthrosana.ch

Ärzte

Vereinigung anthroposophisch orientierter Ärzte in der Schweiz (VAOAS), www.vaoas.ch
Ärzteseminar anthroposophische Medizin, www.aerzteseminar.ch

Forschung

Kollegiale Instanz für Komplementärmedizin KIKOM, Universität Bern, www.kikom.unibe.ch
Verein für Krebsforschung, Arlesheim, info@vfk.ch

Verbände

Schweizer Verband für anthroposophische Kunsttherapie SVAKT, www.svakt.ch
Verband diplomierter Heileurythmisten in der Schweiz, www.heileurythmie.ch
Verband für anthroposophisch erweiterte Pharmazie in der Schweiz, www.vaeps.ch

Deutschland

Patienten

gesundheit aktiv. anthroposophische heilkunst e.V., www.gesundheitaktiv-heilkunst.de

Ärzte (mit Service Arztsuche in Deutschland)

Gesellschaft anthroposophischer Ärzte in Deutschland e.V., www.anthroposophische-aerzte.de, www.gaed.de

Verbände

Apotheker: Gesellschaft anthroposophischer Apotheker in Deutschland GAPiD, www.gapid.de
Heileurythmie: Berufsverband Heileurythmie e.V., www.berufsverband-heileurythmie.de
Heilpraktiker: Arbeitsgemeinschaft anthroposophischer Heilpraktiker, www.anthroposophische-hp.de

Kliniken: Verband anthroposophischer Kliniken e.V., www.anthro-kliniken.de
Krankenpflege: VfAP Verband für Anthroposophische Pflege e.V., www.vfap.de

Forschung und Lehre

Gerhard Kienle Lehrstuhl für Medizintheorie, integrative und anthroposophische Medizin Universität Witten-Herdecke, www.uni-wh.de
Institut für angewandte Erkenntnistheorie und medizinische Methodologie e.V., www.ifaemm.de

Hersteller

Abnoba, www.abnoba.de
Helixor, www.helixor.de
WALA Heilmittel GmbH, www.wala.de
WELEDA AG Deutschland, www.weleda.de

Österreich

Verband

Gesellschaft für anthroposophische Medizin in Österreich, www.anthromed.at

Hersteller

WELEDA AG Österreich, www.weleda.at

Italien

Verband

Società Italiana di Medicina Antroposofica, www.medicinaantroposofica.it

Hersteller

WELEDA AG Italia, www.weleda.it

Litauen

Latvijas antroposofo ārstu asociācija, flaumane@inbox.lv

Niederlande

Verband

Nederlandse Vereniging van Antroposofische Artsen, www.nvaa.nl

Forschung und Lehre

Grundlagenforschung, Ausbildung, www.louisbolk.nl/companions

Polen

Polski Towarzystwo Medycyny Antropozoficznej, email: genesis@oknet.com.pl

Tschechien

Ceská Spolecnost Anthroposofických Lékaru, email: jana.kratukova@nemsem.cz

INTERNATIONAL

Medizinische Sektion der Freien Hochschule für Geisteswissenschaft, Goetheanum Dornach/Schweiz, www.medsektion-goetheanum.org
Internationale Vereinigung anthroposophischer Ärzte, www.ivaa.info
International Association of Anthroposophic Pharmacists (IAAP), www.iaap.org.uk

Patienten-Initiative

Europäischer Verbraucherverband für Naturmedizin (European Federation of Natural Medicine Users (E.F.N.M.U.), www.efnmu.de

INFORMATIONEN

Krebsbehandlung, www.mistel-therapie.de
Literaturdatenbank zur anthroposophischen Medizin (im Aufbau), www.anthromedlibrary.com